公立医院运营管理实战

——100个实操案例

GONGLIYIYUAN YUNYINGGUANLISHIZHAN

上 册

任俐 编著

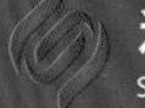

科学技术文献出版社
SCIENTIFIC AND TECHNICAL DOCUMENTATION PRESS
·北京·

图书在版编目（CIP）数据

公立医院运营管理实战：100个实操案例：上下册 / 任俐编著. -- 北京：科学技术文献出版社, 2024. 12（2025. 3重印）.

ISBN 978-7-5235-2013-0

Ⅰ. R197. 32

中国国家版本馆 CIP 数据核字第 20244VN475 号

公立医院运营管理实战——100个实操案例：上下册

策划编辑：付秋玲　章梦婕　责任编辑：章梦婕　责任校对：王瑞瑞　责任出版：张志平

出 版 者　科学技术文献出版社
地　　址　北京市复兴路15号　邮编 100038
编 务 部　(010) 58882938，58882087（传真）
发 行 部　(010) 58882868，58882874（传真）
邮 购 部　(010) 58882873
官方网址　www.stdp.com.cn
发 行 者　科学技术文献出版社发行　全国各地新华书店经销
印 刷 者　北京虎彩文化传播有限公司
版　　次　2024 年 12 月第 1 版　2025 年 3 月第 2 次印刷
开　　本　787×1092　1/16
字　　数　1136千
印　　张　55　彩插8面
书　　号　ISBN 978-7-5235-2013-0
定　　价　298.00元（上下册）

编著者

CONTRIBUTOR

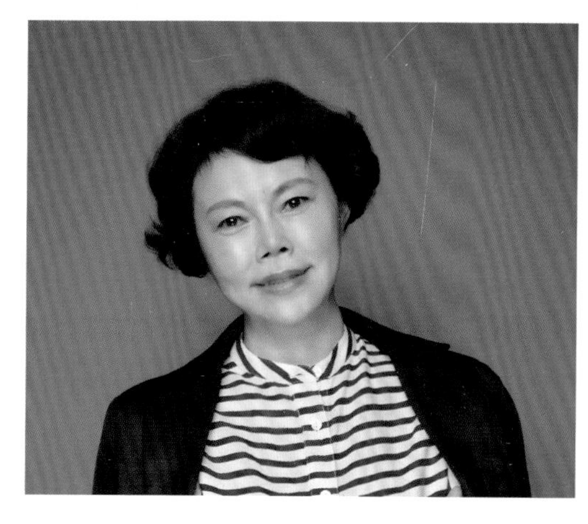

任俐，正高级会计师，现任成都市第三人民医院财务与运营特聘高级指导专家（曾任成都市多家市级三甲综合医院总会计师）、中国卫生经济学会理事、中国总会计师协会卫生健康分会常务理事、中国医药卫生学会常务理事、中国医院协会医院经济专业委员会委员，曾任四川省财政厅正高级会计师专家评委、四川省卫生经济学会副会长、四川省医院协会医院运营管理分会副秘书长、四川省管理会计咨询专家委员会咨询专家、四川省医院协会医院医疗保险管理专业委员会常务理事、成都卫生经济学会副会长。

长期致力于医院财务管理、运营管理、绩效管理，以及成本管理、医保管理等相关研究和实践工作，并取得良好成效，在长期实践中总结形成的各类实战案例先后荣获国家卫生健康委、“中国医院管理”，以及《中国医院》《中国医院院长》期刊卓越案例、特优案例、标杆案例、优秀案例等二十项。先后参与多部卫生经济现代医院管理书籍的编写；主持中国卫生经济学会等的各类科研课题六项，并获得一、二等奖及医学科技成果应用推广奖。十余年来，受到国家卫生健康委、中国卫生经济学会，以及各省、市卫生健康委等的邀请在全国授课培训，并在国内期刊发表学术论文二十余篇。一直活跃在中国卫生经济专业学术领域，具有一定的业界影响力，被誉为医院财务与运营管理实战派专家。

序

PREFACE

随着我国社会经济发展与医药卫生体制改革的纵向深入推进，药耗取消加成、医保支付方式改革、医保基金监管加强、分级诊疗持续推进、医院绩效考核全面铺开，公立医院面临医疗收入紧缩，人力、资金、维修、设备、能耗等成本持续上涨的压力，新时代背景下构建与高质量发展相适应的医院精益运营管理模式已势在必行。当前我国公立医院普遍存在临床诊疗业务与经济运营管理融合度低、运营管理决策方式粗放、资源配置不合理、管理决策的科学化水平有待提升等突出问题，在此背景下，如何向精细化管理要效益、通过提升医院自身运营效率实现医院高质量发展是每家公立医院的必答题。

2020 年，国家卫生健康委、国家中医药局联合印发《关于加强公立医院运营管理的指导意见》（国卫财务发〔2020〕27 号），明确了公立医院运营管理的概念内涵及重点任务，以新时期卫生与健康工作方针和公立医院事业发展战略规划为指引，大力推动公立医院核心业务工作与运营管理工作深度融合，通过完善管理制度、再造业务流程、优化资源配置、强化分析评价等管理手段，将运营管理转化为价值创造，有效提升运营管理效益和投入产出效率。2021 年，《国务院办公厅关于推动公立医院高质量发展的意见》（国办发〔2021〕18 号）提出力争通过 5 年努力，公立医院发展方式从规模扩张转向提质增效，运行模式从粗放管理转向精细化管理，资源配置从注重物质要素转向更加注重人才技术要素。“公立医院运营管理”一词正式纳入医院管理的“词典”，进入医院高质量发展的序列。

成都市第三人民医院是一所有着 80 多年历史的三级甲等综合性医院，是四川省九大区域医疗中心之一，设有院士工作站。2018 年医院组建专科运营助理，2020 年正式成立改革创新与运营拓展部，在医院党政领导班子的带领下，医院运营管理始终坚持以人民健康为中心，以改革创新为动力，以提质增效为目标，以业财融合为抓手，紧扣经济管理、专科运营、资源配置、流程创新、成本控制等运营管理的核心任务，积极探索运营管理新体系、新效能、新动力，建立院、科两级高效运行的管理制度，推进业财全面、深度融合与精细化管理，推动医院运营管理智能化评价。经过多年的探索与发展，医院精细化管理水平迈上新台阶。

《公立医院运营管理实战——100 个实操案例》由任俐老师领衔成都市第三人民医院财务与运营管理团队主持编撰，凝聚了他们多年来在医院运营管理领域的实战经验和智慧，从医院运营管理的“小理论”到“大实战”，阐述了资源如何配置、成本如何管控、服务量如何提升、绩效如何管理、运营风险如何防控、效率与效益如何提升、运营数据如何运用、运营项目如何管理、运营数据平台如何搭建、运营管理如何创新等 100 个实操案例，旨在通过实用的医院运营管理方法和策略，将医院运营管理的理论知识转化为实操案例，形成实战经验，指导我们解决日常医院运营管理工作中的难点、堵点、痛点问题，持续提高医院运营管理科学化、规范化、精细化、信息化水平。

医院运营管理工作任重道远，而行则将至。让我们携手并进，砥砺前行，共同书写医院运营管理的新卓越篇章，为医院高质量发展贡献自己的力量。

中国医学科学院肿瘤医院总会计师

2024 年 5 月 28 日

前　言

FOREWORD

随着公立医院的快速发展，“医、教、研、防”等业务活动、“人、财、物、技术”等医疗资源配置、预算资金资产成本管理等经济活动愈加复杂，经济运行压力逐渐加大，亟须坚持公益性方向，加快补齐内部运营管理的短板和弱项，向精细化管理要效益。加强公立医院运营管理，以新的发展理念引领医院高质量发展，是全面落实现代医院管理制度的重要抓手，是深化公立医院综合改革，构建维护公益性、调动积极性，保障可持续的新运行机制的内在要求，是有效提升医疗、教学、科研、预防等核心业务效率的有力举措，也是缓解公立医院经济运行压力、提升内部资源配置效率和运营管理效益的重要手段。

公立医院运营管理是以全面预算管理和业务流程管理为核心，以全成本核算和绩效管理为工具，对医院内部运营管理各环节的设计、计划、组织、实施、控制和评价等管理活动的总称，是对医院“人、财、物、技术”等核心资源进行科学配置、精细管理和有效使用的一系列管理手段和方法。

书中系统地介绍了公立医院精细化的运营管理，主要包括如何做好医院层面、科室层面、医疗组层面、医师层面、病种层面的运营工作，也总结了运营助理是如何协助科主任进行运营管理工作的，旨在帮助医院在运营管理方面找到答案，以指导医院、职能科室、临床科室在运营方面的具体工作。本书在积极探索符合医院实际的业财融合具体措施，按照项目管理方式对医疗质量控制、流程管控、费用控制等方面进行整体设计、组织实施，注重业务质量提升和优化资源配置、使用、评价等方面，加强管理会计工具与方法的运用，强调内部相关部门协同、完善工作机制、优化业务流程、提升资源配置效率和使用效益、防范运营风险，以促进医院的高质量发展。

本书更多注重于城市公立综合医院运营实践探索，在写作上，大部分案例是我们在具体运营工作过程中的实践和体会。同时也汇聚了省级医院、市级综合医院和县（区）

级医院的部分实战案例，是对医院在运营实践中取得成效的总结，也是我长期以来潜心研究，并通过专业实践，所积累的丰富的医院经济及运营管理经验总结和实践结果。

全书共分十七章，作者分别是第一章杨燕、徐俊波、任俐，第二章杨燕、刘早阳、任俐，第三章张玉勋、谢江、卢竞、任俐，第四章王勋、任俐，第五章蒲子雯、张智强、曾昭宇、赵杰、任俐，第六章高写庭、刘晖、任俐，第七章任俐、高写庭，第八章何思佳、任俐，第九章潘敏、张玉勋、任俐，第十章雷晴、任俐，第十一章盛剑红、任俐，第十二章任俐、高写庭、雷晴，第十三章周凡琪、任俐，第十四章潘敏、任俐，第十五章王志刚，第十六章张玉勋、任俐，第十七章任俐、高写庭、张玉勋、雷晴、谢龙一、冯琳、邵艺琳、马小兰等。

本书的顺利出版得益于成都市第三人民医院主要领导多年来对医院运营管理工作的高度重视，带领医院探索业财融合的运营管理并取得了一定成效。医院通过业财融合管理实现医疗资源的优化配置，让医院运营更加规范与科学，提高了医院整体效益，有效防范了运营风险，促进了医院的高质量发展。本书也是我们财务和运营团队不断学习、充实理论、实践、总结共同努力协作的成果，作者中有医院管理者、运营助理、财务人员、医务人员，他们是理论和实践的践行者。

在此衷心感谢中国医学科学院肿瘤医院总会计师徐元元老师为本书作序，感谢四川省卫生经济学会长期以来的支持，感谢科学技术文献出版社的大力支持，感谢成都市第三人民医院财务与运营团队在运营路上不懈的努力、创新及实践探索，感谢上海蓬海涞讯数据技术有限公司对书中第十五章的撰写，本书在写作过程中查阅和借鉴了部分相关资料，在此谨向这些作者表示衷心的感谢！

本书虽然立足于公立医院的综合运营管理，但是公立医院和非公立医院之间的运营管理之道是相通的，因此本书对非公立医院开展运营工作也具有借鉴意义。

本书的大部分作者来自成都市第三人民医院，难免存在一家之言的局限；撰写过程历时近两年，其间反复多次修改，由于受到经历及写作水平的限制，书中难免会有疏漏之处，欢迎各位同人及广大读者批评指正！

任俐

2024年5月25日于成都

目　录

CONTENTS

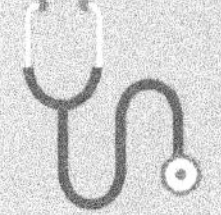

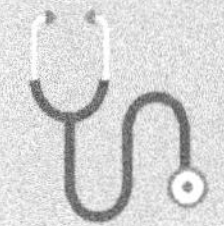

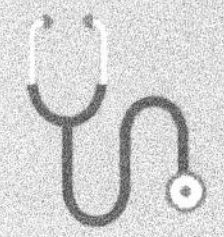

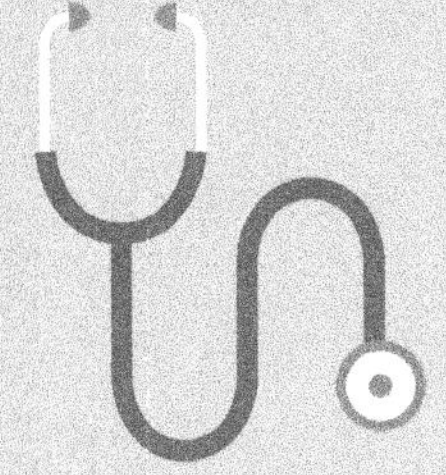

第一章 医院运营管理概述

第一节 医院运营管理

一、运营管理概述

（一）运营管理的概念

运营管理指对运营过程的计划、组织、实施和控制，是与产品生产和服务创造密切相关的各项管理工作的总称。具体而言，运营管理是为生产和提供产品与服务的系统进行设计、运行、评价、改进，其本质是对“投入—转换—产出”过程的管理。投入主要包括人、财、物、技术、信息等资源要素；产出主要包括产品和服务，而转换主要是通过加工、整合、运输、制造等各项活动使得投入要素变换为顾客满意的产品或者服务。运营管理过程体现了投入与产出价值之间存在的差异，为确保实现预期的产出（运营目标），需要对整个运营过程进行计划、组织、控制和监管，不断比较执行结果和事先预定目标或标准，从而判断是否需要纠正。也就是说，在运营过程中需要不断反馈，甚至调整战略措施，从而实现价值增值和产出令客户满意的产品或服务。

（二）运营管理的分类

运营管理根据生产和服务的不同可以分为制造性运营和服务性运营，制造性运营以提供有形的产品为主，服务性运营则以提供劳务为主。制造性运营分为连续性生产和离散性生产，连续性生产是指需要大批量生产且生产地理位置集中，通过自动化设备流水线完成生产的方式；离散性生产是指生产地区的地理位置较为分散，零件加工和产品装配可以在不同的区域进行，对产品和服务的适应性和灵活性要求较高的生产方式。不同类型的运营活动过程有所差异，如学校通过投入教师、教材、教学设备、学生等，转换过程是老师为学生传递知识、技能等，产出则为学生接受的教育；医院通过投入医师、护理人员、药物、医疗设施等要素，转换过程是医师、护理人员通过诊断、治疗、护理过程带来的患者身体、情绪、行为的某种改变，产出则是患者得到的服务；汽车制造企业通过投入员工、设备、厂房、物料、技术等要素，转换过程是原材料经过物理结构、形状的变化，产出则为有形的汽车。

（三）运营管理的演进

运营管理活动是伴随人类生产活动产生的，具有悠久的历史。直到19世纪初，科学管理理论的出现，运营管理才逐渐从经验性活动上升至科学管理阶段，并逐渐发展成为相对独立的科学体系。当前对运营管理的发展阶段尚未明确，但运营管理的本质是生产方式的管理，而生产方式的变化则取决于技术的进步。现代运营管理发展主要分为几个阶段。

1. 20世纪初至20世纪60年代

现代运营管理起源于20世纪初泰勒的科学管理运动，泰勒发展了亚当·斯密的劳动分工理论，形成了产品管理理论，并使之不断发展完善。再加上生产技术不断进步，让传统的运营管理摆脱了经验管理的束缚，走上了科学管理的道路。此后流水线生产、行为科学理论、霍桑实验及数学规划、对策论和排队论等运筹学理论的运用推动了运营管理的发展，《生产与运作管理分析》《现代生产管理》等书籍的出版使运营管理作为一门独立的学科出现。

2. 20世纪70年代至90年代

20世纪70年代以来，机械化、自动化技术的飞速发展，进一步扩大了生产运营管理的范围，大批量的流水线生产如火如荼。日本的丰田汽车首创一种全新的运营管理思想——精益生产思想，实行多品种、少批量的生产，以顾客需求为出发点的模块化产品设计与研发，准时化生产，稳定快捷的供应链，多功能团队活动与持续改进。“生产管理”逐步向“运营管理”发展。20世纪70年代末、80年代初，制造战略范式被提出来，重点是如何使工厂的生产能力变成战略竞争的武器，其核心是低成本、高质量、高柔性等各项指标之间进行权衡。20世纪80年代爆发了生产管理思想和技术的革命，这一时期，科学技术的发展推动了管理革命、信息技术、自动化技术的发展，产生了准时制生产、全面质量控制、精益制造等管理理念，极大地丰富了运营管理内涵。

3. 20世纪90年代至今

20世纪90年代，计算机技术迅猛发展，因特网和万维网迅速普及，改变了运营管理中的收集信息的方式，逐步实现物流与信息流的融合发展，产生了供应链管理、电子商务等管理概念。面对全球化浪潮、科学技术的进步、社会多样化的需求，如何高质量、低成本满足顾客的多样化需求是企业必须面对的问题，信息化与网络化的发展使得现代运营管理深入到大规模定制、企业流程再造、六西格玛质量管理、供应链管理、服务业运营管理、网络与运营管理等各个领域。

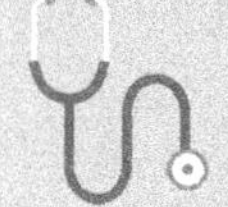

21 世纪以来，云计算、大数据、人工智能的科技发展，引起了现代物流、信息流、商流、资金流的变革与融合，改变了供应链环境。现代运营管理逐渐出现新的趋势。一是现代运营管理模式逐渐从线下走向线上。新兴的互联网技术推动着现代企业运营管理逐渐智能化、数字化。二是现代运营管理的范围逐渐扩大。现代运营管理不仅对制造流程进行计划、组织、管理，还对运营策略的制订、运营体系的设计与执行进行管理。三是现代运营管理体现社会责任。为了落实国家可持续、高质量发展的战略目标与要求，不断推进社会可持续发展、生态可持续发展、经济可持续发展，越来越多的企业不断将社会责任和环境可持续发展纳入企业运营管理的重要内容。

（四）运营管理的内容

运营管理主要是对质量、成本、时间和流程的管理，涉及的内容也比较广泛，涵盖了运营战略、流程管理、产品开发、绩效管理、供应链管理、项目管理、库存管理、质量管理等内容要素，这些内容要素彼此之间并不是孤立的，并非各自作为一种工具或者管理活动而单独使用和存在。不同行业和领域常常衍生出不同的运营管理内容与模式，归纳总结主要有以下几个方面。

1. 计划管理

计划管理是运营管理中非常重要的一环，主要是围绕组织的各项既定目标、资源等方面进行综合性管理，计划管理涵盖了项目计划管理、生产计划管理、营销计划管理、人力资源计划管理、科研计划管理等多方面的内容。首先，计划管理重在计划，制订计划时需要充分考虑内外部环境、对手情况、本身实际情况等，好的计划能够在有限的资源下，高效利用各类资源，从而达到最佳效益。其次，在制订计划的基础上，需要将计划更加细化，确保计划的可实施性。最后，在实施计划的基础上需要对计划监控，对已经实施的计划所产生的结果进行分析和评估，及时调整计划，使得计划最终能够取得预期效果。

2. 运营战略

运营战略是运营管理中最重要的一部分，属企业职能战略范畴。运营战略不但要与营销战略和财务战略等职能战略相得益彰，更要与企业的总体战略相一致，从而实现组织的总体战略目标。运营战略的研究对象是生产运营过程和生产运营系统的基本问题，所谓基本问题是指包括产品选择、工厂选址、设施布置、生产运营的组织形式、竞争优势要素等。制订运营战略，就是以实现企业的使命和目标为出发点，从运营管理的视角，分析社会、经济、政治环境给企业带来的机会和威胁，针对企业在运营管理方面的优势和劣势，在低成本、高质量、快速响应时间、柔性、服务等方面识别并配置企业的订单赢得要素，凝练企业的核心竞争力，以使企业在市场上获得竞争优势。

3. 流程管理

流程管理是指对资源变更成产品的全过程给予综合设计和管理，以提升产品质量和服务质量为目的，对流程的结构化、系统化进行维护、掌控和完善。流程管理可以协同运作不同的供应商、部门、人员和客户，围绕相关业务流程对优化、分析、质量和效率的测评及资源分配、时间安排等进行综合管理。流程管理具有目标性、整体性、内在性、动态性、结构性、层次性等特点，体现了规范化、系统化。流程管理能够实现价值增长、提升效率、改善服务对象的满意度。

4. 供应链管理

供应链管理的发展起源于物流管理，而其自身的发展又超越了物流管理，现在普遍认为物流管理是供应链管理的一部分。供应链是指在生产与流通的过程中，涉及将产品与服务提供给最终消费者活动的所有上下游所形成的组织模式与网链结构。供应链管理是指企业制造与服务流程中信息与物料的流动，可以定义为“通过计算机网络来计划、组织、控制和协调供应链中的商流、物流、资金流和信息流”。在运行过程中，对商流、物流、资金流和信息流进行集中化控制，同时实现供应商、制造商、经销商、消费者的一体化运营，降低库存成本、加快物流运转，最终达到利润最大化。

5. 运营系统的运行与控制

随着企业的不断发展扩大，业务量不断增加，人工难以满足不断增加的规模和业务发展，同时，随着数字化、网络化、智能化发展快速演进，信息技术推动了各种管理手段、方法、策略的更新，从而产生了运营管理系统。该系统可以连接后台数据库、共享数据，通过数据库的信息达到高效运营管理的目的，可以提高工作效率。例如，物料需求计划（MRP）、企业资源计划（ERP）等系统逐渐普及。运营系统的运营与控制是指企业利用信息化的方式提升运营管理效率。运营管理系统是建立在管理学、营销学、组织行为学、统计学、传播学、计算机应用技术等多种边缘（交叉）学科理论基础上的最新企业运营及品牌管理操作方法与工具。

二、医院运营管理简介

（一）医院运营管理的必要性

1. 加强医院运营管理是落实国家决策部署的客观要求

近年来，国家层面高度重视公立医院运营管理，先后印发《关于建立现代医院管理制度的指导意见》《关于加强三级公立医院绩效考核工作的意见》《关于开展“公立医疗机构经济管理年”活动的通知》《关于推动公立医院高质量发展的意见》《公立医院高质量发展促进行动（2021—2025 年）》等政策文件，明确要求医院要提高运营效率，推进业财深度融合，提升医院精细化管理水平和运营效益。2020 年 12 月，《关于加强公立医院运营管理的指导意见》（国卫财务发〔2020〕27 号）（以下简称《指导意见》）的印发预示着公立医院运营管理迎来了新的时代，该文件明确了公立医院运营管理的概念和重

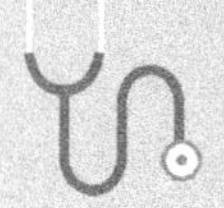

点任务。因此，加强医院运营管理是落实国家层面决策部署、深化公立医院改革的客观要求。

2. 加强医院运营管理是应对医疗行业挑战的必要手段

随着现代医疗改革的深入推进、社会经济政治文化的发展，公立医院外部环境发生了巨大变化。如 DIP、DRG 等医保支付制度改革，倒逼医院主动降低成本；分级诊疗、医联体建设、多机构执业、民营医院的发展等使得部分省、市级医院业务规模出现下降趋势；绩效“国考”和医保飞行检查等上级主管部门的监管和考核越来越严格。面对医疗行业的重重挑战，医院亟须彻底扭转重资源获取轻资源配置、重临床服务轻运营管理的倾向，提升精细化运营管理水平，向强化内部管理要效益。因此，加强医院运营管理，探索适合医院实际发展情况的运营管理模式并不断创新和改进，形成医院发展特有的核心竞争力，是医院在竞争中生存与发展的关键。

3. 加强医院运营管理是推动医院高质量发展的内在需求

当前，医院既面临医保支付方式变化、服务模式转变、医疗市场竞争加剧等外部压力，也面临财政补偿力度不足、刚性支出增加、绩效“国考”压力大等内部压力。在多种综合因素的影响下，公立医院面临业务量下降、收支结构失调、现金流紧张等多重压力，医院运行可持续发展面临较大挑战。医院运营管理水平直接影响了医疗服务质量、患者就医体验，关系着医院的生存、稳定和发展。医院高质量、可持续发展离不开医院良好的运营管理，因此加强运营管理是公立医院化解财务困境、提升运营效能、实现高质量发展的必由之路。

（二）医院运营管理的概念

1. 医院运营管理的基本概念

《指导意见》提出，公立医院运营管理是以全面预算管理和业务流程管理为核心，以全成本管理和绩效管理为工具，对医院内部运营各环节的设计、计划、组织、实施、控制和评价等管理活动的总称，是对医院人、财、物、技术等核心资源进行科学配置、精细管理和有效使用的一系列管理手段和方法。明确医院运营管理是双核心（全面预算管理和业务流程管理）、双工具（全成本管理和绩效管理）的管理活动，强调医院核心资源的配置、管理、评价是运营管理的重要内容，医院运营管理既体现业财融合，也是动态与静态管理的有机结合。公立医院运营管理要注意两点：一是在坚持公益性的前提下，为人民群众提供满意的健康服务；二是医院运营首先要服务医疗业务，将运营管理转化为价值创造，向精细化管理要效益，实现医疗服务与质量双提升。

医院运营管理是指对医疗服务创造密切相关的各项核心资源进行计划、组织、协调和控制，实现人、财、物、技术等核心资源精益管理的一系列管理手段和方法。运营管理的目标是实现医院社会效益和经济效益的双赢，重点是在满足社会医疗服务需求的前提下提高各项资源的使用效率和效益，在各项成本市场化，而医疗服务价格非市场化的情况下，努力提高单位时间的服务效率，降低单位成本，实现增收节支。

2. 医疗行业与企业运营管理区别

医疗行业与其他企业运营管理存在巨大差异，这些差别源自医疗服务的特殊性质，包括服务的重要性、复杂性、及时性和个性化需求等。

（1）服务的重要性　医疗行业提供的服务直接关系到患者的健康乃至生命，这要求医疗人员必须具备过硬的专业知识和高度的责任心。这一特点使得医疗机构的运营管理必须以患者的安全和治疗效果为最高优先级，而不像其他行业那样可能更注重成本控制或利润最大化。

（2）复杂性和不确定性　医疗服务的提供涉及多学科、多部门的紧密协作，从医师、护士到技术人员，每个环节都必须精确无误。此外，医疗过程本身具有很大的不确定性，每个患者的病情都是独一无二的，需要个性化的治疗方案和灵活的运营安排。

（3）及时性要求　紧急医疗服务要求医院能够在患者到达后立即提供治疗。这种即时响应的要求对运营管理提出了极高的挑战，医院必须随时准备应对各种突发情况，保持高度的运营效率和灵活性。法规遵循和质量控制须相结合，医疗行业受到严格的法规监管，医疗机构必须遵循大量的医疗法规和标准，如医疗服务质量、数据保护、患者隐私等方面的规定。这意味着医院的运营管理必须在确保遵守法规的同时，还要保证服务的质量和效率。

（4）技术应用和创新　医疗技术的快速发展为提高诊疗效果提供了可能，但同时也给医院运营管理带来了挑战。医疗机构需要不断更新设备、引进新技术，并对医护人员进行持续培训，以确保能够充分利用这些技术。

（5）患者参与度　医疗服务的质量不仅取决于医疗技术和专业人员，患者的参与也是重要因素。医疗机构需要通过有效的沟通和管理策略，鼓励患者积极参与治疗过程，这在其他行业中不太常见。

因此，医疗行业的运营管理需要综合考虑诸多因素，确保在提供高质量医疗服务的同时，也要满足法规要求、应对技术变革、管理患者期望等多重挑战。这些特性使得医疗行业的运营管理比其他行业更为复杂和专业。

（三）医院运营管理的特点

1. 战略性

根据《指导意见》，公立医院运营管理要坚持公益性、整体性、融合性、成本效率、适应性五项原则，这些原则强调公立医院运营管理必须立足于公益性，分析医院内外部环境、人民群众就医需求、医院自身优劣势、医疗技术水平、医疗资源储备等具体情况，从而制订符合医院发展的整体目标与发展战略，并将其分解、量化，融入医院发展的各项业务、资源配置等运营活动中，指导了医院发展方向，体现了运营管理的战略性。

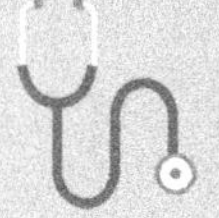

2. 系统性

公立医院的运营管理是“输入 - 整合 - 输出”的医疗服务价值创造系统，医院的资源是有限的，如何将有限的“人、财、物、技术”等关键资源融入“医、教、科、防”等核心业务，同时实现资源的整合优化以及资源的保值增值，体现了医院运营管理的系统性。

3. 灵活性

医院运营管理需要在医院战略规划的基础上制订医院整体运营目标，医院整体运营目标对于各职能部门 / 临床科室来说是统一的，而各职能部门 / 临床科室在实现各自运营目标的过程中，需要考虑各项资源、成本效率等，必须采取灵活的管理模式来实现具体目标，同时在运营计划的执行过程中也需要不断总结、复盘、调整策略，体现了医院运营管理活动的灵活性。

4. 广泛性

医院运营管理内容非常丰富，涉及医疗资源配置、医疗服务质量、财务管理、信息管理等医院内部管理，贯穿医院财务、资产、后勤、医疗等经济业务和非经济业务的各项管理活动中。医院运营目标分解至职能部门和临床科室，需要职能部门 / 临床科室在各自的职责范围内实现各自的运营目标，从而推动医院整体运营目标的实现，体现了医院运营管理内容和运营管理目标执行主体的广泛性。

（四）医院运营管理的目的

1. 优化医疗资源配置

在医院运营管理中，医院资源是非常重要的，必须按照未来发展目标，合理配置技术、人力、物质等资源，全面满足医院中长期运营发展需求。但是医院资源是有限的，如何在有限时空内充分调控有限的医院资源、体现资源优化配置效益，实现供需在一定限度下的动态平衡，发挥出各项资源的价值和作用，实现医疗服务效率和效益最大化，是确保医疗服务水平和能力不断提高及医院高质量可持续发展的内生动力。

2. 降低医院运行成本

随着药品及耗材零加成推行及医保支付方式改革，如何通过成本管控建立高效、低耗的运营模式成为现代公立医院面临的管理难题。医院在具体的运营过程中，会产生大量的医疗成本、人力成本、其他直接成本，同时医院面对极大的竞争与挑战，进一步加大了医院的运行成本。在医院经济运营管理工作下，通过科学化成本管控，进行预算控制管理，切实把控医院的各项经济活动成本，降低经济成本的消耗，从而实现降低成本、减轻患者费用负担、医院经济社会效益最大化的目标。

3. 提升医院绩效水平

以全面预算管理和业务流程管理为核心，以全成本管理和绩效管理为工具，推动公立医院核心业务工作与运营管理工作深度融合，将现代管理理念、方法和技术融入运营管理的各个领域、层级和环节，提升运营管理精细化水平。坚持高质量发展和内涵建设，通过完善管理制度、再造业务流程、优化资源配置、强化分析评价等管理手段，将运营管理转化为价值创造，有利于提升医院绩效水平。

4. 提升医院综合实力

随着公立医院收支规模不断扩大，“医、教、研、防”等业务活动，预算资金资产成本管理等经济活动，人、财、物、技术等资源配置活动愈加复杂，经济运行压力逐渐加大，面对这样的状况，医院通过全面落实经济运营管理工作，制订健全完善的规章制度，通过运营数据分析防控及降低医院运行风险，优化医疗资源配置，提升医疗服务水平，改善患者就医体验，有效地把控医院的经营成本、推动医院综合效益的显著提升，保证医院的高质量医疗服务及实现医院稳定运营发展目标，有利于增强医院的综合实力。

（五）阿米巴经营理念在医院运营管理中的应用

1. 阿米巴模式的内涵

阿米巴指阿米巴原虫，是一种单细胞的变形虫。在遭遇袭击时，多个阿米巴原虫能够连结为一个新整体以同仇敌忾。当个体被拆分后，每个变形虫又能独立存在，能够随着环境和自身的变化随意改变体型，具有非常顽强的生命力。1964 年，日本京瓷公司规模不断扩大，创始人稻盛和夫先生逐渐感到力不从心，受“阿米巴原虫”的启发，首次提出阿米巴经营模式并在京瓷公司应用，取得良好的效果，这成为阿米巴经营模式的起源。此后，稻盛和夫将阿米巴经营模式复制到日本 KDDI 电信公司，也获得了巨大的成功。2010 年，受日本政府委托，稻盛和夫担任濒临破产的世界 500 强企业日航公司总裁，他尝试用阿米巴经营模式成功拯救了即将崩塌的日航公司，使其在后续的生产经营中取得了较好的业绩。

阿米巴模式的核心思想是将企业划分为许多小型、自主运营的单元，称为“阿米巴”，每个阿米巴都有自己的利润目标和决策权，从而激发员工的创新精神和积极性，提高企业的整体竞争力。阿米巴经营理念实施的关键包括以下几点。

（1）分权管理　将企业划分为多个小型的、自主运营的阿米巴单元，使每个阿米巴都能够独立地进行决策、核算、运营、评价。

（2）目标导向　每个阿米巴都有自己的利润目标，员工需要围绕这个目标进行工作。这种目标导向的管理方式有助于提高员工的工作积极性和效率。

（3）激励机制　设立激励、奖金制度，激励员工为企业创造更多的价值。

（4）培训教育　为领导、员工提供培训，让企业全员树立运营意识，实现全员参与，培养具有经营意识的人才。

（5）透明化管理　企业的财务数据、业绩、运营数据等对员工公开，提高员工的责任感与归属感。

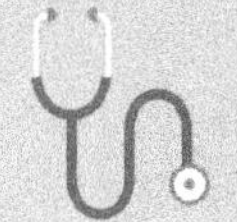

（6）持续改进　鼓励员工不断地学习、创新和改进，以适应市场的变化和企业的发展需求。

2. 阿米巴模式的特点

（1）全员参与经营　阿米巴经营模式的核心特点之一是全员参与，这一特点体现了将员工从被动执行者转变为主动参与者的管理思想。在阿米巴模式中，每个员工不仅仅是完成指定任务的工作者，而是作为自己所在阿米巴的一员，参与目标设定、决策制订、成本控制和价值创造等各个方面。全员参与可以激发员工的主人翁意识，提升责任感与归属感，通过这种方式，阿米巴模式试图实现员工个人目标与企业整体目标的一致，进而推动企业的持续发展与成功。

（2）实现充分赋权　在阿米巴模式下，组织管理层将生产、定价和销售等经营决策权充分下放至各个细分的阿米巴单元，使阿米巴单元具备了独立思考自身生产经营的权力，再给予各阿米巴成员与总时间价值相挂钩的绩效激励，赋权的过程中，员工被鼓励像企业家一样思考和行动。员工参与到经营决策中，对成本负责，积极寻求收入增长点，从而提高整个阿米巴的绩效。充分赋权降低管理层级，减少沟通成本，加快决策过程，同时，有利于增强员工的创新意识、工作动力和自我管理能力。

（3）注重人的价值　阿米巴经营模式非常注重人的价值，它认为员工是企业最宝贵的资产，以“人是价值创造的最大源泉”为理念，促使员工与组织价值实现相融合，激励员工更好地为组织创造价值。在阿米巴模式中，每个员工都被看作是具有创造力和潜力的人才，而不仅仅是生产工具。阿米巴模式通过强调员工的参与、培养经营意识、设置激励机制及提供持续学习与成长的机会，充分体现了对人的价值的重视。这有助于提升员工的工作积极性和创新能力，也能够为企业培养稳定高效的人才队伍。

（4）以市场为导向　阿米巴模式不仅在成本管控机制方面体现以市场为导向的特点，其灵活多变的组织结构也可以不断调整，通过拆分、重组阿米巴单元，来适应市场环境的变化。企业需要根据市场需求来制订战略和计划，不断调整和优化产品和服务，以满足客户的需求。这种市场导向的方式使得企业能够更好地把握市场机遇，提高市场份额和盈利能力。

（5）高度透明化运营　透明化是阿米巴经营模式中非常重要的一个特点，在这种管理模式下，企业的关键信息和数据（包括但不限于财务数据、业务目标、运营状况等）对所有员工开放和透明。有助于提高员工的参与度和工作满意度，最终推动企业的整体绩效。阿米巴模式将企业整体细分至许多可以独立产生利润的经营模块，对于企业内部哪些模块经营良好、哪些模块存在缺陷需得到改善可以做到一目了然，从而提高决策科学性。

3. 阿米巴模式的优势

（1）提高员工的积极性和创造力　通过分权管理、目标导向和激励机制，员工能够更加积极地参与企业的运营，发挥自己的创造力，为企业创造更多的价值。

（2）提高企业的灵活性和响应速度　将企业划分为多个小型的阿米巴单元，有助于提高企业的灵活性和响应速度，使企业能够更快地适应市场的变化。

（3）培养企业的核心竞争力　通过持续改进和学习，企业能够不断地优化管理体系，提高产品和服务质量，从而培养企业的核心竞争力。

（4）提高员工的责任感和归属感　通过透明化管理和分享企业的利润，员工能够更加关注企业的发展，提高自己的责任感和归属感。

总之，阿米巴经营理念是一种以人为本、注重员工积极性和创造力的企业管理模式。通过实施阿米巴经营模式，企业能够提高员工的工作效率，优化管理体系，提高产品和服务质量，从而在激烈的市场竞争中脱颖而出。然而，阿米巴经营模式并非适用于所有企业，企业在实施过程中需要根据自身的实际情况进行调整和改进。

4. 阿米巴模式在医疗行业的应用

（1）阿米巴经营模式在企业与医院运用上的比较　阿米巴模式在中国的应用是一个逐步探索和深入的过程，其受到了越来越多企业的关注和应用。我国华为、海尔集团、中国电信集团、上汽集团等企业通过深度剖析企业自身情况并结合阿米巴模式，取得了良好的使用效果，积累了阿米巴模式企业实际应用的宝贵经验。阿米巴经营模式逐渐应用于医疗行业，在医院的应用也体现得较多。公立医疗机构具有一定特异性、公益性，在执行阿米巴经营模式时核心理念上是一致的，但是在实施环境和绩效评估等方面存在一些差异。

①核心理念上：无论是医院还是企业，阿米巴模式都强调将组织划分为小型的、自主运营的经营单元，每个单元都有自己的成本和收益，以此来提高整体的效率和员工的参与度。这种模式旨在让每个员工都能理解成本和经营，激发他们的潜力，从而实现组织的利润最大化。

②实施环境方面：医院作为一个特殊的服务行业，其服务流程、收入结构和成本控制等方面与企业存在差异。医院阿米巴模式在实施时需要考虑到医疗服务的特殊性，如患者安全、医疗质量、伦理法规等因素，这些都可能影响到医院阿米巴模式的具体运作方式。

③绩效评估上：医院的评价体系可能更为复杂，不仅包括财务指标，还可能涉及医疗质量、患者满意度、服务效率等多重维度。而企业阿米巴模式可能更多地侧重于财务指标，如销售额、成本控制等。

（2）医院阿米巴经营模式的具体运用　阿米巴经营模式在医院的应用较多，如医院根据不同的专业划分不同专科，并将各个专科独立核算，每个专科负责不同的服务或治疗领域，同时，将奖金与专科经营业绩及医院整体经营业绩相关联，实现员工与医院的利益共创共享。此外，以专家为核心聚集专业学术团队，并根据患者需求随时组建专病 MDT（多学科团队）小组提供服务。

以 A 医院为例，该医院借鉴阿米巴运营理念取得了良好的成效。以下总结 A 医院

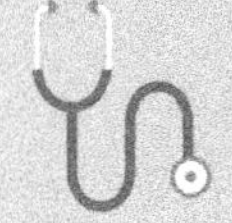

阿米巴经营实践的主要措施，为其他医院提供参考。

1）细分组织单元　按照阿米巴经营理念，通过组织架构的重塑，A 医院按照专业和职能差异被划分为若干个阿米巴单元，包括 22 个手术科室、21 个非手术科室、10 个医技科室和 24 个行政科室。每个单元都对应特定的服务领域和职能要求。在运营实践过程中，医院还不断细化或者创新科室，将部分临床科室分为几个病区管理，如呼吸内科作为国家临床重点专科，包括呼吸一病区、呼吸二病区、呼吸三病区、RICU 四个病区；在行政科室管理上，根据国家政策或管理内容的扩大，2020 年医院设立了改革创新与运营拓展部，主要负责医院的运营管理相关工作。

2）进行独立核算　A 医院进行细分组织单元后，每个科室都有自己的财务目标和责任，需要独立进行成本核算和收益管理。这种做法有助于识别和削减不必要的开支，优化资源配置。

3）制订运营目标　A 医院围绕全面预算管理和业务流程管理“双核心”，充分运用全成本管理和绩效管理“双工具”开展各项运营工作。坚持以医院发展规划为导向，结合医院历史数据和未来预期，通过线性回归分析建模方式制订预算目标，并分设基本目标及期望目标。预算目标采用归口分层方式，分解细化到前端（临床、医技科室）、中端（病区、医疗组）、末端（医师），每年组织临床科室签订《预算目标责任书》《运营目标责任书》。行政科室每年根据医院战略要求，以及职能设置相应的目标指标，组织行政科室的负责人签订目标责任书。

4）重视员工发展　A 医院秉持阿米巴经营理念，在重构组织架构和管理方式的同时，非常重视员工个人和职业发展。具体体现在以下几点。

①鼓励员工设定个人职业发展目标，并与医院的长期发展目标相结合，为员工提供在工作中实现个人价值的平台。

②定期举办专业培训和继续教育活动，提升员工的医学知识和技能水平。

③通过绩效评估和反馈，帮助员工识别职业路径中的强项和提升空间，制订个性化的职业发展规划。

④鼓励员工在不同科室之间进行轮岗，以增加工作多样性并扩大其技能范围，为有潜力的员工提供晋升机会。

⑤制订奖励制度，对优秀员工给予表彰和奖励。鼓励员工参与临床研究或医疗创新项目，提供必要的资源和支持，促进专业知识的深化和拓展。

⑥关注员工的心理健康和工作生活平衡，提供相应的辅导和支持服务，确保员工在高效工作的同时，保持良好的生活质量。

5）关注患者需求　A 医院始终坚持以患者为中心的服务理念，将患者需求放在第一位，以更好地满足患者的个性化需求，提升患者满意度。以下是该医院针对患者需求所采取的措施。

①建立完善的患者反馈机制，定期开展患者满意度调查，鼓励患者和家属提出宝贵

意见，及时了解并解决他们的需求和问题。

②为患者提供定制化的医疗方案，确保治疗和护理计划符合每个患者的具体情况和需求。

③在运营过程中坚持服务流程优化，简化就医流程，减少等待时间，提供高效的挂号、诊疗、缴费和取药等服务，以提升患者就医体验。

④严格控制医疗服务质量，确保医疗安全，降低医疗差错和感染风险，让患者接受安全的医疗服务。

⑤为患者提供疾病预防和健康生活方式的教育资料，举办讲座和研讨会，帮助患者了解自身状况，增强自我管理能力。

⑥为不同语言背景的患者提供翻译服务，消除语言障碍，确保每位患者都能充分理解自己的病情和治疗方案。

⑦打造干净、安静和舒适的就医环境，提供良好的住院条件。

6）重视文化建设　A 医院非常重视文化建设，提出“办一家有温度的医院，做一个有温度的医者”的核心价值观；“大医精诚，厚德积善”的院训；“建设新时代现代医院管理制度下的人文医院、教学医院、研究型医院和区域医疗中心”的战略目标；“全心全意为人民服务”的服务宗旨。打造医院宣传，在抖音、微信公众号、微博等新媒体上宣传医院新技术、新项目；重视培养员工的集体意识，让员工感受到自己是医院大家庭的一部分，增强团队协作精神。

7）鼓励全员运营　树立全员运营意识，使每位员工都能从医院整体利益出发，高效完成自己的工作，同时积极参与到医院经营管理中，共同推动医院持续发展。A 医院采取如下措施。

①通过专科运营助理深入临床科室，开展每月运营分析会，让科室所有员工了解科室的经济状况和医院的全局经营情况，增强成本意识和效益观念。同时，宣传医院、科室、病区的经营目标、策略。

②鼓励员工参与到科室管理和决策过程中，如在改进工作流程、设备采购等方面出谋划策，让他们成为解决问题的一份子。

③建立与经营效益挂钩的奖励制度，对那些能够提高科室效率、降低成本、提升患者满意度的行为给予物质或精神上的奖励。

④定期在全院运营分析大会上分享科室成功经营的案例，强调团队合作在取得成绩中的重要性，激发员工的创新思维和参与热情。

8）信息公开透明　打破信息壁垒，让员工了解医院的运营状况和财务状况，增强员工的归属感和责任感。

9）完善绩效考核　科学制订业财融合下预算目标考核及绩效激励方案，建立 RBRVS+DRG+CMI 绩效管理新模式。绩效管理以技术劳动价值评价为核心，以医院发展目标为导向，以工作量为基础，统筹效率、质量、成本的绩效评价和分配体系，嵌入关键

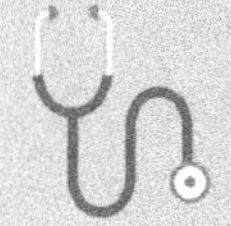

业绩指标考核，发挥绩效杠杆作用，在专科考核层面体现多劳多得和优劳优得，充分调动科室及医务人员的主动性、创造性，为医院发展注入活力。建立有效的绩效评估体系，能对各个阿米巴单元的运营效果进行定期评估，并根据评估结果进行反馈和调整。

10) 持续改进完善　鼓励员工提出改进意见和创新方案，不断优化工作流程，提升医院的服务水平和竞争力。

医院阿米巴模式在提升员工经营意识、优化资源配置和提高组织效率等方面具有积极的作用，但在具体实施过程中需要根据医院的特殊情况进行适当的调整和优化。

第二节　医院运营管理的发展与演变

一、医院运营管理的起源与发展

医院运营管理的发展演变是一个长期的过程，它与医疗行业的整体发展、经济环境、技术进步及政策法规等因素紧密相关。大概可以分为以下几个阶段，虽然不同阶段的研究内容有所区别但并不是完全分离的，各个阶段之间的内容不仅有所交叉，而且后一阶段会延续前一阶段的内容。

1. 初始阶段（20 世纪以前）

在欧美国家，医院的雏形多为慈善机构或宗教组织所建立，其目的主要是提供庇护和基本的医疗援助给贫困和病患人士。这些早期医疗机构的“管理”主要是维持基本运作，缺乏系统的管理理念和实践。

2. 萌芽阶段（19 世纪末至 20 世纪初）

随着工业革命的到来，城市化进程加快，人口密集和社会分工细化导致对医疗服务的需求增加。19 世纪末至 20 世纪初，医院开始向专业化管理转变。医院规模扩大，需要更复杂的行政管理和财务控制方法。此时期，医院管理者开始关注组织结构、人员职责分配及效率提升。

3. 管理科学阶段（20 世纪初至 20 世纪 80 年代）

医疗保健需求激增、医疗技术的发展、医疗服务需求的变化，使得医院服务更加复杂。在早期的医院运营管理中，主要关注的是行政管理、财务管理和人力资源管理等方面；后逐渐引入了现代企业管理的理念和方法，强调科学化和系统化。在此时期，医院管理者开始关注服务质量、成本控制、人力资源管理及战略规划等更为广泛的运营管理内容。在这个过程中，医院运营管理逐渐形成了一套完整的理论体系和实践方法。

4. 全面发展阶段（20 世纪 80 年代至 21 世纪）

随着全球化的推进和市场竞争的加剧，医院面临着越来越大的经营压力。为了应对这一挑战，全球多个国家进行了医疗改革，引入市场机制和竞争原则以提高医疗服务的效率和质量。医院被迫更加注重经营效益，强化市场定位和服务创新。此时期的医院运营管理模式开始注重患者满意度、服务多样性、营销策略、医疗服务流程优化、医疗资源配置、医疗风险管理等方面。

5. 信息化阶段（21世纪以来）

进入21世纪，随着信息技术的快速发展，电子健康记录、远程医疗、智能化设备等技术的应用，医院能够更有效地管理患者信息、优化工作流程、提高诊断和治疗的准确性。数据分析和大数据技术的应用也为医院决策提供了有力支持。医院运营管理开始利用大数据、云计算等技术手段，对医疗服务的各个环节进行精细化管理。同时，医院运营管理也开始关注患者的体验和满意度，将患者的需求作为医疗服务的核心。此外，医院运营管理还关注医疗行业的政策法规、市场环境等因素，以适应不断变化的外部环境。

医院运营管理的发展演变是一个不断适应社会变化、技术革新和政策调整的过程。从最初的慈善机构到现在的专业医疗服务提供者，医院运营管理的核心始终是提高医疗服务的质量、效率和可及性，以满足患者的健康需求。未来，随着科技的不断发展和医疗需求的日益多样化，医院运营管理将继续演进，以适应新的挑战和机遇。

二、医院运营管理的未来趋势

医院运营管理将越来越多地融合物联网、人工智能、机器学习等先进技术，推动医疗服务的智慧化。同时，面对全球性的公共卫生挑战和资源约束问题，医院运营管理也将更加注重可持续性，寻求在保障患者健康的同时，实现经济效益和社会责任的平衡。随着医疗科技的进步、患者需求的多样化及全球人口老龄化，医院运营管理的未来趋势将集中在以下几个方面。

1. 关注患者体验

未来的医院运营将更加注重提供高质量的患者体验。这包括简化就医流程、减少等待时间、提供清洁和舒适的环境，以及采用先进的技术和服务模式来增强患者的便利性和满意度。例如，通过移动应用、在线预约和远程咨询等方式，患者可以更方便地获取服务并参与自己的诊疗过程。

2. 关注信息化技术

信息技术将继续深入到医院运营管理的各个层面。电子健康记录（EHR）、人工智能（AI）、大数据分析和云计算等技术的应用将使医院能够更有效地管理患者信息、优化资源分配、提高诊疗质量。

3. 推进跨学科合作

推进跨学科合作是现代医院运营管理的一个重要趋势。随着医疗需求的多样化和复

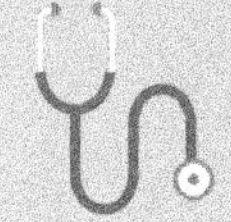

杂化，患者多层次、个性化的就医需求就要求医院能多科协作，能够为患者提供全面且连贯的治疗方案。

4. 关注精益管理

在医院资源有限的情况下，医院运营管理需要更加注重成本效益和可持续性，不断将精益管理理念深入医院各项业务中，在优化服务流程、优化资源配置、降低运行成本、注重人才培养、强化医疗质量与安全、关注患者就医体验等方面开展精益管理。

5. 集团化和网络化运营

为了提高服务的可及性和效率，医院可能会形成更多的医疗集团，形成集团化和网络化运营。通过集中采购、产业协同、体制机制创新等方式，进一步优化资源配置，有效降低医疗机构运行成本，提升运营效率和服务水平，实现科学化、规范化、精细化管理。

第三节　医院运营管理组织体系建设

医院运营管理涉及业务面广、工作量大、专业性强，当前大部分公立医院运营管理体系建设仍处于起步阶段，亟须一套具有可操作性、指导性、示范性、科学性的内部运营管理体系。

医院需要把时间还给医师，把医师还给患者，让专业的人做专业的事，实现资源效益最大化，因此需要建立“运营管理委员会→院长→总会计师→运营管理部门（运营管理牵头部门）→运营管理工作人员”为主体的运营管理组织结构。建立科学高效的运营管理协同机制，加强人、财、物、信息在职能部门科室与业务科室之间的流转，通过运营管理部门的归集、反馈，实现运营管理闭环。

一、组织框架

根据《指导意见》，医院需要不断完善运营组织体系与架构，成立运营管理委员会，最终形成运营管理委员会、运营管理部门、运营管理办公室、运营专科助理等多层级联动的运营组织体系。

（一）运营管理委员会

医院运营管理委员会是开展医院运营相关工作的最高决策机构，围绕医院战略发展目标，推进各部门协同化开展运营管理，促进核心业务与运营管理工作深度融合，促进医院核心资源的科学配置、精细管理和有效使用。运营管理委员会主任由院党委书记、院长担任，副主任由总会计师、副院级领导担任，运营管理委员会成员由事业发展部、医保部、质评部、医务部、药学部、装备部、后保部、财务部、护理部、人事部、信息部、主要临床科主任担任，运营管理委员会下设运营管理办公室，保障落实运营管理委员会的各项决策与职责。运营管理委员会的议事形式参照医院“三重一大”制度及发展规划与运营管理委员会议事规则，运营管理委员会的日常工作机构设在运营管理办公室，由总会计师直接领导，运营助理团队由具有财务、（会）计、人事、医疗、护理、物价、医保、信息化、工程技术等知识背景的专职人员构成，由运营管理办公室统一领导，负责运营助理的培训组织、协调、管理、考核等工作。

运营管理办公室负责研究起草运营管理工作制度、计划、分析评价报告等；提出与运营管理相关的流程、资源优化、绩效考核指标等意见及建议；有效推动落实各项运营管理措施及任务；组织开展运营效果分析评价，撰写运营效果分析报告等。具体来说，运营管理办公室负责整合汇总各职能部门数据，通过综合分析评价形成各科室专科运营分析报告，深入科室通过面对面、点对点的沟通与交流，进行深入探讨，将医院发展战略、规划、运营管理等相关政策文件、科室运营效率、科室 KPI 关键绩效指标完成情况、科室项目成本、DRG 病组成本数据分析等数据分享到科室，让科室及时了解并掌握科室运营现状。打破临床科室之间、临床科室与医技科室之间、临床科室与职能部门之间的壁垒，促进医院成本、绩效、预算、内控等一系列管理目标与业务流程的融合，有效助力临床科室在提升运营效率的同时助推职能部门提升管理效能，做好科室之间的服务沟通协调，通过以患者为中心的数据驱动业财融合创建 MDT 管理模式，助推医院高质量发展。

（二）医院运营管理部门

根据《指导意见》，医院应当建立运营管理部门，明确运营管理的部门工作职责，主要包括：研究起草运营管理工作制度、计划、分析评价报告等；提出完善运营管理流程、优化资源配置、绩效考核指标等意见、建议；组织推动各项运营管理措施任务有效落实；组织开展运营效果分析评价，撰写运营效果分析报告等。医院应当充实运营管理部门人员力量，配备具有财务、审计、人事、医疗、护理、物价、医保、信息化、工程技术等知识背景的人员担任运营管理员，切实承担好运营管理的具体工作。积极推行运营助理员、价格协管员制度等，辅助协同临床业务科室加强科室内部运营和价格管理工作。

二、医院运营管理运行机制

医院运营管理工作机制是医院开展运营管理工作的核心和灵魂，是实现公立医院运营管理质量提升的关键，关乎医院运营管理的成败。公立医院经营管理具有特殊性，需要明确社会公益性质。在医院运营管理过程中需要坚持党建引领，确保医院政治方向，

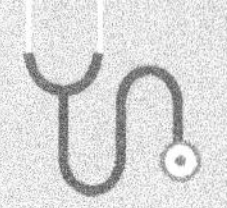

同时需要推动医院精细化发展，发展方式从规模扩张转向提质增效，运行模式从粗放管理转向精细化管理，资源配置从注重物质要素转向更加注重人才技术要素，深入临床科室指导运营，及时评价、反馈督查中发现的问题，促进院科两级协同发展。

（一）强化决策机制

医院决策机制是指医院在管理运营中制订和执行决策的体系和程序，决策是管理的核心，也是组织绩效的关键，对医院高质量发展具有非常重要的作用。医院决策机制的建立和完善对于提高医院管理效率、保障医疗质量和服务患者至关重要。通过这些机制，医院能够确保决策的科学性、合理性和高效性，同时也能够更好地回应社会和患者的需求。凡运营管理工作中涉及“三重一大”事项的，需经医院党委会研究讨论同意。需要进行合法性审核的事项，应当出具合法性审核意见。首先，建立决策机制前需要充分进行市场调研、风险评估，充分听取各方意见，深入论证与分析，对决策实施进行监控和管理，对实施效果进行检测、评估，及时修正和优化，注重决策的科学化，确保决策顺利执行。

（二）健全分工机制

明确运营管理委员会、运营管理牵头部门、业务部门和行政后勤管理部门等在运营管理方面的工作职责和具体分工。明确职责划分，确保部门履职“不越位、不缺位、不错位”。运营管理委员会一般由院级领导牵头，各职能部门负责人参与，全面领导医院层面的运营工作；职能部门为运营管理部，下设若干名专科运营助理，由具有财务、医保、质控、人事、医疗、护理、物价、信息化等知识背景的人员兼任，负责医院运营管理各项具体工作。积极推行运营助理员、价格协管员制度等，辅助协同临床业务科室加强科室内部运营和价格管理工作。

（三）细化落实机制

逐级分解细化运营管理目标和任务，层层落实主体责任，确保各项任务有效落实。医院运营目标的逐级分解是确保各项任务得以有效执行的关键步骤。通过将医院总体运营目标分解为具体的、可操作的子目标，医院能够确保各个部门和员工明确自己的职责，并朝着共同的方向努力。以下是医院运营目标逐级分解的一般过程。

（1）确定总体目标　这些目标通常与医院的战略规划紧密相连，涵盖了财务、服务、质量、安全等方面。

（2）部门目标分解　将总体目标分解到各个部门或职能模块。例如，财务部门的目标可能侧重于预算控制和资金流管理，而临床部门的目标则可能侧重于提高诊疗质量和患者满意度。

（3）制订实现路径　对于每个部门或模块的目标，需制订清晰的实现路径，包括所需资源、关键行动项目、时间表等。

（4）个人目标设定　进一步将部门目标细化到个人层面，确保每个员工都了解自己的工作目标和期望成果。

（5）量化指标　为目标设置量化的指标，以便于跟踪进度和评估成效。这些指标应该具有可度量性，并与总体目标保持一致。

（6）建立责任机制　明确目标达成的责任归属，包括指定负责人和团队，并建立相应的问责机制。

（7）监控与反馈　建立定期的目标监控和反馈机制，确保目标执行过程中的问题能够及时发现和解决。

（8）动态调整　根据实际情况对目标进行动态调整，以适应内外部环境的变化。

（9）激励与认可　建立与目标完成情况相关的激励和认可机制，以提高员工的积极性和参与度。

（10）持续改进　在目标执行过程中积累经验，不断优化目标分解和执行的方法。通过上述过程，医院能够确保运营目标从上至下得以有效传达和实施，同时也能够更好地协调各部门和员工的工作，共同推动医院的持续发展。

（四）实化评价机制

医院需要建立科学、全面的评价体系，包括内部评价和外部评价。内部评价侧重于医院自身的管理和运营，而外部评价则可能涉及患者满意度、社会责任等方面。对于医院运营管理工作，需要定期开展运营监控、执行检查和分析评价，动态掌握和评价运营管理工作进展及实施效果。运营管理过程需要进行监管，实时发现运营中的问题，并且能够及时解决问题，这要求对运营数据及时掌握和分析，定期评价、分析、再优化。运营评价机制主要是绩效评价、绩效引导、激励职工全员参与运营工作。同时，医院应持续优化评价和反馈机制，以适应内外部环境的变化。

（五）构建反馈机制

建立健全的反馈渠道，让全院医务人员的相关意见或者建议均有反馈渠道，有利于医院良性发展。医院层面，定期召开全院的运营分析会，将全院运营效果和评价结果及时在医院内部各个层面进行沟通反馈；专科运营助理每月定期到临床科室汇报科室的运营情况，实现临床与行政、院级与科室之间横纵双向协作，院科两级协同发展。

三、医院运营管理制度体系

管理制度是医院职工在医院医疗活动中共同遵守的规则和准则。良好的医院管理制度不仅可以保障医院经济规范、有序运行，而且可以降低医院运行成本，实现医院管理目标。

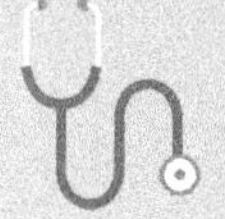

公立医院运营管理制度体系既包括国家相关法规制度，也包括单位制订的相关制度办法。国家层面的法规制度，需要通过制订单位层面与之对应、符合单位实际的制度办法来实施落地，在公立医院运营管理体系中，与运营管理系统协同的是单位层面的制度办法。所以，公立医院运营管理体系内的协同包括两个层面：一是系统与制度层面的协同，包括制度对系统的引导、系统对制度的执行、制度对系统的指导，系统对制度的修正；二是系统与制度内部层面的协同运营管理系统内部协同，包括子系统、功能模块等之间的协同。运营管理制度内部协同，包括各项规章制度、管理办法、质量标准、操作规范等之间的协同。

医院应当结合运营目标和精细化管理需求，聚焦“人、财、物、技”等核心资源，聚焦“医、教、研、防”等核心业务，以资源配置、流程再造、绩效考核为导向，建立健全运营管理制度体系，明确组织机构、职责权限、决策机制、业务规范、运营流程等内容，完善人力资源管理、空间和设施设备管理、绩效管理、财务管理、资产管理、风险防控管理、信息化管理等各项制度，有效保障运营管理规范化及高效协同运作，提升运营管理效率和质量。医院运营管理制度体系通常包括以下几个方面。

（1）组织结构与职责制度　明确医院的组织结构和各部门的职责分工，确保各项工作有序进行。这包括领导层的职责、各部门的职责及员工的职责等。

（2）人力资源管理制度　包括招聘、培训、考核、激励和离职等方面的制度。通过制订合理的人力资源管理政策，医院可以吸引和留住优秀人才，提高员工的工作积极性和满意度。

（3）财务管理制度　确保医院的财务状况健康稳定。这包括预算管理、成本控制、收支管理、资产管理等方面的制度。通过有效的财务管理，医院可以合理分配资源，提高经营效益。

（4）医疗服务管理制度　规范医疗服务流程，确保患者获得高质量的医疗服务。这包括诊疗流程、病历管理、药品管理、医疗设备管理等方面的制度。

（5）质量管理与安全制度　关注医疗服务质量和安全问题。这包括质量控制、风险评估、不良事件报告和处理等方面的制度。通过严格的质量管理和安全控制，医院可以降低医疗事故的发生概率，提高患者满意度。

（6）信息管理与技术支持制度　随着信息技术的发展，医院管理系统越来越依赖于信息技术的支持。这包括信息系统的使用、数据保护、网络安全等方面的制度。通过有效的信息管理和技术支持，医院可以提高工作效率，降低运营成本。

（7）环境与设施管理制度　确保医院的环境和设施符合卫生标准和安全要求。这包括环境卫生、设施维护、安全管理等方面的制度。通过良好的环境和设施管理，医院可以为患者提供一个舒适、安全的就医环境。

（8）合规性与法律制度　关注医院的合规性和法律问题。这包括遵守相关法律法规、合同管理、知识产权保护等方面的制度。通过遵循合规性和法律要求，医院可以避免法律风险和纠纷的发生。

综上所述，一个完善的医院运营管理制度体系对于医院的长期发展至关重要。它不仅可以帮助医院提高工作效率和服务质量，还可以降低运营风险并满足患者的需求。因此，医院应当根据自身的实际情况和市场环境，不断完善和优化运营管理制度体系，以适应不断变化的医疗市场。

实操案例 1

某医院运营管理工作实施方案

为贯彻落实国家卫生健康委 国家中医药局《关于加强公立医院运营管理的指导意见》(国卫财务发〔2020〕27 号)、省卫生健康委 省中医药局《关于贯彻落实〈国家卫生健康委 国家中医药局关于加强公立医院运营管理的指导意见〉的通知》和市卫生健康委《关于进一步加强公立医院运营管理的通知》精神和要求，以三级公立医院绩效考核为导向，实现医院管理现代化、预算管理全面化，推动医院高质量发展，结合医院工作实际，特制订《某医院运营管理工作实施方案》。

(一)总体要求

以习近平新时代中国特色社会主义思想为指导，按照新时期卫生与健康工作方针和公立医院事业发展战略规划，坚持公益性，坚持人民健康为中心，坚持常态化疫情防控，大力推动业财深度融合，努力实现社会效益与经济效益的有机统一，不断推动医院高质量发展。

(二)基本原则

1. 公益性原则

医院运营管理过程中务必以公益性为前提，以人民健康为中心，满足人民群众健康需求，实现社会效益和服务效能最大化。

2. 整体性原则

医院运营管理应当层级清晰、目标明确，且各层级的运营管理需要上下协同、相互作用，才能促进最终运营目标实现。医院层面制订全院年度运营管理计划并分解至科室，科室根据医院运营计划制订本科室的运营管理计划并分解至医疗组或个人，动员医院所有员工参与运营管理。

3. 融合性原则

医院运营管理具有全局性、系统性，需要深入“医、教、研、防”各项业务，促进业务活动衍生价值创造。

4. 实效性原则

医院运营管理策略是运营目标实现的手段与途径，但策略制订后并不是一成不变的，需要根据内外部环境变化、工作任务的变动及时调整，才能确保最终运营目标的实现。

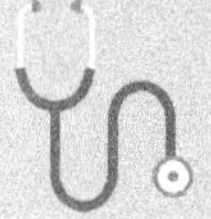

5. 成本效率原则

权衡运营成本与效率，通过不断提升医疗资源投入与产出效率，确保资源投入的针对性、有效性，争取以合理的成本费用获取适宜的运营效率。

（三）工作方法

医院运营管理涉及医院的方方面面，融入医疗、财务、信息、科研、教育、基建等，管理方法和手段多样化，在运营管理策略实施过程中可能会涉及 SWOT 分析、PDCA 分析、量本利分析、边际分析、鱼骨图分析、波士顿矩阵等分析方法。

（四）工作目标

建立健全运营管理组织体系，完善运营管理制度，加强财务管理制度，合理配置医疗资源，优化业务服务流程，强化运营分析评价，加强信息化建设，以项目形式推进运营管理模式和运行方式的转变，不断提升医院运营效率、效益，优化资源配置，进一步提高医院运营管理科学化、规范化、精细化、信息化、智慧化水平。

（五）具体做法

1. 建立健全运营管理组织体系

（1）成立医院运营管理委员会，建立以院党委书记、院长为主任，总会计师、分管副院长为常务副主任，其他院领导为副主任，各职能部门、临床、医技医辅科室主要负责人为委员的医院运营管理委员会，下设医院运营管理委员会办公室，并设置办公室主任、秘书及办公室成员等工作岗位。

（2）成立内部控制领导小组，制订内部控制工作方案，设置专人专岗，从单位层面、业务层面对经济活动风险进行防范和管控，保证医院经济活动合法合规、资产安全和使用有效，提高资产使用效率。

（3）成立改革创新与运营拓展部，配备护理、财务、统计、信息等知识背景的专科运营助理队伍，全面落实医院运营管理工作，协助临床科室加强科室内部运营管理。

2. 完善运营管理制度

（1）制订医院运营管理委员会及办公室工作职责，结合医院战略规划、预算计划，明确运营管理年度工作目标，制订工作计划，审议、监督执行情况，加强全面预算管理、内部控制管理，建立健全运营风险防控机制。

（2）制订医院运营管理委员会章程，明确医院运营管理委员会运作机制、组织结构、议事规则、权利与义务等。

（3）建立院、科两级沟通与反馈机制，定期开展运营监控、执行检查和分析评价，提出完善运营管理流程、优化资源配置、绩效考核指标、资产管理、后勤管理、财务管理等意见建议，实现横纵双向协作，促进院科两级协同发展。

（4）完善专科运营助理管理办法，明确工作任务，细化工作责任，将临床科室运营情况纳入专科运营助理绩效考核。

3. 合理配置医疗资源

（1）制订以资源有效配置为核心的全面预算管理方案，将“资源有效配置”作为医院全面预算管理的目标及落脚点，促进计划与资源联动，实现业务目标最大化。

（2）建立科学的设备需求论证体系，开展多部门参与的多层评估，确保医疗设备科学合理配置，严把准入关。

（3）创新人力资源管理办法，将医疗、教学、科研、行政、后勤每个岗位进行分级分层，构建一套路径清晰、灵活动态的考核评价与晋升体系，建立“能上能下、能进能出”的人才双向流动机制。

（4）积极探索搭建医疗资源共享、闲置设备院内流转平台，充分发挥医疗资源的最大效益，减少医疗资源闲置浪费。

4. 优化业务服务流程

（1）梳理运营工作中的难点、堵点、痛点问题，建立台账、细化任务、落实责任，深入分析原因，将医院业务活动中的“人、财、物、技、研、教”等运营要素有机结合，不断提升服务效率。

（2）定期以问卷调查、走访形式收集对业务服务流程的评价及改进意见，实现“找准偏差-分析原因-及时改进”的闭环管理，确保服务流程及时适应医院内外环境和条件的不断变化。

（3）以服务为宗旨，建立集中式与分散式相结合的行政、后勤、检查预约“一站式”服务中心，提升患者就医满意度，降低医院运行成本，实现“信息多跑路，患者少走路”的服务模式。

5. 加强财务管理

（1）完善财务制度建设，对财务部岗位进行全面梳理，拟定岗位职责和工作流程，修订完善医院财务管理制度，并印制工作手册，加强岗位质控，确保财务工作质量。

（2）健全内控体系及风险防控机制，制订内部控制建设工作方案，设置独立内审机构，开展内部自查、梳理岗位廉政风险点、开展审计工作。

（3）落实全面预算管理，严格落实预算归口管理，预算编制实现全覆盖，强化预算约束，将预算指标分解、下达到全院所有科室并签订目标任务书，定期通报预算执行情况。

（4）完善成本核算及成本控制体系，实施成本控制战略，设立行政、后勤、装备、人力、医疗五大成本管理中心，实行成本控制差别化管理，有效降低医院运行成本。定期开展全成本运营分析，开展项目及病种成本核算，指导科室提高医疗技术水平，完善临床路径，控制病种费用，提高专科运营能力。

6. 强化运营分析评价

（1）围绕年度运营目标、工作计划，由院党委书记、院长定期主持召开运营管理工作会，各职能部门就全院及临床科室运营情况进行分析、点评并指导改进，现场抽签方

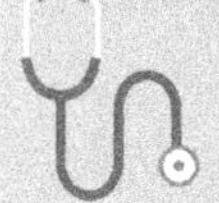

式随机抽查科室运营管理情况。

（2）专科运营助理每月在临床科室汇报科室运营情况，主要分析、点评临床科室服务量、财务、医保、质量等指标，提出整改建议，推广临床科室运营管理先进经验。

（3）制订各临床科室、病区周报制度，由专科运营助理将科室、病区、医师主要工作指标形成周报，及时反馈，指导临床科室开展业务工作，确保按时完成年度目标任务。

（4）借助 DMIAES、DRG 管理工具，通过监测病种成本、指标 O/E 值、时间 / 费用消耗指数等，深入剖析根源问题，明确有效整改措施，指导科室提升医疗技术水平，完善临床路径，合理控制病种成本。

7. 加强信息化建设

（1）建立运营决策支持系统，实现业务系统与运营系统融合，促进互联互通，强化协同共享，以数据为支撑，提高决策质量。

（2）建立智慧医保管理系统，实现医保预审，减少医保扣费，完成 DRG 病组费用管理。

（3）完善互联网医院功能，实现线上挂号、问诊、缴费、义诊、自助开单、检查预约等一体化便民服务，方便患者就医问诊，缩短患者就医等待时间，提升患者就医体验。

（六）保障措施

1. 加强组织领导

各职能部门、临床、医技医辅科室务必高度重视医院运营管理工作，强化组织领导，配备运营管理专员，紧盯目标、强化措施、落实责任，确保医院运营管理工作落地见效。

2. 加强运营指导

各职能部门深入临床、医技医辅科室，加强运营指导，跟踪重点工作，持续推进工作落实，帮助临床科室解决实际困难，确保运营管理工作有效实施。

3. 加强经验总结

各职能部门、临床、医技医辅科室、专科运营助理要注重实效，深入挖掘典型案例，认真总结、分析，并予以推广。医院将择优上报省、市卫生健康行政主管部门。

第四节　医院运营管理模式

一、国外医院运营管理

国外医院普遍致力于建设精益医院，不断提升效率、质量和成本控制、优化服务流程、减少等待时间，以及提升医护人员的工作流畅度等，使国外医院能够更好地应对日益增长的医疗需求和资源限制的挑战。

1. 英国医院运营管理模式

以国家福利型医疗为代表的英国，是一个社会保障齐全的福利国家，建立了完善的社会保障体系。1948年，英国宣布实行国家卫生服务体系，并规定所有医疗机构国有化，该体系包括“全科医师—区域综合性医院—三级医院”三级服务体系，这是一个为全体国民提供广泛医疗服务的体系，为所有英国居民提供医疗服务，包括住院治疗、日常护理和急救服务。医疗技术人员均属于国家卫生服务体系的雇员，领取固定薪资，而且医院管理人员多具有管理专业背景。英国传统医院管理机制为事业部制，院长负责医院整体运营管理，下设医务、人事、财务、护理等职能部门。20世纪90年代中期，英国卫生行政管理部门为提高医院运营效率，推动医院间良性竞争，鼓励有条件的公立医院申请成为医疗联合体或医院托拉斯，即新型医院集团。英国医院集团由数家医院重组而成，其最高决策机构为理事会，医院理事会成员包括理事长和非执行理事。

2. 新加坡医院运营管理模式

以公私功能互补型医疗为代表的新加坡，其医院运营管理模式是政府与市场相结合的典型代表，属于国有私营模式，公立系统包括公立医院和联合诊所，私立系统包括私立医院和个体诊所。公立医院在运营管理架构上实行董事会领导下的院长负责制，董事会为最高权力机构，由院长负责医院日常运营管理工作，并通过委员会的形式执行具体事务。董事会向医院的唯一股东，即卫生部负责。政府通过控股公司间接拥有医院的所有权，医院收费标准由政府定价。院长下设各职能类委员会，直接由各分委会负责具体事务，类似于公司中的总经理一职，通常包括医药委员会、医院筹划委员会、医疗质量委员会3类。新加坡医院管理特色之一是注重服务，从首次接诊、诊断、治疗到康复，患者在整个医疗流程中都能感受到医疗机构的专业和关怀。此外，新加坡很多医院采用了酒店式的服务管理模式，优雅的环境、个性化服务、周到的关怀、高效的流程、便利的设施，不仅提高了患者的满意度，也提升了医院的整体形象和竞争力。

3. 美国医院运营管理模式

对于以市场主导型医疗为代表的美国，其医院运营管理模式具有多元化特点，既有政府和公立大学的公立医院，也有教会、私人个体办、股份制的私立医院。美国医院运营管理受到高度市场化经济体制的影响，在医院管理上基本套用企业管理模式和方法，

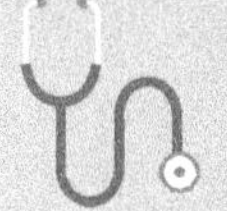

在运营管理架构上大多实行董事会管理制度，美国医院分别设置首席执行官和首席医疗官。由董事会、首席执行官、首席医疗官3个部分构成，首席执行官和首席医疗官为平行职位，三者共同构成稳定平衡的“正三角结构”。在运营管理工作机制上，美国医院以董事会为最高权力机构，由院长负责医院日常运营管理工作，并通过委员会的形式执行具体事务。董事会下设管理委员会和执行委员会，负责协助董事会决策的制订与执行，进而下设各分委会。医院运营中各方面的问题一般先向相关委员会反映，由各委员会接收、整理、讨论、提出建议并上报董事会，董事会召开院务会议审议通过后由执行委员会负责具体落实。同时，美国主诊医师负责制可以充分调动医师的主观能动性和积极性，成熟的社区医疗服务网络可以解决大多数的常见病和慢性病，以竞争情报系统和电子人力资源管理为代表的美国医院信息管理也是全世界医院信息研发应用的领跑者，美国医院多数设立“首席质量官”整体负责医疗质量的管理。

二、国内医院运营管理

随着我国改革开放政策的实施，医院运营管理开始逐步引入市场机制。政府逐渐放宽对医疗服务价格和医院财务管理的控制，允许医院通过提供有偿服务来增加收入。医院开始尝试多种经营模式，如合同管理、目标管理和绩效工资制等，以提高服务质量和运营效率。进入21世纪，随着中国加入世界贸易组织（WTO）和市场经济体制的深化，医院运营管理面临更大的挑战和机遇。医院被鼓励采取更为灵活和多样的经营策略，如集团化经营、品牌化发展、专科化服务等。同时，医院管理者开始关注成本控制、市场营销、患者满意度等经营指标。随着医保制度不断完善、医疗体制改革的不断深入、取消药品加成政策、推行医疗服务价格改革、建立现代医院管理制度、三级公立医院绩效考核等发展与推进，以及公立医院运营管理指导意见、公立医院高质量发展的相关政策的出台，我国医院越来越重视运营管理。

1. 华西医院运营管理模式

华西医院起初以提供基础的医疗服务为主，管理方式相对传统。随后逐步发展成为一个集医疗、教学、科研为一体的现代医疗机构。其运营管理具有以下几个特点。

（1）专业化管理　华西医院拥有一支专业的管理团队，负责制订和执行医院的战略规划、运营政策和日常管理。采用现代医院管理理念，结合国内外先进的管理模式和技术，提高服务效率和质量。

（2）临床与科研并重　作为教学医院，华西医院不仅在临床服务上表现突出，也非常重视医学研究和人才培养。设有多个研究所和实验室，鼓励创新研究，促进科研成果转化为临床实践。

（3）信息化建设　积极推进医院信息化建设，如实施电子病历系统、医院信息系统（HIS）、影像归档与通信系统（PACS）等。通过信息技术提高医疗服务流程的效率，增

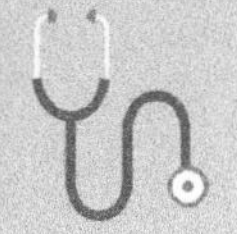

强患者就医体验和数据管理的精确性。

（4）质量控制与安全　严格执行国家医疗质量和安全管理标准，定期进行内部审核和外部评审。通过持续改进项目和风险管理措施，确保患者治疗安全。

（5）患者服务导向　提供以患者为中心的服务，包括便捷的预约系统、多学科会诊、个性化治疗方案等。关注患者满意度，不断优化服务流程，提升服务质量。

（6）集团化发展　华西医院作为四川大学医学中心的附属医院，是四川省乃至西南地区医疗健康产业的重要组成部分。通过与其他医疗机构的合作和资源共享，形成了较大的医疗服务网络。

（7）国际合作交流　积极开展国际合作与交流，与海外多家著名医疗机构建立合作关系。派遣医护人员出国进修学习，引进国际先进的医疗技术和管理经验。

（8）应对突发公共卫生事件　在面对突发公共卫生事件时，如地震、疫情等，华西医院能迅速响应，展现出良好的应急管理能力。加强应急队伍建设和物资储备，确保在紧急情况下能够有效救治患者。

综上所述，华西医院的运营管理结合了现代医院管理的最佳实践和自身特色，不断提升医疗服务水平，满足患者需求，同时推动医学科研和人才培养的发展。

2. 长庚医院运营管理模式

长庚医院运营管理模式主要借鉴了美国的医管分离模式，并在此基础上发展出了自己的特色。具体来说，长庚医院的运营管理模式具有以下特点。

（1）医管分离　长庚医院采取了医疗与管理职能分开的模式。医师，包括科室主任，主要负责医疗技术工作，而医院的日常经营事务则由专门的营运部门全权负责。这种分工明确的方式有助于医师专注于医疗服务，同时确保医院管理的专业性和效率。

（2）设置运营专科助理　为了更好地管理医院，长庚医院还特别设置了运营专科助理的职位，以协助处理经营分析、绩效管理、医务作业和人事管理等业务。

（3）专科经营管理目标　长庚医院在管理上注重有效落实责任中心，建立目标管理制度，加强管理参与，协助经营决策，以及平衡好医院整体目标与各科室目标之间的关系。

（4）独立或团队形式的运作模式　在具体的运作模式上，长庚医院采取独立或以团队形式管理各医务专科的经营，这样的模式有助于提高管理的灵活性和针对性。

综上所述，长庚医院的运营管理模式强调医疗与管理的分离，通过专业化的管理团队来确保医院运营的高效性，同时通过专科助理和科学的管理方法来提升医院的整体服务质量和经营效益。这种模式在实践中已经证明了其有效性，为其他医疗机构提供了可借鉴的经验。

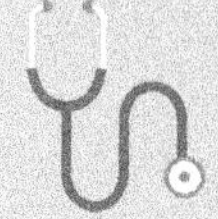

三、国内外医院运营管理比较

国外医院运营管理起步较早，发展较为成熟。国外医院通过其公司化的运营管理模式实现所有权与经营权分离，落实运营管理自主权，调动医院服务优化积极性；同时，建立委员会制度，推进医院治理能力和治理体系现代化。国外医院运营模式主要特点：①国外医院运营管理倾向于公司化运作，强调所有权与经营权的分离；②国外医院以委员会制度代替传统事业部制，重视多部门的有效协同；③国外医院多采取分权型管理体制，即医院行政管理与医疗业务均设置专职部门负责，强化医管分工、各司其职，有效提高了医院医疗技术水平与运营管理的效率；④国外医院在运营管理中强调“全员参与”，即通过全院各部门协同，共同提供优质高效的医疗服务；⑤多家医院重组成为医疗集团是国外医院发展的主流趋势，国外医院整体向集约型、精益型运营管理模式发展。

国内医院自新医改以来逐步开始探索精细化运营管理道路。①强调医管分工合治理念，探索实行医疗专业人员与管理专业人员分工合治的双轮驱动机制，这一理念与国外医院运营管理模式有共通之处，有利于提高医院运营效率，实现医疗与行政服务的职业化、专业化、精细化。②国内医院围绕专科运营助理模式开展的各项探索取得阶段性成效，搭建了医院职能部门与业务科室之间的衔接桥梁。目前我国除少数的典型代表外，大多数公立医院的运营管理依然处于起步阶段。多数公立医院在运营管理方面存在以下问题：运营管理组织机构不完善、相关制度不健全、缺乏专业运营管理人才、重视业务能力轻视运营管理的意识普遍、财务管理体系不完善、信息化建设程度不足、临床科室对运营管理缺乏了解、运营管理简单粗放、公立医院运营指标分析监测能力有待提升、公立医院运营管理实际建设缺乏模式借鉴等。

第二章 医院运营管理内容与分层级精细化运营管理

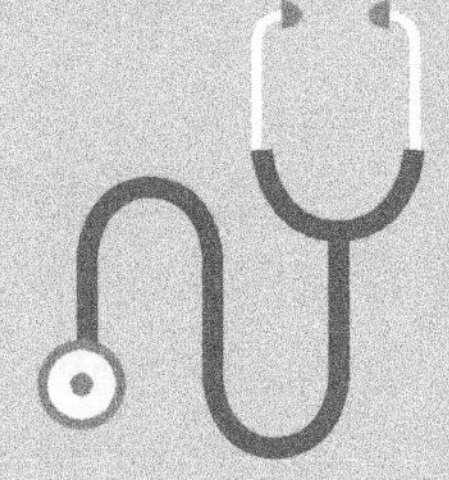

随着医保支付方式改革、现代医院管理制度、分级诊疗制度、药品供应保障制度等国家医药卫生体制改革不断深化的背景下，公立医院迎来从量变到质变的历史机遇。医院收支规模不断扩大，“医、教、研、防”等业务活动、资金资产管理等经济活动、“人、财、物、技术”等资源配置活动愈加复杂，行业综合监管法治化、常态化、智能化，内部经济运行压力逐渐加大，亟须加快补齐内部运营管理短板和弱项，向精细化管理要效益。医院运营目标是实现医院高质量发展，因此医院运营目标应当纳入全院、科室、医疗组、医师，乃至全体医务人员的关注重点，从不断优化医疗资源配置、优化医疗服务流程、优化绩效考核评价等多角度提升医院运营效率。

第一节 医院运营管理的内容

2020 年，国家卫生健康委和中医药局印发的《国务院办公厅关于加强公立医院运营管理的指导意见》，明确了公立医院运营管理的重点内容，包括资源配置、财务管理、资产管理、后勤管理、业务科室运营指导、内部绩效考核、业务管理与经济管理相融合、强化运营风险防控、信息化建设等方面。

一、优化资源配置

2021 年 6 月，国务院办公厅印发《关于推动公立医院高质量发展的意见》（国办发〔2021〕18 号），提出公立医院发展方式要从规模扩张转向提质增效，运行模式要从粗放管理转向精细化管理，资源配置要从注重物质要素转向更加注重人才技术要素。在医疗

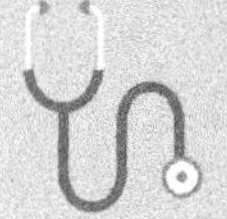

卫生资源有限的情况下，公立医院应该重点关注卫生资源的优化配置与高效利用，从战略层面合理规划资源，设置资源分类标准，确保各项资源与“医、教、研、防”各项业务活动动态匹配，从而全面提升医院运行效率。当前医院卫生资源配置相关理论工具较多，如波士顿矩阵、PEST-SWOT 分析模型、约束理论与价值链理论等，卫生资源配置评价较多集中在卫生资源配置的公平性与效率上，评价方法有数据包络法、Malmquist 指数、TOPSIS 法、洛伦兹曲线、基尼系数等。

二、加强财务管理

财务管理作为医院管理的重要组成部分，加强医院财务管理是提高医院运营效率和服务质量的重要途径，不仅可以提高医院的经济效益，还能为患者提供更加优质的医疗服务。医院应当从制度建设、预算管理、成本控制、风险管理、财务信息共享、人员素质等方面入手，全面提升财务管理水平，为医院的持续发展提供有力保障。

三、加强资产管理

医院资产管理是指对医院内部的各类资产进行有效管理，以保障医院的正常运营和发展。医院资产包括固定资产、流动资产、无形资产等，其中固定资产是医院资产管理的重点，包括房屋建筑物、医疗设备、交通工具等。首先，医院需要建立完善的资产管理制度，明确资产管理的职责和流程，规范资产的采购、使用、维护、报废等环节。其次，医院需要加强资产的日常管理，定期进行资产清查，确保资产的安全和完整。此外，医院还需要强化资产使用效益的分析和追踪评价。

四、加强后勤管理

医院后勤管理是确保医院日常运营顺畅、确保医疗秩序的重要环节。加强后勤管理，不仅能够为患者和医护人员提供更加安全、舒适的就医和工作环境，还能有效降低运营成本，提升医院整体效益。具体而言，医院需要梳理现代化后勤管理理念，构建精细化的管理体系；利用信息化手段，如后勤服务管理软件，来提升工作效率和服务水准；简化流程，提供一站式服务，快速响应临床和患者需求；培养后勤人才队伍建设，提高后勤管理者的综合能力，持续改进后勤服务质量和效率。

五、加强业务科室运营指导

医院运营管理的基本单元是业务科室，探索建立运营助理团队，深入临床科室，及时了解科室发展问题、困难、意见等，分析科室的设备使用情况、业务量、经济指标，能有效指导医疗业务科室提升运营效益。

六、促进业财融合

将业务管理与经济管理有机结合，形成一个高效运转、财务稳健的运营模式，提高效益、强化风险防范能力，直接影响着公立医院整体的运营管理水平。通过树立业财融合的财务管理观念意识、构建全面财务预算管理体系、推动财务管理信息化建设、培养业财融合的专业管理人才等途径促进业财融合，从而为医院的可持续发展打下坚实基础。

七、强化运营风险防控

《关于开展“公立医疗机构经济管理年”活动的通知》（国卫财务函〔2020〕262 号）《关于印发〈关于进一步加强公立医院内部控制建设的指导意见〉的通知》（财会〔2023〕31 号）等明确强调，细化落实各类业务活动中内涵经济行为的内部控制制度和监管措施，建立医疗、价格、财务等管理部门联检联查日常监督机制，定期和不定期开展医疗服务规范化管理检查，避免出现违法违纪违规行为。医院经济业务活动非常复杂，环节多、流程长，不仅涉及院内，更多涉及院外，“跑、冒、滴、漏”监督控制难度大，需要强化内部审计监管、风险管理和内部控制、债务风险管理，实现医院经济事项全过程管控。

八、加强内部绩效考核

医院绩效评价是指对医院在各个方面的工作进行评估，以了解医院的整体运营状况、优势和不足，为医院的改进和发展提供依据。根据国家绩效考核指标，建立内部综合绩效考核指标体系，从医疗、教学、科研、预防及学科建设等方面全方位开展绩效评价工作。建立科学、公正的内部绩效评价体系，医院不仅能够激发员工的工作热情和创造力，还能够持续提升整体运营水平，实现医院的长期发展目标。

九、推进运营管理信息化建设

《国务院办公厅关于推动公立医院高质量发展的意见》（国办发〔2021〕18 号）《关于印发公立医院高质量发展促进行动（2021—2025）的通知》（国卫医发〔2021〕27 号）《关于加强公立医院运营管理的指导意见》（国卫财务发〔2020〕27 号）《关于印发

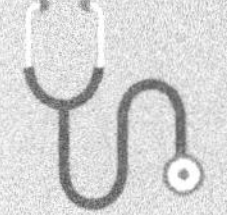

公立医院运营管理信息化功能指引的通知》等文件要求，医院应当充分利用现代化信息技术，加强医院运营管理信息集成平台标准化建设。一是建立运营管理系统和数据中心，实现资源全流程管理；二是促进互联互通，实现业务系统与运营系统融合；三是利用数据分析技术，构建运营数据仓库。提升公立医院高质量发展效能，健全运营管理体系，支撑医院对精细化管理、医疗数据质量等监测的要求，建立一个包含医院多角度、多层次数据的智慧运营管理系统。推动公立医院核心业务工作与运营管理工作深度融合，将现代管理理念、方法和技术融入运营管理的各个领域、层级及环节，提升运营管理精细化水平。

十、优化管理流程

医院运营管理流程优化是一个循环的过程，需要不断地梳理、评价、优化和推进。通过标准化和信息化，医院可以提高运营效率，降低成本，提升患者满意度，最终实现更高质量的医疗服务。

（1）梳理运营流程　按照业务活动规范和内在要求顺序，逐项绘制医院运营活动流程图；依据各项运营活动的制度依据、管理原则、质量要求、岗位职责、业务内容，以及人、财、物、技术等资源配置进行流程描述。同时，还要将内部控制要求嵌入运营流程的各个环节，做到环环相扣、相互制约、防范风险。

（2）评价运营流程　从质量、风险、时间、成本等维度，定期检查评价各运营流程的科学性、规范性和适应性，找出问题，分析原因，提出建议。

（3）优化运营流程　坚持问题导向和目标导向，注重系统性、协同性和高效性，持续优化运营流程设计，确保运营流程能够及时适应医院内外部环境和条件的不断变化。

（4）推进流程管理标准化和信息化　经过实践检验且切实可行的运营流程，要及时固化到规章制度和信息系统中，努力做到有章可循、规范运行、高质高效。

十一、提高决策质量

在医院运营管理中，提高决策质量是确保医院高效运作和服务品质的关键。

（1）建立决策分析体系　运用各类管理理论和方法，整合业务数据和经济运行数据，从战略决策、管理决策和业务决策三个层面建立决策分析体系。

（2）推进决策分析一体化平台建设　通过对运营数据进行标准化、集成化、自动化处理，实现数据共享，强化数据应用，为医院运营管理持续改进提供全面、准确、及时的数据支撑。

（3）加强分析结果应用　医院应当将决策分析结果重点应用于业务管理、资源规划、资金统筹和风险管控等方面，进一步提高运营效率和管理能力，推进医院现代化治理体系构建和治理能力提升。

第二节　分层级精细化运营管理

根据当前国内多数公立医院的运营管理实践证明，通过分层级精细化运营管理能够实现医院运营目标，医院运营精细化管理应该围绕医院、科室、病区、医疗组、医师、病种六个层级展开，深入分析，分层管理，实现运营全过程管理。

一、医院层面精细化运营管理

医院层级的运营管理战略与医院整体发展战略相适应、相匹配。包括医院运营战略定位、目标与预算管理等。

（一）医院运营战略定位

1. 规模定位

医院的规模设置受到政策、医院自身和市场的影响。公立医院规模过度扩张不仅可能增加患者疾病经济负担，也会加剧我国医疗服务资源分配的不合理。国家卫生健康委分别于 2014 年和 2015 年出台了《关于控制公立医院规模过快扩张的紧急通知》和《医疗机构设置规划指导原则（2016—2020 年）》，2022 年《国家卫生健康委关于印发医疗机构设置规划指导原则（2021—2025 年）的通知》出台，要求严格控制公立医院规模过快扩张，重点控制三级综合医院床位数。因此，无论医院是单一或者多院区医院，专科医院或者综合医院，其运营定位在很大程度上取决于当前的制度环境。

2. 市场定位

医院新设或者建设新院区时，应当衡量目前的市场需求，根据本区域居民医疗服务需求、利用和影响因素，综合考虑区域战略发展规划、城镇化、人口现状、地理交通环境、疾病谱等因素合理布局。可以从以下几个方面着手。

（1）分析当地经济状况与人群构成，包括人口数量、人群结构及分布，区域战略规划及定位、卫生投入占比、人均收入和支出水平等内容。

（2）分析当地医疗服务需求，包括服务半径、居民两周就诊率、居民住院率及常见病、多发病的病种及发病率等。

（3）分析现有医疗资源分布，包括不同类型的医疗机构总量、结构、效率及学科发展情况。

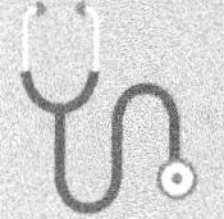

总之，在经营方向上，走专科、专病的发展道路；在经营战略上，选择差异化的战略方法，做别人没有的，做比别人更好的；在经营步骤上，先做“强”，再做“大”。

3. 功能定位

分级诊疗制度是顺应人民群众健康新期盼，努力扭转不合理的医疗资源配置格局，探索有效盘活存量、引导优质医疗资源下沉的有效途径。当前不同级别医疗机构间功能定位界限不明，不同层级、不同地域医疗机构分工不明确，导致机构间功能错位，即三级医院过度承担了常见病和多发病的治疗，基层卫生机构诊断功能不断萎缩，医疗资源重复配置，甚至错配。公立医院绩效考核引导医院落实功能定位，引导三级医院注重开展高难度诊疗服务，注重科研能力建设，带动区域乃至行业医疗技术进步，目的是将三级医院打造成提供急危重症和疑难复杂疾病诊疗服务为主的区域医疗中心。二级医院则应重点关注常见病、多发病治疗等基本学科能力建设，以加强患者承接能力，推进分级诊疗政策有效落地。基层医疗机构则是辖区内常见病、多发病诊治的主要机构。因此，不同等级的医院功能定位不同。

（二）医院目标与预算管理

彼得·德鲁克将目标管理定义为强调组织群体共同参与制订具体的可行的能够客观衡量的目标，而后又提出“目标管理与自我控制”的概念。德鲁克认为，有了目标才能确认每个人的工作，将企业目标管理的概念应用到医院管理中同样可行，医院管理者也应该通过目标对下级进行管理，将医院业务管理与财务管理进行深度融合。确定医院业财融合目标后，对其进行有效的分解，转化成科室、病区、医疗组及医师个人的目标，并对目标完成情况进行考核、评价和奖惩，这种以目标 - 预算管理为核心的闭环式运营管理才能有效地推动医院提质增效。

1. 业财融合目标的制订与下达

围绕医院长期战略目标，以近三年医疗业务指标、医疗质量指标、经济指标为依据，建立线性回归模型，由运营拓展部、财务部、质评部、医务部等确定综合性的预算目标，将其分解为运营目标、医疗质量目标，分别将效率类、结构类的预算目标上端分解到临床、医技医辅科室，中端分解到病区、医疗组，末端分解到医师。为科室确定基本目标、期望目标，建立努力实现的信心。

2. 针对目标任务进行细致的运营指导工作

由医院与临床、医技医辅科室签订《运营管理目标责任书》《预算指标目标责任书》等，并出具各科室《运营指导意见》，与科主任进行充分有效沟通，细致指导科室在保障医疗质量安全和坚持公益性的前提下，多措并举，快速、有效地完成各项目标任务，并签署科室内部目标责任书。

3. 运行环节的点评与控制

围绕医院业财预算目标任务，强化医院运营风险防控，定期组织召开院 / 科两级运营管理沟通协调会，如院级运营管理沟通协调会、专科运营分析会。联合质评、财务、医保、科教、人事等多部门（MDW）深入临床一线现场精准点评，专科运营助理深入分析、专业指导，并提供周、月《运营报表》《运营简报》《运营管理诊断书》。医院以业财融合为理念，在医院层面，通过每月一次的运营分析点评，其中包含医院在全省的综合排名，各专科的 CMI、DRG 组数、时间消耗指数、费用消耗指数、专科在全省排名、专科运营在医院排名情况等指标，让科主任及时了解国家、省、市等卫生健康委的相关政策和要求、医院的运营发展动态、所在专科运营发展水平、专科间的发展差距，明确努力的方向和方法。在科室层面，对每个专科出具一份专科运营诊断书，内容包括每个医疗组的医疗质量、医保对专科病组正向和负向支付差异分析、具体运营情况（含每位医师的门诊、住院工作量等指标），发现问题，提出行之有效的持续改进措施。

4. 目标完成的绩效考核与奖励

制订业财融合下医院业财目标完成情况考核及绩效奖励办法，明确考核指标、奖励标准、奖励原则、奖励范围。将医院年度业财目标任务考核与绩效奖励纳入常态化运营管理，在专科考核层面体现多劳多得和优劳优得，充分调动职工的主动性、创造性。

二、科室层面精细化运营管理

（一）资源评估与配置

临床科室资源配置涉及人力资源配置、床位资源配置、医疗设备资源配置、空间资源配置等。临床科室中人力资源是各项资源中最为宝贵的资源，人才资源是医院核心竞争力。床位资源的多少决定了科室的人、设备、物质等数量。医疗设备资源是科室开展医、教、研、防等活动的重要物质保障。一般情况下，设备是有限的，尤其是大型医疗设备，因此提升设备的使用效率、强化设备使用分析与评估是极其重要的。临床科室的空间资源是医院空间资源配置的重要组成部分，其合理规划与配置有利于形成合理的就医流程、缩短就医等待时间，促进各项医疗资源高效利用。

（二）流程优化

临床科室诊疗服务包括门诊、检查检验、住院、手术等，因此临床科室的流程优化主要包括门诊服务流程优化、医技科室服务流程优化、住院服务流程优化、手术室流程优化。门诊是与患者最早接触的窗口，患者最直观感受就医服务流程是否简便、连续、高效，直接影响医院的声誉与效益。医技科室作为医院医疗保障平台性科室，患者检验

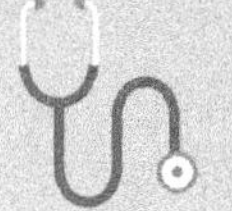

检查及报告等待时间，均会影响临床科室的诊疗及患者就医体验。住院诊疗服务是临床科室医疗服务能力的重要体现，需要患者从入院 - 住院 - 出院的各个环节不断优化，直接影响着医院整体服务质量及服务效率。手术室是临床医师对患者进行手术的重要场所，其运营效率直接关系到整个医院的工作效率，是影响医院平均住院日的重点。优化手术服务流程、提升手术室效率是当前各个医院的运营目标。

（三）绩效评价

临床科室绩效评价是医院管理体系中的重要组成部分，它通过一系列定量和定性的指标来评估各临床科室在医疗服务、质量管理、教学科研、患者满意度等方面的表现。绩效评价的结果不仅关系到科室的荣誉和发展，还直接影响到医院的整体效益和社会信誉。科室绩效评价主要包括以下内容。

（1）医疗服务质量　这是评价临床科室绩效的核心内容，包括医疗安全、诊疗效果、手术成功率、住院天数、复发率等指标。对这些数据的收集和分析，可以直观地反映科室的医疗服务水平。

（2）患者满意度　患者是医疗服务的直接受益者，他们的满意度是衡量科室服务质量的重要指标。通常通过问卷调查、访谈等方式收集患者对医疗服务、环境、态度等方面的反馈。

（3）经济效益　科室的经济表现也是绩效评价的重要内容，包括收入、成本控制、资产利用率等。良好的经济效益有助于科室的持续发展和医院的整体财务健康。

（4）教学与科研　对于附属医院或承担教学任务的医院来说，科室在培养医学人才和开展科研项目方面的表现同样重要。这方面的评价指标包括教学质量、科研成果、论文发表、专利申请等。

（5）内部管理　科室的内部管理水平直接影响到其运营效率和服务质量。评价指标包括人力资源管理、流程优化、设备维护、药品管理等。

（6）创新能力　医疗行业的快速发展要求科室不断引进新技术、新方法，提高医疗服务的竞争力。创新能力的评价可以通过新技术引进数量、新业务开展情况等来衡量。

（7）社会责任　科室在承担社会责任方面的表现也是绩效评价的一部分，如参与公共卫生事件处理、健康教育、慈善活动等。

（四）运营效益分析

运营管理的核心思想在于实现投入产出过程中的增值，因此，科室运营管理中很重要的一项工作就是熟练运用各种财务运营分析的方法和工具，准确地评估与投入产出转换过程相关的各类活动的结果，尤其是有关资金投入方面的决策及后续跟踪。具体而言，运营效益分析是基于财务和业务的基础信息进行数据分析和挖掘，开展多种形式的运营分析，构建从院级、科室、医疗组、医师个人、病组 / 病种的分类分层式分析体系，为医院的战略层、经营层和业务层提供多维度、全方位的"有用数据"，目的是揭示医院、科室、医疗组、医师在价值创造方面取得的成绩、存在的问题、问题背后的原因及给出可行的建议，建立数据收集、数据分析、结果反馈、持续改进的动态分析评价机制，实现运营分析精细化。

1. 科室医疗质量情况

临床科室的医疗质量分析是对科室在一定时期内（如每月 / 季度 / 年）的医疗质量相关指标进行充分分析，主要包括临床科室专科综合排名情况、CMI 排名、DRG 组数、总权重、时间消耗指数、费用消耗指数、标化死亡率、病案填写质量等指标，为科室医疗质量改进提供参考依据。

2. 科室运营情况

临床科室的运营情况是反映科室在一定时期内（如每月 / 季度 / 年）的工作量情况，主要包括科室门诊人次、出院人次、收入院率、手术人次、四级手术人次、节假日出入院率、预算目标完成情况、平均住院日、次均费用、例均费用等指标，为科室运营决策提供参考。

3. 科室经济运行情况

临床科室的经济运行情况是反映科室在一定时期内（如每月 / 季度 / 年）的财务指标情况，主要包括专科全成本核算情况、收入、成本、收益、成本收益率、人均业务收入、收入结构、成本结构、百元医疗收入消耗卫生材料、专科 / 医疗组的例均费用、费用结构等指标，为科室运营决策提供参考。

4. 科室医保管理情况

临床科室医保管理情况是反映科室在一定时期内（如每月 / 季度 / 年）的医保 DRG 情况，主要包括科室医保支付情况、入组率、DRG 支付情况等指标，使得科室适应医保支付方式改革，平稳度过"深水区"。

5. 科室学科发展情况

对科室学科发展情况进行总结和评估，具体指标包括科室课题申报、论文、获奖情况等指标，评估学科发展存在的优势和不足。

定期科室效益分析从医疗质量情况、工作量情况、经济运行情况、医保管理情况及学科发展情况等方面，对科室经营效益进行全面分析，找出科室发展中的问题，帮助科室找出切实可行的措施，改善科室经营情况。

三、病区层面精细化运营管理

病区层面精细化管理是医院科室运营中的核心环节，直接关系到医疗服务的质量和效率，以及患者的安全和满意度。在现代医疗体系中，病区管理的精细化不仅体现在日常的操作流程中，更是一种全面提升医疗服务水平的战略举措。病区精细化管理中的四

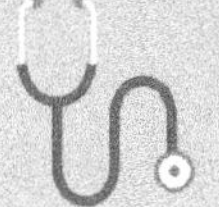

个关键方面：目标管理、资源管理、成本管理和质量管理。

（一）目标管理精细化运营

目标管理是病区精细化管理的出发点和落脚点。医院制订业财融合目标并层层分解，科室签订目标责任书，多病区的科室则将科室目标分解到各个病区，包括业务服务量指标、医疗质量指标、效率指标、学科发展、医保支付情况与经济指标等多维度的目标，并将这些目标细化为可操作的计划，分配给相应的医护人员。通过设定明确的绩效标准和定期评估机制，目标管理确保病区团队的工作方向与科室整体战略相一致，同时激发员工的积极性和责任感。

（二）资源管理精细化运营

资源管理则是病区精细化管理的支持系统。有效的资源配置涉及人员、物资、设备等多方面。需要根据工作量和工作特点合理安排人力资源，如通过弹性排班系统确保关键时段的人员充足。物资和设备的管理要注重成本效益分析，避免浪费和过度投资，同时保证医疗设备的先进性和功能性，以支持高质量的医疗服务。

（三）成本管理精细化运营

成本管理是病区精细化管理的经济基础。在医疗成本不断上升的背景下，如何有效控制病区的成本是当前各病区必须面对的问题。病区成本管控不仅需要综合运用成本预算、控制、核算和分析等多种手段，还需依托信息化建设，优化护理管理模式，增强全体医护人员的成本意识。例如，通过医疗费用控制、医疗消耗控制强化成本控制；运用比较分析法、因素分析法等多种分析方法深化成本分析；根据病种资源消耗情况，调整病种结构；通过培训教育、绩效挂钩等增强医护人员成本意识。

（四）质量管理精细化运营

质量管理是病区精细化管理的核心内容。质量是医疗服务的生命线，涉及医疗服务的每一个环节，包括诊断准确性、治疗有效性、护理质量和患者安全等，直接关系到患者的生命安全和健康恢复。建立一套完善的质量控制体系，包括制订严格的操作规程、进行定期的质量检查、开展质量培训等。同时，通过持续的质量改进活动，如临床路径的制订和执行、不良事件的报告与分析，质量管理保证了医疗服务的高标准和患者的高满意度。

四、医疗组层面精细化运营管理

（一）医疗组长负责制

我国医疗体系长期以来推行三级医师负责制，但是国际上早已推行了医疗组长负责制，主诊医师下的医疗组是医院医疗管理的最小组织单位，实行医疗组长负责制，医疗组是由 1 名具有副主任医师及以上资格的主诊医师，率领 1 个由专科医师及住院医师组成的，全权负责实施患者门诊、住院、手术、会诊、出院后随访等一系列医疗活动。医疗组长对本组医疗质量、效益、绩效考核、分配具有决策权，也承担主要管理责任。做好医疗组的管理，对于提高医疗机构的医疗质量、服务水平、医疗技术能力意义重大。

（二）医疗组精细化运营分析

对科室的运营效益分析要细化至医疗组层面，医疗组层级的运营管理是将科室的运营目标通过过程管理和管理工具分解细化至医疗组并实现的过程。精细化的运营数据分析是实现科室运营目标的基础，在精细化运营分析中，要将医疗质量指标、工作量指标、经济运行指标、医保管理指标等细化分析到医疗组层级，并进行对比分析，以对医疗组的运营管理工作起到指导性的作用，对存在的问题进行综合及时的分析，通过分析结果促进医疗组持续改进。

医疗组的精细化管理要在探索中持续改进，从精细化管理需求出发，重视与科室亚专业协调发展，医疗组的划分结合医院的发展定位、科室的学科优势及医疗组组长的专业特长，形成优势亚专业，引领学科向专业化、专病化方向纵深发展。在同个亚专业中，医疗组之间要进行差异对比，及时发现问题，积极改进，争取实现亚专业中不同医疗组医疗水平同质化。

（三）医疗组绩效评价体系

建设以医疗组为考核单位的创新分配机制，医疗组长负责制配套的考核方式，使得利益分配方案更加透明和公平，医疗组长负责制的绩效评价机制需要全面涵盖科室运营管理的相关工作，包括工作效率、工作效益、医疗质量、患者满意度等。评价标准需要体现出医疗质量越高、成本控制越好，绩效考核结果越好的标准，将绩效考核细化至医疗组层面，竞争从隐性变为显性，极大地提高了医师工作的积极性，引导医师在保证医疗质量和安全的前提下，强化运营效率意识。

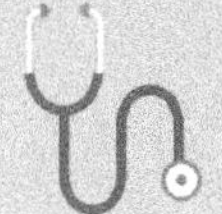

五、医师层面精细化运营管理

医师层面的精细化运营管理是将对科室的运营效益分析进一步细化至医师层面，充分了解各个医师的医疗质量指标、工作量指标，以及工作负荷情况，将科室精细化运营落实到医师层面，责任到人。

实操案例 2

某科室－病区－医疗组－医师运营情况分析

为进一步了解某科室2022年运营情况，基于数据分析进行战略决策，现对科室2022年运营情况分析如下。

（一）科室总体经营情况

1. 科室运营基本情况

2022年，科室实现盈亏平衡，但科室的收入增长幅度、人均业务收入、人均收益较全院整体水平有一定差距（表2-1）。

表2-1　全成本情况　（单位：万元）

类别	人数	收入	成本	收益	成本收益率	人均业务收入	人均收益
2022年	125	14 448.68	14 443.73	4.94	115.59	0.04	125
2021年	120	13 966.28	14 041.45	–75.17	116.39	–0.63	120
增减量	5	482.4	402.276	80.11	–0.80	0.67	5
增减幅度	4.17%	3.45%	2.86%	–	–0.68%	–	4.17%

2. 科室收入结构分析

科室药品收入占总收入31.13%，占比较上年增加1.45个百分点；化验和检查收入占比28%，相对较低；治疗、诊察等医事服务费收入占比36.73%，而去年同期占比为37.14%，医事服务费占比下降（图2-1）。

总体来看，科室药品收入比例偏高，而治疗类收入比例下降，需要进一步增加治疗手段，优化收入结构。

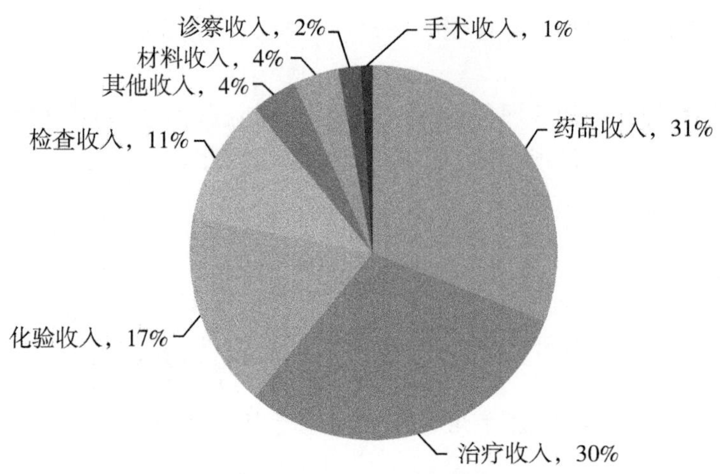

图 2-1　科室收入结构图

3. 全成本构成分析

2022 年，科室的人力成本占比 42.05%；药品费占比 30.05%。由于科室床位和人员配置较多，因此人员经费占比较高。科室需进一步提高收治患者的能力，提高人员、设备的使用效率（表 2-2）。

表 2-2　科室成本构成对比表

成本项目	2022 年		2021 年		增加额 / 万元	增长率
	金额 / 万元	占比	金额 / 万元	占比		
人员经费	6075.67	42.05%	6259.69	44.82%	−184.02	−2.94%
药品费	4341.83	30.05%	3918.94	28.06%	422.89	10.79%
卫生材料费	1694.83	11.73%	1621.49	11.61%	73.35	4.52%
固定资产折旧	773.00	5.35%	755.58	5.41%	17.43	2.31%
无形资产摊销	33.23	0.23%	26.54	0.19%	6.70	25.23%
计提专用基金	36.12	0.25%	20.95	0.15%	15.17	72.42%
其他成本	1493.99	10.34%	1363.11	9.76%	130.88	9.60%
合计	14 448.68	100.00%	13 966.28	100.00%	482.40	3.45%

（二）科室医疗质量情况

2022 年，科室 CMI 值同比上升 0.07，增幅 6.73%；CMI 全省排名第 4，综合排名

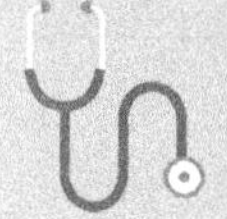

第3；在效率方面，时间消耗指数和费用消耗指数均呈现下降趋势，时间消耗指数下降8.00%，费用消耗指数下降3.57%（表2-3～表2-5）。

表2-3 全省专科对标情况

时间	综合排名	CMI值及排名		时间消耗指数	费用消耗指数
2022年	3	1.11	4	0.92	1.08

表2-4 专科DRG组覆盖情况

时间	DRG组数	已覆盖组数	未覆盖组数	覆盖率
2022年	56	50	6	89.29%

表2-5 科室DRG情况

时间	分析病例数	诊断相关组数	CMI	总权重	时间消耗指数	费用消耗指数	中低及以下风险组病死率/‰	标化病死率/‰
2022年	5512	50	1.11	6129.64	0.92	1.08	0.67	31.36
2021年	5550	49	1.04	5772.93	1.00	1.12	0.00	22.05
同比	–0.68%	2.04%	6.73%	6.18%	–8.00%	–3.57%	–	–

（三）运营工作量情况

1. 科室工作量情况

（1）科室门诊工作量　2022年，科室门诊量98 185人次，同比增加12 542人次，增加了14.64%；次均费用229.92元，同比减少13.13元，减少了5.40%；药占比为54.70%，下降0.03个百分点；收入院率6.39%，同比下降0.09%（表2-6）。

表2-6 门诊整体情况

类别	2022年	2021年	同比	
			增减量	增减幅度
门诊量/人次	98 185	85 643	12 542	14.64%
次均费用/元	229.92	243.05	–13.13	–5.40%
药占比	54.70%	54.73%	–	–
收入院率	6.39%	6.48%	–	–

（2）科室住院工作量　2022年，科室出院7000人次，同比增加300人次，增长4.48%；例均费用14 000元，同比增加400元，增长2.94%，控制在5%以内；每床日收入1400元，同比增加100元，增加7.69%，平均住院天数同比下降10.09%（表2-7）。

表2-7　科室2022年出院总体情况

类别	2022年	2021年	增减量	增减率
出院人次	7000	6700	300	4.48%
例均费用/元	14 000	13 600	400	2.94%
每床日收入/元	1400	1300	100	7.69%
平均住院天数	9.98	11.1	–1.12	–10.09%

2. 病区工作量情况

（1）病区出院人次对比　科室各病区出院人次近三年均呈上升趋势，四病区增长速度较快，增长20.00%；三病区增长速度较慢，同比增长3.09%（图2-2）。

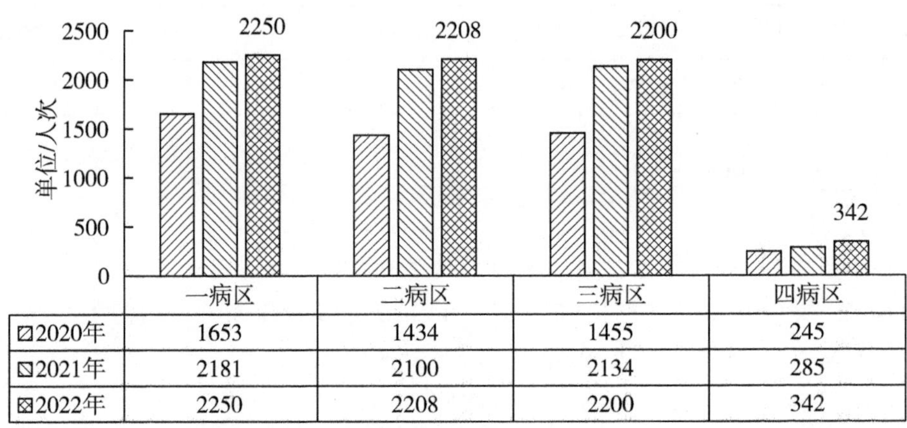

图2-2　科室2020—2022年各病区出院人次对比

（2）病区平均住院天数对比　2022年，四个病区平均住院日均有所下降，一病区平均住院日为8.32天，下降速度最快，存在超长住院情况拉长了平均住院日（图2-3）。

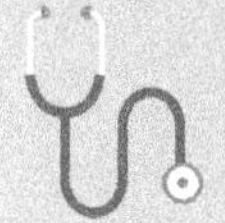

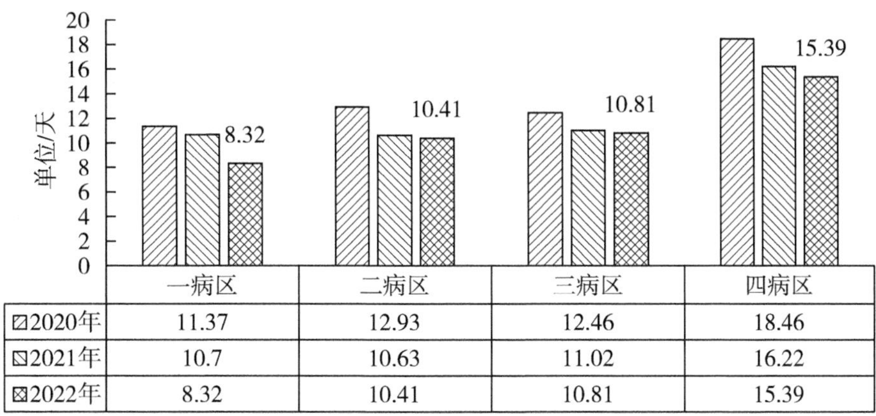

	一病区	二病区	三病区	四病区
▨2020年	11.37	12.93	12.46	18.46
▧2021年	10.7	10.63	11.02	16.22
⊠2022年	8.32	10.41	10.81	15.39

图 2-3 科室 2020—2022 年各病区平均住院日对比

（3）病区病床使用率对比 2022 年，二病区、三病区病床使用率较高，分别为 120.6% 和 126.5%，四病区病床使用率偏低，为 90.5%（图 2-4）。

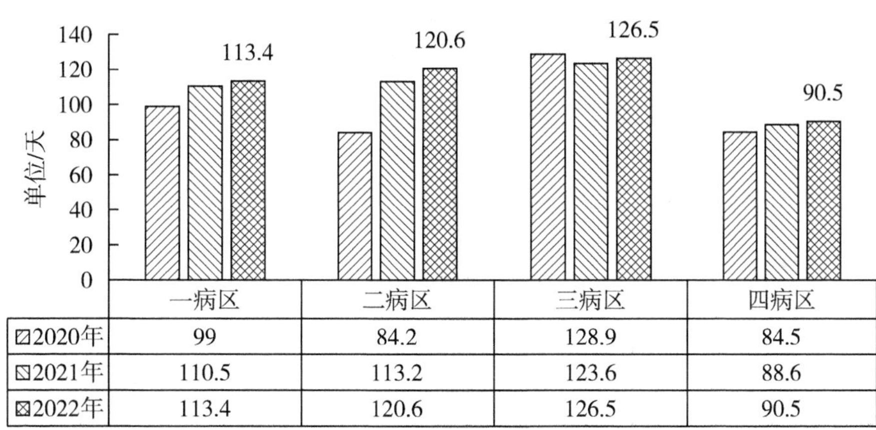

	一病区	二病区	三病区	四病区
▨2020年	99	84.2	128.9	84.5
▧2021年	110.5	113.2	123.6	88.6
⊠2022年	113.4	120.6	126.5	90.5

图 2-4 科室 2020—2022 年各病区病床使用率对比

3. 医疗组工作情况

2022 年科室各医疗组情况如表 2-8 所示。

表 2-8　科室 2022 年医疗组工作情况

项目	出院人数 / 人	CMI	平均住院日 / 天	例均费用 / 元	住院总费用 / 元	药品占比 /%	材料费占比 /%
A 医疗组	623	××	9.08	13 934.34	8 681 093.82	26.78	6.88
B 医疗组	603	××	10.39	10 434.67	6 292 106.61	27.53	8.04
C 医疗组	598	××	10.04	11 032.42	6 597 387.16	28.61	10.36
D 医疗组	584	××	9.07	14 200.80	8 293 267.20	27.85	9.86
略							
科室小计	–	–	–	–	–	–	–

4. 医师工作情况

（1）门诊医师情况　科室门诊量排名前 3 的医师是：杨 ××、赵 ××、苏 ××；每诊次看诊人数最多的医师是：王 ××、赵 ××、苏 ××；收入院率排名前三的医师是：张 ××、王 ××、赵 ××（表 2-9）。

表 2-9　科室 2022 年医师门诊工作情况

序号	医师	门诊量	合计诊次	平均每诊次 / 人次	次均费用 / 元	收入院率
合计		68 030	2515	27	229.92	6.39%
1	杨 ××	5429	183	30	197.19	5.25%
2	赵 ××	4745	139	34	172.49	5.67%
3	苏 ××	4723	143	33	188.16	4.32%
4	王 ××	4510	120	38	315.66	5.92%
5	张 ××	4380	152	29	210.26	6.94%
6	刘 ××	4119	142	29	215.03	3.54%
...	...	...	...	...	...	...
略						

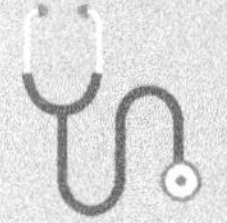

（2）住院医师情况　2022 年科室各医师情况如表 2-10 所示。

表 2-10　科室 2022 年医师住院工作情况

项目	出院人数 / 人	CMI	平均住院 / 天	例均费用 / 元	住院总费用 / 元	药品占比 /%	材料费占比 /%
刘 ××	203	××	9.18	12 634.34	2 564 771.02	26.78	10.88
王 ××	198	××	9.39	11 534.67	2 283 864.66	25.73	11.24
李 ××	168	××	10.14	13 092.42	2 199 526.56	28.31	9.06
张 ××	154	××	10.07	15 210.80	2 342 463.20	27.25	12.86
略							

（四）近期重点医保政策解决及注意事项

1. 门诊统筹政策

门诊统筹保障在职职工起付线为 200 元 / 年，退休人员起付线为 150 元 / 年，分别设定报销比例和封顶线如表 2-11 所示。

表 2-11　门诊统筹保障待遇

人员类别	起付线	报销比例		封顶线	
		三级定点医疗机构和符合条件的定点零售药店	二级及以下定点医疗机构	统账结合	单建统筹
在职职工	200 元 / 年	50%	60%	2000 元 / 年	880 元 / 年
退休人员	150 元 / 年	60%	70%	2500 元 / 年	1100 元 / 年

门诊统筹报销注意事项：①门诊患者如果想进行门诊统筹报销，要使用医保卡或者电子医保凭证到门诊窗口缴费；②经过门诊转住院的患者，入院前三天大型检查阳性结果可以并入住院费用，但是门诊已经进行了报销的不行，可以使用发票进行鉴别。

2. 市医保领域“净网计划”

市医疗保障局发布文件，市医疗保障基金监管专项行动正式开始（现在—11 月底），针对 2021 年至今医疗机构医保基金使用情况，常态化开展“春风行动”—自查，“利箭行动”—现场检查，形成“不敢违、不想违、不能违”长效监管机制。

注意事项如下：①康复项目医嘱、病程记录是否完备，治疗单是否进行了归档，项目执行科室是否具备资质、是否为康复资质人员签字；②检验方法串换问题；③注意检验项目打包，导致部门检查项目重复计费问题。

（五）学科发展情况

科室近几年一直致力于转型，围绕疑难病、罕见病的精准治疗展开建设，2023 年 3 月，被评为国家级重点专科建设项目。近三年科室承担了包括国家自然科学基金面上项目等国家级、省部级科研课题 33 项，发表包括 SCI 等各级论文近 200 篇，9 分以上 6 篇，最高影响因子 38.104，先后荣获四川省科技进步三等奖等 5 项科技成功奖励。

（六）发展亮点和存在的问题

1. 亮点

（1）科室跻身“国家队”　科室综合能力显著提升，成功入选国家临床重点专科建设项目，科室发展迈上新台阶。

（2）平均住院日下降　2022 年平均住院天数 9.98 天，同比减少 1.12 天，下降 10.09%。

（3）科室实现扭亏　2022 科室收益提高，成本收益率上升，整体运营能力提高，科室实现盈亏平衡。

2. 关注点

（1）科室 2020—2021 年亏损，2022 年科室整体运营能力有所提高，实现盈亏平衡，但运行效率和效益仍有进一步提高的空间。

（2）科室出院工作量增长较慢，未完成出院目标，新冠疫情放开后科室加床较多，平均住院日较长，需重视转诊工作，加快床位周转，降低平均住院日。

（3）科室病历首页质控存在“主要诊断选择错误”“手术或操作名称漏填”等问题，病历终末质控存在“病程记录不完整”“会诊记录未按规定填写”等问题。

（4）科室人员和床位较多，科研投入较高，固定成本偏高，然而业务量仍不足，科室人员、设备、床位的资源利用需进一步提升。

（5）科室收入虽有增加，但收入结构中药品收入占比上升而医事服务费收入比例有所下降，需增加治疗手段，优化收入结构。

（6）科室互联网问诊较少，慢病转化率较低，长期来看会造成患者的流失。

3. 科室目前的困难

（1）宏基因测序检查项目无法收费，希望畅通审批程序，合规收费，增加科室收入。

（2）变态反应专科门诊的过敏原试剂不齐全，业务发展受限，希望进一步完善过敏原检查试剂种类。

（3）就诊患者跨科室诊间预约无法实现，希望建立“一站式”院内诊间预约服务，畅通科间预约通道，为患者提供优质高效的连续诊疗服务。

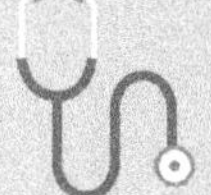

（七）建议

1. 转变观念，重视运营

科室是国家重点专科建设项目，四川省临床重点专科，市健康研究所，设有院士工作站，也是医院规模第三大的科室，科研能力较强，医院高度重视科室的发展和运营，投入了大量人员和设备。随着医疗市场的竞争日益激烈，科室需要转变观念，重视专科的精细化运营管理，提升科室综合实力。

2. 关注平均住院日

科室应重视医联体和科联体等工作，与院内各科室和外院积极展开多种形式的合作，打通内外部转诊通道，加快床位周转，降低平均住院日，积极收治患者。

3. 关注病案首页填写和 DRG 整体情况

质评部要加大对科室的指导力度，加强病历的事前、事中控制，提高病历质量和 CMI 值。

4. 加强科室资源利用，优化收入结构

科室人员和床位较多，科研投入较高，固定成本偏高，而业务量不足，要增加工作量，进一步提升科室人员、设备、床位的资源利用。同时积极开展新技术新手段，提升诊疗水平，增加治疗手段，优化收入结构。

5. 加强互联网线上问诊，拓宽患者渠道

科室互联网问诊较少，慢病转化率较低，长期来看会损失患者，要增加互联网线上问诊医师，维护和转化患者。

六、病种层面精细化运营管理

1. 病种管理概述

随着国家医保支付方式的改革，加强 DRG/DIP 病种精益运营管理，是推动医院精益化运营管理升级转型的重要工具和抓手，有利于推动医院精细化管理和高质量发展。病种运营管理是指以病种为核心管理单位，围绕疾病诊疗全流程，基于信息化大数据分析，聚焦病种效率、效益及负荷情况。以病种结构分析、病种效率分析、病种效益分析、病种费用分析等为抓手不断优化，逐级提升“医师 - 科室 - 医院”精细化运营效率和效益，规范医师医疗行为，持续改进医疗质量，有效利用医疗资源。

病种结构调整、病种费用结构、病种成本、病种资源使用效率等是病种精细化管理的主要目标，通过开展病种结构、病种成本、病种盈亏、病种效率等分析达成病种精细化管理目标，也为医院推行临床路径、调整病种结构及加强学科建设提供重要参数。

面对 DRG/DIP 付费，医院应当加强病案首页质控、加快临床路径执行、加速信息化建设、强化大数据管理。同时，需要强化组织保障，成立 DRG/DIP 管理委员会或领导小组，明确临床科室工作职责，统一思想，提高认识，围绕“控费、降本、提质、增效”目标，细化落实以见成效。

2. 病种结构调整

DRG 付费下未来医院之间的竞争是高权重疾病组病例的争夺，较高的非疑难病种结构占比会占用医院过多的医疗资源，无法引导分级诊疗的实质性有序下沉，也使医院在优势病种的资源争夺中陷入被动，难以将医疗资源发挥出更大的社会效益和经济效益。这就要求医院必须主动调整病种结构，在保证医疗质量的前提下，鼓励临床医师收治疑难危重病例，即疾病组权重高的病例，不断钻研临床业务，提升医疗服务水平。

医院要主动调整病种结构，重视病种结构分布，利用象限分析法全面盘点病种分布，以 CMI 值和病种例均结余为坐标轴，将医院 / 科室病种分为明星病种、金牛病种、潜力病种、瘦小病种，并因势利导优化资源配置，持续优化病种结构（图 2-5）。

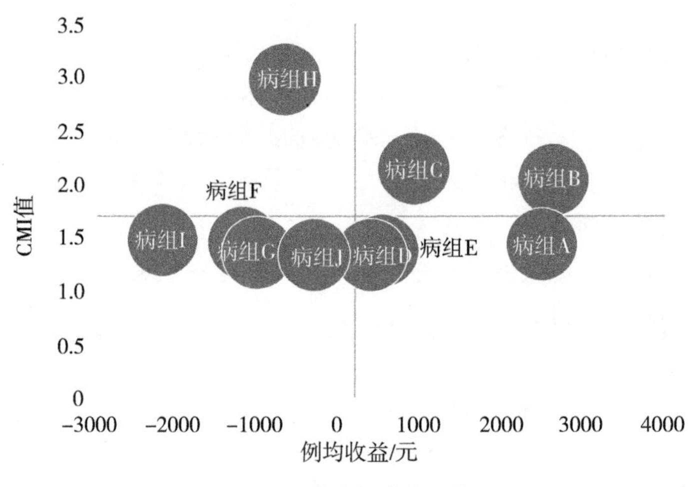

图 2-5　病种矩阵分析图

（1）明星病种　例均收益高且 CMI 值高的病种为优势病种，对于此类病种要优先收治，给予相应的资源倾斜。

（2）金牛病种　例均收益高但 CMI 值低的病种，稳固存量病患，同时优化治疗标准、流程，为患者提供精准化、科学化、个性化的治疗方案，力争实现基本病种的扩增。

（3）潜力病种　例均收益低但 CMI 值高的病种，不局限于一时一地的盈亏，应厘清亏损的原因，作出相应的改进减少亏损，同时加大病种研发力度，配备精专医疗团队重点攻坚，在绩效激励机制上给予适度倾斜，制订合理、可行的长期发展战略目标。

（4）瘦小病种　例均收益低且 CMI 值低的病种，适当优化，减少收治，重点排查超支项目组成，制订清晰的降本路径和目标，如严格控制平均住院天数，病情平稳的患

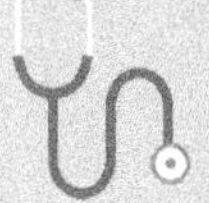

者转往下级医院或康复医院，通过分级诊疗引导医疗资源有序下沉。

3. 病种费用管理

病种费用主要包含药品费、材料费、检查化验费、手术费、护理费等。除此之外，平均住院天数也是影响病种医疗费用的主要因素，病种费用结构分析是病种精细化管理的主要工作之一。医院可以借助大数据分析建立智能疾病风险预测模型，将病种的实际费用与大数据进行对比，构建费用 O/E 值，找到实际发生的费用与标杆费用的差距，加以改进和优化。

4. 病种成本管理

精细化病种成本管理的重要前提是进行准确的病种成本核算，即以病种为核算对象，按照一定的流程和方法归集相关费用，计算病种成本的过程。病种成本核算的方法主要有参数分配法、项目叠加法和服务单元叠加法。病种成本精细化管理作为一种先进的成本管理模式，提倡将成本管理融入医疗活动各个环节，对病种所涉及的医疗活动进行动态追踪和梳理归集，强化成本的过程管控，从而实现成本的精细化管理。病种消耗项目，项目消耗资源，将医疗服务行为与医疗资源消耗紧密联系起来，有效减少或消除病种治疗过程中冗余的环节，或有效控制资源消耗过高的项目，最终实现有效控制病种费用，降低病种成本，达到病种实际成本＜病种标杆成本＜ DRG 支付成本的理想状态。

5. 病种效率管理

平均住院天数是评价医疗效率和效益、医疗质量和技术水平的综合指标，其直接反映医院管理效率和影响患者的经济负担，对平均住院天数的管理应考虑到同一科室不同亚专业 / 病种之间的结构差异。未来要进一步细化至病种，以病种为核心进行平均住院天数的精细化管理，制订标准化、科学化的临床路径，缩短平均住院天数，提高管理效率，达到优先收治疑难危重症患者，优化病种结构，减轻患者经济负担的目标。

实操案例 3

2023 年 1—5 月某医院呼吸内科出院前 10 位病种分析

（一）基本情况

呼吸内科包含 3 个普通病区、1 个重症监护室病区，共计 16 个医疗组。病区、医疗组分布如表 2-12 所示。

表 2-12　呼吸内科各病区医疗组分布

病区	类别	医疗组
呼吸一	普通病区	4
呼吸二	普通病区	5

续表

病区	类别	医疗组
呼吸三	普通病区	5
呼吸 RICU	监护室	2
呼吸内科合计	–	16

注：医疗组截至 5 月 31 日，医疗组可能根据人员变动而变动。

（二）出院工作量情况

2023 年，呼吸内科出院 3260 人次，同比增加 307 人次，增长 10.40%。其中，呼吸内科一病区、二病区、三病区、呼吸 RICU 分别增加 8 人次、137 人次、142 人次、20 人次，分别增长 0.76%、14.72%、15.69%、30.30%（表 2-13）。

表 2-13　2023 年 1—5 月各病区出院人次表

病区	2023 年 1—5 月	2022 年 1—5 月	增减量	增长幅度
呼吸一	1059	1051	8	0.76%
呼吸二	1068	931	137	14.72%
呼吸三	1047	905	142	15.69%
呼吸 RICU	86	66	20	30.30%
呼吸内科合计	3260	2953	307	10.40%

（三）出院前 10 位病种

1. 整体情况

2023 年 1—5 月，按照出院第一诊断名称统计，前 10 位病种分别是如表 2-14 所示，前 10 位病种出院计 2124 人次，占总出院人次的 65.15%。

表 2-14　2023 年 1—5 月出院前 10 位病种

序号	出院诊断	出院人次	平均住院天数	例均费用 / 元
全科总计		3260	10.85	...
1	革兰阴性细菌性肺炎	979	10.47	...
2	脓毒血症	215	16.92	...
3	恶性肿瘤免疫治疗	174	1.79	...

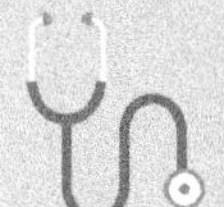

续表

序号	出院诊断	出院人次	平均住院天数	例均费用/元
4	慢性阻塞性肺疾病伴有急性下呼吸道感染	174	10.60	...
5	曲霉菌性肺炎	164	14.86	...
6	念珠菌性肺炎	142	16.03	...
7	细菌性肺炎	90	9.93	...
8	克雷伯菌性肺炎	67	12.22	...
9	铜绿假单胞菌性肺炎	63	14.08	...
10	革兰阳性细菌性肺炎	56	10.27	...

注：数据来源病案系统。

2. 平均住院天数对比

2023年1—5月，出院患者平均住院天数10.85天，同比增加0.5天。其中，前10位病种中念珠菌性肺炎平均住院天数同比增加1.75天，曲霉菌性肺炎平均住院天数同比下降2.91天（表2-15）。

表2-15　2023年1—5月出院前10位病种平均住院天数对比

序号	出院诊断	2023年1—5月	2022年1—5月	增减量
1	革兰阴性细菌性肺炎	10.47	9.98	0.49
2	脓毒血症	16.92	15.64	1.28
3	恶性肿瘤免疫治疗	1.79	1.20	0.59
4	慢性阻塞性肺疾病伴有急性下呼吸道感染	10.60	10.17	0.44
5	曲霉菌性肺炎	14.86	17.77	−2.91
6	念珠菌性肺炎	16.03	14.28	1.75
7	细菌性肺炎	9.93	9.19	0.75
8	克雷伯菌性肺炎	12.22	11.21	1.02
9	铜绿假单胞菌性肺炎	14.08	12.67	1.41
10	病毒性肺炎（其他）	10.27	10.00	0.27

3. 费用对比

2023 年 1—5 月，呼吸内科出院患者例均费用同比增加 602.21 元，增长 3.98%，前 10 位病种中例均费用同比增加的有“恶性肿瘤免疫治疗”“慢性阻塞性肺疾病伴有急性下呼吸道感染”“念珠菌性肺炎”“细菌性肺炎”“克雷伯菌肺炎”“铜绿假单胞菌性肺炎”（表 2-16）。

表 2-16　2023 年 1—5 月出院前 10 位病种例均费用对比

序号	出院诊断	2023 年 1—5 月	2022 年 1—5 月	增减额 / 元	增减幅度
总计		...	...	602.21	3.98%
1	革兰阴性细菌性肺炎	...	...	–366.47	–3.11%
2	脓毒血症	...	...	–2848.70	–5.21%
3	恶性肿瘤免疫治疗	...	...	556.79	75.32%
4	慢性阻塞性肺疾病伴有急性下呼吸道感染	...	...	54.10	0.46%
5	曲霉菌性肺炎	...	...	–6888.06	–20.40%
6	念珠菌性肺炎	...	...	1866.39	9.36%
7	细菌性肺炎	...	...	175.83	1.73%
8	克雷伯菌肺炎	...	...	50.93	0.33%
9	铜绿假单胞菌性肺炎	...	...	1466.43	9.03%
10	病毒性肺炎（其他）	...	...	–4303.57	–30.06%

注：数据来源病案系统。

4. 费用构成

2023 年 1—5 月，呼吸内科出院患者费用构成来看，其中药品占总费用的 30.44%。前 10 位病种中，“曲霉菌性肺炎”的药品费用占比最高为 48.20%；“恶性肿瘤免疫治疗”的检查检验类费用占比最高为 59.01%；“铜绿假单胞菌性肺炎”的医疗服务类费用占比最高为 30.01%（表 2-17）。

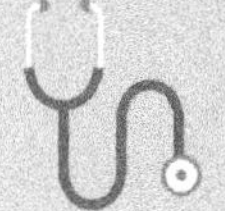

表 2-17　2023 年 1—5 月出院前 10 位病种费用构成表

序号	出院诊断	例均费用 / 元	费用构成				
			药品类	材料类	手术类	检查检验类	医疗服务类
总计		...	30.44%	5.39%	0.94%	39.74%	23.49%
1	革兰阴性细菌性肺炎	...	23.03%	4.91%	0.69%	47.70%	23.67%
2	脓毒血症	...	41.43%	4.62%	0.67%	28.58%	24.69%
3	恶性肿瘤免疫治疗	...	18.44%	6.41%	0.00%	59.01%	16.13%
4	慢性阻塞性肺疾病伴有急性下呼吸道感染	...	26.90%	5.16%	0.63%	45.07%	22.25%
5	曲霉菌性肺炎	...	48.20%	3.12%	0.41%	29.23%	19.05%
6	念珠菌性肺炎	...	30.25%	4.00%	0.57%	39.45%	25.72%
7	细菌性肺炎	...	24.03%	4.04%	0.63%	48.01%	23.28%
8	克雷伯菌肺炎	...	25.79%	4.71%	0.65%	45.21%	23.65%
9	铜绿假单胞菌性肺炎	...	23.92%	4.23%	0.35%	41.49%	30.01%
10	病毒性肺炎（其他）	...	29.58%	3.18%	0.04%	47.36%	19.83%

（四）存在问题

一是平均住院天数控制不佳，前 10 位病种除“曲霉菌性肺炎”，其他病种平均住院日均比 2022 年增加，尤其是“念珠菌性肺炎”增加了 1.75 天。二是例均费用增长过高，“念珠菌性肺炎”例均费用同比增加 1866.39 元，“铜绿假单胞菌性肺炎”例均费用同比增加。

（五）建议

一是进一步落实分级诊疗，针对部分患者在康复期积极下转，提升效率。二是制订病种标准化临床路径，同质化治疗，有效控制住院天数及费用。

第三章 医院专科运营助理模式的探索与实战

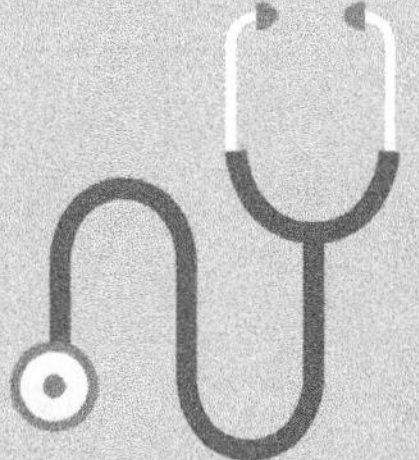

第一节　专科运营助理在国内的演变

20 世纪 80 年代，中国台湾省长庚医院率先引入经营管理幕僚模式，这是一个为医院精细化管理和效率提升而设计的管理模式，从上到下分别设置了总部行政中心、院区管理部、专科经营助理三个层级的垂直管理模式——直线幕僚体系。这种经营管理模式为中国大陆医院运营管理的发展树立了榜样，为其他医疗机构提供了借鉴和学习的范本。

2005 年，四川大学华西医院率先在中国大陆引入专科经营助理和专科秘书的运营管理模式，并在医院设立了新的部门——运营管理部。该部门是立足于医院、服务于科室的纵横交错的服务部门，扮演着在中间协调串联的角色，成为各临床科室与职能部门之间横向协同的纽带。这一举措的实施标志着医院管理模式的创新和现代化进程，促进了中国医疗卫生事业的发展和进步。

自此以后，国内很多医疗机构开始探索专科经营助理的管理模式，涌现出诸多医院运营管理的优秀实战案例，在提升医疗服务效率、控制医疗成本、配置医疗资源、减轻患者就医负担等方面作出了尝试与探索。

2020 年，国家卫生健康委、国家中医药局联合印发《关于加强公立医院运营管理的指导意见》（国卫财务发〔2020〕27 号）（以下简称《指导意见》），明确要求医院不仅需要成立医院运营管理委员会和运营管理部门，还需要配备具有财务、审计、人事、医疗、护理、物价、医保、信息化、工程技术等知识背景的人员担任运营管理，切实承担好运营管理的具体工作。《指导意见》的出现标志着医疗机构传统的管理模式将发生变革，亟须彻底扭转重资源获取轻资源配置、重临床服务轻运营管理的倾向，推进管理模式和运行方式加快转变，提升精细化运营管理水平，向强化内部管理要效益。

《指导意见》中的“运营管理员”就是耳熟能详的专科运营助理，部分医院也称为专科经营助理、运营管理专员等。其实，不论是运营管理员，还是专科运营助理、专科

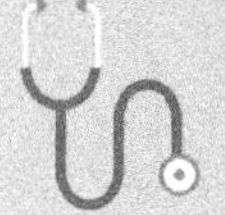

经营助理、运营管理专员，都是提升医院运营管理科学化、规范化、精细化水平的中坚力量，也是医院运营管理理念和思想的传播者，运营管理问题的挖掘者，项目管理的执行者，同时，他们也在医院高质量发展的历程中注入新理念、新思维、新活力。

第二节　专科运营助理团队建设

一、专科运营助理的专业背景

按照国家卫生健康委、国家中医药局发布的《关于加强公立医院运营管理的指导意见》(国卫财务发〔2020〕27 号）要求，运营管理员——专科运营助理需要由具有财务、审计、人事、医疗、护理、物价、医保、信息化、工程技术等知识背景的人员担任。在实际工作中，专科运营助理的专业背景要求会根据医院的等级、性质、规模和具体工作任务的不同而有所调整。不同的医院可能会有不同的要求，因此专科运营助理需要根据实际情况不断学习和提升自身专业素养，以更好地胜任医院运营管理工作（图 3-1)。

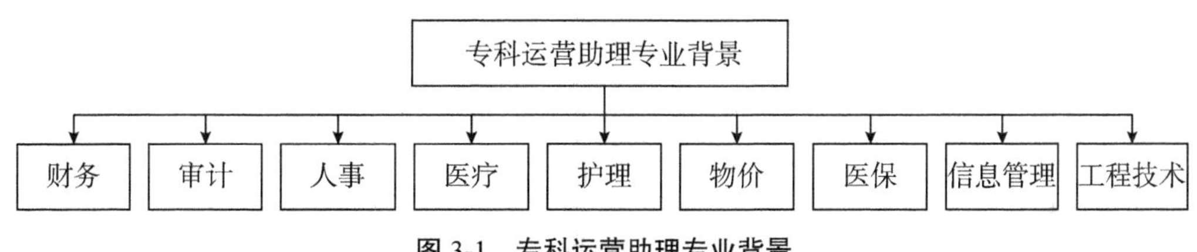

图 3-1　专科运营助理专业背景

二、专科运营助理院内选拔与院外招聘

医疗卫生机构在专科运营助理的遴选中，优先在院内选拔，其次才是院外招聘。

院内选拔的专科运营助理，基本在医院工作 3 ～ 5 年或以上，对医院临床科室、医技医辅科室、行政后勤部门的管理流程、业务流程、服务内容都比较熟悉，减少了对医院的熟悉时间，节约了学习成本和时间成本。同时，院内选拔的专科运营助理也有一定的人脉基础，能够起到很好的协调、沟通作用。然而，院外招聘的专科运营助理对医院的管理、业务都比较茫然，需要一定的学习时间，才能对医院有一个大致的了解。相比之下，院内选拔的专科运营管理比院外招聘的更有优势，我院采取院内选拔与院外招聘相结合的模式。

2018 年，A 医院印发《专科运营助理工作方案》，成立了由总会计师担任组长，财务部和医院办公室负责人担任副组长，相关职能部门负责人为小组成员的专科运营助理工作领导小组，明确了专科运营助理的工作职责、遴选要求、培训内容和人员待遇等。

首批专科运营助理由组织人事部在全院范围内公开招聘，通过自愿报名、组织推荐等方式产生候选人，由组织人事部和专科运营助理工作领导小组共同组织面试和遴选，招聘条件及入选名单报医院党政联席会审议通过。最终，医院首批专科运营助理确定为12 人，主要由统计、财务、护理等专业构成，均为本科学历。2023 年，医院通过人才引进、公开招聘等方式，遴选了一批学历高、能力强的专科运营助理，让院内选拔与院外招聘的专科运营助理优势互补、相互学习，注入新的活力和新的运营思维。

三、专科运营助理的培训

专科运营助理遴选结束后，面临的首要问题就是如何开展高质有效的培训工作。

专科运营助理培训为脱岗集中课堂培训和在岗实践相结合的培训方式，培训周期为 3 个月以上，根据培训安排、培训内容、培训要求的不同，培训时间可以进行调整。专科运营助理培训以全院行政后勤职能部门的岗位职责、工作内容、工作流程、业务知识、工作案例分析等为院内培训内容，以国内优秀的医院运营管理专家的运营理念和思维、管理工具和方法、工作经验与成绩、运营管理的实践案例等为院外培训内容；在专科运营助理工作领导小组的领导和指导下，专科运营助理下沉到临床科室开展专科运营管理实践，用理论指导实践，用实践充实理论，持续在理论与实践中学习和锻炼，并定期汇报专科运营相关工作。

2018 年，A 医院组建了专科运营助理队伍，并由医院财务部、医保部、组织人事部、医学装备部、医务部、质评部、护理部、院感部、后保部、信息部、事业发展部、科教部、门诊部、统计室等部门和国内优秀的运营管理专家对专科运营助理进行了为期 2 周的脱岗集中课堂培训和 3 个月的在岗实践，培训内容包括财务、医保、医疗服务价格管理、人事管理、人员配置评估与分析、医院耗材的全流程管理、统计、分析等（表 3-1）。

表 3-1　专科运营助理培训内容

序号	培训科室	培训内容
1	财务部	培训财务相关管理规定、工作程序与流程、医院成本核算与成本管理、绩效管理等相关内容
2	组织人事部	培训组织人事管理、人力资源规划及配置、岗位管理、招聘、薪酬管理、劳动关系管理、专业技术资格考评、员工年度考核、奖惩、人事档案管理及离退休管理、HR 系统等相关内容

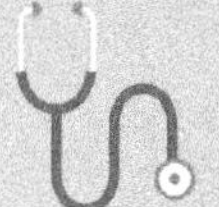

续表

序号	培训科室	培训内容
3	门诊部	培训门诊空间资源规划及配置、门诊预约挂号管理、门诊坐诊医师出诊安排、门诊质量管理、门诊流程优化、门诊投诉等相关内容
4	医保部	培训医保政策、物价管理、医保患者的门诊管理/住院管理/转院管理、结算管理等相关内容
5	医学装备部	培训医院医疗设备规划及配置、医疗设备及耗材采购、医用耗材管理、医疗设备成本效益分析、医疗设备及耗材档案管理、耗材进销存管理、医疗设备仓库管理、医疗设备质量管理等相关内容
6	后勤保卫部	培训后勤维修改造、物业管理、绿化管理、安全保卫、食堂管理、标识标牌管理等相关内容
7	……	……

注：专科运营助理通过考核合格后，才能正式上岗。

第三节　专科运营助理岗位职责

一、专科运营助理的角色定位

为进一步适应现代医院管理制度和新形势下医院管理的新要求、新情况，不断提高医院管理的科学化、精细化水平，提高有限医疗资源的利用效率，更好地服务于人民群众，持续提升患者就医体验和满意度，医院将培养一支具有丰富医院管理理论和知识、掌握先进管理工具和方法、具有很强管理实践能力的实务型、创新型的现代医院管理人才队伍——专科运营助理队伍，辅助科主任对科室开展规范化、精细化、科学化管理，努力实现社会效益与运行效率的有机统一。

专科运营助理在医院的管理中，充当的角色微不足道，既没有管理权，也没有决策权，更没有奖励和处罚的权力。但是，专科运营助理能够通过横向的沟通、纵向的反馈、问题的收集、项目的执行，为医院管理层提供决策支撑，推动医院职能部门、后勤保障部门、医疗团队、护理团体之间的充分配合和高效运行。那么，专科运营助理在医院管理中充当的角色就是横向的沟通者、纵向的反馈者、问题的收集者、项目的执行者（图 3-2）。

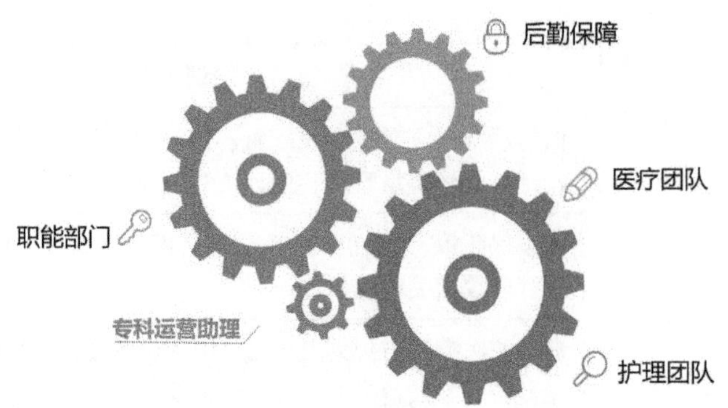

图 3-2　专科运营助理的定位——小齿轮大作用

二、专科运营助理的工作内容

（一）专科运营助理分类

专科运营助理根据服务的科室不同，可以分为临床专科运营助理和医技医辅专科运营助理。临床专科运营助理主要服务于有住院病区的临床科室，而医技医辅专科运营助理主要服务于门诊科室（指无病区的科室）、急诊科、医学检验科、放射影像科、超声医学科、病理科、核医学科、消毒供应中心、健康体检中心等（图 3-3）。

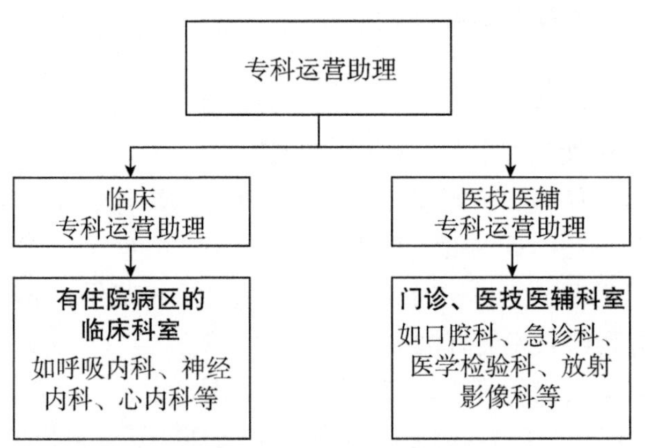

图 3-3　专科运营助理分类

（二）专科运营助理责任科室划分

那么，专科运营助理负责科室的多少是如何划分的呢？首先，根据每个专科运营助理的专业特长，原则上不服务于前期工作过的科室；其次，根据各临床科室病区的多少，床位的多少，综合平衡各专科运营助理的工作负荷；最后，还需兼顾学科交叉关联

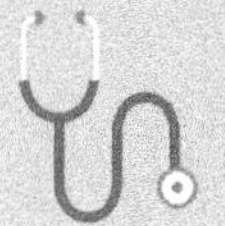

的紧密程度、科室的经营情况等。

A 医院将临床、医技医辅两类专科运营助理所负责的科室进行合并，工作重心主要以临床科室为主，门诊科室、医技医辅科室为辅的专科运营模式分配全院各科室。按照科室划分原则，让每一位专科运营助理都要负责临床科室和医技医辅科室，如表 3-2 所示。

表 3-2　专科运营助理职责分工

序号	专科运营助理	临床科室	医技医辅科室
1	王 ××	心血管内科、心脏大血管外科	健康体检中心
2	刘 ××	普外科、肛肠科	放射影像科
3	张 ××	神经内科、神经外科	手术室（麻醉科）
4	陈 ××	骨科、老年医学科国际医疗中心	医学检验科
5	何 ××	内分泌及代谢病科、康复医学科	急诊科、营养科
6	马 ××	眼科、耳鼻咽喉头颈外科	医学美容部（皮肤科）
7	邵 ××	肿瘤二科、血液科	病理科、输血科
8	余 ××	妇科、产科	口腔科
9	黎 ××	消化内科、乳腺甲状腺外科	超声医学科
10	陈 ××	肾内科、儿科	心研彩超室、心电图室
11	雷 ××	呼吸与危重症医学科、普胸外科	门诊换药室、中医科
12	蒲 ××	泌尿外科、肿瘤一科	后医疗服务中心、消毒供应中心

（三）专科运营助理工作职责

专科运营助理工作始终坚持以服务为宗旨，以问题为导向，以改革创新为理念，以三级公立医院绩效考核为抓手，对医院的流程再造、资源配置、成本管控、运行效率提升等工作通过项目管理进行逐步深化，将精细化管理植入到临床科室、病区、医疗组，推动跨部门间的沟通协作，在院、科层面建立良好的信息交流，促进全院综合性问题的解决。

核心理念：沟通、反馈；服务、创新。

不同性质、不同类别、不同等级的医疗卫生机构赋予专科运营助理的工作内容、工作职责也有所不同。以下为某医院专科运营助理的工作职责。

1. 职责一

建立临床、医技医辅专科规范的运营管理制度。

工作任务具体如下。

（1）建立运营管理分析制度，定期开展成本控制、效率提升、资源配置、空间规划等专项分析，查找问题，提出整改意见及建议，并及时反馈给临床、医技医辅科室。

（2）制订规范化的流程优化方案，协助临床、医技医辅科室开展业务流程再造，不断提升科室的运行效率和运营效益。

（3）建立专科运营管理工作制度，定期在各临床、医技医辅科室组织召开专科运营管理工作会议。

（4）协助科室梳理规章制度、工作流程，加强专科运营工作的规范性。

2. 职责二

协助科室负责人进行科室运营管理。

工作任务具体如下。

（1）协助科室负责人加强科室运营管理工作，针对科室的难点、痛点、堵点问题建立台账，并协助处理。

（2）及时跟进科室月度、年度目标任务完成进度。

（3）为科室、病区、医疗组提供日 / 周 / 月 / 季 / 年报数据。

（4）加强科室药品、耗材的管理，合理布局空间资源、人力资源、设备物资，提升设备设施的使用效率，控制科室运行成本。

（5）实时掌握科室病床使用情况，为科室及医院动态调整病床提供及时信息和决策依据。

（6）建立院、科（部）两级交流与反馈机制，推动多部门之间的沟通、交流、合作。

3. 职责三

医疗健康服务管家。

工作任务具体如下。

（1）解决患者就医过程中遇到的困难。

（2）帮助患者办理入出院手续、对接医疗专家。

（3）指导患者网上预约挂号、就诊。

（4）协调患者双向转诊工作。

（5）开展住院患者就医感受调查。

（6）收集患者投诉及建议。

（7）开展医护到家医疗服务。

4. 职责四

其他职责。

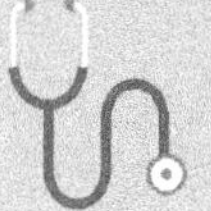

（1）对新技术、新项目开展前期的可行性进行论证。

（2）协助财务部推进医院绩效改革，建立高效的激励机制。

（3）协助设备购置论证及使用情况的追踪。

（4）协助科室开展自媒体宣传、义诊、健康讲座等。

（5）推动院、科两级运营管理项目创新工作。

（6）协助部门领导完成非临床专科相关的运营管理工作。

（7）完成院级领导安排的其他运营管理工作。

三、如何做好一名专科运营助理

1. 有老板的意识

作为专科运营助理，拥有一种“老板的意识”意味着应该具备管理者的思维和能力，具备较强的责任心和执行力，才能保障专科运营任务优质、高效地完成。专科运营助理下到科室，首先要明确自己的定位——他们是医院的眼睛，是科主任的助手，参与科室的运营管理工作，协助科主任做好科室的日常行政事务管理，让科主任更多地考虑战略问题，把战术问题交给专科运营助理来完成。其次要树立主人翁意识，强化主观能动性，把科室的事情当成自己的事情来执行和完成。

2. 有经营的理念

专科运营助理作为科室的运营管理者、首席运营官，负责科室的日常运营管理工作，围绕医院战略目标制订科室的短期、中期、长期的运营管理目标，督导各病区、医疗组、医师的目标达成。只有从下到上，从医师到医疗组，到病区，到科室，到医院的目标达成，才能实现医疗业务收入的增长，医疗成本的有效控制，这一目标的达成需要专科运营助理具有经营管理的理念。

3. 有服务的态度

服务是医院最基本的职责和使命，服务质量是现代医院管理最核心竞争力之一，服务态度则是拥有服务质量的驱动力。专科运营助理不仅是管理者、参谋者、沟通者、反馈者、收集者和执行者，还是服务者，对外一切以患者的利益为先，全心全意服务于患者及患者家属；对内服务于临床科室、医技医辅科室、行政后勤部门。专科运营助理只有秉持真诚、耐心、敬业的服务态度，才能通过流程优化、资源合理配置、成本有效控制来换取患者便捷的就医流程和优质的医疗服务，换取医务工作者便捷的业务流程和舒适的工作环境。

4. 有专业的知识

专科运营助理作为现代医院管理人才，需拥有多学科背景、广泛的专业知识，才能高效能地完成专科运营管理的相关工作。专科运营助理需要掌握医院专科运营管理的基本概念、原则和工作方法；熟悉医院的管理体系、组织结构、运行流程等；熟练操作常用的办公软件和统计分析、医院管理相关工具；了解医疗质量管理、人力资源管理、物资采购管理等方面的知识；具备一定的数据分析和统计能力，能够进行数据收集、整理、分析和报告，以支持医院专科运营决策；拥有良好的沟通能力和协调能力，能够与医院内部各部门、科室及外部合作伙伴进行有效的沟通和协调，保障专科运营工作的顺利进行。

第四节　专科运营助理绩效考核

一、工作量化绩效考核的定义及形式

工作量化绩效考核是医院绩效二次分配中常用的方式之一，是一种评估员工工作绩效的方法，通过将工作任务和绩效目标转化为可量化的指标和评估标准，对员工的工作表现进行客观评估和比较。这种考核方法主要依赖于可观察的数据和指标，可以更好地评估员工的工作实际情况。

医院绩效二次分配主要包括临床科室的绩效二次分配、医技医辅科室的绩效二次分配、行政后勤部门的绩效二次分配。这里，我们更多地讲述行政后勤部门的绩效二次分配，那么医院行政后勤部门的绩效二次分配常用的方式还包括哪些？

行政后勤部门的绩效二次分配是指将行政部门内部的绩效或激励机制按照一定规则进行再分配的方式。以下是几种常见的行政后勤部门绩效二次分配的基本形式。

1. 均等分配

按照事先确定的分配比例，将行政后勤部门绩效平均分配给所有部门成员。这种方式强调公平性和平等性，无论个人绩效表现如何，每个成员都能够获得相同的奖励。

2. 按职位级别分配

将绩效按照不同职位级别进行分配。通常，高级别职位（如部门中的科长、副科长、组长等职务）会获得更高比例的奖金，因为他们承担更大的责任和工作压力。这种方式能够体现职位级别与奖励之间的关联。

3. 按照个人表现分配

根据每个人的个人绩效表现，将绩效进行个别分配。这种方式注重个人的工作贡献和表现，通过量化指标或绩效评估来确定每个人的绩效比例。个人绩效评估可以基于工作目标的完成情况、工作质量、客户满意度等方面。

4. 团队绩效分配

将绩效分配给整个行政部门团队，以鼓励团队合作和协作。这种方式强调团队的整体绩效和共同努力，奖金根据团队的整体表现进行分配，而不是个人表现。

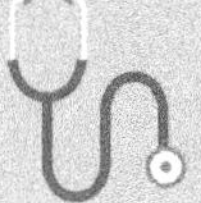

5. 个人与团队绩效结合分配

将个人表现和团队绩效相结合进行分配。绩效根据个人在团队中的贡献以及整个团队的绩效进行综合评估和分配。这种方式既能够激励个人的努力和表现，也能够强调团队合作和整体目标的达成。

以上形式可以单独应用，也可以进行组合和调整，具体的绩效二次分配形式应根据医院 / 部门的文化、业务要求和员工期望进行制订和适时调整，并遵循公平、透明和可量化的原则。

A 医院专科运营助理的绩效分配主要以工作量化考核为主，兼顾主动服务患者人次、负责科室运营情况，并结合职位级别、团队绩效、个人与团队绩效结合的分配方式，评价专科运营助理的工作绩效。

二、专科运营助理工作量化绩效考核实战案例

A 医院专科运营助理是 2018 年组建的，开始隶属于财务部，2020 年成立了改革创新与运营拓展部后就隶属于该部门。

（一）绩效分配中存在的问题

部门成立之初，由于前期专科运营助理的绩效为平均分配，就是大家熟知的“吃大锅饭”“做与不做一个样，做多做少一个样”，导致专科运营助理管理难度大、工作效率低下、指令性任务执行困难、工作成效较差等，非专科运营管理范畴的事情经常出现推三阻四、借口增多的情况，经常说的一句话就是“他们也没有事情，为什么只安排给我呢”。

（二）进行绩效改革

为进一步加强专科运营助理队伍的管理，充分发挥绩效分配的激励和导向作用，调动和激发专科运营助理的工作积极性，不断提升专科运营助理的创造性思维，亟须打破“吃大锅饭”的现状，让专科运营助理明白“做与不做不一样，做多做少不一样”，体现绩效优先、兼顾公平、按岗按劳分配、多劳多得的原则，经部门集体讨论并通过，制订了《部门绩效二次分配的方案》。

1. 成立绩效管理小组

在部门民主选举了除部门负责人以外的绩效管理小组成员，原则上总人数为单数。绩效管理小组主要负责起草绩效二次分配方案；监督二次绩效的分配；讨论专科运营助理重要奖惩绩效的发放；根据管理需求进行绩效分配方案的调整或系数的调整等——保障全体员工的权益。

2. 设立部门负责人奖励金

部门提取当月绩效总额的 0 ～ 10% 用于奖励在日常工作中表现优秀、成绩突出的个

人或小组，由部门负责人决定奖励金额，当月发完，不得留存——体现部门负责人的管理权力。

3. 建立绩效池

根据部门管理的组织体系，设置了组长管理岗和组员岗，将部门绩效划分为两个绩效池，分别为组长管理岗绩效池和组员岗绩效池，系数分别为1.1和1.0——在不同职位级别下公平竞争。

各绩效池金额=部门绩效总额 ×（1–部门负责人奖励金比例）/总系数 ×
该池人数 × 该岗位绩效系数

4. 工作量化绩效分配

按照《工作量化表（第16版）》（部门成立到现在已修订了16次，示例详见表3-3）评分依据，专科运营助理每月对自己所有工作进行初评量化并报部门汇总，经部门绩效管理小组讨论后在部门内部公示——起到互相监督的作用。

5. 科室增量绩效

以不大于各绩效池金额2%的绩效且单位增量不大于20元/单位增量的绩效进行奖励。

科室增量绩效=各绩效池金额 × ≤2%（且≤20元/单位增量）/该组总
增量（单科上线50个工作增量）× 该专科运营助理增量

6. 主动服务患者绩效

以不大于各绩效池金额8%的绩效且单位增量不大于100元/单位增量的绩效进行奖励。

主动服务患者绩效=各绩效池金额 × ≤8%（且≤100元/单位增量）/
该组主动服务总量 × 该专科运营助理主动服务量

综上所述，专科运营助理绩效=各绩效池金额 ×（1–各绩效池中科室增量绩效比例–各绩效池中主动服务患者绩效比例）/各绩效池人员工作量化总分数 × 该专科运营助理工作量化分数+科室增量绩效+主动服务患者绩效+部门负责人奖励金（该算法均在Excel中使用Sum、Int、If、Datedif、Vlookup等函数进行数据的多项匹配录入）。

表3-3 工作量化表（第16版）（示例）

序号	一级指标	二级指标	评分细则
1.1	劳动纪律	迟到、早退（5分）	医院通报一次扣5分
1.2		上班不做与工作无关事务（5分）	
2.1	服务科室	临床科室满意度≥90分（5分）	≥90分，得5分；<90分，不得分
2.2		每月下临床科室时间不低于工作日的90%（5分）	≥90%，得5分；<90分，不得分
2.3		住院患者就医感受调查，每月≥50份/月（5分）	≥50份/月，得5分

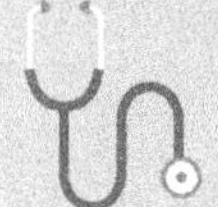

续表

序号	一级指标	二级指标	评分细则
3.1	临床工作量考核	科室增量（按照入院量统计）	各绩效池≤ 2% 且增量部分每增加 1 例奖励≤ 20 元 / 例
3.2		主动服务患者人数（按照入院量统计）	各绩效池≤ 8% 且每服务 1 例奖励≤ 100 元 / 例
4.1	临床专科工作	每月为科室起草月度、季度、半年度、年度《运营分析报告》或专题报告（1 ～ 3 分 / 份）	《运营分析报告》3 分 / 份；专题报告报部门备案，专题报告评分原则 500 字以内 =1 分，1000 字以内 =2 分，1000 字以上 =3 分
4.2		每月以 PPT 形式为科室讲解月度、季度、半年度、年度《运营分析报告》（3 分 / 份）	3 分 / 份
4.3		参加院级层面《运营分析会》PPT 的讲解工作（8 分 / 次）	8 分 / 次
4.4		为专科检查室每月起草《专科检查室运营分析报告》（4 分 / 份）	4 分 / 份
4.5		以 PPT 形式为科室讲解《专科检查室运营分析报告》（4 分 / 份）	4 分 / 份
4.6		其他《运营分析报告》，如床日分析、病种成本分析、科室问题分析等（3 ～ 5 分）	500 字以内 =3 分，1000 字以内 =4 分，1000 字以上 =5 分
4.7		起草临床科室《周报》，并转发给科室或病区（1 份 / 周 / 科室，0.2 分 / 份）	0.2 分 / 份
4.8		直接对接上转、下转患者（0.5 分 / 人次）	0.5 分 / 人次
4.9		协助科室报销科研经费（0.5 分 / 份）	按照院领导签字份数计算，如同一资料有多位院领导签字算一份（0.5 分 / 份）
4.10		视频拍摄、剪辑、发布到自媒体平台，并起到宣传效果（3 分 / 个）	3 分 / 个，每月最多 4 个
5.1	部门工作	完成专项分析 / 报告 / 方案（4 ～ 8 分）	500 字以内 =4 分，1000 字以内 =6 分，1000 字以上 =8 分，参与人员协商分配
5.2		每月数据采集、处理并提供给集体使用（0.5 分）	0.5 分 / 次
5.3		部门值守任务（2 分 / 次）	2 分 / 次
5.4		起草《会议纪要》《请示》《会议议程》《会议通知》等（0.5 ～ 4 分 / 份）	《会议议程》0.5 分 / 份；《请示》《会议通知》1 分 / 份，《会议纪要》4 分 / 份

续表

序号	一级指标	二级指标	评分细则
5.5	部门工作	部门半年 / 年度工作总结或者其他总结（2 ～ 5 分 / 份）	重新起草加 5 分 / 份，新增内容加 2 分 / 份
5.6		代表部门参加医院工作会议，包括每月一学（0.2 ～ 1 分 / 次）	1 小时以内得 0.2 分 / 次，2 小时以内得 0.5 分 / 次，半天得 1 分 / 次，会议结束后将会议精神报部门企业微信群或部门领导
5.7		参加医院活动（0.2 ～ 0.5 分 / 次）	半天以内得 0.2 分 / 次，半天以上得 0.5 分 / 次
5.8		起草院级层面《医院运营管理分析会》的 PPT（8 分 / 份）	8 分 / 份
5.9		填报日报数据（0.5 ～ 1 分）	工作日 0.5 分 / 次，节假日 1 分 / 次
5.10		部门安排内 / 外勤工作（0.2 ～ 2 分 / 次）	院内 0.2 分 / 次，一环内 0.5 分 / 次，二环内 1 分 / 次，三环内 1.5 分 / 次，三环外 2 分 / 次
5.11		组织线上、线下义诊（0.5 ～ 5 分）	联系科室并同意参与义诊 0.5 分 / 次，出现场 1 分 / 次（仅限线下），组织者 5 分 / 次
5.12		拓展社区，并成功开展业务（业务包括义诊、专科联盟等）（10 分）	10 分 / 次
5.13		每周一学讲课（包括 PPT）或找 / 讲文件（0.2 ～ 2 分 / 次）	找 / 讲文件 0.2 分 / 次；讲课（包括 PPT）2 分 / 次
6.1	医院项目	起草项目 / 报告等，并报送部门、院领导审批（10 ～ 20 分 / 项）	部门项目 / 报告：报送部门的项目 10 分 / 项 医院项目 / 报告：报送院领导同意执行得 20 分 / 项；院领导不同意执行得 15 分 / 项 （分值由项目负责人协商分配给参与人员）
6.2	医院项目	项目进度（2 ～ 4 分 / 份）	部门项目 / 报告：2 分 / 份 / 月； 医院项目 / 报告：4 分 / 份 / 月 （分值由项目负责人协商分配给参与人员）
6.3		项目闭环（10 ～ 20 分 / 项）	部门项目 / 报告：10 分 / 项； 医院项目 / 报告：20 分 / 项 （分值由项目负责人协商分配给参与人员）
6.4		持续推进工作（0 ～ 20 分）	总分≤ 20 分

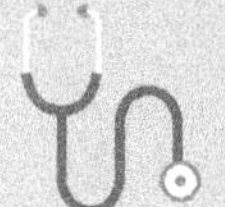

续表

序号	一级指标	二级指标	评分细则
7	KPI 考核	临床科室、医技等科室 KPI 考核，每小组完成 4 个月（3 分 / 月）	数据填写与数据审核各 1.5 分 / 月
8	论文	论文撰写、见刊（5 ～ 15 分 / 份）	撰写后需要报部门审核得 5 分 / 份；获得各种奖项的 3 分 / 份 见刊包括普刊和核心期刊，其中普刊 8 分 / 份，核心期刊 15 分 / 份
9	带实习	单项激励（200 元 / 实习人员・月）	200 元 / 实习人员・月
10	缺陷管理	发现不可扭转的工作错误	部门内部错误扣 2 分，院内错误扣 3 分，院外错误扣 5 分
11	其他	对于以上报告、建议、方案、分析等纯文字项目工作在主要领导审批后需继续完善的，按照新项目对比原项目评估新增内容的比例加分（重复部分不加分），再由原项目量化分数 × 新增内容比例 = 新项目量化得分	如原报告 8 分，新报告对比原报告有 60% 的新增内容，新项目量化得分加分 8 分 ×60%=4.8 分

原则：1.“医院项目”分值大于“部门工作”分值；“部门工作”分值大于“科室工作”分值。

2.“定性”工作分值低于“定量”工作分值。

3.“运营相关工作”分值大于“非运营相关工作”。

4. 部门安排的临时性临床工作分值＜ 1 的按照专科运营助理参与人数分别计算，无须再次分配，负责汇总工作的同志分值上浮 100%。如临床科室文化打造联系人，各专科运营助理各得“0.2 分”，汇总工作的同志得“0.4 分”。

（三）对专科运营助理进行绩效考核——满意度调查

专科运营助理是服务于临床、医技医辅科室的运营管理人员，工作重心和工作时间主要集中在一线科室。然而，每一位专科运营助理的工作内容、工作主动性、工作能力、工作态度等都无法更好地客观评价。

在专科运营助理的工作量化考核中，引入了临床、医技医辅科室对专科运营助理工作情况的满意度调查（示例详见附件 3-1），用于衡量专科运营助理在临床、医技医辅科室参与专科运营管理的客观评价，收集临床、医技医辅科室对专科运营助理的工作意见及建议，促进专科运营助理工作能力得到持续提升，实现临床、医技医辅科室对专科运营助理工作的期望。

附件 3–1

对专科运营助理工作情况满意度调查（示例）

__________科：

为更好地服务临床、医技医辅科室，加强专科运营助理队伍管理，按照院领导要求，我部拟对专科运营助理工作情况进行满意度调查，并制订此问卷，希望您对贵科（中心）的专科运营助理____进行满意度评价。

根据专科运营助理工作实际情况在相应栏目内打“√”。望如实填写为谢。

1. 本月汇报科室运营分析情况？

满意（　　）　一般（　　）　不满意（　　）

2. 本月参与科室晨交班、查房情况？

满意（　　）　一般（　　）　不满意（　　）

3. 本月积极主动参与科室运营管理情况？

满意（　　）　一般（　　）　不满意（　　）

4. 配合科室工作情况？

满意（　　）　一般（　　）　不满意（　　）

5. 对工作态度是否满意？

满意（　　）　一般（　　）　不满意（　　）

意见及建议：

科室签字：

日　　期：

评价原则：总分 100 分，每项各 20 分，其中“满意”得 20 分，“一般”得 15 分，“不满意”得 10 分。满意度≥ 90 分为合格。

该满意度调查主要由部门负责人使用问卷星软件创建问卷调查表，按季度发给临床、医技医辅科室的负责人、病区负责人、护士长及部分业务骨干进行调查。调查结果将与专科运营助理下季度的工作量化考核挂钩。

（四）住院患者就医感受调查

专科运营助理作为问题的收集者，首先要收集的就是住院患者在就医过程中的感受问题，并制订《住院患者就医感受调查表》（示例详见附件 3-2）。该项工作作为专科运营助理的常态化工作，纳入专科运营助理的工作量化考核。

住院患者就医感受调查对于医院和患者来说都具有重要意义，通过调查能够改善医疗服务质量、提升患者就医满意度、提供个性化服务、加强医患沟通和信息透明，为医

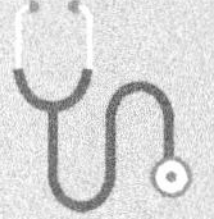

院和患者共同营造更好的医疗环境。

1. 改善医疗服务质量

通过患者的反馈和评价，医院可以了解患者在就医过程中的真实体验，包括医护人员的服务态度、医疗技术水平、护理质量、设施设备等方面。这些反馈可以帮助医院及时发现问题、改进不足之处，并采取相应措施提高医疗服务质量，为患者提供更好的就医体验。

2. 提升患者就医满意度

住院患者的满意度对于医院来说是非常重要的指标之一。通过调查患者的就医感受，医院可以了解患者对医疗服务的满意程度，从而找到改善的方向，提升患者就医满意度。满意的患者更愿意推荐医院给他人，并再次选择该医院进行就医。

3. 提供个性化服务

患者的就医感受调查可以帮助医院了解患者的个性化需求和关注点。不同患者可能对医院环境、饮食、沟通方式等有不同的偏好，通过调查可以掌握到这些信息，进而为患者提供更加贴心的、个性化的服务。

4. 加强医患沟通和信息透明

住院患者的反馈可以帮助医院了解患者在就医过程中对信息沟通的需求和满意程度。医院可以根据反馈意见改进沟通方式和内容，提供更加清晰、及时、准确的医疗信息，增强医患之间的信任和合作关系。

附件 3–2

住院患者就医感受调查表（示例）

科室：__________ 病案号：__________ 调查时间：__________

1. 您是否知道自己的主管医师？

☐ 知道 ☐不知道 原因：____________________

2. 您是否知道自己的主管护士？

☐ 知道 ☐不知道 原因：____________________

3. 主管医师是否每日查房？

☐ 是 ☐否 原因：____________________

4. 医师 / 护士是否主动与您沟通病情？

☐ 是 ☐否 原因：____________________

5. 您是否知道自己的病情情况？

☐ 知道 ☐不知道 原因：____________________

6. 您对治疗效果是否满意？
□是 □否 原因：________________

7. 您对医院就医流程是否满意？
□是 □否 原因：________________

8. 您觉得住院期间的医疗费用是否合理？
□是 □否 原因：________________

9. 您是否愿意推荐这家医院给他人？
□是 □否 原因：________________

10. 您希望医院在哪些方面做进一步的改进？
意见及建议：________________

____

____

该示例主要由专科运营助理通过问卷软件对住院患者以口头问答的方式进行调查。每月将对问卷调查的数据进行分析，并出具分析报告，针对立行立改的问题，由专科运营助理直接协调解决，涉及多部门或难度较大的工作将以项目的形式推动。

三、成效与启示

在医院行政后勤部门绩效二次分配中，将各项工作按照一定的原则赋予分值并用于绩效二次分配的部门为数不多。通过工作量化绩效考核的方式，可以充分发挥绩效二次分配的激励和导向作用，调动和激发员工的工作积极性，全面打破“吃大锅饭”“躺平也能赢”的思维方式，让专科运营助理的工作充满了激情、充满了斗志、充满了期望，自己做的每一项工作都与自己的绩效挂钩，多付出、多回报的理念也深深烙印在每一位专科运营助理的心里。

这种工作量化绩效考核的方式，不仅对员工所做的工作进行了量化，实现了每位员工创造价值的横向对比，体现了“多劳多得”“优劳优酬”的绩效分配原则。同时在工作量化绩效考核中，工作量化原则由绩效管理小组在充分征集所有员工的意见及建议的前提下进行调整，工作量化绩效考核结果将在部门内部进行公示，起到了相互监督的作用，实现了绩效二次分配的公平、公正、公开原则。

根据医院战略规划和发展要求，并结合相关政策，医院的行政后勤部门、临床科室、医技医辅科室等均可使用工作量化绩效考核的方式完成部门、科室的绩效二次分配，调动全体员工的工作激情，实现“心往一处想、劲往一处使”，齐心协力推动科室、医院高质量发展。

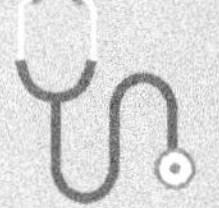

第五节 专科运营助理退出机制

一、建立退出机制的目的

专科运营助理是医院的眼睛、纽带和桥梁，是临床、医技医辅科室的参谋，在医院的管理中举足轻重，不可或缺。医院需要不断完善专科运营助理人才队伍建设，就要不断完善专科运营助理队伍选拔、培训、考核体系，让真正“肯干事、想干事、能干事”的人员脱颖而出，让“不肯干事、不想干事、干不成事”的人员退出专科运营助理队伍。

在专科运营助理管理中，引入了退出机制。专科运营助理退出机制是指在医院专科运营助理岗位上，当员工不能更好地胜任专科运营助理岗位时，通过考核评价或者自动退出的方式，并按照一定的程序和规定进行退出，可以选择调离岗位或者辞职。唯有如此，才能构建“能者上，平者让，庸者下，劣者汰”的选人、用人机制。

二、退出的考核与评价

专科运营助理的退出考核与评价可以从以下几个方面进行。

1. 工作完成情况

评估专科运营助理在岗位上的工作完成情况，包括任务完成数量、质量和工作效率，以及创新项目的探索及完成情况。可以通过与专科运营助理的交流、对工作成果的审核进行考核与评价。

2. 工作表现评估

评估专科运营助理在岗位上的综合表现，包括工作态度、工作成果、责任心、团队合作等方面。可以通过定期的绩效评估、工作报告、同事和上级的反馈等方式进行考核与评价。

3. 知识技能评估

评估专科运营助理在专科运营领域的专业知识和技能水平，包括对政策文件、行业规范的了解、对运营管理工具和技术的掌握、沟通协调的能力等。可以通过考试，查询培训证书、项目成果等方式考核与评价。

4. 团队合作评估

评估专科运营助理在团队合作中的角色和贡献，包括与同事的合作、协调能力、解决问题的能力等。可以通过同事和上级的评估、团队项目的成果等方式进行考核与评价。

5. 综合素质评估

评估专科运营助理的综合素质和潜力，包括自我管理能力、学习能力、创新思维、领导能力等。可以通过日常工作、沟通交流、座谈访谈等方式进行考核与评价。

6. 反馈和改进

在专科运营助理退出过程中，可以与退出的专科运营助理进行面谈或离职调查，了解其对岗位和组织的意见和建议，为组织改进提供有价值的反馈，包括优化岗位设置、培养计划、管理方式和福利待遇等。

综合以上评估维度，可以制订相应的考核标准和评价方法，对专科运营助理的退出进行全面的考核和评价。最终实现让“肯干事、想干事、能干事”的专科运营助理留下，让“不肯干事、不想干事、干不成事”的人员退出。

三、专科运营助理退出的实战案例

A 医院专科运营助理队伍从组建至今，经过 6 年多的积累，沉淀了丰富的运营管理经验和团队管理经验，形成了诸多的典型案例。专科运营助理的运营管理从开始的迷茫到后面的思路清晰，再到有一定的专业水平，最后使临床、医技医辅科室真正离不开，慢慢融为科室的一部分，这是大多数专科运营助理成长的经历。

在实际工作中，存在对工作懈怠、能力提升缓慢、工作激情降低、负面情绪较重的专科运营助理，严重阻碍了专科运营管理工作及医院运营管理工作。如果他们能够主动辞去专科运营助理的岗位，将对专科运营助理本人或专科运营管理工作都是有益而无害的。但是，能力较弱的专科运营助理主动辞职的毕竟是少数。为了加强专科运营助理队伍的管理和考核，医院建立了专科运营助理的退出机制，制订了专科运营助理的考核办法（示例详见附件 3-3）。

附件 3–3

专科运营助理考核办法（示例）

为进一步加强医院运营管理，推动医院高质量发展，打造高效的运营管理队伍，按照医院工作部署，并结合医院运营工作实际，特制订《 × × 医院专科运营助理考核办法》。

一、目的

完善运营管理人才评价机制，鼓励先进，鞭策后进，实现优胜劣汰。

二、原则

公平、公正、公开原则。以事实为依据，客观反映员工的工作态度、工作能力、学习能力、工作作风的实际情况。考核原则、考核指标将由专科运营助理考核管理领导小组制订，考核原则、考核指标、考核结果做到公平、公正、公开。

三、组织管理及职责

成立专科运营助理考核管理领导小组。

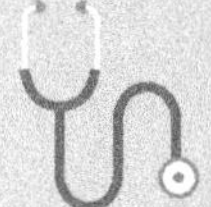

组　长：×××

副组长：×××　×××　×××　×××

成　员：×××　×××　×××　×××　×××　×××　×××　×××

下设办公室，办公室设在运营管理部。

办公室主任：×××

秘　书：×××　×××　×××　×××　×××　×××

管理领导小组工作职责

1. 负责专科运营助理考核工作的组织领导。

2. 起草专科运营助理考核办法，制订考核标准。

3. 监督考核过程，审议考核结果。

4. 落实考核"不合格"人员岗位调整。

办公室工作职责

1. 制订考核实施细则。

2. 组织考核工作。

四、考核范围

专科运营助理。

五、考核周期

每年 1 次，每年 3 月对上一年度工作进行年终考核。

六、考核方法

1. 满意度测评

包括医务人员、患者及家属对专科运营助理服务态度、服务能力的满意度测评。考核措施：由领导小组调查和专科运营助理调查两部分组成。

2. 年终考核

结合工作实际，围绕"沟通、反馈，服务、创新"，总结上年度工作情况。考核措施：将本人签字的纸质版工作总结报送管理领导小组办公室，由管理领导小组根据总结内容及日常工作情况客观评分。

3. 笔试

考核医院管理、经济管理、统计专业、会计专业等知识与实务，以及运营管理工具的实操。考核措施：结合岗位专业特性，制订客观、主观题。

考核分数结构：满意度测评（10%）+ 年终考核（80%）+ 笔试（10%）=100%。

七、考核结果

考核评价结果分为"优秀""良好""基本合格""不合格"四个等级。

考核结果公示一周，凡考核评价"不合格"的人员进行院内调岗。

评价	优秀	良好	基本合格	不合格
分值区间	≥ 90 分	80 分≤得分＜ 90 分	70 分≤得分＜ 80 分	＜ 70 分

八、其他

本制度自印发之日起实施。

××医院

202×年×月××日

在《专科运营助理考核办法（示例）》中，对专科运营助理的“满意度测评”可以参照附件 3-1《对专科运营助理工作情况满意度调查（示例）》执行，也可以根据实际工作需要制订其他满意度测评标准；对专科运营助理的“年终考核”，需要制订一个可以量化的考核标准，可以从“目标管理、过程管理、组织纪律、工作态度、临床满意度、文章发表、课题研究”等维度进行评估，也可以围绕“德、能、勤、绩”进行考核（示例详见表 3-4 和表 3-5）。

表 3-4　专科运营助理考核标准（示例）

类别			考核内容	分值	考核细则	得分
临床专科工作（60 分）	目标管理	门诊工作量	与去年同期比较	4	同比负增长 0 分，10% 以内 2 分，10% 以上 4 分	
		出院工作量	与去年同期比较	4	同比负增长 0 分，10% 以内 2 分，10% 以上 4 分	
		收支结余	与去年同期比较	4	同比负增长 0 分，10% 以内 2 分，10% 以上 4 分	
	过程管理	效率提升	分析报告、项目推进、效果评估	48	专项报告 6 分，项目推进 4 分，项目闭环 6 分	
		流程优化				
		成本管控				
		多科协助				
部门管理（30 分）	组织纪律		无迟到、早退、脱岗	10	发生一次扣 5 分	
	工作态度		服从工作安排	10	发生一次扣 10 分	
	临床满意度		无临床投诉	10	发生一次扣 10 分	
科研学习（10 分）	文章发表		公开发表论文、参与课题研究	10	发表一篇论文或参与一个课题 10 分	
	课题研究					
合计				100	-	

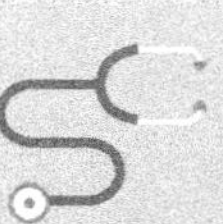

表 3-5　专科运营助理年度总结报告评价标准（示例）

序号	类别		考核内容				分值	考核细则	得分
1	德	思想素质	学习国家、省、市卫生健康委和医院等下发文件				2	学习相关文件，得≤ 2 分	
2	德	工作态度	服从领导安排，服从指挥调度；对患者、科室人员等有礼有节				3	服从领导安排，得≤ 2 分；对医患礼貌，未出现投诉等，得≤ 1 分	
3	德	敬业精神	按照工作要求，积极履行工作职责。了解科室人员、患者思想动态，善于主动发现不足，积极为科室、患者解决问题				4	按照工作要求，积极履行工作职责，得≤ 2 分 积极为科室、患者主动解决问题，得≤ 2 分	
4	勤	会议出勤情况	除正当理由请假外，应全勤出席院内会议及部门例会				1	未出现迟到或早退现象，得 1 分	
5	能	专业技能	年度总结报告	文字能力	格式	标题：方正小标宋简体、二号 一级标题：黑体、三号 二级标题：楷体 GB2312、三号 三级标题：仿宋 GB2312、三号 行间距：固定值 28 磅 首行空两格	2	错误扣 0.5 分 / 处，扣≤ 2 分	
6	能	专业技能	年度总结报告	文字能力	结构	结构严谨（含思想汇报、主要工作、取得的成绩、存在的问题、下一步工作计划）	2	结构不完善扣 2 分	
7	能	专业技能	年度总结报告	文字能力	语言	用词准确、无错别字、逻辑合理	2	错误扣 0.5 分 / 处，扣≤ 2 分	
8	能	专业技能	年度总结报告	文字能力	篇幅	字数不低于 1000 字	2	字数低于 1000 字，扣 2 分	
9	能	专业技能	年度总结报告	解决问题能力	主动思考，发现问题，解决问题		6	自身问题分析，得 0.5 分；改善措施，得 0.5 分 负责的临床、医技医辅科室问题分析，得 2 分；改善措施，得 2 分 其他问题及其建议，得≤ 1 分	

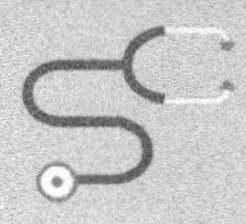

续表

序号	类别		考核内容			分值	考核细则	得分
10	能	专业技能	年度总结报告	规划能力	个人规划和负责的临床、医技医辅科室运营能力提升规划	6	个人规划，得≤ 1 分（包括工作能力提升、综合素质提升等方面） 负责科室规划，得≤ 4 分（含具体指标、计划步骤、完成时间） 其他工作规划（院、部），得≤ 1 分（含具体事项及目标、计划步骤、完成时间）	
11			数据分析能力		能够独立完成运营数据分析，并形成报告	4	具备数据分析能力 4 分	
12			工具运用能力		善用图表（甘特图、流程图、雷达图、河道图、鱼骨图等）	4	工作中使用管理工具 4 分	
13		协调能力	善于听取患者、科室等各方面意见，保持密切联系			2	患者、科室投诉 1 次扣 2 分	
14		工作质量	服从工作安排，保质保量完成各种临时交办工作。在规定时间内完成运营分析工作；及时有效反馈科室各种情况			50	开展院级项目并取得成绩加 2 分 / 项；开展科（部）级项目并取得成绩加 1 分 / 项；若前两项只有开展无成效扣 50% 的分值，只有成效则不加分。分析报告 0.5 分 / 类型；其他工作（如开展科室运营分析会等）0.2 分 / 项。总分不能超过 50 分	
15		创新能力	有无创新项目			6	院级创新项目 2 分 / 项；部级创新项目 1 分 / 项。总分不能超过 6 分	
16		合作能力	与小组成员共同合作完成项目的能力			2	与其他专科运营助理共同完成的项目 2 分	
合计						100	–	

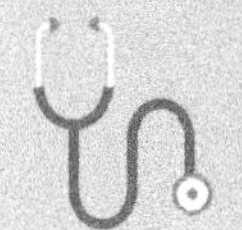

某年度 3 月，医院对专科运营助理进行年度考核，通过考核，每位专科运营助理年度工作成绩就轻松呈现出来，得分≥ 90 分的专科运营助理考核为“优秀”，有 1 人；80 分≤得分＜ 90 分的专科运营助理考核为“良好”，有 7 人；70 分≤得分＜ 80 分的专科运营助理考核为“基本合格”，有 3 人；得分＜ 70 分的专科运营助理考核为“不合格”，有 1 人。按照《专科运营助理考核办法（示例）》考核要求，考核结果将公示一周，其中考核评价“不合格”的 1 位人员进行院内调岗，正式退出专科运营助理队伍（表 3-6）。

表 3-6　××××年专科运营助理考核成绩表

排名	姓名	得分
1	王 ××	90.5
2	刘 ××	89.0
3	张 ××	88.0
4	陈 ××	87.5
5	何 ××	86.5
6	马 ××	85.5
7	邵 ××	83.0
8	余 ××	80.0
9	黎 ××	77.0
10	陈 ××	75.5
11	雷 ××	72.0
12	张 ××	64.5

四、成效与启示

专科运营助理的退出与评价机制，可以督促专科运营助理不断成长、不断进步，倒逼他们时刻学习专业技术，提升业务能力，主动完成各项工作。对于专科运营助理来讲，如果通过考核与评价被淘汰，说明自己的业务能力存在不足或者在团队中是比较差的，为了证明自己的实力和水平，每一位专科运营助理都会努力学习、工作，绝不做最差的人。唯有如此，运营管理团队才能上下同心、上下同力、上下同欲，才能将医院运营管理工作做实、做细、做深、做优。

专科运营助理的考核与评价实现了专科运营助理团队人员“能进能退、能上能下”，鼓励了“肯干事、想干事、能干事”的人员，淘汰了“不肯干事、不想干事、干不成事”的人员，不断提升了专科运营助理团队的整体专业水平和业务能力，有效推动了医院高质量发展，推进了管理模式和运行方式加快转变，进一步提高了医院运营管理科学化、规范化、精细化、信息化水平。

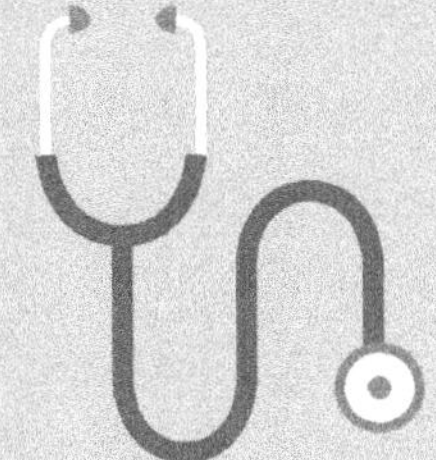

第四章 业财融合下医疗业务运营管理实战

随着医疗行业改革的不断深化和市场竞争的日益激烈，传统的医疗运营模式已难以满足现代医疗服务的多元化需求。因此，业财融合，即业务与财务的一体化管理，也将成为行业创新发展的重要趋势。

业财融合，不仅是一种管理理念的创新，更是一种实践行动的变革。它要求我们在医疗业务运营中，将财务管理与业务运营紧密结合，实现资源的高效配置和流程的优化。通过业财融合，我们可以更加精准地掌握医疗业务运营的财务状况，为决策提供有力支持；同时，我们也可以借助财务管理的力量，推动医疗业务的创新与发展。

本章将围绕业财融合的具体实施方法、成功案例及实践经验进行深入探讨，共同推动业财融合在医疗运营中的深度应用，助力医疗行业的发展迈上新台阶。

第一节　医院门诊运营管理实战

门诊既是直接接受患者进行诊断、治疗、预防保健和康复服务的场所，也是进行医学教育和临床科研，以提高医院科学技术和医务人员业务能力的重要阵地。门诊具有“五多一短”的特点，即“患者集中多”“诊疗环节多”“人群杂、病种多”“应急变化多”“医师变换多”和“诊疗时间短”。门诊运营是医院管理的关键领域之一，它主要涉及门诊部门的高效运作，包括预约管理、患者就诊流程优化、资源调配等方面。本节将介绍门诊运营的理论框架和通过实际案例来展示成功的实践经验。

一、门诊运营管理着力点

门诊运营管理的目的是确保门诊部门的高效运行和优质服务，以满足患者的医疗需求并提升医院的整体绩效。以下是门诊运营管理的主要着力点。

1. 提供优质医疗服务

门诊运营的首要目标是提供优质的医疗服务，通过合理的排班和预约安排，减少等待时间，建立高效的就诊流程，提供准确和及时的诊断和治疗。

2. 优化资源利用

门诊运营管理旨在优化医疗资源的利用，通过合理的人员调度和设备配置，最大限度地提高资源的利用率，有助于提高医院的运营效率，降低成本，并提供更多的医疗服务。

3. 提高患者满意度

通过提供温暖、友好和人性化的服务，关注患者的需求和关切，建立良好的沟通和信任关系并增加他们对医院的忠诚度。

4. 管理慢性病和长期随访

通过建立系统的随访机制，确保慢性病患者定期复诊和接受必要的治疗和监测。这有助于控制病情的稳定和预防并发症的发生，提高患者的生活质量。

5. 提升医院声誉和竞争力

优质的门诊服务和高效的运营流程能够吸引更多的患者，增加医院的知名度和口碑。这有助于医院在竞争激烈的医疗市场中脱颖而出，并保持长期的可持续发展。

二、门诊运营管理的内容

门诊运营管理是指对医院门诊部门进行有效管理和组织，以确保门诊服务的高效性、质量和满意度。它涉及对门诊流程、资源分配、人员管理、质量控制、患者关怀等方面进行策划、执行和监控，以实现医院门诊部门的良好运营和管理目标。

（一）门诊就诊流程优化

门诊诊室布局：对有条件的医院门诊专科运营进行一体化建设，将各类专科门诊资源整合，为患者提供全方位、连续性的门诊服务模式，实现个性化一体化诊疗。例如，乳甲专科门诊，在就诊区域内形成“医师接诊—B超检查—有问题的患者B超引导下行穿刺检查—病理检查—有问题患者收治入院”的一体化服务。

（二）门诊排班和人员管理

门诊运营管理涉及医师和护士的排班和人员管理。通过科学合理的排班制度和人员配备，确保门诊部门有足够的医务人员提供服务，并根据患者需求进行灵活调整。主要涉及排班制度设计、人员需求预测、人员管理和绩效考核等方面。

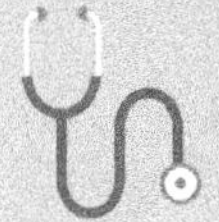

（三）门诊预约管理

建立一个科学、高效的预约系统，可以是线上预约平台、电话预约、现场预约、诊间预约，确保患者能够方便地预约就诊，以满足患者的不同需求和习惯。预约成功后，向患者发送确认信息，并在就诊前适时提醒患者注意事项、预约时间等。

（四）门诊患者管理

患者信息管理的目标是提高患者医疗服务的质量和安全性，实现医务人员之间的有效沟通和协作，同时保护患者的隐私权和信息安全。需要建立和维护患者信息管理系统，包括电子病历和患者档案等。这有助于对患者信息的准确记录和查询，提高诊断和治疗的连续性和准确性。患者信息管理是门诊运营管理的重要方面，涉及收集、记录、存储和管理患者的个人和医疗信息。

（五）门诊质量管理和绩效评估

门诊质量管理和绩效评估是确保门诊医疗服务质量和效果的重要手段，以确保提供的医疗服务符合标准和要求。这包括对医疗质量指标的监测、患者满意度调查、医疗错误和不良事件的管理、绩效考核等。

（六）患者教育和健康促进

门诊运营管理也涉及患者教育和健康促进活动。通过提供健康教育资讯、指导患者合理用药、鼓励健康生活方式等措施，促进患者自我管理。门诊患者教育和健康促进是门诊运营管理中重要的组成部分，旨在帮助患者获得相关的健康知识和技能，以提高患者的健康水平和自我管理能力。

三、创新门诊运营模式

（一）针对挂号不足的科室运营模式

1. 建立主诊医师门诊制度

提高了主诊医师的责任心，可在整体上有效调控门诊医师出诊数和诊区医师配置数。同时，复诊患者的有效管理和院外健康指导，根据营销学经典 2/8 原则，也有利于培养“忠实客户群”。确保门诊医疗服务和住院医疗服务实施无缝连接，医院整体服务效能的输出和服务体系的柔性。

2. 专科品牌建设

通过开展专科宣传活动，提升服务质量和水平，建立良好的医患关系，借助新媒体打造医师个人 IP 等活动吸引更多患者，从而增加门诊量。

3. 提升医疗服务质量及水平

专科可通过引进先进的设备，开展新技术，提升医护的专业水平，建立规范的诊疗流程，从而提升医疗服务水平，提升患者的满意度和信任度，提升门诊工作量。

4. 专科医师驻点医技科室

针对门诊挂号不足的科室，可与医技、体检等科室建立阳性患者咨询服务通道，在发现阳性指征时，可引导至专科免费就诊服务。

（二）针对挂不上号的科室运营模式

1. 增设门诊诊室

可根据门诊患者就诊情况，增加每日门诊排班。同时，建立弹性排班机制，对于当日已经来院的患者无号源情况，及时启动门诊排班应急预案，保障患者的就诊需求，提升患者满意度。

2. 门诊延时服务

充分分析患者构成，合理按照就诊时间进行分流，满足患者门诊就医需求，充分利用医院的优质资源，吸引更多患者就医，缓解群众看病难问题。例如，医学美容科针对上班族的爱美人士，利用午间休息或下班后进行部门皮肤管理，既不影响工作也满足对美的需求；儿童眼科的延时服务大幅度满足学龄儿童的就诊需求等。

3. 建立分级诊疗制度

对于长期慢性疾病的开药患者，可引导其到基层就医，合理分流使患者有序就医，让三级医院资源得到更合理的利用。

实操案例4

“一站式”服务中心的探索与实践

A医院作为一家三级甲等大型综合性医院，始终践行着以患者为中心的服务理念，为更好感知患者需求，改善医疗服务，A医院在门诊大厅最显眼的地方挂着两本意见簿，旨在收集患者及家属对医院各方面的建议。在这两份意见簿里收录了患者及家属对医院、医务人员情真意切的感激之情，也有对医院、医务人员提升服务品质和改善就医体验最宝贵的意见及建议。2021年10月，王先生提到他在办理门诊就诊资料调取手续过程中，因对医院不熟悉，跑了医务部、信息科、放射科等好几个科室，这几个科室又在不同的地方，自己楼上楼下地跑，弄得满头大汗。2021年11月，谢女士说父母年纪大，不识字、对看病的流程也不熟悉，除了有儿女陪同一般很少选择来医院看病，希望医院也能关注老年人就医难的问题。

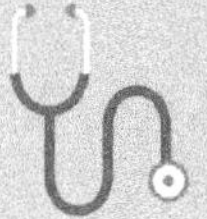

1. 背景

（1）公立医院改革持续深化　随着公立医院改革发展的持续深化，医院发展已有明确的方向、清晰的路径，顶层设计已基本完成。增进人民健康福祉和获得感，不断提高卫生健康供给质量和服务水平，是医院实现高质量发展的重中之重。

2017 年 7 月，国务院办公厅印发《国务院办公厅关于建立现代医院管理制度的指导意见》（国办发〔2017〕67 号），将群众受益作为出发点，因地制宜，突破创新，全面开展便民惠民服务，改善医疗服务，优化就医流程。

2019 年 1 月，国务院办公厅印发《国务院办公厅关于加强三级公立医院绩效考核工作的意见》（国办发〔2019〕4 号），明确将患者满意度评价纳入三级公立医院绩效考核中。

2020 年 12 月，国家卫生健康委、国家中医药局印发《关于加强公立医院运营管理的指导意见》（国卫财务发〔2020〕27 号），优化服务流程，探索“一站式”服务模式，持续改进服务质量和效率。

（2）医院之间竞争日趋激烈　根据 2021 年我国卫生健康事业发展统计公报可知，截至 2021 年底我国共有 103 万多家医疗机构，医疗市场竞争压力可想而知。各级医院想要在竞争日趋激烈的市场中蓬勃发展，不仅需要进一步强化医疗技术和专业队伍等“硬实力”的建设，还需要更加注重服务质量和患者满意度等“软实力”的提升，“软实力”越发成为增强医院核心竞争力的关键因素。

（3）患者就医需求不断升级　随着各地医疗水平逐步提升，患者的就医需求也随之升级，不仅要求高超的医疗技术及专业且经验丰富的医疗团队，也更加看重医院的医疗服务质量和舒适的就医体验。

2. 相关概念

“一站式”服务中心是一种全新的人性化服务模式，通过这种服务模式来最大限度地简化繁琐的服务过程，用最短的时间提供最优质的服务。医院“一站式”服务中心能够方便患者及家属完成医疗证明办理、就医咨询、收费挂号等，节约了患者就医的时间成本，可以有效提升患者满意度，同时能够整合医疗资源，优化医疗服务流程，降低医院运行成本，不断推动医院优质高效发展。

流程优化是为实现业务的某一特定目的所采取的一系列控制的步骤、活动与方法。流程优化是一项策略，通过不断发展完善业务流程，提高服务水平，保持医院的竞争优势。

患者路径指在就医过程中，患者按照就诊流程在不同科室之间移动的路线。

3. 具体做法

以 A 医院为例，该医院地处副省级城市的中心，地理位置优越，交通便利，年门诊量可达 200 万余人次，年出院人次为 9 万余人。但由于医院发展规划，2017—2024 年是医院的扩建改建阶段，检查科室被分散在医院的各个角落，患者怨声载道、抱怨颇多。

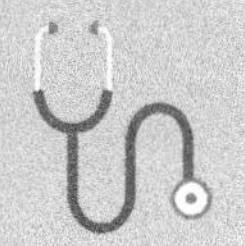

为进一步改善现状、提升患者就医体验，医院办公室牵头发起患者“一日体验官”活动，各部门领导走出办公室，“当一天患者或陪护”经历普通患者挂号、就诊、缴费、检查、入出院办理等就医全过程，并对整个患者路径跟踪记录，通过换位思考和分析关键路径，A医院决定打造“一站式”服务中心来为患者提供最便捷、高效、舒适的服务。

（1）“一站式”服务中心选址　结合患者的建议、前期的充分调研和成本分析，A医院选择将原门诊三区一楼的入院服务中心改建为“一站式”服务中心。该中心于2021年12月改建完成，于2022年1月正式运行。

（2）空间规划　原入院服务中心的7个窗口数量不变，分别改建为工伤和医保咨询窗口1个、挂号收费窗口2个、检查预约窗口2个、行政服务窗口1个、便民服务窗口1个，同时在入口处增设服务台1个和自助服务区（自助挂号缴费机、自助报告打印机）、便民服务区等，原心电图室和抽血室保持不变。改建前后的布局对比如图4-1所示。

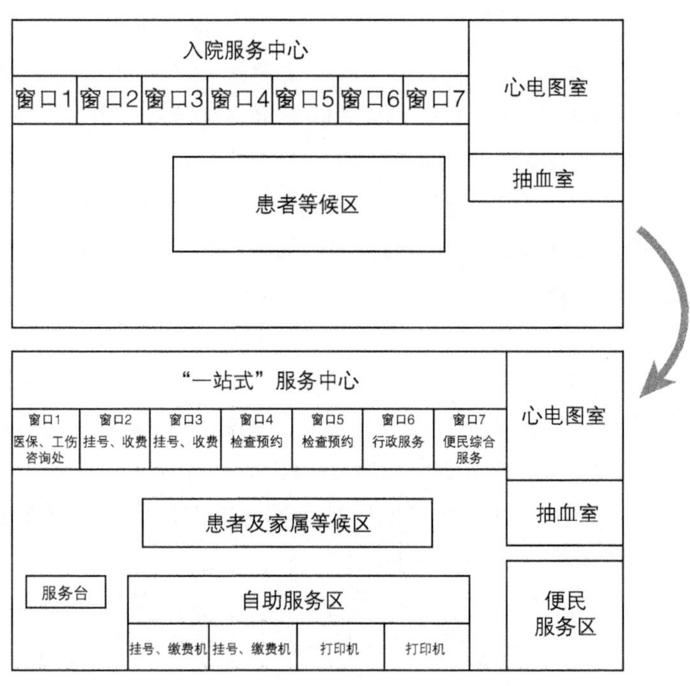

图4-1　“一站式”服务中心布局

（3）服务内容　“一站式”服务中心主要是将财务部、医保办、医务部等各职能部门的服务功能整合，集中到一地为患者提供服务，避免患者因不熟悉流程而出现“到处问，到处跑”的现象。该中心主要提供的服务内容如表4-1所示。

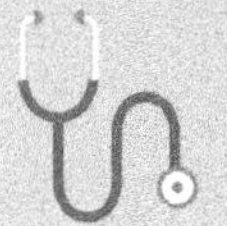

表 4-1 “一站式”服务中心的服务内容

窗口 1	提供工伤和医保咨询服务
窗口 2、窗口 3	提供门诊挂号收费服务
窗口 4、窗口 5	提供放射、消化内镜等检查的预约服务
窗口 6	提供《病情诊断证明》《残疾评定表》等证明的开具或盖章服务
窗口 7	提供检查报告单打印、中药邮寄、复印服务等
服务台	向患者提供预约挂号、缴费、检查、取药等就诊导向、并为患者提供各种引导、咨询服务以及老年友善服务等
自助服务区	提供自助挂号、缴费和自助打印服务
便民服务区	免费为患者提供轮椅、雨伞、小件物寄存服务

（4）职能分工 尽管“一站式”服务中心的运行工作主要是由财务部、运营部、医保办、医务部这 4 个职能部门承担，但仍需其他职能部门的协助配合才能使“一站式”服务中心高效运行。A 医院也对“一站式”服务中心后期的管理工作进行了分工，分工如表 4-2 所示。

表 4-2 相关部门（科室、中心）责任分工

部门	责任分工
信息部	负责“一站式”服务中心检查预约信息化建设，推动检查预约系统、预入院系统及时上线
组织人事部	调整组织体系等
财务部	配套“一站式”服务中心绩效政策，加强挂号、收费窗口的日常管理工作等
医务部、质评部	保障医疗质量、医疗安全，医务部负责医务部盖章服务窗口人员安排、培训、考核等
后保部	负责“一站式”服务中心的搬迁工作，更新标识标牌等
医学装备部	负责相关设备设施的配置和后期维护
放射科、超声科、消化内镜中心、心电图室、心脏彩超室	负责检查预约窗口工作人员的培训，及时反馈检查预约过程中存在的问题以及意见及建议
运营部	负责“一站式”服务中心日常管理工作，组织相关科室对检查预约窗口工作人员进行培训，落实工作考核
医保办	负责“一站式”服务中心的工伤和医保咨询，承担患者的咨询和患者引导服务

4. 效果评价及优势分享

（1）效果评价

①提升患者就医体验：在“一站式”服务中心建立前后各选择 100 名患者作为研究对象，分为对照组和观察组。观察指标为平均就诊时间、平均缴费时间、平均证明开具时间、患者满意度（包括就医感受、就医环境和服务态度）。数据对比结果如表 4-3 所示。

表 4-3 “一站式”服务中心建立前后对比

组别	平均就诊时间 /min	平均缴费时间 /min	平均证明开具时间 /min	患者满意度 /%		
				就医感受	就医环境	服务态度
对照组	75.5	24.1	52.3	88.1	87.6	90.5
观察组	21.8	13.7	18.6	97.6	97.8	99.2
变化	−53.7	−10.4	−33.7	+9.5	+10.2	+8.7

由表 4-3 可以看出：检查预约窗口通过科学设置检查时段及各时段的检查数量，做到了分时预约就诊，帮助患者实现了“一次就检”，使得患者的平均就诊时间缩短了 53.7 min；挂号、收费人工窗口和挂号收费机的同步开展使患者平均缴费时间缩短了 10.4 min；行政窗口通过“证明盖章一窗通”，将涉及患者用章和开具证明的服务全部整合到一个窗口，使患者的平均证明开具时间缩短了 33.7 min。A 医院在实施“一站式”服务中心后，患者的满意度大幅度提高，提升了 9.5 个百分点，这主要是因为“一站式”服务中心整合了科室资源和简化了工作流程，实现了服务项目的“一站式”集中办理，患者不需要楼上楼下多个部门跑，就可以“一次办好”业务，节省了患者的时间和精力，就医感受变好、就医环境和服务态度改善，患者满意度自然会提升。

②节约医院人力成本：医院人力成本指的是在医疗服务的过程中用于补偿自身劳动力再生产的必要劳动。分析“一站式”服务中心建立前后 4 个职能部门（医务部、运营部、医保办、财务部）的排班表和“一站式”服务中心的排班表。可以发现在“一站式”服务中心建立前 4 个职能部门平均每周需要 997.5 个工时，建立后 4 个职能部门平均每周需要 682.5 个工时，“一站式”服务中心的建立为 4 个职能部门节约了 315 个工时。而“一站式”服务中心平均每周则需要 172.5 个工时，因此建立“一站式”服务中心能为医院每周节省 142.5 个工时，约减少 3.8 个员工（142.5/37.5），降低了医院的人力成本。详见表 4-4。

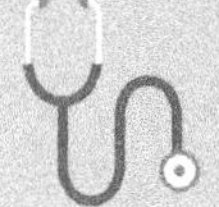

表 4-4 “一站式”服务中心和其建立前后 4 职能部门工作时长对比

时段	周一至周三 / 人	周四至周五 / 人	周末 / 人	工作时长 /h
建立前职能部门	58	55	20	997.5
建立后职能部门	44	41	6	682.5
“一站式”服务中心	10	8	5	172.5

（2）经验分享 A 医院建立“一站式”服务中心具有至关重要的意义。首先，有效整合了医疗资源，提升了医疗服务质量。“一站式”服务中心从患者的角度出发，把原本分散在医院不同地方的业务项目集中到同一个地方进行办公，实现了服务职能整合，让来院患者在“一站式”服务区域就能解决就医过程中遇到的各种问题。其次，能节约人力和空间资源，降低运行成本。通过集中办公，整合各科室人力资源，同时充分利用自助设备，进一步提升医院运行效率，节约业务成本。最后，推动了医院软实力建设，增强了医院竞争力。利用集约式的服务模式，为患者提供便捷、优质、全方位的服务，强化了医院品牌建设，增强了患者的依赖感。后来在意见簿上看到了许多对“一站式”服务中心的好评与点赞：王爷爷夸赞“‘一站式’服务中心提供的老年服务为我们老年人看病提供了太多的便利了！”周先生表扬在“一站式”服务中心就能一次性办完之前要跑几个科室的手续。

实操案例 5

关于门诊血压自助测量数据共享的方案

为进一步提升医院运行效率，缩短门诊患者就医等待时间，减轻门诊医师工作负担，我部联合医学装备部、信息管理部、门诊部，拟将门诊区域隧道式血压自助测量数据共享到门诊医师工作站，避免门诊医师在诊室内为患者重新测量血压和脉搏。具体方案如下。

1. 现状

经了解，国内有多家医院已开通门诊血压自助测量数据共享，测量数据可在门诊医师工作站查阅，医院利用智能化设备优化门诊服务流程，大幅提升医院运行效率。目前，A 医院主要门诊科室均配备了隧道式血压计，用于患者诊前自助测量血压，给医师提供血压参考。但是，门诊自助血压测量存在以下问题：①患者知晓率、使用率低，仍有 90% 以上患者的血压由医师在诊室内测量（每个患者大概需要测量时间为 1 ～ 2min）。②测量结果由患者自行记录或打印小条，在打印小条中无任何患者身份信息，容易出现差错且无法回溯。③测量数据无法共享到门诊医师工作站，数据结果需要医师手动录入系统，增加了医师工作量。

2. 目标

通过血压自助测量数据共享到门诊医师工作站的方式，可以减少门诊医师繁琐的血压测量工作，从而提升工作效率，缩短门诊患者就医等待时间，让患者切实体会到新模式带来的便捷。

3. 具体思路

（1）搭建数据传输平台　在现有隧道式血压自助测量的基础上，安装脉搏波、血压工作站和SOCKET接收程序组成的联网血压系统。在门诊患者候诊时就进行血压自助测量，通过数据共享传输到门诊医师工作站；同时，门诊患者在分诊台扫码报道时，报道系统需语音提醒“请您到门诊自助服务区测量血压和脉搏”，以确保患者在进入诊室前完成血压和脉搏的测量。

（2）操作流程　在门诊自助服务区墙面张贴《门诊血压自助测量操作流程》和《正确测量坐姿》，以便指导患者正确地自助操作（图4-2）。

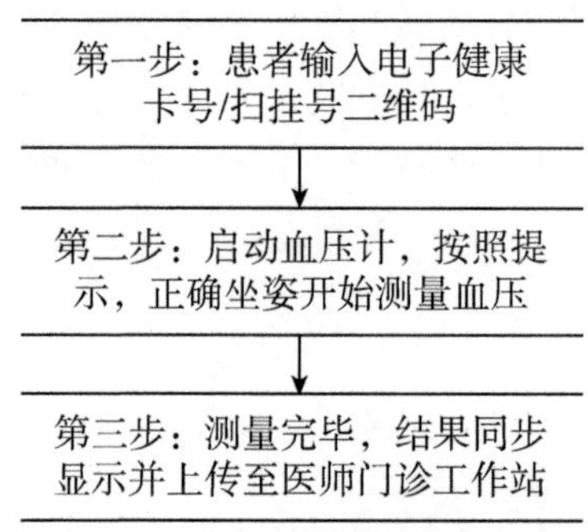

图4-2　门诊血压自助测量操作流程

（3）专人引导　为更好地服务门诊患者，设置门诊导医引导并协助门诊患者自助测量血压和脉搏，保证患者在门诊就诊前完成血压和脉搏的测量。

（4）遴选试点科室　拟选择A内科、B内科门诊作为试点科室。

4. 责任分工

见表4-5。

表4-5　责任分工

部门/科室	责任分工
门诊部	①负责引导/协助患者进行血压自助测量，保证就诊前完成血压测量。②负责区域内自助血压测量设备的日常管理
信息管理部	负责自助血压测量系统的安装及维护，二次分诊系统的维护

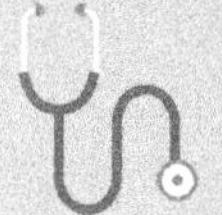

续表

部门 / 科室	责任分工
医学装备部	负责采购自助血压测量的部分配套设备
运营部	负责项目的协调工作及方案撰写汇报

5. 成效评估

血压自助测量数据的共享，将有效提高门诊工作的运行效率，减轻门诊医师工作负担，缩短门诊患者就医等待时间，每位患者节约血压测量时间 1 ～ 2 min，则每诊次节约血压测量时间 20 ～ 40 min（按每诊次 20 人次需测量血压计算）。同时，将持续提高门诊患者就医满意度和就医体验。

案例总结：患者门诊就诊流程环节众多，如何优化提升效率是门诊运营管理的一项重要工作。实际运行过程中找准突破点，向国内外先进医院学习借鉴，结合本院实际情况，借助信息化手段，定制符合自身的运行流程优化，有效提升工作效率。

实操案例 6

眼科与医学美容科 MDT 合作方案

为深化科间合作实现医疗资源共享发展，同时也能满足患者的个性化诊疗需求，使患者、科室、医院达到三方共赢的局面。医学美容科拟与眼科开展眼部整形的科间特需项目，方案如下。

1. 背景

整形美容产业是继房地产、汽车、旅游之后的第四大服务行业。消费者对双眼皮、隆鼻热度不减。现在，国际眼科整形发展迅猛，日本、韩国、新加坡等亚洲国家整形热方兴未艾。当下，中国眼部整形美容手术市场潜力巨大，眼部整形在整个颜面部整形手术学科中占有重要地位，对人的容貌起到点睛作用。据中研普华研究院《2021—2026 年整形美容行业深度分析及投资战略研究咨询报告》分析，中国医美网购市场规模从大到小排名分别是鼻部整形、眼部整形、轮廓骨骼、瘦身美体、注射美容、抗衰紧致等。整形手术中眼部手术位列第一，其中“85 后”占比更是高达 74.8%，年轻人对于“眼美”的追求可见一斑。成都素来就有“医美之都”的美誉，在国内医美市场中占有很大的份额。

2. 现状

目前，眼部整形手术在医学美容科整形手术中业务量排名第一位，但市场占有份额较小，业务量仍有很大的提升空间。眼部整形手术属于自费项目，不属于医保报销范围，按现行基本医疗术式收取费用低，以重睑术为例，价格在 ×× ～ ×× 元，其中手

术费用 ×× 元，由于各种原因，眼科未开展眼部整形亚专业。医学美容科收费属特需项目收费，上睑下垂费用 ×× 万～ ×× 万/例（不包含检查检验费）。现医学美容科有平台，眼科患者有需求，但科间未深度合作，医疗资源未得到充分利用。

3. 目标

为患者提供优质服务，提供个性化的诊疗方案，提高患者满意度、提升医院科室品牌效益。

4. 工作思路

（1）合作项目内涵　眼部整形包括上睑下垂、双眼皮、提眉、眼袋、特发性眼肌痉挛、斜视、美容缝合。

（2）合作模式　眼科有眼部整形需求的患者，在医学整形特需医疗平台，由医学美容科医师主刀，收入计入眼科，制订成本分摊方案。

（3）工作流程

①术前：眼部整形需求患者，医学美容科的主刀医师和眼科医师共同管理患者，制订手术方案。同时，由医学美容科为患者提供全流程跟踪服务，并引导患者完成术前检查和人文关怀；协调预约手术时间。

②术中：手术由医学美容科的主刀医师和眼科医师共同完成。如手术由医学美容科医师主刀，则由眼科医师跟台并完成医疗文书的书写。

③术后：患者术后护理、换药拆线、跟踪回访由医学美容科完成。

5. 风险评估

见表 4-6。

表 4-6　项目风险评估与控制

风险评估	风险控制
流程、医保等是否符合规定	①物价部门知晓；②该项目在政策允许范围，并无违规风险
医疗安全	科间密切联系，医学美容科积极配合，全周期提供优质服务，确保患者安全

6. 成效预测

以重睑术为例测算，眼科和美容科进行 MDT 合作，满足患者对就医的需求提升医院形象，开拓 MDT 新模式，多元化的医疗服务。

7. 思考和启发

MDT（多学科联合会诊）合作，无疑为医疗领域带来了深刻的思考和启发。这种合作模式将两个看似不同但实则紧密相连的学科紧密地结合在一起，共同为患者提供更全面、更精准的治疗方案。同时，这种跨学科的合作模式不仅增强了治疗效果，也提升了

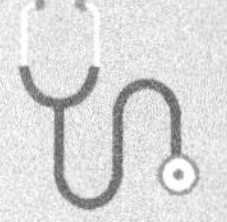

患者的就医体验。不仅可以应用于眼科和美容科的合作中，也可以推广到院内其他的科间合作，提升医疗资源的利用，为更多患者带来福音。

第二节 医院住院运营管理实战

一、住院运营管理着力点

医院床位是体现医疗服务供给能力的重要资源，直接关系到医院住院患者接纳容量，是医院管理的基础。医院床位的合理配置和高效利用是医院的大事，对医院整体运营产生至关重要的影响。

1. 床位资源的有效使用

（1）床位管理　有效管理病床资源，确保床位的合理利用和分配，包括对住院患者的入院、出院、转科、转院等进行及时安排和调度，减少床位的浪费和闲置，优化患者的就诊体验，提高医院的经济效益。

（2）床位规划与分配　医院应制订床位规划方案，确定不同科室的床位数量和类型。根据患者的疾病类型、治疗需求和病情严重程度，将患者分配到相应的床位中。

（3）床位管理信息系统　引入床位管理信息系统，实现对床位使用情况的实时监测和管理。通过电子化记录和管理床位信息，包括床位的可用状态、占用情况、预约情况等，提高床位调度的效率和准确性。

2. 提高床位运营效率

（1）创新考评机制　医疗组是医院住院医疗运行的主体，直接关系着医疗服务的质量和效率，科学有效的主诊医师考评机制成为关键。考评工作能有效提升主诊医师积极性，持续加快床位周转，进而提升医疗运行效率，减少患者等候时间。

（2）创新运行模式　采用“全院一张床”的运行模式情况，从“患者等床位”变成了“床位等患者”，医院可以 24 h 随时调配收治患者。医师也从负责固定病床的固定患者变成了负责不固定病床的固定患者。

（3）转诊机制　对于部分患者已经完成主要诊疗工作，但康复等因素患者仍需接受医疗照顾，此时医师积极联系下转如由综合医院转到地区医院或其他长期照护机构。

3. 提升住院患者工作量

（1）提升医疗服务质量　提升医疗服务质量，建立良好的医患关系，提供专业精湛的医疗服务。以此取信于人，建立良好的服务品牌、知名度和口碑。

（2）主人翁意识　让每一位员工都有强烈的主人翁意识，集体荣誉感。无论在业界内的学术交流会还是社区义诊活动，都积极主动拓展业务，推广学科的优势。

（3）精细化管理　住院工作量表做到日报，让科主任、业务骨干实时了解科室业务量。同时，专科运营工作周报表细化到医疗组，甚至个人，让每个一线人员关注自己工作量，积极主动工作。

二、住院运营管理实操案例

实操案例 7

关于提升住院工作效率的方案分享

1. 背景

2019 年，国务院办公厅印发的《关于加强三级公立医院绩效考核工作的意见》要求，公立医院要逐步降低平均住院日，在保障医疗质量的前提下加快床位周转，为更多的患者提供医疗服务。加强平均住院日管控是公立医院高质量发展的重要抓手，也是降低患者负担、凸显效率医疗的重要举措。

2. 现状分析

A 医院近五年来平均住院日均呈明显的下降趋势，其中 2021 年下降最为明显，但从全省部分医院平均住院日来看，低于 A 医院平均住院日的医院有 10 家，其中市内某医院的平均住院日仅为 6.76 天，与其他医院对标，A 医院平均住院日仍有很大进步空间（图 4-3、表 4-7）。

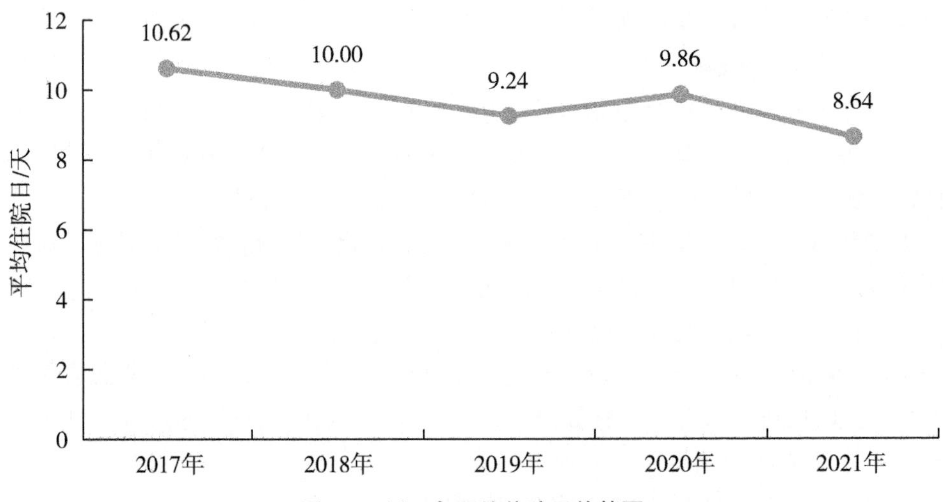

图 4-3　近五年平均住院日趋势图

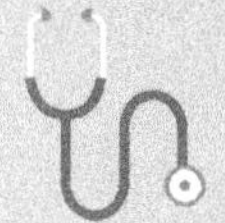

表 4-7　2021 年全省部分医院平均住院日指标

医院名称	平均住院日 / 天
某医院	6.76
A 医院	8.64
B 医院	7.33
C 医院	7.49
E 医院	7.56
F 医院	7.57
G 医院	7.99
H 医院	7.99
I 医院	8.10
J 医院	8.14
K 医院	8.26

3. 原因分析

通过鱼骨图分析（图 4-4），影响平均住院日的因素有制度因素、医技因素、其他因素、科室因素、医师因素、患者因素六大因素。现就医师因素和科室因素做以下分析：

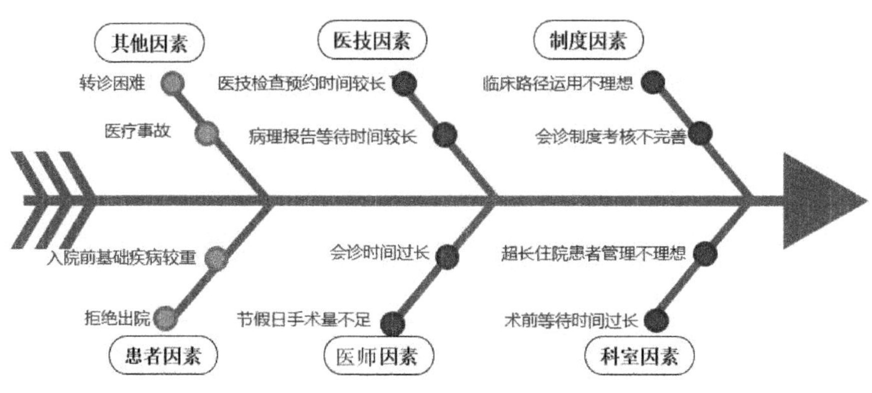

图 4-4　鱼骨图原因分析

（1）节假日手术工作量不足　2022 年 1—2 月，全院中心手术室共计开展 2184 台次，其中节假日手术 151 台次（占比 6.91%），节假日手术占比较低，需加强节假日手术开展（表 4-8）。

表 4-8　2022 年 1—2 月中心手术室手术统计

科室	1—2 月合计 / 台次	1—2 月节假日 / 台次	节假日手术占比
A 外科	119	28	23.53%
B 外科	693	80	11.54%
C 外科	39	4	10.26%
D 外科	11	1	9.09%
E 外科	312	14	4.49%
F 外科	126	5	3.97%
G 外科	217	8	3.69%
H 外科	266	5	1.88%
I 外科	329	5	1.52%
J 外科	72	1	1.39%
合计	2184	151	6.91%

注：根据中心手术室提供全院手术台次进行统计，不含眼科、日间手术室。

（2）会诊时间过长　2022 年 1—2 月，全院共计会诊 12 107 次，其中＞ 24h 的有 2181 人次，占比 18.01%，平均会诊时间 13.51h。最短会诊时间不到 1 h，最长会诊时间 197.10h。需严格落实会诊制度，减少因会诊不及时而导致的住院天数增加（表 4-9）。

表 4-9　2022 年 1—2 月会诊＞ 24 h 前 10 位科室

序号	科室	会诊次数	＞ 24 h 会诊次数	＞ 24 h 会诊占比
1	×× 科	1222	321	14.72%
2	×× 科	834	267	12.24%
3	×× 科	412	202	9.26%
4	×× 科	847	198	9.08%
5	×× 科	716	170	7.79%
6	×× 科	865	153	7.02%
7	×× 科	1131	134	6.14%
8	×× 科	750	122	5.59%
9	×× 科	371	95	4.36%
10	×× 科	550	88	4.03%
总计	–	12 107	2181	100.00%

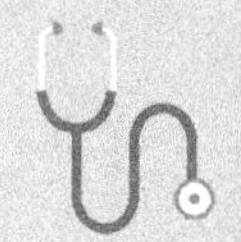

（3）术前等待时间过长　根据手麻系统统计，2022 年 1—2 月外系科室共开展全麻手术 2250 人次，平均等待天数为 3.72 天。其中术前等待天数较长的科室是神经外科、心脏大血管外科和骨科，分别是 9.43 天、8.97 天和 5.41 天，需加强平均住院天数管控（表 4-10）。

表 4-10　2022 年 1—2 月外系科室全麻手术术前等待天数

科室	手术人次	天数	平均等待天数
全院合计	2250	8362	3.72
×× 科	28	264	9.43
×× 科	65	583	8.97
×× 科	191	1034	5.41
×× 科	126	644	5.11
×× 科	223	1072	4.81
×× 科	143	502	3.51
×× 科	759	2550	3.36
×× 科	214	580	2.71
×× 科	98	234	2.39
×× 科	385	863	2.24
×× 科	18	36	2

（4）超长住院患者情况　2021 年全院出院患者 85 627 人次，出院患者＞ 30 天的有 2095 人次，出院患者＞ 30 天排前 5 名的科室有 ×× 科、×× 科、×× 科、×× 科、×× 科，其中 ×× 科出院患者＞ 30 天的有 450 人次，占全院超长住院患者 21.48%。需加强管控出院患者科室＞ 30 天排前 5 名的科室，加强双向转诊工作（表 4-11）。

表 4-11　2021 年超长住院日患者排名五的科室

科室	出院量	＞ 30 天		
		人数	占超长住院患者比	平均住院日 / 天
全院	85 627	2095	100%	8.64
×× 科	2292	450	21.48%	26.46
×× 科	6763	236	11.26%	11.02

续表

科室	出院量	＞30 天		
		人数	占超长住院患者比	平均住院日 / 天
××科	6530	220	10.50%	7.65
××科	3981	184	8.78%	10.72
××科	1151	166	7.92%	17.15

4. 对策拟定

（1）提高节假日手术奖励，鼓励临床医师轮休制，充分利用节假日，提升周末节假日手术，加大对临床科室医师节假日手术奖励政策宣传，提高医师积极性。

（2）严格考核会诊制度执行情况，普通会诊 24h 以内完成，急会诊 10min 以内完成。同时制订相应的会诊奖惩办法且激励核算到个人。

（3）引进预住院系统，将住院患者术前检查、检验纳入医保报销范围，患者入院即可手术，缩短住院术前检查等待时间；加强医技科室的服务，缩短检查、检验等待时间。

（4）关注超长住院患者，每个月运营分析会汇报各科室超长住院患者情况；建立紧密专科联盟，落实双向转诊工作，减少术后、康复、慢性病患者的住院时间。

5. 成效

（1）合理利用手术室资源，提升节假日手术工作量。

（2）进一步规范会诊程序，提高会诊效率。

（3）降低术前等待时长，缩短患者平均住院日。

（4）2022 年全院平均住院日降至 8 天内，降低了患者负担，提升了患者满意度。

实操案例 8

业财融合下的“预住院”模式赋能医院高质量发展

始终坚持以人民健康为中心，以高质量发展为主题，以提质增效为目标，以“经济管理年活动”为契机，综合运用战略运营思维，积极探索医院业财融合下诊疗流程创新、服务模式创新，借助信息化平台，推动医疗服务流程再升级、再优化、再便捷，大幅提升医院运行效率，降低患者就医负担，有效助推公立医院高质量发展。“预住院”是针对诊断明确、病情稳定且需要住院手术治疗的择期手术的患者，但因无床而设置虚拟床位进行正式入院前的相关检查、检验，在术前检查、检验完毕后且有床位的情况下，再正式入院手术。“预住院”模式是医院运营管理中重要的诊疗流程优化，是推动公立医院高质量发展的重要路径。

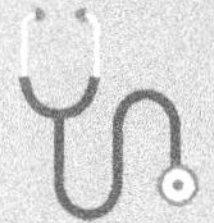

1. 背景与现状

（1）背景　按照三级公立医院绩效考核要求，持续提升门诊、住院患者满意度是三级公立医院社会效益的重要体现，是衡量患者获得感的重要指标。2021年6月，国务院办公厅印发《国务院办公厅关于推动公立医院高质量发展的意见》，明确提出提升公立医院高质量发展新效能，引导医院回归功能定位，提高效率、节约费用，减轻患者就医负担。从政策层面，提高运行效率、提升患者满意度、降低患者医疗负担是公立医院运营管理中提升社会效益和经济效益的重点任务。

（2）现状　在公立医院高质量发展的进程中，医院的运行效率与运营效益、患者的医疗负担与满意度成为一项重要的评价指标。2021年，A医院住院患者的时间消耗指数为0.94，低于全省平均水平，但对标华西医院、省人民医院，仍有较大差距；住院患者负担平均每年增长1.90%左右，从数据上来看，患者医疗负担有增无减，严重影响患者的就医体验和满意度。影响患者住院时间长、负担重的根本原因是医疗业务流程复杂、效率低下、主动服务意识淡薄等，那么如何解决阻碍公立医院高质量发展进程的问题成为一项重要工作。

2. 亮点做法

（1）以问题为导向，开展流程设计　针对医院患者住院时间长、患者负担有增无减的现状，医院多措并举重构患者入院流程。①查找问题，分析原因：医院通过专题会议讨论、头脑风暴、意见征集、跟踪调查、访谈等形式，收集患者入院时存在的堵点、痛点、难点问题，并认真分析，查找真因。②梳理患者入院流程：专科运营助理经过实地调研，梳理患者在“门诊 - 入院服务中心 - 住院”的入院服务流程，其中，“入院服务中心”是门诊患者转为住院患者的桥梁，也是服务流程中存在问题较集中的地方。③重塑“预住院”服务流程：围绕现行入院流程中突显的问题，医院经过多部门多次讨论、研究分析，提出建立“预住院”模式。经模拟运行、反复推演，重新塑造“预住院”服务流程。

（2）以项目管理为抓手，组织分步实施　“预住院”模式通过项目管理的方式，能够在医院快速、有效地推进。①建立“预住院”信息化系统：信息化系统是“预住院”模式的重要保障，建立“门诊 - 入院服务中心 - 住院”为一体的“预住院”信息化窗口，满足门诊医师开具预入院证的条件；入院服务中心办理“预住院”手续、引导患者检查、检验、安排患者正式入院；住院部及时查看“预住院”患者检查、检验完成情况，并及时安排床位、安排手术。②遴选试点科室及病种：以“诊断明确、病情稳定且术前检查、检验时间及床位等候时间较长”为标准选择“预住院”模式的试点病种，并遴选普外科和耳鼻喉头颈外科的胆囊结石、腹股沟疝、腺样体肥大、慢性扁桃体炎等2个科室的4个病种为试点病种。③快速完成“预住院”各项检查、检验：患者办理“预住院”后，入院服务中心根据患者时间合理安排检查、检验，减少患者往返医院次数和无效等候时间，检查、检验结果直接上传至住院医师“预住院”信息化窗口，有效避免患者来院领取各类报告。④智能化合并“预住院”费用：“预住院”患者正式入院后系统将“预住院”期间费用智能化并到住院费用，避免传统的手工并账，有效提升工作效率，减少人力成本，并避免并账过程中误记、漏记账现象。

（3）以过程管理为重心，严把环节控制　在“预住院”模式的推进过程中，各环节的有效控制是保障项目顺利完成的重心。①建立项目管理团队：建立以分管院领导为项目负责人，运营部、门诊部为牵头部门，医务部、信息部、财务部、医保部、临床科室为成员的项目管理团队。②明确责任分工：根据“预住院”项目目标任务，将各项工作细分到相关部门、科室，责任落实到个人，并层层压实责任。③严把时间节点：建立甘特图工作进度表，严格按照各项工作任务的时间节点推进工作，保障工作进度。④确保落地见效：在“预住院”项目的推进过程中，明确各项工作的成效，并按照时间节点完成后，将由项目牵头部门进行评估、验收，确保各项工作能够落地见效。⑤加强风险防控：在项目建设初期，梳理、评估项目实施过程中存在的风险问题，及时掌握，及时沟通，及时调整，形成风险防控的闭环管理。

3. 实施效果

“预住院”项目从 2021 年 7 月开始到 2022 年 4 月结束并正式启用，历时 10 个月。截至目前，“预住院”模式服务流程运行良好，并取得了显著成效。

（1）运行效率大幅提升　通过 2022 年 5—10 月运行数据显示，遴选试点的 4 个病种的出院患者平均住院日降幅达到 28.27% ～ 82.87%。其中，胆囊结石手术患者住院时间由“非预住院”模式下的 7.12 天，缩短到“预住院”模式下的 1.22 天，降幅达到 82.87%；腹股沟疝手术患者住院时间由“非预住院”模式下的 5.06 天，缩短到“预住院”模式下的 1.14 天，降幅达到 77.47%，出院患者平均住院日得到有效缩短，医院运行效率也得到大幅提升。

同时，在“预住院”模式试点期间，另有泌尿外科、妇科、骨科等 6 个科室的 92 个病种纳入“预住院”模式服务流程（表 4-12）。

表 4-12　试点病种在“预住院”与“非预住院”模式下的效率对比

病种	预住院 / 天	非预住院 / 天	增幅
胆囊结石	1.22	7.12	–82.87%
腹股沟疝	1.14	5.06	–77.47%
腺样体肥大	1.65	3.24	–49.07%
慢性扁桃体炎	4.06	5.66	–28.27%

（2）患者负担明显降低　通过 2022 年 5—10 月运行数据显示，遴选试点的 4 个

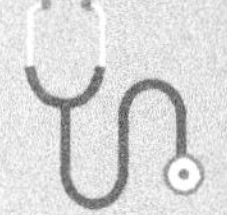

病种的例均费用降幅达到 3.87% ～ 30.20%。其中，胆囊结石手术患者住院例均费用由“非预住院”模式下的 1.50 万元，降低到“预住院”模式下的 1.05 万元，降幅达到 30.20%；腹股沟疝手术患者住院例均费用由“非预住院”模式下的 1.72 万元，降低到“预住院”模式下的 1.5 万元，降幅达到 12.48%。“预住院”患者医疗费用通过智能化并账后，可纳入医保报销，病种治疗效率的提升也有效降低了患者的床位费、护理费、诊察费和减少了部分治疗费用，同时，避免了患者因病耽误工作而影响收入，有效减轻患者经济负担，缓解“住院贵”的难题（表 4-13）。

表 4-13　试点病种在“预住院”与“非预住院”模式下的患者负担对比

病种	预住院 / 万元	非预住院 / 万元	增幅
胆囊结石	1.05	1.50	–30.20%
腹股沟疝	1.50	1.72	–12.48%
腺样体肥大	0.79	0.82	–3.87%
慢性扁桃体炎	0.93	1.03	–9.83%

（3）患者满意度显著提升　通过“预住院”患者满意度调查数据显示，“预住院”患者满意度由 35.24% 提升到 95.77%，患者满意度得到显著提升，患者就医体验也得到明显提高。

4. 下一步思考

（1）探索“预住院”患者安全管理模式　由于患者在“预住院”期间未正式纳入病房管理，患者依从性较低，护理难度较大，病情不可预知，从而增加“预住院”患者安全管理难度。医院亟须探索“预住院”患者安全管理模式，建立规范化、标准化、精细化的“预住院”病种准入与退出机制，动态调整准入与退出，及时掌握“预住院”患者疾病变化，做好患者沟通，确保患者“预住院”期间的医疗安全。

（2）建立医保常态化沟通机制　医保政策的保障是“预住院”顺利实施的关键，建立患者与医务人员、医务人员与医院医保部门、医院医保部门与医保局的常态化沟通机制，及时处理各项医保问题，争取医保政策支持，保障患者权益，加强“预住院”模式下医保政策的解读与培训。

（3）全面推广“预住院”模式　积极总结“预住院”模式试点经验，分析取得的工作成绩与存在的不足，制订下一步工作计划，努力提升临床科室医务人员“预住院”模式的服务理念与服务意识，督促更多的临床科室加入“预住院”模式服务流程，让更多的病种纳入“预住院”。

实操案例 9

关于提升院内会诊工作效率的方案

科间会诊是综合性医院的一项经常性的医疗活动，会诊的目的就是对患者的病情进行分析、讨论、制订检查和治疗方案，以便更好、更快地治疗疾病。如何提高会诊质量和效率，也是住院运营值得关注的点，现将 A 医院会诊相关情况进行现状分析，提出相应改进措施。

1. 第一阶段：基本情况分析

（1）会诊工作量　2022 年 1—11 月共会诊 81 895 次，会诊收入 84.73 万元，49 个病区（科室）提出了会诊申请，64 个病区（科室）参与了会诊（由于 12 月疫情影响，数据可能存在偏差，故未纳入分析）。

（2）执行会诊科室工作量　执行会诊的科室中，中医科执行会诊量最多，为 7730 次，会诊收入为 11.30 万元，执行会诊量排名前十的科室如表 4-14 所示。

表 4-14　2022 年 1—11 月全院执行会诊量前十位

序号	会诊执行核算科室	会诊人次	占比
全院合计		81 895	100.00%
1	A 科	7730	9.44%
2	B 科	7627	9.31%
3	C 科	5836	7.13%
4	D 科	5217	6.37%
5	E 科	5085	6.21%
6	F 科	5067	6.19%
7	G 科	4864	5.94%
8	H 科	4367	5.33%
9	I 科	3765	4.60%
10	J 科	3658	4.47%

（3）会诊等待时间　通过数据分析，全院平均会诊等待时间约为 13 h 47 min，其中 28 个科室平均会诊时间＞ 10 h，占比 82.35%。

各科室均有会诊等待时间＞ 24 h 的会诊，全院共 14 635 人次，占总会诊的 17.87%（表 4-15）。

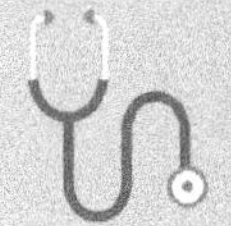

表 4-15　各科室会诊等待时间＞ 24 h 前十位

序号	科室	会诊人次	会诊等待时间＞ 24 h 会诊人次	占比
全院合计		81 895	14 635	17.87%
1	A 科	7730	2541	32.87%
2	B 科	5089	1585	31.15%
3	C 科	7627	1325	17.37%
4	D 科	3085	1297	42.04%
5	E 科	5217	1159	22.22%
6	F 科	4367	1126	25.78%
7	G 科	5839	866	14.83%
8	H 科	5836	612	10.49%
9	I 科	5067	550	10.85%
10	J 科	2471	545	22.06%

（4）会诊漏账情况　目前院内按照物价收费标准副高职称 24 元 / 次，副高职称以下 14 元 / 次。分析发现，实际会诊为 81 895 人次，涉及漏记 28 265 人次分布在各个科室，占总会诊次数的 34.51%；会诊收入应收 135.09 万元，实际收入 84.37 万元，漏记 50.36 万元，占比 37.28%（表 4-16）。

表 4-16　全院会诊记账情况表

项目	人次	总金额 / 万元
实际会诊	81 895	135.09
会诊记账	53 630	84.73
差异	28 265	50.36

2. 第二阶段：问题分析

（1）会诊等待时间过长　全院平均会诊等待时间约为 13 h 47 min，80.56% 的科室平均会诊等待时间＞ 10 h，其中会诊等待时间＞ 24 h 的 14 635 人次，会诊等待时间过长严重影响临床工作效率，导致平均住院天数延长，患者及家属满意度下降。

（2）会诊收入漏账严重　2022 年 1—11 月，会诊收入漏记 50.36 万元，占比 37.28%。

临床调研发现，目前会诊费均是由会诊医师完成会诊后，登记患者信息交给当班护士 / 办公护士手工录入，该过程中会诊医师可能忘记统计或当班护士忘记记账，以及记账的会诊费和会诊医师职称不匹配，导致会诊漏账严重。

3. 第三阶段：实施措施

（1）优化信息系统建设　完善信息系统，进一步规范会诊记账，严格执行物价收费标准，实现会诊费在会诊记录完成时准确自动记账，避免漏账再次发生。

（2）维护更新医师职称信息　专科运营助理联合医务部将系统里面的医师评用职称进行更新；同时，发布会诊实时自动记账的院内公告，提示各临床科室取消手动记账。

（3）全院设立会诊单项奖励　为进一步提升会诊积极性，院内会诊参照门诊激励机制，设立会诊单项绩效并直接发放给会诊医师，提高会诊积极性，有效缩短会诊等待时间。

（4）严格执行医疗会诊管理制度　严格按照院内医疗会诊管理制度执行，普通会诊在 24h 内完成，将会诊及时率与绩效考核挂钩，以提高会诊效率。同时，严格把握会诊，减少无效会诊。

4. 第四阶段：成效评价

经过前期系统及单项设立激励的磨合，实现了会诊工作量单项激励且发放到个人。措施实施后，2023 年 6—9 月会诊 29 661 人次，自动计费 19.90 万元，杜绝了漏账现象发生。会诊平均等待时间由 13 h 47 min 降低至 11 h 34 min，＞ 24 h 会诊占比由 17.87% 降低至 12.31%。

实操案例 10

关于改善出院结算耗时长的建议

随着公立医院绩效考核工作在全国全面展开，患者满意度是衡量医院综合服务质量及医患关系的重要指标，但是患者出院流程繁琐，手续复杂，常导致患者在这一环节耗费大量的时间和精力，造成患者满意度下降。为了提高患者满意度，我部围绕出院耗时长展开跟踪、调研、数据分析等，现将相关工作汇报如下。

1. 背景

2019 年开始，三级公立医院绩效考核工作全面启动，其中实现满意度提高成为患者、医师、医院、政府等多方的共同要求。为此，全国各大医院都在积极研究降低医患纠纷、提升患者满意度的有效途径。一方面，努力提升医疗技术水平，满足患者医疗需求；另一方面，多措并举，培育医护人员沟通理念、提高服务技巧，以期获得患者的认同。除此之外，就医流程复杂、手续繁琐给患者造成的不适感还需要额外关注，如果患者在医院非医疗服务流程中体验不佳，提升医患双方满意度将无从谈起。分析发现，患者出院环节与满意度评价有密切联系，如何提升患者出院过程的体验，是当下医院应重

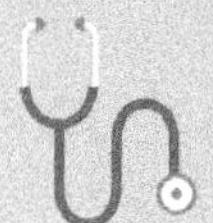

视的命题。

2. 现状

A 医院核定床位 1922 张。近年就诊患者快速增长，2023 年 1—6 月平均每日在床患者 2320 人，月均出院量达 9192 人次，平均每天出院约 304 人次，医院空间资源紧张。为改善出院耗时长的情况，我部对出院患者流程进行分析，A 医院 83.28% 的患者出院时间集中在 9:00—11:59，办理出院手续形成明显的高峰期，导致电梯、病区空间拥堵，护士站、出院结算窗口效率低下，同时也导致入院患者不能及时入院，造成床位需求与床位供应之间不协调。调研发现，患者办理出院，涉及医嘱下达、护士费用审核、医保审核、出院带药、出院手续办理环节（图 4-5），各环节平均总耗时长为 83 min，其中等待出院带药时间 45 min、护士审核费用时间 20 min 为主要的影响因素（图 4-6）。

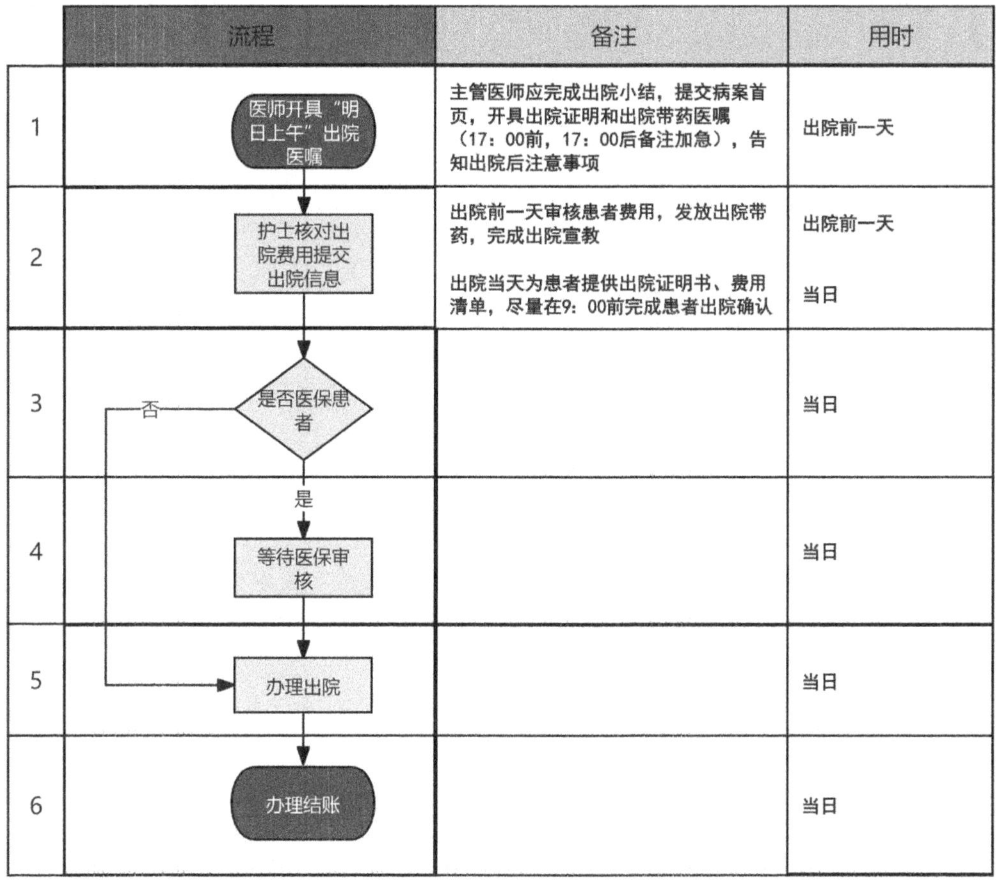

图 4-5　计划出院流程

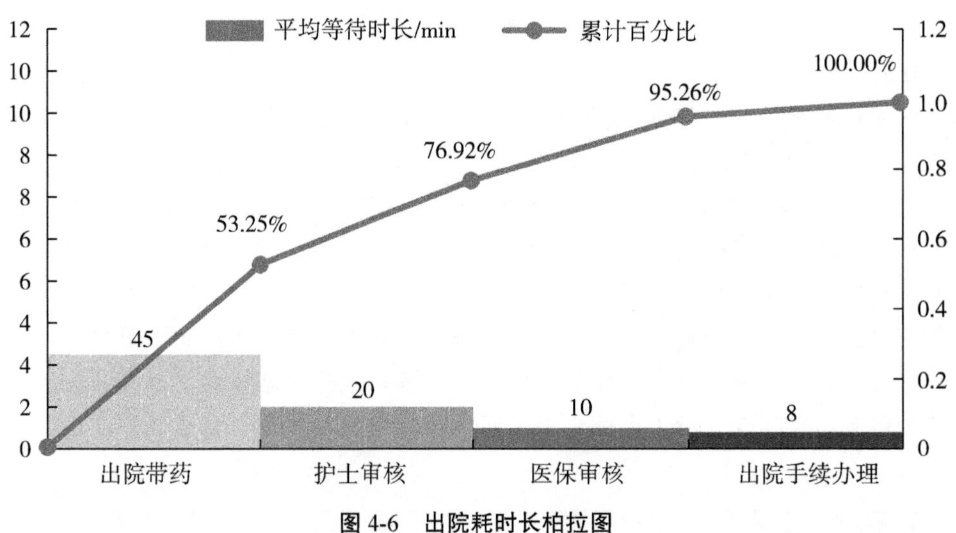

图 4-6 出院耗时长柏拉图

3. 目标

优化出院流程，缩短患者出院等候时间，提高患者满意度；缩短入院患者等待入住病房床单元的时间，提高床位周转率，加快医院整体运行效率，有效减少患者平均住院天数，降低患者负担。

4. 工作思路

通过前期的调研分析，提出对出院患者实行预出院管理的建议。选定眼科、老年医学国际医疗中心、康复医学科三个科室进行预出院管理的试点工作，具体做法如下：

（1）调整工作安排，实现有计划出院　医师提前安排出院计划，在出院前一天查房时告知患者第二天办理出院，让患者提前做好出院准备。医师提前一天开具出院医嘱、出院带药处方。这样做的好处是：避免出院当天出现安排输液及患者办完出院手续后还要“人等药”的情况，同时还可以有效错开出院高峰期，计划收治新患者。各病区设置专人对第二日出院患者再次核对患者医疗身份、指导医师完善各类住院审批单据、取出院带药并进行用药指导，落实出院健康教育；在患者出院当日，协助患者整理出院的相关资料，并指导患者办理出院手续。

（2）优化流程，实现及时配药、送药　调研发现，医师 17:00 前开具的出院带药会在 17:00 前配送至病房，17:00 后的出院带药会在第二天早上 8:30 开始由工人配送，一个工人负责多个科室的药品配送，药品配送到病区后，再经过护士分配药、送药等环节，延长了患者的等待时间。经与药房协商沟通后，建议如下：①医师计划安排患者出院，在出院前 1 天 17:00 之前开出院带药医嘱；②出院前一天 17:00 之后、出院当日的出院带药医嘱，请医师标注“加急”字样，药房会当日及时配送到病区。

（3）加强人员培训，强化服务意识　加强全员“以患者为中心”服务理念的培训，将“患者要我服务”的观念转变为“我要为患者服务”的理念，有效提高各项服务的质

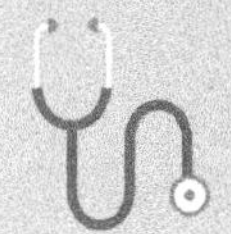

量和效率。增加护理人员对医疗保险相关政策的了解，提高出院前费用审核、出院办理、收费、发药的效率，缩短患者等待时间，尽量减少因业务不熟练造成的投诉。

（4）工作计划　见图 4-7。

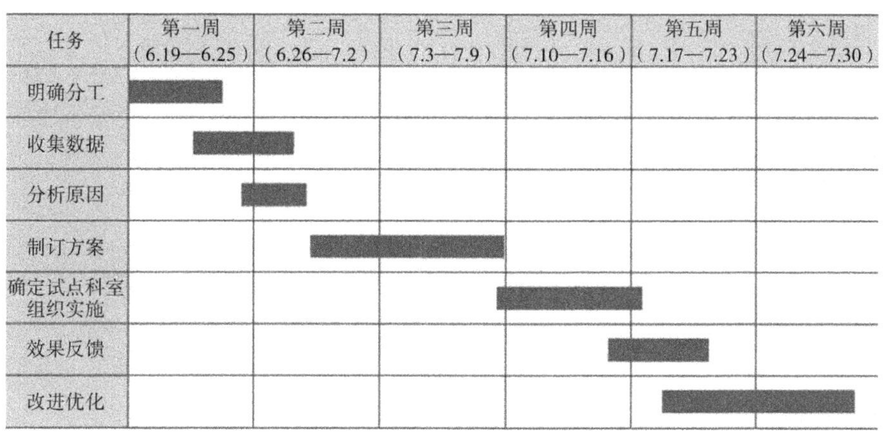

图 4-7　改善出院耗时项目甘特图

5. 成效评价

对试点科室数据进行分析，预出院管理患者各出院环节平均总耗时由 83 min 缩短至 28 min，平均缩短 55 min，大幅缩短了出院时间。数据显示，预出院管理能够有效缩短患者出院时间，提前计划出院，有利于药房提前配送出院带药，办公护士有充裕时间核查医嘱、各种费用，避免漏收费；责任护士有充足时间进行出院指导，告知门诊随访时间、地点等；患者较早办理完出院手续早些离开病房，方便新入院患者接待安置（表 4-17）。

表 4-17　出院流程患者耗费时间平均用时比较

环节	耗时 /min	
	实施前	实施后
总耗时长	83	28
出院带药	45	0
护士费用审核	20	15
医保审核	10	8
出院结算手续办理	8	5

6. 总结

（1）通过模式改变，流程改善，本着以患者为中心的服务理念，应用预出院模式可以提高工作效率，提升患者的满意度，值得临床推广。

（2）为缩减药房送药、护士分配药、护士送药等耗时的辅助环节，建议药房在药师充足的情况下开设出院带药窗口，患者办理出院手续后可自行到药房取药、并咨询用药事宜。

（3）加强出院流程指引宣传，责任护士出院前1天为患者发放出院流程指导资料，资料印制简明的出院流程、医师、护士站联系电话及各办事部门的指引图等，方便患者办理出院手续和出院后电话咨询。

（4）避免集中办理出院结算排队，合理分流人群，缩短办理时间，临床科室指导患者带齐出院手续到最近的财务管家处办理出院手续；若到2号楼1楼办理，建议避开10:30—12:00高峰期办理结账手续。

实操案例 11

住院患者就医感受调查分析报告

为进一步提高医院医疗服务水平，提升住院患者满意度，构建和谐医患关系，经我部认真研究并制订《住院患者就医感受调查表》，于2021年8—11月由专科运营助理开展床旁调查，收集问卷调查表4072份，调查范围覆盖全部临床科室（除ICU）。现将患者就医感受调查情况报告如下：

1. 目的

了解住院患者就医感受，深入查找医疗服务突出问题与薄弱环节，坚持以问题为导向，及时整改落实到位，全力补齐短板弱项，提高医院整体综合服务水平。

2. 概况

采用代填式问卷调查，由专科运营助理对在院患者及家属进行询问并填写问卷。问卷共8个问题，其中封闭式问题7条，开放式问题1条；共4个维度：主管医护了解情况、自身病情了解情况、治疗效果及就诊流程满意情况、对医院的建议。

3. 结论

数据显示，99.99%的被调查人员知晓管床医护人员，对治疗效果满意，并反映医护人员热情负责；对医院建议中93.49%的被调查人员对医疗技术及医院流程无意见或建议；6.51%的被调查人员提出建议或表扬。本次共收集260条意见，其中40条表示满意，220条反馈问题与建议，主要集中反馈环境卫生差、食堂饭菜差、部分医护与护工态度有待改善、就医等待时间较长等问题。主要情况如下：

（1）病区环境卫生差　50条（22.72%）反馈意见表示病区（病房、厕所、公共区域）卫生环境差，病房及厕所卫生打扫不彻底，主要集中在3号楼、4号楼住院部。

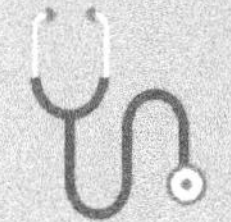

（2）食堂性价比低　30条（13.64%）意见反映食堂饭菜味道较差、价格贵、份量少、普通菜品选择范围小、糖尿病餐无法选择、无菜品介绍等问题。

（3）服务态度较差　30条（13.64%）意见表示少数医护尤其是护工服务态度较差，不负责任，态度冷漠。

（4）检查等待较久　22条（10.00%）意见表示心电图、超声、CT等检查等待时间较长，程序繁杂，需要预约人员在固定时间收集检查单去医技科室预约，增加了患者住院时间；或由患者或家属自行去医技科室预约，造成诸多不便；预约后检查前仍需患者自行去医技科室再次排号，流程繁琐反复。

（5）电梯运行不畅　18条（8.18%）意见反馈3号楼电梯拥挤不堪、等待时间长，4号楼电梯经常故障。

（6）核酸检测问题　11条（5.00%）意见表示核酸检测时间长、次数频繁、价格贵。因疫情防控需要，入院患者需等待核酸检测报告生成并显示阴性才能进入病区，其间等待时间长，造成就医感受差。陪护及家属核酸检测需每两周甚至每周检测，长期的检测费用给绝大部分家庭造成经济负担，引起家属及陪护不满，加剧医患矛盾。

（7）其他个别问题　①诊区布局分散：门诊与检查区域较分散，住院与门诊距离较远，浪费患者时间。②病房隐私暴露：个别被调查者反馈产科、肛肠科等3号、4号楼病房没有隔帘，患者反映在接受治疗时隐私暴露，导致体验感差。③医院网络不畅：个别被调查者反馈医院Wi-Fi无法正常使用，据了解，2号楼网络正在建设中，3号、4号楼由于网络限流不能正常使用，影响患者及家属住院感受。

（8）表扬情况　部分病区医护人员得到患者及家属肯定，分别为消化内科、血液科、肿瘤科、肛肠科、泌尿外科、妇产科。

4. 建议

（1）加强病区环境卫生管理　①加强保洁员卫生意识：病区保洁的时间、地点、方式等由德慧美品公司对其工作人员定期培训，并随机抽查。②设置意见反馈二维码：在病区内设置卫生反馈二维码，由德慧美品公司及时反馈，跟踪处理。③奖励大于处罚：无卫生投诉的病区，保洁员获得相应奖励以鼓励其工作积极性。

（2）提高食堂菜品性价比　①丰富线上菜品介绍：在微信订饭系统上每个菜品能有2～3张图片及菜品介绍。②推出每周优惠菜品：适时创新菜品，每周推出一款特价菜品。③特殊人群有更多菜品选择：糖尿病、产妇、肥胖等人群能有不同菜品选择，而非一个固定搭配套餐，菜品有热量、碳水化合物量、脂肪量、纤维量等元素备注。④与同级医院食堂比价：对现有菜品价格、份量能与其他医院作比较、参考。

（3）开通检查检验线上预约系统　2022年，A医院开通检查检验线上预约系统，在此之前患者如对预约流程等不满意，需要医护人员耐心解释。

（4）增强全员服务意识　对诊区区域分散、院内无网络、电梯拥挤等因院区老旧而无法改变的实情，全院员工应积极应对，给予患者热情的服务，做好解释沟通以获得理解。

（5）增加病区设施　因3号、4号楼病区老旧，不能安置拉帘，已做好病区沟通工作，增领屏风，并尽量安排同性别住同病房。

（6）开展核酸混检　①对预入院患者，医师应充分告知患者提前做好核酸检测，如遇患者病情紧急，核酸检测应加急处理或收治于特殊病房。②医院已于12月全面开通核酸混检，目前物价规定10人混检10元/人次，核酸单采价格也调整至40元/人次，已充分告知各病区，并对被检测人员做好解释工作。

实操案例12

建立日间病房服务模式

1. 背景

在我国医疗行业，看病难、看病贵的问题一直存在。从2009年新医改开始以后，控制医疗费用、提升医疗质量，更好地满足人民群众的高质量医疗需求成为我国医疗行业努力的方向。随着新医改的深入，医院的运营管理也面临着更多的挑战。

（1）患者就医偏好带来挑战　近些年来，尽管分级诊疗制度强势推行，在一定程度上实现了患者分流。但是在实际的就医过程中，大部分患者第一选择仍是大型综合性医院，患者集中在三甲医院，这就使得患者入院难、等待时间长的问题依然存在。

（2）医保支付方式变革带来挑战　在DRG和DIP付费双轨运行趋势下，医院医疗费用精细化管理的难度越来越大。强化“精打细算”和有效控制运行成本，成为医院高质量发展的必经之路。

（3）医疗服务价格改革带来的挑战　医疗服务价格改革的持续推进，对药品、医用耗材的生产和销售等各环节都进行了调整，虽然这有利于医疗体系改革的推进和降低患者的负担。但是在一定程度上也会影响到部分公立医院的经济收入，迫使医院必须强化改革。

2. 日间病房的定义及发展模式

（1）日间病房的定义　日间病房是一种以患者为中心，介于门、急诊与住院之间的新型诊疗模式，主要收治需要日间手术及其他日间治疗或观察的患者，住院时间通常为1日，最长不超过48h。日间病房是对传统医疗模式的补充，既能够提高患者的生活质量、减轻负担，又能够提升医院病床的周转率和使用效率，在一定程度上能够缓解医院床位紧张的情况。

（2）三种日间病房管理模式的介绍及差异性分析　目前，日间病房管理模式主要是三种，分别是独立型病房管理模式（独立型日间病房）、非独立型病房管理模式（病区内嵌合的日间病房）及平台型日间病房。

1）独立型日间病房　指的是在医院内单独设置一个新的单元，该病房既不属于门

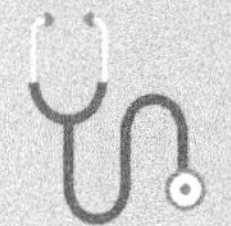

诊部门也不属于住院部门，通过统一配置日间床位的使用，来收治全院需要日间床位的各科患者。主要收治全院所有需要日间手术、日间治疗、输液观察或放疗化疗的患者。在独立型日间病房里，一般会设置日间手术室，以满足日间手术与操作的需求。独立型日间病房一般采用医疗组和护理组分开管理的模式，医疗组采取医师跟着患者走的模式，护理组由护士长带领护士进行全程护理。

2）病区内嵌合的日间病房　一般是设置在专科住院病房内，在专科住院病房中划分出部分区域，配置相关设施，称为日间病房。主要收治该专科的患者，为其提供术后观察、输液观察等医疗服务。病区内嵌合的日间病房的管理和普通病房的管理模式相同，采取科主任和护士长共同负责整体责任的管理模式。

3）平台型日间病房　是指独立于医院外部，对该区域内的医疗机构和患者提供日间手术与操作、介入治疗、放化疗、微创手术及老年性疾病治疗的医疗服务。这种日间病房内部设施齐全，功能完善，能够为患者提供必要的诊疗和所需的生活服务。但这种类型的日间病房在国内还未出现，主要存在于国外。

4）三种日间病房管理模式对比分析　独立型日间病房、病区内嵌合的日间病房及平台型日间病房三种模式虽然都可以降低医疗费用，提高医疗资源利用效率，但是三种模式不是完全相同的，也有各自的特点和优缺点（表 4-18）。

①独立型日间病房的特点：病房是独立的，统一集中管理，面向全院患者提供服务。

②病区内嵌合的日间病房的特点：病房是附属于专科的，各科室分散式管理，仅面向科内患者提供服务。

③平台型日间病房：病房独立于医院外部，独立性高，面向院外患者提供服务。

表 4-18　三种类型日间病房优缺点对比

类型	优点	缺点
独立型日间病房	①统一管理患者，高效方便；②收治患者的病种不同，可以利用治疗时间差异，错时收治，来提高床位周转率，缩短了患者等待时间；③方便医护流程化安排工作，提高了工作效率；④缩短平均住院时间，降低出院患者例均费用，减轻患者和医保负担；⑤节约人力资源，降低人力成本	①存在一定的医疗风险；②医患沟通容易出现障碍，不利于构建良好的医患关系；③投入较多，成本较高

类型	优点	缺点
病区内嵌合的日间病房	①方便医患沟通，有利于提高患者满意度；②提升病区医疗资源的使用率，提升医护专科知识水平，能促进学科发展；③投入较少，成本低；④病情观察和救治及时，能降低不良事件的发生率	①护理工作流程差异大，难度增加；②病区内存在两种类型的患者，对日间病房患者的关注可能不高，患者易被忽视；③患者数量变动大，护理人员协调难
平台型日间病房	①完全独立，管理集中，专业性强；②分工明确，职责清晰	①投入大，成本高；②管理难度大

3. 做法

谢女士与丈夫育有一女，早年丈夫离世，留下谢女士与女儿相依为命。2019 年，谢女士突感身体不适，不幸查出宫颈癌，于是前往 A 医院肿瘤科进行治疗。医师根据谢女士的病情制订了化学治疗方案，每 28 天为一周期进行一次化疗。因床位紧张，每次化疗前都需要谢女士提前很久预约床位，办理住院后才可以进行相关的检查和治疗，尽管化疗本身并不会占用很多时间，但是从入院治疗到出院还是需要 5 ～ 6 天。因住院时间比较长，每次化疗谢女士的女儿都请假全程陪护照顾母亲。而谢女士在生病后也未工作，家庭重担全压在了女儿身上，看着贴心懂事的女儿，谢女士十分心疼，整日郁郁寡欢，闷闷不乐，甚至产生了放弃治疗的想法。

护士长看到谢女士的情况，立刻向肿瘤科主任反映，主任高度重视这个问题，通过和谢女士谈心找准了谢女士不开心的原因，主要是住院时间太长，经济负担重，又需要女儿陪护，担心女儿频繁请假影响其工作。确实近年来，随着肿瘤的发病率升高，患病的人数逐渐增多，入院治疗需求持续扩大，很多患者不能及时入院。加之肿瘤治疗需要一定周期，治疗费用也比较高，给患者及其家人带来了沉重负担。在 A 医院肿瘤科像谢女士这样的情况很常见。

为了给谢女士这样的患者提供更多便利的服务，A 医院肿瘤科计划在病区内部设立日间病房。在建设前，该科室进行了可行性与有效性的分析，探讨建设病区内嵌合的日间病房的合理性。

（1）可行性　一方面，国家卫生健康委在改善医疗服务行动计划中就明确提出了推行日间医疗服务，要求在保证医疗质量和安全的前提下，设置日间病房、开展日间化疗等医疗服务，提高医疗服务效率；另一方面，从 2012 年后日间病房这一新型的医疗服务模式在国内受到了重视，已经进入快速发展阶段，许多公立医院已建立了日间病房，并取得了不错的成绩。

（2）有效性　日间病房首先能减少入院等待时间。日间病房的特点就是住院时间短，将符合日间病房收治条件的患者集中收治在日间病房内，进行统一管理，可以缩短

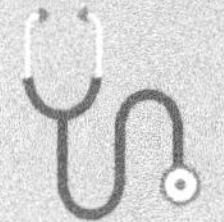

原病房的平均住院日，加快病床周转，缓解床位紧张现状，从而满足更多患者的就医需求。其次可以降低经济负担。因为患者在院时间短，产生的诊查、护理、监护等相关费用就会相应减少，这既能降低患者的经济负担，也能降低医保报销费用；最后控制不合理的费用产生。日间病房的医疗管理和临床管理相结合，费用管理和单病种费用管理相结合，药品耗材等使用更加规范，能降低不合理费用支出。

经过大量的论证和前期规划，A 医院肿瘤科于 2019 年 8 月在病区内设置日间病房。关于 A 医院肿瘤科设置的病区内的日间病房的相关情况介绍如下。

（1）基本情况　肿瘤科选择了 2 间病房作为日间病房，设立床位 4 张，输液座椅 8 张。确保所有的医疗配套设施和普通病房的一致，同时配有电视机、杂志等娱乐用品，给患者提供与普通病房相同的医疗和护理服务等。

（2）具体内容

①收治类型：收治身体状况较好且基础病少、卡氏评分在 80 分以上、病情相对稳定、治疗方案适宜的患者。

②医护配置：肿瘤科日间病房采用与普通病房相同的管理模式。配备医护共 12 人，其中医师 3 人、护理人员 9 人，严格按照三级查房制度进行诊疗活动。患者白天接受治疗后即可出院，夜间不设置留宿和留观。

③收治流程：A 医院肿瘤科依据日间病房的特性，结合医院的信息化管理系统，精心打造出高效、便捷的日间病房收治流程，为患者提供更精细化的服务。

④费用报销：在医保支付定额范围内，患者在日间病房治疗时所产生的费用应按一次普通住院进行结算，其报销比例和普通住院一致。

4. 效果评价

（1）提升患者就医体验　从日间病房设立到 2021 年底，A 医院肿瘤科日间病房共收治患者 9086 例，单日最高收治 18 例。对 A 医院肿瘤科设立日间病房的运营效果评价，主要是通过医院的 HIS 系统和病案管理系统展开。选择该科室 2019—2021 年的相关数据进行对比分析，包括患者平均住院日、平均住院费用和患者满意度等数据（表 4-19）。

表 4-19　肿瘤科平均住院日、例均费用及患者满意度

年份	包含日间病房			不包含日间病房		
	出院者平均住院日 / 天	例均费用 / 万元	患者满意度 /%	出院者平均住院日 / 天	例均费用 / 万元	患者满意度 /%
2019 年	9.9	1.33	97.9	11.1	1.42	97.2
2020 年	8.7	1.27	98.8	10.1	1.36	97.8
2021 年	7.4	1.19	99.7	9.2	1.28	98.3

纵向来看：在 2019—2021 年 3 年间，A 医院肿瘤科出院者平均住院日由 9.9 天降低到 7.4 天，下降 25.25%；例均费用由 1.33 万元下降到 1.19 万元，下降 10.53%；患者满意度由 97.9% 提升到 99.7%，提升了 1.8 个百分点。同期去除日间病房的数据后出院者平均住院日下降 17.12%；例均费用下降 9.86%；患者满意度上升 1.1 个百分点（表 4-21）。

横向来看：肿瘤科建立日间病房对整个科室的运行指标都产生了正向作用。2019 年日间病房使得整个科室的出院患者平均住院日和例均费用分别下降 10.81% 和 6.33%，患者满意度提升 0.7 个百分点；2020 年出院患者平均住院日和例均费用分别下降 13.86% 和 6.61%，患者满意度提升 1 个百分点；2021 年出院患者平均住院日和例均费用分别下降 19.57% 和 7.03%，患者满意度提升 1.4 个百分点（表 4-20）。

表 4-20　日间病房对科室运行指标的影响

年份	出院患者平均住院日下降 /%	例均费用下降率 /%	患者满意度上升率 /%
2019 年	10.81	6.33	0.7
2020 年	13.86	6.61	1
2021 年	19.57	7.03	1.4

（2）合理分担成本　日间病房拥有的收入包括治疗费、护理费、床位费和冷暖费等，而日间病房运行所承担的成本主要有人力成本、水电成本、房屋、设备折旧及维修费用、管理费用和保洁费用等。而平均每月收支结余（元）= 科室平均每月承担的收入（元）– 平均每月业务成本，平均每月结余率（%）= 平均每月收支结余 / 平均每月承担的收入 ×100%。A 医院肿瘤科病区内嵌合的日间病房从 2019 年 8 月到 2021 年底，病房内每床日纯收入为 78 元，不包含材料费、药费、检查费和检验费，日间病房的平均每月结余率为 3.12%。

综上所述，日间病房的建立能够显著缩短出院者平均住院天数，加快病床周转效率，降低患者就医负担，提升患者满意度。

5. 经验及优势分享

A 医院肿瘤科在收到患者反映的问题后，高度重视，借鉴先进经验，成立肿瘤科日间病房，配备专业医护团队，完善病房设施，优化日间病房入住流程，为患者提供优质、高效、专业的护理服务。做到了让患者“少跑路、高效率、节约钱”；提高了病床周转率和使用率，盘活了医疗资源，一定程度上缓解了患者住院难、等待入院时间长等问题，真正使医疗服务“贴近患者、贴近临床、贴近社会”。

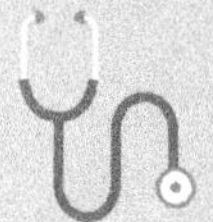

实操案例 13

关于开展“早癌筛查”活动的方案

为探索癌症防控新模式，践行国家癌症综合防控战略部署，普及大众防癌、抗癌科普知识，推行癌症预防和早诊早治，按照医院工作部署，拟开展全民“早癌筛查”活动，具体方案如下。

1. 政策背景

2019 年，国家卫生健康委等 10 部门联合印发《关于印发健康中国行动——癌症防治实施方案（2019—2022 年）的通知》（国卫疾控发〔2019〕57 号），要求深入开展癌症防治工作，普及健康知识，动员群众参与癌症防治，加强癌症预防筛查、早诊早治，加强筛查后续诊疗的连续性，将筛查出的癌症患者及时转介到相关医疗机构，提高筛查和早诊早治效率。同年，四川省出台了《健康四川—癌症防治专项行动方案（2020—2030 年）》，要求大力开展肿瘤登记、健康主题宣传、多学科诊疗、肿瘤研究等系列工作，提高全省癌症规范化诊疗水平，降低癌症发病率和死亡率，创新性打造以医院为基础的早癌筛查信息化平台和早癌患者随访平台，推进癌症早期筛查，早诊早治。

2. 现状

（1）国际现状　根据世界卫生组织国际癌症研究机构（IARC）年内发布的 2020 年全球最新癌症数据显示，2020 年全球新发癌症病例 1929 万例，癌症死亡病例 996 万例。其中，乳腺癌新发 226 万例（11.7%）、肺癌新发 220 万例（11.4%）、结直肠癌新发 193 万例（10%）、前列腺癌新发 141 万例（7.3%）、胃癌新发 108 万例（5.6%），乳腺癌正式取代肺癌，成为全球第一大癌症。癌症新发人数前五的国家分别是：中国 457 万人（23.7%）、美国 228 万人（11.82%）、印度 132 万人（6.84%）、日本 103 万人（5.34%）、德国 63 万人（3.27%）。

（2）国内现状　由于我国是世界人口大国，同时老龄化程度越来越高，所以我国癌症病发患者数也远超世界其他国家。2022 年 2 月，国家癌症中心发布了一期全国癌症统计数据（因数据滞后，仅有 2016 年登记资料）。2016 年，中国新发病例 406.4 万例，癌症死亡人数 241.4 万例。根据报告数据估算，我国平均每天有超过 1.11 万人被诊断为新发癌症，有将近 6600 人因癌症死亡，平均每分钟有 8 个人患癌。

我国传统高发的食管癌、胃癌、肝癌等肿瘤呈现持续下降趋势，但疾病负担仍然较重；高发的结直肠癌、乳腺癌、甲状腺癌、前列腺癌等肿瘤的发病呈现持续上升趋势，防控形势严峻，每年恶性肿瘤所致的医疗花费超过 2200 亿元，实际负担日益沉重。

（3）省内现状　根据《2018 年四川省肿瘤登记年报》显示，四川省癌症发病率为 256.11/10 万，即每年 1 万人中就有 25 人得癌症；男性发病率为 303.60/10 万，女性发病率为 207.19/10 万，每 1 万名男性、女性中分别约有 30 人、20 人患癌症。我省癌症发病率前 10 位分别为肺癌、肝癌、食管癌、胃癌、结直肠癌、乳腺癌、宫颈癌、子宫体癌、前列腺癌、脑瘤。

四川省癌症粗死亡率为 175.59/10 万，即每年 1 万人中约有 17 人死于癌症；男性死亡率为 231.50/10 万、女性为 117.98/10 万，每 1 万名男性、女性中分别约有 23 人、11 人死于癌症。

3. 目标

树立预防为主、医防结合的癌症综合防治理念，建立早癌筛查 MDT 团队，促进癌症早期筛查和早诊早治，提高癌症患者生存率和生存质量，切实减少因癌症导致的过早死亡和疾病负担。

4. 工作思路

（1）遴选早癌筛查病种　根据 A 医院 2022 年 1—8 月癌症出院患者疾病顺位分析，肺癌患者占癌症总人次的 24.43%、结直肠癌占 14.57%、乳腺癌占 10.51%、胃癌占 5.58%、食管癌占 4.65%、肝癌占 3.57%、甲状腺癌占 2.94%、宫颈癌占 2.60%、卵巢癌占 2.46%、前列腺癌占 2.07%。拟遴选以上 10 个癌症病种为早癌筛查病种。

（2）初筛目标人群　参照《常见恶性肿瘤诊疗指南》和国家癌症中心早癌筛查平台指标，制订《癌症风险评估表》，对门诊、住院、互联网医院等就诊患者及健康体检人群开展线上、线下免费癌症风险评估，并引导癌症高风险人群进行早筛查、早诊断、早治疗。

（3）建立检查渠道

①门诊、住院：由门诊部、各临床科室做好防癌知识科普宣教，宣传、引导门诊、住院患者进行癌症风险评估，协助评估为癌症高风险人群开展早期癌症筛查，并引导癌症高风险人群早诊断、早治疗。

②健康体检中心：成立“健康体检 - 早癌筛查中心”，将癌症风险评估、早癌筛查项目纳入体检套餐，宣传、引导健康体检客户进行癌症风险评估，帮助癌症高风险人群选择早癌筛查项目。

③互联网医院：成立“互联网医院 - 早癌筛查中心”，在该中心下设“癌症风险评估”和“早癌筛查自助开单”模块，实现线上癌症风险评估、自助开单、检查预约，线下检查、检验，将检查结果为“阳”性患者引至相关专科就诊。

④医联体单位：积极联合医院医联体单位共同开展早癌筛查工作，A 医院指派多学科专家深度指导，协助医联体单位制订早癌筛查方案、治疗方案，建立早癌筛查患者“双向转诊”绿色通道，保障“双向转诊”患者早诊断、早治疗、早康复。

（4）加强宣传　通过自媒体、微信公众号、互联网医院、义诊、健康宣教、电视节目、医院宣传大屏等宣传途径，并借力世界癌症日、全国肿瘤防治宣传周活动进行多渠道、多层次、多维度的防癌治癌科普宣传，不断强化人民群众防癌、抗癌意识，引导健康人群积极参与癌症风险评估，参与早癌筛查。

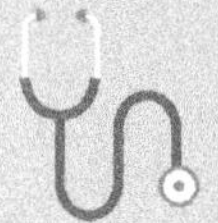

5. 保障措施

（1）加强组织领导，强化责任落实　成立以书记、院长为组长，其他院领导为副组长，相关职能部门、临床科室为成员的“早癌筛查”工作领导小组，不断加强组织领导，明确目标，细化任务、强化责任，抓好各项工作的推进和落实。

（2）加强学科合作，强化技术支撑　建立“早癌筛查”MDT团体，逐步加强多学科协作与融合，充分发挥多学科合作优势，积极研究、探索防癌治癌新技术、新项目，不断攻坚克难，为疑难罕见癌症疾病提供强有力的技术支撑。

（3）加强环节控制，强化闭环管理　根据“早癌筛查”工作内容，积极做好防癌抗癌科普宣教、癌症风险评估、癌症高风险人群早期筛查、早期诊断、早期治疗、出院后期随访等各环节、全流程的控制，不断强化闭环管理。

实操案例 14

关于××××中心运营规划的思路

1. 现状

（1）××人群大　根据数据显示，我国××患者超过1000万人，随着人口老龄化程度加深，××发病率逐年上升，每年新增××患者约70万人。2021年，A医院诊断为××的患者25 039人次（含院外远程心电诊断），其中门诊12 480人次、住院1757人次、心电图室10 802人次（表4-21）。

表4-21　2021年A医院××诊断患者分布　（单位：人次）

类别	XX科	XX科	XX科	XX科	其他	合计
门诊	8319	542	804	602	2213	12 480
住院	1117	163	146	–	331	1757
心电图室	院内7600		院外远程3202			10 802
合计	25 039					

（2）手术需求大　XX科近5年来××专业手术及××病种手术均稳步上升。近3年，××专业手术年平均增长速度为23.20%，2022年达到636例；××病种手术复合增长率27.75%，预估2022年达到310例（表4-22）。

表 4-22 2018—2022 年 ×× 病种手术量表

类别	2018 年	2019 年	2020 年	2021 年	2022 年 1—9 月
总手术量	276	296	398	517	495
×× 病种手术量	117	130	188	244	223
×× 病种占比	42.39%	43.92%	47.24%	47.20%	45.05%

（3）对标差异大

①手术量对标：2022 年 1—9 月总手术 566 例，其中 ×× 病种 223 例，占比 45.05%。与 XX 医院、XX 医院、XX 医院、XX 医院的情况做横向对比分析，手术量省内对标位于第三，×× 手术占比省内第一；与 XX、XX 手术量差距较大（表 4-23）。

表 4-23 2022 年 1—9 月 ×× 病种手术对标表

类别	XX 医院	XX 医院	XX 医院	A 医院	XX 医院
总手术量	4900	2100	582	566	388
消融 ×× 病种手术量	3150	900	235	223	139
×× 病种占比	64.29%	42.86%	40.38%	39.40%	35.82%

②资源对标：目前专用导管室 2 间，每周 3 个手术日，导管间累计手术日 6 天 / 周，平均每日 4.23 例，独立 ×× 手术医师有 3 人。对标国内、省内医院手术的导管室配备、手术效率和术者情况，A 医院均存在一定差异（表 4-24）。

表 4-24 手术资源对标表

医院	总手术量	×× 病种	导管间	手术日 / 周	×× 独立术者	Case 量 / 日
XX 医院	4900	3150	7 间	6 天	24 人	41.88
XX 医院	2100	900	2.5 间	5 天	5 人	17.95
XX 医院	582	235	2.5 间	2 天	5 人	4.97
A 医院	566	223	2 间	3 天	3 人	4.23
XX 医院	388	139	2 间	5 天	2 人	3.32

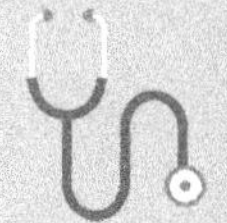

2. 存在的问题

（1）×× 手术转化不足　根据麦肯锡调研，我国 ×× 手术转化率 27%，XX 医院 ×× 手术转化率 70% ～ 80%，XX 医院 ×× 手术转化率 60% ～ 70%，XX 医院 2021 年 ×× 转化率仅 13.8%。

（2）专用导管间不足　结合 2018 年至今的手术类型占比和各类型手术时长，测算出 A 医院平均手术时长为 2.56 h/ 台，其中 ×× 占比 44%。若要实现 1000 例 ×× 目标，预计总手术量为 2273 台。以一年 50 周，每周 3 个手术日，手术室效率须达到 7.6 台 /（间・日），即每天工作时长为 19.56 h/（间・日）才可完成手术目标。

（3）主刀手术医师不足　若要实现 ××1000 例，目前 3 名手术医师，手术日手术工作时间 19.56 h×2/3=13.04 h/d，手术医师负荷过重。

（4）宣传营销不够　从 2021 年院内 ×× 患者分布来看，非 XX 科就诊患者占比 62.31%，远大于 XX 科就诊，表明患者对疾病认知率较低同时院内其他科对 ×××× 中心了解不足。

3. 运营目标

规范 ×× 患者治疗和管理流程，提升 ×××× 中心影响力，提高 ×× 病种手术量，争取 ×× 病种手术工作量达 1000 例 / 年。

4. 具体思路

（1）建立 ×× 患者全流程管理平台　通过 ×× 患者全流程管理平台的建设，实现患教、服务和管理三个方面专病专管，减少各个环节的漏诊，实现应收尽收、应治尽治，提升 ×× 患者手术转化率。

①患教：打造院内 + 院外，线上 + 线下的数字化患教体系，推动患教精准化，提升患教效率，提高患者疾病认知和规范化就诊意识。

②服务：提高医师在患者管理过程中的参与度，通过数字化服务平台为患者提供线上线下全方位服务。

③管理：完善 ×× 患者诊疗信息，沉淀随访数据做结构化呈现，推动 ×× 规范化管理。

（2）提升 ×××× 中心服务能力　利用 ×× 患者全流程管理平台，将全院 ×× 患者纳入规范化管理。按照麦肯锡调研数据手术合适比例测算适合手术患者共 2771 例；按照 XX 医院转化率，×× 手术患者可达 1663~1940 例 / 年（表 4-25）。

表 4-25　××手术量测算表

科别	麦肯锡调研数据手术合适比例	麦肯锡调研转化率 27%	XX 医院 ×× 手术转化率 60% ~ 70%	XX 医院 ×× 手术转化率 70% ~ 80%
×× 科	1635	442	98 ~ 1145	1145 ~ 1308
非 ×× 科	583	157	350 ~ 408	408 ~ 466
心电图室	553	149	332 ~ 387	387 ~ 443
合计	2771	748	1663 ~ 1940	1940 ~ 2217

注：①复诊折算按照年复诊 3 次计算，心电图室重复 50%。

② XX 科就诊 ×× 患者规范化就诊按照 100% 计算，非 XX 科按照 70% 计算。

③手术适合比例采用麦肯锡调研数据。

（3）提升导管室运行效率

通过实地调研常规 ×× 手术流程和时长，发现在麻醉准备和复苏环节用时较长，但全麻舒适化手术是 A 医院 ×××× 中心特色。针对此，提出优化改进方向：①将麻醉动脉穿刺步骤与消毒穿刺同步，或将该步骤前移至病房 / 麻醉准备间完成后上台，此环节预计节约 20 min；②麻醉师与电生理团队同事在建模标测环节同步进行，预计节约 26 min；③将麻醉复苏移到复苏室进行，预计节约 38 min。×× 手术时长从 289 min 缩短到 205 min，每台手术节约 84 min（表 4-26）。

表 4-26　××手术流程优化方案

时间节点	术前准备（含针水 / 消毒铺巾 / 术中食管）	麻醉（穿动脉 / 麻醉实施）	消融前流程	消融及验证	术后流程（包扎 / 醒麻）	手术总长
优化前 /min	50	46	49	99	45	289
优化点	–	与消毒穿刺同步；在病房 / 复苏间进行 麻醉实施与建模标测同步			麻醉复苏在复苏间进行	单台手术合计优化时长为 84 min
优化后 /min	50	0	49	99	7	205

（4）持续加大资源投入　围绕 ×× 病种手术 1000 例 / 年的目标，加快绿色导管室的建设，购置专科及麻醉设备。同时，组建介入麻醉亚专业，筹备麻醉准备间和复苏间。

（5）加强人才梯队建设　结合科室优势和定位，围绕亚专科建设和新技术开展建设

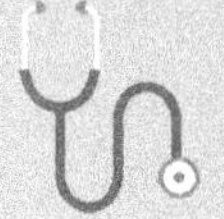

梯队，加强年轻医师的培养，2023 年新增 2 名可独立完成 ×× 手术医师，新增 1 名可独立完成室上性心动过速手术医师。

（6）多渠道推进学科宣传　通过自媒体、互联网医院、义诊、传统媒体、个案管理等多渠道的融合合作宣传途径，叠加宣传，持续推送，实现优势互补，开展全方位运营，提高群众关注度。利用随访平台患教精准推送，同时制作医师二维码引导患者精准挂号。

5. 成效

逐步形成“院有优势、科有特色”的良好格局，打造出一个高水平、高质量、有特色、有影响力的 ×××× 中心。同时，引领医院其他学科建设和发展，从而实现医院可持续发展，提升医院整理竞争力。通过手术流程的优化和对该中心的投入，2023 年该中心手术同比增长了 38.23%。

第三节　医技科室运营管理实战

医技科室主要指运用专业的诊疗技术或设备协同临床科室诊断和治疗疾病的医疗技术科室。医技科室在医疗机构中的定位是不可或缺的，在一定程度上已成为医院技术水平和医疗服务能力的关键支撑，其运行效率直接影响医院业务开展和整体运行状况。

医技运营是指对医疗技术进行有效管理和优化，以确保医疗技术设备和服务的高效运作和提供。它涵盖了医疗技术设备的采购、部署、维护、更新和退役等方面，以及人员培训、质量控制、数据管理和安全保障等方面。医技运营旨在提高医疗技术的可用性和可靠性，提升医疗服务的质量和效率，同时降低成本和风险，以更好地支持医疗机构的日常运作和患者护理。

1. 流程优化

审视和优化医技科室的工作流程，找出繁琐、重复或低效的环节，并进行改进。通过合理的流程设计，减少手续办理时间、提高工作效率，并确保各个环节衔接流畅。

2. 技术应用

引入先进的技术和信息化系统，以提升医技科室的工作效率和准确性。例如，采用电子病历和医技结果报告系统，减少纸质文档和手工记录，提高信息共享和检索的便捷性。

3. 设备管理与维护

对医技设备进行合理的管理和维护，确保设备正常运行和高效利用。建立设备维护计划，定期检修和校准设备，及时处理设备故障和维修需求，以减少因设备问题而导致的工作中断。

4. 人员培训和管理

确保医技科室员工具备必要的技术、知识和技能，提供其持续的培训和发展机会。优化人员配备和安排，合理分工，提高工作效率和团队协作能力，并设定明确的绩效目标和评估机制。

5. 沟通与协作

加强与其他科室和医疗团队的沟通与协作，以提高医技科室与其他环节之间的衔接效率。建立有效的沟通渠道和协作机制，共享关键信息，减少信息传递中的延误和误解。

6. 数据分析与决策支持

利用数据分析工具和指标，对医技科室的工作进行监测、评估和优化。通过收集和分析关键数据，掌握科室运行情况、发现潜在问题，并基于数据作出决策，优化资源分配和工作安排。

7. 持续改进

积极推行持续改进的理念和方法，鼓励医技科室员工提出改进建议，并及时采纳有效的改进措施。建立改进机制和反馈渠道，鼓励团队学习和创新，不断优化工作流程和提升效率。

实操案例 15

关于建立内镜清洗消毒中心的方案

随着诊疗技术的不断发展以及人们健康意识的提高，内镜相关诊疗人次逐年增多。A 医院喉镜室和纤维支气管镜室清洗工作量逐渐增大、清洗成本逐渐增加，难以满足正常独立运行的需求，为整合各项资源和提升运行及管理效率，拟建立内镜清洗消毒中心，为临床科室提供更加高效、安全、优质的内镜消毒服务。

1. 背景

根据《中华人民共和国传染病防治法》《消毒管理办法》《内镜清洗消毒技术操作规范（2004 年版）》《医疗机构消毒技术规范》等相关文件要求，加强医疗机构内镜清洗消毒工作，预防和控制内镜消毒问题导致的医院感染，确保医疗质量和医疗安全。

2. 现状

目前呼吸道内镜有喉镜室和纤维支气管镜室，喉镜室负责耳鼻喉科门诊和住院相关软式内镜清洗消毒；纤维支气管镜室负责呼吸科门诊和住院、外科室（ICU、麻醉科、心外科）内镜清洗和消毒管理，每根内镜晨洗收费 20 元 / 根；消毒收费 25 元 / 根。但在运行过程中发现一系列问题。①管理模式存在问题：喉镜室和纤维支气管镜室共用一套洗消设备，但管理和运营上均独立运行，存在洗消流程相互干扰、清洗标准不统一、清洗消毒流程不规范等问题；同时场地有限，不能满足两套设备和人员同时独立运行。

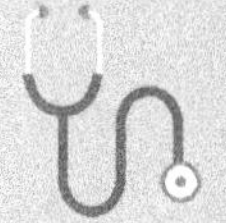

②日常监测不合格：2023 年 4 月，在常规监测中发现呼吸内镜、内镜终末清洗用水监测不合格现象，院感风险极高。鉴于此，只有建立内镜清洗消毒中心，整合场地、设备和人力资源才能更好地落实内镜清洗和消毒，降低院感风险，保证医疗质量安全。

3. 目标

依托 A 医院消毒供应中心的人才资源，整合喉镜室和纤维支气管镜室的各项资源，建立内镜清洗消毒中心，进一步规范医院内镜的清洗与消毒，加强内镜清洗消毒操作的医院感染管理，确保医疗质量与安全；同时，提升内镜清洗运行效率、降低医院运营成本。

4. 具体做法

（1）组织架构　在消毒供应中心下设内镜清洗消毒中心，由消毒供应中心负责人代管，牵头确定拟采购设备设施相关参数、调整内镜清洗消毒中心建筑布局、人员培训等前期筹备工作。拟设置 2 名护士、2 名工人，后期根据洗消业务量对人员数量进行动态调整（图 4-8）。

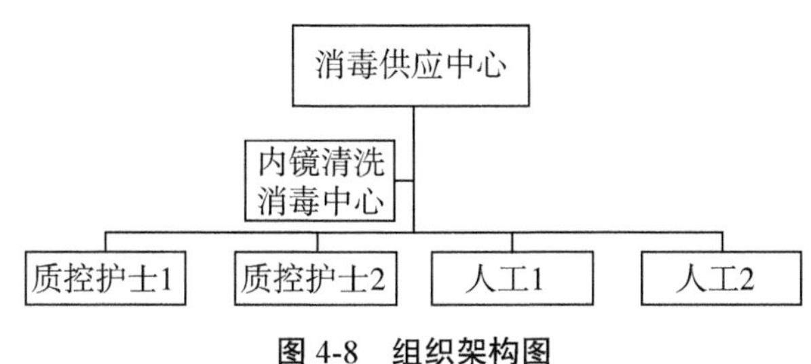

图 4-8　组织架构图

（2）工作职责　内镜清洗消毒中心负责耳鼻喉科、呼吸科、心胸外科、重症医学科、麻醉科等各临床科室内镜清洗消毒和灭菌；负责内镜洗消间场所、人员、设备设施维护和管理。

（3）成本核算

①成本核算原则：一是实行独立核算原则。内镜清洗消毒中心在固定资产、人员经济运行上独立核算；人员绩效按照工作量制订绩效方案，运行初期以消毒供应中心平均绩效给予保底。二是实行成本分摊原则。内镜清洗消毒中心根据每月实际运行产生的人力、资产、耗材、消毒液、水电气等计算成本，计算每根内镜晨洗、消毒和灭菌所分摊的成本，临床科室根据实际晨洗 / 消毒 / 灭菌的内镜数量承担内镜洗消成本。三是医院政策支持原则。目前各临床科室业务量较小，若按实际产生的成本进行分摊，成本较高，影响临床业务发展。因此，建议在中心搭建初期，医院给予一定政策支持，减轻临床科室成本压力，以促进临床科室业务发展。

②模拟成本测算：以目前内镜中心拟购设备设施、拟设人员和清洗过程实际消耗进

行成本测算，以 2023 年 3 月洗消量 1987 件为例，每根内镜晨洗、消毒 / 灭菌费用分别为 ×× 元、×× 元。见附件 4-1。

5. 成效评估

（1）确保医疗质量与安全　规范医院内镜清洗、消毒，强化医院感染管理，确保医疗质量与安全。

（2）优化医疗资源配置　整合喉镜室和纤维支气管镜室各项资源，提升内镜洗消运行效率、降低医院运营成本。

关于内镜清洗消毒中心模拟成本测算的方案，参见附件 4-1。

附件 4–1

关于内镜清洗消毒中心模拟成本测算的方案

随着诊疗技术的不断发展及人们健康意识的提高，内镜相关诊疗人次逐年增多。目前人力、耗材等成本不断上升，清洗成本逐渐增大，呼吸内镜室的喉镜室和纤维支气管镜室难以满足正常独立运行，为整合各项资源和提升运行及管理效率，拟建立内镜清洗消毒中心。现对内镜清洗消毒中心洗消成本进行核算，作为合理核算费用的基础，降低运营成本。

1. 成本估算

（1）人力成本　内镜清洗消毒中心拟配备 2 名清洗工人、2 名质控护士，清洗工人月均人力成本为 ×× 元、质控护士月均人力成本为 ×× 元（基本工资和部分绩效 ×× 元、绩效 ×× 元），每月清洗的人力成本为（××+××）×2=×× 元。

每月内镜清洗的人力成本为 ×× 元。

（2）设备折旧费用　内镜清洗消毒中心拟配置 2 台全自动清洗机（目前已有 1 台），购买成本约为 ×× 元，设备期限一般为 5 年，每台的折旧费用为 ×× 元 / 月，每月 2 台设备折旧成本为 ×××2=×× 元。

目前配置 1 台水处理机，购买成本为 ×× 元，改造及更换滤芯成本为 ×× 元，因此总成本为 ×× 元。设备期限一般为 5 年，每台的折旧费用为 3066.67 元 / 月，因内镜清洗消毒中心与消化内镜清洗中心共用该水处理机，则双方各承担一半折旧费，因此水处理机的折旧费为 ×× 元。

每月内镜清洗的设备折旧成本为 ×× 元。

（3）设备维护费用　维修费用一般占设备总值比例在 2%～3%。取 3% 计算，2 台全自动清洗机维修费为 ×××2×3%=×× 元，则每月设备维护费为 ×× 元；水处理机的后期维护主要是更换滤芯，每年成本为 ×× 元，与消化内镜清洗中心各承担一半成本，因此每年成本 ×× 元，则每月的维护费为 ×× 元。

每月内镜清洗的设备维护成本为 ×× 元。

（4）药品费用

①过氧乙酸每桶 ×× 元，每桶容量 550ml，每次使用 16 桶［每台全自动清洗机 6 桶（2 台）、人工清洗槽 2 桶（2 个）］，每 6 天更换一次，每月过氧乙酸总费用为（×××16）×（30/6）=×× 元。

每月内镜清洗的药品过氧乙酸成本为 ×× 元。

②强效多酶每桶价格为 ×× 元，每桶容量 2000ml。每次使用 25ml，可用 80 次，每次成本为 ×× 元。

（5）耗材费用

①固定成本：一次性医用手术衣每天每人 1 件，每件 ×× 元，共计 ×× 元；医用帽每天每人 1 顶，每顶 ×× 元，共计 ×× 元；医用外科口罩每人每天 2 个，每个 ×× 元，共计 ×× 元。

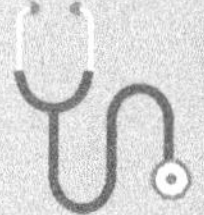

每月固定耗材成本为（××+××+××）×30天=××元。

②变动成本：每件内镜清洗需要2张纱布（××元）、2副检查手套（××元）、1个保护套（××元）、乙醇40 mL（××元），合计××元。

每件内镜清洗的变动耗材成本为××元/件。

（6）水电费用　月水费为××元，月电费为××元。

2. 成本核算结果

根据2023年3月纤维支气管镜室和喉镜室清洗数量1587件计算每根内镜消毒/晨洗成本，见表4-27。

表4-27　内镜清洗消毒中心模拟成本测算

项目	费用/元	全成本消毒/根	全成本晨洗/根
人力成本	××	××	××
设备折旧费用	××	××	××
设备维护费用	××	××	××
过氧乙酸	××	××	××
固定耗材	××	××	××
水费	××	××	××
电费	××	××	××
固定成本合计	××	–	–
固定成本/根	–	××	××
强效多酶/根	××	××	××
变动耗材/根	××	××	××
临床科室保护套/个	××	××	××
每根总费用	××	××	××

注：喉镜室和纤维支气管镜室不收取保护套费用。

实操案例16

关于建立远程医学影像诊断平台的方案

为进一步加强医院运营管理，推进“互联网+远程医疗”服务模式，充分发挥优质医疗资源的辐射带动作用。经调研，各级医疗卫生机构对医学影像医师需求较大，引进高端人才难度更大，阻碍了医疗卫生机构医学影像的发展。为此，拟建立远程影像诊断平台可切实解决医疗卫生机构医学影像阅片、会诊、诊断的困难。同时，也为人民群众提供了更安全、优质、高效的医疗卫生服务。

1. 背景

按照《国务院办公厅关于推动公立医院高质量发展的意见》（国办发〔2021〕18号）、《国务院办公厅关于印发深化医药卫生体制改革2022年重点工作任务的通知》（国办发〔2022〕14号）、国家卫生健康委《“十四五”卫生健康标准化工作规划》（国卫法规发〔2022〕2号）等文件要求，明确依托现有资源，借助互联网+远程医疗平台，开展医联体内远程医疗服务，省会城市的医院带头支持资源薄弱地区，推动优质医疗资源向基层延伸，持续推进分级诊疗，提高基层医疗服务水平。

2. 现状

（1）开展情况　目前省内各三甲医院均开展了远程医学影像会诊、诊断业务，如××医院远程医学影像诊断合作医院有10余家，××医院有10余家，××医院有30余家，××医院有20余家，每日会诊量40～300人次。

（2）市场需求　随着各种医学成像技术的不断发展突破，其在疾病的诊治方面起到了决定性的作用，各学科在诊疗过程中对放射影像诊断依赖逐步增加。与此同时，根据中国医师协会第十三次放射科医学年会数据显示，目前我国医学影像数据的年增长率为30%，而影像医师的增长率只有4.1%，医学影像人才缺口明显。

从相关调研来看，基层医疗机构经营模式单一。同时，受疫情的影响，基层医疗卫生机构运营压力增大，基层卫生医疗机构也迫切通过远程影像诊断，丰富诊疗手段，缓解运营压力。

3. 目标

通过建立远程影像诊断平台，实现A医院与医联体单位在线上开展远程影像传输、阅片、会诊、诊断、远程教育等功能，支持医联体单位医学影像发展，减轻医联体单位运营压力，促进双向转诊、分级诊疗等政策落实。

4. 可行性分析

（1）经市场调研，目前川内、外已经有多家医院开展影像远程会诊、诊断服务工作。

（2）作为结合了现代医学及计算机技术的新型医疗服务模式，远程诊断对平衡我国卫生资源分布不均、推动我国基层医疗卫生发展具有重要意义。

（3）A医院放射科已采购使用的PACS系统，可实现远程影像诊断功能。

5. 具体思路

（1）搭建远程医学影像诊断信息化平台　由A医院搭建“远程医学影像诊断平台”，医联体单位连接该平台，在完成影像学检查后，自动/手动将影像数据上传至远程医学影像诊断平台，由远程影像诊断中心的医师在平台上进行影像判读、报告书写及审核，医联体单位通过客户端进行报告查阅及下载打印（图4-9）。

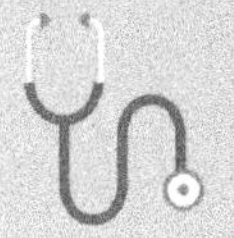

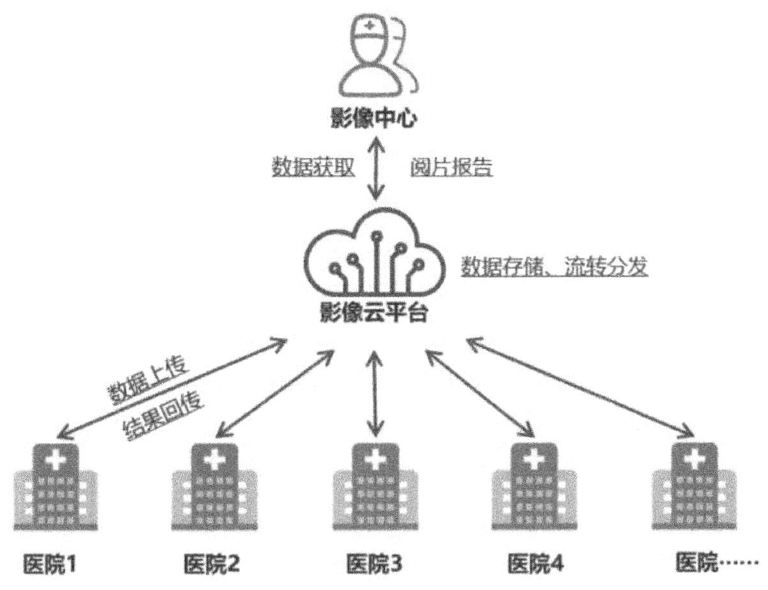

图 4-9　远程医学影像诊断平台工作模式

建设方式一：内外网分开建设。

依托 A 医院医学影像科，医联体单位通过客户端采用互联网方式上传影像数据，影像数据汇聚至远程医学影像诊断平台后，由 A 医院影像医师在平台上对上传的影像数据进行统一判读，并出具诊断报告。远程医学影像诊断平台与院内局域网的“院内 PACS 系统”是两个独立的系统，互不交叉。

建设方式二：内外网互联互通。

医联体单位的影像数据通过客户端互联网上传，通过“内外网互通网关”将互联网影像数据接入院内 PACS 系统，影像医师在院内 RIS/PACS 系统中同时查看院内、院外影像，并书写诊断报告（表 4-28）。

表 4-28　内外网互联互通优势、劣势分析

搭建方式	优势	劣势
内外网分开建设	①精准服务，服务具备及时性、有效性 ②院内外系统网络分开，网络相对安全，各自系统相对好管理	①医师需要进入不同的客户端软件进行报告书写 ②人员工作量分配容易不均
内外网互联互通	①精准服务，服务具备及时性、有效性 ②可实现同一套软件 / 同一界面书写内外网报告	①存在网络安全风险和必须进行安全策略设置 ②耗费院内系统硬件资源，清理院外图像困难 ③额外增加院外影像会诊硬件资源

（2）拓展医联体开展远程影像诊断　①借力医学影像质控中心影响，加强远程医学影像诊断平台宣传。②积极与医联体单位合作运营，实现互利共赢。③主动推广、营销，不断拓展基层医疗卫生机构、民营医疗机构、企业医疗机构的医学影像业务合作。

（3）明确合作方案

方案一：自建自营方案。

A 医院自行采购远程医学影像诊断系统、上传 / 下载客户端软件及相应硬件设备。A 医院收取医联体单位客户端口费及医学影像诊断费，同时负责软件运维服务。

方案二：共建共赢方案。

采用共建共赢的方案，主要由软件供应商以 A 医院为中心搭建远程医学影像诊断平台，同时提供客户端软件及日常维护。A 医院提供云资源及服务器等相关硬件，与软件公司共同建设 A 医院的远程医学影像诊断中心平台，向医联体单位收取影像诊断费。

方案三：采购服务方案。

由 A 医院已采购的医学影像诊断服务软件厂商提供远程医学影像诊断平台硬件建设和上传 / 下载客户端软件，医联体单位定期支付约定服务费用给软件厂商，另向 A 医院缴纳影像诊断费用。

（4）建立绩效激励机制　为鼓励参与项目部门的工作积极性，可根据工作量给予一定的激励绩效，用于发放放射科人员和职能部门工作人员的奖励。

6. 责任分工

见表 4-29。

表 4-29　责任分工

部门 / 科室	责任分工
放射科	负责远程影像诊断平台的日常业务管理、质量控制及出具会诊报告
信息管理部	负责远程医学影像诊断平台所需软件、硬件的采购，系统接口搭建和日常系统维护
财务部	负责关注会诊费到账情况，逾期未到账，及时提醒相关部门；负责会诊费绩效方案的制订
运营部	负责整个项目的总协调工作及方案撰写汇报

7. 成效评估

打破地域和技术限制，有效调整医疗资源配置，缓解供需平衡，构建医改新格局，解决人民群众就医。同时，可有效改善基层医院影像报告质量，更好地服务于人民，有利于缓解“看病难、看病贵”矛盾，构建医改新格局，对解决人民群众就医的突出问题具有战略性意义。

同时，有效利用人力资源，在最合适的岗位上发挥最大的价值，为医院带来更持久

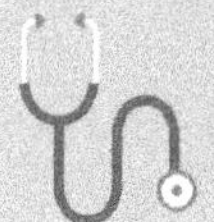

的发展动力。

8. 案例总结

医技科室的运营管理首先是质量安全和临床需求。同时，还要不断提高核心技术，主动出击全方位拓展业务，提升影响力，为医院吸引更多的优质患者来源。平台的搭建在提升人力资源利用方面发挥了重要作用。通过打破地域限制、优化资源配置和促进基层医师成长等方面的努力，平台为患者提供了更加优质、高效的医疗服务，同时也为医疗领域的发展注入了新的活力。

实操案例 17

关于检查预约平台实施与推广的建议

为提升医院工作效率，优化医技检查预约流程，实现缩短患者预约等待时间，提高患者满意度。我部联合信息部，根据医院发展要求，对将检查预约平台实施和推广的建议如下。

1. 背景

《国务院办公厅关于推动公立医院高质量发展的意见》（国办发〔2021〕18号）明确提出推动云计算、大数据、物联网、区块链、第五代移动通信等新一代信息技术与医疗服务深度融合；推进电子病历、智慧服务、智慧管理“三位一体”的智慧医院建设和医院信息标准化建设；强化信息化支撑作用等要求。医技科室包括放射科、超声医学科、检验科、病理科等，其业务工作主要是为各临床科室提供诊疗依据，运营效率的高低对医院高质量发展有重要影响。

2. 现状及存在问题

（1）预约费时　A医院住院患者检查流程为医师开具检查申请单并打印，由预约工人到病区集中收取申请单，或由患者、家属自行多次前往不同检查科室登记预约。

（2）信息共享程度差　医学影像归档和通信系统（PACS）、医院信息系统（HIS）及超声影像系统中的预约资源均为独立管理，缺乏信息交互反馈机制，难以统筹预约信息，导致检查项目预约时间分散，造成检查资源的浪费。

（3）人力投入大　医院分别在放射科、超声医学科、消化内镜中心等8个医技科室设置专用预约登记窗口负责患者登记、分诊和预约工作。

3. 解决思路

根据检查科室特点差异，完善信息化系统，充分避免检查冲突，实现检查预约智能化，缩短患者的检查预约环节耗时，显著提升满意度，明显提升医院管理效率。

4. 具体做法

（1）开通检查预约功能　在医院医慧系统中嵌入检查预约功能，使其能完善和准确实现系统智能化判断，实现医师端和检查科室端均可预约的功能。

（2）梳理预约规则

①依据检查项目的约束条件和系统规则进行预约，避免检查时间冲突和检查项目排斥等。

②特殊情况如急诊、危重等，医师可在申请单中填选“备注”，使患者进入优先队列之中，满足医疗业务的特殊需求。

（3）制订预约流程

①心脏超声、心电图、心脏康复项目、神经电生理检查等部分检查，医师开具检查医嘱，检查申请信息自动在预约系统生成，匹配规则库的预约规则，再根据检查室工作量，计算出最佳预约时间，医师端点击“一键预约”即可预约自动打印检查预约单，患者按预约时间报道检查。

②普通超声和放射相关检查，医师下达检查医嘱，检查科室工作人员即可提取检查信息，根据检查项目，匹配规则库的预约规则，工作人员分配检查房间进行预约，打印预约单，由工人送至病房，患者按预约时间报道检查（图 4-10）。

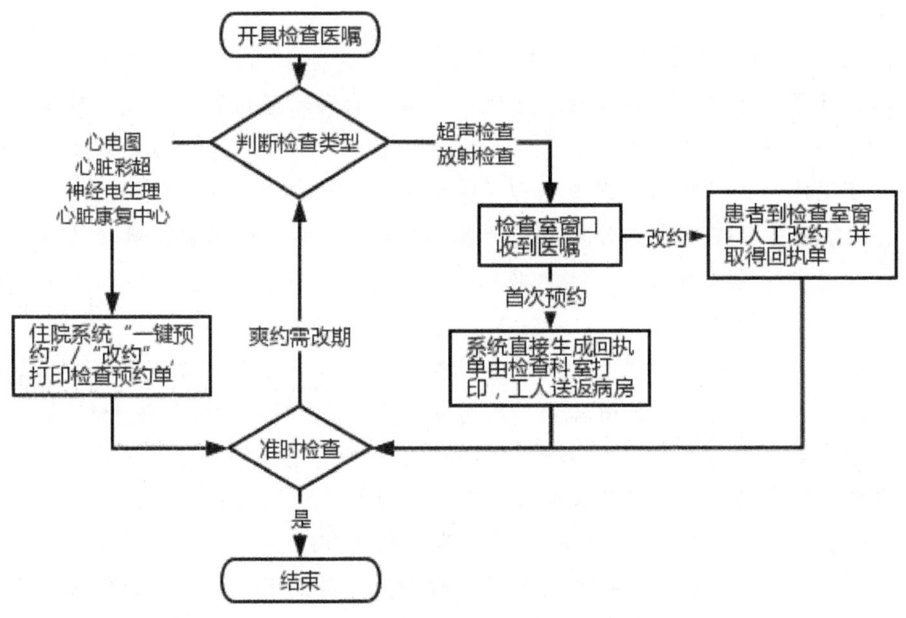

图 4-10　检查预约工作流程图

（4）逐步实施　前期系统上线，选择一个规模相对较大的科室试点。由工程师及专职信息工作人员入驻科室进行宣讲、演示、现场指导，收集运行过程中存在问题并进行优化。整体运行平稳顺利后，分楼宇全面推广。

（5）持续跟踪　在运行过程中，由专科运营助理全程跟踪协调，定期对环节数据进

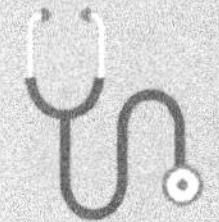

行分析，发现问题及时沟通、反馈解决，不断优化运行流程。

5. 预期效果

检查预约平台的运用，从根本程度上解决了患者多次往返检查科室的问题，降低因时间冲突的爽约率。同时，大幅度提升了医院运行效率和患者满意度。

6. 案例总结

医技科室的检查效率直接影响患者的就诊体验和医院的运行效率。传统的检查安排互不相通，需往返多次且时间可能重复，利用检查预约平台智能排序预约，优化预约流程。流程运行通常的关键点在于各医技科室的规则梳理，以及号源的把控，要循序渐进，新系统上线难免会有一些磨合，一定要死盯环节及时反馈解决，优化系统。

第四节　手术室运营实战

手术室是集多学科、多专业人员于同一平面的复杂场所，是医院医疗资源密集的核心部门，手术室运营管理是医院运营管理非常重要的组成部分，能够显著影响医院医疗服务的效益和效率。关于手术室运营管理，目前并未形成规范统一的定义，良好的手术室运营管理可以通过提高首台准时开台率、缩短接台时间等方式提升手术室运行效率，通过增加手术量、减少额外人力资源成本支出等方式增加手术室经济收益，通过提升微创手术占比等方式提升医院的社会效益。

一、手术室特点

1. 高效管理

手术室运营需要高效的管理体系，确保手术过程的顺利进行。这包括对医护人员、手术设备、手术室环境等方面的全面管理。

2. 团队协作

手术室运营需要医护人员之间的密切协作，包括麻醉师、手术医师、护士等。他们需要具备高度的专业素养和团队协作精神，确保手术的安全和成功。

3. 质量控制

手术室运营需要严格的质量控制措施，确保手术质量和患者安全。这包括对手术室环境、设备、手术过程等方面的质量监控和改进。

4. 应急响应

手术室运营需要具备快速应急响应能力，以应对术中可能出现的紧急情况。这需要建立完善的应急预案和抢救措施，确保患者安全。

5. 持续改进

手术室运营需要不断改进和优化，以提高手术效率和质量。这包括对手术流程、设备更新、人员培训等方面的持续改进。

6. 沟通协作

手术室运营需要良好的沟通协作机制，确保医护人员之间的信息畅通和协作高效。这需要加强医护人员之间的沟通培训和能力提升。

二、手术室管理要点

（一）手术室效率管理

1. 首台准时开台率

首台准时开台率是指某一手术房间当日首台手术能够在某个时间点之前开始的概率，其作为评价手术室运行效率的常用指标。目前国内外多倾向于利用“刀碰皮”的划皮时间作为首台手术是否准时开台的参考时间。国内关于手术室准时开台率的报道多限于单中心回顾性研究及部分持续性质量改进项目，结果显示，在未进行针对性改进的情况下，首台准时开台率不及 50%。影响首台手术准时开台的因素总体可以分为人员因素、物品因素、环境因素 3 个方面，但是不同医疗机构之间仍然存在差异。在其他因素不变的情况下，首台手术未能准时开台会导致手术延时、手术室人力资源成本增加、患者满意度下降等一系列影响。

2. 手术意外取消率

手术意外取消率是指已经完成手术排程的手术由于各种原因导致非计划性取消的概率。手术取消概率，考虑到取消手术的不同，医院相关因素包括手术所需仪器设备准备不完善、病房或监护室缺乏床位、择期手术与急诊手术相冲突等，患者相关因素包括患者术前必需的检查缺失、患者术前准备不完善、病情突然改变、经济因素的制约以及患者由于各种原因临时拒绝手术等，医务人员因素包括在岗医务人员数量不足、互相之间沟通错误等。手术意外取消会导致手术室空置，使得手术室利用率下降，同时在没有手术收益的前提下往往仍需支付在岗医务人员的人力资源成本，影响手术室收益水平。

3. 手术间利用率

手术间利用率是指手术房间的使用效率，其计算方法为一段时间内手术间实际工作时长 / 这段时间内手术间理论工作时长。手术间理论每日工作时长通常为 8~10 h。手术间实际工作时长目前有两种不同的计算方式：一种计算方式是手术间当日首台患者入室至最后 1 台患者出室当中的间隔时间，其中麻醉时间、净手术时间、手术周转时间等均包含在手术间实际工作时长当中；另一种计算方式是手术间实际工作时长，是指当日手术间内所有手术从开始至结束的总时间。手术间利用率是一个反映手术室运营效率的综

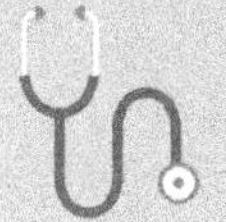

合指标，首台开台时间晚、手术延时、手术周转时间长、手术意外取消等因素均可导致手术间利用率低。总体来说，手术间利用率低会导致手术量下降，造成人力、设备等运营成本增加，影响手术室收益，同时影响患者的就医体验，降低患者满意度。

（二）手术室排班及资源管理

1. 手术排程

手术室资源能够得到有效利用的最直接、最有效的方式就是实现合理有效的手术排程。根据专业领域、手术类型和手术室的容量等因素，合理安排手术时间和手术室资源。各医院的手术排程基本处于在智能系统的辅助下进行人工排程阶段，未来需要在更高层次上实现信息融合，以便让各种医疗资源协作，建立实时动态可视化的手术排程系统，最终提高手术室资源的有效利用率。

2. 资源优化

确保手术室配备必要的设备、器械和药品，并进行定期维护和更新。合理管理手术室人员，确保人员配备充足，包括手术医师、护士、麻醉师等。团队资源整合管理旨在严格把关，整合后合理分配，做到物尽其用、人尽其才、各尽所能。

3. 护理人员排班

弹性工作制是根据工作量决定护士工作时间， 避免了手术室护士疲劳工作或急危重症手术抢救人员不足而引发的不良事件。满足了手术医师、手术患者的需要，提高了医护患满意度。

（三）手术室流程管理

1. 手术准备和流程优化

手术准备，确保手术室在手术前进行必要的准备工作，包括检查设备、准备手术器械和药品、准备麻醉等。优化手术室的工作流程，确保手术准备和手术执行的时序，减少等待时间和冗余步骤。

2. 手术器械消毒流程优化

手术器械是日常手术过程中的重要工具，手术常规器械、硬式腔镜器械、外来器械等器械的高质量供应直接影响手术开展。例如，将硬式腔镜洗消中心、CSSD（消毒供应中心）工作站点前移至手术室，减短器械传递路径，优化供应模式，提升手术效率。

3. 麻醉流程优化

手术室的医疗资源及空间与不断增长的手术量出现了“供需”矛盾，麻醉准备间及复苏间的建立，充分利用现有的医疗资源，加速手术间的周转，提高利用率，以保证患者顺利进行手术。

（四）手术室成本控制管理

手术室成本控制的范围包括人、耗材、设备、房屋（空间）、水、电等成本，同时也包括能提高手术室整体运行效率的各项指标。

1. 成立成本控制小组，拟定成本控制标准，制订成本控制管理办法

将成本控制指标纳入绩效考核，只有将成本控制目标与绩效奖金结合才能切实有效降低成本。将成本控制与工作量增长情况有机结合。

2. 设置专人管理卫生材料，建立完整的成本明细记录

对于特殊用品随用随领，降低库存成本；加强与外科科室的沟通协调，合理拟定申购计划，减少浪费和过期。将不可收费与可收费耗材分开管理，重点关注不可收费耗材的数量、使用情况，规范各项操作，减少浪费，设定耗材管控目标。

实操案例 18

如何提升手术工作效率

（一）背景

1. 运行面临挑战

手术室是为患者提供手术及抢救的场所，是医院医疗资源密集的核心部门，是外系科室运转的枢纽。随着医院学科不断发展，手术患者日益增加，但手术室效率低下，直接影响医院手术患者的周转量，关系到医疗资源的利用率，以及医院与所有手术科室的整体运行效率。

2. 准点开台率低

公立医院手术量日益增加，首台手术不能准点开台问题尤其突出，导致接台手术等待时间延长，手术室和麻醉科加班严重，身心俱疲，首台手术准时开台率在提高手术室工作效率中起到至关重要的作用。首台手术不能准时开台，导致手术运行效率低下。

3. 控制的关键点

（1）六西格玛管理法　基于统计学的质量标准管理技术，目的是系统地改善和控制生产或服务流程中的质量缺陷。研究表明，在手术室工作中实施六西格玛管理方法，可有效提高手术室准点开台率，提升手术室运行效率，提高患者满意度。

（2）流程优化　指从顾客需求出发，以流程为改造对象，对流程进行根本性思考和分析，通过对流程构造要素的重新组合，以此获得绩效的巨大改善。研究表明，优化手术室工作流程，可有效提高手术室工作效率和患者满意度。

（3）首台手术开台标准　关于首台手术开台标准及开台时间，国内大部分三级甲等综合性医院开台标准为“切皮时间”。为提升手术室运行效率，医院应规范首台手术开台时间，各科室须严格执行。

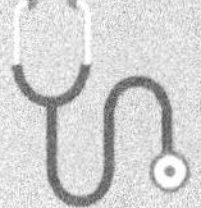

4. 手术排程原则

（1）优先排程机制，服从手术室管理，相关科室严格遵守。

（2）重大、疑难手术，提前三天申请，手术室按照要求统一安排。

（3）急诊手术优先排程机制，保障手术顺利进行。

（4）常规手术提前一天提交手术申请，申请时间靠前者优先考虑排程，截止时间为当天 15：00。

（二）具体做法

以 A 医院为例，手术室运行效率低下，周末手术室利用率低，首台手术准点开台率不足 10%。随即，院领导组织召开提升手术室效率工作推进会，指示由运营部牵头，联合医务部、财务部、手术室、麻醉科、后保部等部门制订具体措施，极大提升手术室运行效率，提升首台手术准点开台率。

1. 现状分析

（1）手术医师未准时到达手术间，手术医师开展手术前需进行交班、查房，处理患者相关事宜后才能前往手术室，影响手术准点开台率。

（2）术前准备不充分，患者未及时完成术前检查，术前麻醉访视未完成。

（3）麻醉科未设置麻醉准备间，麻醉均需于手术间进行，影响手术室使用效率。

（4）手术安排合理性不足，外系科室常常更换、增加手术，影响手术室、麻醉科效率。

2. 工作目标

通过梳理影响手术室效率因素，细化任务，强化措施，落实监管职责，降低影响因素，提高首台手术准点开台率，提升手术室运行效率，缩短外系科室平均住院日。

3. 工作思路

（1）完善规章制度，明确奖惩原则　制订手术室运行管理制度、手术考勤制度、三方核查制度并严格执行；制订手术室、外系科室、手术运送工人绩效考核制度，明确奖惩原则。

（2）严控手术开台时间　在手术间设立指纹考勤系统，手术医师、麻醉医师、手术室护士应准时到达，严格执行三方核查制度，为规范首台手术开台时间，各科室需严格执行首台手术开台时间 9：00，提升手术准点率。

（3）降低手术停台率　各科室应完善手术患者术前检查，并在手术前一天 12：00 前进行手术预约，可在 16：00 前停台。若超过手术前一天 16：00 后停台，手术医师需提交申请，科主任签字确认后提交手术室，并每月上报医务部，纳入科室或个人绩效考核。

（三）经验及优势分享

通过提高首台手术准点开台率，最大限度加快手术间周转，提升手术室工作效率，为医院外系科室手术发展提供空间，推进医院精细化管理。

A 医院通过全面分析影响手术室效率的原因，细化任务，强化措施、落实责任，通过加强手术室运行管理，降低影响手术室效率因素，手术准点开台率由 6.59% 提升至 81.25%，后期各部门将继续跟进影响手术室效率因素，确保手术室工作效率提升的稳定性、持续性。

实操案例 19

关于提升介入导管室运行效率的方案

为进一步加强医院运营管理，整合导管室资源布局，提升运行效率，我部联合 ×× 科对导管室进行了实地调研，并将调研情况报告如下。

（一）现状

1. 人员配置

（1）医师配置　目前，×× 科介入诊疗有 5 个亚专业，分别为 ×× 组、×× 组、×× 组、×× 组、×× 组。有主刀医师 13 人，医师均为病房带组或管床医师（表 4-30）。

表 4-30　×× 科介入手术医师配置表　（单位：人）

亚专业	主刀医师	第一助手	小计
×× 组	4	4	8
×× 组	4	2	6
×× 组	3	2	5
×× 组	1	–	1
×× 组	1	–	1
合计	13	8	21

（2）护士配置　导管室全职介入护士有 10 人，其中护士长 1 人。

（3）工人配置　导管室运送工人有 5 人，其中白班 4 人、夜班 1 人（表 4-31）。

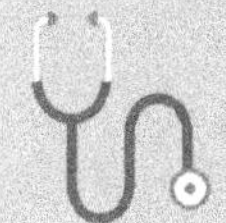

表 4-31　导管室运送工人排班

姓名	工作时长
工人 A	7：00—15：00
工人 B	7：00—15：00
工人 C	7：00—12：00　14：00—17：30
工人 D	7：00—12：00　14：00—17：30
工人 E	17：30—23：00

2. 设备配置

截至 2022 年 8 月 31 日，导管室设备共 271 件（套），资产总额 ×× 万元，其中介入诊疗专用设备 16 件（套），金额 ×× 万元（表 4-32）。

表 4-32　×× 科 DSA 室设备配置表

类别	数量 / 件、套	金额 / 万元
医用设备	27	××
其中：DSA	4	××
病房护理设备	139	××
电子产品及通信设备	23	××
家具用具及其他	73	××
电气设备	7	××
消毒设备	2	××
总　计	271	××

3. 空间布局

导管室有 4 个介入手术间（2～5 号），其中 2 号、3 号以 ×× 组、×× 组手术为主，每周一、周四为 ×× 组手术日，周二、周三、周五为 ×× 组手术日；4 号、5 号以 ×× 组手术为主；每周二下午、周五上午由 A 内科、B 外科使用（图 4-11）。

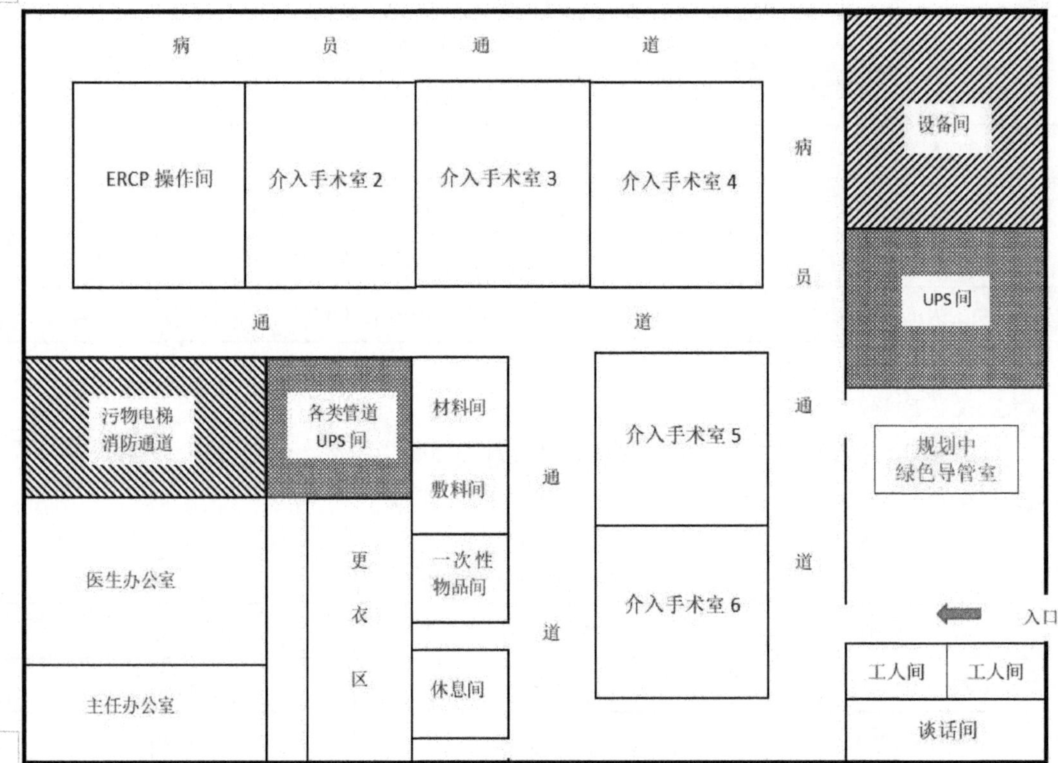

图4-11　DSA室简易布局图

4. DSA室使用效率

2022年1—8月，××科介入手术7179台次，累计介入手术时长8517h。按照DSA室每天开机10h计算（8：00—18：00），DSA室使用率为91.34%，其中2、3间使用率约为76.54%，4、5间使用率约为106.13%（表4-33）。

表4-33　2022年1—8月DSA室使用效率表

介入手术间	介入诊疗总时长/h	1—8月每日工作时长/h	按照10h/d计算使用效率
2、3间	3720	7.65	76.54%
4、5间	4797	10.61	106.13%
合计	8517	36.53	91.34%

注：2022年1—8月总天数为243天。

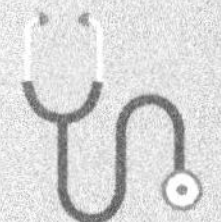

5. 介入手术 CMI 值

2022 年 1—8 月，×× 科室 CMI 值为 1.58，同比增加 0.13，其介入手术及操作的 CMI 值远高于医院及科室平均水平（表 4-34）。

表 4-34　介入手术及操作的 CMI 值情况

主要操作	DRG 组	CMI 值
全院合计		1.21
×× 科小计		1.58
××	×× 组	20.29
××	×× 组	12.38
××	×× 组	10.80
××	×× 组	7.53
××	×× 组	4.90
××	×× 组	4.00
××	×× 组	3.55
××	×× 组	0.98

6. 收入、成本情况

2022 年 1—8 月，×× 科 DSA 室收入 7468.92 万元，其中治疗收入 2029.19 万元，占比 27.17%，收益 1198.25 万元，成本收益率 19.11%（表 4-35）。

表 4-35　2022 年 1—8 月 ×× 科导管室收入、成本表

类别	金额 / 万元	占比 /%
收入	7468.92	100
其中：治疗收入	2029.19	27.17
成本	6270.67	100
收益	1198.25	–
成本收益率	19.11%	–

（二）存在的主要问题

1. 无麻醉准备间和麻醉复苏室

介入手术患者麻醉准备和复苏均在DSA室完成。麻醉平均用时26 min，最长58 min；麻醉复苏平均用时38 min，最长98 min，导致接台时间延长，手术翻台率下降。

2. DSA室麻醉医师不固定

介入手术麻醉医师由麻醉科排班轮值，麻醉医师不固定，介入手术流程不熟悉，导致麻醉准备及复苏时间过长。

3. 介入手术工作量不足

从DSA室使用情况来看，尤其2、3间使用效率不高。以××手术为例，2021年患者出院1117人次，手术患者仅292人次，手术患者转化率为26.14%。

4. 部分介入医师不足

亚专业主刀医师手术负荷过重，××组主刀医师人均每日手术时长约8.56 h（表4-36）。

表4-36　2022年1—8月亚专业主刀医师负荷　（单位：h）

类别	总手术时长	日均手术时长	主刀日均手术时长
××组	2675.4	25.69	8.56
××组	4707	22.52	5.63
××组	855.7	12.32	4.11
××组	154	0.63	0.63
××组	123.85	0.51	0.51

5. 运送工人管理欠妥

首先，每日17：30以后，DSA室运送工作人员仅1人，需负责患者运送和卫生打扫，人手不足。其次，运输工人素质有待提升，其卫生习惯差，且管理服从性差。

（三）具体措施

1. 设置麻醉准备间和麻醉复苏室

在现DSA室入口处设置麻醉准备间和麻醉复苏室，该区域未来拟设置为绿色导管室，经论证可错峰使用。

2. 固定麻醉医师

介入手术麻醉医师团队相对固定，有助于建立团队合作默契，有利于介入麻醉亚专业发展。

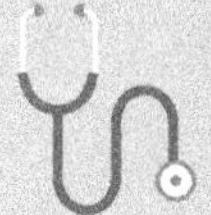

3. 提升介入手术患者转化率

首先，增加亚专业门诊诊次。其次，挖掘心电图室、心研彩超室介入手术患者，将潜在介入手术患者纳入随访管理。最后，建立院 / 科内亚专业会诊制度。

4. 加强介入医师培养及梯队建设

引进介入手术医师，鼓励年轻医师积极加入介入亚专业，制订详细的中、长期人才培养计划。

5. 加强运送工人管理

根据介入手术安排实行错峰灵活排班，保证介入手术未结束前有 2 名工人在岗。加强工人管理及培训，建立工人奖惩制度。

（四）成效评估

经过各环节及流程的优化，全力配合，介入手术的工作量得到明显提升，2023 年 1—11 月介入手术台次 13 270 台次，同比增长 35.50%，×× 科平均住院天数 5.87 天，同比下降 0.50 天。

（五）案例总结

介入导管室的特性跟手术室一样，是一个高成本、高收益的中心。想要提升效率，必须充分了解运行模式及流程，找到问题根源，将各辅助环节的节奏加强才能有效提升导管室效率。

第五章
医院资源配置的运营管理实战

2020年，国家卫生健康委要求大力推动公立医院核心业务工作与运营管理工作深度融合，提升运营管理精细化水平，坚持高质量发展和内涵建设，把运营管理转化为价值创造，提升运营管理效益和投入产出效率。2021年，国务院办公厅印发《国务院办公厅关于推动公立医院高质量发展的意见》(国办发〔2021〕18号)，提出公立医院发展方式要从规模扩张转向提质增效，运行模式要从粗放管理转向精细化管理，资源配置要从注重物质要素转向更加注重人才技术要素，推动医院运营管理的科学化、规范化、精细化。因此，面对新的发展形势，在有限的医疗资源条件下，公立医院应整合医疗、教学、科研等业务系统和“人、财、物、技、空”等资源，合理配置、有效利用，从战略层面科学规划资源，最大化发挥价值创造作用，全面提升医疗服务能力，实现公立医院质量变革、效率变革、动力变革。

第一节　医院资源配置概述

一、医疗资源的含义及配置

医疗资源的定义可以分为广义与狭义两种。广义的医疗资源指人类为开展医疗卫生保健活动，所运用的社会资源；狭义的医疗资源指医疗卫生服务的供给中所占用或者消耗的各种生产要素之总和。换言之，医疗资源是指在卫生服务的供给过程中直接投入于治疗各种疾病的各种生产要素所用的统称，它既是医疗卫生机构提供卫生服务的必要前提，又是开展各类相关活动所需的基本条件。医疗资源又可分为两类，一是实体医疗资源，二是附着医疗资源。实体医疗资源指医疗服务所需的人力、物力、财力等各方面的实体资源。附着医疗资源则指与实体性资源相配合的各种医疗政策法规、医学教育科技、卫生信息和医药管理等无实体形式的资源。2020年12月发布的《关于加强公立医

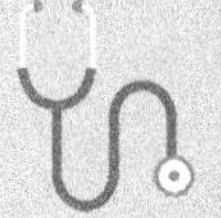

院运营管理的指导意见》就明确指出，公立医院的资源包括人力、财力、物力、技术、空间、设施等。

医疗资源配置是指医疗资源在医疗卫生行业内分配与流动，把内部的人力、财力、物力、技术、空间等重要资源要素转移或分配到需优先发展的专业，减少资源浪费，实现资源的最优利用。

二、医疗资源合理配置的重要性

在现代医疗体系中，医疗资源都是有限的，对医疗资源进行合理配置是为了让有限的医疗资源可以被充分利用，确保公众可以获得公平和有效的医疗服务，医疗资源的合理配置对人民的健康至关重要。具体如下。

1. 提高医疗服务的可及性

合理配置医疗资源，可以确保各地区的医疗服务能覆盖到所有需要的人群，减少因为资源不足导致的医疗服务缺失现象。

2. 提高医疗服务的平等性

合理配置医疗资源，可以减少区域之间的医疗服务差距，让每个人都能够获得公平的医疗服务。

3. 提高医疗服务的质量

合理配置医疗资源，可以避免资源过剩或浪费的情况，医务人员的合理配置可以保证医疗服务的专业性和质量。

4. 提高患者满意度

合理配置医疗资源，让患者能够在就近的医疗机构获得高质量的医疗服务，更好地满足患者的需求，有助于提高患者满意度。

第二节　人力资源配置

一、人力资源相关概念

（一）人力资源

1954 年，管理学之父彼得·德鲁克在《管理的实践》一书中提出了人力资源的概念，他认为人力资源就是指一个组织所拥有的用来制造产品或提供服务的人力，是所有资源中是最具生产力、最有用处、最多产的资源。

（二）医院人力资源

医院的人力资源指在医院中拥有一定的知识、技术、专长的人员的总和，他们运用智力和体力劳动为医院实现目标贡献自己的价值。

1. 医院人力资源分类

医院作为提供专业医疗服务的场所，其人力资源大致可以分为四类：卫生技术人员、行政管理人员、医疗设备技术人员、工勤人员。

（1）卫生技术人员　是医院人员的主体，是受过专业卫生教育和技能训练的人员。目前我国卫生技术人员根据业务性质主要分为四类。①临床医疗人员：包括中医、西医、地方病、职业病防治、妇幼保健、卫生防疫等医疗和预防专业；②护理人员：指医疗辅助服务人员之一，主要从事辅助护理等工作；③药剂人员：包括中药、西药、药检等专业技术人员；④其他卫技人员：包括检验、放射、理疗、病理、口腔、营养等专业技术人员。

（2）行政管理人员　指在医院担任领导职务及在医院职能科室从事医疗、护理、院务管理工作的人员，是医院人才队伍的重要组成部分。

（3）医疗设备技术人员　随着大量现代化医疗仪器在医院中使用，医疗器械技术人员在医院中的作用越来越凸显，大体上包括生物医学技术人员、核医学技术人员、电子计算机技术人员等。

（4）工勤人员　医院工勤人员在医院后勤管理中起重要的辅助支持作用，在医院承担基础设施操作和维护、后勤保障与服务等职责。包括清洁卫生、安全保卫、水电维修、物业管理等人员。

2. 医院人力资源的特征

（1）高价值性　医疗卫生服务对医护人员理论实践都有非常高的要求，因此医护人员都有着投资成本高、培养周期长、知识更新快的特点。从业人员需经过严格专业医学教育和临床实践，并通过考试获取一定资质后才能进入行业。

（2）高度责任感　医院所提供的医疗服务关系到人的生命与健康，关系到基本民生与社会稳定。医务工作者在工作中要面对和处理各种疑难杂症和突发事件，患者的生命健康需要他们及时、果断、正确的决策和处理，这就需要医务工作者有高度的责任感，对患者负责，为患者提供高质量的医疗服务。

（3）高风险性　医护人员在工作时也会面临一些风险：①工作环境中存在的一些危险因素，包括病毒、细菌等生物危险因素，放射线等理化危险因素；②巨大的工作压力会带来较大的心理健康风险，医务人员工作时间长、强度大、节奏快，经常面临一些突发状况，高负荷和高强度的工作给医务工作人员的心理带来巨大的压力。

（4）强大的荣誉感　医护人员所从事的职业是一个非常特殊的职业，他们的工作对于患者的生命和健康具有重大影响和贡献。医护人员在工作中通常会表现出极强的荣誉

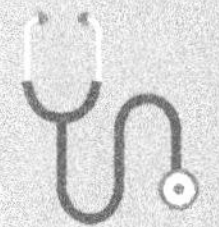

感和自豪感，使他们能够自我激励，全身心地为患者服务。

二、人力资源配置相关概念

（一）人力资源配置

医院人力资源是一种特殊且宝贵的资源，而医院人力资源配置的水平会直接影响医疗服务的安全与质量，决定着医院的运营成本与其他资源的使用效率。

医院的人力资源配置指按照医院业务规模、发展目标、服务功能等各方面要求，结合各岗位的性质、工作量、工作种类、工作效率与医院当前所拥有人员情况等，对各类岗位人员的数量、质量、结构进行合理配置的过程，通过招聘、选拔、录用、考评等方式，将合适的人员安排到合适的岗位，使之与其他资源有效配置，不断增强医院核心竞争力，最大限度创造出经济和社会效益。其本质是通过一定的方法和途径，对医院内部的所有人力资源进行科学调配、使员工能在自己的岗位上最大限度地发挥能力，为医院和自身的发展创造价值。

（二）人力资源配置形式

1. 人岗关系型

指员工与对应岗位进行配置。注重人力资源管理过程中各个环节的有效实施，保证医院内各部门和各岗位人力资源的质量，主要有招聘、轮换、竞争上岗、试用、末位淘汰等配置方式来实现员工与岗位的有效对应。

2. 移动配置型

指员工在系统内各层次岗位的移动。通过人员相对上下左右的岗位移动来确保医院内部每个岗位人力资源的质量，主要有晋升、降级、调动等形式。

3. 流动配置型

指员工相对医院系统内外进行的交流轮岗。通过人员相对医院的内外流动来确保每个部门和岗位人力资源的质量，如外调和辞退等。

（三）人力资源配置的原则

1. 需求为导向

医院应按照实际情况设置人员，以医院功能、任务、卫生服务需求为导向，按照病床数、医院等级等参数进行设置，综合医院发展的战略要求，设置充足的员工。

2. 能级对应

有效的人力资源配置要做到“人尽其才”，医院应基于员工不同能力特点和个体水平，安排在适合其能力发挥的岗位上，赋予其权力和责任，做到人岗符合，人尽其才。

3. 优势定位

个体之间的优势是不均衡的，组织管理者要依据人才的专长和优势为其安排岗位，引导员工发挥优势；个人应结合岗位的要求和自己的优点选择最适合自己的岗位，达到人岗匹配。

4. 内部为主

人才作为稀缺资源，质量和层次越高的人员数量越少，而现有的人力资源是能够直接开发和利用的资源，对内部人力资源培养的成本会更低。同时，医院在进行内部培养时，也需引入外部人员，促进共同发展。

5. 动态调节

动态调节是指人力资源的配置需根据实际情况进行有效调整。①医院根据客观实际情况随时对内部的架构进行调整，以便适应新形势；②根据人员的变化实时对人员进行调整，随着能力与现阶段职级的变化，对人员进行晋升、撤岗、转岗与劝退等。

三、人力资源配置模型

一个组织想对内部的人力资源进行科学合理配置，使资源得到最大效率的利用，就需要对人和岗位之间的关系进行充分把握，当前可以参考和借鉴的配置模型有静态配置和动态配置两种，具体内容如下。

（一）人力资源静态配置模型

静态配置模型（图 5-1）是一个相对独立、封闭的系统，在进行人力资源配置的时候仅需考虑系统内部的情况，并且人员也无须与外界进行流动，只需考虑内部各岗位、各部门之间的沟通协调。

（二）人力资源动态配置模型

动态模型则需考虑人力资源的流动性，即需要考虑供需平衡问题。组织在某一个时间点可以达到最佳资源配置，但是当内部发生了人事变动时，这个最佳状态就难以保持了。因此，人力资源配置就需要考虑到内部与外部人员的流动，动态调整、动态优化，以达到人力资源的最优配置。而人力资源配置的起点就是对人力资源和岗位之间的关系进行分析，然后通过评价体系对员工的工作能力进行评价，以确定员工是否符合岗位的要求，进而确定其在组织中的位置，实现人力资源的动态匹配，同时也可以将人力资源的动态匹配用于绩效管理中，对人力资源进行实时优化配置（图 5-2）。

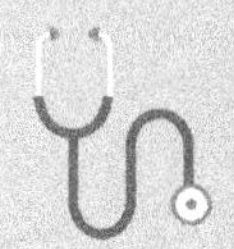

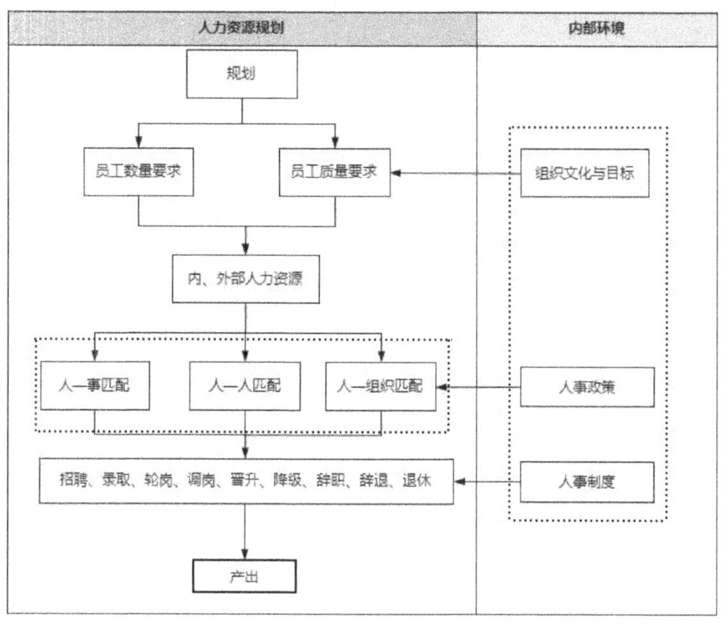

图 5-1　人力资源静态配置模型

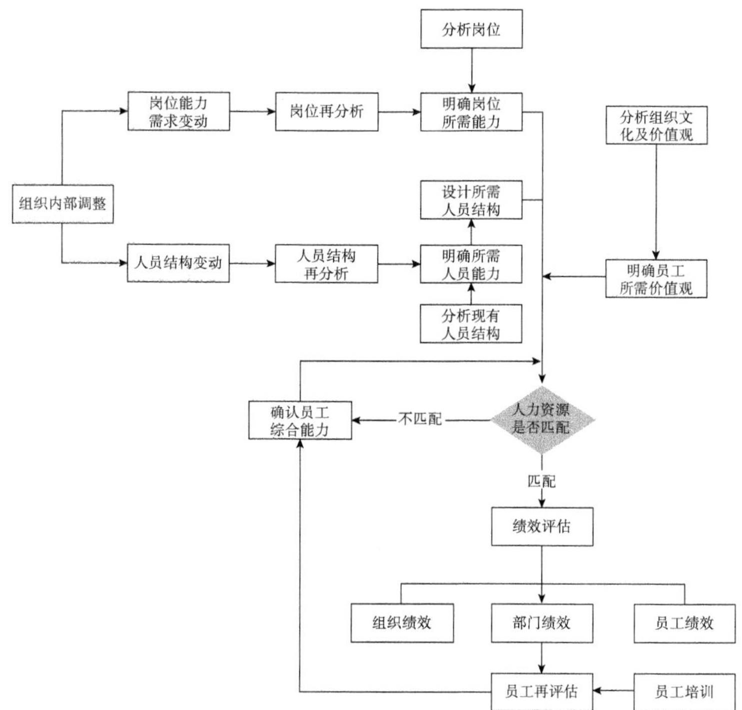

图 5-2　人力资源动态配置模型

四、公立医院人力资源配置的主要标准

原国家卫生部颁布的《医院岗位设置及人员编制标准（草案）》（2013 年修订版）与《医疗机构基本标准（试行）》（2017 年）是我国各级医院进行人员配置的重要依据，以下是我国各时期关于医院人力资源配置的相关政策文件（表 5-1）。

表 5-1 医院人力资源配置的相关政策要求

发布时间	发布单位	名称	配置要求
1978 年 12 月	原卫生部	综合医院组织编制原则试行草案	医院各类人员的配备比例：行政管理和工勤人员占总编的 28% ～ 30%，其中行政管理人员占总编的 8% ～ 10%；卫生技术人员占总编的 70% ～ 72%，在卫技人员中，医师、中医师占 25%，护理人员占 50%，药剂人员占 8%，检验人员占 4.6%，放射人员占 4.4%，其他卫技人员占 8%
1994 年 9 月	原卫生部	医疗机构基本标准（试行）	要求一级综合医院每床至少配备 0.7 名卫生技术人员；二级综合医院每床至少配备 0.88 名卫生技术人员，每床至少配备 0.4 名护士；三级综合医院每床至少配备 1.03 名卫生技术人员，每床至少配备 0.4 名护士
2006 年 11 月	人事部	《事业单位岗位设置管理试行办法》实施意见	主要以专业技术提供社会公益服务的事业单位，应保证专业技术岗位占主体，一般不低于单位岗位总量的 70%
2007 年 9 月	原卫生部	综合医院分级管理标准（试行草案）	该草案按照医院的任务和功能的不同，把医院分为三级，即一级医院、二级医院和三级医院。一级医院要求卫生技术人员占全院职工总数之比为 80% ～ 85%，行政工勤人员占比为 15% ～ 20%；二级医院要求卫生技术人员占全院职工总数不少于 75%，医师：护士为 1 ： 2，主任医师：副主任医师：主治医师：医师为 1 ： 2 ： 4 ： 8，护师以上占护理总数 ≥ 20%，临床营养师至少 1 人，工程技术人员（技师以上）适量；三级医院则要求，医师：护士为 1 ： 2，主任医师：副主任医师：主治医师：医师为 1 ： 3 ： 5 ： 7，护师以上占护理总数 ≥ 30%，临床营养师职称人员 ≥ 2 人，工程技术人员（技师、助理工程师及以上人员）占卫生技术人员总数 ≥ 1%
2008 年 5 月	原卫生部	医院管理评价指南（2008 版）	指南对各级护理单元的配置有了明确的原则与标准，病房护士与床位比至少达到 0.4 ： 1，重症监护室护士与床位比达到，医院护士总数至少达到卫生技术人员 50%
2012 年 1 月	原卫生部	中国护理事业发展规划纲要（2011—2015 年）	规划指出到 2015 年，全国执业（助理）医师：注册护士达到 1 ：（1 ～ 1.2）。三级医院护士总数：实际开放床位不低于 0.8 ： 1（二级 0.6 ： 1）；病区护士总数：实际开放床位不低于 0.6 ： 1（二级 0.4 ： 1）；三级医院中，大专以上学历护士应当不低于 80%（二级不低于 50%）

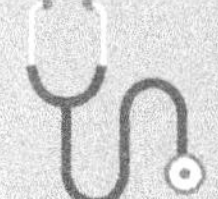

续表

发布时间	发布单位	名称	配置要求
2013 年 11 月	原卫生部	医院岗位设置及人员编制标准（草）	医院的管理人员应占医院编制人员总数的 8% ～ 10%，专业技术人员占 80% ～ 85%，工勤人员占 5% ～ 10%。卫技人员应占专技人员的 95%，其中医师 25%，护士 50%，药剂人员 8%，检验人员 4.6%，放射人员 4.4%，其他卫技人员（理疗、病理、麻醉、营养等）8%；医师：护士应为 1 ： 2。其他专技人员占专技总人员的 5%
2015 年 3 月	国务院办公厅	全国医疗卫生服务体系规划纲要（2015—2020 年）	纲要要求到 2020 年，医护比要达到 1 ： 1.25，市办及以上医护床护比不低于 1 ： 0.6
2017 年 6 月	卫生计生委	医疗机构基本标准（试行）	标准指出一级综合医院每床至少配备 0.7 名卫生技术人员；二级综合医院每床至少配备 0.88 名卫生技术人员；三级综合医院每床至少配备 1.03 名卫生技术人员
2021 年 5 月	国务院办公厅	国务院办公厅关于推动公立医院高质量发展的意见	指出要增加护士配备，逐步使公立医院医护比总体达到 1 ： 2 左右
2022 年 4 月	卫生健康委	全国护理事业发展规划（2021—2025 年）	规划指出到 2025 年二级综合医院、部分二级专科医院全院护士与实际开放床位比要达到 0.75 ： 1，全院病区护士与实际开放床位比要达到 0.55 ： 1；三级综合医院、部分三级专科医院全院护士与实际开放床位比要达到 0.85 ： 1，全院病区护士与实际开放床位比要达到 0.65 ： 1

五、医院人力资源配置方法

（一）效率定员法

效率定员法是一种由工作量和单位工作时间计算得出的编制方法，主要用于临床和门诊医师的配置。以门诊量、出院患者占用总床日数等工作量，单个患者门诊诊疗时间、每名医师日管床数等单位工作时间为依据，测算人员数，具体如下。

$$门诊医师配置数 = \frac{科室年门诊总量}{每医师年诊疗患者数}$$

$$病房医师配置数 = \frac{编制床位数 \times 病床难度系数}{每名医师负担床位数}$$

此方法具有数据获取简单、操作性强、易于接受等优点，但是工作效率的可变性非常强，只能按行业或医院统计的平均值计算，精确度上会存在一定误差。

1. 门诊医师定编

如心内科门诊诊疗人次核定标准为每小时 8 人次，月有效工作天数为 22 天，每名医师每天出勤时间为 7.5h，则每名医师每月可承担的门诊量为 1320 人次。通过医院 HIS 系统提取 A 医院心血管内科（简称心内科）的年门诊量为 144 000 人次，月均门诊量为 12 000 人次，则心内科需要编制 9 名医师。如果根据患者的就诊分布情况，对医师进行排班，每天上午安排 7 名医师出诊，每天下午安排 4 名医师出诊，则再计算需要医师人数的方法如下。

每年上午的门诊工作总工时（365 天）：$7 \times 4 \times 365 = 10\ 220$（h）

每年下午的门诊工作总工时（365 天）：$4 \times 3.5 \times 365 = 5110$（h）

每年门诊工作总工时（365 天）：$10\ 220 + 5110 = 15\ 330$（h）

减去每年 104 天法定休息日和 11 天法定节假日，再减去平均每人带薪年假及其他休假 15 天。

每名员工每年实际应出勤时间：$365 \times 7.5 - 130 \times 7.5 = 1762.5$（h）

则心内科门诊医师数：$15\ 330 \div 1762.5 \approx 9$（人）

2. 病房医师定编

①医师人数（处理病房常规工作）=

$$\frac{\text{期内患者实际占用总床日数} \times \text{内（外）科的人均日工时}}{\text{期内法定工作时数}}$$

内系科室和外系科室在处理病房常规工作每床日所需要的日工时存在差异，分别为 50 min 和 40 min。

②医师人数（处理患者出入院）$= \dfrac{\text{期内实际收治患者数} \times \text{每名患者所需要时间}}{\text{期内法定工作时数}}$

处理每名患者出院入院所需时间为 2h。

③医师人数（手术医师）$= \dfrac{\text{期内实际手术台数} \times \text{每台手术时间} \times \text{手术医师人数}}{\text{期内法定工作时数}}$

病房编制医师数 = ①处理病房常规工作医师数 + ②处理患者出入院医师数 + ③手术医师数

A 医院骨科某月收治患者 226 人，实际占用总床日数 4340 床日，完成手术 213 台，每台手术平均时间为 4.7 小时，每台手术平均需要 1 名主刀，2 名助手，共 3 名医师上台，当月工作日为 22 天，每日工作时数为 7.5 小时。则病房医师的配置计算如下。

①医师人数（处理病房常规工作）$= \dfrac{\text{期内患者实际占用总床日数} \times \text{外科人均日工时}}{\text{期内法定工作时数}}$

$$= \frac{4340 \times 40}{22 \times 7.5 \times 60} \approx 17.5\text{（人）}$$

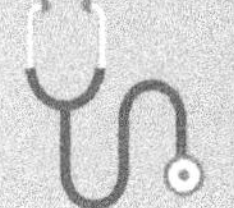

②医师人数（处理患者出入院）$= \dfrac{\text{期内实际收治患者数} \times \text{每名患者所需要时间}}{\text{期内法定工作时数}}$

$$= \frac{226 \times 120}{22 \times 7.5 \times 60} \approx 2.7\text{（人）}$$

③医师人数（手术医师）$= \dfrac{\text{期内实际手术台数} \times \text{每台手术时间} \times \text{手术医师人数}}{\text{期内法定工作时数}}$

$$= \frac{213 \times 4.7 \times 60 \times 3}{22 \times 7.5 \times 60} \approx 18.2$$

应编制医师数为① + ② + ③ =17.5+2.7+18.2=38.4（人），同时增加 1 名主任作为管理人员，则该科室病房应编制医师为 39 人。

（二）比例定编法

比例定编法是以医院床位数或员工总数为基础，通过一个标准来计算出相关人员编制数的方法。主要用于宏观编制的计算，如员工总人员定编、各大类型人员定编、卫生技术人员结构定编等。这种"标准比例"主要是依照国家、地方卫生部门出台法规、政策、标准等。

（三）业务分工定员法

业务分工定员法主要适用于管理人员和工勤人员间的定员。这些人员的工作内容广泛而烦琐，多不能量化，更多的是定性成分。因此，这部分人员的定编需要根据组织机构、职务岗位的工作种类和工作量来确定人数。

（四）预算控制法

预算控制法是利用人工成本预算控制在岗人数，不再对某一部门内的某一岗位的具体人数作硬性的规定。部门负责人对本部门的业务目标和岗位设置和员工人数负责，在获得批准的预算范围内，自行决定各岗位的具体人数。例如，医院的后勤服务社会化，每年支付一定数额的后勤服务费给社会化工人，而医院也不会在意公司配置多少员工。

（五）业务流程分析法

业务流程分析法是根据岗位工作量，确定各个单位单个员工单位时间工作量，如单位时间的产量、单位时间业务量等；根据业务流程的衔接，结合上一步骤的分析结果，确定各岗位编制人员比例；或者根据医院或科室总的业务目标，确定单位时间流程中总工作量，从而确定各岗位人员的编制。

（六）专家访谈法

专家访谈法主要是通过对行业专家的访谈来作为定岗定编的依据。主要适用于管理人员尤其是高层管理人员的定岗定编。

（七）设备定员法

设备定员法主要是根据医院各类设备的数量和使用率、每天设备所需要的员工数量和员工出勤率来确定人员配置的方法。此方法主要用于医技科室、后勤服务等科室，计算公式如下。

$$\text{定员人数}=\frac{\text{需要开动设备台数}\times\text{每台设备开动班次}}{\text{员工看管定额}\times\text{出勤率}}$$

实操案例 20

基于工时法的神经外科护理人员配置分析

护理人力配置是否合理与临床护理质量、患者满意度等密切相关。近期A医院神经外科提出护理工作量大，人员紧张的问题，鉴于此，A医院运营部通过工时测定法对神经外科的护理人力资源进行分析。

（一）科室基本情况

神经外科共有4个专业组，分别为血管组、肿瘤组、脊柱神经组和神经功能组。现有护理人员43人（含1名护士长），其中有1名男性，年龄20～49岁（平均33岁），工作年限1～30年，本科学历2人，其余为专科。

（二）工时测定法的相关概念及测算流程

工时测定法是研究工作量和消耗时间之间内在联系的一种方法，是当前国内最常用的一种工作量测量方法，能较客观、准确地反映科室工作情况。具体操作步骤是通过测算各专业组患者每日所需要的平均护理工时，利用医院信息系统（HIS）统计各专业组每日的操作频次，计算出各专业组每日的护理工时，再根据护理人员编制计算公式计算出各专业组所需护士人数，从而判断当前科室的护理人员是否充足。

1. 工时测定

对某项医疗工作全过程的每一环节必须进行的程序和劳作所耗费时间的测定。

2. 工时单位

指完成某些医疗工作所消耗的平均工时。通常以分计算，称为工时单位。

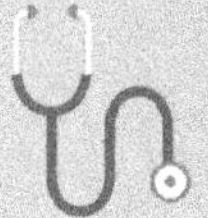

3. 计算公式

（1）护理工时测算

①每日护理总工时数 = 直接护理工时 + 间接护理工时 + 机动时间

②直接护理工时 + 间接护理工时 =∑每项操作平均工时 × 该操作24h内发生的频数

③患者人均日护理时数 = 每日护理总时数 /（病床数 × 床位使用率）

$$理论护理人数 = \left(\frac{每日护理总工时数}{每名护士每天工作时数} + 1\right) \times 休息系数 \times (1 + 机动系数)$$

$$休息系数 = \frac{365}{365 - 休息天数}$$

$$机动系数 = \frac{全年所有休假天数}{科室全体护理人员 \times 全年全勤天数}$$

通过查阅文献和咨询专家后，将机动时间的值定为直接护理工时和间接护理工时的15%，机动时间包括护士临床教学、培训、心理护理、解决自身问题等。

（2）护理人数计算

A医院正常职工每天的工作时数为8h，故每名护士每天工作时数为8h。每年正常周休假有52个双休日，法定节假日为11天，该科室护士平均年休假为14天，则休息系数为1.55。根据人事部当年考勤获得该科室护士的全年休假天数，计算出该科室的机动系数为0.21。

（三）测算过程

1. 项目确定

通过阅读文献和咨询专家（院内选取20位高年资的护士组成专家团），确定纳入工时测量的护理项目，直接项目与间接项目共计120项，其中直接项目108项，间接项目12项。见表5-2。

表5-2　护理项目分类

护理分类	项目名称	具体内容
直接项目	基础性护理	翻身、口腔护理、晨晚间项目、整理床位、排泄护理等
	观察性护理	心电监测、观察神志瞳孔、观察肌力等
	治疗性护理	静脉采血、发药、吸痰、鼻饲、静脉输液等
	健康教育与指导	日常健康教育、入院宣教、术前宣教、出院指导等
	医护配合	抢救、气管插管 / 切开、腰椎穿刺等
间接项目	书写护理记录、医嘱核对、护理查房等	

2. 工时测定

在科室选择 1 名高年资临床护士和 1 名专科运营助理作为测量员，进行 1 周的工时测定，详细记录各护理项目所需要的时间、参与患者和护士数量，直接护理项目的每项操作测定 10 次后取平均值，间接项目的每项操作测定 5 次后取均值。测量时间精确到秒。

3. 项目频次测算

在 HIS 系统、BI 数据库中获取直接项目和间接项目发生次数。静脉输液、静脉采血、鼻饲等可以从 BI 数据库中的开单表中获取；口腔护理、观察神志瞳孔等可以从 HIS 系统中获取；其他不能直接获取的项目频次，可以请专家预估或从其他已有项目频次中推导（图 5-3）。

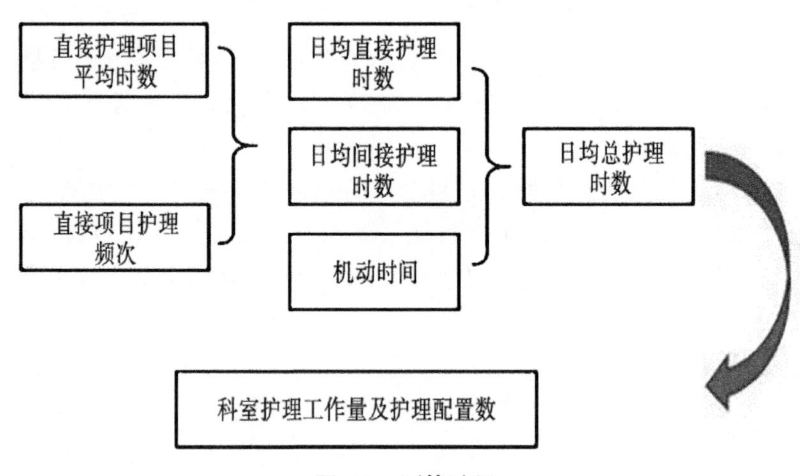

图 5-3　测算过程

（四）结果分析

通过工时测定和在医院系统中提取各护理项目的发生频次，计算得出各专业组的患者人均护理时数，其中肿瘤组最高，患者人均日护理时数为 166.49 min（表 5-3、表 5-4）。

表 5-3　神经外科各专业组间患者人均日护理时数对比　（单位：min）

组别	直接护理工时					间接护理工时	机动时间	患者人均日护理时数
	基础护理	观察性护理	治疗性护理	健康教育与指导	医护配合			
肿瘤组	32.36	21.14	56.88	4.94	5.29	24.16	21.72	166.49

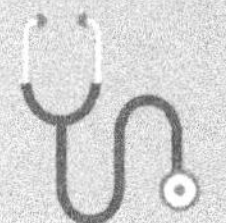

续表

组别	直接护理工时					间接护理工时	机动时间	患者人均日护理时数
	基础护理	观察性护理	治疗性护理	健康教育与指导	医护配合			
血管组	38.23	21.52	44.46	4.23	4.11	22.86	20.31	155.72
脊柱组	58.65	13.28	36.18	5.12	3.78	24.65	21.25	162.91
神经功能组	29.57	19.19	41.62	5.25	4.13	27.17	19.04	145.97

表 5-4　神经外科各亚专业理论护理人力配置及床护比

组别	核定床位数	病床使用率	理论配置护士人数	实际配置护士人数	理论床护比	实际床护比
肿瘤组	24	97.05%	17	13	1 ： 0.71	1 ： 0.54
血管组	18	96.63%	12	11	1 ： 0.66	1 ： 0.61
脊柱组	19	98.21%	13	11	1 ： 0.68	1 ： 0.58
神经功能组	16	96.77%	10	8	1 ： 0.62	1 ： 0.50

1. 神经外科护理工作繁重

通过分析发现，神经外科人均日护理时数 157.77 min，高于其他普通病房，其中肿瘤组患者的人均日护理时数最高为 166.49 min。神经外科护理工作繁忙主要体现在以下几点：①神经外科患者多是急症、危症、重症，病死率和致残率很高，护理难度大；②颅脑损伤及脑出血是神经外科的常见疾病，患者病情变化急剧，需要严密观察患者生命体征等的变化。③昏迷患者多，置管护理多，基础护理多，护士要为患者做大量的翻身、吸痰、鼻饲、引流管等护理。

2. 增加神经外科护理人员配置

护理人力的配置关乎护理质量、医疗安全及患者的就医体验。目前 A 院神经外科实际床护比为 1 ： 0.56，虽然该比值已达到卫计委颁发的《优质护理服务评价细则（2014 版）》中的床护比 1 ： 0.4 的标准，但根据实际护理的工作量通过工时法测算得出该科室的理论床护比应为 1 ： 0.67，这主要与神经外科的专科特色有关，神经外科相较于其他科室工作强度更大，危重患者更多，需要更多的日常护理。而实际上的护理人员配置低于理论上的配置，说明当前神经外科的护理人员配置是不足的，医院应根据实际情况，适当为神经外科增加护理人员。

3. 根据亚专业特点优化护理人员配置

根据测算，不同的专业组床护比不同，这主要是因为各专业间的疾病具有差异，术后恢复情况和护理任务不同，使得其直接或间接护理时间有差异。因此，科室在配置护理资源时，应充分结合现实情况，优化人力配置。

（五）经验分享

工时测定法的优点是测量方法简单易懂，能够根据护理工作量及护理的工作负荷，评估出各科室的护理人力资源的配备是否充足，A 医院通过此方法对该医院神经外科的护理人力资源进行了分析，结果得出该科室的护理人员配置确实不足。医院及时为其增添了人手，同时科室内部也根据护理任务的不同，对人力资源的配置进行了优化。

实操案例 21

关于血液净化室护理人员配置评估

血液净化室是临床中十分重要的科室，该科室涉及的仪器设备种类较多，同时所接待的患者年龄跨度较大，具有高风险性和高技术性的特征，对医护人员有着更加严格的要求，因此在人力资源配置方面也更加复杂。近期 A 医院血液净化室提出，随着业务量的增加，现有护理人力紧张，加上涉及轮班的情况，排班困难，想增加护理人员以缓解人力紧张的问题。A 医院运营部了解到该请求后，立即对血液净化室的人力资源展开了评估。具体评估如下。

（一）血液净化室的基本情况

运营部通过实地调研对血液净化室人员数量，工作职责，人员工作负荷量，科室所有的装备以及工作时间和轮班等信息的收集，形成以下血液净化室工作说明书。

1. 血液净化室机位情况

血液净化室位于 2 号楼 3 楼，截至 2022 年 10 月，血液净化室机位共计 61 台，其中急诊透析机 1 台、非急诊透析机 60 台（急诊机位留于急诊患者）。

2. 血液净化室人员情况

血液透析室现有 27 位护理人员，见表 5-5。

表 5-5　血液净化室护理人员结构

护士岗位	护士长	N_3 级护士	N_2 级护士	N_{1b} 级护士	N_{1a} 级护士	N_0 级护士	合计
人数	1	4	7	5	9	1	27

3. 排班情况

目前血液透析室护理人员周一、周三、周五的工作时长为 16h（7：00—23：00），每天分别有三个班次。周二、周四、周六工作时长 11h（7：00—18：00），每天分别有两轮班次（特殊情况下需要三轮班次），每班次约为 5.4h =（16×3）/3+（11×3）/2；周日不排班，每一位患者在一个班次内完成透析，即患者每次透析时间约为 5.4h（表 5-6）。

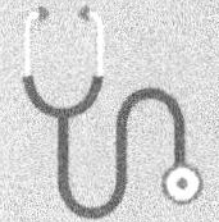

表 5-6 血液净化室排班情况及人员配置

班次	护理人员配置		
	一轮	二轮	三轮
周一、周三、周五	14	14	9
周二、周四、周六	12	12	–

4. 血液净化室运行要求

根据《血液净化标准操作规程（2020 版）》规范：①每名护士每班次最多同时负责 5 台透析机的操作及观察。②血液透析室应设护理负责人，三级医院护理负责人应具有中级及以上专业技术职务任职资格，接受血液净化专科护士培训且具备 1 年以上透析护理工作经验。

（二）血液净化室工作量及工作负荷

由表 5-7 可知，2022 年的月均透析人次是最多的，达到 3839 人次，2021 年月均透析人次同比 2020 年增幅较高为 12.8%，2022 年仅统计到 1—9 月，其月均透析人次仅比 2021 年增长 3.14%。

表 5-7 2020—2022 年血液净化室透析人次

类别	2020 年	2021 年	2022 年 1—9 月
年透析人次	39 640	44 666	34 550
月均透析人次	3303	3722	3839
比去年月均增长比例	–	12.68%	3.14%

从图 5-4 各月的折线图可以看出 2020—2022 年血液净化室的透析人次呈现明显的上升，其中 2 月透析人次为全年的最低值，主要是因为受春节影响，患者就医需求减少。

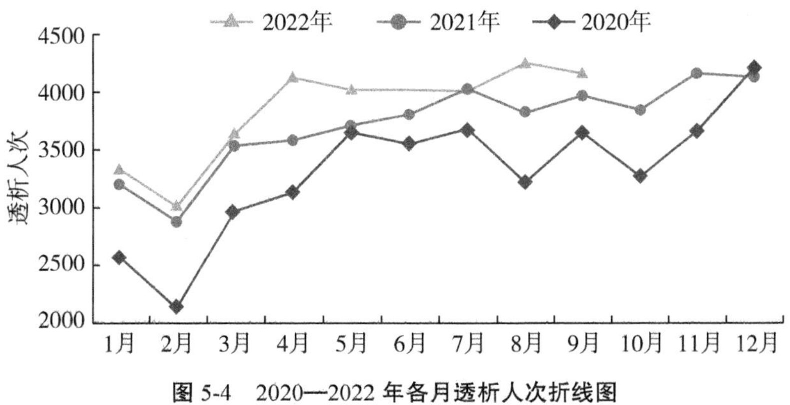

图 5-4 2020—2022 年各月透析人次折线图

（三）护理人员评估

现以每名护士每一班次负责5台机位（最大负荷），每周工作5日，日工作7.5 h为基准，按照每班次每位护理人员管理患者5人，每名患者平均透析时间5.4 h，评估如下。

$$\text{理论上每名护士每周最高护理患者数}=\frac{\text{周工作时长}}{\text{每班次时长}}\cdot\text{每班次最大护理患者数}$$

$$=\frac{5\times7.5}{5.4}\times5\approx34.72\text{（人）}$$

即从理论上来说，血液净化室的护士每周最多可以护理约34.72名患者。

1. 按照最高月均透析人次评估

平均每周透析人次 = 月透析人次 /4=3839/4 ≈ 960人次

需要护士数 = 实际每周透析人次 / 每名护士每周最大护理人数

= 960/34.72 ≈ 27.65（人）

2. 按照单月最高透析人次评估

2022年1—9月透析人次最高的月份是8月（为4523人次），按照该人次进行计算。

平均每周透析人次 = 月透析人次 /4=4523/4 ≈ 1133人次

需要护士数 = 实际每周透析人次 / 每名护士每周最大护理人数

= 1133/34.72 ≈ 32.63（人）

（四）结论及建议

通过对血液净化室护理人员配置进行评估，得出以下结论。

（1）近年来，国内糖尿病和肾病患者的数量逐渐增多，带动了血液透析患者人数不断增加，从A医院近三年的透析人次总量和月均透析人次的比较来看，血液净化室的工作量是在不断增加的，对护理人员的需求会越来越大。

（2）按照最高月均的透析人次计算得出，血液净化室需要的护理人员为27.65人，实际血液净化室配置的27名护士基本能满足需求，但该测算是基于每轮班次每名护士均同时管理5台透析机得出的，且单月最高透析人次评估出需32.63名护士，这说明护士在实际工作中，均满负荷运转，护理压力较大，可适当增加1～2名的护理人员。

（3）通过分析各月的透析人次可以看出，血液净化室的工作负荷在不同月份存在着差异。因此，要根据病区的情况和护理人员的能力合理安排排班，确保护理人力资源能够得到最大化利用。

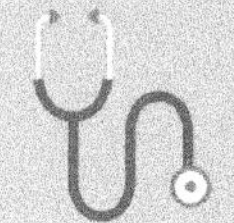

第三节　床位资源配置

一、床位资源相关概念

床位资源是医疗资源最小的配置单元，是医疗服务供给能力重要的体现方式，也是医疗资源的核心。配置规模的大小影响着卫生资源使用效率的高低，反映着医院规模的大小和收治患者多少的能力。

现阶段我们国家的床位资源来源于医院床位、基层医疗卫生机构、专业公共卫生机构和其他医疗卫生机构的床位。主要分为编制床位和实有床位：编制床位指由卫生管理行政部门核定的床位数，即医院在取得《医疗机构执业许可证》时所核准的床位数；实有床位包括正常使用病床、监护病床、处于消毒状态的病床、维修中病床、停用病床，而妇产科的新生儿病床、待产床、观察床和临时加床及家属陪护床不包括在内。

当前床位资源配置主要包含两方面内容。①增量配置：通过增加新的床位对卫生资源进行追加投入，在投入的过程中，更加注意公平性，改变不合理的分配结构。②存量调整：基于当前床位资源的使用情况，重新分配现有资源，科学规划床位配置，以实现床位资源最佳利用。

二、床位资源配置影响因素

医院的床位资源对于整个医院的工作和管理有着非常重要的影响，是人力、设备、建筑等其他卫生资源配置的主要参考依据，只有在合理规划医院床位资源的基础上，才能对其他卫生资源进行优化配置。而影响床位资源配置的因素主要如下。

（一）人口结构

人口结构是影响医院床位资源配置的重要因素。不同年龄段、不同性别和不同地区的人口对床位需求有不同的影响。例如，老年人口相对较多的地区需要更多的床位来满足护理和治疗需求；而年轻人口相对较多的地区则需要更多的床位来满足急诊和手术治疗需求。

（二）医疗需求

医疗需求也是影响床位资源配置的重要因素。疾病类型、医疗技术、医疗服务质量等都会对床位需求产生影响。例如，高疗效的肿瘤治疗需要更多的床位来满足住院治疗需要；而一些简单的疾病治疗则可以采用日间手术等方式来减少床位占用。

（三）经济发展水平

经济发展水平的提高也会对床位需求产生一定的影响。经济发展水平越高，人们的医疗需求就相应增加，床位需求也随之增加。例如，发达地区的医疗资源较为丰富，需要更多的床位来满足不断增长的医疗需求。

（四）医疗保险制度

医疗保险制度也是影响医院床位资源配置的因素之一。医疗保险制度对医疗服务的需求和质量有直接影响，也会影响床位资源的配置。

（五）医疗服务结构

不同的医疗服务结构会对床位需求产生不同的影响，如急诊科、手术室、重症监护室等不同科室对床位数的需求是不同的。为了满足医疗服务结构对于床位资源的需求，医院需要结合实际情况配置床位。

（六）政策和管理制度

国家、地方的政策和管理制度对医疗机构的床位资源的配置会实行有计划和规范的管理。医院根据政策和管理制度合理配置床位，能够在床位利用率和医疗服务效益之间取得平衡。

三、床位资源使用率的评价指标

床位资源使用率是评估床位规模、资源合理化配置的考核指标之一，不是一个绝对数，而是相对数。在我国通常选取卫生机构的病床使用率、平均床位工作日、平均住院天数、病床周转次数等相对独立的指标数据，评估方法一般采用标准化床位使用率、TOPSIS法、秩和比法、数据包络分析法、归一分析法等研究方法。

（一）病床使用率

病床使用率是反映每天使用床位与实有床位的比率，即实际占有的总床日数与实际开放的总床日数之比。计算公式如下。

$$病床使用率=\frac{期内实际占有的总床日数}{同期实际开放总床日数}$$

1. 实际开放总床日数

指期内医院各科每日0：00开放病床数总和，无论该床是否被患者占用。

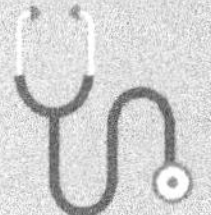

2. 实际占用总床日数

指医院各科每日 0：00 实际占用病床数（每日 0：00 住院人数）总和，包括实际占用的临时加床在内，不包括家庭病床占用床日数。

病床使用率低，表明床位有空闲，利用程度差；反之，病床使用率高则表明床位利用程度高，但同时也说明病床负担过重，没有足够的时间对病床进行消毒处理等，容易增加医院内交叉感染的机会，所以病床使用率太低不好，但也不宜过高。医院分级管理标准值：一级医院病床使用率≥ 60%、二级医院 85% ～ 90%、三级医院 85% ～ 93%。

（二）平均床位工作日

平均病床工作日指每一张床在一定时期内平均工作的日数，即每一位患者占用病床一天为一个病床工作日，包括临时加床的占用床日在内。计算公式如下。

$$\text{平均床位工作日} = \frac{\text{期内实际占用总床日数}}{\text{同期开放床位数}}$$

由于病床的修理、消毒或其他原因，每张病床不可能每天都在使用，即平均病床工作日一年理论上达不到 365 天（或 366 天）。在正常情况下，一般以 340 日（病床使用率为 93%）为标准较为恰当，如果超过 340 天，说明床位负担过重，将给医院管理和医疗质量带来不利影响；如果病床工作日过少，则说明病床工作不饱和。通过测算该指标的值，可以反映出医院各科室忙闲不均的情况，进而可作为调整各科病床数的依据。

（三）出院者平均住院日

平均住院日指一定时期内每一位出院者平均住院时间的长短。计算公式如下。

$$\text{平均住院日} = \frac{\text{期内出院患者占用总床日数}}{\text{同期出院人数}}$$

其中出院人数是指所有住院后出院的人数，包括治愈、好转、未愈、死亡及其他的人数。出院患者占用总床日数是指所有出院人数的床日之总和，包括正常分娩、未产出院、住院经检查无病出院、未治出院及健康人进行人工流产或绝育手术后正常出院者的住院床日数。

平均住院日是反映医疗资源利用情况和医院总体医疗服务质量的综合指标，是集中表现医院管理，医院效率和效益较重要而敏感的指标。医院分级管理标准值为：一级医院出院者平均住院≤ 6 天、二级医院≤ 18 天、三级医院≤ 20 天。但该标准已不符合当前的实际情况。而该指标受医院等级，住院患者的病种、病情、病型、年龄、职业等因素的影响，所以对该指标进行分科、分病种计算再进行对比更具有实际意义。

（四）平均病床周转次数

平均病床周转次数，又称病床周转率，是指报告期内出院人数与同期平均开放病床数之比。计算公式如下。

$$平均病床周转次数=\frac{期内出院人数}{同期平均开放病床数}$$

而对医院的科室而言，转出人数就相当于是科室出院的人数，所以该指标分科计算公式如下。

$$某科平均周转次数=\frac{报告期内（某科出院人数+转往他科人数）}{同期该科平均开放病床数}$$

病床周转次数具体说明了一张病床在一定时期内收治了多少患者（包括出院患者数和其他人数），该指标是评价医院病床工作效率的一个重要指标。医院分级管理标准值：一级医院≥ 32 年 / 次、二级医院≥ 20 次 / 年、三级医院≥ 17 次 / 年。但该标准是 1989 年制订的，经过 30 多年的发展，社会经济水平和医疗保险制度已经发生很大变化，二级、三级医院分级管理标准值显然不能适应新时期的要求，根据目前的实际情况一般认为，三级医院每张病床一年周转 24 次较为适宜。

（五）床位效率指数

床位效率指数是通过数学分析的方法以医院病床周转次数和床位使用率两个指标综合性地反映床位的利用效率，又称为“归一分析法”。计算公式如下。

$$床位效率指数=\frac{病床实际周转次数}{病床标准周转次数}\times 病床使用率$$

病床标准周转次数是指所有医院病床平均周转次数，标准周转次数为卫生主管部门所设立的床位周转次数。评价标准是当床位效率指数＞ 1 时，为高效率运行；＜ 1 时，为低效率运行；= 1 时，为等效率状态。

四、医院床位管理模式

（一）全院床位统筹管理模式

全院床位统筹管理模式是医院所有床位由指定部门集中统一管理。除急诊外，所有患者需在指定部门登记入院，遵照“相近、就近、急诊优先”原则确定具体病区。该模式下，指定部门拥有床位预约、床位调配、院前检查指引、麻醉评估、接待咨询、病房沟通和电话回访等多项功能，职责清晰。

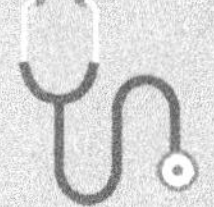

（二）公用床位调剂模式

公用床位调剂模式是医院各病区按一定比例将床位开放给指定部门统一管理，当科室既定床位无法满足患者使用时，可向指定部门提出申请，由其根据相应规则安排患者入住公用床位。该模式下，指定部门单纯负责床位调剂，打破了科室之间的“借床壁垒”，让患者公平享有床位资源。

（三）全院调配模式

全院调配模式是医院信息系统将空床信息开放给指定部门，当患者提出申请时，指定部门根据相应调配原则，强制使用空余床位安排患者入院，当前，多数医院采用该模式解决患者入院难的问题。

实操案例 22

关于医院病床使用效率的评估

随着医改新时代的到来，医院经济管理模式从传统的模式转向以“业财融合”为核心，向规范化、现代化、科学化的运营管理转变成为新命题。医院必须加强医疗资源的合理配置，提高医疗服务的综合能力。

医院床位是体现医疗服务供给能力的重要资源，床位的合理配置和运行效率直接关系到医院的运营能力和社会服务能力。为了更好地了解医院临床科室床位使用情况，为医院管理者合理科学配置病床、优化资源提供依据，A 医院运营部对医院床位资源的利用效率进行了评价。

（一）医院基本介绍

A 医院是一家集医疗、科研、教学、预防、保健和康复为一体的国家三级甲等综合性医院。医院开放床位 1800 张。2021 年总诊疗人数约为 203 万人次，出院约 8.7 万人次。

（二）方法选择

按照数据的可获取性，选择病床使用率（期内实际占用总床日数 / 期内实际开放总床日数 ×100%）和病床周转次数（期内出院人数 / 平均开放床位数）和出院人数 3 个指标作为评价指标，以上 3 个指标均可直接从病案系统中提取。评价方法选择气泡图，可以直观展示三个变量之间的关系，绘制时将一个变量放在横轴，另一个变量放在纵轴，而第三个变量则用气泡的大小来表示。在对全院各科室的床位资源进行评价时，气泡图可有效结合病床使用率、病床周转次数和出院人数 3 个指标，简单明了评价临床科室床位资源的使用效率。

《医院管理评价指南（2008 年版）》指出，三级医院参考指标为“病床使用率

85%～93%，病床周转次数≥19 次 / 年”，将科室床位的使用效率划分为效率型、压床型、闲置型、周转型 4 种类型。结合实际情况，A 医院运营部选择全院的平均周转次数和平均病床使用率为分界点，其中 X 坐标表示病床周转次数，Y 坐标表示病床使用率，气泡大小表示出院人数。将每个临床科室指数分别归入不同的四个象限，以此来表示同一时期不同科室的床位工作效率状态。

处于坐标图第 1 象限的是“效率型”，表示床位使用率高，床位周转快。常见于患者来源与床位设定数成比例，或者临床科室的医疗水平较高，床位得到了充分合理利用。

处于第 2 象限的是“压床型”，常见于临床科室床位使用率高，床位周转次数较慢，科室收治患者疑难危重患者占比较大，平均住院天数偏长，或科室的医疗水平还有待增强，周转较慢。

处于第 3 象限的是“闲置型”，常见于临床科室床位使用率和床周转都较低，科室实际开放床位得不到充分利用。

处于第 4 象限的是“周转型”，常见于临床科室的床位使用率较低，但床位周转较快，科室收治的患者病情较轻，患者住院时间短，床位周转快，床位并没充分利用（表 5-8）。

表 5-8　床位使用效率分区

分区	病床使用率	病床周转次数	象限划分
床位效率型	≥全院均值	≥全院均值	第 1 象限
床位压床型	≥全院均值	<全院均值	第 2 象限
床位闲置型	<全院均值	<全院均值	第 3 象限
床位周转型	<全院均值	≥全院均值	第 4 象限

（三）结果分析

医院 2021 年实际开放床位 1800 张，出院 8.77 万人次，平均住院天数 9.86 天，病床周转次数为 47.6 次，病床使用率为 100.8%。

从表 5-9 和图 5-5 中可以看出，在医院 26 个临床科室中，处于第 1 象限为床位效率性的科室是消化内科、肿瘤科等 7 个科室，占科室总数的 44%。这些科室都是 A 医院的特色科室，患者来源多，床位周转快，是医院床位配置中比较理想的状态，这主要取决于临床科室高水平的医疗技术水平和医护人员服务意识。一方面看，这类科室床位运行效果好，床位使用率和床位周转次数均高，说明患者数充足。但从另一方面看，这几个科室的床位使用率高于全院均值，也远高于三甲医院评审标准（85%～93%），均处于

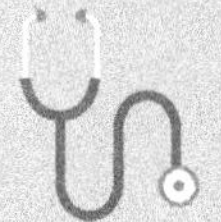

饱和状态，医务人员工作负荷大。

处在第 2 象限为床位压床型的科室是神经内科、骨科、外科 ICU 等科室，这类科室的床位使用率较高，但床位周转慢，主要原因是收治的危重、疑难的特殊疾病等导致住院时间较长，如骨科收治了许多脊柱矫正的患者，这些患者大多需要较长时间的治疗。

处在第 3 象限为床位闲置型科室，有康复医学科，儿科等 6 个科室，说明这些科室的开放床位未得到充分利用。可能是这些科室的学科发展受限，该地区病员少，医院宣传力度不够、吸引力不强等原因。如儿科床位闲置是因为医院地处老城区，附近居民以老年人为主，儿童患者较少，医院附近 500 米就有专门的儿童医院，患者更愿意选择专科医院就诊。

处在第 4 象限为床位周转型科室，有眼科、心血管科等 7 个科室，这些科室的床位使用率较低，床位周转较快，收治的多为住院时间短，病源充足，轻症或季节性疾病等患者。如眼科的床位周转次数达到 172.34 次，病床使用率仅 66.7%，这是因为眼科下设有一个日间病房，患者当日手术，当日出院，一方面缩短了患者住院时间，有效降低了医疗费用；另一方面也降低了科室的平均住院天数，提高了病床周转次数。

表 5-9　2021 年各科室病床使用情况

序号		出院科室	周转次数 / 次	病床使用率 /%	出院人数 / 人
全院			47.6	100.8	87 769
效率型	A	消化内科	53.8	110.4	5758
	B	肿瘤科	69.1	146.9	7605
	C	内分泌科	56.1	110.3	2018
	D	全科医学科	86.1	167.3	2669
	E	老年医学国际病区	61.2	124.9	2572
	F	泌尿外科	47.7	103.2	2621
	G	疼痛科	62.4	140.7	562
压床型	H	呼吸内科	38.9	111.9	6854
	I	神经内科	37.5	101.6	6635
	J	血液内科	45.3	109.3	2628
	K	肾脏内科	42.2	119.0	2320
	L	骨科	14.8	105.7	2023
	M	外科 ICU	16.2	107.0	194

续表

序号		出院科室	周转次数 / 次	病床使用率 /%	出院人数 / 人
闲置型	N	康复医学科	20.3	97.5	852
	O	儿科	33	60.9	1485
	P	神经外科	22.5	92.8	1237
	Q	心脏大血管外科	17.8	83.0	728
	R	普胸外科	30.3	71.3	1666
	S	内科 ICU	15	63.0	554
周转型	T	耳鼻咽喉头颈外科	67.8	99.5	3527
	U	普通外科	55.4	96.1	12 039
	V	妇科	51.1	78.1	1820
	W	产科	51.5	68.7	1338
	X	肛肠科	47.7	68.5	2047
	Y	眼科	172.34	66.7	6310
	Z	心血管科	54.2	91.4	9707

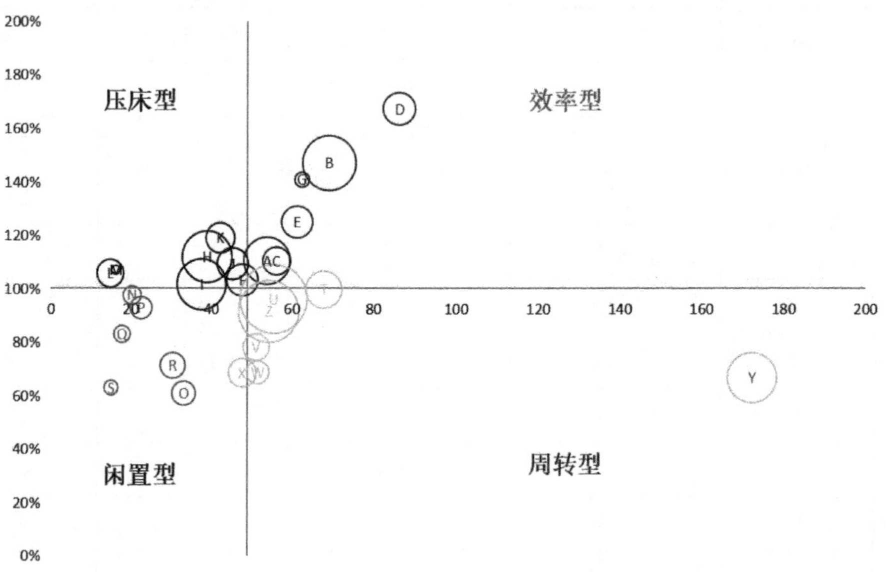

图 5-5　各临床科室床位使用象限分布

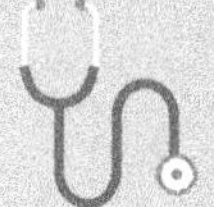

（四）建议

针对各临床科室床位使用效率高低不一的现状，需根据实际情况有针对性和动态性地调整病床配置，避免资源浪费。

1. 高周转、高使用率的科室

可适当增加床位数，为科室的未来发展做好床位储备，同时也要防止过高的病床工作效率造成的医护人员承担过高工作量，从而降低医疗服务质量。可适当增加医护人员和物资分配，科室负责人还可以根据实际情况动态增加床位以缓解床位压力。

2. 高使用率，低周转的科室

可利用“预住院”模式，减少择期手术患者的术前等待时间。也应紧密联系医联体医院，打通患者下转通道，鼓励病情稳定，需要继续康复治疗的患者及时下转。

3. 高周转、低使用率的科室

应加强学科建设，提高医护人员的专业素养和技能，提高诊疗质量和服务水平，减少床位空置。

4. 低使用率，低周转的科室

应具体问题具体分析，如病源不足的儿科，可开展新技术、新项目，大力宣传，扩大病种收治范围，吸引更多患者来提高病床使用率和周转次数。或适当减少床位，合理利用医疗资源，也可以开展床位共享，把床位给更需要的科室，做到资源共享。

实操案例 23

建立床位管理小组的思路

近日，60 岁的王奶奶因呼吸困难、气紧、心跳加快前往 A 医院心脏大血管外科求诊，随后被检查出患有二尖瓣重度反流，需要入院接受手术治疗。王奶奶本应该入住心脏大血管外科，但当时病房已经住满患者，一床难求，经床位管理小组的调配，王奶奶同意入住到同一楼层的普胸外科，术前和手术都是由心脏大血管外科的专科医师查房治疗，专科与跨区护士共同护理，手术由专科医师完成。按照以往的等候入院方式，王奶奶至少要等一周的时间才能入院，而今在床位调配小组的帮助下，王奶奶第一时间就办理了入院手续。帮助王奶奶解决“住院难”问题的床位调配小组究竟是什么来头?

（一）背景

随着国家三级公立医院绩效考核与医保改革的深入，三级公立医院的内涵发展要求更加迫切。2021 年 5 月，国务院办公厅印发《国务院办公厅关于推动公立医院高质量发展的意见》（国办发〔2021〕18 号）继续布局推动公立医院高质量发展，要求公立医院发展方式应从规模扩张转向提质增效，运行模式从粗放管理转向精细化管理，推动医院运营管理的科学化、规范化、精细化。从政策层面上引导公立医院转型，实现高质量发展。资源是医院发展的关键，而床位资源又是医疗资源的最小配置单元，也是医疗服务供给能力重要的体现方式，使床位资源的使用效率得到最大化的提升，有利于医院在尽力满足患者就诊需求的同时提升医疗服务能力与资源的利用效率。

（二）原有床位管理方式存在的弊端

A医院作为一家大型综合医院，年出院量近10万人次，但其床位管理方式仍是传统"经验式"的管理，具体表现在以下几点。

1. 床位管理分散

入出院中心集中管理呼吸内科、消化内科等15个科室的床位管理，需要一天两次询问科室的空床数，再安排患者入院，效率较低。而心脏大血管外科等10个科室的床位则由各临床科室管理，管理制度和收治原则都不同，经常出现患者拿着入院证，不知道该做什么的情形。

2. 床位的使用率不均

由于医院床位管理仍以传统的各自为政、医护一体的管理模式为主，医院病床资源利用效率两极分化更加严重。例如，心内科一直是处于饱和状态；而另外一些科室长期出现闲置床位的情况。病区之间的床位需求时常出现"忙闲不均"的尴尬局面。

3. 影响患者的就医体验

当前，A医院的两种床位管理模式，使得患者在办理入院手续的时候有不同的流程，一定程度上增加了患者就医负担，大大降低了患者的就医体验。

（三）具体做法

为了进一步加强医院运营管理，有效提高床位使用率，满足群众的就医需求。由分管院长牵头，在医院运营部、财务部、信息科、护理部等各部门及临床科室的大力配合下，A医院于2022年10月成立床位调配小组，统筹调配床位资源。现将A医院的实际实施步骤，做如下阐述。

1. 成立床位调配小组

床位调配小组隶属于入出院中心，有床位调配的功能和床位管理的职责，负责全院各临床科室床位的集中管理、统一调配，落实床位预约、通知患者入院、跨科调配空床、转科转床、双向转诊患者的入院管理、预入院患者全流程管理等工作。

2. 合理配置人员

小组设置工作人员8人，包括床位管理服务6人，预入院办理2人。在床位管理服务中，全院床位超1920张，拥有病区48个，床位管理人员人均负责超300张病床或8个病区。为满足患者入院的需求，服务时间为每天7：30—18：00，同时保证周末及节假日的床位管理服务。

3. 细化病床属性

准确掌握全院的床位数量及设置是床位调配工作的重要基础。在调配小组成立后，对全院床位数量及专科设置进行了摸底调查，每个病区的床位分为固定床位、加床床位两种。调配小组借助信息技术，在电脑上就可以实时查看各科室床位的使用情况，做到

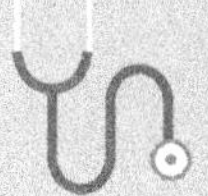

床位共享，为今后全院的床位调配工作奠定基础。

4. 制订床位调配方案

床位调配小组应遵循“同一专业组患者尽量安排在同一病区，相近病种尽量安排在同一专科，危急重症优先”等原则调配床位，并在实际工作中不断完善床位调配原则。

（1）明确床位调配原则

①统筹管理：床位调配小组应对全院床位实行统一管理，统一调配，分科收治。对床位资源统筹兼顾，结合实际情况，充分利用床位资源，实时关注床位的动态变化。

②科学划分入院等级：床位调配小组结合三级公立医院绩效考核、疾病疑难度 CMI 值和急危重症情况重新梳理专科患者的入院病种优先等级。同时，结合学科特点、发展规划及研究方向，动态调整收治规则。秉持“安全至上、本科优先”原则，病源管理分层分类，根据病情轻重缓急、预约先后顺序、感染隔离要求等科学安排，以本科室优先收治急危重症及疑难复杂症患者、手术患者为核心，跨科收治患者应以轻症患者为主。

③合理调配：患者拿着入院证至入出院中心后，如相应专科病区有空余床位，则应立即安排入住；如本专科病区满床，则床位调配小组应按照地域、专科相近的原则，将患者跨科安排至其他科室，充分使用闲置床位。当原专科床位有空，则应优先转回借住在其他病区的患者。

④尊重患者意愿，以人为本：要以患者为中心，在进行床位调配时，需了解患者基本信息，征得患者的同意和配合。

（2）优化入院流程　床位调配小组成立后，需对原来的入院流程进行优化，方便患者办理入院手续，及时入院。优化前后的流程对比如图 5-6 所示。

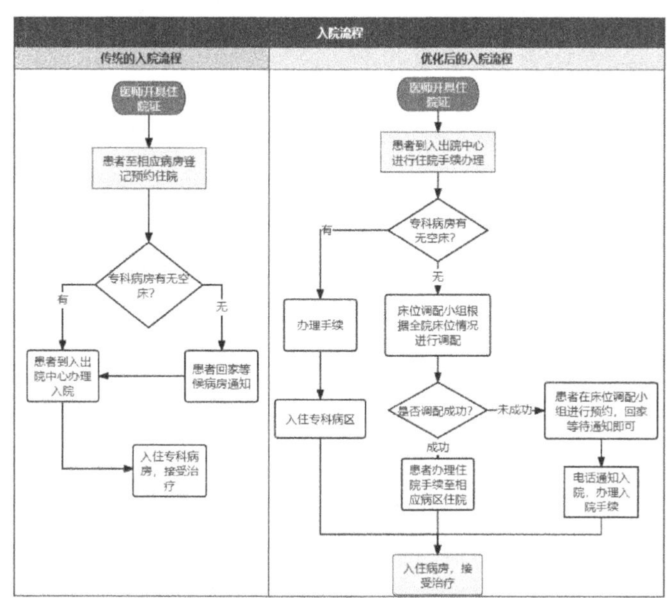

图 5-6　优化前后的入院流程

5. 跨科患者管理方式

（1）医师跟随患者走　在保持原有学科诊疗组分工和首诊医师负责制的基础上，在全院范围内实施“患者跟随床位走，医师跟随患者走”的工作模式，主诊医师或同医疗组医师负责跨科病患住院期间的所有诊治活动，包括治疗方案、每日查房、疗效观察、病历书写等。主诊医师每日至患者所在病区进行 1 次病情沟通及查房。

（2）同质化护理服务　在跨科室收治患者的过程中，要求主诊医师与负责共享床位患者的护士共同查房，护理人员应在护理部的统一培训、指导下为患者提供同质化的护理服务，帮助护理人员完成从专科护理到多学科护理再到全科护理的延伸过渡。

（3）转本科室诊疗服务　当患者发生病情变化需抢救时，由所在病区值班医师先行处理，同时病区护士通知专科主诊医师或值班医师过来处理。若患者因病情加重或在原专科病区有空床时，跨科收治患者可转回专科病区治疗，跨科转回手续由专科主诊医师开出医嘱，病区自行办理。

（四）成效

1. 提升医疗资源利用效率

随着医疗市场竞争日趋激烈，卫生资源不足与浪费并存的矛盾更加突出。A 医院在 2022 年 10 月成立床位调配小组后，床位资源得到了充分利用，医疗工作量、工作效率得到明显提升，与成立前相比，实际占用床日数明显提高，平均住院天数整体呈现下降趋势，病床使用率和病床周转次数呈现上升趋势（表 5-10）。月均出院人数增加 1292 人次，平均住院日由 8.39 降低到 7.86，病床使用率提高了 11.71 个百分点，平均床位周转次数增加 0.67 次（表 5-11）。

表 5-10　床位调配小组成立前后半年医疗数据对比

时间	实际开放床日数 / 天	实际占用床日数 / 天	出院人数 / 人次	出院者占用床日数 / 天	病床使用率 /%	出院者平均住院日 / 天	病床周转数 / 次
2022 年 5 月	59 520	55 586	6562	55 186	93.39	8.41	3.42
2022 年 6 月	57 600	55 590	6321	53 223	96.51	8.42	3.29
2022 年 7 月	59 520	56 699	6766	56 428	95.26	8.34	3.52
2022 年 8 月	59 520	55 610	6535	55 417	93.43	8.48	3.40
2022 年 9 月	57 600	51 057	5881	51 635	88.64	8.78	3.06
2022 年 10 月	59 520	62 746	7943	63 941	105.42	8.05	4.14
2022 年 11 月	57 600	62 001	8126	64 439	107.64	7.93	4.23
2022 年 12 月	59 520	67 168	8524	67 169	112.85	7.88	4.44
2023 年 1 月	59 520	57 925	7232	57 928	97.32	8.01	3.77

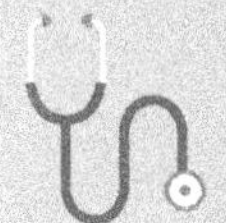

续表

时间	实际开放床日数 / 天	实际占用床日数 / 天	出院人数 / 人次	出院者占用床日数 / 天	病床使用率 /%	出院者平均住院日 / 天	病床周转数 / 次
2023 年 2 月	53 760	57 975	7579	59 419	107.84	7.84	3.95
2023 年 3 月	59 520	63 716	8045	62 429	107.05	7.76	4.19
2023 年 4 月	57 600	63 700	8252	63 870	110.59	7.74	4.30

表 5-11　床位调配小组建立前后对比

组别	月均出院人数 / 人次	平均住院天数 / 天	床位使用率 /%	平均床位周转次数 / 次	患者满意度 /%
建立前	6668	8.39	95.47	3.47	94.24
建立后	7960	7.86	107.18	4.14	98.21
增减额	1292	–0.53	11.71	0.67	3.97

2. 提升了医疗服务能力

A 医院以前的床位管理模式是各科室自己控制床位，科室为了控制床位的使用率，存在着延长患者住院时间的可能，既会增加患者的经济和时间负担，同时由于患者在院时间长，也增加了院内感染的概率。而出现闲置床位时，由于不能跨科使用，部分患者不能及时入住，影响了患者的就医体验。床位调配小组成立后的 6 个月内共调配床位 987 张，平均每日调配 5.45 个跨科床位，2022 年 12 月床位调床数值达到巅峰（212 例）。对床位资源进行集中管理，打破了专科、病区之间的床位界限，真正做到了以患者为中心，有效缓解了患者入院难、入院手续烦琐、候床时间长等问题，改善了医疗环境，患者满意度提升了 3.97 个百分点。

（五）经验分享

加强床位管理是现代医院发展的需要，对提高诊疗水平、确保医疗安全、改善服务流程、优化就医环境、满足患者需求、提高整体服务质量等至关重要。实行住院床位统一管理调配，推行跨科调配收治患者，意义在于打破了以往存在的科室床位壁垒及医院床位管理瓶颈，通过转变服务模式，将“患者跟着医师走”转为“医师跟着患者走”，使医疗服务更加人性化，最大化利用现有的公共医疗资源减少患者住院等待时间，改善了患者住院就医体验，提高了医院的经济效益与社会效益。

当前 A 医院通过成立床位调配小组，统一管理全院床位资源，一定程度上缓解了患者入院难的问题。而 A 医院在进行床位资源管理时是以人工调配为主，人力成本较大，未来应加强床位信息管理系统升级开发和信息化建设，逐步床位资源信息化管理，进一步降低人力成本，推进床位调配及时、公开、安全、高效发展。

第四节　设备资源配置实战

医疗设备配置是指在医疗机构中，根据不同的需要和用途，将各种医疗设备按照一定的规划、布局、组合和配备方式，安装在相应的场所中，以达到更好地支持医疗服务、提高医疗质量和效率的目的。

医疗设备包括医疗器械、医用材料和医药产品等，涵盖了诊断、治疗、康复、护理和生命支持等多个方面。医疗设备配置的概念因此也涉及医院建筑、空间规划、设备选型、科室设置、工作流程和人员配备等多个方面，需要综合考虑各种因素，才能实现最佳的效果。

一、设备资源配置概念

医疗设备是公立医院开展医疗活动的重要资源保障，也是现阶段公立医院固定资产投资的最主要内容。随着技术进步及新技术的应用，医疗业务诊断精准化和诊疗精细化对医疗设备的需求日益增长；同时，随着医疗设备开发周期缩短和技术的迭代更新，医疗设备的更新速度越来越快，从供应端推动着医院设备更新换代需求。对于每个科室来讲，所有需求设备都很重要，都有配置的必要性；而对医院来讲，每年的设备采购计划必须控制在医院可动用的资金范围内，需要根据医院的学科发展及战略规划，对科室设备进行补充、更新等设备资源配置，做到设备资源最大化利用，充分发挥设备资源在医院业务发展及技术能力提升中的作用。

正确的医疗设备配置可以提高医疗服务水平，优化资源利用，降低医疗费用，增强医院的竞争力和影响力，进而促进全民健康事业的发展。因此，在医院建设和设备采购过程中，需要充分考虑医疗设备配置的重要性，并且依据医疗需求、科技发展和财务状况等因素，制订合理的配置方案。

二、设备资源配置原则

医疗设备配置应秉承“保基本、强效益、扶重点、冲高端、促共享”基本原则，既保证医院各科室正常运行，又根据各科室的发展情况体现资源配置的差异化。

1. 保基本

该项是为保障各科室运行的基本设备资源配置，如对各科室的床单元、治疗单元、

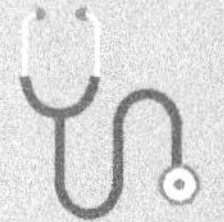

护理单元、空气消毒设备、床单元消毒设备等基础设备做到应配尽配。

2. 强效益

该项是为增加配置单机效益较好的治疗、诊断设备，其中的效益包括经济效益和社会效益。这类设备应根据科室床位增加或门诊患者量增加进行适当的增加配置，以提升科室及医院经济效益，同时缩短患者等待时间，提高患者满意度。

3. 扶重点

该项是为扶持医院重点学科、专科及重点项目发展，持续推动优势学科发展，不断做大做强优势学科。

4. 冲高端

该项是为在充分调研和论证的前提下，积极配置高、精、尖设备，提升医院影响力及竞争力，如大型甲、乙类设备，以及手术机器人、PET-CT、PET-MR 等设备。

5. 促共享

该项是为强化医院设备共享平台建设，做到设备资源统管共用，不断提升设备使用效率，避免因过度配置导致设备资源浪费。

设备资源配置并不仅仅局限于设备采购的单一环节，其整个配置过程应伴随设备全生命周期，从设备调研、论证、招标采购、安装验收、使用、维护保养、效益分析、设备报废等全过程深入细致了解设备配置的合理性、科学性、前瞻性，以指导同类型设备的再次配置。如设备安装是否有特殊要求，医院现有场地或者医院现有建筑经过改造后能否满足安装要求；设备使用的便捷性、安全性、有效性、影像设备的图像质量、功能配置的合理性都需要在设备使用过程中持续跟踪；维护保养的响应速度、配件供应、修复时长、设备故障率是佐证设备配置科学性的重要指标；设备的效益分析通常为年度开展，不仅分析经济效益，同时包含社会效益，其效益指标的好坏直接反映了科室采购需求的合理性，也决定了设备再次配置的可能性。

三、设备资源配置方法

在设备配置时应强化成本意识，做到“事前评估、事中分析、事后跟踪”，做好专科设备申请时的成本效益分析，根据分析报告判断设备配置的必要性、合理性。涉及的成本效益分析方法主要有两种。

（一）经济效益分析法

例如，医院需要购买一台新的医疗设备，以提高其诊断和治疗能力。为了评估这个决策，我们需要进行一些医疗设备经济效益分析。

首先，我们需要确定投资成本。假设这台设备的价格是 150 万元人民币。

其次，我们需要考虑设备的寿命。假设这台设备的预计使用寿命为 8 年。

再次，我们还需要考虑运营费用。设备每年需要维护和保养，预计每年需要花费 20 万元人民币。此外，每年还需要花费 30 万元人民币来支付给工作人员操作设备。

最后，我们需要考虑设备的收益。设备预计每年可以为医院带来额外收入 300 万元人民币。这部分收入是由于医院增加了更多的诊疗服务而产生的。

通过这些数据，我们可以计算出这个设备的净现值（NPV）和内部收益率（IRR）。

首先，计算设备的净现值。我们假设贴现率为 10%。NPV 公式为：

$$\mathrm{NPV}=\sum\left(\frac{\mathrm{Cn}}{(1+r)^{n}}\right)-\mathrm{D}$$

其中， Cn 代表每年的收益，r 代表预设的贴现率，n 代表设备预计寿命，D 代表设备成本（包括设备采购、年度维护成本、年度人员成本、年度运行成本等）。

将数据代入公式中，可以得到：

$$\mathrm{NPV}=\sum_{n=1}^{8}\left(\frac{300}{(1+0.1)^{n}}\right)-550$$

NPV = 1050.48

计算得出的净现值为正数，说明这个医疗设备的投资收益率比贴现率高，是一个可行的投资。

其次，计算设备的内部收益率 IRR，IRR 是使 NPV 等于零时的贴现率。

$$\mathrm{IRR}=f(r)=\sum\left(\frac{\mathrm{Cn}}{(1+r)^{n}}\right)-\mathrm{D}$$

使用 Excel 的 IRR 函数可以快速计算出 IRR。将每年的现金流量输入到 Excel 中，然后使用 IRR 函数，即可得出：

$$\mathrm{IRR}=f(r)=\sum_{n=1}^{8}\left(\frac{300}{(1+r)^{n}}\right)-550$$

IRR = 22.99%

根据计算，设备的内部收益率是 22.99%，高于预设贴现率，也说明这个医疗设备是一个可行的投资。

综上所述，这个医疗设备的经济效益分析表明，它是一个可行的投资，因为它的净现值为正，而且它的内部收益率高于贴现率。

（二）设备综合效益分析法

设备综合效益分析则是在经济效益的基础上加上社会效益，全面评估设备配置的合

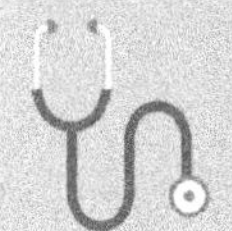

理性及必要性，为医院设备精细化管理提供有效手段。

经济效益分析是根据其月纯收益计算投资回收期，设备月纯收益是在月毛收益的基础上减去所有支出，设备支出包括设备折旧费用、日常维护费用、配套使用的试剂耗材、操作人员工资、房屋建筑的折旧费用、水电费支出等费用。

投资回收期计算公式为：月纯收益＝月毛收益－月支出费用；投资回收期＝设备购置金额 ÷ 月纯收益。

投资回收期越短，表明设备的经济效益越好，如表 5-12 所示。

表 5-12　投资回收期效益等级表

价格区间	成本回收期	效益等级	成本回收期	效益等级	成本回收期	效益等级	成本回收期	效益等级
10 万～ 50 万元	＜1 年	优	1 ～ 2 年	良	2 ～ 10 年	一般	＞10 年	差
50 万～ 100 万元	＜2 年	优	2 ～ 3 年	良	3 ～ 15 年	一般	＞15 年	差
100 万元以上	＜3 年	优	3 ～ 4 年	良	4 ～ 20 年	一般	＞20 年	差

注：成本回收期 =[设备总值 / 月均利润]/12（年）。

设备的社会效益是指设备配置后为医院、医师、患者带来的除经济效益以外的、无法用经济指标量化的利益，包含医疗、教学、科研等方面，主要设备效益评价指标如表 5-13 所示。

表 5-13　社会效益评价指标

<table>
<tr><th>类别</th><th>项　目</th><th>指　标</th></tr>
<tr><td rowspan="8">医疗</td><td>大型设备检查阳性率</td><td></td></tr>
<tr><td>新项目</td><td>新项目的数量、质量</td></tr>
<tr><td>新技术</td><td>新技术的数量、质量</td></tr>
<tr><td rowspan="2">急救设备</td><td>抢救人数</td></tr>
<tr><td>抢救成功率</td></tr>
<tr><td rowspan="3">治疗设备</td><td>缩短住院天数</td></tr>
<tr><td>治愈率</td></tr>
<tr><td>治疗有效率</td></tr>
</table>

续表

类别	项　目	指　标
教学	教学及人才培养	教学人员数量
		培养人才合格率
		引进人才数量
科研	科研成果	国家级、省级、市级科研项目立项数量
		科研奖励数量
		SCI 论文数量
		核心期刊论文数量
		获得的专利数量
		撰写的专著数量
其他	辅助设备	配套主设备使用情况
	社会影响力	
	设备使用饱和度	设备平均每日使用时长

1. 大型设备检查阳性率

针对检查用大型设备（超声、DR、CT、MR），大型设备检查阳性率是指特定时间内检查阳性例数 ÷ 检查总例数，大型设备检查阳性率可以从侧面印证医师开具检查单的正确性，避免了医师为创造经济效益而过度开具无关检查。同时大型设备检查阳性率也是三级公立医院绩效考核的重要指标之一，计算方法：大型设备检查阳性率 = 大型设备检查阳性数 / 同期医用设备检查人次数 × 100%。

2. 新项目、新技术

新设备引进后有利于医院开展的新的诊断、治疗项目或技术，同时这些项目的开展有利于提升医院的诊断、治疗水平及知名度，造福广大患者。

3. 急救设备

针对急救及生命支持类设备，如除颤仪、呼吸机、体外循环机（ECOM）、心肺复苏等设备，抢救的人数及抢救成功率是衡量医院应急救治能力的关键指标，也是其社会效益的一方面。

4. 治疗设备

针对特定疾病且在疾病的治疗过程中能起到关键治疗作用的治疗设备，其社会效益评价指标主要为治愈率、缩短平均住院天数、治疗有效率。

5. 教学及人才培养

人才是医疗技术开展的关键要素，同时医疗技术的进步往往伴随人才的成长，先进的医疗设备有利于人才的培养和引进，同时作为教学型医院，每年的研究生培养也需要

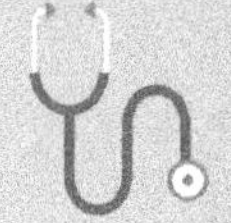

相应的设备进行支撑，其设备效益指标可具体细分为教学人员数量、人才培养合格率、引进人才数量等。

6. 科研成果

设备是科研的基础，作为研究性医院，医疗设备在科研上的产出也是其社会效益的指标，具体可细分为科研项目立项及奖励数量质量、论文及专著数量质量、专利数量。

7. 辅助设备

辅助设备是其他设备使用的基础保障设备或相关疾病治疗的基础设备且不能直接为医院创造经济价值，但在开展医疗业务中又起到了不可或缺的作用，使用量和使用时长是其设备效益评价的关键指标。

8. 社会影响力

社会影响力是指医疗设备引进后可以提升医院的知名度和影响力，同时提升医院竞争力及患者满意度，有助于医院成长为让人民满意的医院，其评价指标主要为患者的满意度及评价等。

综合效益分析并不是单纯将经济效益指标及社会效益指标相加，而是根据二者的权重，将折算之后的分值相加，得到最终的综合效益得分。其权重确定的方法有很多种，社会效益指标作为一级权重指标，其体系中还包含了多个二级权重指标。在分析时，每一层权重指标需要单独计算，首先使用 SPSSAU【综合评价】—【AHP 层次分析】计算设备效益下属各个指标的权重。将专家（临床科室专家、临床医学工程人员等）打分结果填入表格，组合权重在分析时依然是分别得到一级权重和二级权重，再将一级权重、二级权重相乘，得到可用于分析计算的各指标权重。计算公式如下。

经济效益指标 = 经济效益指标权重 ×（实际经济效益 ÷ 目标经济效益）

社会效益指标 = 社会效益指标权重 ×（实际社会效益 ÷ 目标社会效益）

综合效益 = 经济效益指标 + 社会效益指标

设备综合效益是设备使用情况的综合分析体现，综合效益得分高低可直观反映设备使用情况的好与差。同时评价指标和权重可以有效突出设备特点，从而更加科学有效地评价设备的综合效益，判断其是否达到设备引进时的预期结果。

例如，医院引进一台科研设备，该设备仅用于医学研究工作，不用于临床相关疾病检查工作。在评估该设备综合效益时，仅考虑其社会效益指标，而不考虑其经济效益指标；在设备效益指标评价时，其科研成果的数量作为具体量化指标。

医院及科室在进行设备配置时优先考虑的应该是保基本，同时随着医院的高质量发展及科室业务水平的不断创新，高端设备的配置也将会十分迫切。接下来，将分别对基础设备设施配置及高端设备设施配置进行阐述。在医院建设时，医院会统筹规划全院科室设置，内系科室和外系科室的基础设备配置将会存在相应差别。下面以心血管内科及普外科设备配置来阐述普通科室单个病区设备配置案例，以呼吸机、CT 设备配置阐述医院设备配置全方位考核配置合理性案例，以达芬奇手术机器人配置全流程阐述高端医学装备配置案例。

实操案例 24

专科基础设备配置

一、心血管内科基础设备配置

心血管内科是A医院传统优势科室，科室业务量较大，社会声誉度较高，是医院传统优势临床科室，主要负责治疗心脏、血管等方面的疾病。为了给患者提供更好的照顾和治疗，在设备资源配置方面，除常规的病房护理设备、急救生命支持类设备外，还会配备相应数量的辅助设备及治疗设备。病房护理设备主要配置在心血管内科住院病区，辅助及治疗设备主要配置在心血管内科功能科室，包括心电监护中心、心研导管室、心研彩超室，急救生命支持类设备主要配置在心血管内科住院病区及各功能科室。

1. 心血管内科各功能科室住院承担的职责

（1）心电监护中心　作为心内科心脏功能评估的重要科室，通过运动心肺测试及步道训练，从而评估患者心脏健康水平，以进行针对性的治疗及疗养建议。

（2）心研导管室　主要开展心脏介入诊疗，如冠状动脉造影；急性冠状动脉闭塞；冠状动脉狭窄/闭塞；心室造影；起搏器植入；射频消融；动脉导管未闭；房间隔、室间隔缺损；主动脉瓣狭窄等。

（3）心研彩超室　通过超声波对心脏及血管内部结构和功能进行检查及评价，进而指导临床早干预、早治疗。

2. A医院心血管内科设备配置清单

见表5-14。

表5-14　心血管内科设备配置清单

分类	设备名称
病房护理设备	病历夹推车
	液体柜
	仪器推车
	治疗台
	治疗推车
	送药车
	送药推车

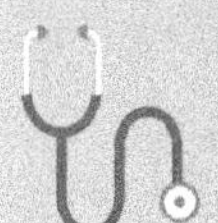

续表

分类	设备名称
病房护理设备	输液瓶柜
	患者推车
	器械柜
	病床
	病员陪伴床（椅）
	急救车
	急救推车
	床头柜
基础设备	医用冷藏保存箱
	X 线胶片观片灯
	床单位臭氧消毒机
	等离子体空气净化消毒机
	手握式脉搏血氧仪
	血糖仪
	血压计
	听诊器
急救生命支持类设备	除颤仪
	呼吸机
	多参数心电监护仪
	微量注射泵
	胸腔按压系统
检查及治疗设备	心电图机
	心脏射频消融仪
	数字血管造影机（DSA）
	多导电生理系统
	主动脉内球囊反搏泵
	血管内超声

续表

分类	设备名称
检查及治疗设备	心脏超声诊断仪
	氧饱和度监测式体外反搏装置
	心肺功能测试系统
	无创血流动力学检测仪
	动态心电记录分析系统

病房护理设备、基础设备、急救生命支持类设备根据科室床位数、治疗检查位点数量据实配置，做到应配尽配，以满足临床工作需要。

3. 急救生命支持类设备

（1）除颤仪　通过电流直接或间接冲击患者的心脏，以消除心室颤动和心律失常，恢复窦性节律，在心血管内科相关疾病诊断治疗点位均需要配置，单个点位配置数量至少1台。

（2）多参数心电监护仪　用于监测患者的生命体征，如心率、呼吸、血氧饱和度等，应具有高精度、高稳定性等特点，和床位的比值建议为0.8 ： 1。

（3）呼吸机　通过气泵把空气泵入肺部，然后再将空气吸出，从而辅助人呼吸。主要用于低氧血症，肺泡通气量不足，呼吸肌疲劳，严重胸部创伤、胸部或心外、颅脑外手术后。

（4）微量注射泵　将少量药液精确、微量、均匀、持续地泵入体内，操作便捷、定时、定量，根据病情需要可随时调整药物浓度、速度，使药物在体内能保持有效血药浓度，运用微量泵抢救危重患者，能减轻护士工作量，提高工作效率，准确、安全、有效地配合医师抢救。

（5）胸腔按压系统　通过一致的速度及深度对胸腔进行持续的按压，以达到心肺复苏的目的。

4. 检查及治疗设备

（1）心电图机　用于检测患者的心电活动，应具有多通道同时记录、自动分析、报告输出等功能，以便于医师对患者的心电图进行评估和诊断，常规情况下需要至少2台心电图机，包括12导联心电图机及18导联心电图机。

（2）心脏射频消融仪　用于开展心脏射频消融手术，通过心导管将射频电流引入心脏，消融特定部位的局部心肌细胞以融断折返环路或消除异常病灶而治疗心律失常的一种方法，可以根治心律失常。一般用于室上性心动过速、阵发性室上性心动过速、阵发性心房颤动的消融术、持续性心房颤动消融和室性期前收缩引起的室性心动过速的消融等。

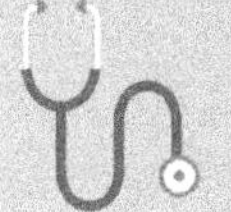

（3）数字血管造影机（DSA） 是一种新的X线成像系统，是常规血管造影术和电子计算机图像处理技术相结合的产物。用于心脏及心血管疾病的介入治疗，以介入治疗的手段替代外科手术方式，降低患者外科手术风险，减轻手术痛苦。

（4）多导电生理系统 通过体表电极、心腔内电极导管和医用传感器，可以采集体表心电、心腔内心电、单相动作电位等心脏电生理参数和有创血压等血流动力学参数，然后利用计算机技术对这些数据进行处理和分析。主要用于心脏电生理研究、心律失常的定性与定位检查、射频消融治疗靶点定位的引导和治疗效果的判断的医疗仪器。

（5）主动脉内球囊反搏泵 主要用于急性心肌梗死合并心源性休克；难治性不稳定型心绞痛；血流动力学不稳定的高危PCI患者（左主干病变、严重多支病变、重度左心功能不全）；PCI失败需过渡到外科手术；因心肌梗死的并发症、病毒性心肌炎、特发性心肌炎、低心排血量综合征、心肌病晚期导致的心脏泵衰竭；围术期循环不稳定的非体外循环冠状动脉旁路移植术（OPCAB）中搬动心脏导致循环不稳定者。

（6）血管内超声 一种血管内的成像方式，可用于各类介入学科，以表征病变形态、量化斑块负荷、指导器械尺寸选择、评估器械植入及识别并发症。

（7）心脏超声诊断仪 利用无创的超声波扫查心脏的结构和血流，评价心脏功能。直观显示瓣膜病变；可以诊断先天性心脏病、心肌的增厚、心腔的扩大、冠心病；直观显示心肌的运动状况及心功能，向临床医师提示心肌缺血的部位。超声心动图在心脏大血管疾病方面起到很重要的作用。

（8）氧饱和度监测式体外反搏装置 能够明显改善冠心病、心绞痛、心肌供血不足、心肌梗死，是冠心病康复治疗的重要手段之一。

（9）心肺功能测试系统 从静息状态到运动负荷下持续监测12导联心电图、血压、肺功能、摄氧量和二氧化碳排出量等代谢指标的临床检测技术，测试心肺功能是否存在异常，是否有潜在性心血管疾病；是目前唯一能够在一次测试中全面评估人体多系统功能的临床检测技术。通过运动心肺功能测试，能发现个体心血管疾病和呼吸系统疾病潜在的动态风险诱发可能，同时科学规定安全运动区间，避免猝死。

（10）无创血流动力学检测仪 无创、实时、动态监测患者心排血量、系统血管阻力、心肌收缩力、液体水平，并指导治疗，调整心脏功能，评价药物的临床效果。

（11）动态心电记录分析系统 用于长时间记录成人患者的动态心电数据，并通过软件对心电数据进行分析，供医师临床诊断。

5. 其他配套设施

如手术室、特需病房、候诊区、洗手间等。

以上是心血管内科设备配置的详细情况。当然，实际情况中会根据科室病床数量、患者数量、医院经济能力等因素进行适当调整。特别是金额较大的检查治疗设备，在配置时应充分考虑科室业务发展情况，结合医院及科室实际需求，在进行充分的设备论证及综合效益评估后，根据论证结果及综合效益指标决定是否进行配置。设备论证应包含技术可行性、操作人员资质、收费情况、是否具备安装条件，若为甲、乙类大型设备，则需论证是否符合甲、乙类大型设备配置规范，是否取得配置许可证等。同时，还需要定期对设备进行维护保养及使用评价，以确保设备的正常运转，设备得到高效使用，也能为患者提供最优质的医疗服务。

二、普外科基础设备配置

普外科是以手术为主要方法治疗肝、胆管、胰腺、胃肠、肛肠、血管疾病、甲状腺和乳腺的肿瘤及外伤等其他疾病的临床学科，是外科系统最大的专科。其主要设备为手术设备、术后康复设备、病房护理设备及急救生命支持类设备，其配置标准通常根据医院的规模和需求而有所不同。

1. A 医院普外科设备配置的基本情况

见表 5-15。

表 5-15　普外科设备配置的基本情况

设备分类	设备名称
病房护理设备	病历夹推车
	患者推车
	患者陪伴床（椅）
	换药柜
	床头柜
	急救推车
	防压疮床垫
	器械柜
	手摇式三折病床
	输液车
	送药推车
	药品柜
	液体柜
	仪器推车
	治疗推车

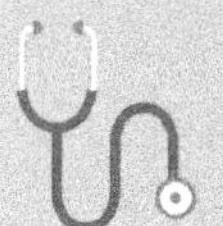

续表

设备分类	设备名称
基础设备	高频医学影像照片观察灯
	压缩雾化吸入器
	血糖仪
	床单位臭氧消毒机
	等离子体空气净化消毒机
	医用冷藏保存箱
	脉搏血氧仪
急救生命支持类设备	医用振动排痰仪
	呼吸机
	多参数心电监护仪
	微量注射泵
外科手术设备	射频发生器
	十二指肠镜系统
	手术头灯摄录系统
	高频手术系统
	超声外科吸引系统（CUSA）
	电子内镜图像处理器（电子胆管镜）
	电子上消化道内镜
	全高清腹腔镜系统
	体内冲击波碎石仪
外科手术器械	腹部手术牵开器
	外科手术器械
	医用放大镜
专用检查设备	ICG 清除率检查仪
	消化道动力检测仪、上消化道 pH 动态监测仪
	脑电图仪
	肝功能剪切波量化超声诊断仪

续表

设备分类	设备名称
专用检查设备	肌电图与诱发电位仪
	人体成分分析仪
	睡眠呼吸初筛仪
专用治疗设备	体外膈肌起搏器
	空气压力循环治疗仪
	胃动力治疗仪

2. 急救生命支持类设备

（1）多参数心电监护仪　用于监测患者的生命体征，如心率、呼吸、血氧饱和度等，应具有高精度、高稳定性等特点，和床位的比值建议为 0.6 ：1。

（2）呼吸机　通过气泵把空气泵入肺部，然后再将空气吸出，从而辅助人呼吸。主要用于低氧血症，肺泡通气量不足，呼吸肌疲劳，严重胸部创伤、胸部或心外、颅脑外手术后。

（3）微量注射泵　将少量药液精确、微量、均匀、持续地泵入体内，操作便捷、定时、定量，根据病情需要可随时调整药物浓度、速度，使药物在体内能保持有效血药浓度，运用微量泵抢救危重患者，能减轻护士工作量，提高工作效率，准确、安全、有效地配合医师抢救。

（4）医用振动排痰仪　根据临床胸部物理低频振荡治疗的原理，从垂直和水平 2 个方向产生特定方向周期变化的治疗力，体表的垂直力使支气管黏膜表面黏液及代谢物变小、变松，体表的水平力可协助黏液选择性的流向大支气管，从而促进呼吸道的顺畅，促进痰液的排出。

3. 外科手术设备

（1）射频发生器　通过射频针对靶肿瘤施以频率 460 ～ 500 kHz 的射频电流，使肿瘤组织内的极性分子发生高速振荡摩擦，从而产生热能。局部温度达到 80 ～ 90 ℃时，可有效地快速杀死局部肿瘤细胞，同时肿瘤周围的血管组织凝固形成一个反应带，不能继续向肿瘤供血，有利于防止肿瘤转移。

（2）十二指肠镜系统　主要用于检查、治疗胰、胆管系统疾病。可诊断胆管结石、胆管狭窄和畸形、胆囊和胆囊管病变，以及疑难性腹痛，特别对于梗阻性黄疸的诊断有其独特的价值。主要用于治疗各种类型的肝外胆管结石、肝内胆管扩张伴有肝内胆管结石、内镜及取石网篮可到达者、急性梗阻性化脓性胆管炎、急性胆源性胰腺炎需紧急引流及治疗者、胆道蛔虫病、由结石或慢性炎症引起的胆总管下端良性狭窄、Oddi 括约肌

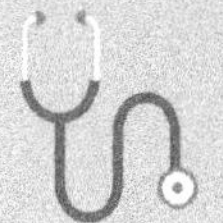

功能障碍、壶腹周围肿瘤、由胰管结石引起的胰腺炎。

（3）手术头灯摄录系统　用于普外科和血管外科各种检查和手术的场合，具有携带方便，定向照明效果优良等优点，为精细手术、深部手术提供了极大方便，同时具备录像功能。

（4）高频手术系统　利用高频电能达到对组织进行切割、分离、止血等手术目的的设备，是手术过程中不可或缺的能量设备。

（5）超声外科吸引系统（CUSA）　利用超声波振荡把组织粉碎、乳化，再经负压吸除，从而达到切除病变组织。具有减少手术出血量、精准切肝、断肝解剖清晰等优点。

（6）电子内镜图像处理器（电子胆管镜）　可实现肝胆系统的高清成像，进行人体胆道胆管的检查、诊断，并可进行活检、胆道胆管碎石取石的手术治疗。

（7）电子上消化道内镜　与图像处理装置、冷光源、处置器等配合使用，用于上消化道的观察、诊断、治疗。

（8）全高清腹腔镜系统　腹腔镜系统作为现代外科手术微创化的标志性产物，在外科微创手术中起着不可替代的作用。传统腹腔镜系统由氙灯冷光源、摄像主机、医用显示器三部分组成，随着内镜技术的不断发展，部分厂家已将氙灯冷光源和摄像主机进行整合，实现一体化生产制造。腹腔镜系统作为微创外科手术设备，显示图像的真实性直接决定了主刀医师的判断，所以腹腔镜系统图像色彩还原度、饱和度、显示亮度都有着严格的要求。

（9）体内冲击波碎石仪　利用低能量电脉冲在电解液中形成冲击波从而把结石粉碎的治疗设备，广泛应用在肝胆系结石等疾病的治疗中。

4. 专用检查设备

（1）ICG 清除率检查仪　主要用于肝胆外科，精准评估安全肝切范围，降低术后肝衰竭风险和死亡风险，评估患者预后。

（2）脑电图仪　是一种非侵入性记录脑电活动的电生理监测方法，主要用于器官移植患者的评估工作。

（3）肌电图与诱发电位仪　用于诊断神经肌肉疾病的神经电生理工具，与脑电图仪配合使用。

（4）肝功能剪切波量化超声诊断仪　采用振动控制瞬时弹性成像技术，可以通过测量肝硬度来判断肝纤维化的程度，对肝纤维化进行准确分级，能够应用于各类肝病不同阶段病情的监测与评估，大大提高了患者肝纤维化和肝硬化的检出率，为纤维化的早期诊断、早期治疗和预防提供了可能。

以上是普外科设备配置的详细情况。当然，实际情况中会根据科室病床数量、患者数量、医院经济能力等因素进行适当调整。特别是金额较大的检查治疗设备，在配置时应充分考虑科室业务发展情况，结合医院及科室实际需求，在进行充分的设备论证及综合效益评估后，根据论证结果及综合效益指标决定是否进行配置。设备论证应包含技术可行性、操作人员资质、收费情况、是否具备安装条件，若为甲、乙类大型设备，则需论证是否符合甲、乙类大型设备配置规范，是否取得配置许可证等。同时，还需要定期对设备进行维护保养以及使用评价，以确保设备的正常运转，同时设备得到高效使用，为患者提供最优质的医疗服务。

实操案例 25

呼吸机配置案例

呼吸机作为急救生命支持类设备，是医院重要的基础设备，在危急重症患者救治中发挥着重要作用，从某种程度上来讲，呼吸机的数量决定了医院的危急重症救治能力。新冠感染乙类乙管之初，出现大量肺炎患者需要救治，全国各医院均出现呼吸机短缺情况，并在这期间购置了大量呼吸机。随着肺炎患者救治高峰过去，各医院出现大量呼吸机闲置情况，如何做好后疫情时代的呼吸机配置及管理工作，是一门值得大家探讨的新课题。A 医院探索了一条基于设备物联网管理平台的呼吸机全院调配使用制度，充分发挥全院呼吸机使用价值，尽量减少全院呼吸机闲置数量。表 5-16 是 A 医院现有呼吸机分布情况。

表 5-16　全院呼吸机分布

科室名称	有创呼吸机 / 台	无创呼吸机 / 台
CCU 病区	2	10
重症医学科	50	15
心脏外科 ICU	18	9
骨科一病区		6
呼吸 ICU 病区	14	7
呼吸科二病区	1	24
呼吸科三病区	3	14
呼吸科一病区	1	13
急诊科	13	5
老年医学国际医疗病区	1	2
泌尿外科病区		1
普胸外科病区	1	
全科病区	10	2

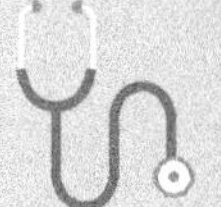

续表

科室名称	有创呼吸机 / 台	无创呼吸机 / 台
神经外科病区	6	1
神内四病区	5	3
肾内科病区		1
胃肠外科病区		2
胃肠外科一病区	3	3
消化内科一病区		1
心内科二病区		1
心内科三病区		1
心内科一病区		1
心脏大血管外科病区		1
血液科病区		1
医院应急物资	8	
支纤维支气管镜室	1	
心研导管室		1
全院共用	3	
合计	140	125

基于物联网设备物联网管理平台的呼吸机全院调配使用，首先需要将医院现有呼吸机全部接入物联网管理平台进行信息化管理，实时监测设备使用情况及设备状态；并且通过设备定位功能，实时识别设备所处科室；做到全院呼吸机分布及使用状态一目了然。在应急调配时，可以以最快速度调配最近的空闲设备，以满足临床科室使用。同时，物联网平台统计的使用数据可以反向指导各科室呼吸机设备配置。

（1）A 科室在过去一年时间内，多次出现呼吸机短缺，需全院调配使用的情况。

（2）B 科室在过去一年时间内，仅偶尔出现呼吸机短缺，需全院调配使用的情况。

（3）C 科室在过去一年时间内，从未出现呼吸机短缺，需全院调配使用的情况。

（4）D 科室在过去一年时间内，不仅未出现呼吸机短缺情况，科室还时常有闲置呼吸机。

在进行呼吸机再配置时，D 科室现有呼吸机并未充足使用，首先排除再配置呼吸机的可能。C 科室未出现呼吸机短缺情况，一方面是科室呼吸机刚好能够满足使用，这种情况在科室无汰旧更新需求或床位数增加的情况下，不再进行呼吸机配置；另一方面，科室的医疗业务开展不需要呼吸机的支持，这种情况下科室同样不再进行呼吸机配置。

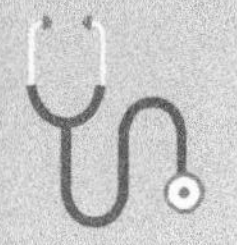

B 科室偶尔出现呼吸机短缺情况，在科室无法旧更新需求或者床位数增加的情况下，不再进行呼吸机配置，为满足科室偶尔出现的呼吸机短缺情况，依然采取原有策略，采用全院调配，以满足科室偶发的呼吸机使用需求。A 科室经常出现呼吸机短缺情况，应根据实际呼吸机调用情况，结合科室现有呼吸机数量、质量及新旧状态，适时进行呼吸机配置，以满足科室医疗业务正常开展。

借助于基于物联网的医学装备管理平台对呼吸机的管理，在科室提出呼吸机设备申请时，以平台数据为支撑，做到有理有据驳回科室不合理采购申请；同时可以根据单机故障报警信息进行设备预防性维护，提升设备稳定性及可靠性；还可以根据设备故障率，结合使用年限，提醒科室适时进行设备更新换代，以降低老旧设备使用风险。

通过以上信息化手段对呼吸机管理，不仅优化了全院各科室的呼吸机配置，同时降低了全院呼吸机的整体闲置率，使得设备得到了更加充分的使用，避免了国有资产闲置和浪费；同时也提高了呼吸机的精细化管理水平，促进了科室老旧且性能欠佳呼吸机的及时淘汰，提升了医疗质量及安全。

实操案例 26

CT 设备配置

现代医学越发离不开影像检查，影像检查包括放射影像、超声影像和分子影像；而 CT（X 射线断层扫描系统）作为放射影像检查主要设备。在中枢神经系统疾病、头颈部疾病、胸部疾病、心脏及大血管疾病、腹部及盆部疾病的检查中发挥重要作用。CT 设备主要由三部分组成：①扫描部分由 X 线管、探测器和扫描架组成；②计算机系统，将扫描收集到的信息数据进行贮存运算；③图像显示和存储系统，将经计算机处理、重建的图像显示在电视屏上或用多幅照相机或激光照相机将图像摄下。

随着医学影像技术的发展，CT 的功能也变得越来越强大，在疾病的诊断过程中发挥着无可替代的作用，同时为医院带来可观的经济收入，但其购买和维护成本高昂，医院在进行配置时需要考虑收益率。

例如，医院需要购买一台新的 CT 设备，以提高其诊断能力。为了评估这个决策，我们首先应分析现有 CT 的使用情况，再进行经济效益分析。

1. 现有 CT 的使用情况分析

A 医院现有 CT 设备 7 台，其中 1 台为车载 CT，为野外救治能力提升设备，不在常规使用设备序列中，日常使用的 CT 共 6 台。下面分析这 6 台设备的使用情况，以确定医院目前是否存在 CT 设备检查能力不足的情况。

根据医学装备物联网管理平台数据，统计如表 5-17。

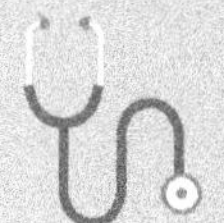

表 5-17　CT 月使用量统计

点位	检查人次	检查项数
2 号楼负 3 楼 CT	4540	4794
门诊 CT2	4534	4623
2 号楼负 1 楼 CT	4131	4145
门诊 CT1	3869	4249
方舱 CT	3157	3219
门诊 CT3	3123	3124

从图 5-7 可以看出，目前 A 医院 CT 检测患者主要集中在 8：00—16：00，16：00 之后的检查人数下降明显，16：00—20：00 这个时间段每日平均检查人次仅 50 余人次，使用效率较低。若出现患者数量增加的情况，科室可以充分利用该时间段，通过优化患者排布及科室工作人员排班，将门诊患者优先集中在 8：00—16：00 时间段完成检查，将住院患者集中在 16：00—20：00 时间段完成检查工作，以提升设备使用效率。通过更加合理的医师及患者排布，以发挥设备最大使用价值。

在医院没有床位数显著增加，或无老旧 CT 设备需要更换的情况下，将暂不考虑增加 CT 设备数量，避免因设备过度配置，导致设备使用率下降。

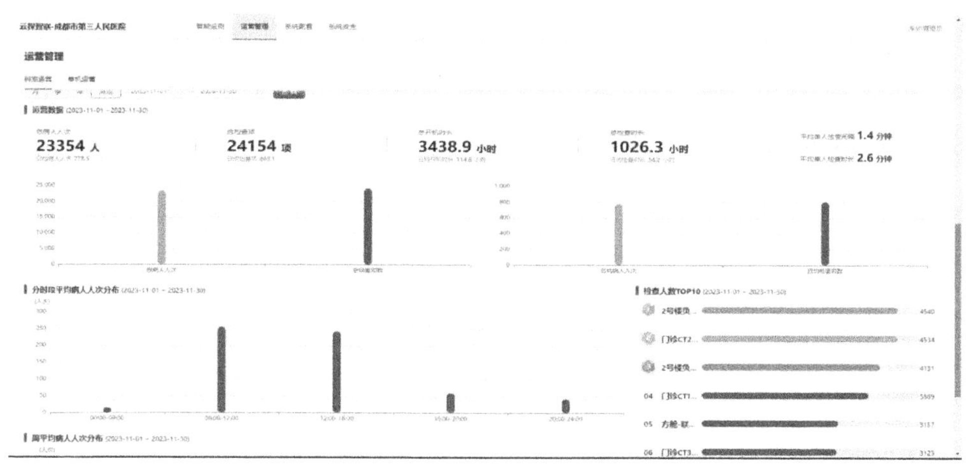

图 5-7　患者运营数据图

2. 经济效益分析

（1）确定投资成本　假设这台 CT 的购买价格为 1000 万元人民币。

（2）考虑设备的寿命　假设这台 CT 的预计使用寿命为 10 年。

（3）考虑运营费用　CT 每年需要维护和保养且球管为易耗品，需购买维保服务，预计每年花费 80 万元人民币。此外，每年还需要花费 30 万元人民币来支付给工作人员操作设备。

（4）需要考虑设备的收益　结合 A 医院现有 CT 平均使用量，预计每年可以为医院带来额外收入 800 万元人民币。这部分收入是由于医院增加了更多的诊疗服务而产生的。

通过这些数据，我们可以计算出这个设备的净现值（NPV）和内部收益率（IRR）。

首先，计算设备的净现值。我们假设贴现率为 10%。NPV 公式如下。

$$\mathrm{NPV}=\sum\left(\frac{\mathrm{Cn}}{(1+r)^{n}}\right)-\mathrm{D}$$

其中， Cn 代表每年的收益，r 代表预设的贴现率，n 代表设备预计寿命，D 代表设备成本（包括设备采购、年度维护成本、年度人员成本、年度运行成本等）。

将数据代入公式中，可以得到：

$$\mathrm{NPV}=\sum_{n=1}^{10}\left(\frac{800}{(1+0.1)^{n}}\right)-2100$$

NPV = 2815.7

计算得出的净现值为正数，说明这个医疗设备的投资收益率比贴现率高，是一个可行的投资。

其次，计算设备的内部收益率 IRR，IRR 是使 NPV 等于 0 时的贴现率。

$$\mathrm{IRR}=f(r)=\sum\left(\frac{\mathrm{Cn}}{(1+r)^{n}}\right)-\mathrm{D}$$

使用 Excel 的 IRR 函数可以快速计算出 IRR。将每年的现金流量输入到 Excel 中，然后使用 IRR 函数，即可得出：

$$\mathrm{IRR}=f(r)=\sum_{n=1}^{10}\left(\frac{800}{(1+r)^{n}}\right)-2100$$

IRR = 246%

根据计算，设备的内部收益率是 246%，高于预设贴现率，也说明这个医疗设备是一个可行的投资，且经济效益非常好。

设备预期效益仅基于目前现有设备使用量的平均数进行计算，未考虑设备数量增加的同时，患者数量的相对恒定，在现有设备使用未饱和的情况下，必然会拉低整体设备的平均使用量，导致科室设备配置成本增加，而整体效益并未出现明显增长。

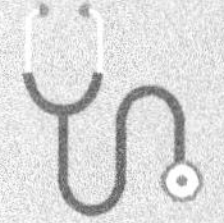

综上所述，在现有设备使用率未达到饱和状态时，无论该类设备预期经济效益优良与否，均无须再次进行配置；故设备增配永远是基于现有设备无法满足患者就医需求的前提进行考虑。充分发挥科室现有设备资源的作用，提升设备使用效率，做到设备充分使用，才能做到医院运营精细化管理，助力医院高质量发展。

实操案例 27

达芬奇手术机器人配置

（一）优点

达芬奇手术机器人又名内镜手术控制系统，是目前最高端的外科手术设备。

1. 与传统开放手术及普通腹腔镜手术相比，外科医师使用达芬奇机器人的主要优点如下。

（1）机械臂上相对人手更加灵活，并能滤除人手自然颤动，提高了手术精准度。

（2）机械臂具有牵引、切割、缝合等多种功能，能在狭小空间进行精细操作。

（3）放大 10 ～ 15 倍的高清三维图像，便于外科医师精确进行组织定位和器械操作。

（4）术者可采取坐姿进行手术操作，利于完成长时间、复杂的手术。

2. 在治疗效果方面，使用达芬奇机器人进行手术对患者的优点

（1）手术操作更微创、更精准，对正常组织损伤更小。

（2）失血量少，患者痛苦小。

（3）术后并发症减少，恢复快，住院时间短。

（4）瘢痕小。

（5）尤其适合高龄、高危患者及高难度的微创手术。

达芬奇手术机器人作为医院设备高端化的一个缩影，丰富了医院微创外科手术治疗手段，不断满足人民群众日益增长的高端医疗需求。在关注该设备经济效益指标的同时，应更多地关注社会效益指标，综合分析其配置前景。

根据《大型医用设备配置许可管理目录（2023 年）》《大型医用设备配置与使用管理办法》规定，内镜手术控制系统为乙类大型设备，由省级卫生健康委员会审批通过，取得配置许可证，方可正式进行设备配置。

在取得“乙类大型医用设备配置许可证”后 12 个月内需完成配置相应大型医用设备。对基础设施建设周期长、设备安装复杂的设备，经省卫生健康委员会同意，可视实际情况延长配置时限，延长时限最长不超过 6 个月。安装验收后应及时将采购合同、中标通知书、采购发票、验收合格手续和医疗器械注册证（或备案凭证）等的复印件、乙类大型医用设备配置信息登记表、“乙类大型医用设备配置许可证”正本副本原件一并报送省卫生健康委员会进行信息登录，由发证机关填写配置许可证副本信息。乙类大型

医用设备配置许可于信息登录完整后正式生效。

（二）设备申请

达芬奇手术机器人作为外科手术辅助设备，仅配置一台无法有效开展外科手术，需要同时配置相应附属设备，附属设备包括能量设备（高频电刀、超声刀系统）、清洗消毒设备（手术器械清洗槽、全自动清洗机、低温等离子灭菌器）、机器人联动手术床。达芬奇手术机器人临床使用科室涉及泌尿外科、肝胆胰外科、胃肠外科、普胸外科、妇科等。达芬奇手术机器人及其附属设备的申请根据各医院的要求，可以由临床使用科室共同提出，也可以由医务部提出。根据医院发展规划，A医院达芬奇手术机器人主要由普外科（肝胆胰外科、胃肠外科）及泌尿外科联合申请；附属能量设备——高频电刀、超声刀系统，由泌尿外科申请，为手术机器人专用；附属清洗消毒设备——清洗槽、全自动清洗机、低温等离子灭菌器，由消毒供应中心申请；以上所有设备申请统一提交医学装备部，再择期提交医学装备管理委员会进行论证。

（三）设备论证

手术机器人作为高端精密微创智能设备，它的运输、安装场地、配套能量设备、消毒灭菌等都有着严格的要求，所以医院在进行手术机器人引进论证时，除安全评估、技术评估及效益评估外，必须全方位考虑计划安装的场地、配套的能量设备及清洗消毒设备是否与达芬奇手术机器人兼容。

1. 设备综合效益分析

（1）经济效益分析

1）需要确定投资成本　达芬奇手术机器人的价格是3000万元人民币。

2）需要考虑设备的寿命　达芬奇手术机器人设计使用寿命为10年。

3）考虑运营费用　设备每年需要维护和保养，预计每年需要花费200万元人民币。此外，每年还需要花费120万元人民币来支付设备操作人员工资及能耗支出。

4）需要考虑设备的收益　设备预计每年可以为医院带来额外收入2340万元人民币。这部分收入是由于医院增加了更多的诊疗服务而产生的。

通过以上数据我们可以计算出设备的净现值（NPV）。

首先，计算设备的净现值。我们假设贴现率为10%。

将数据代入公式中，可以得到：

$$NPV=\sum_{n=1}^{10}\left(\frac{2340}{\left(1+0.1\right)^{n}}\right)-6200$$

NPV = 8178.29

计算得出的净现值为正数，说明达芬奇手术机器人投资收益率比贴现率高，是一个可行的投资。

（2）社会效益分析　达芬奇作为乙类大型设备，目前省内仅华西医院、省人民医院

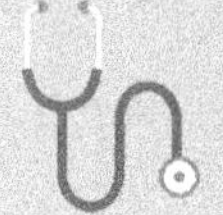

进行了配置，在实际应用过程中能更好地服务于患者，减轻患者手术痛苦，减少患者术后康复时间；同时在科研产出方面也为研究者提供了很好的支持。

A 医院拥有悠久的历史及良好的口碑，若作为第一家配置达芬奇手术机器人的市级医院，必将进一步提升医院的品牌实力和社会影响力，有力于促进医院高质量发展，也将更好地服务于患者，丰富患者的手术方式选择面，提升患者就医体验和就医满意度。

A 医院腹腔镜微创诊疗技术已处于国内先进水平，引进内镜手术器械控制系统，社会效益显著，具体分析如下。

1）提升 A 医院胸腹部疾病的临床治疗水平，促进普外科、泌尿外科、心胸外科和妇科等多个学科在微创手术水平方面的整体提升。

2）极大提高微创手术稳定性、精确度及弥补现有内镜微创手术的不足，切实改善医疗质量和保障患者手术安全，提高患者满意度，同时可更多的吸收新患者。

3）借助人工智能化，进一步提升治疗效率和工作效率，减少住院天数、减少并发症、减少术中失血，从而缩短康复时间，降低治疗成本，减轻患者费用负担。

4）利于现有内镜微创手术瓶颈的突破，建成国家级重点学科和国际交流平台，从而进一步确立 A 医院在国内微创领域的先进地位。

2. 安装场地

引进论证时应首先考虑目前医院手术室是否具备安装条件。安装条件包括手术间面积是否合适、净高是否合适、承重是否满足要求、有无设备运输通道等各方面条件。手术间面积要求＞ 40 m^2；床旁患者车机架可以调节升降，最高可达 2.47 m，手术室净高要求≥ 2.5 m；手术室及运输通道承重要求≥ 340 psi（1 psi = 6894.76 Pa）；设备运输要求电梯最小承载能力达到 953 kg，最小空间满足高度 213.4 cm、宽度 122 cm、进深 178 cm。经过现场评估，首先 A 医院手术室的电梯能满足设备要求承载能力，同时轿厢的尺寸符合要求，并且设备运输通道及手术间能够承载机器人的重量，无须单独加固；其次共有 10 间层流净化手术间，3 手术间、8 手术间、10 手术间面积均＞ 40 m^2，但 3 手术间为脊柱矫形手术间，10 手术间为心脏手术使用的仅有的百级层流手术间，最终选用 8 手术间作为机器人专用手术间。8 手术间净高达到 2.7 m，满足要求，但手术间原有无影灯净高仅 2.3 m，会限制床旁机械臂系统的升降，在设备安装之前应提前进行拆除，同时对该手术间配备移动式无影灯，以满足机器人手术准备时及开展其他非机器人辅助手术时的手术区域照明需求。

3. 能量设备

达芬奇手术机器人配套使用的能量设备为高频电刀及超声刀手术系统，在设备论证时，应提前与机器人生产厂家及能量设备生产厂家进行对接，确认两者是否兼容，若不能兼容，则需要重新引进能量设备。

4. 清洗消毒设备

清洗消毒设备必须与达芬奇手术机器人所使用的手术器械相兼容，才能确保清洗消毒的灭菌效果，清洗消毒设备和达芬奇手术机器人的兼容性是通过灭菌效果试验及广泛的功能兼容性试验来确定。灭菌效果通过符合 ANSI/AAMI/ISO 14937:2009/(R)2013 的验证试验来确定。验证过程利用“过度杀伤”方法来证明无菌，保证无菌水平达到 10^{-6}，并且在最难灭菌的部分放置生物检验标记。因手术机器人的器械除镊、剪、钩、铲、钳等，还包括器械套管、吻合器套管、闭合器等，尺寸及消毒要求与常规器械有所区别。所以在前期引进论证时，医院需对现有的清洗槽、清洗机、清洗架、低温等离子灭菌器及消毒设备相关的耗材进行评估，确认是否能满足手术机器人器械的清洗、消毒，并进行第三方验证。

（四）设备采购

达芬奇手术机器人作为原装进口设备且在大陆无相关代理公司，需通过进口服务商替医院完成设备进口相关事宜，包括设备报关、清关、关税缴纳等工作。医院应首先选择一家合格且满足要求的进口服务商，其采购方式由医院自行决定，然后再通过国际招标来采购达芬奇手术机器人。国际招标与政府采购有一定的差异，在国际招标过程中，若第一次挂网公示报名公司不足三家，继续挂网第二次，第二次挂网公示完成之后，根据实际报名公司的数量开标，数量不足三家也可以正常开标。这样就可以节约政府采购报名公司不足三家，直接废标所带来的时间成本，加快设备采购速度，以在规定时间内将设备配置到位。招标完成之后立即与中标设备供应商签订设备购销合同，生产厂家进行发货，到达海关之后由进口服务商代办进口相关事宜，以保证设备能够正常通关并运输至医院。

（五）设备安装

手术机器人运输到医院现场时不能立即开箱，需等待海关商检人员到场后开箱商检，商检完成之后再将设备各部分运输到手术室进行安装调试。手术机器人作为进口产品，厂家工作人员在获悉具体到货时间之后，应立即与海关商检人员进行商检预约，避免设备在院内长时间放置，难以保障其安全。由于成都市交管部门规定 6:00—22:00 不允许货车进入三环路以内的所有区域，A 医院又地处市区核心区域，故只能晚上将设备运输到医院进行暂存，到货当天厂家卸货人员应提前与装备部人员一同确认设备运输车辆入院路径、停靠区域、设备暂存区域，以及卸货区域到暂存区域的路径。若放在露天场所，则需要厂家准备防水罩，避免晚上下雨造成设备损失。达芬奇手术机器人系统主要由控制台系统（医师操作台）、操作臂系统（床旁机器人）和成像系统（视频车）组成。控制台系统是达芬奇手术机器人系统的控制中心，由计算机系统、手术操作监视器、三维图像观察器、操作手柄、脚踏板及其他输入输出设备组成。主刀医师坐在无菌区外的控制台中，使用双手操作主控制器，用脚控制踏板来控制三维高清内镜和器械，保证手术器械尖端与外科医师的双手同步运动，并可将操作幅度按比例缩小（设计比例为 1.5 ：1、2 ：1、3 ：1），同时过滤掉手部颤动，将正常人手抖动或无意识移动的影响降至最低。操作臂系统具有 4 个固定于可移动基座的机械臂，底座通过光纤和高可靠性航空插头与控制台相连。中心机械臂是摄像臂，负责握持摄像机系统，与传

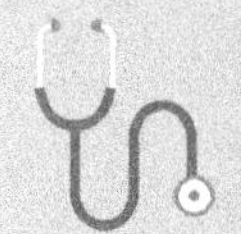

统腹腔镜助手握持相比，提供了更加稳定的图像，避免传统腹腔镜术中助手疲劳导致手部抖动出现视野不稳定的问题。其余机械臂是器械臂，负责握持特制外科手术器械，配合 EndoWrist 仿真机械手，自由度高达 7 度，包括臂关节上下、前后、左右运动与机械手的左右、旋转、开合、末端关节弯曲共 7 种动作，并可作沿垂直轴 360° 和水平轴 270° 旋转且每个关节活动度均 >90°。成像系统内装有达芬奇手术机器人系统的中央处理器及图像设备，还设置了触摸屏显示器、光源、内镜、高清立体摄像头及高清摄像机控制单元。摄像头包含两个高清视频摄像机，分别用于左侧和右侧光路。高清图像系统通过数字变焦提供宽屏幕（16 ∶ 9）和放大视图，以实现可控的高质量三维图像。前期已完成设备运输通道及安装场地的确认，现需要将三部分分别运输到指定手术室，由厂家工程师对各部分进行组装，组装完成之后进行系统联调及工作性能测试工作。

（六）设备验收

设备安装完成，使用科室测试设备各功能完好，同时设备供应商完成设备验收资料准备工作，即可联合审计部、财务部及临床使用科室、手术室对设备进行现场验收。设备验收资料包括设备生产厂家资质、设备 CE 或 FDA 认证、设备注册证、国内总代授权、国内总代的资质、经销商授权、经销商资质、安装报告、设备使用培训记录（临床操作医师、手术室洗手护士、手术室巡回护士、供应室器械洗消人员）、培训考核记录、设备售后服务承诺、设备铭牌照片、设备照片，以上资料缺一不可。现场验收内容包括以下几点。

（1）医学装备部工程师根据设备购销合同所附配置清单，对设备所有附件及附属设备进行数量、品牌型号、中文标签、注册证号、生产日期核对。

（2）临床科室使用者及手术室专科护士根据设备招标参数及投标响应参数对设备参数进行验证。

（3）医学装备部工程师对设备进行电气安全检测，检测合格方可投入临床使用；以上所有验收工作均在审计部、财务部的监督下开展。

以上工作均完成且无不符合项之后，视为设备验收通过，可以投入临床使用。

（七）设备使用

验收完成之后，设备就正式开始为患者服务，每一个临床使用科室均有 10 次不计价耗材使用机会，目的是使操作人员更好地熟悉设备各方面的性能，人员包括主刀医师、助手医师、洗手护士、巡回护士、麻醉医师，同时也给医院前期宣传新技术提供支持。由于 A 医院引进的达芬奇手术机器人是成都市市级医疗机构首台，在成都市医疗服务收费编码中无此医疗服务收费项目，在新设备投入使用的初期，申请新增医疗服务项目收费编码是最重要的工作之一。完成收费编码申请之后，根据批准的医疗服务项目收费编码进行收费。手术机器人作为高端外科手术装备，外科医师操作台、床旁机械臂系统、显示成像系统三部分的正常工作是保证手术安全的基础，手术室专职工程师及巡回护士每日手术开始前对各系统进行开机检查，包括各系统是否正常开机、有无提示或报错、各系统之间的通信情况等，确保各系统正常运行后方可正式开展当日手术。具体要求如下。

（1）使用人员应按操作流程及使用说明书正确操作医学装备。

（2）使用人员在开机前，必须做开机检查，包含外观和功能检查，检查内容如下。①外观检查：检查设备标签及操作流程是否齐全，设备按钮开关、接头、插座有无松动及错位，电源线有无老化破损，散热排风是否正常，设备机架是否牢固，机械运转是否正常，各连接部件有无松动破损脱落的现象。②功能检查：检查开机有无异响，指示灯指示器是否显示正常，设备的基本功能是否正常。

（3）必须每周至少对医学装备进行一次外部保养，内容包含保持设备表面清洁，整理清洁设备配件及各系统连接线缆。

（4）必须及时填写设备使用登记册，包含使用开始时间、使用结束时间、工作状况、开机检查情况及外部保养情况。

（5）手术完成时，必须将手术机器人各系统全部关机，杜绝事故发生。

（八）总结与思考

通过前文对医院设备资源配置案例的分析，可知应以科学的管理手段，建立符合医院中长期发展规划的设备配置标准，同时应加强设备资源调配与共享机制建设，促进医院设备资源高效利用。医院管理者在医院预备开展设备资源配置工作之前，应具备顶层设计思维能力，秉承整体改进原则，统筹整个医疗服务供应链的运行和效率，以提高医院设备资源配置对医疗、教育、科研等业务的协同服务能力，提高使用效率。

实操案例 28

全飞秒激光屈光手术系统成本效益分析

大型设备成本效益分析是医院为实现可持续发展的重要手段，为进一步加强大型设备管理，提高设备使用效率，我部对全飞秒激光屈光手术系统（以下简称：全飞秒系统）利用效率及成本效益进行分析，现分析报告如下。

（一）设备的基本情况

全飞秒系统采购金额 1079.60 万元，使用年限 10 年，月折旧 90 000 元，2021 年 1 月 8 日正式开始投入使用。设备具备《医疗设备临床使用安全管理制度》《医疗设备不良事件管理制度》《医疗设备使用人员培训和考核制度》，设备管理状态良好。

（二）工作效率分析

1. 工作量情况

2021 年全飞秒手术 1890 只眼，2022 年 2189 只眼，同比增加 15.82%。2023 年 1—9 月全飞秒手术 1608 只眼，同比减少 16.77%。全飞秒手术高峰期集中在每年的 1 月、2 月、6 月和 7 月，2022 年高峰期日均手术量为 10 只眼，2023 年为 8 只眼，高峰期日均工作量下降 2 只眼（图 5-8）。

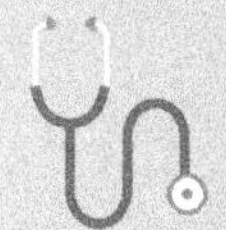

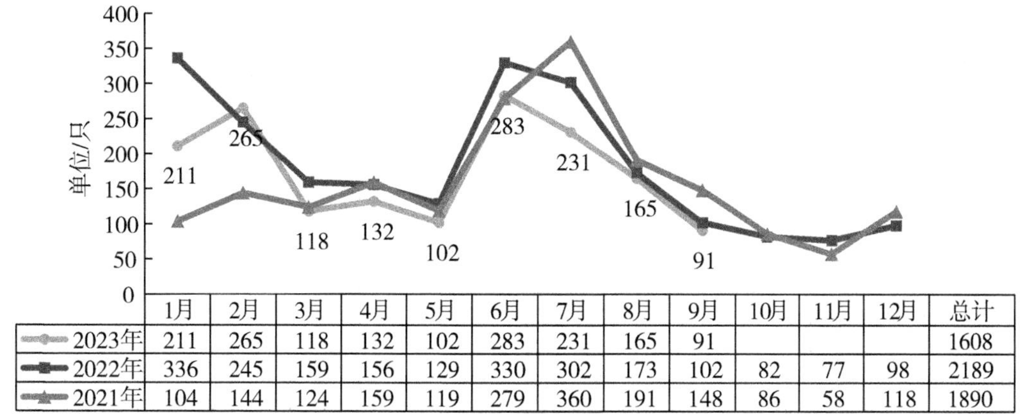

	1月	2月	3月	4月	5月	6月	7月	8月	9月	10月	11月	12月	总计
2023年	211	265	118	132	102	283	231	165	91				1608
2022年	336	245	159	156	129	330	302	173	102	82	77	98	2189
2021年	104	144	124	159	119	279	360	191	148	86	58	118	1890

图 5-8　全飞秒系统 2021—2023 年工作量

2. 设备利用率

全飞秒手术每只眼平均手术耗时 15min，设备每天工作时间按照 7.5h 计算。2023 年日均手术工作量约为 6 只眼，全飞秒系统平均工作 1.5h/d，设备闲置 6h，设备利用率为 20%。

全飞秒系统近一年尚未出现设备故障、无法使用的情况。

3. 设备维保情况

全飞秒设备 2021 年 1 月投入使用，前三年免费维修，后期设备维保费用预估 80 万元 / 年，按 10 年使用期限，平均维保费用 56 万 / 年。

（1）维保占比　全飞秒系统维保占比 5.19%。一般新购的高价值设备维保费用占比为 3% ～ 5%，该设备维保费用略高。

$$维保占比=\frac{年维保费用总额}{设备投入总额}\times 100\%=5.19\%$$

（2）维保费用控制率　全飞秒系统维保费用控制率为 2.96%。

$$维保费用控制率=\frac{年维保费用总额}{年收入}\times 100\%=2.96\%$$

（三）配置效率分析

全飞秒系统的功能为开展小切口微创全飞秒手术，该功能已开发利用且正常运行，故全飞秒系统的功能利用率和功能完好率均为 100%。

（四）收入成本情况分析

1. 收入情况分析

全飞秒系统 2022 年收入 1893.83 万元，2023 年 1—9 月为 1420.33 万元，预计全年收入 1893.77 万元，与去年收入基本持平（表 5-18）。

表 5-18　眼科全飞秒开单收入

类别	全飞秒手术量	开单收入 / 万元	例均费用 /（元 / 单只眼）
2023 年 1—9 月	1608	1420.33	8832.90
2022 年	2189	1893.83	8651.58
2021 年	1890	1638.60	8669.82

2. 成本情况分析

全飞秒手术总成本由固定成本和变动成本组成，其中固定成本包括设备折旧、维保费用、人员基本工资，变动成本包括耗材成本、人员绩效、电费、间接分摊成本。

按 2023 年设备相关支出，全飞秒系统月均总成本 96.95 万元，其中固定成本 14.36 万元，变动成本 82.59 万元。全飞秒系统耗材成本、设备折旧费用和人员绩效占比较高，分别是 71.87%、9.28% 和 6.72%（表 5-19）。

表 5-19　全飞秒系统月成本明细

<table>
<tr><th>项目</th><th>项目明细</th><th>金额 / 万元</th><th>成本占比 /%</th></tr>
<tr><td rowspan="4">固定成本</td><td>设备折旧费</td><td>9.00</td><td>9.28</td></tr>
<tr><td>设备维保费</td><td>4.67</td><td>4.82</td></tr>
<tr><td>人员基本工资</td><td>0.69</td><td>0.71</td></tr>
<tr><td>小计 / 万元</td><td colspan="2">14.36</td></tr>
<tr><td rowspan="5">变动成本</td><td>耗材成本</td><td>69.68</td><td>71.87</td></tr>
<tr><td>人员绩效</td><td>6.52</td><td>6.72</td></tr>
<tr><td>电费</td><td>0.003</td><td>0.001</td></tr>
<tr><td>间接分摊成本</td><td>6.39</td><td>6.59</td></tr>
<tr><td>小计 / 万元</td><td colspan="2">82.59</td></tr>
<tr><td colspan="2">成本合计 / 万元</td><td colspan="2">96.95</td></tr>
</table>

目前全飞秒手术两名医师，一名护士，医师轮流手术和门诊，故人力成本折算为一名医师和一名护士。

3. 结余情况分析

全飞秒系统 2023 年预计收入 1893.77 万元，成本 1163.44 万元，结余 730.33 万元。

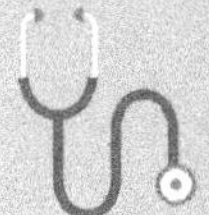

（五）经济效益分析

1. 投资回收期

全飞秒系统的投资回收期为 1.48 年，设备经济效益好。

$$投资回收期 = \frac{设备投入总额}{设备年均收益} = 1.48\ 年$$

注：参照医疗设备效益研究和评价体系：①很好：投资回收期≤ 2 年；②较好：2 年＜回收期≤ 4 年；③一般：4 年＜回收期≤ 6 年；④差：回收期在 6 年以上。

2. 投资收益率

全飞秒系统投资收益率为 67.65%，设备经济效益良好。

$$投资收益率 = \frac{设备年均收益}{设备投入总额} = 67.65\%$$

3. 每百元固定资产的业务收入

每百元固定资产的业务收入为 175.41 元。

$$每百元固定资产的业务收入 = \frac{义务收入}{设备投入总额} \times 100 = 175.41\ 元$$

4. 本量利分析

（1）保本量分析　全飞秒系统 2023 年变动成本为 172.32 万元，单位边际贡献 4186 元，设备年保本工作量为 411 只眼，即每月完成 35 只眼的全飞秒激光屈光手术，年保本收入 361.68 万元，可以达到收支平衡。

按照工作量计算

$$年保本工作量 = \frac{固定成本总额}{单位收入 - 单位变动成本} = \frac{14.36 \times 12}{0.88 - 82.59/179} = 411\ 只眼$$

年保本收入 = 年保本工作量 × 单位收入 =411 只眼 ×0.88 万元 =361.68 万元

注：全飞秒手术收费单价，0.99 万元 / 只眼（图 5-9）。

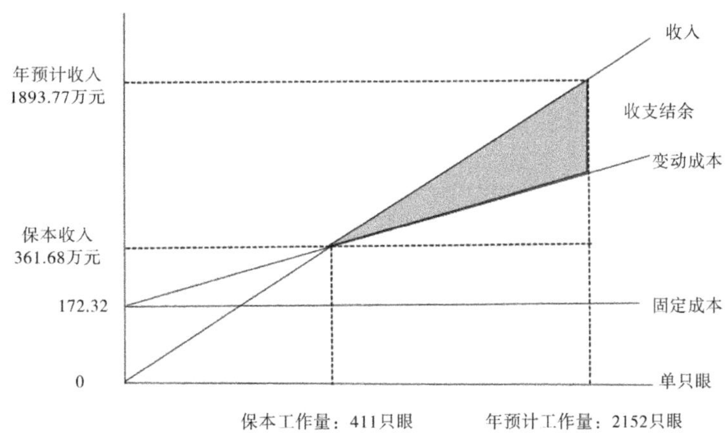

图 5-9　保本量分析

（2）保利量分析　2022年全飞秒系统收入占眼科收入的23.06%，2023年眼科的医疗收入期望目标为9683万元，基于2022年占比推测2023年全飞秒手术期望目标收入2232.64万元，收益1069.20万元。设备年保利工作量为2956只眼，即每月完成247只眼，每日完成约9只眼的全飞秒激光屈光手术，即可达到2023年全飞秒手术的期望目标收益额。

按照工作量计算

$$年保本工作量=\frac{固定成本总额+目标收益额}{单位收入-单位变动成本}=\frac{14.36\times 12+1069.20}{0.88-82.59/179}=2956\text{ 只眼}$$

年保利收入＝年保利工作量 ×单位收入＝2956只眼 ×0.88万元=2601.28万元

（六）设备主要存在的问题

设备工作量不足，利用率偏低。全飞秒系统2023年1—9月工作量1 608只眼（月均约为179只眼），同比下降14.08%，设备利用率为20%。而领跑医院的月均工作量在750～1300只眼。在“全飞秒”新时代，近视手术市场竞争加剧，“马太效应”进一步凸显，我院“全飞秒”手术增长乏力，要进一步打造“品牌＋品质”的优质眼科，凭借设备与人才的技术优势，吸引患者，扩大市场规模。

（七）建议

1. 实施STP战略，明确宣传方向

（1）细分市场　对全飞秒手术人群做必要的市场细分。①分析地理服务辐射范围，以明确该手术的重点维护和开发区域。②分析全飞秒手术患者特征，明确患者关注重点。

（2）实施差异性目标市场策略　针对以高中毕业生、大学生、公务员为主的全飞秒手术市场要突出市场优势、环境优势，提供个性化的手术方案。

（3）明确市场定位　本市近视手术市场竞争激烈，公立医院主打“权威、专业”，民营医院主打“优质服务”。作为一家市级公立三甲医院眼科的全飞秒手术，核心定位可以是“公立三甲、品质保证、价格实惠、高性价比”，并以此定位制订宣传策略。

2. 拓宽宣传渠道，提升工作量和知名度

我院“全飞秒”的宣传方式包括网络媒体发文、社区义诊、高校科普等，但是宣传效果不佳，针对此现状，制订社区义诊、患者口碑宣传为基础，校/企眼健康科普、网络宣传为增长点的宣传策略。

（1）进一步夯实社区义诊和校/企科普渠道　定期义诊，深入社区、街道科普筛查，加强与二、三级医院配镜中心的合作，积极吸引转化患者。针对大型企事业单位、高校定期开展近视人群的眼健康科普宣传活动，推动全飞秒科普公益进企业、进高校，达到引流患者的目的。

（2）拓展在线宣传渠道　如开展互联网义诊、自媒体直播、打造网红IP等。

（3）提升技术，做好服务　给来院患者带来良好的就诊体验，通过口碑传播形成二

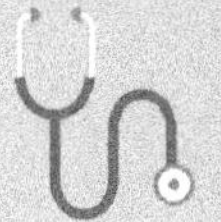

次宣传。

3. 策划活动，加大优惠力度

目前本市全飞秒手术价格分化为三个阵营，第一阵营价格在2.2万元左右，第二阵营价格在1.8万元左右，第三阵营价格在1.5万元左右。我院要基于市场环境和资源配置，制订年度宣传计划，通过各类节庆及公众纪念日，如“五一”劳动节、“6.6”全国爱眼日、国庆节、元旦等，开展公益主题促销活动。使得“全飞秒”价格略低于第二阵营，通过更优的性价比让更多的患者选择我院。

第五节　医用耗材管控实战

一、医用耗材管理相关概念

医用耗材定义为经药品监督管理部门批准的使用次数有限的消耗性医疗器械，包括一次性及可重复使用的医用耗材。医用耗材管理是一个涉及多个方面的复杂过程，包括采购、储存、使用、追溯、监测、评价和监督等。这一过程对于确保医疗质量和安全至关重要。

医用耗材的分类方式多样，包括按价值、用途、风险程度和特性进行分类。医用耗材的分类方式主要有以下几种。

1. 按照价值分类

医用耗材可以分为低值耗材和高值耗材。低值耗材通常指单价较低且无须植入或介入人体内的卫生材料，如输液器、注射器、敷料等。高值耗材则是指直接作用于人体、对安全性有严格要求、价格相对较高的医用耗材，如血管介入类、骨科植入类、神经外科类、电生理类、起搏器类等。

2. 按照用途分类

根据医用耗材在临床医疗活动中的不同用途，可以将其分为注射穿刺类、医用卫生材料及敷料、手术室部分常用医疗器械、医用X线附属设备及部件、透析器及透析管路、人工晶体等类别。

3. 按照风险程度分类

根据《医疗器械监督管理条例》，医用耗材按照风险程度可以分为三类。第一类是风险程度低的产品，第二类是具有中度风险的产品，第三类是具有较高风险的产品。这种分类方法考虑了医疗器械的预期目的、结构特征、使用方法等因素。

4. 按照特性分类

在日常管理工作中，可以根据医用耗材的特性进行分类，如按耗材是否可植入人体内分为植入类耗材和非植入类耗材；按生产产地分为国产耗材和进口耗材；按是否可在手术前确定规格分为备货管理类耗材和定制类耗材；按是否可重复使用分为一次性使用耗材和重复性使用耗材；按是否收费分为可计价耗材与不可计价耗材等。

5. 按照国家药监局分类目录

在中国，医用耗材的分类也可以参照国家药监局的分类目录进行，这通常涉及将所有产品的注册名称集中起来，加上个人工作经验和临床医师对耗材的通用叫法，以及厂家对该产品的生产品名，进行二次分类编码。

医用耗材管理涉及多个部门和专业的协调工作。例如，医疗机构需要指定医用耗材管理部门和医务管理部门，分别负责医用耗材的采购、储存、使用、追溯、监测、评价和监督等环节。这些部门需要具备相应专业的学历、技术职称或经过相关技术培训。

医用耗材管理还包括对医用耗材的遴选和采购，确保医用耗材的合法性、安全性、有效性和经济性。医疗机构应建立医用耗材供应目录，并进行动态管理，以确保医用耗材的合理使用和质量安全。

总的来说，医用耗材管理是一个多环节、多部门参与的复杂过程，其目的是确保医用耗材的合理使用和质量安全，从而保障人民群众身体健康。

二、医用耗材管控的原则

1. 全面管理原则

根据《医疗机构医用耗材管理办法（试行）》，医疗机构应以患者为中心，以医学科学为基础，对医用耗材的采购、储存、使用、追溯、监测、评价、监督等全过程进行有效组织实施与管理。尤其强调了医用耗材的规范使用与管理，涉及医疗机构内部的管理流程，这种管理旨在促进临床科学、合理使用医用耗材的专业技术服务和相关的医用耗材管理工作，是医疗管理工作的重要组成部分。

2. 合法、安全、有效、适宜、经济原则

在医用耗材的遴选过程中，应遵循合法、安全、有效、适宜、经济的原则。这意味着医疗机构在选择医用耗材时，需要考虑耗材的合法性、安全性、有效性、适宜性及经济性，确保医用耗材的合理使用。

3. 医保准入和目录动态调整原则

国家医保局公布的《基本医疗保险医用耗材管理暂行办法（征求意见稿）》中提到，国务院医疗保障行政部门综合考虑医用耗材的功能作用、临床价值、费用水平、医保基金承受能力等因素，采用准入法制订《基本医保医用耗材目录》并定期更新，动态调整。这表明医用耗材的医保准入、支付及相应的管理监督等工作，将根据这些原则进行。

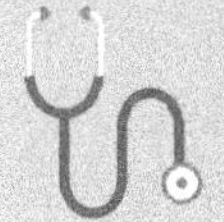

4. 高值医用耗材的特别管理原则

国务院办公厅印发的《治理高值医用耗材改革方案的通知》中，对高值医用耗材的管理提出了特别要求。这包括优化制度、完善政策、创新方式，理顺高值医用耗材价格体系，完善高值医用耗材全流程监督管理，净化高值医用耗材市场环境和医疗服务执业环境等措施。

综上所述，医用耗材的管控原则涵盖了从耗材的选择、采购、使用到医保支付等多个方面，旨在确保医用耗材的合理、安全、有效和经济的使用，同时考虑到医用耗材的特性及临床需求。这些措施旨在促进行业健康有序发展、减轻人民群众医疗费用负担。

三、医用耗材管控的整体策略

降低医用耗材成本是医院和医疗机构提高效率和可持续性的重要环节。以下是我院的一些具体做法。

1. 采购管理优化

（1）集中采购　通过集中采购来增加购买量，从而获得更好的价格折扣。

（2）供应商谈判　与供应商进行定期谈判，争取更优惠的价格和条款。

（3）采购合同管理　确保采购合同包含最有利的条款，如价格保护、返利和批量购买折扣。

2. 库存管理改进

（1）精细化库存管理　通过实时库存跟踪系统，减少过剩库存和缺货情况。

（2）定期库存盘点　确保库存数据的准确性，避免因过期或损坏而造成的浪费。

（3）最小化库存水平　采用准时制（JIT）库存策略，提前进行择期手术合理化手术排程，针对性减少库存持有成本，尤其适用于高值耗材管理。

3. 使用标准化

（1）制订耗材使用标准　鼓励使用性价比高的标准化产品，减少不必要的多样化。

（2）限制特殊订单　强化事前审批，多部门联动，减少特殊或定制产品的订单，通常这些产品成本更高。

在医务部门牵头情况下，进行单病种耗材路径探索，减少医师使用的随意性。

4. 员工培训和教育

（1）增强成本意识　通过培训，让员工了解耗材成本对医院运营的影响，鼓励节约使用。

（2）操作技能培训　确保员工能够正确使用和维护设备，减少因操作不当导致的损坏和更换。

5. 绩效和成本分析

（1）定期进行成本效益分析　分析不同品牌和型号的耗材使用效果和成本，选择性价比最高的产品。

（2）设定绩效指标　监控耗材使用情况，与部门和员工绩效挂钩。

6. 积极进行技术创新和替代品评估

（1）采用新技术　引入先进的医疗技术，可能初期投入较高，但长期来看能降低耗材成本。

（2）评估替代品　定期评估市场上新的耗材产品，看是否有更具成本效益的替代品。

7. 废弃物管理

（1）减少浪费　通过优化使用流程和员工培训，减少耗材的浪费。

（2）回收和再利用　对于可回收的耗材，建立回收和再利用机制。

8. 跨部门合作

（1）临床与采购合作　临床部门与采购部门紧密合作，确保采购的耗材既满足临床需求又具有成本效益。

（2）信息共享　不同部门之间共享耗材使用数据，以便更好地进行成本控制和资源分配。

9. 患者安全和质量控制

（1）严格质量控制　确保采购的耗材质量符合标准，避免因质量问题导致的额外成本。

（2）患者安全优先　在降低成本的同时，强调医疗器械不良事件管理与分析，采用个案追踪等方式，确保不会牺牲患者安全。

通过实施这些策略，医疗机构可以在不降低医疗服务质量的前提下，有效地降低医用耗材的成本。

四、医用耗材管控的难点与困难

目前医用耗材管控面临的难点与困难主要包括以下几个方面。

1. 医用耗材成本管控与医院发展、新技术开展的矛盾

随着医疗技术的不断发展，医用耗材的更新速度加快，应用范围扩大，导致医疗费用中医用耗材的比重逐年增大。国家近几年开展公立医疗机构绩效考核，更加注重手术类指标，尤其是微创、日间及4级手术多依赖于高值耗材的使用，使得医院在成本管控上面临更大的压力，尤其是在全面推行以按病种付费为主的多元复合医保支付方式及全面取消耗材加成等综合改革举措下。

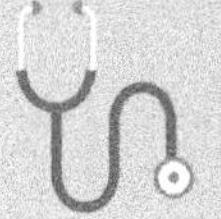

2. 管理信息化程度低

国内大多数医院的信息化管理集中在就诊预约、病房管理、电子临床病历管理等临床一线活动中，但在医用耗材采购业务处理和库存管理方面信息化程度较低。大多数医院的信息系统无法提供详细的耗材相关信息，如供应商及资质、注册证等，给监管评价带来巨大困难。

3. 耗材管理缺乏规范

医用耗材的收费体制和监督机制不完善，导致医用耗材的使用及管理易受主观因素的影响。耗材管理准入机制不严格，导致耗材品种不断增加，规格越来越繁杂。耗材分类和命名混乱：医用耗材品种多、功能多，导致管理难度增加，如耗材名称混乱、定价不统一等。耗材库存管理不善：耗材库存管理存在问题，如仓库条件有限、耗材过期、库存过剩或不足的问题。耗材使用过程中存在操作不规范、耗材浪费、过度医疗等问题。付款和收费混乱：耗材使用后的付款和收费存在问题，如耗材体外循环、患者自费承担等。

这些问题的存在，使得医用耗材的管理变得复杂和困难，需要通过更加精细化的管理手段和技术手段来解决。

五、我院医用耗材管控现状与主要存在问题

（1）目前仅以中心库房的进销存管理为主，科室申领、出入库、供应商采购等环节均采用手工处理状态，日常处理工作量大而且非常容易造成差错。

（2）对于手术室、导管室、ICU、检验科、供应室等重点科室缺乏二级库房管理，无法对其物资的流向进行管理。病区三级库的材料以“领”代“支”、不能准确统计实际消耗。

（3）缺乏高值耗材管理系统，对于供应商备货及骨科等跟台材料的申请、采购、验收、使用、记账以及监管存在管理隐患。

（4）物资管理、HIS 收费、财务软件等信息系统之间存在信息孤岛，医院实物账和财务账不同步、材料收入支出配比不及时，以及材料计费过程中漏费、错费、重复收费（溢库）等问题。

（5）我院耗占比一直是市属公立医院第一位，由于数据靠人工统计，数据溯源存在困难且无法提供科室分病区、医疗小组、个人的使用情况及耗占比分布情况，更无法进行单病种耗材路径管理，无法为医院制订科学合理耗占比、防范耗材购销及使用廉洁风险提供依据（图 5-10）。

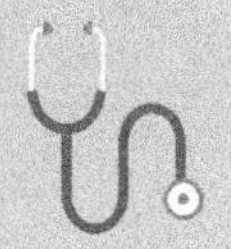

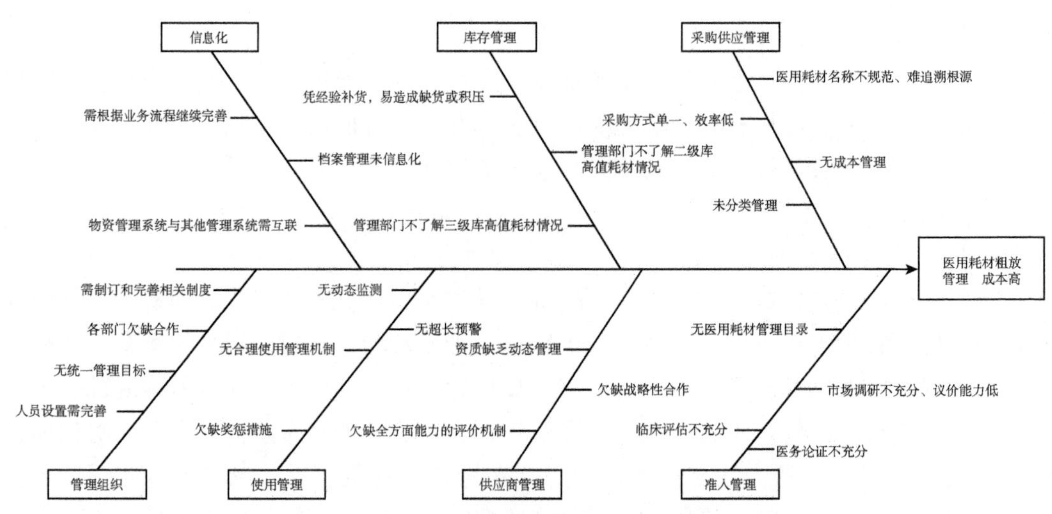

图 5-10 医用耗材管理存在的问题

伴随《关于进一步改革完善药品生产流通使用政策的若干意见》印发实施，各公立医院已经实现药品零加成，药品的获利空间已被压缩殆尽，此时部分原在药品行业的供应商将目标转向医用耗材，以求获得更高的利润。此外，由于耗材的生产、物流配送、使用过程比药品更加复杂，中间可操作的环节更多，在采购和使用过程中通常涉及商业贿赂和贪污腐败的风险，临床医师有可能从中收取回扣，这不利于医院对医用耗材的管理工作，也让患者的经济负担加重，因此对医院耗材进行专项整治的需求十分迫切。

六、医用耗材管控目标与实施路径

医用耗材管控目标是实现医疗资源合理配置、降低医疗成本，保证医疗质量和安全的关键。以下是具体的一些管控目标和实施路径。

（一）管控目标

1. 成本控制

通过合理的采购、库存管理和使用，降低医用耗材的成本。

2. 质量保证

确保所有医用耗材符合国家和行业规定的质量标准。

3. 供应链效率

优化供应链流程，确保医用耗材的及时供应和最小化库存。

4. 使用规范

制订和执行医用耗材的使用规范，防止过度使用和浪费，也是廉政风险防范的基本要求。

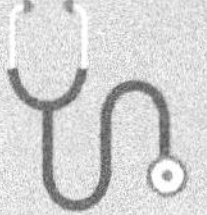

5. 信息透明

建立信息系统，实现医用耗材全流程的信息透明化和可追溯性。

6. 风险管理

识别和管理与医用耗材相关的风险，确保患者安全。

（二）实施路径

1. 制订管控政策

根据国家政策和医院实际情况，制订医用耗材的管控政策和流程。

2. 组织架构建设

建立医用耗材管理委员会或专门的管理部门，负责耗材的采购、管理和监督。

3. 标准化管理

制订医用耗材的标准化采购、验收、存储、分发和使用流程。

4. 信息化建设

利用信息技术，如条形码、RFID、HIS 系统等，实现医用耗材的全程追踪和管理。

5. 供应商管理

建立严格的供应商评估和选择机制，确保供应商资质和产品质量。

6. 库存管理优化

采用经济订货量（EOQ）、及时补货（JIT）等方法，优化库存水平和周转率。

7. 培训与教育

对医护人员进行医用耗材的正确使用和管理的培训，提高使用效率和合规性。

8. 监督与评价

定期对医用耗材的管理情况进行监督和评价，根据反馈调整管理策略。

9. 持续改进

基于监督评价的结果，持续改进医用耗材的管理流程和制度。

通过明确管控目标和实施路径，医院可以更有效地管理医用耗材，提高医疗服务的质量和效率，同时降低成本和风险。

七、医用耗材管控案例

实操案例 29

骨科医用耗材管控

A 医院骨科 20 世纪 60 年代就在四川享有盛名，省内率先开展颈椎前路减压融合、断肢及断指再植、人工髋关节置换、人工膝关节置换等重大手术。是成都市医学重点学科，现有医务人员 60 余名，目前细分三个亚专业方向，分别是脊柱外科（脊柱畸形、脊柱微创治疗中心、脊柱退变及肿瘤）、创伤骨科（手显微外科）、关节外科（包括运动医学）。

1. 管控困难原因分析

（1）管理难度大　骨科医用耗材品种、规格繁多，使用量逐年增长，给大型公立医院造成了很大的管理压力。同时，骨科耗材的专业性和定制性强，评价难度大，增加了管理的难度。

（2）信息化建设不足　虽然医院信息化建设成效显著，但不同系统间的数据孤岛问题依然突出，骨科耗材管理者难以全面获取耗材“进、销、存、结”等各阶段数据，也无法考核到医疗小组及个人，导致管理效率低下。

（3）政策管控加强　近年来，国家对高值医用耗材的政策管控加强，骨科耗材成为政策管控的首要靶点。例如，国家卫生健康委发布的《第一批国家高值医用耗材重点治理清单》中，骨科耗材被重点提及，廉政风险较大。

（4）临床应用管理漏洞　骨科高值耗材在采购、转运、使用到结算环节存在灰色地带，如“以次充好”“重复利用”等问题，可能存在医保基金滥用情况。

2. 骨科医用耗材管控的主要措施

（1）建立信息化管理系统　通过搭建骨科耗材专科闭环管理，打通 EMR、HIS 及物流管理系统，实现耗材数据的全程互联共享，为数据报告及科学决策提供真实、全面、有效的数据支撑（图 5-11）。

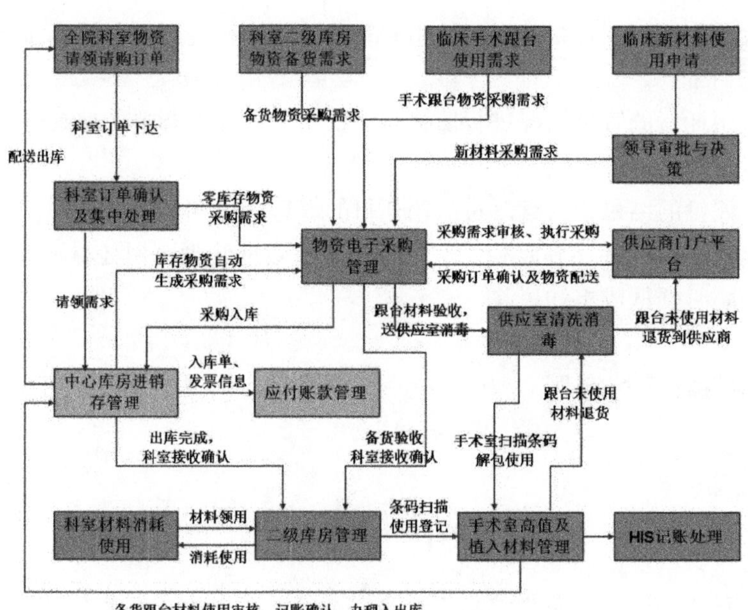

图 5-11　物资供应链整体业务流程

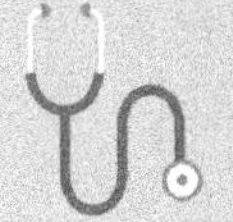

（2）严格准入管理　实现高值耗材准入、采购、使用、追溯等各个环节的一体化管理，设置医用耗材的使用监控体系，提高医院的管理效率和效果，严控临时采购与紧急采购。使用监控体系是一个涉及多个步骤的过程，需要结合医院的具体情况和需求来定制。A医院骨科医用耗材使用监控体系建立采取了以下步骤。

①需求分析：组织科室讨论，确定监控系统的目的，如防止滥用、减少浪费、成本控制等。与医院各部门沟通，了解他们对医用耗材使用监控的需求。分析医院骨科现有的医用耗材使用流程，找出监控的关键环节。

②系统设计：根据需求分析结果，设计监控系统的架构和功能模块。确定监控系统所需的技术支持，如条形码扫描、RFID技术、数据库管理等。

③技术选型：选择合适的硬件设备，如条形码打印机、扫描枪、RFID读取器等。利用A医院物资全供应链系统一二期顺利上线，数据收集、处理和分析得以实现。

④条形码或RFID标签：为每种医用耗材分配唯一的条形码或RFID标签。在耗材入库时进行标签粘贴或绑定，确保每个耗材单元可以被准确追踪。

⑤数据采集：在使用点（如手术室、治疗室、病房等）设置数据采集终端。要求医护人员在使用医用耗材时进行扫码或RFID读取，记录使用信息。

⑥数据存储与管理：建立中央数据库，存储所有医用耗材的采购、库存、使用数据。确保数据的安全性、完整性和可追溯性。

⑦数据分析与报告：开发数据分析工具，对采集到的数据进行统计分析。定期生成报告，提供给管理层，用于决策支持和流程优化。

⑧系统集成：将A医院医用耗材全供应链系统（HRP）与医院的HIS（医院信息系统）、EMR（电子病历系统）等系统集成，实现数据共享和业务协同。

⑨培训与实施：这一点尤其重要，科室主任必须掌握及使用。对医护人员进行培训，确保他们了解监控系统的使用方法和重要性。分阶段实施监控系统，逐步完善和优化系统功能。

⑩维护与更新：定期对监控系统进行维护，确保系统稳定运行。根据医院业务发展和新技术应用，不断更新和升级监控系统。

通过上述步骤，医院建立起一个有效的医用耗材使用监控体系，从而提高管理效率，降低运营成本，并确保医用耗材的合理使用。

（3）加强政策监管　遵循“一品一码”和“一品一策”原则，强化医保基金监管，对医保检查中发现的问题及时反馈，杜绝串换、冒记、多记、虚记现象。

（4）优化采购和供应链管理　采用集中采购、带量采购等方式，提高采购效率，降低成本，严格监控带量采购后完成情况，并与科室及科主任绩效挂钩。在集采品种未完成采购量时，严禁采购集采外品种。

①建立医用耗材收费标准定义的规范化管理流程，实现中心库房、物价、医保部门的实时协同管理，解决医院手工维护模式下物价更新不及时、遗漏维护等问题导致的医

院违反物价政策或漏费、错费情况发生等风险。系统提供中心库房与物价、医保人员的高效协同平台，在物资字典调整后实时提醒物价人员设置收费标识、收费范围、收费代码、收费模式等物价定义信息，同时物资供应链系统与 HIS 系统高效整合实现物资消耗与计费实时协同传递，确保物流、信息流的一致。

②实现可收费材料的流程化管理与不可收费材料的成本控制，从根本上解决物资管理中的漏洞，杜绝使用中的不合理浪费。与 HIS 系统无缝连接，实现可收费材料的流程化管理及领用消耗的关联。对临床重点管控的可收费材料和不可收费材料提供定额管理及使用控制，从科室领用申请源头即对不可收费材料进行成本的事前控制。

③通过重新规划建立一体化物资供应链管理系统，实现与临床 HIS、财务等业务系统高效集成整合，达到物流、信息流、财务流的统一。并能提供精细化物资运营数据，包括医院后期进行的医疗费用的耗材占比分析、全成本核算、医疗项目核算、病种核算、绩效考核等精确的物资运营数据，为医院日常运营决策和战略规划提供重要辅助支持。

④实现供应商骨科跟台高值耗材管理，包括择期手术跟台全程闭环管理。建立骨科跟台手术规范流程：临床医师根据骨科手术安排情况在系统提交骨科材料使用需求并关联患者基础信息，材料需求由手术室库房审核后推送给采购部门或直接向供应商发起采购需求，供应商接收订单进行耗材扫码配送并打印配送单，经中心库房验收后送至供应室清点消毒并关联消毒包条码信息，送至手术室库房接收。手术室库房根据手术安排发放到相关手术间，由手术间巡回护士根据使用情况进行扫码消耗登记并完成材料消耗计费处理，对于未使用骨科耗材，退还供应商收回。中心库房根据手术室消耗、计费信息办理中心库房入、出库业务并与供应商进行结算。支出耗材与收费项目一对一、多对一、打包收费等多种收费模式，并支持与医疗行业主流 HIS 厂商无缝对接整合功能。提供二级库房库存预警功能，实现主动补货机制。

这些措施旨在提高骨科医用耗材的管理效率和效果，降低运营成本，减少亏损，同时保障医疗质量和患者安全。随着这两年关节及脊柱耗材的带量采购实施，骨科耗占比呈现大幅下降趋势（图 5-12 至图 5-14）。

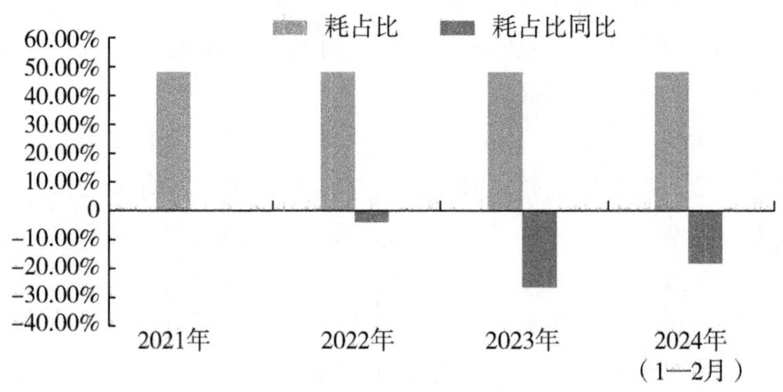

图 5-12　骨科耗占比情况对比

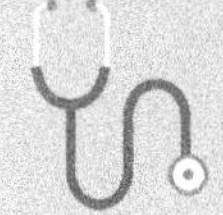

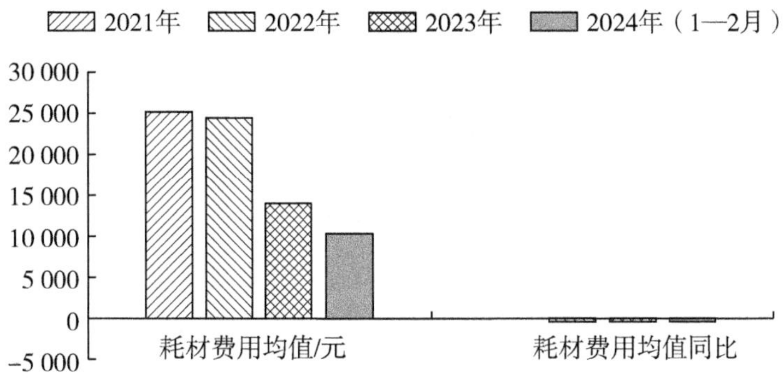

图 5-13　骨科耗材费用均值变化

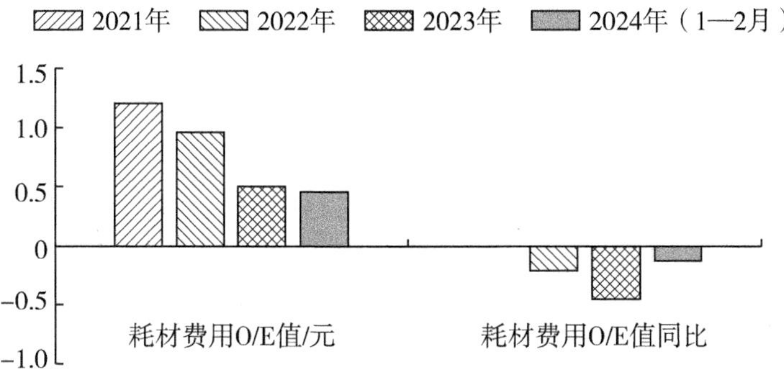

图 5-14　骨科耗材费用 O/E 值对比

实操案例 30

心血管内科医用耗材管控

A 医院心血管内科（简称“心内科”）是成都市心血管病研究所的主要构成部分，集“医、教、研”为一体，拥有 5 个优势亚专业组：冠心病、心律失常、心力衰竭、心脏危急重症和高血压。其是首批成都市重点学科、四川省甲级重点学科；成都市高水平临床重点专科及国家级临床重点专科建设单位，国家卫生健康委和中国医师协会冠状动脉介入、心律失常介入培训基地，云贵川地区首家国家级胸痛中心、国家级胸痛中心示范基地、全国首批国家级房颤中心、国家级心房颤动中心示范基地、首批国家级心力衰竭中心、国家标准化的心脏康复中心；是中国医师协会生物器械培训基地；成都市心血管疾病质控中心挂靠单位；编撰业内高影响力的期刊《心血管病学进展》。

1. 管控困难原因分析

（1）耗材种类繁多　心内科涉及的医用耗材种类繁多，包括介入性耗材、诊断性耗材、手术器械等。每种耗材又有不同的规格和型号，管理复杂度高。

（2）技术更新迅速　心血管疾病的治疗技术不断进步，新型耗材和技术层出不穷，要求医院及时更新库存，同时也增加了库存管理的难度。

（3）高值耗材成本高　心内科使用的高值医用耗材（如支架、起搏器等），成本高昂，对成本控制和资金流动管理提出了更高的要求。

（4）紧急使用频率高　心内科疾病往往需要紧急手术和治疗，要求医用耗材随时可用，这增加了库存管理的难度，需要保持较高的安全库存水平。

（5）质量要求严格　心内科耗材直接关系到患者的生命安全，对质量的要求极为严格，任何质量问题都可能带来严重的后果。

（6）使用规范复杂　心内科耗材的使用需要严格遵循操作规范，医护人员需要经过专业培训，否则容易导致错误使用和耗材浪费。

（7）监管政策变化　国家对医用耗材的监管政策不断变化，要求医院不断调整管理策略，以适应新的政策要求。

（8）供应链管理复杂　心内科耗材的供应链涉及多个环节，包括供应商、物流、仓储等，任何一个环节的问题都可能影响到耗材的及时供应。

（9）信息追溯困难　心内科耗材的使用往往需要详细的追溯记录，以确保质量和安全，但实际操作中信息追溯存在一定难度。耗材管理信息化程度低，未完全实现条码化追溯管理，很多管理工作事项手工化程度较高，无法通过信息化实现实时高效的管理。

（10）风险管理挑战　心内科耗材的使用风险较高，如何有效识别和管理这些风险是医院面临的挑战之一。科室耗材缺乏科学的库存管理控制方法，未建立完善的二级库管理。针对库存凭经验补货，易造成缺货或积压的情况，管理部门不易了解到科室高值耗材情况；针对使用无动态监测，无相关预警，无合理使用管理机制。

2. 心血管内科医用耗材管控的措施

心内科医用耗材的管控是一个复杂的过程，需要多方面的措施来确保医用耗材的有效管理。以下是一些主要的管控措施。

（1）标准化管理流程　建立标准化的采购、验收、存储、分发和使用流程，确保每一步都符合规定和标准。

（2）专业培训　对医护人员进行专业培训，确保他们了解每种耗材的正确使用方法，减少错误使用和浪费。

（3）严格的供应商管理　对供应商进行严格的资质审核，确保所有耗材都来自可靠和有资质的供应商。

（4）库存优化　采用经济订货量（EOQ）、及时补货（JIT）等方法，优化库存水平和周转率，减少过度库存和缺货的风险。

（5）信息化管理　利用信息技术，如条形码、RFID、HIS 系统等，实现医用耗材的全程追踪和管理，提高信息透明度和追溯能力。

①耗材需求管理：支持手工提交供应商备货需求，或者基于手术消耗自动生成补货需求的模式。

②耗材接收管理：中心库房出库或者供应商备货到介入室的耗材，需由供应商二级库房管理人员进行接收处理，接收确认后更新库存。

③支持通过条码扫描方式：完成介入室二级库房物资的消耗管理，并自动生成收费信息。

④产生介入室二级库房收支月报及医院成本核算所需的统计报表：系统支持导管室等二级库规范化、精细化管理，为后期的单台手术成本核算、医疗组绩效考核、病种项目核算等提供更为精确的数据支撑。例如，可以设置重点监控耗材（如起搏器、除颤器等适用病种情况），科学限制起搏器种类或者功能的使用范围及使用数量。

（6）质量监控　建立质量监控体系，对耗材的质量进行定期检查和评估，确保所有耗材都符合质量标准。

（7）风险管理　识别和管理与医用耗材相关的风险，制订相应的应对措施，确保患者安全。

（8）成本控制　通过合理的采购、库存管理和使用，降低医用耗材的成本，同时确保不牺牲医疗质量。

（9）监管政策遵守　密切关注国家关于医用耗材的监管政策变化，及时调整管理策略以适应新的政策要求。

（10）持续改进　基于监督评价的结果，持续改进医用耗材的管理流程和制度，提高管理效率。在本院实施心内科医用耗材专项管理过程中，重点分析了起搏器带量采购后使用情况，发现防核磁的起搏器使用数量超过了非防核磁数量，组织多部门讨论及科室专业组讨论，针对防核磁的起搏器使用制订了明确的指南，每月进行通报与考核，一个季度就纠正了临床使用情况，也降低了心内科起搏器患者例均费用（图 5-15）。

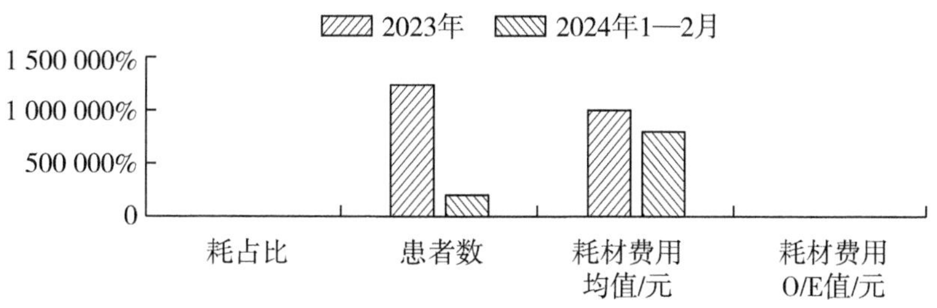

图 5-15　心内科耗占比情况

通过实施这些措施，医院可以更有效地管理心内科医用耗材，提高医疗服务的质量和效率，同时降低成本和风险。

实操案例 31

眼科用耗材管控

A医院眼科创建于20世纪40年代，已发展成集门诊、病房、手术室为一体的成都市一流科室，是四川省住院医师规范化培训基地、成都市眼科质量控制中心，是四川省临床重点专科、四川省重点学科。目前实施的复杂玻璃体切除等4级手术处于省内领先地位，现有FS200飞秒准分子激光、玻璃体切除超声乳化一体机等国际先进设备，能独立开展所有大类的眼科手术，眼科下设屈光、白内障、眼底病、青光眼、斜视与弱视、小儿眼科、泪道病、眼眶病与眼肿瘤，眼部整形与美容、角膜病等亚专业组。

1. 管控困难原因分析

（1）耗材种类多样　眼科医用耗材种类繁多，包括植入物、手术器械、一次性用品、隐形眼镜、滴眼液等。每种耗材又有不同的规格和型号，管理复杂度高。

（2）技术更新迅速　眼科领域的技术发展迅速，新型耗材和技术不断推出，要求医院及时更新库存和知识库，以适应新的治疗需求。

（3）高值耗材成本高　眼科手术中使用的某些高值耗材，如人工晶体、植入物等，成本高昂，对成本控制和资金流动管理提出了较高的要求。

（4）精确度和质量要求严格　眼科手术对精确度要求极高，因此对耗材的质量和精度要求非常严格，任何质量问题都可能影响手术效果和患者安全。

（5）使用规范复杂　眼科耗材的使用需要严格遵循操作规范，医护人员需要经过专业培训，以确保正确使用和避免并发症。

（6）监管政策变化　国家对医用耗材的监管政策不断变化，要求医院不断调整管理策略以适应新的政策要求，尤其是晶体耗材集采对医患双方使用都有重大影响。

（7）供应链管理复杂　眼科耗材的供应链涉及多个环节，包括供应商、物流、仓储等，任何一个环节的问题都可能影响到耗材的及时供应。

（8）患者需求多样化　随着生活水平的提高，患者对眼科医疗服务的需求日益多样化，对医用耗材的种类和质量提出了更高的要求，如患者选择使用昂贵的可变焦晶体。

2. 眼科医用耗材管控的主要措施

眼科医用耗材的管控需要综合考虑耗材的特殊性、使用频率、成本和患者安全等因素。以下是一些主要的管控措施。

（1）分类管理　根据耗材的种类、价值和用途进行分类管理，如将高值耗材和低值耗材分开管理，手术耗材和日常耗材分开管理等。

（2）标准化流程　建立标准化的采购、验收、存储、分发和使用流程，确保每一步都符合规定和标准。A医院眼科手术室是独立的三间手术室，手术间与手术室二级库业务流程建立是关键，与常见病种临床路径相结合，科学制订病种手术高值耗材路径。

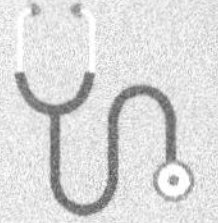

1）手术间三级库基础设置

①手术室二级库物资范围调整：根据内部管理要求，针对不同眼科手术二级库设定不同物资管理范围，为后期手术间材料领用奠定数据基础。

②物资套餐支持：根据手术间内手术类型的不同，系统支持按手术类型进行材料套餐的维护，便于后期手术间的请领或预领出库。

③手术间设置：根据手术的实际管理需要，设定不同手术间数量。

2）手术间与手术室二级库业务流程建立　对现有手术室二级库管理业务进行深入完善，增加手术间到手术室二级库管理流程。信息系统根据手术室内部管理情况需要，实现手术室二级库到手术间三级库管理流程顺畅。

3）业务报表与实时监控　根据手术室二级库管理要求，针对手术间相关业务建立数据查询和统计分析报表。满足后期手术室内部和财务核算对于手术室二级库房数据分析的需要且实现科主任等授权人员进行实时监控，及时发现漏、错、串换、虚记等情况，并可以对手术医师分层分级耗材使用进行评价，结合 DMIAES、DRGs 等系统进行全省同级别医院同病种评价。

（3）专业培训　对医护人员进行专业培训，确保他们了解每种耗材的正确使用方法，减少错误使用和浪费。

（4）库存优化、信息化管理、质量监控、风险管理、成本控制、监管政策遵守与其他手术科室一致。

（5）患者教育和沟通　这是眼科耗材管理的一大特点，从入院宣教、术前检查、手术排程、术后管理，提供同质化、一条龙服务。目前 90% 的手术患者均采用日间手术模式，耗材使用全部纳入临床路径管理，用临床路径管理系统进行全程监管。基于监督评价的结果，持续改进医用耗材的管理流程和制度，提高管理效率。

通过实施这些措施，医院可以更有效地管理眼科医用耗材，提高医疗服务的质量和效率，同时降低成本和风险。

实操案例 32

检验科用耗材管控

A 医院临床医学检验部（以下简称“检验科”）是四川省医学甲级重点实验室、成都市医学重点实验室、成都市临床检验质量控制中心挂靠科室，下设临床血液和体液检验专业组、临床生化检验专业组、临床微生物检验专业组、临床免疫检验专业组、临床分子生物学检验专业组、同位素检验专业组 6 个专业组，专业配置合理，能够满足大型综合医院临床工作需求。于 2018 年 11 月通过国家合格评定认可委员会评审，并于 2019 年 3 月获得 ISO15189 认可证书，成为成都市属医疗机构首家通过认可的实验室。

1. 管控困难原因分析

检验科是医院中非常重要的部门之一，主要负责各种医学检验工作。在检验科中，医用耗材和试剂的管控存在一些难点，主要包括以下几点。

（1）种类繁多　检验科涉及的医用耗材和试剂种类繁多，包括各种采样器材、实验室试剂、实验室仪器耗材等。检验试剂有很多属于封闭型试剂，必须与购买的设备配套使用，对每一种耗材和试剂都需要进行精细化管理。

（2）质量要求高　医用耗材和试剂的质量直接关系到检验结果的准确性，因此对质量的要求非常高。如何确保每一批次的耗材和试剂都符合质量标准，是一个难点。

（3）存储条件要求严格　部分试剂和耗材对存储条件有特殊要求，如温度、湿度等，需要专门的存储设备和管理人员来确保存储条件符合要求。

（4）供应链管理复杂　医用耗材和试剂的供应链从生产到使用涉及多个环节，包括采购、运输、存储、分发等，如何确保供应链的高效、稳定运行，是一个难点。

（5）预测需求困难　检验科的工作量和所需耗材、试剂的数量会受到多种因素的影响，如季节性流行病、突发公共卫生事件等，预测需求较为困难。

（6）成本控制　医用耗材和试剂的成本在医院的总成本中占据一定比例，如何在不影响医疗质量的前提下，合理控制成本，是一个难点。

（7）系统不支持　库房管理员凭班组申请需求及工作经验手工编制采购计划，费时费力且容易出错；科室耗材缺乏科学的库存管理控制方法，未建立完善的二级库管理；针对使用无动态监测，无相关预警，无合理使用管理机制。试剂耗材管理信息化程度低，未完全实现条码化追溯管理，很多管理工作事项手工化程度较高，无法通过信息化实现实时高效的管理。

2. 检验科医用耗材管控的主要措施

检验科医用耗材的管控需要综合考虑耗材的特殊性、应急性、成本和患者安全等因素。以下是一些主要的管控措施。

（1）建立完善的耗材和试剂管理制度，明确各个环节的责任和要求。制订和完善医用耗材的采购、验收、存储、分发、使用和报废的标准操作流程（SOP）。对所有新采购的耗材进行质量检查和验收，确保它们符合规定的标准和要求。对于有特殊存储要求的耗材，确保存储条件得到满足。

（2）在物资全供应链系统中开发检验专用管理功能，实现全程信息化管理，提高管理效率。主要体现在以下几个方面。

①实现试剂按照计划订购进行审批管理，支持套餐勾选订购，实现试剂采购订单发送及短信提醒。

②系统自动按照供应单位对试剂采购计划进行汇总。

③按照领用的分组对象设置权限，组合核算组，包括临检、细菌、免疫、生化、基因等。

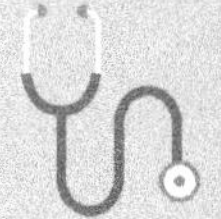

④耗材试剂出入库支持条码化管理。

⑤支持以科室订单配送的方式完成试剂库房耗材的二次分发功能，可到班组或人份；按照领用的分组对象设置权限，组合核算组：包括临检、细菌、免疫、生化、基因等。

⑥提供二级库房库存预警功能，实现主动补货机制，使用库存管理系统来跟踪耗材的采购、使用和库存水平，实施定期的库存盘点，以防止过剩或缺货。

（3）加强与供应商的合作，确保供应链的稳定性和高效性。

（4）建立应急机制，应对突发公共卫生事件等特殊情况。

（5）定期进行成本分析，全力配合实施集采试剂的落实落地，寻找成本控制的潜在机会。

（6）加强对相关人员的培训，提高其对医用耗材和试剂管理的认识和技能，确保所有相关人员都了解并遵守这些流程。

（7）患者安全，确保所有使用过的耗材都按照规定进行处理，避免交叉感染。对于一次性使用的耗材，严格执行一次性使用原则，防止重复使用。

（8）严格遵守法律法规，确保所有操作都符合当地法律法规和行业标准。对于需要报批的耗材，确保及时完成相关手续。

实操案例 33

消毒供应中心医用耗材管控

消毒供应中心是医院内各种无菌物品的供应单位，担负着医疗器材的清洗、包装、消毒灭菌和供应工作。其供应品种繁多，涉及科室广，使用周转快，每项工作均关系到医疗、教学、科研的质量。如果消毒灭菌不彻底会引起全院性的感染，供应物品不完善可影响诊断与治疗，是医院工作不可缺少的组成部分。布局合理，符合供应流程，职责分明，制度完善等手段，是确保供应质量的前提。

1. 管控困难原因分析

消毒供应中心（central sterile supply department，CSSD）是医院中负责清洗、消毒、包装和分发医疗器械的部门。医用耗材的管控在消毒供应中心尤为重要，因为它直接关系到患者安全、感染控制和医疗质量。消毒供应中心医用耗材管控难点主要包括以下几点。

（1）种类繁多、规格复杂　消毒供应中心的医用耗材种类繁多，包括各种手术器械、植入物、敷料、管道等，每种耗材又有不同的规格和型号，管理起来非常复杂。

（2）质量要求高　消毒供应中心的耗材和器械必须经过严格的清洗、消毒和包装过程，以确保无菌状态，对质量的要求极高。

（3）无菌管理难度大　保持耗材的无菌状态是消毒供应中心的核心任务，任何环节的疏忽都可能导致器械污染，从而增加患者感染的风险。

（4）流程控制严格　消毒供应中心的操作流程必须严格遵守，以确保每一步骤都符合感染控制的标准。

（5）人员培训和教育　消毒供应中心的工作人员需要接受专业的培训，了解各种耗材的特点和处理方法，以及如何正确使用消毒设备。

（6）追踪和溯源　为了确保患者安全，需要对每件器械和耗材进行追踪和溯源，这在耗材管理上提出了更高的要求。

（7）成本控制　在保证质量的前提下，如何合理控制消毒供应中心的运营成本，是一个不小的挑战。

（8）法规和标准遵循　消毒供应中心需要遵循相关的法律法规和行业标准，这些标准经常更新，要求中心不断适应新的变化。

（9）系统不支持　库房管理员凭班组申请需求及工作经验手工编制采购计划，费时费力且容易出错；科室耗材缺乏科学的库存管理控制方法，未建立完善的二级库管理；针对使用无动态监测，无相关预警，无合理使用管理机制。耗材管理信息化程度低，很多管理工作事项手工化程度较高，无法通过信息化实现实时高效的管理。

2. 消毒供应中心医用耗材管控的主要措施

（1）完善管理制度　建立和优化标准化操作流程，确保每个环节都有明确的操作指南和质量控制标准。

（2）采用信息技术　利用条形码、RFID 等信息技术实现耗材的追踪和库存管理，提高效率和准确性。主要体现在以下几个方面。

①建立消毒供应中心耗材二级库房管理系统，对出库到消毒供应中心的耗材分发进行管理。

②系统支持消毒供应中心二级库房需要，与中心库房的物资字典对接并设置范围。

③提供物资入库处理、入库接收、出库处理、消耗出库、库存盘存等业务功能。

④支持以科室订单配送的方式完成消毒供应中心二级库房耗材的二次分发功能。

⑤产生消毒供应中心二级库房收支月报，以及为医院成本核算所需的统计报表。

（3）加强人员培训　定期对工作人员进行专业培训，提高其业务水平和应急处理能力。

（4）强化质量控制　定期对清洗、消毒和包装设备进行维护和校准，确保其性能稳定可靠。

（5）供应链管理　与供应商建立良好的合作关系，确保耗材的及时供应和质量保证。

（6）持续改进　通过数据分析，不断优化流程，减少浪费，提高工作效率。

通过这些措施，消毒供应中心能够更好地管控医用耗材，确保医疗服务的质量和患者安全。

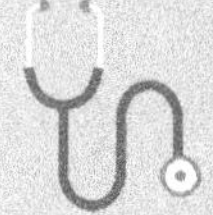

实操案例 34

不可计费医用耗材成本控制

1. 卫生材料概述

卫生耗材是指医院向患者提供医疗服务过程中耗费或者植入人体的各种医疗用材料。卫生材料是医院开展医疗服务活动的物资保障和重要手段，同医疗工作质量和安全密切相关。随着医疗技术的发展进步，临床使用的卫生材料种类和数量日益增多，在医院医疗服务过程中消耗的卫生材料成本比重也越来越高，加强卫生材料管理对医院有重要作用。

医院卫生材料按是否收费可分为可收费材料和不可收费材料。按规定允许单独收费的卫生材料一般价值相对较高，如心脏瓣膜、支架等；不可收费卫生材料一般价值较低且消耗频繁，属于在医疗服务实施过程中耗费的材料，如纱布、绷带、乙醇、棉签等。按照价格标准分为一般医用耗材和高值医用耗材。一般医用耗材是指消耗频繁，价值相对较低（单价≤ 500 元），如一次性使用无菌医用材料、一次性使用护理材料等消耗型材料，包括一次性注射器、医用棉球、胶带、采血针、棉签等。高值医用耗材是指对安全性有严格要求、直接作用于人体、严格控制生产使用的消耗型医用材料和价值相对较高（＞ 500 元）的消耗型医用材料，包括植入材料、介入类材料、内镜下一次性材料、骨科材料、人工器官等。

2. 卫生材料管理的基本要求

卫生材料的精细化管理需要健全卫生材料管理机制，加强从采购到入库环节的制度建设和控制，保证卫生材料质优价低、及时供应和规范使用，保证和促进医院医疗、教学、科研等各项工作顺利开展。

由于卫生材料种类繁多，库存及使用管理复杂，医院对卫生材料应实施分级管理，设立一级库、二级库动态管理。一级库的功能主要是各类耗材的入库、出库、库存管理，相应地办理入库、出库、盘点等操作。但因为一级库的出库情况只能反映各临床科室的总消耗，难以对材料的领用、消耗全程跟踪，存在管理盲区。科室领用卫生材料后具体的使用情况无法管理，在这种情况下就需要建立二级库进行耗材的动态管理。

医院卫生材料管理要保证卫生材料的及时供应和质量，通过卫生材料的精细化管理有助于降低患者医疗费用，降低医院成本，提高医院的社会效益和经济效益。

3. 一般卫生材料成本控制案例

（1）项目背景　某市属三甲公立医院 2020 年卫生材料成本占全院业务成本的 24%，较上年增长 1.17%，百元医疗收入（不含药品）消耗卫生材料由上年的 31.09 元增长到 31.22 元。虽然医院 CMI 值有所上升，但卫生材料成本增长较明显，亟须加强控制。该医院 2020 年卫生材料总成本为 38 230.01 万元，其中一般卫生材料 17 195.09 万元，占卫生材料总成本的44.98%。

（2）控制关键点　针对一般卫生材料，主要采取三项控制措施：①建立科学规范卫生材料采购流程，通过参加国家集中采购或组织谈判等方式，降低采购成本。②采取定额消耗的办法，对各科室分别设定不可计费卫生材料成本控制目标定额。③通过工作量预算来控制不可计费卫生材料。

（3）具体做法

①建立科学规范的卫生材料采购流程：医院应建立科学规范的卫生材料采购流程，合理选择采购方式，充分考虑医用耗材的特殊性，确保卫生材料采购的规范性和科学性。每月定期对医用耗材需求进行分析，在此基础上确定采购计划。对于常用的消耗量大的材料，要保持科学适量的库存，保证耗材的及时供应。在采购卫生材料时，以“优质优价”为原则，在保证卫生材料质量的基础上取最优的采购价格。

2020年全院共有一般卫生材料960项，共有314项材料通过院内谈判、参加集采等方式实现了降价。

例如，下面4种规格的真空采血管，通过谈判方式实现了采购成本的下降，节约成本6.25万元（表5-20）。

表5-20　真空采血管成本对比

材料	规格	原价格/元	降价后价格/元	使用数量/支	节约成本/元
真空采血管	促凝管–橘色	0.57	0.53	1 078 700	43 148
	肝素–绿色	0.57	0.55	116 400	2328
	普通管–红色	0.57	0.53	36 000	1440
	血常规–紫色	0.57	0.54	519 600	15 588
小计				1 750 700	62 504

例如，新型冠状病毒（2019-nCOV）核酸检测试剂盒（48人份/盒）原采购单价为436.8元，纳入集采后单价为336元，仅此项为医院节约试剂成本108.25万元。现常用材料大部分均在国家统一平台上挂网，医院应首先在平台上进行采购。

②定额消耗控制：定额成本法是指制订合理的消耗定额，比较实际成本与定额成本的差异，分析产生差异的原因并采取措施。

例如，对临床科室不可计费卫生材料的定额控制可通过“每床日消耗不可计费卫生材料”指标来控制。在具体计算每床日消耗不可计费卫生材料的定额时，可参考历史同期与当年的数据，这样既考虑到了科室业务的淡旺季，又考虑到了科室当前业务发展的情况，以动态滚动的方式更好地促进科室实现不可计费材料的成本管控。

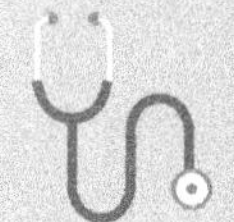

本月每床日消耗定额 =（去年同期科室消耗不可计费卫生材料 + 前两月科室消耗不可计费卫生材料）（去年同期科室实际占用床日数 + 前两月科室实际占用床日数）

本月不可计费卫生材料消耗定额 = 每床日消耗定额本月实际占用床日数

本月每床日不可计费卫生材料 = 本月不可计费卫生材料总额本月实际占用床日数

本月每床日不可计费卫生材料超额率 =（本月每床日不可计费卫生材料 – 本月每床日消耗定额）÷ 本月每床日消耗定额 ×100%

通过将本月每床日不可计费卫生材料超额率纳入绩效考核，对科室进行绩效的奖励和扣减。

③工作量预算控制：医院在对年度消耗一般性卫生材料进行预算时，可以通过关联预算工作量来估计。在上年单位工作量消耗量的基础上做适当的控制和降低，根据预算工作量确定预算的总消耗额。这种方法不仅在制订不可计费材料预算消耗额时可用，在预算执行过程中也可使用这种方法进行分析（表 5-21）。

表 5-21　预算控制表

<table>
<tr><th>物资
类别</th><th>每门诊人次
消耗量</th><th>预计每门诊人次
消耗量</th><th>预算门诊
工作量</th><th>预计门诊
消耗量</th><th>预算总消耗量</th></tr>
<tr><td rowspan="3">不可计费材料</td><td></td><td></td><td></td><td></td><td rowspan="3"></td></tr>
<tr><td>每住院人次
消耗量</td><td>预计每住院人次
消耗量</td><td>预算住院
工作量</td><td>预计住院
消耗量</td></tr>
<tr><td></td><td></td><td></td><td></td></tr>
<tr><td>物资
类别</td><td>每门诊人次
消耗量</td><td>预计每门诊人次
消耗量</td><td>预算门诊
工作量</td><td>预计门诊
消耗量</td><td>预算总消耗量</td></tr>
<tr><td rowspan="3">检验试剂</td><td></td><td></td><td></td><td></td><td rowspan="3"></td></tr>
<tr><td>每住院人次
消耗量</td><td>预计每住院人次
消耗量</td><td>预算住院
工作量</td><td>预计住院
消耗量</td></tr>
<tr><td></td><td></td><td></td><td></td></tr>
</table>

在对全院设定预算总额的基础上，可用上述方法对全院各科室进行更细化的控制管理，也可以对用量大的主要材料品种按上述方法进行控制。将全院总体的预算金额分解到各科室，确定各科室年度和月度的不可计费材料卫生材料申领限额。当本年度科室医疗收入或手术收入变动较大时，可适当调整卫生材料预算。医院通过建立、完善卫生材料成本管控目标动态调整机制，根据病种结构、患者情况、科室发展情况等结合科室专业意见，不断完善卫生材料管控方案，对使用限额进行动态调整，提升卫生材料精细化

管理水平。

（4）成效及启示　通过上述管控措施，成本管理、物资管理、预算管理形成了联动，管理机制更加完善，管控手段更加科学，管理流程更加优化，管控重点更加明确。通过多部门联合制订管控措施、参与管控过程，有效减少了卫生材料随意领用的问题。医院以全年卫生材料预算总额为目标，将预算目标逐级分解下达，并逐月管控。另外，医院以运营助理为途径，深入临床发现耗材管控的重点和难点，可及时发现问题并做专项管理，由此形成了 PDCA 循环。同时物资管理部门要定期收集临床科室对卫生材料使用的反馈意见，不断改进卫生材料的管理工作。

通过上述措施，不可计费卫生材料成本得到了较好的控制。该医院 2021 年医疗收入较上年增长了 25%，但一般性卫生材料成本仅增长 18%，每床日不可计费卫生材料由 2020 年的 20.83 元下降到 2021 年的 18.54 元。同时由于该指标每月考核，科室在领用方面更加合理，改变了以往一次领用多个月的情况，也促进了医院材料库存的管理，使得库存保持在一个较为合理的水平。

实操案例 35

公立医院医用耗材应用管理实践

随着耗材零差率和医保 DRG 付费制度的实施，医用耗材的加成利润被剥离，公立医院收入有了上限，在不降低医疗质量的前提下，加强医用耗材管控成为医院运营管理重要内容。

为减少医用耗材的浪费、提高耗材成本效率，本课题通过将财务管理、风险内控等现代化管理理念、方法和技术融入医用耗材临床应用环节，在实化评价与绩效考核机制的管控方式下对医院医用耗材成本进行深入研究探索，以期建立起切实有效的医用耗材管理模式，降低医院运行成本，促进医院高质量发展。

1. 背景和现状

（1）背景　2020 年，国家卫生健康委开展“公立医疗机构经济管理年”活动（国卫财务函〔2020〕262 号），2020 年 12 月 31 日，国家卫生健康委出台了《关于加强公立医院运营管理的指导意见》（国卫财务发〔2020〕27 号），提出经济管理年重点关注医疗教学科研等业务活动内涵经济行为（该项活动可以获取收入或耗费人、财、物等资源）的事项，聚焦关键环节和流程管控，建立健全内控管理和风险监控的制度措施，使之既符合业务管理规范化要求，又满足风险防控精准化需要，从而推动公立医疗机构加快补齐内部管理短板和弱项，推进高质量发展，促进发展模式由规模扩张型向质量效益型转变、管理模式从粗放式向精细化转变，更好地满足人民群众日益增长的医疗服务需求。

（2）现状　随着医疗技术和信息技术的不断发展，医用耗材在临床中的应用增多，在医院成本支出中的占比逐年上升，特别是省、市大型三级甲等医院的耗材支出占全院

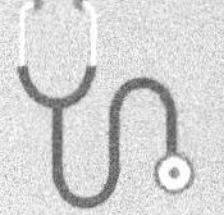

支出已经超过了20%，对医院运营成本、经济效益产生明显影响。

在传统的管理模式下，医用耗材领用出库以后就走出了财务监督的范畴，以领代用、以领代销情况普遍存在，导致医用耗材的浪费现象比较严重。库存积压较多地占用了医院的流动资金，并导致浪费严重。

据统计资料显示：由于科室库管理不善造成的普通耗材过期作废、变质浪费等占到总量的0.2%～0.5%。大部分医院耗材部门都在推行“零库存”管理，但都仅限于“中心库”，甚至为追求零库存，把本属于中心库的职责转嫁给科室库，而科室库库存的普通耗材总量占到医院年消耗量的20%左右。库存积压较多地占用了医院的流动资金。

2. 分析方法

（1）定性分析　在进行文献回顾的基础上，根据耗材属性把医用耗材分类为可收费医用耗材和不可收费医用耗材，对不同类别的医用耗材消耗方式和业务特点，设置不同指标对科室医用耗材使用情况统计核算。

（2）建立评价指标

①可收费耗材管理：其一对可收费耗材二级库实行进销存管理的方式，目的是确保资产的安全完整。其二设置可收费耗材周转率指标，按月计算分析科室的可收费耗材周转率。其中可收费耗材周转率＝可收费耗材销售成本/科室二级库房可收费耗材平均余额，月度周转率不得低于1，全年不得低于12。另外，存货周转率越高，存货的占用水平越低，科室的存货管理绩效越高，从而促进科室合理安排材料领用，减少材料积压及过期损失、降低医院资金占用成本、节约管理成本。

②不可收费耗材管理：设置不可收费耗占比指标，按月计算分析不可收费材料占比＝不可收费卫生材料支出/医疗收入（扣除药品收入、卫生材料收入）。该指标反映不同科室不可收费卫生材料的消耗水平，旨在促进科室不断降低不可收费材料耗占比。

不同科室具体业务内涵不同，消耗的不可收费卫生呈现多样化的特点，如果单纯以耗占比一个指标进行考核，不同科室间的可比性较差，绩效考核的可操作性较弱。根据医院业务活动的特点，把不可收费卫生材料分为床日成本、作业成本（如输液成本）、防护成本、业务次数成本偏离分析等指标，建立起不同业务科室、不同类别不可收费卫生材料可比信息，为绩效考核奠定基础，推动医院不可收费卫生材料消耗逐步趋于合理。

★床日成本，即患者住院在床即会消耗的卫生材料成本。床日耗材成本＝与床日相关的不可收费卫生材料/科室实际占用总床日。

★业务/材料数量偏离度，即该卫生材料成本的发生与某项业务活动开展数量上一一对应。该指标的计算要求医院财务、运营部门深入具体临床业务内涵，建立医院临床作业与卫生材料消耗库，将不可收费卫生材料与不同医疗业务建立一一对应关系。

★作业驱动成本，即某类卫生材料成本的发生由某项业务活动驱动。作业驱动成本＝与某作业相关的不可收费材料成本/该作业次数，建立起不同科室相同作业的材料消耗对比分析基础。

★人次防护成本，即该成本的发生是基于医护人员的业务防护规范要求。人次防护成本＝与医护人员防护相关的不可收费卫生材料 / 科室医护人数。

（3）指标观察和比较分析　对 2019 年 1 月 1 日至 2020 年 6 月 30 日全院所有科室卫生领用情况进行计算分析，通过医院财务报表及 HIS 系统获取相关数据，计算出管控前可收费材料和不可收费材料的相关指标值，对各科室耗材领用与业务开展情况进行比较分析。

（4）将医用耗材管控纳入医院绩效考核

①将可收费材料的进销存差异（亏损）按资产管理办法进行绩效扣罚。

②要求科室可收费卫生材料周转率指标持续上升，设定年度可收费耗材周转率为绩效考核指标，周转率最高的科室得满分，其他科室得分＝本科室可收费耗材周转率 / 全院周转率最高值 × 该项指标满分值，从而充分挖掘医院资源效益。

③百元医疗收入不可收费卫生材料持续下降，对于该指标增长的科室年度考核不得分。不断促进科室加强成本管理，逐步建立起各个作业的标准成本，科学管理医用耗材。

3. 结果和分析

（1）设定指标进行核算　通过对管控前的卫生材料使用情况按设定评价指标进行核算。可收费材料月平均周转率为 1.107，最高 2.407 次，最低 0.042 次，相差 56.31 倍。有 60% 科室的周转率未达到平均水平，库存积压较严重。可收费材料消耗与可收费材料收入差 330 万元，财务表外隐藏资产损失较大。不可收费卫生材料点相关收入的平均占比 12.88%，临床科室最高 27.09%，最低 2.47%，相差 9.97 倍。其中输液作业成本平均 1.83 元，最高 8.68 元，最低 0.94 元，相差 8.23 倍，不可收费材料存在不同程度的浪费，管控空间较大。

（2）管理效益　从 2020 年 7 月开始，应用管理模式进行管控两年后，可收费卫生耗材和不可收费医用耗材均取得了不同程度的管理效益。

①提高可收费材料周转率，减少二级库存物资积压：耗材管控以后，二级库房可收费材料周转率从 1.11 增长到 3.71，增长 235.64%，减少二级库的库存积压 160 万元，提高了医院资金使用效率（表 5-22）。

表 5-22　可收费材料周转率

期　间	月度可收费材料周转率
2019 年 1 月至 2020 年 6 月	1.11
2020 年 7 月至 2022 年 6 月	3.71
增长额	2.61
增长率	235.64%

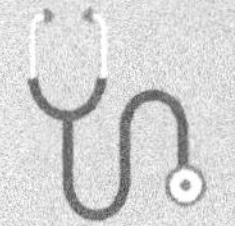

②扭转可收费医用耗材亏损状况：耗材管控以后，二级库房可收费材料收支比从1.098下降到0.995，下降9.38%，收支基本持平。两年减少可收费材料支出620万元（表5-23）。

表5-23　可收费卫生材料收入支出比

期　间	收入支出比
2019年1月至2020年6月	1.098
2020年7月至2022年6月	0.995
增长额	–0.103
增长率	–9.38%

③显著降低不可收费卫生材料成本支出：管控后不可收费卫生材料占相关收入的比从管控前的12.88%下降到8.84%，下降了31.37%；增量医疗收入的不可收费耗材占比仅为2.8%（医疗收入增长66.76%的情况下，医用耗材支出增长14.52%）。理论上节约不可收费卫生材料支出1500万（表5-24）。

表5-24　不可收费卫生材料占比

期　间	占　比
2019年1月至2020年6月	12.88%
2020年7月至2022年6月	8.84%
增长额	–4.04%
增长率	–31.37%

4. 讨论和思考

（1）医用耗材应用管理模式具备较好的可操作性和推广性　目前，国内外均对医用耗材管理进行了长期的研究并总结了大量的实践经验，主要在于优化物流流程，节约采购、入库、领用等耗材库存管理的物流成本及基于医疗质量安全的溯源、追踪的SPD信息系统的建设、设置耗占比绩效考核指标。SPD信息系统一方面因建设耗资巨大，建设周期长，同时对医院信息部门的技术水平等依赖性较高，影响它在经济水平和管理水平较低的公立医院落地。

另一方面，因不同科室具体业务内涵和医疗技术发展阶段不同，消耗的不可收费卫生呈现多样化的特点，如果单纯以耗占比一个指标进行考核，不同科室间的可比性较差，实践管理中难以操作。本研究在较基础的信息化建设水平上通过对可收费耗材和不可收费耗材采取不同的管理方法，易于操作，管理成本低，具有较高的管理价值。

（2）现有模式不足及改进的方向　目前医用耗材管理的精细化程度受疫情和医院信息化建设程度的限制，部分科室（如检验科、麻醉科）的卫生材料管理指标的颗粒度还稍显粗略，随着医院运营管理人才队伍的成熟和降本增效措施的不断深入，下一步医用耗材业务分类还需要更加精细化，不断降低医院医用耗材运行成本。

5. 结论

本案例主要基于财务管理工具对公立医院医用耗材使用进行精细化管理，管理成本效益率较高。通过以上实践可以看出，医院通过搭建运营管理架构，运用财务管理和风险内控管理相关工具，对各项业务、财务复合指标进行横向、纵向对比以及基于作业动因下的合理性分析，构建基于业财融合的医用耗材使用评价指标体系，切实实现了成本控制、降本增效的管理目标，极大提高了我区医用耗材精细化管理水平。

随着公立医院改革深入推进，宏观政策与医疗市场的变化使得医院迫切需要加大运营管理人才队伍的培养，在财务管理工具的基础上，结合不同医疗业务具体内容，不断创新与完善，建立起科学规范的管理手段，提高医疗业务内涵经济效率，实现运营管理价值创造，从而促进公立医院可持续、高质量发展。

八、医用耗材精细化管控取得的成效

1. 医用耗材全流程闭环管理，有效提升医院耗材管理效率和监管效力

通过耗材供应链云平台管理，将大量繁重的高值医用耗材条码维护工作转移到院外，由供应商负责；库管员只需对进院高值医用耗材条码扫码，即可查询医院耗材的相关属性，入库时节省了双方验收核对的时间，大大提高了工作效率，节省了人力成本。

我院条码管理的品规逐步增加，目前已实现冠状动脉支架、球囊、起搏器、心脏瓣膜、血管等常用品规的条码化管理。在耗材请领时，医院要求库管员和手术护士双方在系统内共同确认，责任明确，相互监管。医用耗材全流程闭环管理避免了“跑、冒、滴、漏”的现象。患者信息与物品信息在信息系统内关联，实现了植入性耗材的双向追溯。核销功能的建立，大大提高了库管员的工作效率，提升了医院耗材管理水平，为耗材收支管理提供保障。

2. 实现医院耗材闭环管理及双向追溯

利用精细化管理系统对医院耗材的采购、储存、使用、 收费等环节进行全程追溯管理，将医院耗材与费用、医嘱相关联，追溯医院耗材生产商和供应商信息，有效控制医院耗材的使用风险。医院耗材管理人员可对耗材库存量、使用及付款情况进行实时查询，精细化管理系统可对患者使用的耗材进行精确计费，大幅降低记错、漏记费用等情况。

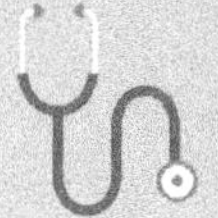

3. 提高耗材管理工作效率

建立医院耗材唯一识别码，根据耗材原始条码生成唯一码，当原始条码损坏时，可扫描唯一码入库和自动识别耗材批次及有效期，从而提高耗材管理工作效率，实现真正意义上的“一物一码”，有效避免耗材重复使用。同时，使用唯一码对医院耗材进行溯源，降低人力成本，提高医院耗材精细化管理水平。

4. 防止耗材失效或断货

耗材管理系统以红色字体方式显著提醒管理人员耗材有效期将近，对已过期耗材进行拦截禁止出库，根据耗材使用情况制订库存上线与下线，低于下线时系统自动进入申请采购流程，启动耗材自动补货功能。

5. 起到内部监管与控制的作用

精细化管理系统根据不同权限，对不同层级管理者进行权限管理。系统自动记录操作日志，可对相关操作进行追溯，避免出现问题后责任人模糊的情况。可实施入库记录、使用记录、操作记录、库存统计，以及损坏记录等全流程远程监管，管理者可远程监管耗材使用情况，实时掌握使用记录以及库存量等情况，从而起到内部监管与控制的作用。

6. 降低医院管理成本

通过供应商提供的延伸服务，有效减少医院物流人员，提高医院合理采购和使用耗材，以及分析耗材效果、不良反应等能力。同时，医院无须承担库存压力，又节省库存成本，能够有效缓解医院财务、人力成本负担，使医院将精力投入到医疗工作中，从而提高医院精细化管理水平。

综上所述，医院耗材精细化管理能够动态监管医院耗材，降低医院管理成本，提升医院效益；能够提高医院耗材管理 效率和质量，明确耗材管理各个环节的权责问题，以保证良好的管理效果（表 5-25）。

表 5-25　耗材精细化管理前后对比

环节	传统模式	精细化优化模式
遴选、准入、使用反馈	无医用耗材管理目录，准入条件不严格，市场调研不充分，采购成本较高，对医用耗材使用监控不到位	对新耗材的准入严格把控，建立医用耗材管理目录和更精细化的分类，规范医用耗材合理使用，实现医用耗材目录动态管理，监控到位
采购、供应	供应商关系管理落后：采取电话报单的方式进行采购，流程断层，效率低，易出错，被动供应、供应不及时	引入供应采购平台统一在线处理采购业务，在供应商评价的基础上，进行采购和配送业务处理，优化采购供应流程，避免供应不及时

续表

环节	传统模式	精细化优化模式
验货、入库	人工检查供应商证照、产品注册证等，资质证件常过期而不知；人工办理入库，入库名称混乱	实现证照资质自动管理，电子化验收管理，批号、效期系统自动验证；扫码入库上架，减少人工带来的差错
库存、出库	各级库存独立管理，缺乏信息共享；人工估计备货	设置中心库和二级库、三级库对各科室实行实时消耗后减库存，实现了医用耗材各级库存可视化管理，实现手术跟台备货耗材的可追溯
消耗和结算	货票同行，供应商送货到医院即凭发票结算；科室以领代销	科室扫码消耗拆包后，耗材物权转移到医院；消耗后医院按照扫码数量与供应商进行结算

第六节　空间资源配置

一、医院空间资源及配置的概念

（一）空间的类型

医院是提供医疗、科研、教学、预防和保健工作，完成政府和社会的指定工作事项的公共建筑。同时提供急危重症与疑难疾病的诊疗，承担突发性公共卫生事件、重大灾害事故的紧急救援工作。

（二）空间的特点

医院在承担政府和社会责任的同时，为人们提供医疗服务技术。值得关注的是，医院在功能、规划、地域等方面都相当矛盾与复杂，其自身就具有公共性、专业性、复杂性等特点。医院的空间是否具有高效合理的特点是医院的核心，医院的空间物理特征如下。

1. 高效性

医疗服务的过程是连续的，并且医疗服务涉及医院的各个部门，所以对各个科室的运行效率有着极高的要求，不同部门之间更需要密切配合，注重各功能性空间的高效运作，提高医疗服务的高效性。在建设时要根据空间智能与关联程度合理规划，对就诊流程细致划分，减少患者不必要的行为路径，提高整体空间的高效性。

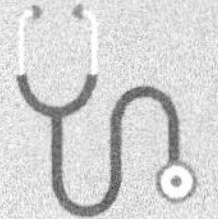

2. 舒适性

医院不仅要解决患者生理上的疾病，还应该关注人们的心理问题。舒适美观的空间环境一方面可以减少患者在就诊时不安的情绪，另一方面有利于医护人员舒缓工作压力与烦躁心态。

3. 安全性

在医院空间特点中，空间的安全性也十分重要，要防止在就诊过程中疾病的交叉感染，保护医护人员的人身安全，避免与减少医闹事件的发生，确保患者在使用空间的无障碍设施的完善，保障医疗设施的安全性，保证在突发性事件、不可抗力事件发生时的疏散与撤离。

4. 动态可持续性

医院在社会环境和医疗环境不断变化的影响下，对医院空间的动态性要求越来越高。当面临类似新冠感染等突发公共卫生事件时，医院的各类空间要根据实际情况及时调整，采取功能更新与功能增值等方式，确保治病救人、救死扶伤的根本任务得以完成。

（三）医院空间资源的配置

医院空间资源配置是指对医院地域空间的合理布局和开发利用，以及根据医院内部需求变化对医院空间资源进行分析、评价、调配的过程。医院空间资源主要包括三类：医院新建业务用房空间配置、因医疗业务发展而改建的空间配置和因整合优化资源而进行的空间配置。医院空间资源配置，主要包含新建医院的选址、改扩建、空间布局等内容。

二、医院的选址

医院选址是指根据城市建设和医疗卫生事业发展规划，综合拟建设医院的性质、规模等，确定拟建设医院选址。

（一）医院选址的原则

医院选址是现代医院体系建设的关键问题，直接影响着医疗资源的分配的公平性、合理性与使用效率。一般来说医院选址应遵循以下原则和规律。

1. 医疗资源分配的公平性

医疗机构选址必须坚持公平性选址，确保医疗卫生资源能够为所覆盖区域内的所有人提供相应的医疗服务。在新建医院选址的过程中应依据人口分布情况和需求进行选址定位，使医疗卫生资源辐射范围内人口数量尽可能最大化，以更公平、更大效益地服务更多群众。

2. 利用充分性

医疗卫生资源需最大限度地满足每个人需求，充分地使用医疗设施、医院床位和医护人员，要求医院要根据现有的医院分布和人口对医院需要情况进行选址，避免出现过多的重复辐射区域而造成床位空置等情况。

3. 易达性

要求覆盖区域内的患者最大限度地接近医院地点，也就是就医人口前往医院的交通成本最小化和时间最少，而随着相对距离的增加，就医人口会受到交通成本和时间成本的影响而放弃该医院去寻求其他更近的医院。

4. 效益经济型

医院建设需考虑就医人口在使用过程中所消耗的社会成本和建设成本等。主要表现在建设费用和运营费用上，应充分利用已有设施，降低设施损坏率，或是进行循环使用，减少总的费用，从而达到整体费用最小化的经济性节约原则。

5. 战略性原则

医院选址应有战略性眼光，既要考虑人口分布，也要考虑交通路况，但是要以方便人们就医为原则。不能够只看眼前的利益，而忽视了长远利益，要为长期的发展做好准备。

（二）选址影响因素

医院的选址涉及诸多方面的因素，选址区位要符合区域卫生规划和城市总体规划，在选址论证阶段，要具体分析场地现状及所具备的条件，包括客观条件及医疗发展规划。具体影响因素如下。

1. 自然条件

该因素包括地形地貌特点（包括土地覆盖情况、可利用性、可扩展性、形状、是否邻近街道、有无交叉路口及土地面积大小等）和气候、水资源等条件，空间布局优化选址应力求做到地形规整、地貌简单、选址状况清楚稳定。

2. 人口状况

该因素包括人口空间分布、年龄结构特点、区域卫生服务需求等。

3. 城市基础设施状况

该因素包括企业情况（包括企业数量、职工人数、收入状况、消费水平）、学校情况（学校数量、学生人数、消费水平）、政府机关（政府数量、编制人数、收入状况、消费水平）、娱乐场所（娱乐场所数量、人口保有量）、车站情况（车站数量、运量）等。

4. 交通便利度

该因素包括道路的通达度、车流密度、人流密度、停车场数量、道路宽度、路网密度。

5. 竞争环境

该因素包括医院本身的负载能力（床位数、最大覆盖的人口数等）、作用范围、受

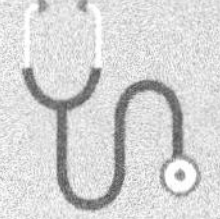

周围其他医院（数量、规模等级）的影响。

6. 成本

该因素包括建设成本（与医院的规模、土地的价格等因素有关）和建成后的维护成本。

7. 其他

该因素包括政治法律条件；环境方面要求远离污染源、保护环境等。

（三）选址要求

综合医院选址应符合当地城镇规划、区域卫生规划和环保评估的要求。具体如下。

（1）交通方便，宜面临两条城市道路。

（2）宜便于利用城市基础设施。

（3）环境宜安静，应远离污染源。

（4）地形宜力求规整，适宜医院功能布局。

（5）远离易燃、易爆物品的生产区和储存区，并远离高压线路及设施。

（6）不应临近少年儿童活动密集场所。

（7）不应污染、影响城市的其他区域。

（四）医院选址的方法

选址问题是一个决策类问题，涉及大量不确定性、随机性因素，这些因素之间相互联系、干扰，针对不同医院选址的衡量标准也有差异。因此，我们应研究如何根据内外部环境（如资金、运营、政策和市场竞争等），通过复杂的评估决策过程，选择对自身或设施使用者有利的选址位置。

1. 层次分析法

层次分析法（analytic hierarchy process，AHP）是将与决策总是有关的元素分解成目标、准则、方案等层次，在此基础之上进行定性和定量分析的决策方法。层次分析的特点，是在对复杂的决策问题的本质、影响因素及其内在关系等进行深入分析的基础上，利用较少的定量信息使决策的思维过程数学化，从而为多目标、多准则或无结构性的复杂决策问题提供简便的决策方法，尤其适合于对决策结果难以直接准确计量的场合。运用 AHP 方法，大体可以分为以下三个步骤。

（1）对各因素之间的关系进行分析，比较属于同一层次的各个元素和上一层次中的某重要性准则，构造两两比较的判断矩阵。

（2）计算相对权重，进行一致性检验。

（3）计算总排序权重且排序。

最后，得到各方案对于总目标的总排序。

2. 重心法

重心法多数被应用于一元网点的布局中，但实际上在流通区域中，一元网点布局问题并不太多，存在较多的是多元网点布局问题。重心法是一种常见的模拟应用，这种应用就是将医院选址中的相关需求点和居民点看成分布在一个平面上，各个点的需求量分别看成居民的数量，这些点的重心位置就作为医院选址的最好的位置。

3.CFLP 法

CFLP（capacitated facility location problem）法是用 LP（线性规划）运输法，确定各医院的医疗卫生资源的区域覆盖率，进而求出医院覆盖地区的重心，再用混合整数计划法的“筹划型”确定地址的建设位置。CFLP 法的基本思想应用是：①可以假设居民点即需求点布局初步的方案已经确定好了，即给出一个关于初始解的医院设置地点，根据初始解的选址方案，按照运输规划模型，求出各个初始医院网点的覆盖范围。②在各医院覆盖范围内分别移动最佳网点到其他各个选址上，使得各个医院覆盖范围内的总体成本下降，从而找到各覆盖范围之内总体成本最小的新的医院网点地址。③再以新的网点地址代替初始方案即旧方案，重复上述所说的过程，直到各个医院覆盖范围内的总体成本与上一方案中的总体成本一致，即总成本不能够再下降了为止。

CFLP 法的主要步骤如下。

（1）相应的医院网点地址的初始方案确定。

（2）各个医院网点的覆盖范围地区的确定。

（3）新的网点地址方案的确定。

（4）新旧方案进行对比。

按照以上的步骤所求得到最终解是最满意的解。

三、医院的改扩建

改建和扩建是不同的概念，但都是在原有建筑的保留基础上做的改变。改建是指对原有的功能或者形式做改变，而建筑的规模和建筑的占地面积均不能改变。而扩建是在原有建筑的功能、形式、规模保留的基础上增加另外的功能、形式、规模，使得增建建筑与原有建筑有相关性，功能和形式上可保持一致，也可不同。

（一）医院改扩建的原则

1. 需求导向

医院在进行改扩建前需要根据医院的实际需求进行规划，以满足医院发展和为患者提供优质医疗服务的需要。

2. 综合规划

在设计改扩建项目时，要考虑到医院整体布局和功能分区，在合理划分区域，细化

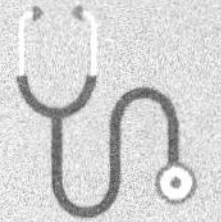

医疗流程的前提下，确保新建或扩建的区域与现有建筑和功能区域之间的协调，做到布局合理、空间利用率高、路径清晰，让患者在医院就诊时获得更优质的服务体验。

3. 安全为主

改扩建项目必须符合建筑和医疗设施的安全标准和法规要求。在设计和施工过程中，应考虑防火、防爆、防感染等方面的要求，确保人员和设备的安全。

4. 以人为本

要坚持以人为本的理念，增加绿化、景观植物、无障碍标识、无障碍通道等，确保患者在院期间感受到温馨舒适。

5. 经济效益

医院进行改扩建时要与医院的经济能力相适应，综合考虑投资回报率和运营成本，开展经济评估，确保改扩建项目的财务可行性和效益，实现经济效益的最大化。

（二）改扩建的方式

医院进行改扩建的目的是改善医疗环境，创造技术先进、人性化与可持续发展的空间。医院更新空间的原因主要是追求数量的增长、品质的提高、秩序的合理等。数量的增长可以通过扩展得到解决；品质的提高、秩序的合理则需要对医院空间内部进行重组和改造。

1. 改建的方式

改建是在原有面积不变的条件下，通过功能置换对原有建筑进行改建，包括室内、室外的空间改造，可以充分利用原有的设施，以满足一种全新的使用要求。主要方式如下。

（1）功能性改建　根据医院的发展需求对功能进行调整和完善，其关键作用是调整原有建筑的功能，以满足功能发展使用的需求。

（2）装饰性改建　医院的建筑经过长时间的使用，表面会出现粗糙残破的现象，但其主体结构框架仍保持完整，可以继续使用，这时候就可以通过装饰性改建来对老建筑进行更新，美化环境，营造温馨舒适的就医环境。

（3）更新型改建　指当单体建筑、环境不能满足医院未来发展的需求时，对老建筑在原址进行更新式拆除重建。更新型改建可以为院区提供更大的发展空间，总结医院前期存在的问题，在更新中进行全面彻底的修正，实现系统的最大优化，但成本高，工作量大，需要的改建时间较长，会对医院的运营带来较大的影响，所以，在医院的改建中不常被采用。

2. 扩建的方式

扩建是医院采用率最高的发展方式，扩建的方式主要有单体连接式扩建、独栋式扩建、局部延展性扩建三种方式。

（1）独栋式扩建　在原有院区的空余用地扩大式增建，通过水平连接方式将新老建筑连接为整体。此类方法一般应用在医院总体建设的分期发展中，这种情况下院区内有后期发展的预留用地。在进行改扩建时对既有建筑的干扰较小，改扩建是基于原有布局基础进行的功能延续和补充的用地及相应附属设施空间的增建。

（2）平面延伸　也叫水平扩建，指以在水平方向加宽的方式对原建筑开展扩充，使局部空间面积扩大，从医院建筑生长性特点来看，水平扩建为医院的未来发展提供了更多的扩展点及扩展面。

（3）垂直扩建　主要表现为垂直方向的加层扩建，是利用躯体的垂直拓阔，即在与原建筑垂直的上面或下面对拓展体进行加建，包含向上加层延展与向下加层延展。

（4）原址周边扩建　当院区内部用地无法满足需求时，采用在医院用地周边另辟土地进行扩建，这种改扩建模式是比较理想的一种模式，可缓解院区内紧张的建筑布局，为院区环境留出空间，同时对医院正常运行的影响比较小。

四、医院的空间布局

（一）医院平面布局的基本原则

医院是一种特殊的功能性建筑，对就医条件及环境布局都有着相对较高的要求。因此，在对医院内部进行布局时需要考虑多种因素，包括出入口、道路、停车场、绿化等布局，对网络、供水、通信、供电的管道和管线都要考虑周到，对医院内部的空间要进行整体统一的规划。具体可以遵循以下原则。

1. 安全性原则

医疗建筑要充分考虑到患者安全、设备安全、环境安全、消防安全等多种要素，应在确保安全性的基础上进行环保化、合理化设计。

2. 经济适用性原则

我国大部分的医院都具有较强的公益性，应尽可能控制工程造价，在确保功能齐全的基础上降低成本。

3. 美观舒适性

患者需要舒适、自然的医疗环境，医院在进行内部布局的时候应考虑重视患者感受，为患者营造温馨、舒适的环境。

4. 超前性

医疗行业发展十分迅速，在进行建筑设计时应充分考虑到未来的发展趋势，对空间进行适度的拓展和预备，便于医院后续对空间资源进行优化配置。

（二）医院平面布局的功能分区和流线组织

1. 功能分区

医院的功能分区大致可以分为医疗业务区、行政办公区、教学区、科研区、后勤保

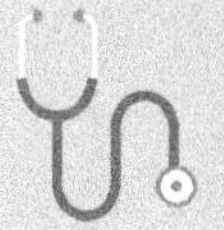

障区等。每个区域都有自己的功能，需要承担起医院医疗、预防保健、科研和教学的任务。医疗业务区又分为门诊、急诊、病房、药剂、检验、放射等。行政、教学、科研、后勤保障各区之间需要密切配合，与医疗业务区紧密联系。各功能区既要有相对独立的空间，又需要便捷的交通相互联系。功能分区最关键的就是要把功能相关、密切程度大的部门靠近布置。

2. 组织流线

组织流线是医院建筑设计的重点，是合理组织各功能空间的关键，是建筑使用安全性的重要保证，也是建筑中最具活力的空间。医疗建筑中的组织流线可以分为四类：一是人流，包括医护和患者、门诊和急救、住院和探视等流线，是医院医疗区内最主要的流线；二是物流，包括洁物（药品、医疗用品、食品等）及污物（医疗垃圾、生活垃圾等）；三是车流，包括院外车流（社会和公交车流等）和院内车流（物资供应车流、急诊急救车路线、员工停车路线等）；四是信息流，指医疗信息的重要传输系统，包括管理信息流、医疗活动信息流、科技信息流和教学信息流等。

（三）医院功能单元布局

1. 急诊科

急诊科是处理各种急性病、危重症的科室，需要 24 h 对公众开放。它是医院的重要窗口，不仅担负提供紧急医疗救治的任务，还承担门急诊和住院部的“桥梁”作用。因此，急诊科应设置独立的出入口和便利而畅通的交通流线，方便救护车和其他车辆停放，以便患者及时就医。同时急诊科与其他相关科室（如医技科室、手术室、住院部）也应有畅通的交通流线，使重症患者能够及时到达相关科室治疗。急诊科应满足各功能房的协同需求，将急诊室与抢救室分区域设置。

2. 门诊楼

门诊楼是医院建筑的重要组成部分，是患者活动的重要场所，是整个就医程序的开端。门诊楼空间的合理规划和管理，直接影响着患者就诊的满意度。因此，在对门诊楼进行设计时，需针对不同科室及使用功能科学布局，确保各楼层及楼层公用部分通道通畅，方便患者及时而快速地到达就诊科室。

3. 医技楼

随着信息与医学诊疗技术逐年发展，临床所需大型与新型数字化设备不断购进且更换周期短，安置时对场地的空间大小与楼层承重指标有着严格要求。因此，医技科室规划时要注意两个点：一是要符合技术规范，按照国家标准与法律法规进行建设和设备安装；二是将其设置在门诊部与住院部之间且应更靠近门急诊区域。

4. 住院部

住院部是医疗建筑中最核心的功能单元之一，是患者停留时间最长、功能相对独立的部分。一般应设置在医院安静、交通方便的地方，自成一区，设置单独或共用出入口。同时，住院部与急诊、医技、手术室、ICU、产房等科室关系密切，需设置便捷的垂直和水平交通方便患者和医护工作人员通行。

5. 行政办公区域

行政办公区域是医院的组织管理部门办公区域，应尽量集中，方便医务人员和患者快捷办理事务。

6. 后勤保障区域

医院后勤保障区域通常包括以下几个部分：供应和存储区域，清洁服务区域，食品服务区域等，在空间布局等方面，应有合理的通道和通行路线，以便员工和物流设备的顺畅移动。

实操案例 36

医院新建门急诊、住院综合大楼的案例分析

随着医疗技术的进步及医疗设备的不断更新，医院已经从传统的治疗功能向“医疗、预防、保健、康复”功能转变，致使医院的原有建筑已经无法适应新时期的需要，更无法满足就医者的不同需求。因此，医院决策者及建设者希望通过改善硬件设施，不断提升医院的服务水平，但很多医院原有用地局促，若彻底放弃旧的建筑，是一种巨大的资源浪费，从各方面因素来看，医院进行改扩建是趋势。

（一）医院概述

A 医院始建于 1941 年 7 月，是集医疗、科研、教学、预防、保健和康复为一体的国家三级甲等综合性医院。

（二）现状分析

1. 医院功能分区不合理，诊疗流程不流畅

医院地处金融商务繁华闹市区，受周边的单位及建筑的制约，医院无法向外扩展。由于历史原因，医院缺少科学合理的整体规划，院内建筑均处于见缝插针的建设状态，致使建筑密度大。扩建前，以开放床位 1250 张计，床均建设用地仅 40.86 m^2（综合医院建设用地标准：109 m^2/ 床），床均建筑面积约 55 m^2（综合医院建筑面积标准：90 m^2/ 床），远远低于综合医院建筑面积标准。绿化用地严重不足，医院整体布局混乱，诊疗流程不合理，配套停车位少，就医环境较差。

2. 重点学科和特色专科的发展没有完备的硬件设施做支撑

医院的心血管内科、神经内科是省医学重点学科，消化内科、骨科、呼吸内科均是市的医学重点学科，由于医院的硬件设施配置较差，部分特殊科室无独立分区，医院内设的市心血管疾病研究所、市神经疾病研究所、市肿瘤研究所等没有足够的空间向国家重点学科发展，更难与国际接轨。医院的医学重点学科发展受到硬件设施的严重制约。

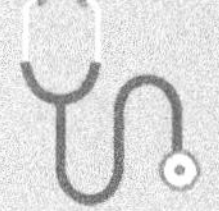

3. 现有设施不能满足医疗救治任务快速增长的需求

随着社会经济快速发展，区域内的居住人口大幅度增加，对医疗资源的需求也进一步增大。而位于中心城区的第一人民医院、妇女儿童医院等医院的外迁（三环路外），致使地处中心城区的A医院承担着极其重要的医疗救治任务，门诊及住院量快速增加，床位使用率已达到125%，现有硬件设施已不能满足逐年快速增长的门诊量、住院量需求。

A医院目前用地及业务用房十分紧张，难以满足患者医疗需求。在市人民政府的支持下，A医院开始扩建工作，计划于医院西南侧修建门急诊、住院综合大楼（简称1号楼），如图5-16所示。在这次扩建过程中，应依据当前的环境，科学规划，使新旧建筑医疗功能一体化，为患者提供一个温馨舒适的医疗环境。

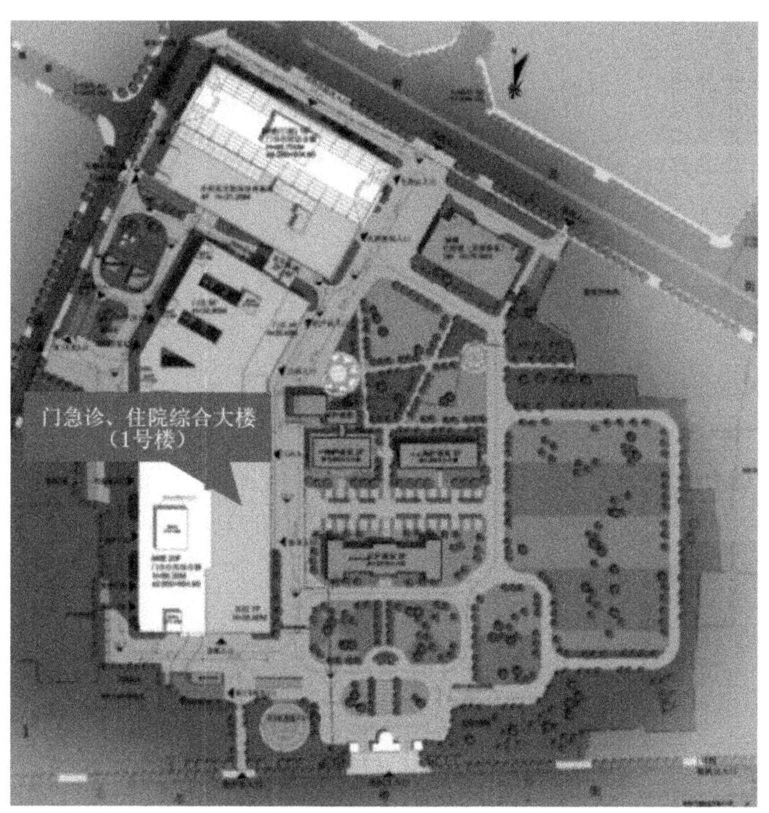

图5-16 医院门急诊、住院综合大楼（1号楼）位置

（三）总体布局

1. 规划原则

（1）功能分区合理，洁污、医患、人车等流线组织清晰，避免院内感染风险。

（2）建筑布局紧凑，交通便捷，管理方便，减少能耗。

（3）保证住院、手术、功能检查和教学科研等用房的环境安静。

（4）留有可发展或改、扩建余地。

（5）有完整的绿化规划。

（6）对废弃物的处理做出妥善安排，符合有关环境保护法令、法规的规定。

（7）以病患便捷为前提的人性化服务体系。

（8）以医技为核心的有效诊疗体系。

（9）以急诊手术为主线的快捷抢救体系。

（10）兼顾现代医疗综合体和具有厚重历史文化的保留建筑风格，新建建筑与保留建筑风格相结合，充分表现A医院的建筑内涵。突出中心，形成崭新的现代医疗建筑，使新建筑融入环境，协调环境，提升环境。

2. 总平面设置

本次扩建项目为门急诊、住院综合大楼，整栋楼在医院的西南侧，呈南北向展开，同北侧的住院大楼（2号楼）、全科医生临床培养基地通过医疗街连成一体（图5-17）。

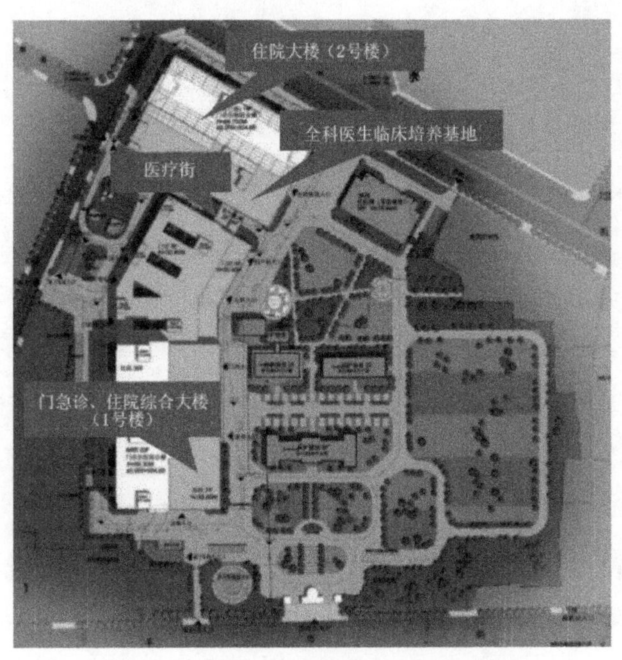

图5-17　医院改、扩建后总平面示意图

3. 交通组织设计

医院的交通组织重点在于满足不同类型的人流、物流。注重各部分有明确独立的出入口和流线组织，交通便捷清晰、洁污分流、避免交叉。更大程度上方便不同需求的人群，体现人性化设计理念。

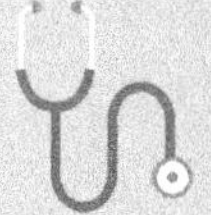

（1）出入口设计

①1号楼南侧临羊市街，借用城市绿地作为院区形象主出入口，在南侧位置设置机动车主出入口及急救救护车出入口（南出入口）。

②1号楼西侧临老东城根街，虽然是交通和人流较少的街道，但与城市主要道路距离较近，因此设置为住院部出入口，该侧靠近北部的位置设置为污物出入口（西出入口）。

③1号楼北侧与2号楼、3号楼等住院大楼相邻，临近青龙街，属于交通和人流较多的街道，与城市主要道路距离较近，交通方便，设置为住院部出入口（北出入口）。

出入口分布如图5-18所示。

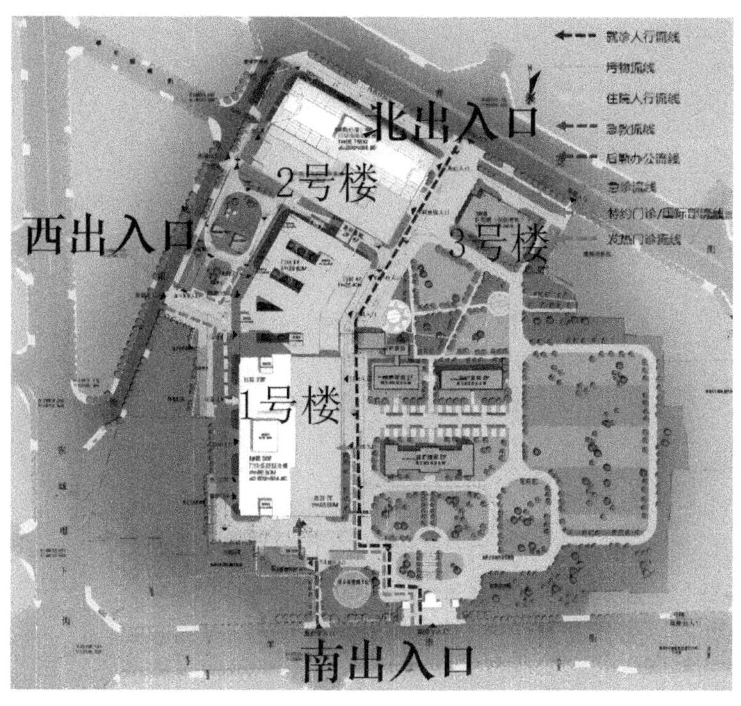

图5-18　医院出入口分布

（2）车流路线　除紧急情况下，机动车在进入院区后均就近进入地下车库，保证院区内地面的人车分流（图5-19）。

（3）静态交通

①地面停车：1号楼南侧靠近急救入口位置设置救护车停车区，西侧住院门诊入口附近设置部分地面临时停车区。

②地下停车：地下二层和三层设置机动车停车库，与2号楼车库相连通。非机动车停车库设置于该项目北侧负一层及夹层位置。

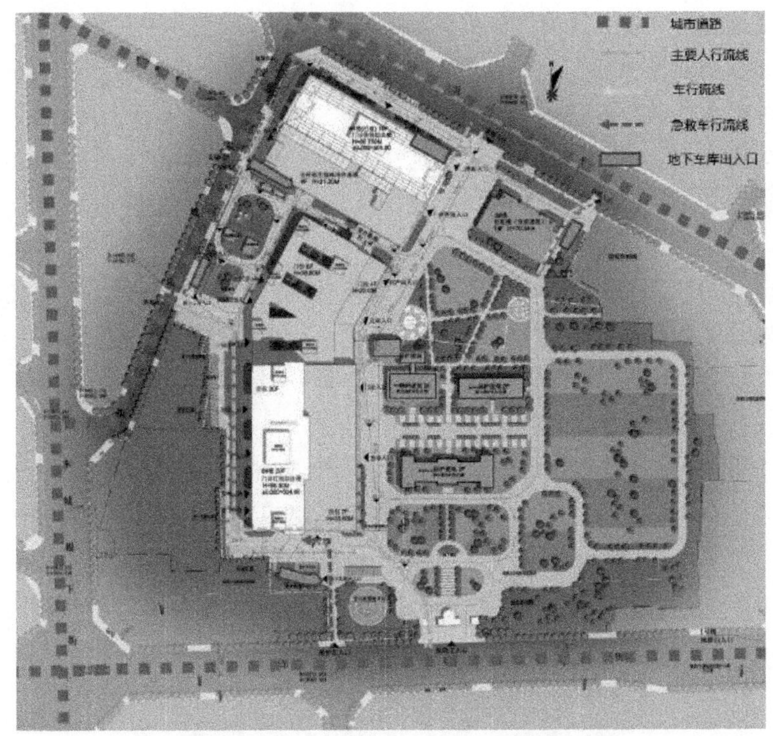

图 5-19　医院车流路线设计

（4）综合管网　本次扩建的门急诊大楼仍在医院用地范围内，市政设施完备，供水、排水、供电、供气、通信等基础设施完善，可继续使用。

（5）绿化设计　本次扩建的门急诊大楼周边的环境景观与绿化工程将根据医院总体布局及竖向进行统一设计。绿化设计以草坪为主，植物配置适应气候特点和工作环境要求。首先景观设计主要以沿路设置的形式，其次在场地外围进行布置以期达到良好的防护隔离效果及最佳的自然景观效果；最后，在地块中部集中绿化，形成良好的植物群落。

（四）功能区域划分

该扩建项目为门急诊、住院综合大楼。地上 20 层，地下 3 层，高度 89.80 m。由门诊用房、医技用房、住院楼和地下车库组成。

功能分区、建筑平面布局和建筑组成如下。

1. 地下

负一层包含医务人员停车区、设备用房、中心药房、太平间、放射科、非机动车库及核医学科等；负二层设停车库、设备用房，负三层为停车库、设备用房。

2. 门诊部分

总体平面根据地形状况呈多个“E”字形拼接。整个东面为共享边庭—“医疗街”，

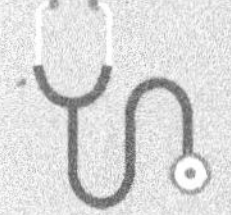

并设多种人性化服务空间。门诊科室之间设置内部庭院，每层形成多个门诊科室单元，共享边庭便成了它们的连接纽带，又与医技部通过室内共享中庭相连。方便使用。

3. 医技部及住院部部分

医技部为门诊部和住院部共用部分，因此方案设计将医技部相对集中，嵌入在住院部下部楼层，节约用地且与门诊部和住院部均联系方便。医技和住院部整体位置位于用地南侧，一层至七层为医技，八层为新生儿科及儿科病房护理单元，九层为产房及产科病房护理单元，九层以上为住院部病房护理单元，病房标准层；二十层为层流病房及血液科病房护理单元；一层还兼有感染科门诊和急诊、急救等。

（五）结论

A 医院门急诊、住院综合大楼于 2024 年竣工开业。建成后新增床位约 1150 张，将极大改善区域就医环境，大幅度提升急危重症患者救治能力和公共卫生事件应对水平，并大大优化门急诊就医流程，完善医院服务体系，提升患者的就医体验，助力 A 医院更好地承担市中心城区医疗保障的核心功能。

实操案例 37

提升门诊诊室效率的探索

日常工作的某一天，门诊部李主任食堂碰见运营部张部长，闲聊“最近心内科号太难挂了，好多患者来现场专家号都加不进去”……这无意间的一句话让运营部张部长急得很，赶紧找到心内科专科运营助理了解情况。

（一）第一阶段：基本情况调研

为进一步评估资源的配置是否充足、合理，对心内科门诊区域工作量进行数据调研分析，提供数据支撑，在现有空间资源的情况下，合理配置，创造最大社会效益，满足患者就医需求。

1. 基本情况

前期为腾挪门诊区域进行加固，经医院决定在 2 号楼 2 楼建设 17 间门诊诊室，其中心血管内科、神经内科各 7 间，另 3 间作为特需门诊。心血管内科、神经内科门诊于 2021 年 12 月上旬正式开诊。

2. 门诊工作量

从 2022 年 1—3 月门诊量趋势图来看，心血管内科门诊每日工作量趋势线高于神经内科，其中心血管内科工作量最高为 575 人次，神经内科最高门诊量为 364 人次（图 5-20）。

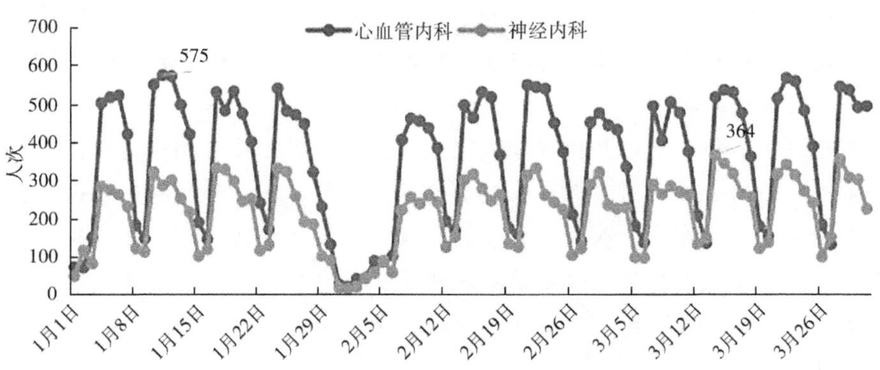

图 5-20　2022 年 1—3 月门诊量趋势图

由表 5-26 可知，星期一到星期五心血管内科较神经内科日均每诊室接待量多 20 人次以上，其中心血管内科每诊室日均接待量最高为星期三的 68 人次。在日常工作中心血管内科星期一至星期三号源均出现挂完现象。

表 5-26　2 号楼 2 楼门诊诊室周日均工作量　（单位：人次）

类别	科别	星期一	星期二	星期三	星期四	星期五	星期六	星期日
日均门诊量	心血管内科	435	459	474	437	352	177	136
	神经内科	270	284	258	229	220	105	118
每诊室日均接待量	心血管内科	62	66	68	62	50	25	19
	神经内科	39	41	37	33	31	15	17

3. 诊室使用效率

2022 年 1—3 月 2 号楼 2 楼门诊，共计接待 50 603 门诊人次，其中心血管内科 31 635 人次，神经内科 18 968 人次。工作日每诊室每天接待 52 人次，其中心血管内科每诊室每天接待 66 人次，神经内科每诊室每天接待 38 人次；节假日每诊室每天接待 17 人次，其中心血管内科每诊室每天接待 19 人次，神经内科接待 14 人次。在同等资源情况下，心血管内科诊室使用效率远高于神经内科诊室使用效率（表 5-27）。

表 5-27　2 号楼 2 楼门诊诊室门诊量　（单位：人次）

科室	门诊量			每诊室每天门诊量	
	合计	工作日	节假日	工作日	节假日
心血管内科	31 635	27 550	4085	66	19
神经内科	18 968	16 021	2947	38	14
差异	12 667	11 529	1138	27	5

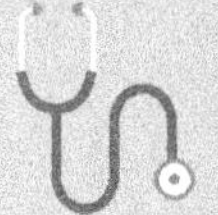

4. 每诊次工作量

2022 年 1—3 月，心血管内科有 41 名门诊医师，每诊次 33 人次，其中最高为 54 人次 / 诊次；神经内科有 40 名门诊医师，每诊次 20 人次，其中最高为 31 人次 / 诊次。从心血管内科与神经内科每诊次人次比较，心血管内科有 25 位医师每诊次工作量高于神经内科最高诊次工作量（表 5-28、表 5-29）。

表 5-28　心血管内科门诊量表

医师序号	门诊量 / 人次	合计诊次	每诊次人次	医师序号	门诊量 / 人次	合计诊次	每诊次人次
合计	31 635	965	33	21	597	19	31
1	2634	49	54	22	94	3	31
2	617	12	51	23	1341	43	31
3	984	21	47	24	371	12	31
4	977	23	42	25	366	12	31
5	1459	36	41	26	270	9	30
6	80	2	40	27	616	21	29
7	2184	55	40	28	290	10	29
8	1544	40	39	29	896	31	29
9	2279	61	37	30	336	12	28
10	1297	35	37	31	334	12	28
11	436	12	36	32	1114	41	27
12	448	13	34	33	811	30	27
13	858	25	34	34	1152	46	25
14	406	12	34	35	538	25	22
15	1419	42	34	36	246	12	21
16	1488	45	33	37	40	2	20
17	784	24	33	38	381	22	17
18	518	16	32	39	62	5	12
19	385	12	32	40	115	10	12
20	506	16	32	41	350	37	9

表 5-29 神经内科门诊量表

医师序号	门诊量 / 人次	合计诊次	每诊次人次	医师序号	门诊量 / 人次	合计诊次	每诊次人次
合计	18 968	971	20	21	463	25	19
1	1002	32	31	22	431	25	17
2	845	28	30	23	459	28	16
3	863	30	29	24	385	24	16
4	362	13	28	25	328	21	16
5	323	12	27	26	154	10	15
6	932	36	26	27	168	11	15
7	294	12	25	28	380	26	15
8	850	35	24	29	169	12	14
9	190	8	24	30	182	13	14
10	986	42	23	31	221	16	14
11	661	29	23	32	1584	117	14
12	588	26	23	33	129	10	13
13	851	39	22	34	280	23	12
14	87	4	22	35	145	12	12
15	561	26	22	36	144	12	12
16	614	29	21	37	78	7	11
17	1009	48	21	38	135	13	10
18	616	30	21	39	92	10	9
19	808	40	20	40	105	12	9
20	494	25	20				

5. 原因分析

（1）门诊诊室不足 医院处于扩建的关键时期，现心血管内科 & 神经内科门诊区域属于临时搭建，受空间限制只能搭建 17 间诊室。

（2）诊室管理标准不一 心内科诊室内固定资产属于门诊部，日常纸墨消耗由科室承担部分，但神经内科诊室内的固定资产、办公用品均由神经内科申请。导致诊室私有化，难以避免闲置。神经内科低年资医师门诊比例增加，但有效门诊诊次不足（每诊次

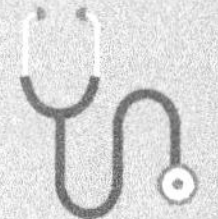

门诊工作量＞15人次为有效门诊）。

（3）诊室分配规则有待完善　一边是诊室超负荷使用，患者人满为患；一边是有诊室医师坐冷板凳。有的科室对自身发展的认知存在不足，把诊室当作自己科室的自留地，对诊室提出了过多的需求，导致诊室空闲。这些都暴露出门诊诊室的分配制度问题。

（二）第二阶段：根据调查结果制订方案

在整体医院扩建的条件下，原本门诊区域分散、资源紧张，如何整合提升门诊诊室的效率，运营部组织多部门讨论研究，制订了整改方案。

1. 制订门诊诊室管理规定

医院门诊管理，需要不断提高服务质量，建立一整套完善的管理体系，不断创造加快发展的新优势。通过制订门诊诊室管理规定，各科室、各单元的门诊诊室所有权归于医院，由门诊部统一安排使用，门诊部根据各科室、各单元的使用情况，对门诊诊室进行分配，杜绝诊室长期处于空闲或忙闲不均的现象。

2. 制订门诊成本分摊原则

将门诊区域房屋折旧、人力成本（导医、收费员）、其他成本（运输、保洁）作为固定成本分摊在每诊次，变动成本（水、电、气、纸墨等）作为变动成本分摊到每人次。

3. 落实诊室动态调整制度

根据门诊诊室使用率以及抽查情况，在每年的年初和年中，召开门诊诊室协调会，重新分配门诊诊室资源，提升门诊诊室的使用效率，避免出现闲置诊室。

（三）第三阶段：实施阶段

根据数据支撑，考虑两科发展，重新将2号楼2楼诊室分配，心血管内科诊室8间，神经内科6间。经过三个月运行，患者挂不上号的情况明显改善，同时每诊次人次从25人次提升到30人次。当然，需定期评估诊室使用率及抽查情况，在每年的年初和年中召开两次门诊协调会，重新分配门诊诊室资源，尽可能提升门诊诊室的使用效率，杜绝诊室长期空置现象的发生。

（四）案例总结

门诊管理涉及方方面面，实际工作需要深入一线发现问题，根据现存问题积极探索，创新管理制度，保证整体安全高效地运行。诊室动态管理可调动医师积极性，不仅能够提高诊室使用效率，克服诊室缺乏的困难，同时有利于改善就医环境，提高患者满意度。

实操案例 38

关于心血管内科门诊搬迁门急诊住院综合大楼诊室需求测算

A 医院门急诊、住院综合大楼（1 号楼）2024 年竣工开业，为进一步合理规划未来 1 号楼门诊诊室，将心血管疾病相关诊疗科室区域集中，避免患者来回奔波，根据临床科室走访，建议将心电图室、心脏血管彩超室、心脏康复等同时考虑在规划中。现将相关诊室需求测算如下。

（一）基础诊室需求

按照心脏中心门诊集中规划，根据目前心内科门诊诊次安排，每半天最高使用诊室是 9 间，心脏大血管外科每半天使用诊室 1 间，共计需要至少 10 间诊室。

（二）辅助诊室需求

1. 心电图室需求

目前心电图室在 2 号楼 2 楼普通心电图检查 1 间（3 个机位，约 33 m^2）、动态心电图检查 1 间（3 个机位，约 16 m^2）、报告室 1 间（约 16 m^2）。

根据 2023 年 12 月数据测算，心电图室月门诊工作量 11 070 人次，占总工作量的 64.96%。其中，普通心电图中 77.28% 来自门诊，按照工作量占比划分预计需要 2 个普通心电图检查机位，约 20 m^2；动态检查中有 64.13% 来源于门诊，按照工作量占比划分预计需要 2 个动态检查机位，约 10 m^2；按照门诊报告在门诊出具原则需要报告室 1 间。综上所述，门诊标准诊室约 12 m^2 1 间，心电图室至少需要 3 ～ 4 间诊室才能满足（表 5-30）。

表 5-30　2023 年 12 月心电图室工作量情况

类别	项目	小计	其中：门诊人次	占比
动态检查	动态血压	4634	1770	38.20%
	动态心电图	3270	2238	68.44%
普通检查	心电图	9138	7062	77.28%

2. 心脏血管彩超室需求

心脏血管彩超室，目前超声机 9 台，其中 8 台固定在检查室、1 台用于床旁。

根据 2023 年 12 月数据测算，心脏血管彩超室工作量为 9330 个部位，按照 8 台机位，26 个工作日，每台机器每天工作量约 44.86 个部位。按照门诊工作量 3246 个部位，本着门诊患者就近门诊检查原则，心脏血管彩超室诊室需求 3246/44.86/26 天 =2.78 间（表 5-31、表 5-32）。

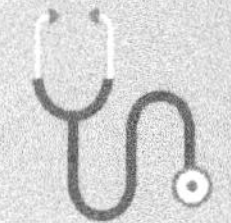

表 5-31　2023 年 12 月心脏血管彩超室工作量情况

项目	小计	其中：门诊	占比
心脏 / 血管超声	9330	3246	34.79%

表 5-32　2023 年 12 月心脏血管彩超室每台机器工作量

项目	诊室	检查部位	每诊室 / 天（部位）
心脏 / 血管超声	8	9330	44.86

3. 心脏康复中心需求

心脏康复中心开展的项目中，其中长时程心脏事件记录主要来源于门诊（88.21%），鉴于此，科室计划将该检查项目设置在心内科门诊区域，需要诊室 1 间。

心脏康复可分为 3 期，分别是院内康复期、门诊康复期、院外长期康复。第 1 期康复时间有限，第 2 期康复为康复核心阶段，既作为第 1 期康复的延续，也作为第 3 期康复的基础。故需在门诊设置 1 间心脏康复咨询室。

4. 其他

A 医院 2023 年起搏器植入 832 例，起搏器程控也是该群体的一项重要随访工作，由于诊室资源的限制，目前起搏器程控主要还是集中在门诊就诊诊室，并未设置单独的房间。为进一步提升患者感受，规划在门诊区域单独设立 1 间诊室用于起搏器程控。

（三）总结

综上所述，未来 1 号楼心血管疾病相关诊疗区域所需诊室：基础诊室 10 间、心电图室 3 间、心脏血管检查室 3 间、心脏康复 2 间、起搏器程控 1 间，共计 19 间（备注：以上测算基于目前工作量进行的业务用房测算，并未考虑未来门诊量增长及办公需求。若从长远考虑，可再储备 2 ～ 3 间诊室，以满足未来的业务需求用房）。

第六章 全面预算管理实战

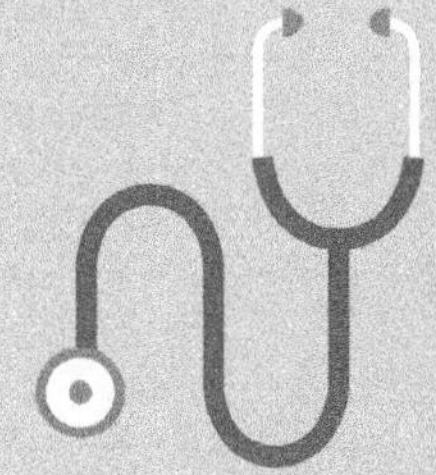

第一节 全面预算管理的概述

一、全面预算管理工作内容及要求

（一）基本概念及背景

根据《管理会计应用指引第200号——预算管理》，预算管理是指经济主体以战略目标为导向，通过对未来一定期间内的经营活动和相应的财务结果进行全面预测和筹划，科学、合理配置企业各项财务和非财务资源，并对执行过程进行监督和分析，对执行结果进行评价和反馈，指导经营活动的改善和调整，进而推动实现企业战略目标的管理活动。在公立医院，全面预算管理是现代医院管理的重要内容。

为规范公立医院经济运行，严格预算管理，强化预算约束，规范公立医院经济运行，提高资金使用和资源利用效率，根据有关文件精神及深化医药卫生体制改革相关政策要求，国家卫生健康委和国家中医药管理局于2021年1月发布了《关于印发公立医院全面预算管理制度实施办法的通知》（国卫财务发〔2020〕30号），为公立医院构建全面预算管理体系明确了路径。

医院全面预算管理是指医院对所有经济活动实行全面管理，全部纳入预算管理范围，包含两方面内容：一是业务主管部门对医院预算和财务实行全面管理，医院作为预算单位，所有收支全部纳入预算范围；二是医院内部建立健全全面预算管理制度，以医院战略发展规划和年度计划目标为依据，充分运用预算手段开展医院内部各类经济资源的分配、使用、控制和考核等各项管理活动，具体包括收入、支出、成本费用、筹资投资、业务等预算。全面预算管理的目标是“规范公立医院经济运行，提高资金使用和资源利用效率”，从而实现医院的战略发展规划。

全面预算管理对公立医院内部运营更为重要。公立医院在外部面临激烈的医疗市场

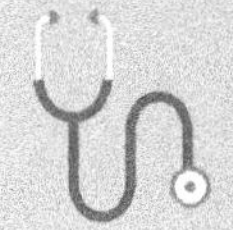

竞争，在内部面临成本费用增加，收入增长乏力，经营风险与财务风险加剧，医院内部各种矛盾日益凸显，如医院经济体量大而管理水平不足的矛盾、保障公益性而政府补偿不到位的矛盾、调动医院人员积极性与人力成本增长过快的矛盾、医院建设与事业发展和持续经费投入的矛盾等。内外部的需求要求公立医院经济管理必须实现如下转变：从核算型向管理型转变、从关注规模到学科转变、从关注总收入到可用资金转变、从关注经济总量到收入结构的转变、从关注阶段性指标到关注可持续运营能力的转变。全面预算管理作为能将医院战略与业务活动紧密连接的工具，能对医院资源进行科学配置、使用、控制和考核，实现医院高质量发展目标。

（二）全面预算管理整体框架

见图 6-1。

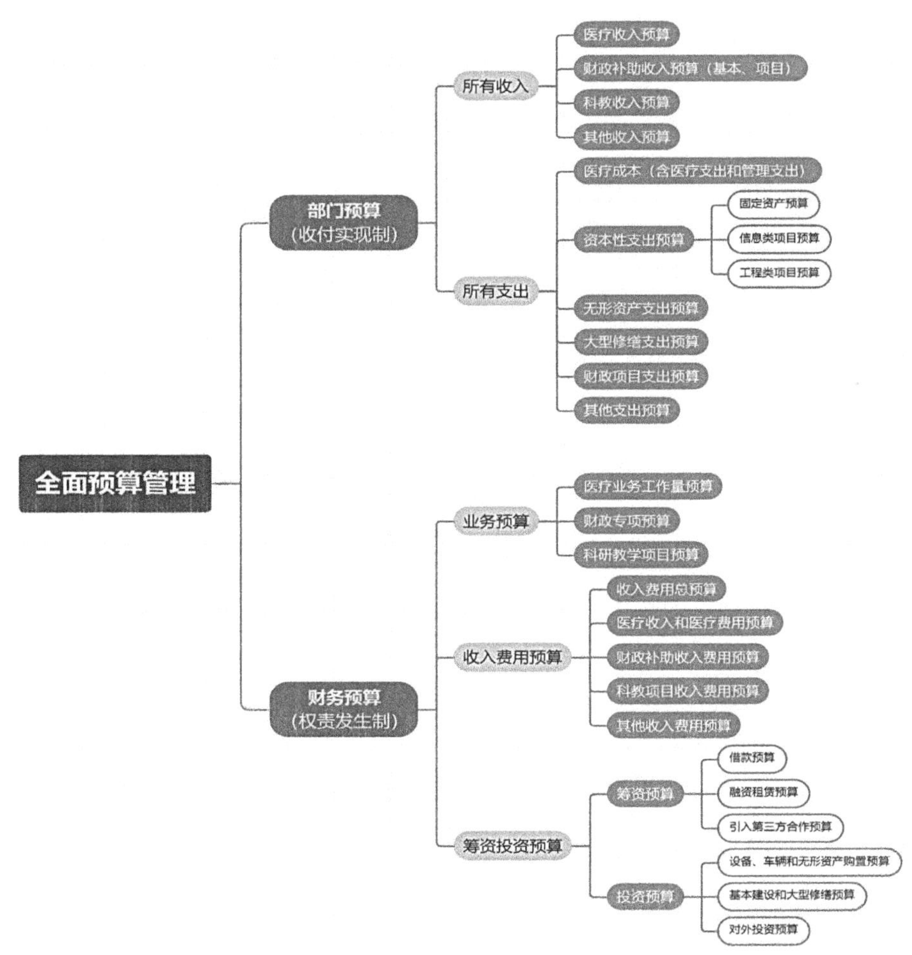

图 6-1　全面预算管理整体框架

医院全面预算包括两部分内容：①按照财政部门预算规定的编制格式和规范编制年度部门预算，医院作为预算单位，采用收付实现制，所有收支全部纳入预算范围，报送上级主管部门和财政局。②按照《医院财务制度》《关于医院执行政府会计制度—行政事业单位会计科目和报表的补充规定》编制财务预决算，按权责发生制编制，综合反映医院收入费用、资产负债、筹资投资、现金流量等全面财务信息，是对医院内部各类经济资源的分配、使用、控制和考核等管理活动（表 6-1）。

表 6-1 预算、会计、计划的区别

项目	预算	会计	计划
时间	事前—事中—事后	事后	事前
灵活性	动态控制	遵循《政府会计制度》	动态
表现形式	价值化、数量化	价值化	数量化
目的	控制开支，提高资产使用效率	向使用者提供会计信息	明确工作目标

（三）全面预算管理的原则

公立医院预算管理要坚持战略性、全面性、约束性、绩效性、适应性五项原则，构建全面预算管理体系，强化预算约束，规范经济运行，提高资金使用和资源利用效率（表 6-2）。

表 6-2 公立医院全面预算管理的原则

原则	要求	具体做法
战略性	坚持以战略发展规划为导向，确定年度计划目标并合理配置资源，实现可持续健康发展	将战略规划细化、分解为年度预算和运营目标，并统筹进行资源分配
全面性	实行全口径、全过程、全员性、全方位预算管理，覆盖人、财、物全部资源，贯穿预算编制、审批、执行、监控、调整、决算、分析和考核等各个环节	医院所有经济业务活动均需纳入预算管理；实现预算编制、审批、执行、监控、调整、决算、分析和考核的全过程闭环管理；医院各科室、部门全院全员参与；内容包含人、财、物等全部资源的统筹配置
约束性	强化预算硬约束，原则上预算一经批复不得随意调整。要明确预算执行管理责任，严格执行已经批复的预算，增强预算统筹能力	预算具备整体统筹和强制约束的作用，不得随意调整，如需调整预算，必须有充足的理由并经过严格的审批程序，这也体现了预算管理的权变性

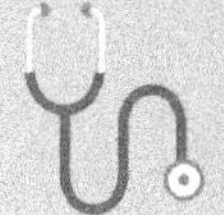

续表

原则	要求	具体做法
绩效性	建立“预算编制有目标、预算执行有监控、预算完成有评价、评价结果有反馈、反馈结果有应用”的全过程预算绩效管理机制，推进预算效益效果提升	预算全过程实行绩效管理，包括建立预算绩效评价指标体系、考核、评价、反馈和持续改进
适应性	符合国家有关规定和医院实际，依据外部政策环境和医院经济活动变化，及时调整完善预算管理制度、机制、流程、办法和标准	预算管理需充分考虑内外部政策环境影响，预算管理方法和工作流程要结合医院实际情况，相关制度及时修订更新

医院全面预算管理要以战略发展规划为导向，实行全口径、全过程、全员性、全方位的预算管理，覆盖人、财、物全部资源，贯穿预算编制、审批、执行、监控、调整、决算、分析和考核等各个环节。医院全面预算管理本质上是以实现医院战略为目标的一种管理机制，是通过预算编制、执行、监督来形成一种自动、自发的管理机制。这种管理机制对外要满足外部监管、市场竞争的要求，对内要与医院内部管理组织和运行机制对接，成为医院内部管理的重要工具。

二、预算管理在运营中的重要作用

在医院运营管理中，由于预算管理同时具备目标计划、过程控制和调整、结果反馈和评价等综合作用，因此预算管理是运营管理的核心内容和重要工具，具体体现如下。

（一）目标引领

医院通过整合预算与战略管理领域的管理会计工具方法，强化预算对战略目标的承接分解；通过整合预算与绩效管理的工具方法，可以强化预算对战略目标的引导。医院应当以长期的战略发展目标为起点，制订中短期的运营目标，将战略目标和业务计划具体化、数量化，由此制订出每年的预算目标，促进战略目标落地，同时根据上述计划目标确定相应的资源配置。

（二）控制和协调

医院通过整合预算与成本管理、风险管理，强化预算对战略执行的过程控制；通过整合预算与运营管理，强化预算对医院运营的过程监控。预算管理通过及时监控、分析等把握预算目标的实现进度并实施有效评价，可以为医院运营决策提供有效支撑。预算管理涉及全院经济业务活动的各个方面，通过预算可以平衡医院长期目标与短期目标、整体利益与局部利益、收入与支出、结果与动因等关系，促进医院可持续发展。

（三）评价和激励

医院应建立健全预算考核制度，将预算考核结果纳入绩效考核体系，做到有奖有惩、奖惩分明。对定量指标进行考核是医院绩效管理的重要组成部分，预算考核以预算完成情况为考核核心，通过预算执行情况与预算目标的比较，确定差异并查明产生差异的原因，进而评价各科室和部门的工作业绩，并通过与相应的激励制度挂钩，促进其达到预算目标。

三、建立健全预算管理组织体系

医院应当建立健全预算管理组织机构，建立由全面预算管理委员会、全面预算管理办公室、预算归口管理部门和预算科室组成的全面预算管理组织体系，确保医院所有部门、所有科室均纳入预算管理体系，确保预算责任能够分解落实到各级预算责任单元。

全面预算管理委员会是医院全面预算管理工作的领导机构和最高决策机构，一般由医院主要负责人任主任，总会计师或分管财务工作的院领导任副主任，相关职能部门负责人任委员。主要职责包括：审议医院预算管理制度、预算方案和预算调整方案、预算编制和执行中的重大问题、预算执行报告、决算报告等预算管理工作中的重大事项。

全面预算管理委员会下设全面预算管理办公室，牵头负责全面预算管理日常工作。办公室设在预算管理部门或财务部门，部门负责人任办公室主任。医院根据规模和业务量大小，明确负责预算管理工作人员（至少 1 名），各归口部门、各预算科室要设立兼职预算员。主要职责包括：拟定各项预算管理制度，组织、指导预算归口管理部门和相关预算科室编制预算，对预算草案进行初步审查、协调和平衡，汇总编制医院全面预算方案，检查预算执行情况并编制报告，组织编制医院决算报告，开展预算绩效考核评价及编制报告等。

预算归口管理部门包括收入预算归口管理部门和支出预算归口管理部门。预算归口管理部门的主要职责包括：牵头会同预算科室编制归口收入、支出预算，并监督归口收入、支出的预算执行情况，其职能划分应当能够覆盖医院全部支出业务且责任分工清晰明确。

预算管理办公室和预算归口管理部门是预算管理组织机构。预算科室是医院预算管理的执行层，包括医院所有的临床、医技医辅科室和职能部门，需要根据归口管理部门要求负责各自的预算工作。

预算管理的决策流程应按照医院“三重一大”事项决策。

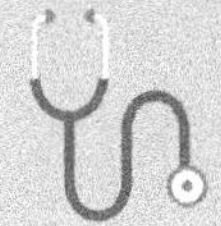

四、预算管理的主要工作环节

医院全面预算管理的工作环节包括预算编制、审核、批复、执行、调整、年度决算、考核等。医院运营重点关注预算编制、执行、调整和分析考核（图 6-2）。

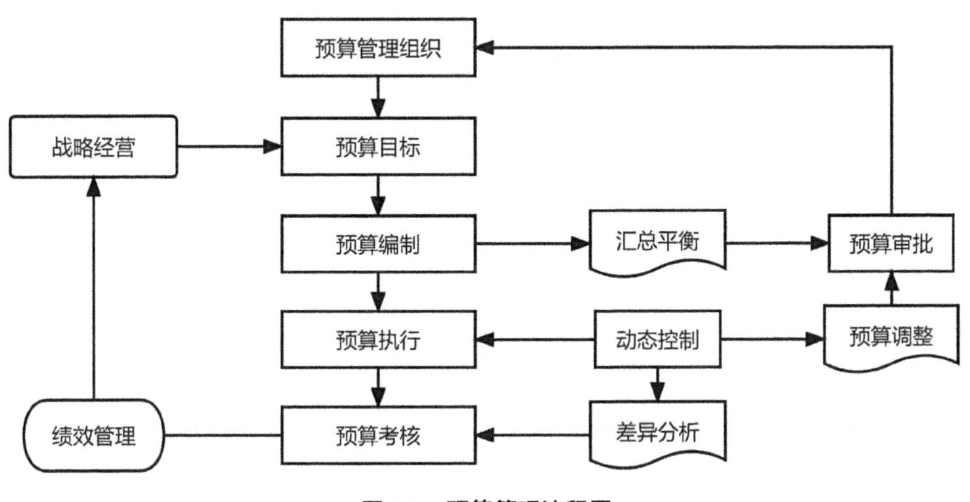

图 6-2　预算管理流程图

（一）预算编制

医院应以战略发展规划为导向确定当年的预算目标。预算编制确定的目标应该具体可量化，具备可执行性，才能保证对执行者的激励和约束作用，目标需要与预算单元的职责紧密相关，同时制订阶段性目标，明确时间要求，以更好地实现预算目标。

按照“预算归口管理、限额下达控制、三级目标统一”的原则，建立三级预算体系。临床科室和职能部门负责本科室业务量、收入和支出的预算，并上报归口部门，归口部门负责本部门归口管理的预算，如人员支出预算、项目支出预算、公共开支预算等，逐级汇总，再由全面预算管理办公室进行调整和平衡，经医院预算管理委员会审议后形成医院总预算。在工作方式上要按照“上下结合、分级编制、逐级汇总”，层层组织做好预算编制工作。三级预算体系“二上二下”编制流程如图 6-3 所示。

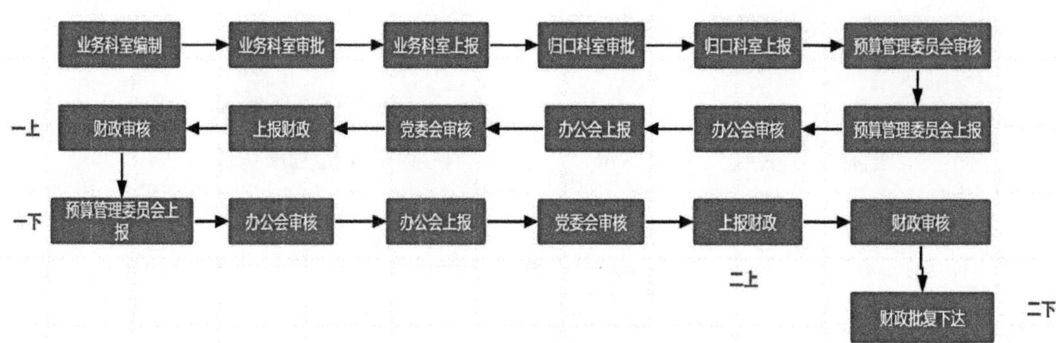

图 6-3 “二上二下”预算编制流程图

预算编制需注意：正确处理社会效益和经济效益的关系，保障基本医疗服务正常有序开展，提高医疗服务质量和水平，促进医疗、教学、科研协调发展。坚持以战略发展规划为导向，根据区域卫生健康规划、卫生资源配置标准和年度事业发展计划，科学预测年度收入支出目标，合理配置内部资源，实行总量平衡和控制。程序公开透明，充分听取各方意见，纳入院务公开内容。坚持以收定支、收支平衡、统筹兼顾、保证重点，不得编制赤字预算。

预算内容包括业务预算、收入费用预算、筹资投资预算及年度预算报告等。运营管理中的预算重点是业务预算和收入费用预算。

业务预算主要反映医院开展日常运营活动的预算，包括医疗业务工作量预算、财政专项预算、科研教学项目预算等，是收入费用预算、筹资投资预算编制的主要基础和依据。

收入费用预算主要反映预算期内与医院业务活动直接相关的预算，包括收入费用总预算、医疗收入和医疗费用预算（包括管理费用预算）、财政补助收入费用预算、科教项目收入费用预算和其他收入费用预算。在编制支出预算时，充分考虑成本费用开支范围和规模，结合工作任务、人员编制、有关开支定额标准变化因素等情况，严格控制不合理支出。人员经费和三公经费预算编制应当严格执行国家有关财务规章制度规定的开支范围和开支标准。

常用的预算编制方法有固定预算、弹性预算、增量预算、滚动预算、零基预算等（表 6-3）。

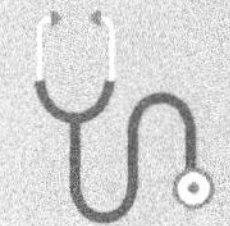

表 6-3 预算编制方法及说明

方法	适用范围	应用说明
固定预算	适用于固定成本费用预算的编制	固定成本费用的划分
弹性预算	适用于变动成本费用预算的编制	变动成本费用的划分，对于某些选择性固定成本费用预算也可以考虑用这种方法编制
增量预算	适用于影响因素简单和以前年度基本合理的预算指标编制	合理使用增量法，可以减少预算编制的工作量，但应详细说明增减变动原因
零基预算	适用于以前年度可能存在不合理或潜力比较大的预算指标编制	使用周期不宜过短，否则会增加工作量
定期预算	适用于固定资产、部门费用、咨询费、保险费、广告费等预算的编制	合理使用定期预算，可以减少预算编制的工作量
滚动预算	适用于定期预算以外的指标预算的编制	通常按季度滚动，每季度第三个月中旬着手滚动预算工作
确定预算	适用于预算期稳定的预算指标编制	合理使用此方法，可以减少预算编制工作量
概率预算	适用于预算期变化大的预算指标的编制，也适合长期预算的编制	运用加权平均方法计算期望值

预算分解是对预算目标细化和落实的过程，应在预算编制环节完成，预算目标只有分解到各个责任部门和科室，才能有效达成。《公立医院全面预算管理制度实施办法》（国卫财务发〔2020〕30 号）强调，医疗收入预算不得分解下达至各临床、医技科室，效率类、结构类指标可分解下达。在分解预算时应先确定需要分解的预算指标，重要的指标包括工作量指标、收入结构类指标、成本控制指标、效率指标。分解指标时需结合各科室历史数据和专科发展情况，以科学、合理的方式分解指标。下达指标时签订预算目标责任书，做好与科室的沟通，使科室理解预算目标，并能积极主动为之努力。理论上，医院分解后预算目标总和应等于医院总目标，但是实际执行时为确保最终达成预算目标，分解的目标可留有一定的“余地”。预算分解的常用方法如下，实际操作时往往会多种方法结合使用（表 6-4）。

表 6-4 预算分解方法及说明

分解方法	说明
基数法	按照医院和科室上一年度的实际情况，确定一定的增减率目标，计算得出下一年的预算目标。本方法简单易操作 例如：预算收入 = 上年收入 ×（1+ 计划年度收入增长百分比）

续表

分解方法	说明
固定比例法	按照以前年度医院内各部门和科室在医院以往预算执行中实际所占的比例，结合医院下一年的实际情况，确定各部门和科室在下一年预算中所占的比例，根据这套比例将预算指标逐级分解到各部门和科室。本方法需要细致的前期测算，并考虑医院和科室下一年的运营情况，预算较为准确，但操作起来难度略大
倒推法	先将不确定因素较大和较小的部门和科室的预算目标确定下来，再从医院整体目标中扣除上述部门和科室的目标，逐步推出其他部门和科室的预算目标
因素分析法	将影响各部门和科室预算完成的各种因素综合考虑，加以分析，合理分解和确定各部门和科室的具体目标。本方法需要充分、准确地预见各种因素，否则会影响目标分解的合理性和准确性
自行申报法	由医院预算管理委员会召集各部门和科室，说明医院下一年度的总体预算目标、预算编制方法、影响预算的各种因素，再由各部门和科室根据自身业务情况、发展规划等向预算管理委员会上报本部门和科室的预算目标，最终由预算管理委员会统筹协调确定最终目标。在实际工作中，为更好地实现预算的目标引领、约束和激励作用，自行申报法适用于管理能力和自我约束能力较强的部门和科室，或者某些预算项目。如工作量预算不太适合采用自行申报法，而像设备采购、基本建设项目的资金预算则需要归口管理部门自行上报

下面以出院患者量为例说明预算分解的具体做法。某医院在编制下一年度出院患者工作量时，先确定医院整体的预算收入目标是在上一年的实际数上增长 15%，根据医院往年的门诊和住院收入比例，确定医院下一年度的住院预算收入目标，在住院患者例均费用不增长的前提下，可以得到医院出院患者的总目标。在分解医院出院患者目标至各临床科室时，首先要考虑科室情况是否有重大变化。例如，该医院普外科为医院近年来重点发展的学科，科室保持了较好的增长，为支持科室发展，医院在下一年度计划为其增加病床 30 张。则普外科的下一年出院患者量首先应预计原有床位的出院工作量，普外科现有床位 120 张，平均住院日 8.32 天，上年出院患者为 5264 人。预计科室下一年度的平均住院日应控制在 8 天以内，则下一年度科室原有床位出院患者为 5475 人（120×365/8=5475 人）。另增加 30 张床位，科室应增加出院患者 1369 人（30×365/8=1369 人）。科室下一年增加出院患者 1580 人（5475+1369–5264=1580 人），增长 30%。对一般科室在资源配置没有变化的情况下，应达到医院的平均增长率。医院在分解预算时，应首先考虑各部门科室是否有较大的情况变化，充分预见对完成预算目标的有利和不利的因素，合理确定部门和科室的预算目标。

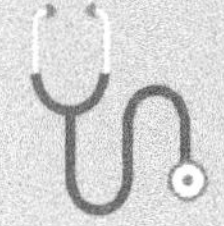

（二）预算执行

建立对预算执行的落实制度，明确预算执行的责任科室、监督科室和具体责任人，以定期或不定期检查的方式，掌握预算指标的完全情况，对发现的问题及时处理，并落实到绩效考核。对重大预算项目，要密切跟踪完成进度和情况。严格超预算、预算外支出的控制，在未履行预算调整程序前不得支出。

建立预算执行的预警制度。科学设定预算预警指标，合理确定预警范围，对预算执行不力的科室及时预警，当预算执行科室的实际情况与预算存在重大差异时，责任科室需作出解释并采取应对措施。

建立预算执行的公开制度。医院应实施全面规范、公开透明的预算制度，全面预算管理办公室定期发布预算执行情况，包括执行进度、执行差异解释、应对措施、考核奖惩情况等，强化内部监督，充分发挥预算的监督约束作用。

（三）预算调整

经批复下达的预算不得随意调整，预算调整要确保依据合理充分、程序合规、调整方案科学可行。预算调整时，执行科室应书面报告预算执行的具体情况、客观原因对预算执行的影响、预算调整的具体方案。医院预算调整需要经预算管理办公室讨论，最终由医院预算管理委员会审批通过。

（四）预算的分析和考核

在医院的全面预算管理体系中，预算分析是核心环节，通过综合运用各种分析方法，为医院业务的全面管理提供决策支持。预算分析不仅是对预算执行过程和结果的分析，在确定预算目标和编制预算时也需分析，以此为预算决策提供依据，提高决策的准确性，依据预算分析结果所确定的预算目标能更加有效地支持医院实现管理目标。在预算执行过程中进行预算分析是对预算执行过程的控制和监督，及时发现执行过程中的偏差和问题，落实预算差异责任，为预算考核提供依据。预算的事后分析更多地强调评价和考核作用，总结预算工作的经验和不足，促进各预算执行和管理部门加强预算管理，严格预算水平，不断提高运营管理水平。

建立预算分析制度，应编制年度预算分析报告和财务分析报告，其中预算报告应当包括：预算编制分析、预算执行分析、预算结果评价。预算分析的流程分为如下三步。①确定分析对象，收集相关资料：预算分析首先要明确分析对象和范围，明确分析目的，突出重点，收集并熟悉相关数据、资料。收集的信息资料必须达到一定的深度和广度，资料数据务必真实、可靠。资料包括各部门预算执行的具体数据、影响预算执行的内外部各种因素，如宏观政策的变化、医保政策的变化、医院运营的具体情况等。②差异分析，落实责任：将预算目标与实际执行情况进行对比，采用比率分析法、因素分析法等定量分析法说明预算指标完成情况，找出差异原因并分析。对预算执行差异要找到影响执行的主要因素，将责任落实到具体部门和个人。③预算分析的目的：除了展示执行差异外，更重要的是根据分析结果提出解决措施，调整月度预算或运营计划，并根据各项预算执行情况进行总结归纳，客观评价预算管理过程和结果，以持续提高预算管理水平。

五、医院预算管理场景和方案

（一）医院基本数字表的编制

1. 床位数

预算年度病床数＝年初病床数＋新增病床数 × 使用月数 ÷12 – 减少病床数 × 减少月数 ÷12

2. 职工人数

职工人数＝按定员比例每床位工作人员数 × 年平均床位数

职工人数＝年初实有人数＋计划增加人数 × 月数 ÷12 – 计划减少人数 × 月数 ÷12

（二）医院工作量预算编制

医院工作量预算是医院运营管理中最重要和基础的预算，医院工作量预算决定了医院的收入、成本费用预算，是与医院各临床科室关系最为紧密的预算，工作量预算决定了医院预算期内的各项工作的安排。医院工作量预算主要包括门急诊人次、出院人次、手术量、平均住院日、实际占用床日等。

医院编制工作量预算应由运营部主导，门诊部、医务部、财务部等共同参与。编制工作量预算时要充分考虑医院所处的宏观环境、医疗卫生政策、医保政策，分析医院的战略目标、市场环境、发展规划等情况；充分结合医院近年来工作量情况和变化趋势。医院工作量预测的方法有专家意见法、德尔菲法、主观概率法、趋势预测法、因果分析法等，这些方法通过定性和定量的方式进行预测。工作量的运营目标可以分为基本目标和期望目标两个层次，基本目标与医院预算目标一致，而期望目标可以在基本目标的基础上做上浮，鼓励各科室进一步发挥主观能动性，取得更好的运营结果。

编制和分解工作量预算时需考虑科室的实际情况。可将科室分为三种类型：一是成熟型科室，一般是指开科 5 年以上，工作量达同类科室平均水平以上，或床位使用率达 100% 的科室。二是成长型科室，一般是指新成立或单独开科 5 年内，尚未达到成熟科室水平的科室。三是发展型科室，是指在成长科室的基础上扩大了规模，但还未达到成熟科室水平的科室。对于床位使用率超过 150% 的科室，工作量预算应以保持现有水平为主，可设置零增长目标；对床位使用率在 100% ～ 150% 的科室，工作量增长可略超

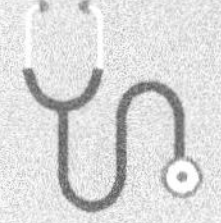

过医院整体工作量的增长比例；发展型科室扩大规模部分按实际数确定增长比率；对成长型科室按实际情况确定，不低于同类科室上一年平均增长水平。

（三）医院收入预算编制

医院收入主要包括医疗收入、科教收入、财政基本收入、财政项目收入、其他收入等，其中医疗收入是最主要的内容，也是医院运营管理的主要内容。医院预算编制要保证收支平衡，防范运营风险。医院收入预算编制主要由财务部牵头，运营部、医务部、门诊部、科教部等各部门共同参与。

在工作量预测的基础上，医院可编制医疗收入预算。医院医疗收入包括门诊收入和住院收入，门诊收入根据门诊次均费用和门急诊预算工作量计算得出，住院收入根据出院患者量、住院患者例均费用计算，也可根据实际占用床日、预计的平均每床日收入计算得出。除了一般的门诊和住院收入，体检部、美容科等科室收入可以单独预计，其他医疗收入可根据不同的服务项目进行计算。

1. 门诊收入预算

门诊收入预算数 = 门诊次均费用 × 门急诊预算工作量

门诊收入预算中的挂号费、化验费、治疗费等，都可以比照上述公式计算。

2. 住院收入预算

住院收入预算数 = 平均每床日收入 × 实际占用床日预算数

实际占用床日预算数 = 预计平均每日在床患者数 ×365 天

预计平均每日在床患者数 = 全年预计出院患者数 × 预计平均住院日 ÷365 天

（此处可以用预计出院患者的占用床日数来预测平均每日在床患者数）

住院收入预算中的住院费、化验费、治疗费等，都可以比照上述公式计算。

财政补助收入包括财政基本收入和财政项目收入，编制预算时主要考虑历年财政补助情况、医院学科发展、科研情况和承担的政府指定公共卫生任务等情况，主要根据上级主管部门下达的拨款指标而定。

科教收入是指医院除财政补助外用于科研、教学的非财政补助收入，主要由医院科教部负责预算。

其他收入主要包括医院培训收入、食堂收入、利息收入、租金收入等，应根据各项目进行预测。

（四）医院支出预算编制

医院支出预算要严格遵循以收定支、收支平衡的原则，严禁编制赤字预算。医院要合理确定预算期内的各项支出，确保医院业务活动有序进行。编制支出预算时应结合医院战略目标、发展规划、资源配置情况，考虑卫生政策、医保政策、财政政策等。

医院支出预算需要按照收入预算的比例，主要根据成本项目来编制，包括人员经费、药品费、卫生材料费、固定资产折旧、无形资产摊销、医疗风险基金、其他商品和服务。人员经费主要包括工资、绩效、五险一金和各类津补贴，编制预算应根据年度平均人员数、平均工资和绩效水平、工资标准、医院绩效方案等。例如，工资预算根据全年平均职工人数和每一职工年平均工资标准计算。工资预算数＝预算年度平均每一职工工资额 × 预算年度平均职工人数。

药品费和卫生材料费预算主要根据医院收入结构和业务量计算，医院通过确定药占比、百元医疗收入消耗卫生材料等指标，结合医疗收入预算总额就可以得到预算的药品费和卫生材料费。

固定资产折旧和无形资产摊销预算主要根据医院下一年度资产总额、资产成新率、资产增减变化等情况计算。医疗风险基金以预算的医疗收入为基础，结合医院历年医疗纠纷赔付的情况计算。其他商品和服务涵盖的项目较多，如水、电、气费及培训差旅费、办公费、委托业务费等，需要各归口管理部门分类预测。例如，办公费按照人均办公费开支的定额来预测，设备维保费由医学装备部统计预测等。

医院支出预算主要由财务部牵头，各职能部门负责各自归口管理的成本项目的预算，财务部汇总并统筹协调。除医疗业务成本和管理费用外，医院还应编制财政支出、科教项目支出和其他支出预算。

项目预算是指在支出预算中的资本性支出预算，即对预算年度的基本建设、大型修缮和专用设备购置等资本性支出所做的明细预算。基本建设、专用设备购置经费是财政专项补助的重点，科学合理地做好此两项预算是争取政府支持的基础（表 6-5）。

表 6-5　归口科室预算编制内容

部门	预算内容
组织人事部	工资性支出、社保、因公出国出境等
财务部	绩效支出、公积金等
后勤保障部	修缮工程、安保服务、物业管理等
医学装备部	设备购置、耗材采买、维保等
信息管理部	计算机、信息系统采买等
科学研究与教育培训管理部	科研配套、外出培训等
院办	公务接待费、公务用车运行费等
药剂科	药品费等
医务部	医疗管理经费、医疗纠纷赔偿等
宣传部	媒体广告宣传费、网站维护费等

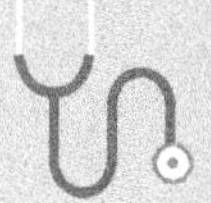

（五）预算的审核和批复

医院预算编制部门应对内部各预算执行部门上报的预算方案进行审查汇总，提出综合平衡建议。在审查、平衡过程中，预算编制部门应当进行充分协调，对发现的问题提出初步调整的意见，并反馈给有关预算执行部门予以修正，最终形成上报主管部门的预算计划，即单位内部对年度预算的初步审核。主管部门承担核定收支预算的职能，即对于单位预算的合法性、真实性、完整性、科学性、稳妥性进行审核、汇总并综合平衡。财政部门根据宏观经济政策和预算管理要求，结合是否符合法律法规的要求，是否符合区域卫生规划等方面，对主管部门申报的单位预算按照规定程序进行审核批复。

（六）医院预算执行

在预算执行上，医院要严格执行已经批复的预算，完善各项预算管理规章制度，严格遵守预算执行授权审批制度和各项审批程序，形成全方位的预算执行责任体系，并将预算作为开展各项业务活动和经济活动的基本依据。预算管理办公室应当定期组织开展预算执行情况分析，通过召开预算执行分析会议等形式，及时通报各科室（或成本核算单元）预算执行情况，研究解决预算执行中存在的突出问题，提出相应的建议或改进措施并形成书面报告，提交全面预算管理委员会研究决定。各预算归口管理部门应当定期向预算管理办公室报告预算执行情况，接受监督，并对预算差异较大的情况进行分析和上报（表 6-6）。

表 6-6　预算执行常见问题

项目	问题分析
预算体系	高层领导重视度不够，缺乏全员参与，预算体系不健全
预算目标	预算目标与战略调节，预算目标测算方法不科学，出现预算松弛现象
预算编制	基础数据和制度基础较差，预算编制不全，上下协商困难，预算编制方法不恰当
预算控制	例外审批过多，缺乏预算调整机制，预算考核体系不健全
信息技术	会计核算软件不支持预算管理体系

（七）医院预算控制

在预算控制上，遵从成本效益、重要性、刚柔结合、指标控制与流程控制相结合、归口控制等原则，预算控制的主要方式如表 6-7 所示。

表 6-7　预算控制方式对比

方式		特点	缺点
事前控制	分析预测	预算前选定可行模板具有防患未然的作用	易产生主观臆断盲目性，对预算目标设定不准确
流程控制（事中控制）	手工控制	较灵活，可以变通，易于接受和实施	严格性不如系统在线控制，需要人工判断是否超预算，准确性不如系统在线控制
	系统在线控制	控制严格，数据准确，执行统计较为便利	控制严格，但可能出现由于种种例外情况导致业务停滞的情况 系统信息流和实际单据的核对导致额外工作量
事后控制	分析通报	反映情况较综合、全面，较适用长期考核事项	控制严格程度不如前两种方式，监控的及时性方面不如前两种方式

根据控制对象的不同，预算控制分为资金控制、成本费用控制、采购控制、存货控制（表 6-8）。

表 6-8　预算控制的不同内容

控制内容	说明	控制要点
资金控制	资金计划的平衡、协调，把好资金支出关	建立现金流管理制度。预算委员会平衡批准后下发执行。建立严格的货币资金业务授权批准制度。及时分析现金流预算执行情况
成本费用控制	对象是可控性的成本费用，可控性成本费用又分为变动性费用和固定性费用	人员经费：合理配置、控制增长、竞聘上岗、激励考核，起到控制成本、合理增效的目的 卫生材料费：制订合理的消耗定额和领用计划，同时降低损耗率，提高卫生材料的可用性 公用成本费用：对单位所需的水、电、燃气等费用，增强节约意识，尽量降低公用成本费用
采购控制	根据采购的内容分为材料采购、设备及工程采购、办公资产采购等	完善大额商品、固定资产集中采购、公开招标的制度 完善供应商及材料价格信息库，为采购价格分析及采购定价提供资料 建立严格的采购申请、审批及验收程序制度 财务部进行付款的控制，定期与供货商核对往来账项，物资会计要定期盘点，加强成本控制
存货控制	存货额度的控制；存货库龄的控制；药品、材料是医院存货的主要部分	合理确定储备定额，选择一个存货最佳水平，尽可能少地占用资金，存货量又要满足医疗服务要求 建立健全物资管理制度 加强对库存物资的清查盘点工作，做到账实相符

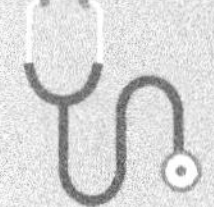

根据控制手段的不同，预算控制分为手工控制和系统控制（表 6-9）。

表 6-9　预算控制的不同手段

控制手段	说明	特点
手工控制	指按照医院内部控制流程和相应的审批权限，对相关资金支出的交易所进行手工流转并签字的过程	预算审批时以台账作为审批的重要依据；人工流转单据的工作效率较低，行政成本较高
系统控制	依据专门的信息系统实现对重点预算事项的在线控制	各科室在申请暂借资金、报销费用时，系统自动提供该预算项目的预算数、已发生数和可用数等信息。数据维度更多，流程效率更高，应用更加灵活，分析更全面系统

（八）医院预算调整

除非外部环境发生重大变化、医院战略或内部资源条件发生重大变化时才能调整预算。因此，医院应先深挖内部潜力，积极进行内部调整。根据预算调整的不同类型，采取不同的调整审批方式，分为单项（临时）审批和集中（统一）审批。单项（临时）审批主要因业务开展需要调整预算项目，集中（统一）审批是医院年中集中组织安排一次预算报表调整，一般在年中进行。

示例：表 6-10。

表 6-10　预算调整申请表

申请科室		申请时间	
调整项目		本年预算金额	
申请调整原因			
申请调整金额			
部门负责人意见			
分管院领导意见			
预算管理委员会意见			
院长办公会意见			
党委会意见			

（九）医院预算考核

医院应当建立“预算编制有目标、预算执行有监控、预算完成有评价、评价结果有反馈、反馈结果有应用”的全过程预算绩效管理机制，推进预算效益效果提升。医院预算管理委员会负责预算的具体考核和分析，财务部负责考核资料的收集、整理并最终执行考核结果。预算考核应分为月度、季度、半年度和年度，各期间考核的重点不一致。考核的层次和颗粒度也不一样，分为对医院管理层、职能部门和科室和职工个人的考核。为更好地对预算执行进行约束，医院可以和部门及科室签订预算目标责任书，并据此执行考核。

根据全面预算的绩效性原则，除关注执行率外，应该对预算管理部门预算编制规范、科学、可操作性，预算执行的合规性，预算调整的情况，部门参会、分析、改进等方面进行考核打分。预算绩效考核应当区分季度和年度，季度侧重执行率，年度则为综合评价，最后将预算绩效考核的结果进行应用，杜绝流于形式的考核。预算考核应坚持定性和定量相结合评价，主要指标及说明如表6-11所示。

表6-11　预算考核常用指标

考核指标	说明	考核周期
预算收入执行情况	预算收入是否及时足额取得	半年度，年度
预算收入执行率	超过或未达到100%，应做具体的原因分析	半年度，年度
预算支出执行情况	预算支出是否真实、合理，是否存在超预算支出的情况	年度
预算支出执行率	指标过高和过低应分析原因	年度
财政专项资金执行率	财政专项资金执行是否达到序时进度	月，季度，半年度，年度
预算编制情况	预算编制是否符合相关规定，是否存在重大疏漏和瞒报、错报等情况	年度
预算执行过程	是否按时参加预算工作会，是否定期对归口管理的预算收支情况作出分析，并采取措施予以改进	季度，半年度，年度
预算调整	预算调整是否按规定上报	年度
预算考核	预算绩效考核是否流于形式，评价结果是否反馈给各项目负责人或归口管理部门	年度

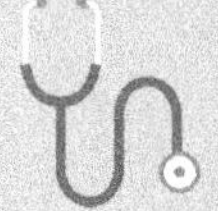

（十）医院预算分析与报告

预算分析是以数据为基础、以分析预算执行差异为核心、以改进为目的，预算分析的结果是绩效考核的依据，通过预算分析起到监督控制的作用（图 6-4）。

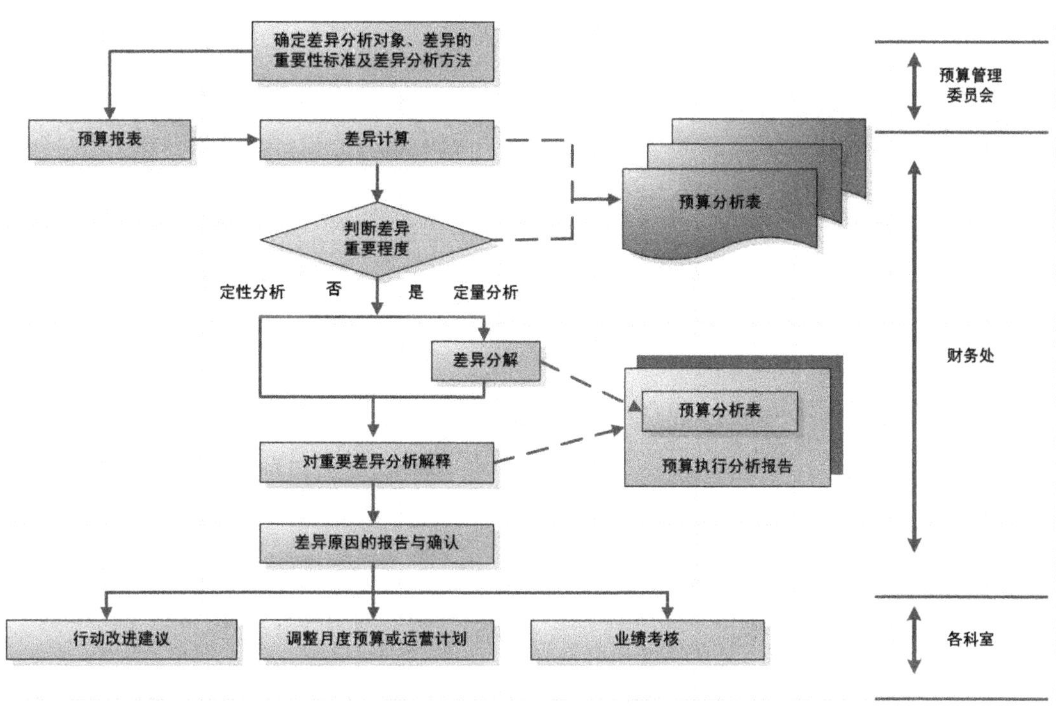

图 6-4　预算分析流程图

（十一）医院预算绩效管理

预算绩效管理是指公立医院在充分发挥既定战略规划和年度计划目标导向性作用的基础上，以项目成本为衡量，以业绩评估为核心的一种预算管理机制，最终的目的在于助力医院提高整体经营水平，获取更大化的效益。通过预算绩效评价强调责任和效率，强调资金的使用，用更少的钱，使行为更加高效和务实。公立医院绩效考核纵向面不断深入细化，预算绩效新时代的来临倒逼公立医院由粗放型转向精细化发展。

六、加强预算管理信息化建设

信息系统建设是现代医院管理的重要基础和手段，预算管理同样也需要信息系统做支撑。医院应当按照相关业务管理要求，加强预算管理信息化建设，医院在预算管理信息化建设时需要注意以下几方面。

1. 预算管理的各环节和全流程均需纳入信息化建设范围，提高医院管理和运行效率。预算信息系统应支持预算编制和目标分解流程，支持对预算执行审核和实时监控，预算调整的申请和审批，均应在系统中留痕，做到过程可追溯。

2. 搭建预算系统与医院其他系统的接口，逐步实现预算系统与其他信息管理信息系统的互联互通，实现预算数据直接从信息系统汇总提取，减少人为干预，实现对各子预算之间的联控功能。预算系统应和财务的报销审核、资金支付、会计核算等实现数据联动：将预算事前申请功能前置于财务系统的报销审核环节，并在报销审核环节中嵌入内控关键点，将“无预算、超预算不开支”落到实处。在资金支付环节通过资金支付数据的回传，同步扣减相应预算项目，确认预算执行。通过将预算项目、执行金额等信息传入财务核算环节，自动生成会计凭证，可大大提高财务核算和预算管理的效率。由此预算管理实现了对经济事项事前、事中、事后的全流程控制。除财务系统外，预算管理系统还应对接 HIS、合同管理、固定资产管理、物资管理等系统，集成共享更多数据，统一数据口径，并将内控关键环节逐步嵌入，实现执行核销、预算执行分析、预算绩效考评。

3. 预算管理系统在实现数据联动的基础上要搭建起智能分析和反馈评价的功能。医院应定期将预算目标的执行情况做通报和分析，系统实现自动图表分析，对关键指标的异常作出警示，辅助管理决策，实现事前计划、事中监督、事后分析的全流程信息化管理。

第二节　预算管理实战案例

实操案例 39

公立医院预算编制

按照市财政局、市卫生健康委和医院预算管理委员会的工作部署安排，财务部于今年 8 月启动了医院 202× 年部门预算编制工作，要求各职能科室遵循归口管理原则，根据医院实际发展情况、临床科室需求报送 202× 年预算。为确保量入为出、预算收支安排切实可行，财务部在收集、汇总各职能科室预算申报后，根据医院本年 1—8 月财务收支情况，反复征求了各职能科室意见，经认真梳理和反复修改后，汇总形成了《××人民医院 202× 年部门预算编制表》和《××人民医院 202× 年部门预算编制财政收支平衡表》，现提请院长行政办公会审议。

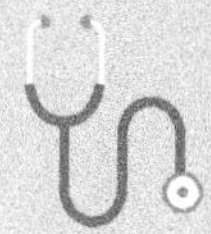

（一）202× 年部门预算编制总体情况

202× 年业务收入预算 17 亿元，业务支出预算 16 亿元，业务收支结余预算 1 亿元。

202× 年资本性支出预算 4 亿元，其中往年结余安排 1 亿元，财政资金安排 3 亿元。

202× 年财政项目支出根据财政项目收入安排，目前暂未下达控制数。

（二）202× 年部门预算编制（业务收支情况）

1. 202× 年业务收入预算

医疗收入和其他收入先按本年 1—9 月的实际数推算出本年的全年预计数，再根据增长率得到下一年的预算数（表 6-12）。

表 6-12　医院 202× 年业务收入预算　（单位：万元）

序号	项目	填报说明	202× 年归口预算	本年 1—9 月实际数	本年全年预计数	增减额
一、业务收入			170 000	126 485.78	168 647.71	1352.29
1	医疗收入	按本年预计数增长 7% 测算	161 500	120 230.23	160 306.98	1193.02
2	其他收入	按本年预计数增长 2% 测算	8500	6255.55	8340.73	159.27

2. 202× 年业务支出预算

人员经费根据具体的支出项目，主要根据人数和工资或社保定额或平均数进行测算（表 6-13、表 6-14）。

表 6-13　医院 202× 年业务支出预算（人员经费部分）

（单位：万元）

序号	项目	填报说明	202× 年归口预算	本年全年预计执行	增减额
1. 人力资源部		业务支出	82 812.36	59 148.76	24 413.60
工资性支出		含基本工资、津贴补贴、绩效工资、其他人员支出（202× 年在编人均 25.48 万元）	62 601	45 672	16 929
1.1	基本工资	编内（1120 人 +300 人）×3782×110%×12 月 =7089 万元	7089	4734.96	2354.04
1.2	津贴补贴	编内（1120 人 +300 人）×118×12=201 万元	201	240.06	–39.06
1.3	绩效工资	编内按本年人均 18.5 万元 / 年，10% 增长率，测算 202× 年人均 20.35 万元 / 年，20.35×1420 人 =28 897 万元（科培学术年会奖励等纳入绩效总控，不再单独预算）	28 897	22 489.31	6407.69
社会保障缴费		含医疗保险、养老保险、职业年金、其他社会保障缴费（202× 年人均 4.31 万元）	14 959.26	9070.61	5888.65
1.4	医疗保险	3470 人 ×650 元 / 人 / 月 ×12 月 =2706.6 万元（目前 525 元 / 人 / 月）	2706.60	1313.49	1393.11
1.5	养老保险	编内 1420 人 ×2500 元 ×12 月 =4260 万元 + 编外 2050 人 ×2000 元 ×12 月 =4920 万元；目前编内 2328 元 / 人 / 月，编外 1600 元 / 人 / 月	9180	5853.01	3326.99
1.6	职业年金	编内 1420 人 ×1400 元 ×12 月 =2385.6 万元；目前 137 万元 / 月	2385.60	1626.72	758.88
1.7	其他社会保障费	3470 人 ×（80+15+70）元 ×12 月 =687.06 万元	687.06	277.39	409.67
对个人和家庭的补助支出		含抚恤金、生活补助、离退休支出、其他对个人和家庭的补助	3992.10	3462.30	529.80
1.8	抚恤金	去世职工丧葬抚恤金	233	173.92	59.08
1.9	生活补助	遗属困难补助 7.4 万元	7.40	6.33	1.07

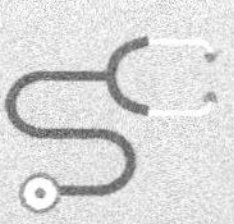

续表

序号	项目	填报说明	202× 年归口预算	本年全年预计执行	增减额
1.10	离退休支出	12 位离休工资 100 万元	100	28.88	71.12
1.11	其他对个人和家庭的补助支出	退休返聘人员补贴和绩效（根据本年 1—9 月退休返聘人员绩效测算全年）	750	750.96	–0.96
1.12	其他对个人和家庭的补助支出	人力资源部退休人员活动费 51.7 万元（重大节日、生病、去世慰问）	51.70	2492	410.09
1.13	其他对个人和家庭的补助支出	退休人员一次性生活补贴 850 万元	850		
1.14	其他对个人和家庭的补助支出	年休未休预提	2000		
1.15	劳务费	人力资源部报 580 万元（劳务派遣公司派遣专业人员到医院工作的相关费用）	990	929.76	60.24
1.16	因公出国费	人力（外事经费）	70	25.09	244.91
1.17	出国学术交流费	人力（出国学术交流及培训）	200		

表 6-14　医院 202× 年业务支出预算（其他部门支出）　　（单位：万元）

序号	项目	填报说明	202× 年归口预算	使用方向		本年全年预计执行	增减额
				本部	分院		
2. 监察室			4	4		3	1
2.1	纪检工作经费	202× 年 4 万元的外出查案、办案经费使用	4	4		0.25	3.75

续表

序号	项目	填报说明	202× 年归口预算	使用方向		本年全年预计执行	增减额
				本部	分院		
	3. 干保科		10	10		19.12	−9.12
3.1	干保医疗经费	干部科保健医疗经费 10 万元	10	10		19.12	−9.12
	4. 门诊办		45	45		2.08	42.92
4.1	其他商品和服务支出	为患者提供优质服务开支 16 万元、标识标牌及宣传 20 万元、培训 4 万元、印刷 5 万元	45	45		2.08	42.92
	5. 党办		29.2	29.2		12.64	16.56
5.1	其他商品和服务支出	进行双拥慰问、订阅手机报、优质服务培训、其他费用	29.2	29.2		12.64	16.56
	6. 院感科		45.7	45.7		6.03	39.67
6.1	其他商品和服务支出	卫生学监测、放射防护、辐射防护、除“四害”工作	45.7	45.7		6.03	39.67
	7. 审计科		25	25	0	13.13	11.87
7.1	委托业务费	审计科财务收支、合同、内控审计 10 万元、工程结算审计 15 万元	25	25		13.13	11.87
	8. 医务部		830	830	0	53.55	776.45
8.1	医疗责任险	医疗责任险 80 万元	80	80		0	80

续表

序号	项目	填报说明	202× 年归口预算	使用方向		本年全年预计执行	增减额
				本部	分院		
8.2	其他支出	对口支援 400 万元，社区办医联体建设 100 万元，突发公卫医院支出部分 60 万元；病历数字化服务 70 万元	630	630		–	–
8.3	差旅费	赴医联体合作单位及对口支援单位差旅费 18 万元	30	30		25.89	4.11
8.4	其他商品和服务支出	医务部妇幼产儿检查费 60 万元	60	60		0	60
8.5	委托业务费	医疗争议律师费 30 万元	30	30		4.05	25.95
9. 综合办			2800.16	173.16	2627	214.4	2585.76
9.1	办公费	综合办各类报纸、刊物、邮寄费 20 万元	25	25		21.75	3.25
9.2	邮电费	综合办工作手机充值 17 万元	17	17		15.96	1.04
9.3	委托业务费	非医事法律顾问费	18	18		20	–2
9.4	印刷费	综合办院刊设计印刷 12 万元、后保报护理 0.51 万元、质控 0.65 万元	13.16	13.16		9.72	3.44
9.5	其他商品和服务支出	宣传费	200		200	146.97	53.03
9.6	其他商品和服务支出	医院美工服务（零星制作）；医院导视系统升级改造 100 万元、文化装饰 2000 万元	2100	100	2000	0	2100

续表

序号	项目	填报说明	202× 年归口预算	使用方向		本年全年预计执行	增减额
				本部	分院		
9.7	其他商品和服务支出	新院区一二三级标识	427		427	0	427
10. 科培部			2192	2192	0	1579.21	612.79
10.1	租赁费	科培 210 万元	210	210		38.12	171.88
10.2	人员培训支出	科培部 1620 万元（培训进修 265 万元、继续教育 60 万元；培训讲座 10 万元；研究生补贴 32 万元、规培绩效补助、保险、住宿补贴 908 万元、护培补贴 345 万元）、质控 2 万元	1622	1622		1514.63	107.37
10.3	科研支出	科研经费、重点学科经费匹配、资助 300 万元	300	300		0	300
10.4	其他商品和服务支出	团体会费 15 万元、版面费 30 万元	45	45		26.47	18.53
10.5	印刷费	资料印刷费	3	3			3
10.6	其他商品和服务支出	专利代理费 20 万元；宿舍第三方管理费 30 万元；技能中心模具修复或增购 2 万元	52	52			52
11. 药剂科			43 400	43 400	0	41 286.11	2113.89
11.1	氧气费		400	400		353.56	46.44

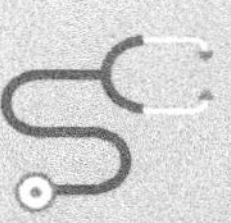

续表

序号	项目	填报说明	202× 年归口预算	使用方向		本年全年预计执行	增减额
				本部	分院		
11.2	药品费	药剂科报 46 000 万元。本年 1—9 月药占比 26.57%，根据 16.15 亿元医疗收入测算 202× 年药品费 43 000 万元；根据药剂科报的药品费测算药占比 28.48%	43 000	43 000		40 932.55	2067.45
12. 输血科			726	726	0	525.89	200.11
12.1	血费	本部 726.2 万元	726	726		525.89	200.11
13. 设备科			31 370	31 350	20	29 630.88	1739.12
13.1	其他卫生材料费	设备科报 38 000 万元（本部 33 000 万元、分院 5000 万元）；本年 9 月百元医疗收入（不含材料）为 33 元。	30 000	30 000		29 382.08	617.92
13.2	劳务费	设备科专家评审费 10 万元	10	10		0.01	9.99
13.3	其他商品和服务支出	设备科计量测定 60 万元（本部 40 万元、分院 20 万元）	60	40	20	6.79	53.21
13.4	专用设备维修费	设备科（政采 800 万元，非政采 500 万元）	1300	1300		242	1058
14. 信息中心			559	309	250	264.01	294.99

续表

序号	项目	填报说明	202× 年归口预算	使用方向		本年全年预计执行	增减额
				本部	分院		
14.1	信息化建设耗材	信息中心报全院工作站电脑、打印、复印机等维护维修及耗材 236 万元	236	186	50	178.12	57.88
14.2	信息网络运行维护	年度维护费 10 万元、PACS 系统年度维护费 22 万元、HIS 系统年度维护费 34 万元，分院光纤租赁费 200 万元	323	123	200	85.89	237.11
15. 后保部			16 084.95	9580.95	6504	5879.68	9805.27
15.1	其他材料及低值易耗品	后保部报本部和分院 1895 万元	1895	1895	0	1686.12	208.88
15.2	水费	后保部报本部 270 万元、分院水电气 1600 万元，按照本部水电气占比分摊的水费为 286 万元	556	270	286	161.33	394.67
15.3	电费	后保部报本部 1000 万元、分院分摊 1060 万元	2060	1000	1060	836.25	1223.75
15.4	气费	后保部报本部 240 万元、分院分摊 254 万元	494	240	254	216.63	277.37
15.5	物业管理	后保部报本部 1445 万元和分院 1540 万元（安保、绿化、清洁如生活垃圾处置、清洁费等）	2985	1445	1540	983.49	2001.51

续表

序号	项目	填报说明	202× 年归口预算	使用方向		本年全年预计执行	增减额
				本部	分院		
15.6	邮电费	后保部报本部通信费 45 万元、分院通信费 180 万元	225	45	180	25.03	199.97
15.7	其他商品和服务支出	后保部租赁费 35 万元	35	35		16.80	18.20
15.8	其他商品和服务支出	洗涤费、污水处理站运维、医疗废物处置	1264	695	569	290.55	973.45
15.9	其他支出	分院食堂支出	400		400	–	–
15.10	委托业务费	设计费、服务费等	120	120		57.73	62.27
15.11	公务出行租车费		100	100		0	100
15.12	车辆运行维护费	公务用车运行维护费（一般公务用车）；其他交通工具运行维护费（针对特种车辆）	53.95	53.95		23.29	30.66
15.13	房屋建筑物及其他维修费	综合办本部会议室设备维护 4 万元、后保部报本部 3678.24 万元、分院 2215 万元	5897	3682	2215	1582.45	4314.55
16. 财务部			16 045.90	12 685.90	3360	10 131.12	5914.78

续表

序号	项目	填报说明	202× 年归口预算	使用方向		本年全年预计执行	增减额
				本部	分院		
16.1	住房公积金	公积金编内 2562 万元 + 编外 2438 万元（以本年 1—9 月公积金医院缴纳 2800 万元，预计全年 3700 万元，202× 年预算 5000 万元）	5000	5000		3646.72	1353.28
16.2	公务接待费	根据本年预算填报	7.9	7.9		6.44	1.46
16.3	工会经费	工会经费 =（人员支出 − 社会保障费）× 2%	1400	1400		918.33	481.67
16.4	累计折旧	本年全年预计累计折旧 4800 万元，加投入的 15 000 万元设备款按 5 年计提折旧，202× 年累计折旧预算金额为 7800 万元	7800	4800	3000	4735.03	3064.97
16.5	累计摊销	按照本年全年预计固定资产计算	200	100	100	66.36	133.64
16.6	委托业务费	资产评估费	35	35		34.09	0.91
16.7	印刷费	零星印刷费	3	3		0	3
16.8	其他支出	食堂支出本部 1340 万元，分院 260 万元	1600	1340	260	724.15	875.85

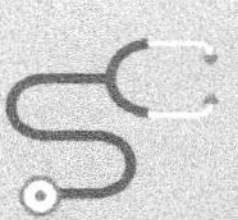

现对 202× 年部门预算编制作补充说明（表 6-15）。

表 6-15　医院 202× 年部门预算编制补充说明　（单位：万元）

项目支出			金额	备注
人员经费	基本工资	编内增加 300 人	1497.62	
		编外增加 600 人	2096.74	
	绩效	编内增加 300 人	6105	
		编外增加 600 人	4620	
	住房公积金		1300	
人员经费增加导致运行成本增加			15 620	
项目支出	固定资产折旧		3000	本年全年预计累计折旧 4800 万元，加投入的 15 000 万元设备款按 5 年计提折旧，202× 年累计折旧预算金额为 7800 万元，比本年增加 3000 万元
	文化装饰		2000	综合办报
	维修费	专业设备维修	5600	202× 年各科室申报预算 7520 万元，本年预计完成 1910 万元，增加 5600 万元
		网络信息系统运维费		
		房屋建筑物及其他维修		
项目支出增加导致运行成本增加			10 600	
合计			26 220	

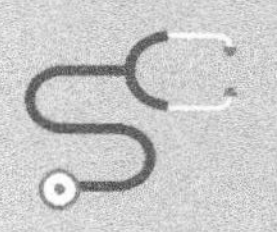

根据医院业务实际情况，现对 202× 年医院各部门上报的预算做相应调整（表 6-16、表 6-17）。

表 6-16　医院 202× 年人力资源部预算编制调整事项说明　（单位：万元）

序号	项目	测算说明 编外绩效按照实际水平发放	202× 年预算金额	人力资源部填报说明 （新增 900 人按照半年计算）	调整后 202× 年预算	差额
1. 人力资源部			62 601		73 262	10 661
1.1	基本工资	编内（1120 人 +300 人）×3782 元 ×110%×12 月 =7089 万元	7089	编内 1120 人 ×3782 元 ×110%×12 月 +300 人 ×2500 元 ×110%×6 月 =6086.31 万元	6086.31	−1002.69
1.2	津贴补贴	编内（1120 人 +300 人）×118 元 ×12 月 =201 万元	201	编内 1120 人 ×118 元 ×12 月 +300×118 元 ×6 月 =179.83 万元	179.83	−21.17
1.3	绩效工资	编内按本年人均 18.5 万元 / 年，10% 增长率，测算 202× 年人均 20.35 万元 / 年，20.35 万元 ×1420 人 =28 897 万元（科培学术年会奖励等纳入绩效总控，不再单独预算）	28 897	编内按本年人均 18.5 万元 / 年，10% 增长率，测算 202× 年人均 20.35 万元 / 年，20.35 万元 ×1120 人 +20.35 万元 ×300/2=25 844.5 万元	25 844.5	−3052.5
1.4	其他人员支出	编外基本工资 1450 人 ×2247 元 ×110%×12 月 +600 人 ×2247 元 ×110%×12 月 ×70%=5554 万元；津贴补贴 2050 人 ×118 元 ×12 月 =290 万元；绩效 1450 人 ×11 万元 +600 人 ×11 万元 ×70%=20 570 万元	26 414	编外基本工资 1450 人 ×2247 元 ×110%×12 月 +600 人 ×2500 元 ×110%×6 月 =5291 万元；津贴补贴 1450 人 ×118 元 ×12 月 +600 人 ×118 元 ×6 月 =247.8 万元；绩效 1450 人 ×20.35 万元 +600 人 ×20.35/2=35 612.5 万元（人力资源部报）	41 151.3	14 737.3

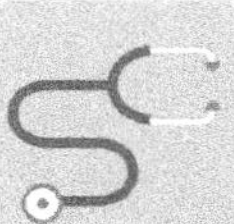

表 6-17　医院 202× 年药品和卫生材料预算编制调整事项说明　（单位：万元）

序号	项目	财务测算说明	202× 年预算金额	科室填报说明	调整后 202× 年预算申报	差额
1. 药剂科			43 400	药剂科填报说明	46 400	3000
1.1	氧气费		400		400	0
1.2	药品费	药剂科报 46 000 万元。本年 1—9 月药占比 26.57%，根据 16.15 亿元医疗收入测算 202× 年药品费 43 000 万元；根据药剂科报的药品费测算药占比 28.48%	43 000	鉴于 202× 年底分院医院启用，新医院应储备相应数量的基数药品，经测算药品采购需要 46 000 万元	46 000	3000
2. 设备科			30 000	设备科填报说明	38 000	8000
2.1	其他卫生材料费	设备科报 38 000 万元（本部 33 000 万元、分院 5000 万元）；本年 9 月百元医疗收入（不含药品收入）消耗卫生材料费 25.7 元，测算 202× 年卫生材料费 31 000 万元，根据上报卫生材料测算的百元医疗收入消耗卫生材料费为 33 元	30 000	（1）本部本年 1—7 月卫生材料费 1.76 亿元，测算出本年卫生材料费约为 3.02 亿元，作为本部 202× 年卫生材料费预算基数 （2）本年 1—7 月医疗收入增幅 17.44%；百元医疗收入消耗卫生材料费 25.76 元，增幅 4.56%。经分析 202× 年卫生材料费预算可维持本年预算填报时的增长水平 10%	33 000	3000
				考虑到分院 202× 年 10 月开业，不可能饱负荷运行，经分析按 80% 折算	5000	5000

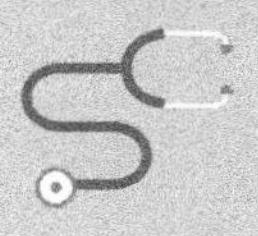

（三）202× 年部门预算编制（资本性支出情况）

见表 6-18。

表 6-18　医院 202× 年资本性支出预算

（单位：万元）

序号	项目	填报说明	202× 年归口预算	资金来源		使用方向		上一年预算
				自有资金	财政资金	本部	分部	
合计		资本性支出	134 093	29 326	104 767	29 346	104 747	107 780
1. 设备科			72 400	10 000	62 400	10 000	62 400	54 052
1.1	专用设备购置	本部 1 亿元，分院 6.24 亿元；设备科报全部政采 6.5 亿元（本部 10 000 万元，分院 55 000 万元）	72 400	10 000	62 400	10 000	62 400	54 052
2. 信息中心、门诊办			16 302	6302	10 000	6302	10 000	9734
2.1	信息化建设设备	开办费本部 1742 万元、分院 1 亿元。信息中心报 3480 万元（本部 800 万元、分院 2680 万元），政采 3402 万元（本部平板式微型计算机 1.1 万元；分院排队叫号系统硬件 500 万元、数字化手术间 1200 万元，数字照相机、照相机镜头、摄像机、摄像机器材、图形工作站、专业监听耳机、蓝光刻录机等 37.75 万元；分院加本部台式计算机 1000 万元，打印设备、复印机、投影仪、传真机、扫描仪等 741.24 万元）	11 742	1742	10 000	1742	10 000	5632
2.2	信息网络软件购置	信息中心报 710 万元（本部患者随访软件 80 万元、多学科联合门诊软件 50 万元、社区双向转诊软件 50 万元、实名就诊系统 100 万元、患者流量监测系统 200 万元、投诉管理系统 80 万元、门诊医疗专用语音录入系统 50 万元、门诊患者病种管理系统 100 万元、排版软件 0.32 万元） 门诊办报 3850 万元（集中预约系统 1000 万元、门诊医疗语音录入系统 250 万元，门诊数据共享平台 2000 万元、门诊电子病历质控系统 100 万元、号源管理系统 100 万元等）	4560	4560	–	4560	–	4102

续表

序号	项目	填报说明	202× 年归口预算	资金来源		使用方向		上一年预算
				自有资金	财政资金	本部	分部	
3. 后保部、综合办			20 748	10 748	10 000	10 448	10 300	494
3.1	通用设备及家具	开办费本部 2948 万元、分院 1 亿元。各部门报 3345 万元，其中：综合办采购分院会议室音响设备及配备 LED 屏 255 万元 + 本部会议室设备采购 20 万元；科培部图书、期刊、数据库 12 万元；党办图书 4 万元；后保部报本部 248 万元，分院 2805 万元	12 948	2849	10 000	2948	10 000	374
3.2	购买救护车及大中型客车	4 辆救护车（4×45 万元），2 辆大中型客车（2×60 万元）	300	300			300	120
3.3	××× 地块购置	后保部填报	3500	3500		3500		0
3.4	购买 ×× 宾馆	后保部填报	4000	4000		4000		0
4. 建设办			24 643	2276	22 367	2596	22 047	43 500
4.1	医疗综合大楼项目尾款	建设办填报	2276	2276		2276		2100
4.2	分院医院项目（申报财政）	建设办填报	22 047		22 047		22 047	41 400
4.3	1 号楼项目维修改造项目	去年 10 月 16 日建设办报 320 万元	320		320	320		700

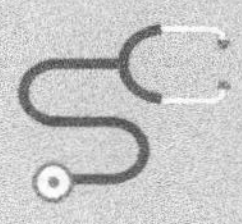

（四）202× 年部门预算编制（财政补助经费）

见表 6-19。

表 6-19　医院 202× 年财政补助经费预算

（单位：万元）

序号	项目	填报说明	202× 年归口预算（预计）	使用方向		上一年预计完成情况	增减额
				本部	分部		
4.1	重点学科发展及质量控制项目	重点学科发展经费，责任科室：心内、皮肤、科培；质量控制经费 60 万元，责任科室：质控部	162	162		162	0
4.2	医院药品管理成本补偿项目	责任科室：财务部	19	19		19	0
4.3	对口支援项目	责任科室：医务部	20	20		20	0
4.4	区域卫生计生专网运行维护项目	责任科室：信息中心	5	5		5	0
4.5	党员学习教育培训项目	责任科室：党办	8.39	8.39		8.39	0

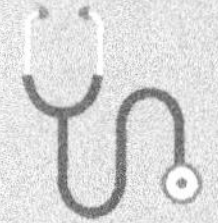

实操案例 40

医院预算绩效管理实务

（一）医院预算绩效管理的要求

公立医院绩效考核不断深入细化要求公立医院由粗放型转向精细化发展，加强公立医院预算绩效考核势在必行。预算绩效考核的目的是健全激励约束机制，使得预算安排与绩效考核结果挂钩，实现预算和绩效一体化，做到花钱必问效、无效必问责，从而提升预算管理水平和政策实施效果。预算绩效考核是对预算执行结果的认可过程，有利于确保预算绩效目标与医院战略目标发展相一致。

医院预算绩效管理按照“目标管理、绩效导向、落实责任、信息公开”的原则建立健全预算绩效管理体系，包括预算绩效目标管理模块、预算绩效运行监控模块、预算绩效评价管理模块和预算绩效评价结果应用模块。目标管理原则是指以绩效目标为核心，开展各项预算管理活动；绩效导向原则是指充分发挥绩效的导向作用，开展预算管理工作；落实责任原则是指落实责任追究制，细化绩效责任，实现绩效问责；信息公开原则是指主动接受社会监督，以有效避免各类违法违规行为发生。预算绩效管理要建立“预算编制有目标、预算执行有监控、预算完成有评价、评价结果有反馈、反馈结果有应用”的全过程预算绩效管理机制。

（二）预算绩效考核存在的问题

目前医院预算绩效考核主要存在以下问题：预算考核指标设置单一、不合理，未建立全面、有效的预算考核指标体系；由于评价指标的不全面导致预算评价缺乏落脚点；预算绩效激励和刚性约束不强，公立医院普遍存在“重支出、轻绩效”问题，预算评价与考核环节缺失，评价结果无法反馈，预算考核流于形式，使得反馈结果难以充分运用，全面预算管理流程难以形成闭环，削弱了预算管理的刚性和严肃性，预算的激励作用也难以体现。

（三）改进措施

1. 围绕战略发展定位，确定预算绩效目标

编制年度预算时，强化绩效目标约束，制订内容可拆解、指标可量化、结果可评价的绩效目标，并将绩效目标作为预算安排的前置条件，嵌入预算绩效管理全过程。制订绩效目标时需注意：遵循定性与定量相结合、财务指标与非财务指标相结合的实施原则；考虑医保支付方式改革、突发公共卫生事件等外部和宏观环境对业务运营的影响；坚持财务、业务流程、学习成长、公益性等多维度评价的实施路径。

预算绩效目标经预算管理委员会最终核准后及时下达具体执行科室，执行科室要对预算绩效目标进行二次细化，形成更具体的预算绩效目标，并拆解到人、考核到人，形成“千斤重担人人挑、人人肩上有指标”的责任意识，激发全员深度参与预算编制和预

算绩效评价的热情。

2. 强化运行过程监督，确保预算绩效目标不偏离

对公立医院预算管理的外部监督早已不再局限于财政资金，绩效运行监控力度不断加大，在监控范围上包括医院自有资金和财政资金，在监控方式上通过预算管理一体化信息系统线上实时监控，对于执行进度、绩效目标实现程度不符的，给予红灯、黄灯预警，在监控内容上包括了预算执行进度和绩效目标实现程度。

医院内部监督要求预算绩效管理的监督主体、执行主体和考核主体三者协同配合，发挥全过程协同效应。预算执行主体为预算执行的具体科室，执行科室应定期开展常态化预算执行分析工作，全面分析各项预算指标的执行情况，就执行差异“把脉问诊”，作出科学解释并“对症下药”，通过问题实时纠偏的方式，确保预算绩效目标不走偏。预算监督主体要加强预算执行进度和绩效目标实现程度“双监控”，实时掌握重点项目绩效目标进展、重大资金支出进度等，保持“执纪问责”高压态势，提高资金使用的效益和质量。考核主体依据各执行主体的预算绩效执行效率和质量“论功行赏”，将绩效评价结果作为衡量部门工作成效的重要标准，严格做到奖惩分明、赏罚有度，充分发挥绩效考核的激励兑现作用。

在预算执行过程中应开展常态化预算执行分析，建立定期通报分析机制，做好月度、季度、年度的预算执行分析，不同周期的预算分析形式和侧重点各有不同。预算执行主体还是监督和考核主体都要开展相应层次的预算分析，建立专人专岗负责制。通过预算分析找到执行差异的原因作出科学解释并对症下药，实时纠偏。对执行进度缓慢的项目和重点项目要重点关注，提高效率和质量。

3. 科学化开展预算绩效考核与评价

预算绩效考核与评价是连接预算目标与预算完成情况的重要环节，选取合理的绩效考核指标，搭建符合医院实际的预算绩效考核体系，对医院预算进行客观考核与评价，充分发挥预算绩效考评“指挥棒”作用。

（1）多维指标体系　绩效考核评价应首先建立多维度的指标体系，从完成度、质量、时效、成本、效益等多个维度进行考核，避免“预算执行率”一刀切的指标体系，满足考核对象全方位、全过程的考核要求。指标体系应采用共性指标和个性指标相结合的方式，共性指标（如预算执行率、预算调整率）等；重点关注项目，尤其是大型项目资金使用，可以从预期目标完成情况、完成质量、及时性和项目完成后的社会效益和经济效益等方面设计具体的个性评价指标，同时注意定量指标和定性指标相结合。

（2）分类评价机制　评价时由于预算支出类型差异较大，将预算项目分为医院日常类项目和资本性项目进行分类评价，项目分类不同，考评侧重点不同。例如，对医院资本性项目，医院新采购的大型医疗设备必须进行定量指标和个性指标的评价。而对医院日常类的一般项目，仅采用共性指标评价就可以。

（3）分级考核机制　在指标体系和评价机制的支撑下，应建立分级考核机制。考核

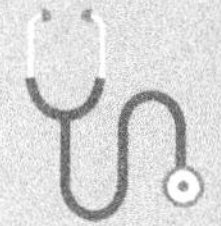

时采用预算项目考核、预算归口部门考核等多种分级考核机制。预算绩效考核与评价可考虑引入第三方评估机构，能够减少或避免仅由医院预算绩效归口管理部门进行预算绩效评价所带来的争议，提高医院的决策水平。

4. 强化预算绩效评价结果应用

预算绩效考核需健全激励约束机制，将考核结果与绩效挂钩，解决“预算评价”与“绩效考核”两张皮的现象，做到花钱必问效、无效必问责。

如为加强预算与绩效的关联性，提出一种基于不对称信息条件下提升预算真实性的报酬计算模型，超预算目标按 80% 奖励，少报则按 60% 惩罚。预算责任人奖励绩效 =0.8×（实际完成数 – 下达预算目标值）+0.6（自报预算数 – 实际完成数）。例如，某科室某预算项目 20×× 年自报预算数是 160 万元，医院要求完成预算目标值是 160 万元，最终下达预算数为 160 万元，该科室实际完成 180 万元，科室可得奖励 =0.8×（180–160）+0.6×（160–180）=4 万元。

附

财政资金预算执行进度表示例

20×× 年一季度财政资金预算执行进度表

<table>
<tr><th colspan="17">归口管理部门</th></tr>
<tr><th rowspan="2">序号</th><th rowspan="2">项目名称</th><th rowspan="2">预算安排年度</th><th colspan="2">资金总额</th><th colspan="2">采购标志</th><th rowspan="2">项目负责人</th><th rowspan="2">预算编码</th><th rowspan="2">已支付</th><th rowspan="2">未支付</th><th rowspan="2">执行率</th><th rowspan="2">执行进度分析</th><th colspan="3">付款进度安排</th></tr>
<tr><th>财政</th><th>自有</th><th>政采项目</th><th>非政采项目</th><th>4月</th><th>5月</th><th>6月</th></tr>
<tr><td>合计</td><td></td><td></td><td></td><td></td><td></td><td></td><td></td><td></td><td></td><td></td><td></td><td></td><td></td><td></td><td></td></tr>
<tr><td>1</td><td></td><td></td><td></td><td></td><td></td><td></td><td></td><td></td><td></td><td></td><td></td><td>a. 实施进度
b. 问题
c. 原因
d. 改进方式</td><td></td><td></td><td></td></tr>
<tr><td colspan="16">……</td></tr>
</table>

实操案例41

信息化下的全面预算管理

（一）背景

某医院已经具备了一定的预算管理基础，建立了预算管理组织架构并制订了相应的管理制度。对医院大额资金支出如基建项目、设备购置、大型修缮、人员经费等建立了从预算编制到付款的一系列业务流程。但预算管理的约束力度、信息化手段、绩效考核等还存在不足，影响了医院预算管理的效果。

（二）问题分析

医院对照《关于印发公立医院全面预算管理制度实施办法的通知》（国卫财务发〔2020〕30号）的要求，查找不足，发现下列问题。

1. 预算管理体系不够健全

医院建立了由全面预算管理委员会、全面预算管理办公室、预算归口管理部门和预算科室组成的全面预算管理组织体系，但现有预算管理制度没有完全细化至预算业务的各个方面、各个流程。

2. 预算与战略目标存在脱节

按照预算战略性原则，应以战略发展规划为导向，根据年度计划目标合理配置资源。而现实中医院制订了战略目标，但各科室是按照现有资源配置情况制订相应预算目标，医院目标与科室目标存在脱节的情况，预算在资源配置中作用有限。

3. 资源配置有效性有待提高

实际工作中基建项目、大型修缮、专业设备、临时性人员补贴等项目预算占用医院大量预算额度。由于前期论证不充分，导致执行时与预算偏差较大。归口部门预算调整不及时，占用预算资源，影响资金资源配置效率。

4. 预算工作缺乏信息技术支撑不足

医院现预算编制、调整、分析等各环节采用电子表格和纸质件结合的方式，现有预算软件仅供财务人员使用且需手工导入表格，信息化程度低，因未对接其他医院其他系统，存在信息孤岛，严重影响预算管理的效率。

5. 预算约束力不强

在预算编制环节，为防止预算不足，归口部门存在通过多报或汇总上报的方式占用医院预算额度的情况，导致预算控制不严，存在部门间预算相互挤占的现象。

6. 预算绩效考核力度和应用不足

预算考核制度缺乏具体的考核方案及考核标准，未能实现预算执行情况和绩效考核挂钩，全过程预算绩效管理机制不健全，考核流于形式。

7. 预算管理中专家作用发挥不足

医院建立了评审专家库，但在实际工作中常出现项目通过在前，专家意见补充在后

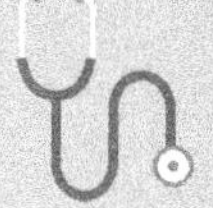

的情况且由于制订的专家评审内容没有细化和标准化，不同类型项目的评审内容没有区分，专家作用发挥不足。

（三）实施方案及关键点

1. 总体设计

预算管理软件的本质是预算管理理念、方法的信息化表达，是预算管理的必要工具和依托。重建预算管理信息系统就是要将预算管理的规则、理念和方法融入信息化建设中。新的全面预算管理体系要将医院战略规划与全面预算管理有机结合，纵向注重战略的落地执行。同时以业财融合为核心，通过预算管理软件实现对预算从编制到执行、从调整到控制、从分析到考核的全过程闭环管理；通过与其他系统的互联互通和高效集成，在数据治理整合的基础上，使全面预算管理有实实在在的抓手，以此全面提升医院预算管理工作的效率和价值。

2. 健全预算管理制度

结合医院实际情况，完善预算管理制度，对预算编制、执行和监控、预算调整、决算、绩效评价与考核应用明确具体流程和制度。为实现信息系统的控制，将具体流程的关键控制角色和控制点嵌入系统控制中。例如，下面的预算调整流程中，关键是审核点需要对相应岗位赋予一定的审批权限（图 6-5）。

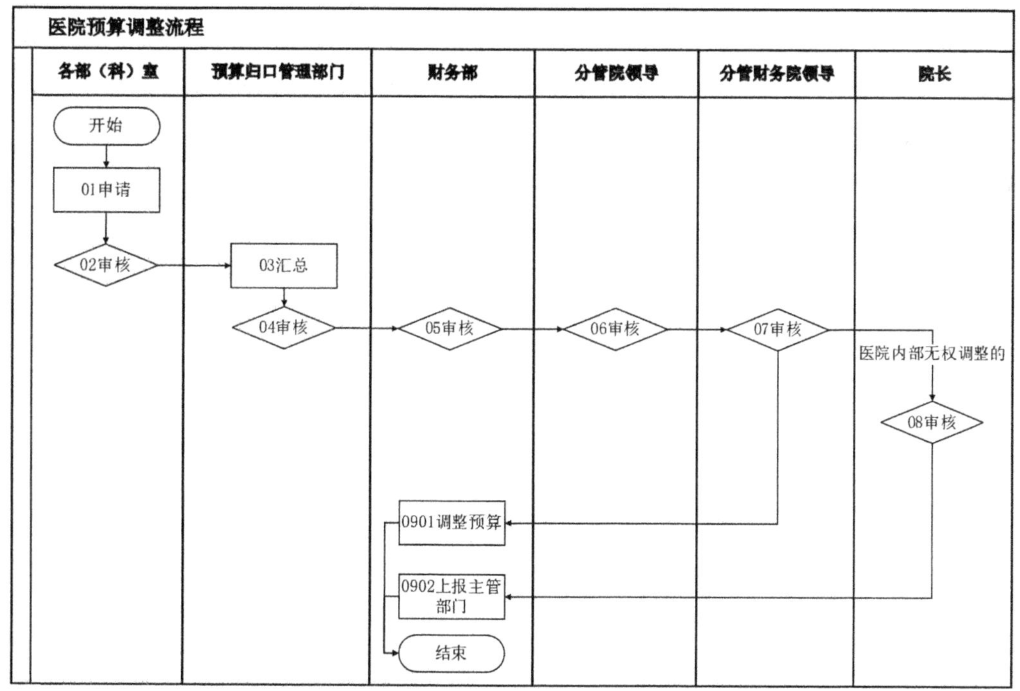

图 6-5　预算调整流程图

3. 系统互联互通

预算系统与医院其他业务系统和财务软件的互联互通直接决定了预算工作的效率。其中数据治理和整合是信息系统互通的重要基础，主要包括：一是集成和提取预算历史数据、相关的实际业务数据和财务数据，保证了数据的协同性。二是与 HIS、运营、会计、报销等系统实现数据对接和交换，保证数据的一致性。例如，需将各系统的科室字典与预算系统的科室字典做对照，收入数据需统一为记账收入或结算收入，确保提取数据的口径一致。三是完善预算编制、分析、考核、绩效指标体系，在系统中设置自动化辅助分析决策功能、预警功能、考核反馈提醒功能，帮助预算编制部门和预算管理办公室动态了解预算执行进展，及时分析和采取措施。四是逐步实现从财务预决算到部门预决算的打通，提高预算部门的工作效率。

通过数据整合，预算系统与采购系统、物流系统、保障系统、资金管理系统等业务系统全面打通，实现了预算占用、预算执行、预算核销等的闭环管理。例如，报销系统能回写预算管理模块，生成预算执行明细表、汇总计算出预算执行报表。

4. 权限设置实现权责对等

按照全院全员参与的要求，梳理医院所有的科室字典，明确医院三级预算管理的组织体系和相应角色。通过预算管理角色和权限的设置落实预算的归口管理和分级管控，实现权责对等，落实好内控管理。

院级层面角色为预算管理委员会和预算管理办公室（财务部）。预算管理委员会负责审议医院预算管理制度、预算方案和预算调整方案、预算编制和执行中的重大问题、预算执行报告、决算报告等预算管理工作中的重大事项，预算管理委员会拥有院内最高审批权限。全面预算管理办公室（财务部）负责拟定各项预算管理制度，组织、指导预算归口管理部门和相关预算科室编制预算，整体协调和平衡，汇总编制、监督预算执行情况并编制报告，开展预算绩效考核评价及编制报告等。

预算归口管理部门主要为各职能部门，负责牵头会同预算科室编制归口收入、支出预算，监督和分析归口收入、支出的预算执行情况，在预算管理中起到承上启下的关键作用。

预算科室包括医院所有临床、医技等科室及行政后勤等全部预算责任单元，是全面预算管理执行层。预算科室负责计划、执行、控制和分析，是预算管理的最小单元。

5. 梳理业务事项、预算项目和会计科目

预算编制对预算业务科室和归口部门来说较为复杂和专业，导致预算编制容易出现各类错误。而传统的电子表格或纸质件的提交预算的方式，对于归口管理部门和财务部来说，数据整理工作繁杂且不便于资料留档。因此，预算系统需要提供一个规范、统一的预算编报模板，具备数据向上汇总和向下钻取的功能，同时对预算编制的过程进行系统留痕。为实现这一管理要求，财务部将医院预算的所有经济事项进行梳理，建立预算事项与会计科目的对照关系，内置预算支出的具体标准，由此大大简化了预算编制流

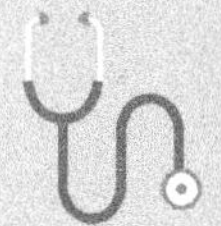

程，同时便于科室查看预算执行情况，也实现了业务与预算相互融合。

同时预算系统支持从科室、预算指标、项目等不同维度进行预算执行的查询和分析，可与支出控制及确认情况实施联动，支持图形、表格、文字等多种形式呈现。

6. 充分发挥专家论证的作用

医院应当对新增支出项目的合理性和测算依据的科学性等问题进行论证审议，将预算编制、执行、调整和绩效评价过程中专家论证的环节进行固化，最大限度发挥专家论证的作用。医院业务主管部门应当设立专项资金预算评审专家库。在医院自行组织可行性分析论证的基础上，从专家库中抽取相关专家对医院申报的专项项目预算的合法性、合规性、合理性进行评审，评审意见作为项目入库的重要依据。对重大采购与投资预算应当聘请院外专家参与评审，或者由公正客观的独立第三方评估机构组织论证。

对不同类别的预算和在预算的不同环节，专家论证的内容和侧重点要有差别。例如，在预算编制环节，要对预算的必要性、合理性、可行性、经济效益和绩效目标设置情况进行论证；在预算调整环节，要对调整理由是否充分合理，经济效益变化和影响等作出论证；对设备购置等支出项目，要提交医院装备委员会论证，对大型设备需要提交专门的可行性论证报告。

7. 绩效考核

根据全面预算的绩效性原则，应当建立“预算编制有目标、预算执行有监控、预算完成有评价、评价结果有反馈、反馈结果有应用”的全过程预算绩效管理机制，推进预算效益效果提升。预算绩效考核除了关注执行率外，应该对预算管理部门预算编制规范、科学、可操作性，预算执行的合规性，预算调整的情况，部门参会、分析、改进等方面进行考核打分。预算绩效考核应当区分季度和年度，季度侧重执行率，年度则为综合评价。最后将预算绩效考核的结果进行应用，杜绝流于形式的考核。

（四）实施效果

通过健全预算管理组织机构、完善预算管理制度体系、信息化提升预算管理工作效率，全面预算管理有力支撑了医院战略发展规划和年度目标的推进和落地。预算信息系统的应用，增强了各部门的计划组织和预算管理水平，加强了内部控制，合理控制了财务支出，防范财务风险。全面预算管理形成了“预算编制有目标、预算执行有监控、预算完成有评价、评价结果有反馈、反馈结果有应用”的全过程闭环管理。各预算管理部门的预算工作开展由被动接受转变为主动管理，预算编制质量、预算调整合理性、预算执行情况、预算分析报告质量等不断提升。达到了预算促管控、提高资金使用效率的合理性和有效性的预算管控目标。

第七章

医院成本管控实战

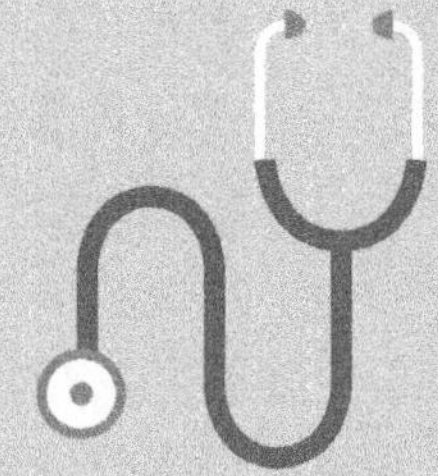

第一节　成本管理概述

成本管理是公立医院运营的“双工具”之一。随着国家医改深入推进，尤其是医保支付方式由按项目支付转变为按 DRG、DIP 支付，医院运营面临较大挑战。在这个过程中开展精细化的成本核算和成本控制是医院提质增效的重要手段。

成本管理是指医院通过成本核算和分析，采取成本控制措施，降低成本的活动。成本管理是由成本核算、成本分析、成本应用（控制）等方面有机组成的体系。《医院财务制度》规定，医院成本管理的目的是全面、真实、准确地反映医院成本信息，强化成本意识，控制医疗成本，提高医院绩效，增强医院在医疗市场中的竞争力。

一、成本管理工作内容及要求

（一）成本管理的工作内容

医院成本管理中成本核算是基础，成本分析是过程，成本控制是核心和目标。医院成本控制管理是运用成本管理的基本原理和方法体系，以优化成本投入、改善成本结构、规避成本风险为主要目的，对医院经营管理活动实行成本管理和控制。因此，医院成本管理的体系应以成本管理的科学性为依据，建立由全员参与的成本控制与管理体系，其中全成本核算与控制是医院运营管理的重要工具和手段。

（二）成本管理的工作要求

在公立医院运营管理视角下，成本管理应做到规范化、精细化、科学化，在经济活动合法合规的前提下，通过运营分析和成本管理提高资源使用效益，坚持成本效率原则，权衡运营成本与运营效率，争取以合理的成本费用获取适宜的运营效率，最终形成

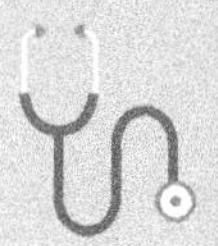

维护公益性、调动积极性、保障可持续的公立医院运行机制（图 7-1）。

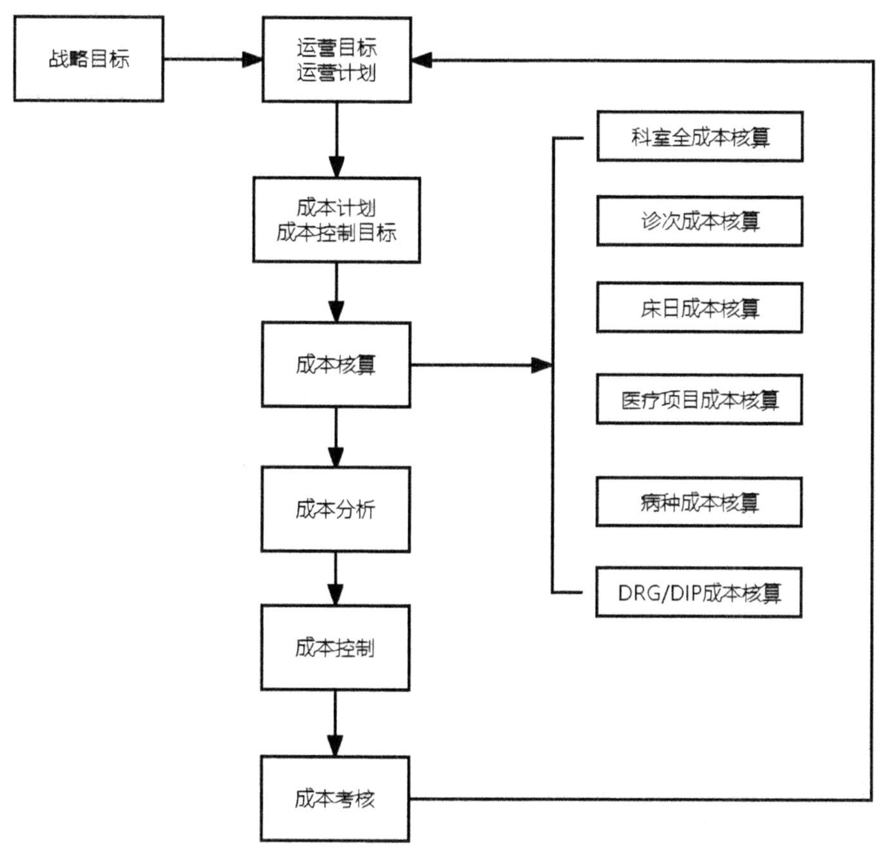

图 7-1　医院成本管理框架

二、健全成本管理组织体系

医院应当成立成本核算工作领导小组，明确承担成本核算工作的职能部门及其工作职责，并根据规模和业务量大小设置成本核算岗位。各部门均应当设立兼职成本核算员，按照成本核算要求，及时、完整报送本部门成本核算相关数据，并确保数据的真实性和准确性，做好本部门成本管理和控制（图 7-2）。

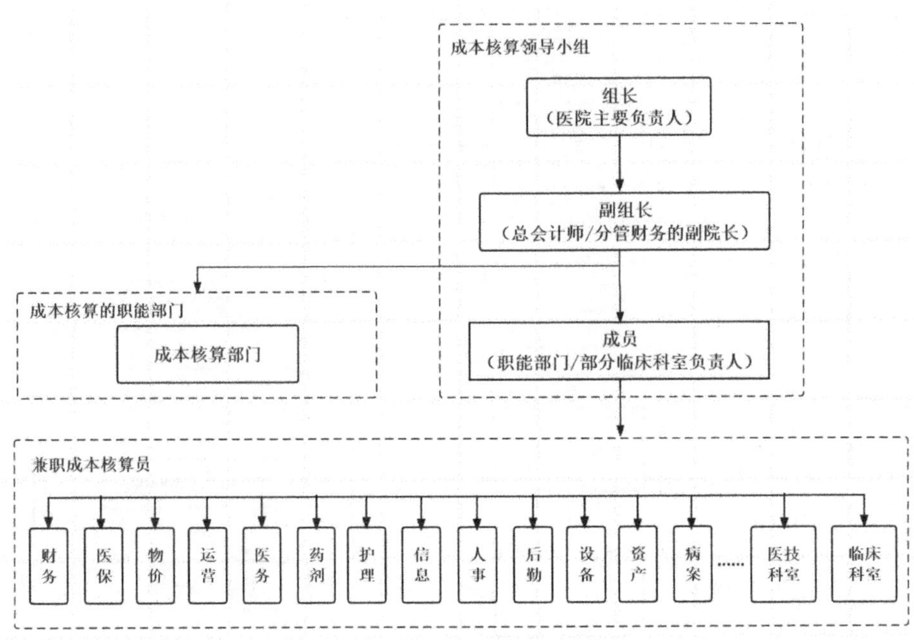

图 7-2　医院成本核算组织结构

医院要统一领导，健全组织机构，明确工作职责，合理划分成本核算单元，确定及规范业务流程，整合医院信息系统，确保以医院成本控制为基础的经济与运营管理，建立一个自下而上、相互配合的以财务成本核算为中心的多层次全成本管理体系。成本管理应建立规范化、精细化、科学化的管理体系，可以从岗位职责、管理制度、业务流程、管理工具、业务表单和管理方案六个维度进行建设（表 7-1）。

表 7-1　成本管理体系

维度	要素
岗位职责	成本核算工作小组 成本核算会计 科室成本核算员
管理制度	成本核算制度 科室成本管理制度 项目成本管理制度 病种成本管理制度 DRG/DIP 成本管理制度 诊次、床日成本管理制度

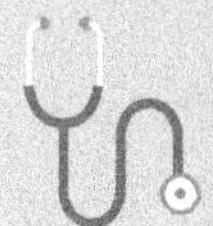

续表

维度	要素
业务流程	建立成本核算单元 成本归集 科室全成本核算 项目成本核算 病种成本核算 DRG/DIP 成本核算 诊次、床日成本核算
管理工具	科室全成本核算 项目成本核算 病种成本核算 DRG/DIP 成本核算 诊次、床日成本核算
业务表单	收入成本收益总表 临床医疗科室收入成本收益明细表 医技科室收入成本收益明细表 医院成本构成表 临床医疗成本构成表 医技科室成本构成表 医辅科室成本构成表 行政后勤科室成本构成表 成本分类分析表 科室成本比较分析汇总表 成本项目比较分析汇总表 医疗成本比较分析表 成本项目分摊汇总表 临床医疗科室收益排名表 医技科室收益排名表
管理方案	医院科室成本管理方案 医院病种成本管理方案 医院后勤成本管理方案（等）

三、开展精细化的成本核算

通过成本核算，可以全面准确反映医院运行的经济成果，通过成本分析和控制，能够提升人员和设备使用效率和效益，减轻患者就医负担。医院要运用现代化的成本管理理念和工具，通过成本管理软件，逐步提升医院成本管理精细化、信息化水平，将成本控制落实到科室、医疗组，甚至到每个主管医师，在医保支付方式改革下，成本核算和控制更是需要落实到 DRG 病组，甚至到具体的病例个案。由此才能使得医院提高运营效率、优化资源配置、强化内部管理，使得有效的医疗资源尽可能地发挥价值。

医院成本核算是指医院对其业务活动中实际发生的各种耗费，按照成本核算对象和成本项目进行归集、分配，计算确定各成本核算对象的总成本、单位成本等，并向有关使用者提供成本信息的活动。根据《公立医院成本核算规范》和《事业单位成本核算具体指引——公立医院》，在成本核算时，要关注基础数据质量，进行数据治理，选择适宜的成本分摊方案。

1. 按照成本核算的不同对象，可分为科室成本、诊次成本、床日成本、医疗服务项目成本、病种成本、按疾病诊断相关分组（diagnosis related groups，DRG）成本。

（1）科室成本核算　是指以科室为核算对象，按照一定流程和方法归集相关费用、计算科室成本的过程。

（2）诊次成本核算　是指以诊次为核算对象，将科室成本进一步分摊到门急诊人次中，计算出诊次成本的过程。采用三级分摊后的临床门急诊科室总成本，计算出诊次成本。

全院平均诊次成本 =（∑ 全院各门急诊科室成本）/ 全院总门急诊人次

某临床科室诊次成本 = 某临床科室门急诊成本 / 该临床科室门急诊人次

（3）床日成本核算　是指以床日为核算对象，将科室成本进一步分摊到住院床日中，计算出床日成本的过程。根据三级分摊后的临床住院科室总成本，计算出床日成本。

全院平均实际占用床日成本 =（∑ 全院各住院科室成本）/ 全院实际占用总床日数

某临床科室实际占用床日成本 = 某临床住院科室成本 / 该临床住院科室实际占用床日数

（4）医疗服务项目成本核算　是指以各科室开展的医疗服务项目为对象，归集和分配各项费用，计算出各项目单位成本的过程。医疗服务项目成本核算对象是指各地医疗服务价格主管部门和卫生健康行政部门、中医药主管部门印发的医疗服务收费项目，不包括药品和可以单独收费的卫生材料。医疗服务项目应当执行国家规范的医疗服务项目名称和编码。医疗服务项目成本核算分两步开展：首先确定医疗服务项目总成本，其次计算单个医疗服务项目成本。应当以临床服务类和医疗技术类科室二级分摊后成本剔除药品成本、单独收费的卫生材料成本作为医疗服务项目总成本，采用作业成本法、成本当量法（当量系数法）、成本比例系数法（参数分配法）等方法计算单个医疗服务项目成本。医院可结合实际探索适当的计算方法。

（5）病种成本核算　是指以病种为核算对象，按照一定流程和方法归集相关费用，计算病种成本的过程。医院开展的病种可参照临床路径和国家推荐病种的有关规定执

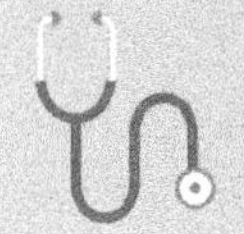

行。病种成本核算方法主要有自上而下法（参数分配法）、自下而上法（项目叠加法）和成本收入比法（服务单元叠加法）。

（6）DRG成本核算　是指以DRG组为核算对象，按照一定流程和方法归集相关费用，计算DRG组成本的过程。DRG成本核算方法主要有自上而下法（参数分配法）、自下而上法（项目叠加法）和成本收入比法（服务单元叠加法）。

2. 按照成本核算的不同目的，医院的成本可分为医疗业务成本、医疗成本、医疗全成本和医院全成本。

（1）医疗业务成本　是指医院业务科室开展医疗服务业务活动发生的各种耗费，不包括医院行政后勤类科室的耗费及财政项目拨款经费、非同级财政拨款项目经费和科教经费形成的各项费用。

医疗业务成本 = 临床服务类科室直接成本 + 医疗技术类科室直接成本 + 医疗辅助类科室直接成本

（2）医疗成本　是指为开展医疗服务业务活动，医院各业务科室、行政后勤类科室发生的各种耗费，不包括财政项目拨款经费、非同级财政拨款项目经费和科教经费形成的各项费用。

医疗成本 = 医疗业务成本 + 行政后勤类科室成本

（3）医疗全成本　是指为开展医疗服务业务活动，医院各部门发生的各种耗费，以及财政项目拨款经费、非同级财政拨款项目经费形成的各项费用。

医疗全成本 = 医疗成本 + 财政项目拨款经费形成的各项费用 + 非同级财政项目拨款经费形成的各项费用

（4）医院全成本　是指医疗全成本的各种耗费，以及科教经费形成的各项费用、资产处置费用、上缴上级费用、对附属单位补助费用、其他费用等各项费用。

医院全成本 = 医疗全成本 + 科教经费形成的各项费用 + 资产处置费用 + 上缴上级费用 + 对附属单位补助费用 + 其他费用等

医院应当根据国家规定的成本核算口径设置成本项目，并对每个成本核算对象按照成本项目进行数据归集。医院成本核算单元应当按照科室单元和服务单元进行设置。成本核算单元是成本核算的基础，根据不同的核算目的和服务性质进行归集和分类。

成本报表是用以反映医院成本构成及其变动情况，考核评价医院运营状况的各种报表及重要事项的说明。对外成本报表的内容至少应当包括：医院各科室的医疗活动费用及其各成本项目金额，医院各临床服务类科室的医疗全成本及其各成本项目金额等。

3. 成本核算是医院开展成本管理的基础，成本核算的准确性和精细化程度直接决定了医院进行成本管理的效果。医院提高成本核算水平可以从以下几方面入手。

（1）提高成本会计业务技能　成本精细化核算对成本会计业务技能和综合素质有较高的要求，成本会计需要具备较强的业务能力，熟悉财务各岗位工作内容，能够较好地与临床科室和职能部门进行沟通协作，了解临床、运营、医保、统计等业务。

（2）明确成本核算单元　医院成本核算单元决定了医院进行成本管理和运营管理的颗粒度。医院应该根据医院的组织架构和业务管理颗粒度设置成本核算单元，成本核算单元应明确层级，可逐级向上汇总，也可向下钻取，最小核算单元可到病区，甚至医疗组，是医院可实现成本归集的最小成本中心。成本核算单元命名要科学、规范、准确，成本核算系统和会计核算系统的成本核算单元应一致，如不一致应做好对应关系。成本核算单元分类层级的划分要客观、合理。成本核算单元的设置应当覆盖医院所有的成本责任单位，以保证每一笔发生的成本都能够直接或者分配计入相应或相关的成本核算单元。在成本核算系统中成本核算单元的编码应按照核算单元的不同类别进行编码，如临床科室以“1”打头，医技科室以“2”打头，医辅科室以“3”打头，行政职能部门以“4”打头；从编码上要能清楚区分科室的性质，如 1001 表示心血管内科，100101 表示心血管内科门诊，100102 表示心血管内科病区，100103 表示心血管内科实验室，同时科室编码要支持继续向下扩展，通过编码明确科室上下层级关系。成本核算单元在设置时要明确其服务对象和边界，如消化内镜中心，其服务对象不光是消化科患者，将其设置在消化内科下就不恰当，消化内镜中心应独立核算，独立设立为成本核算单元。

（3）明确人员、资产归属　医院职工同时在多个院区、门诊和住院部工作，或者多个病区工作是常态。同样的，医疗设备也存在共享共用的情况。在上述情况下，人员和职工的归属是成本核算中常见问题。人员归属可以通过人事考勤数据设置人员在各院区、各病区工作的时间系数，确定各成本单元的人数并据此进行成本分摊，共用的设备也可以通过设置系数来进行成本分摊。但时间系数对很大一部分医院来说实际操作较难，现有的成本核算软件也很难支撑，下面的操作办法也可供参考。例如，大量医师同时在科室的门诊和住院部工作，二者关系密切且涉及面广，给每位医师确定在门诊和住院部工作的时间系数较难操作，但临床科室在一定时期内开设的门诊诊次数相对确定也方便统计。因此，可根据科室开设的门诊诊次确定科室固定在门诊工作的人数，参考科室门诊医师的职称，将人员考勤固定在门诊，由此将这部分人员的人力成本归集在科室的门诊。例如，某医院心血管内科的门诊，固定每周开设 20 个诊次（以每半天开设一个门诊为 1 个诊次），20 个诊次中有主任医师 5 人、副主任医师 10 人、主治医师 5 人，即可固定有 4 人在门诊部工作，选择主任医师 1 人、副主任医师 2 人、主治医师 1 人。

（4）选择合适的成本分摊方法　医院应当按照因果关系，根据“谁受益，谁承担”的原则选择合适的分摊参数进行成本分摊。常见的分摊参数有人员数量、占用面积、收入占比、占用床日、服务量等。例如，车队的成本可以采用内部服务量作为分摊参数，挂号室的成本可以采用门诊人次或者门诊收入作为分摊参数，病案室的成本可以采用出院患者数作为分摊参数，氧气室的成本可以采用内部服务量或者输氧收入作为分摊参数。医技科室的成本优先按照收支配比的原则进行分摊，临床科室按照其对医技科室开单收入的占比承担相应的成本。各类分摊参数应尽量取自医院信息系统，或有归口科室进行报送，特殊情况需要计算。例如，人员数量应取自人事考勤系统，一般以核算期间

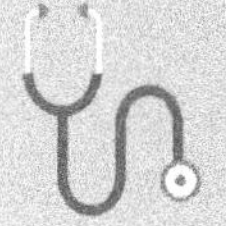

内的平均人员数为依据；多个科室如共同使用空间，应当按照诊室数、床位数、使用时长等参数计算得到每个科室应承担的面积。科室共用床位和护理团队，可按照实际占用床日数进行分配，确定每个科室的护理人员数量，共用发生的水、电、气费、不可计费卫生材料等成本也按照床日数分摊到各个科室。医院的成本分摊参数和方法应当根据业务发展进行调整和优化，既要考虑数据的可获取性和实际的可操作性，也要尽量选择更相关的参数和方案以提高分摊结果的合理性和相关性。

四、加强成本分析

医院成本分析可以以医院的财务报表、成本报表和其他材料为依据，将大量的报表数据转换成决策相关信息，将医院的经济状况与内外部条件相结合，进行综合分析，对医院和科室的财务和运营状况进行科学、合理的分析评价，找到自身的优势和不足，为决策提供支撑。医院应当加强成本数据和分析结果的应用，促进业务管理与经济管理相融合，提升运营管理水平，推进医院高质量发展。医院要结合经济运行等相关信息，开展成本核算结果分析，重点分析成本构成、成本变动的影响因素，制订成本控制措施，提出改进建议。

医院成本分析按照分析目的和要求不同，可分为全面分析、局部分析、专题分析等，实际工作中几种成本分析方法会结合使用（表 7-2）。

表 7-2　按照分析目的和要求不同划分的成本分析方法

成本分析方法	说明
全面分析	全面分析又称综合分析，是对医院收入、成本及收益情况进行综合、全面、系统的分析，以发现成本管理过程重点成果和不足，促进工作改进，一般适用于季度和年度
局部分析	局部分析是对主要问题和主要指标进行具体分析，可以是某个科室或某个成本项目，通过横向或纵向对比，展现近期经济管理的情况
专题分析	专题分析是对重点关注的问题进行具体分析，通过各种具体的成本分析方法进行重点分析

医院成本分析按照指标比较方法不同，可分为比较分析法、结构分析法、趋势分析法、因素分析法等（表 7-3）。

表 7-3　按照指标比较方法不同划分的成本分析方法

成本分析方法	说明
比较分析法	比较分析法是将可比较的指标在时间和空间上进行对比，按指标性质可分为绝对值和相对值的比较，按比较形式可以与上期比较、与预算目标比较、与同类科室横向比较等
结构分析法	结构分析法是分析某项成本指标的各组成部分在总体中所占的比重和变化，在成本分析中经常使用。具体可以分析医院人员经费、卫生材料费、药品费、固定资产折旧、无形资产摊销、提取医疗风险基金、其他商品和服务等成本项目占总成本的比例，以及直接成本和间接成本的比例，固定成本和变动成本的比例，管理费用占总成本的比例，从而找到影响成本的主要因素和关键控制点
趋势分析法	趋势分析法是通过对若干个连续期间数据资料进行分析，分析成本变化的过程和发展趋势，从而发现数据变动的原因、性质、速度等，具体可以有定基分析法和环比分析法
因素分析法	因素分析法是依据分析指标与其影响因素之间的关系，从数量上确定几种相互联系的因素对分析对象影响程度的分析方法，因素分析法最常用在量价关系分析中

医院成本分析的主要内容如表 7-4 所示。

表 7-4　成本分析主要内容

成本分析内容	说明
盈余分析	反映医院除来源于财政项目收支和科教项目收支之外的收支结余水平，体现医院财务状况、医疗支出的节约程度及医院管理水平
收入费用结构分析	反映医院收入费用结构的合理性，使用药品、耗材、检查、化验收入占医疗收入比重，以及人员经费占比、管理费用率等指标
成本管理能力分析	反映医院门诊收入和住院收入耗费的成本水平，使用门诊收入成本率、住院收入成本率、百元收入药品、卫生材料消耗等指标
成本核算单位分析	以成本核算单元进行分析，包括科室全成本核算分析、项目成本分析、病种和 DRG 病组成本分析等
工作效率分析	反映医院的病床、医疗设备利用率及出诊医师的工作效率情况
医疗费用控制分析	反映医院当期医疗费用控制情况及采取的措施。常用指标包括：门诊次均费用、门诊次均药品费用、出院患者例均费用、出院患者例均药品费用

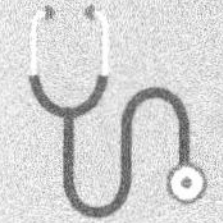

通过对成本核算数据的深入挖掘和分析，充分发挥以数据驱动管理的作用，最终要为临床活动和医院管理提出建议，实现“算为管用，管算结合”。根据成本核算的维度，成本分析应当为科室、医院运营提供决策支撑，如为科室测算保本工作量，帮助科室扭亏提效，提出科室和医院层面的成本控制方向和措施、病种成本优化策略、内部服务项目定价依据等（表 7-5）。

表 7-5　公立医院成本分析报告框架

层级	使用者	周期	目的	主要内容
战略层	医院领导班子	定期（每季度）、需要时	为医院领导班子部署战略规划、经济决策等相关管理活动提供信息的综合报告	医院整体收支情况，特殊事项的影响等
				医院成本预算与差异分析
				业务部门竞争力分析
				成本管理建议等
经营层	职能部门	定期（每季度）、需要时	为职能部门开展管理活动提供相关信息的专项说明	科室预算与差异分析
				项目经济可行性分析
				资产效益分析
				项目、病种成本分析
				人力资源成本分析等
业务层	临床科室、医技科室等	定期（每月）、需要时	为业务部门开展日常活动提供信息，并帮助业务部门实现发展的专项报告	部门核心竞争力分析
				部门收支情况分析
				部门业务流程评价
				部门购置设备、招聘员工、新增床位、新增项目可行性分析等

五、开展成本控制的原则、方法和途径

（一）成本控制原则

医院应当在保证医疗质量和安全的前提下，按照下列原则开展成本控制。

1. 重要性原则

该原则是指选取重要的成本项目、关键的业务环节、金额较大的成本进行管理控制，以少量而关键的成本控制实现对整体的作用。

2. 适应性

该原则是指医院开展成本控制要充分结合自身实际情况，包括宏观环境、战略定位、组织架构、管理模式等，成本控制一定要匹配医院的发展策略。

3. 全员参与

该原则是指成本控制首先应强化成本控制的意识，日常工作的各个环节都需要全员共同参与。

4. 成本效益原则

该原则是指成本控制的收益应大于所付出的代价，这样成本控制工作才能持续开展。

（二）成本控制方法

医院成本控制常用方法主要如下。

1. 标准成本法

该法是指制订成本标准，通过比较实际成本与标准成本的差异，分析差异产生的原因并采取措施。

2. 定额成本法

该法是指制订成本消耗定额，通过比较实际成本与定额成本的差异，分析差异产生的原因并采取措施。

3 目标成本法

该法是指根据医院成本控制、运营管理、预算管理等目标，制订相关成本项目的控制目标，并进行相应的目标分解、追踪、考核评价等工作。

医院开展成本控制不是简单将成本绝对值降低，而是通过事前成本规划、事中成本控制、事后成本分析等方法，通过闭环管理的方式对医院成本进行合理管控，以达到成本最优。

（三）成本控制途径

医院成本控制的主要途径如下。

1. 预算控制

医院在全面预算管理中通过设置成本控制的绝对值和相对值指标，对各项经济活动进行统筹安排，将全部成本均纳入预算，通过预算进行成本控制较为完整、全面。

2. 可行性论证控制

医院的重大经济事项决策需要集体决策审批，通过充分的可行性论证，有效指导经济决策，从而控制成本。

3. 财务审核控制

财务审核费用支出时应严格依据医院相关支出的管理制度，强化内部控制，以此严

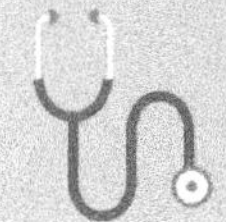

格控制不合理的成本支出。

4. 内部监督控制

医院通过内部审计监督，可以以定期或专项审计、检查等方式对成本支出进行控制和再监督，不断提升成本管理水平。

5. 优化资源配置

医院应当开展专项的成本效益分析，提高设备、人员等利用效率，合理配置资源和控制资源消耗，节约成本。

6. 提升技术和管理水平

医院的成本控制管理水平与医疗技术水平和医院管理水平息息相关，通过提升技术水平，优化流程等可有效降低运行成本。例如，医院通过制订规范的临床路径，明确药品、耗材的使用可有效控制费用。

医院成本控制是对支出活动全过程的控制，支出活动的业务环节包括预算、审核、支付、核算、分析和考核等环节，每个环节都要对成本支出进行控制。成本的控制本质上是合理控制成本的支出和使用，掌握成本支出中的各类风险，通过各个环节的措施进行控制和预防。成本管控涉及医院所有业务活动，需要医院领导层支持并在全院树立成本管控的意识，全员参与，持续跟进。成本管理更是一个 PDCA 的循环过程，从成本核算、成本分析、成本控制到最后的评价考核。医院通过强化成本控制结果的考核评价，建立成本控制评价考核制度，成本控制考核坚持结果导向，将成本控制结果纳入绩效考核评价体系，建立成本控制的激励约束机制，有效促进落实成本控制责任，促进科室积极作为，有效控制成本。

六、基于成本分析的分项目成本控制

医疗成本分析，以财务报表中成本费用明细表为依据，将成本分解到各成本科目，采用结构分析和趋势分析的方法进行。

1. 分析成本总量

分析成本总量的金额变化和趋势是否与对应的收入变化趋势相符。当成本费用的增幅超过收入增幅，甚至成本增加、收入减少时，医院需要引起重视，加强成本控制。

2. 分析成本结构

根据财务报表的七大类成本，分别分析人员经费、卫生材料费、药品费、固定资产折旧、无形资产摊销、其他商品和服务的金额变化和结构占比变化，判断医疗成本变动的主要因素。

3. 分类说明

医院七大类成本的分析和控制思路，每项成本分析均可以专题分析的方式呈现。

（1）人员经费　主要从日常支付的工资绩效、特殊专项支出、人力资源配置来分析。日常支付的工资绩效等要考虑医院职工人数的变化，可以采用因素分析法来进行。基本工资、五险一金、伙食费等相对固定的部分等主要考虑人数变化、工资和五险一金是否调整标准。绩效工资等与医院运营情况关系密切的项目则主要分析这部分人员经费的变化是否是医院运营情况的真实反映。如采用传统收减支模式，那么绩效的变化体现了医院收入的增长或者成本的控制；如采用 RBRVS 的绩效模式，绩效的变化是否体现了医院工作量的变化。通过对绩效支出的分析可以一定程度上反映绩效方案是否合理。医院的人力资源配置方面要关注岗位设置、人员数量、人才梯队结构、职工教育与培训计划等，促进人力资源配置优化，实现对人力成本的合理控制。

（2）卫生材料费　需要从材料的不同类别和不同科室进行分析，重点关注材料的不合理增长。卫生材料的分析重点是高值耗材的消耗，高值耗材支出是否合理与临床诊疗密切相关。理想情况下，临床科室应制订规范的临床路径，根据规定使用相应的高值耗材，而现实情况是病患差异较大，临床路径较难制订和实施，高值耗材的使用存在较大主观不确定性。对财务、运营、材料管理部门来说，需要对科室下达明确的耗占比和高值耗材控制指标，通过按照病种设定消耗上限等方式加以控制，并严格与绩效挂钩，重点应关注科室使用金额前五位或者前十位的高值耗材，结合病种、术式的情况进行分析，如通过同一术式下同类材料的消耗分析，对超额使用的病例做多部门联合点评，以此帮助科室改进。对不可收费材料的分析应具体分析各科室的每床日不可收费卫生材料费，分析类似科室的横向对比和同一科室的趋势变化，为科室确定相应的控制方向和措施。另外，检验试剂支出应与化验收入进行关联分析，类似的还有血费。对总使用金额较高的材料尤其是使用数量较大的材料要关注其单价，医院要通过集采或谈价等方式降低采购单价。卫生材料费是医院成本分析和成本控制的重要内容，越是规模大、CMI 值高的医院，卫生材料的控制越是重要。医院发展新项目和新技术需要使用新材料，而这部分材料单价往往不低，医院需要优化老材料使用，为新技术开展腾挪空间。此外还需要对卫生材料在医院的流转环节进行控制，包括准入、采购、验收、保管、领用、配送、盘点等，进行使用评价和监督控制，确保卫生材料成本科学合理。

（3）药品费　需要关注重点药品的合理和规范使用。药品费较高的科室应做专门的分析，细化到具体的门诊医师和医疗组，设定相应的控制目标。药品成本的控制应关注药品在医院流通的环节，从采购、物流、储存等环节分析药品成本变动的因素。

（4）固定资产折旧和无形资产摊销　一般情况下变化不大，其金额与固定资产和无形资产的新增或减少相关，本项费用一般进行趋势分析。固定资产和无形资产的成本控制主要是通过资产投入环节的可行性论证、采购管理，使用环节的维护保养、调配、共享共用和使用效益的评价监督，以及清查盘点等方式进行管理控制。

（5）提取医疗风险基金　是按照医疗收入的一定比例提取的，主要关注风险基金的使用，也就是医院医疗纠纷的发生和处置情况。医疗纠纷从一定程度上反映了医院的医疗和服务质量，医疗安全是医院发展的底线。

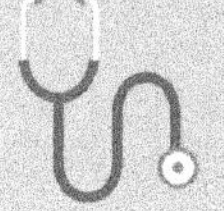

（6）其他商品和服务费　明细科目较多，应分类做分析。办公费、印刷费、邮电费等应对各科室部门做定额控制；水、电、气费等能源消耗，要同时分析单价和用量的变化，采取针对性的控制措施；因公出国（境）费、公务接待费、公务用车费需严格控制，尤其要注意在预算额度内使用；福利费、工会经费等一般根据工资福利费计提，所以应结合计提基数项目进行分析；物业费、安保费等在医院日常开支中的开支较大，大部分医院将这部分业务外包给专业公司，医院在外包的同时要履行监管责任，优化人员配置，尽量节约成本；维修费主要为房屋建筑物维修和设备维修，房屋维修除紧急零星项目外，一般应提前做规划，通过预算加以控制；设备维保费对医院来说是笔不小的开支，尤其是大型设备的维保费较高，这部分维保费往往通过待摊的方式计入医院成本，设备的维保一般与设备的采购关系密切，医院要综合对比，寻求综合最优的方式。

七、本量利分析和应用

医院收益是一个综合性很强的指标，是医院在一定期间内全部业务经济及财务活动和经营管理的结果，最终都在收益上反映出来。公立医院以公益性为前提，在有限的财政补助的情况下，为自身的生存发展，要达到收支平衡。为了对收益进行预测分析，需研究受工作量影响的收益高低的业务收入，运行成本与收益之间的关系。而业务收入和成本、业务量有密切联系，因此就用到了管理会计中的本量利分析。

在运营分析中，本量利分析至关重要，通过对医院和专科层面的本量利分析，明确各科室的保本工作量，给科室运营目标的制订提供方向。本量利分析中医院通过对保本点的研究分析，发现工作量与收入、成本间的关系，确定医疗服务正常开展所达到的保本点业务量和保本收入总额，以进一步确定所必需的目标业务量。

1. 本量利的基本分析模型

医院收支结余 = 业务收入 – 业务支出 = 业务收入 –（变动成本总额 + 固定成本）= 服务量 × 单位收入 – 服务量 × 单位变动成本 – 固定成本总额 = 服务量 ×（单位收入 – 单位变动成本）– 固定成本总额

2. 保本点的概念和计算

当结余为零时，医院就处于保本状态。此时的工作量为保本工作量，此时的收入为保本收入。保本点，又称盈亏平衡点，是指医院在一定时期内实现保本状态时的服务量或收入总额。

$$\text{保本工作量}=\frac{\text{固定成本}}{\text{单位收入}-\text{单位变动成本}}$$

保本收入 = 单位收入 × 保本工作量

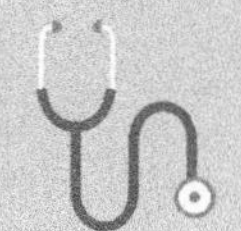

$$保本收入 = \frac{固定成本}{1-变动成本率}$$

具体到医院、科室的门诊和住院：

$$门诊保本工作量 = \frac{门诊固定成本}{门诊患者次均费用 - 门诊单位变动成本}$$

门诊保本收入 = 门诊患者次均费用 × 门诊保本工作量

$$住院保本工作量 = \frac{住院固定成本}{每床日收入 - 每床日单位变动成本}$$

住院保本工作量为保本床日，即一定时期内医院或科室的实际占用床日需要达到的工作量。

住院保本收入 = 每床日收入 × 住院保本床日数

通过住院保本工作量，即保本床日数可以计算出要达到保本，医院或科室每日需要有的在床患者数。

保本在床患者数 = 年保本床日数 ÷365÷ 平均住院日

保本量的计算使医院和科室明确达到保本需要的工作量，从而指导医院和科室确定运营和预算目标。

边际贡献是指收入减去变动成本后的余额。单位边际贡献是指单位收入减去单位变动成本后的余额。

单位边际贡献 = 单位收入 – 单位变动成本

单位边际贡献反映了该服务项目的盈利能力，也就是每增加一个工作量，可以带来的毛利。在达到保本工作量后，由于固定成本已经被覆盖，每增加一个工作量带来的收益就是单位边际贡献。

3. 保利点的概念和计算

保利是指医院在预算期内实现的目标结余。保利分析是在保本分析的基础上，医院为实现目标结余时的本量利分析。医院要实现高质量发展，就必然不能仅仅停留在保本状态，必须提高服务能力、扩大服务量，取得一定的结余，医院才能有持续发展的支撑。

根据保本点的公式，可以得出保利点的公式：

$$保利工作量 = \frac{固定成本 + 目标结余}{单位收入 - 单位变动成本}$$

保利收入 = 单位收入 × 保利工作量

4. 本量利分析规律

见图 7-3。

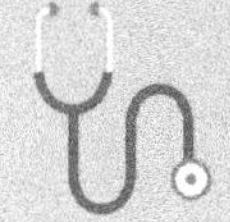

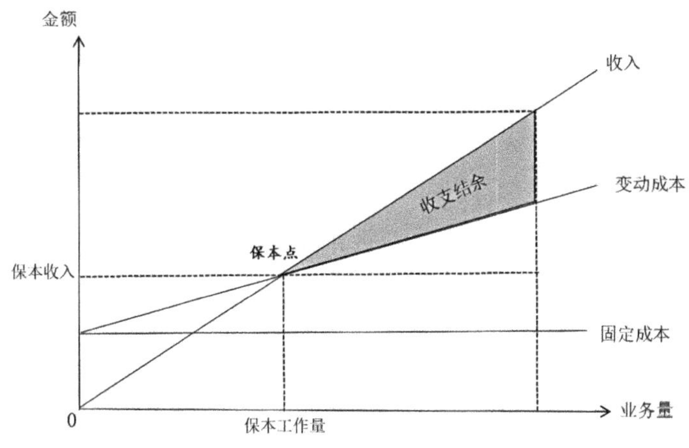

图 7-3　本量利分析图

根据本量利的基本模型，医院收支结余 = 服务量 × 单位收入 – 服务量 × 单位变动成本 – 固定成本总额，可知医院收支结余的多少取决于收入和成本两方面，收入方面的决定因素包括服务量、门诊次均费用和出院患者例均费用、平均住院日、每床日收入等；成本方面主要由固定成本和变动成本决定。通过边际贡献的概念可知，当单位收入大于单位变动成本时，随着工作量的增加，固定成本逐渐得到补偿，保本点由固定成本、单位收入、单位变动成本决定。在固定成本不变的情况下，工作量超过保本点后所获得的结余就是边际贡献，工作量超过保本点越多，结余的越多。对于工作量在保本点附近的医院和科室，努力跨过保本点后整体的运营情况将会有明显改善。公立医院要坚持公益性，不能盲目提高单位收入、增加患者负担，因此保本点的高低主要取决于固定成本和单位变动成本，所以成本控制就显得非常重要了。

传统的本量利分析一般应用在企业，特别是制造型企业中，对医院来说，医院的产出是“患者”，而非标准化的产品，门诊患者和住院患者又不相同。因此，医院在计算保本点时需要区分门诊和住院，门诊患者相对简单，通过门诊人次和次均费用可进行本量利分析；住院患者由于例均费用和住院时长差距较大，因此需要将本量利分析的颗粒度明确到“床日”。而临床科室对“保本床日”较难把握，因此需要转换为“保本在床患者数”，临床科室通过统计每日在床患者就可以预测一定期间内科室的运营情况了。除此之外，本量利分析也可应用在资源配置中，如人力资源、诊室、病床、设备等配置过程中。

八、成本管理的信息化建设

医院成本管理的基础是成本核算，成本核算的精细程度和准确性直接影响成本控制的效果，开展科室、项目、病种、DRG 的成本核算需要专业的成本核算软件。医院成本核算数据来自 HIS 系统、病案系统、人事管理系统、物资系统、资产系统、药品管理系统、会计核算、报销管理、绩效管理等，医院要做好基础数据的管理，尽量提高数据互联互通程度，通过成本管理软件提高成本管理水平。

九、医保支付方式改革对医院成本管理的影响

传统按项目付费模式下，医院主要关注医疗行为，对病种（病组）成本不重视。然而在 DRG 付费制度下，对于同一 DRG 病组中的患者，医保支付给医院的费用是相同的，而医院在同一 DRG 病组中的不同患者上投入的成本却是不同的。这个差异有的是由于患者病情差异造成的，有的是由于医院医疗效率不同造成的。在 DRG 付费制度下，医院需要规范临床路径，合理使用药品和材料，合理开具检查化验等，促使医院采取效率效果最优的方式为患者提供诊疗服务，提高工作效率、控制成本、减少浪费，从而将成本控制在医保支付水平以内，这样医院才能获得正向结余。DRG 制度在成本上的目标是用较低或同样的成本实现较高的质量要求，因而在医保支付方式改革下，成本核算和控制的水平决定了医院运营的效果。

临床路径的制订和执行直接决定了病种的收入和成本。临床路径（clinical pathway，CP）是医师、护士及其他专业人员针对某些病种或手术，以循证医学依据为基础，以提高医疗质量、控制医疗风险和提高医疗资源利用效率为目的，制订的有严格工作顺序和准确时间要求的程序化、标准化的诊疗计划，以达到规范医疗服务行为、减少资源浪费、使患者获得适宜的医疗护理服务的目的。临床路径的核心是将疾病或手术所需的关键检查检验、治疗、药品、材料等活动标准化，确保患者在合适的时间、地点得到正确的医疗服务。临床路径具有规范医疗行为、保障医疗质量安全、提高医疗服务效率、控制医疗费用、降低医疗成本的作用。临床路径应用于 DRG/DIP 支付标准测算，是推动支付方式改革的重要依据。精细化的项目、病种、DRG 成本核算，能够为临床路径的细化提供可靠的资源消耗数据。在医疗服务过程中，可以进行临床路径的变异分析，在提供医疗服务的过程中，实际执行与原计划方案不同，临时发生变化，医疗费用便会增加，变异次数太多就会造成医疗服务质量不稳定、成本难以控制。医院在管理上必须定期审视医疗费用的合理性，在临床上探索是否有更好的方式提供更高质量的医疗服务，探索标准临床路径下的标准成本，以此为参考实现更好的成本控制。

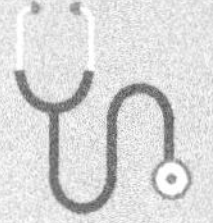

第二节 医院及科室全成本实战案例

实操案例 42

医院全成本核算及分析

一、全成本核算的基本方法

按照财政部发布的《公立医院成本核算应用案例——科室成本核算》，科室成本核算是指以科室为核算对象，按照一定流程和方法归集相关费用、计算科室成本的过程。科室成本核算的对象是按照医院管理需要设置的各类科室单元，医院发生的纳入成本核算范围的全部成本，应当按照成本核算单元进行归集。按照相关制度要求，医院开展科室成本核算，采用四级三类分摊的方法。成本总金额与财务报表中同期费用合计一致。

1. 直接成本的归集和计入

科室直接成本分为直接计入成本与计算计入成本。直接计入成本是指在会计核算中能够直接计入科室单元的费用。医院的人员经费、物资和卫生材料领用、固定资产折旧、无形资产摊销、发生的培训差旅费等都可以直接归集到科室。

人员经费主要来自财务工资奖金模块，在会计核算中已通过科室、经济分类等辅助核算进行归集；卫生材料费、物资领用来自物资耗材模块，可以直接归集到领用科室；固定资产折旧和无形资产摊销明细来自资产管理系统或者财务核算系统，因数据量庞大，应尽量通过系统接口实现自动取数；其他医疗费用中可以直接准确归集到科室的，在会计核算时应通过科室辅助核算计入科室直接成本。

计算计入成本是指由于受计量条件所限无法直接计入科室单元的费用。有条件的医院可先计算耗费较多的科室的成本，其余的耗费再采用人员、面积比例等作为分配参数，计算计入其他科室。通常需要计算计入的成本包括房屋类固定资产折旧费，计提医疗风险基金和水电气费、物业管理费、垃圾清运费等其他医疗费用。医院应尽量减少计算计入的成本，如通过分装水表、电表等，将水电费直接计入科室成本。

2. 间接成本的分摊

科室间接成本采用顺序分配法，即四类三级分摊的方法，按照分项逐级分步结转的方式进行分摊，最终将所有科室成本分摊到临床服务类科室。

（1）一级分摊　行政后勤类科室费用向临床服务类科室、医疗技术类科室、医疗辅助类科室分摊，采用人员、工作量等作为分摊参数。

（2）二级分摊　含有分摊的行政后勤类科室费用的医疗辅助类科室费用向临床服务类科室、医疗技术类科室分摊，采用人员、内部服务量、工作量、内部服务价格等作为分摊参数。临床服务类科室、医疗技术类科室一级分摊后成本加分摊接收的医疗辅助类科室成本，获得二级分摊后各科室成本。

（3）三级分摊　二级分摊后的医疗技术类科室费用向临床科室分摊，一般采用执行收入的比例（收支配比原则）、工作量等作为分摊参数。临床服务类科室二级分摊后成本加分摊接收的医疗技术类科室成本，得三级分摊后各科室成本，即临床科室的全成本。

二、全成本核算分析案例

医院应用成本报表数据、财务报表数据和其他资料开展成本分析。通过成本数据的挖掘，对医院和科室运营情况展开分析，计算保本点、成本收益率等指标，为医院运营管理、成本控制等找到合理有效的切入点，为医院的经营决策提供切实可行的管理意见和建议。医院成本分析包括医院收入成本收益分析、临床科室收入成本收益分析、医技科室收入成本收益分析、科室的成本构成明细分析、科室固定成本/变动成本分析、科室可控成本/不可控成本分析、科室直接成本/间接成本分析、科室人力/材料/净药品/折旧/其他成本分析、本期与上期/预算/去年同期成本比较分析、科室盈亏分析、本量利分析等。

附

A 医院 20×× 年全成本核算经营分析报告

一、全院总体经营情况分析

（一）本年全院收入、成本、收益情况分析

见表 7-6。

表 7-6　医院收益情况表　（单位：万元）

项目	收入	成本	收益	成本收益率
医疗	124 125.76	116 502.56	7623.19	6.54%
其中：门诊	37 620.42	29 456.71	8163.71	27.71%
住院	86 505.34	87 045.85	–540.51	–0.62%

1. 从医院医疗业务总体运营成果来看，医院本年医疗总收入 124 125.76 万元，医疗总成本 116 502.56 万元，收益 7623.19 万元。医院成本收益率为 6.54%。

2. 从医药结构来看，药品收入占医疗收入的 19.11%，药品收入占比持续下降，占比较合理。门诊收入药占比 27.92%，住院收入药占比 15.30%。

3. 从门诊住院结构上看，门诊收入占全院医药总收入的 39.63%，住院收入占全院总收入的 60.37%。在出院患者增加的情况下，门诊收入占比持续提升，证明医院整体病源增加。

（二）收入构成情况分析

见表 7-7。

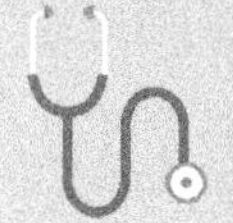

表 7-7　医院收入构成表　（单位：万元）

项目	本年		去年		增长额	增长率
	金额	占比	金额	占比		
治疗收入	27 322.82	22.01%	18 725.89	19.60%	8596.93	45.91%
药品收入	23 720.84	19.11%	22 093.32	23.12%	1627.52	7.37%
卫生材料收入	22 137.27	17.83%	17 495.54	18.31%	4641.73	26.53%
检查收入	19 611.35	15.80%	12 697.78	13.29%	6913.58	54.45%
化验收入	14 546.29	11.72%	12 992.52	13.60%	1553.77	11.96%
手术收入	10 258.04	8.26%	6511.42	6.81%	3746.63	57.54%
诊察收入	2190.60	1.76%	1722.39	1.80%	468.21	27.18%
床位收入	2173.26	1.75%	1858.03	1.94%	315.23	16.97%
护理收入	1522.36	1.23%	1282.96	1.34%	239.39	18.66%
其他收入	642.92	0.52%	180.74	0.19%	462.18	255.71%
合计	124 125.76	100.00%	95 560.60	100.00%	28 565.17	29.89%

1. 本年医疗收入为 124 125.76 万元，比去年同期增加 28 565.17 万元，增长 29.89%。

2. 药品收入 23 720.84 万元，占总收入的 19.11%，较去年同期增加 1627.52 万元，增长 7.37%。在医疗总收入大幅增长的情况下，药品收入增长幅度较小，说明药占比控制成效明显。

3. 卫生材料收入 22 137.27 万元，占总收入的 17.83%，较去年同期增加 4641.73 万元，增长 26.53%，增长幅度较大，卫生材料控费亟待加强。

4. 检查、化验收入共 34 157.65 万元，占比共计 27.52%，较去年同期增加 8467.35 万元，增长 32.96%。检查、化验收入是医院重要的收入来源，占比合适，但需注意合理诊疗。

5. 治疗、诊察等医事服务收入 44 110.00 万元，占比共计 35.54%，金额较去年同期增加 13 828.57 万元，增长 45.67%。医疗服务收入比例达到三级公立医院绩效考核中的医疗服务收入占医疗收入比例 35% 的目标值。

小结：去年受疫情影响，本年医疗收入远超去年同期，医院药品收入占比大幅下降，医事服务类收入占比提升，收入结构进一步优化。后续要加强控制卫生材料，提升工作量，实现医院的可持续发展。

（三）全成本情况分析

1. 按成本内容分析

见表 7-8。

表 7-8　医院成本构成表　（单位：万元）

项目	本年		去年		增加额	增长率
	金额	占比	金额	占比		
人员经费	47 323.76	40.62%	38 038.95	40.33%	9284.81	24.41%
卫生材料费	29 491.67	25.31%	22 938.01	24.32%	6553.67	28.57%
药品费	22 733.07	19.51%	21 114.48	22.39%	1618.59	7.67%
固定资产折旧	5506.57	4.73%	3979.62	4.22%	1526.95	38.37%
无形资产摊销	203.60	0.17%	170.57	0.18%	33.02	19.36%
医疗风险基金	173.96	0.15%	153.36	0.16%	20.60	13.43%
其他商品服务	11 069.94	9.50%	7914.50	8.39%	3155.44	39.87%
合计	116 502.56	100.00%	94 309.50	100.00%	22 193.06	23.53%

本年医院运行成本（含医疗成本、管理费用）116 502.56 万元，较去年增加 22 193.06 万元，增长 23.53%。卫生材料费比去年同期增加 10 922.78 万元，增长 28.57%，需加大控制力度。

2. 按直接、间接成本构成分析

见表 7-9。

表 7-9　医院直接、间接成本构成表　（单位：万元）

类别	科室	金额	占比
直接	临床科室成本	47 765.04	41.00%
	医技科室成本	51 551.08	44.25%
间接	医辅科室成本	916.26	0.79%
	管理科室成本	16 270.18	13.97%
合计		116 502.56	100.00%

从结构上看，医院消耗在临床科室、医技科室的成本占全部成本的 85.25%，医辅科室、管理科室的成本占总成本的 14.76%，间接成本占比较高。

3. 按固定成本、变动成本构成分析

见表 7-10。

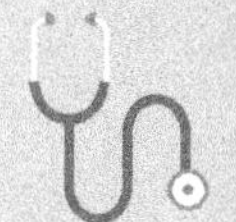

表 7-10　医院固定、变动成本构成表　（单位：万元）

项目	金额	占比
变动成本	91 973.05	78.95%
固定成本	24 529.51	21.05%
合计	116 502.56	100.00%

从成本构成上看，固定成本占总成本的 21.05%，变动成本占比 78.95%，固定成本占比较小。因此，保本点较低，超过保本点的工作量越多，边际贡献越高。

小结：由于新增固定资产、人员储备导致人员经费、折旧等费用增加。由于防疫工作，卫生材料费增加。医院间接成本比例偏高，需要控制，优化资源配置。

二、临床科室经营收益情况分析

（一）临床科室盈利情况分析

见表 7-11。

表 7-11　科室盈亏数量表　（单位：个）

类别	科室数量	亏损科室数量	亏损科室比例
门诊科室	10	5	50%
住院科室	29	7	24%
医技科室	10	2	20%

本年门诊科室盈利 5 个，亏损科室 5 个，亏损科室占比 50%；住院科室盈利 22 个，亏损科室 7 个，亏损科室占比 24%；医技科室盈利 8 个，亏损科室 2 个，亏损科室占比 22%。

（二）门诊、住院、医技科室情况分析

1. 门诊科室情况分析

见表 7-12。

表 7-12　门诊科室收益情况　（单位：万元）

序号	科室名称	人数	收入	成本	收益	成本收益率	人均收益
1	体检部	44	7506.73	5321.77	2184.96	41.06%	49.66
2	医学美容	20	1577.59	1087.13	490.46	45.12%	24.52
3	便民门诊	2	1084.24	599.42	484.82	80.88%	242.41
4	口腔科	28	1731.62	1355.35	376.27	27.76%	13.44

续表

序号	科室名称	人数	收入	成本	收益	成本收益率	人均收益
5	普通内科门诊	2	273.19	233.98	39.21	16.76%	19.61
6	中医科	6	1019.27	1026.68	−7.41	−0.72%	−1.24
7	皮肤科	2	200.74	219.83	−19.09	−8.68%	−9.55
小计		104	13 393.37	9844.16	3549.22	36.05%	34.13

医院主要门诊科室整体盈利 3549.22 万元，收益率 36.05%，人均收益 34.13 万元。亏损科室 2 个，亏损金额较小，需尽快提高工作量、调整收入结构、控制成本。

2. 住院科室情况分析

住院科室整体收益情况如表 7-13 所示。

表 7-13　住院科室收益情况　（单位：万元）

序号	科室名称	人数	收入	成本	收益	成本收益率	人均收益
1	心血管内科	86	11 477.72	10 522.48	955.25	9.08%	11.11
2	普通外科	71	11 714.26	11 095.80	618.46	5.57%	8.71
3	眼科	40	5174.06	4593.37	580.69	12.64%	14.52
4	消化内科	52	5314.88	4803.75	511.13	10.64%	9.83
5	普胸外科	15	3143.57	2712.70	430.88	15.88%	28.73
6	肿瘤二科	27	3284.29	2870.68	413.62	14.41%	15.32
7	老年科	16	2475.88	2074.45	401.44	19.35%	25.09
8	康复科	25	1667.50	1277.53	389.98	30.53%	15.60
9	乳腺甲状腺外科	16	3087.89	2699.36	388.52	14.39%	24.28
10	妇科	17	2600.21	2228.68	371.53	16.67%	21.85
11	全科医学科	14	1810.53	1502.54	308.00	20.50%	22.00
12	心脏大血管外科	29	4151.52	3888.22	263.30	6.77%	9.08
13	泌尿外科	20	3408.35	3167.20	241.15	7.61%	12.06
14	骨科	44	7490.30	7308.75	181.55	2.48%	4.13
15	肿瘤一科	15	1883.74	1704.83	178.91	10.49%	11.93
16	肾脏内科	43	3850.33	3698.39	151.93	4.11%	3.53

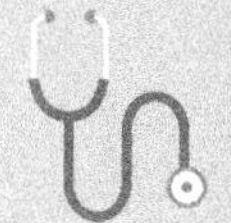

续表

序号	科室名称	人数	收入	成本	收益	成本收益率	人均收益
17	耳鼻喉科	22	2416.36	2272.94	143.43	6.31%	6.52
18	内分泌科	19	1903.86	1786.19	117.67	6.59%	6.19
19	疼痛科	5	194.61	132.37	62.25	47.03%	12.45
20	血液内科	16	1762.48	1736.32	26.17	1.51%	1.64
21	综合外科	5	583.46	558.88	24.58	4.40%	4.92
22	神经外科	25	2675.31	2658.75	16.56	0.62%	0.66
23	肛肠科	12	951.67	980.80	−29.12	−2.97%	−2.43
24	呼吸内科	71	6983.14	7020.73	−37.58	−0.54%	−0.53
25	外科 ICU	34	2234.48	2277.61	−43.13	−1.89%	−1.27
26	神经内科	68	5863.38	6121.67	−258.29	−4.22%	−3.80
27	产科	25	888.28	1204.70	−316.41	−26.26%	−12.66
28	内科 ICU	38	3252.99	3638.26	−385.27	−10.59%	−10.14
29	儿科	36	1466.51	2413.83	−947.32	−39.25%	−26.31
小计		906	103 711.57	98 951.73	4759.84	4.81%	5.25

住院科室整体收益 4759.84 万元，收益率 4.81%。目前累计亏损科室为肛肠科、呼吸内科、外科 ICU、神经内科、产科、内科 ICU、儿科。肛肠科、呼吸科亏损金额不多，应提升医疗技术水平、增加工作量，实现扭亏。神经内科因床位缩减、患者量减少而亏损。

3. 医技科室情况分析

医技科室收益情况如表 7-14 所示。

表 7-14　医技科室收益情况　　（单位：万元）

序号	科室名称	人数	收入	成本	收益	成本收益率	人均收益
1	检验科	49	16 432.64	8934.82	7497.81	83.92%	153.02
2	放射科	38	8079.27	2781.86	5297.41	190.43%	139.41
3	超声科	22	4866.78	1121.73	3745.05	333.86%	170.23
4	手术室	37	6767.04	3389.35	3377.69	99.66%	91.29
5	病理科	9	1891.76	1007.72	884.05	87.73%	98.23
6	麻醉科	37	3269.76	2405.95	863.81	35.90%	23.35

续表

序号	科室名称	人数	收入	成本	收益	成本收益率	人均收益
7	心电图室	7	1103.57	408.11	695.47	170.41%	99.35
8	门诊换药室	2	181.82	130.93	50.89	38.87%	25.45
9	输血科	9	1061.68	1186.91	−125.23	−10.55%	−13.91
10	药学部	50	23 727.83	25 151.16	−1423.33	−5.66%	−28.47
小计		260	67 382.15	46 518.55	20 863.61	44.85%	80.24

医技科室整体盈利，收益 20 863.61 元，收益率 44.85%。医技科室盈利 8 个，亏损 2 个。如果临床科室工作量提高，医技科室整体收益会更好。

小结：医院共有临床科室和医技科室 49 个，科室运营情况较去年有所提高，但部分亏损科室需注意。呼吸内科、神经内科是院内重点科室，但近两年来患者量不足，科室床位缩减，且运行成本较高，连续两年亏损，科室需要扩展患者来源，控制成本，力争扭亏。儿科、产科客观上受生育率下降大环境影响，患者量下降，科室需要开放思维、破解困局，狠抓工作量，改善服务，争取减少亏损。医院整体要持续提升工作量，同时加强成本管控，尤其是卫生材料的控制，提升医院的品牌效益，提高技术、做好服务，吸引更多的患者。

三、临床科室安全边际分析

（一）门诊科室分析

见表 7-15。

表 7-15　门诊科室收益情况　　（单位：万元）

序号	科室名称	收入	成本	收益	实际诊次	保本诊次	保本收入	安全边际率	安全性分析
1	眼科门诊	2420.63	1341.07	1079.56	71 430	3898	132.09	95%	非常安全
2	麻醉科门诊	385.72	218.4	167.33	10 994	774	27.16	93%	非常安全
3	康复科门诊	106.92	56.39	50.53	3194	435	14.57	86%	非常安全
...	...	...	...	...	...	...	...	...	...
34	皮肤科门诊	200.74	219.83	−19.09	14 301	24 960	350.36	−75%	亏损
35	儿科门诊	736.47	944.44	−207.97	36 963	124 456	2479.72	−237%	亏损
...	...	...	...	...	...	...	...	...	...
39	胃肠外科门诊	55.65	84.48	−28.84	1850	–	–	–	无保本点
40	血管外科门诊	39.44	47.56	−8.11	1669	–	–	–	无保本点
全院门诊		37 620.42	29 456.71	8163.71	1 303 031	429 320	14 486.47	61.49%	非常安全

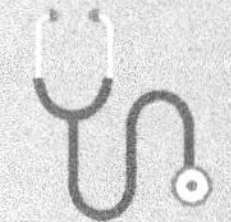

本次共统计 40 个门诊科室，其中 33 个科室经营状况较好、7 个科室出现亏损。皮肤科、儿科门诊等科室亏损，需增加工作量，调整收入结构，尤其是控制药品，减少亏损。胃肠外科门诊、血管外科门诊等无保本点。全院门诊安全边际率 61.49%，非常安全。

（二）住院科室分析

见表 7-16。

表 7-16　住院科室收益情况　（单位：万元）

序号	科室名称	收入	成本	收益	实际床日数	保本床日数	保本收入	安全边际率	安全性分析
1	疼痛科病区	82.73	50.38	32.35	1283	308	19.85	76%	非常安全
2	心脏外科 ICU	980.98	790.58	190.39	849	376	434.66	56%	非常安全
3	全科病区	1365.07	1102.87	262.20	11 248	5431	659.20	52%	非常安全
...	...	...	...	...	...	...	...	...	非常安全
11	肿瘤二科病区	3002.18	2626.74	375.44	24 631	15 892	1937.08	35%	安全
...	...	...	...	...	...	...	...	...	安全
14	心内二病区	2385.20	2239.91	145.29	11 130	8518	1825.36	23%	较安全
...	...	...	...	...	...	...	...	...	较安全
16	普外日间病区	46.45	44.31	2.14	234	196	38.85	16%	需注意
...	...	...	...	...	...	...	...	...	需注意
22	神经外科病区	2637.43	2610.64	26.78	12 119	11 498	2502.28	5%	危险
...	...	...	...	...	...	...	...	...	危险
26	呼吸三病区	1666.30	1721.99	−55.69	13 757	15 781	1911.32	−15%	亏损
27	CCU 病区	1384.36	1434.05	−49.70	3259	3818	1621.86	−17%	亏损
...	...	...	...	...	...	...	...	...	亏损
43	产科病区	588.52	1031.13	−442.61	4072	–	–	–	无保本点
44	儿科病区	303.83	1065.94	−762.10	6212	–	–	–	无保本点
全院住院		86 505.34	87 045.85	−540.51	443 591	443 591	456 292.20	−3.00%	亏损

本次共统计 44 个住院科室，亏损及无保本点科室有 19 个，后续仍需重点关注工作量和床位资源的利用。全院住院的安全边际率为 −3%，需要持续提高工作量，增加安全边际，充分利用住院资源，加快床位周转，提高收益。

四、医辅、管理科室成本分析

（一）医辅科室成本分析

见表 7-17。

表 7-17　医辅科室直接成本表　（单位：万元）

序号	科室	人数	科室成本	其中：人力成本	其他成本	平均人力成本	其他成本主要内容
1	供应室	10	457.94	232.78	225.16	23.28	低值易耗和材料 80 万元，水电气洗涤费 69 万元，物管费 43 万元，固定资产折旧 50 万元
2	收费室	24	209.12	134.63	74.48	5.61	劳务派遣费 72 万元
3	导医队	10	148.54	25.60	122.95	2.56	劳务派遣费 120 万元
4	入院处	7	143.90	126.32	17.57	18.05	材料和低值易耗 15 万元
5	结账处	6	82.19	78.07	4.12	13.01	日常办公运行费
小计		57	1041.68	597.40	444.28	10.59	

医院共 5 个医辅科室，职工人数 57 人，直接成本共 1041.68 万元，人力成本 597.40 万元。导医队有职工 10 人，另有劳务派遣职工 14 人，劳务派遣费 120 万元。收费室有职工 24 人，另有劳务派遣职工 9 人，劳务派遣费 72 万元。

（二）管理科室成本分析

见表 7-18。

表 7-18　行政后勤部门直接成本表　（单位：万元）

序号	科室	人数	科室成本	其中：人力成本	其他成本	平均人力成本	其他成本主要内容
1	后保部	26	1594.22	627.99	966.23	24.15	劳务派遣费 296 万元，维修费 194 万元，安保费 138 万元，物管费 140 万元，租赁费 52 万元
2	信息部	19	964.77	447.04	517.73	23.53	设备折旧、软件摊销 274 万元，维修费 141 万元，委托业务费 52 万元
3	医院办公室	23	933.00	839.05	93.95	36.48	办公费 12 万元，折旧 20 万元，劳务费 9 万元，公务车费用 10 万元

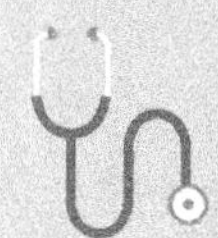

续表

序号	科室	人数	科室成本	其中：人力成本	其他成本	平均人力成本	其他成本主要内容
4	财务部	21	667.46	599.77	67.69	28.56	委托业务费 8 万元，装修改造 7 万元
5	质量控制与评价部	23	622.90	526.58	96.32	22.89	折旧摊销 10 万元，软件服务费 15 万元，病案系统费 50 万元
6	医务部	11	377.58	326.34	51.24	29.67	医疗责任保险 28 万元，法律顾问费 8 万元，医师资格技能考官劳务费 3 万元
7	党委办公室	6	363.67	237.55	126.13	39.59	院刊印刷 9 万元，宣传费 4.9 万元
8	医学科学教育与研究部	12	350.01	252.56	97.45	21.05	折旧摊销 45 万元，维修费 10 万元，线路改迁 12 万元，劳务费 11 万元，培训费 12 万元
9	医学装备部	14	341.82	295.54	46.28	21.11	折旧 20 万元，维修 11 万元，搬家费 8 万元
10	医疗保险与价格管理部	12	317.36	314.61	2.75	26.22	日常办公运行费
11	护理部	8	305.05	283.36	21.70	35.42	材料及低值易耗 10 万元
12	门诊办公室	10	299.93	288.06	11.87	28.81	日常办公运行费
13	组织人事部	8	266.51	236.99	29.52	29.62	培训费 18 万元，差旅费 6 万元
14	医院感染管理部	6	244.52	201.03	43.49	33.51	材料及低值易耗 31 万元
15	运营部	8	241.89	172.57	69.32	21.57	楼宇外环境导视系统 25 万元，文化墙打造 42 万元
16	宣传统战部	2	224.41	63.38	161.03	31.69	宣传活动费 155 万元
17	保健部	4	205.46	191.23	14.24	47.81	材料及低值易耗 12 万元

续表

序号	科室	人数	科室成本	其中：人力成本	其他成本	平均人力成本	其他成本主要内容
18	监察审计部	3	154.76	122.71	32.05	40.90	委托咨询费 28 万元
19	基本建设部	6	154.24	145.48	8.76	24.25	古木移植绿化 6 万元
20	综合服务中心	8	144.46	140.29	4.18	17.54	日常办公运行费
21	事业发展部	4	108.98	88.11	20.87	22.03	博览会费 18 万元
22	法务部	2	87.89	78.64	9.25	39.32	法律咨询 8 万元
23	互联网医院管理部	1	14.01	11.06	2.96	11.06	日常办公运行费
小计		237	8984.90	6489.91	2495.00	27.38	

医院共 23 个管理科室，职工人数 237 人，直接成本共 8984.90 万元，人力成本 6489.91 万元。职能科室需加强成本控制意识，采取相应措施，节约成本。

五、主要指标分析

见表 7-19。

表 7-19　主要经济指标表

项目	本年	去年	增加额	增加率
总诊疗人次（含核酸、体检）	1 303 031	913 196	389 835	42.69%
出院人次	51 376	38 168	13 208	34.60%
住院手术人次	17 990	13 283	4707	35.44%
其中：四级手术人次	4637	2842	1795	63.16%
平均住院日	8.64	9.86	–1.22	–12.37%
每门诊人次费 / 元	288.71	327.38	–38.67	–11.81%
出院患者例均费用 / 元	16 855.88	17 260.17	–404.29	–2.34%
药占比 /%	19.11	23.12	–4.01	–17.34%
百元医疗收入消耗卫生材料 / 元	29.37	31.22	–1.85	–5.93%
医疗服务收入占比 /%	35.54	31.69	3.85	12.15%

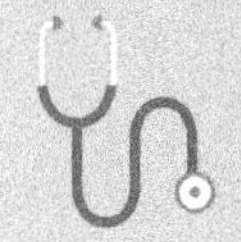

由于去年受疫情影响，本年医院抓紧复工复产，各工作量指标较去年同期大幅增加，后续仍要持续提高工作量。平均住院日较去年同期下降1.22天，效率有所提高。药占比下降4.01%，药品控费成效显著。百元医疗收入消耗卫生材料29.37元，仍然较高，材料需加强控制。医疗服务收入占比达到35.54%，增长明显。每门诊人次费下降11.81%，出院患者例均费用下降2.34%，费用控制较好。

六、管理建议

（1）耗材成本偏高，装备部、运营部、财务部和临床科室需要采取有效措施，齐抓共管。

（2）工作量还有进一步提升空间，关注患者来源、复诊率。

（3）平均住院日可进一步缩短，术前检查流程可进一步优化。

（4）医院五大成本中心需加强成本控制意识，树立“节约一分钱的成本就是增加一分钱的收益”的观念，增强对成本的控制措施、办法、效果，并纳入考核。

（5）加强设备、床位、诊室、人力资源的有效利用。提高有限的门诊诊室的有效利用。加强对医疗设备的采购论证和后续使用的评价。

实操案例43

基于科室全成本核算的专科运营比较分析

（一）项目背景

A医院在2021年前一直使用简单的收减支结果来考核科室的经营情况，并作为绩效核算基础。其儿科长期享受医院扶持，科室运营意识较为淡薄，医院对科室真实运营情况不甚了解。2020年初，受疫情严重影响，大量公立医院运营出现困难，根据国家通报数据，2020年有约四成公立医院出现亏损。受生育率降低和防疫措施的完善，儿科传统的呼吸道、消化道疾病患儿明显减少，整体上儿科患者量不足，2018—2020年，儿科门诊量分别为5.60万人次、7.33万人次、4.65万人次，近三年下降16.96%；出院人次分别为2438人次、2422人次、1300人次，近三年下降46.67%。儿科收治病种多为呼吸道疾病，普儿病区收治主要病种有肺炎24.84%、支气管炎20.50%、脓毒血症6.21%、矮小症6.21%、细菌性腹泻4.66%、乳腺过早发育4.04%、手足口病2.80%；新生儿病区收治主要病种有新生儿呼吸窘迫综合征25.00%、新生儿吸入综合征23.96%、新生儿高胆红素血症14.58%、新生儿肺炎12.50%、低出生体重儿6.25%、新生儿窒息6.25%。

A医院自2021年开展科室全成本核算，每月通报科室运营情况，儿科每月亏损上百万元，排名垫底，科室非常希望能改变这种局面。而在距离A医院不到5km的B医院，其医院级别和整体规模与A医院相当，两院儿科均是以儿科内科传统疾病为主，B医院的儿科却比A医院儿科运营得好，因此对A医院和B医院的儿科运营情况做对比分析。

（二）运营情况比较分析

1. 资源配置情况对比

见表 7-20。

表 7-20　儿科人员及床位情况

项目	A 医院儿科	B 医院儿科	增减额	增减率
床位数	45	68	–23	–33.82%
科室人数	70	92	–22	–23.91%
医师数	25	30	–5	–16.67%
护士数	45	62	–17	–27.42%
医护比	0.56	0.48	0.08	15.73%
每位医师床位数	1.80	2.27	–0.47	–20.59%
每位护士床位数	1.00	0.91	0.09	9.68%
人床比	0.64	0.74	–0.10	–13.41%

A 医院儿科核定床位 45 张，B 医院儿科为 68 张，A 医院床位规模较 B 医院儿科少 33.82%。A 医院儿科科室人数 70 人，B 医院儿科 92 人，A 医院科室人数较 B 医院儿科少 23.91%。A 医院每位医师床位数、人床比均低于 B 医院儿科，证明 A 医院儿科较 B 医院儿科人员配置多，而床位较少。从床位看，A 医院儿科整体规模为 B 医院儿科的七成，但人员配置略多，科室应提高工作量以提高人力资源使用效率。如工作量持续不足，应考虑精简人员配置。

2. 工作量情况分析

见表 7-21。

表 7-21　儿科工作量情况对比

项目	A 医院儿科	B 医院儿科	增减额	增减率
门诊人次	61 661	106 678	–45 017.00	–42.20%
每位医师门诊量 / 人	2466	3556	–1089.93	–30.65%
每诊次费用 / 元	199.06	177.92	21.14	11.88%
出院人数	1829	4201	–2372.00	–56.46%
每位职工人均出院量 / 人	26	45.66	–19.66	–43.06%
出院患者例均费用 / 元	6716.30	5226.92	1489.38	28.49%

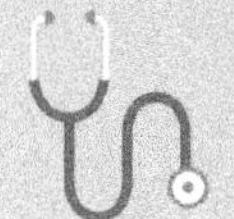

续表

项目	A 医院儿科	B 医院儿科	增减额	增减率
出院者平均住院日	7.22	6.23	0.99	15.89%
门诊收入院率	2.97%	3.94%	−0.97%	−24.58%

A 医院儿科工作量不足，门诊人次为 61 661 人，较 B 医院儿科少 4.5 万，少 42.20%。出院人数为 1829 人，较 B 医院儿科少 2372 人，少 56.46%。A 医院儿科每位医师门诊量为 2466 人，较 B 医院儿科少 1089 人，少 30.65%；每位职工出院人数为 26 人，较 B 医院儿科少 19 人，少 43.06%，人均工作量明显低于 B 医院儿科。

A 医院儿科门诊每诊次费用为 199.06 元，较 B 医院儿科多 21.14 元，多 11.88%；出院患者例均费用为 6716.30 元，较 B 医院儿科多 1489.38 元，多 28.49%，整体费用偏高。

A 医院儿科出院者平均住院日为 7.22 天，比 B 医院儿科多 0.99 天，效率偏低；A 医院门诊收入院率为 2.97%，低于 B 医院儿科 0.97 个百分点，A 医院儿科门诊和住院的运行效率都低于 B 医院。

从资源配置看，A 医院儿科整体规模为 B 医院儿科的七成，但整体工作量约为 B 医院儿科的五成，尤其是出院人数仅为 B 医院儿科的 43%，人均工作量明显不足。同时 A 医院儿科门诊每诊次费用、出院患者例均费用均高于 B 医院儿科，儿科的平均住院日偏长，门诊收入院率偏低。A 医院儿科应努力增加工作量，如将职称较高、接诊能力较强的医师作为出诊首选医师，同时提高效率，加快床位周转。

3. 运营情况分析

见表 7-22。

表 7-22　儿科收入成本收益对比

项目	A 医院儿科	B 医院儿科	增减额	增减率
收入 / 万元	2444.19	4032.83	−1588.64	−39.39%
成本 / 万元	4023.05	4714.22	−691.17	−14.66%
百元医疗收入成本 / 元	164.6	116.90	47.70	40.81%
收益 / 万元	−1578.86	−681.39	−897.47	131.71%
成本收益率	−39.25%	−14.45%	−24.80%	171.55%
人均年业务收入 / 万元	34.92	43.84	−8.92	−20.34%
每床位收入 / 万元	27.04	32.28	−5.24	−16.23%

A医院儿科医疗收入2444.19万元，由于业务量不足，比B医院儿科少1588.64万元，少了39.39%。A医院儿科每百元医疗收入耗费成本为164.6元，比B医院儿科多47.7元，亏损较多，说明A医院儿科需加强成本控制。A医院儿科2021年亏损1578.86万元，比B医院儿科多亏损897.47万元。A医院儿科成本收益率-39.25%，较B医院儿科明显低。A医院儿科人均年业务收入为34.92万元，比B医院儿科少8.92万元，少了20.34%；每床位收入为27.04万元，比B医院儿科少5.24万元，少了16.23%。人力资源、床位资源利用效率偏低。

由于业务量不足、住院部分运行效率不高，A医院儿科成本收益率、人均业务收入、每床位收入较低，科室应增加工作量加快床位周转，同时优化资源配置，加强成本控制。

4. 收入情况分析

（1）直接、间接收入情况（表7-23）

表7-23　直接、间接收入情况对比

项目	A医院儿科		B医院儿科		增减额/万元	增减率
	金额/万元	占比	金额/万元	占比		
科室总收入	2444.19	100%	4032.83	100%	–1588.64	-39.39%
科室直接收入	969.33	39.66%	1267.59	31.43%	–298.26	-23.53%
科室间接收入（医技、药品）	1474.86	60.34%	2765.24	68.57%	–1290.38	-46.66%
其中：药品收入	944.59	38.65%	1492.42	37.01%	–547.83	-36.71%

2021年，A医院儿科业务收入为2444.19万元，较B医院儿科少1588.64万元，少39.39%。其中直接收入（本科室开单本科室执行收入）少298.26万元，间接收入（本科开单他科执行收入）少1290.38万元。

从收入结构看，A医院儿科直接收入占比39.66%，比B医院儿科高8.23个百分点；药品收入占比38.65%，比B医院儿科高1.64个百分点，差距不大。由此可见，A医院儿科的间接收入（主要是医技科室执行收入）偏低，而医技科室的检查、化验收入能为科室带来收益，科室应进一步优化收入结构。

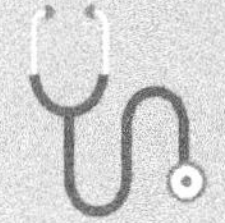

（2）收入构成情况分析（表 7-24）

表 7-24 收入构成情况对比

项目	A 医院儿科		B 医院儿科		增减额 / 万元	增减率
	金额 / 万元	占比	金额 / 万元	占比		
药品收入	944.68	38.65%	1496.18	37.10%	–551.50	–37%
材料收入	111.94	4.58%	102.75	2.55%	9.19	9%
化验收入	373.72	15.29%	819.40	20.32%	–445.68	–54%
检查收入	150.32	6.15%	336.85	8.35%	–186.53	–55%
治疗收入	576.58	23.59%	748.77	18.57%	–172.19	–23%
诊察收入	117.81	4.82%	252.74	6.27%	–134.93	–53%
其他收入	169.14	6.92%	276.25	6.85%	–107.11	–39%
合计	2444.19	100.00%	4032.83	100.00%	–1588.75	–39%

A 医院儿科材料收入占比 4.58%，比 B 医院儿科高 2.03 个百分点，应注意控制。A 医院儿科的化验和检查收入占比 19.87%，B 医院儿科 22.87%，比 B 医院儿科低 3 个百分点。科室应注重医技科室业务。A 医院儿科的治疗收入占比为 23.59%，比 B 医院儿科高 5.02 个百分点，较好。

A 医院儿科材料收入占比偏高，应进行控制。化验、检查等间接收入占比偏少，可适当增加化验检查，为科室增加收益。治疗收入占比尚可，后续要继续开发治疗手段，提高医疗质量。

5. 成本情况分析

（1）直接、间接成本情况（表 7-25）

表 7-25 直接、间接成本情况对比

项目	A 医院儿科		B 医院儿科		增减额 / 万元	增减率
	金额 / 万元	占比	金额 / 万元	占比		
科室总成本	4023.05	100.00%	4714.22	100.00%	–691.17	–14.66%
直接成本	1994.25	49.57%	2258.69	47.91%	–264.44	–11.71%
间接成本（医技、药品、管理费用）	2028.80	50.43%	2455.53	52.09%	–426.73	–17.38%
直接收入—直接成本	–1024.94		–991.09		–33.85	3.42%
间接收入—间接成本	–553.94		309.71		–863.65	–278.86%

A医院儿科总成本4023.05万元，其中直接成本为1994.25万元，占总成本的49.57%，间接成本2028.8万元，占总成本的50.43%。A医院儿科直接成本占比略高于B医院儿科。A医院儿科"直接收入－直接成本"亏损1024.94万元，说明科室自身的执行收入不足以弥补科室的直接成本。而B医院儿科"直接收入－直接成本"也亏损了991.09万元，说明儿科仅靠自己科室的执行收入是很难弥补直接成本的。A医院儿科"间接收入－间接成本"亏损553.94万元，而医技科室的检查、化验收入能为科室带来收益，科室"间接收入－间接成本"为亏损，证明科室的间接收入（医技科室执行收入）偏低。B医院儿科间接收入占比较高，"间接收入－间接成本"收益为309.71万元，减少了科室整体的亏损。

儿科普遍存在科室自身的执行收入不足以弥补科室的直接成本的现象，在这种情况下科室可以通过提高间接收入（医技执行收入），增加间接收益来适当减少亏损。

（2）直接成本构成情况分析（表7-26）

表7-26　直接成本构成情况对比

项目	A医院儿科		B医院儿科		增减额/万元	增减率
	金额/万元	占比	金额/万元	占比		
人员经费	1557.77	54.77%	1729.32	49.53%	–171.55	–10%
商品和服务费用	142.32	5.00%	312.99	8.96%	–170.67	–55%
卫生材料费	136.24	4.79%	166.43	4.77%	–30.19	–18%
药品费	842.94	29.64%	1191.83	34.14%	–348.89	–29%
固定资产折旧费	155.54	5.47%	81.82	2.34%	73.72	90%
无形资产摊销费	2.38	0.08%	0.95	0.03%	1.43	152%
计提专用基金	7.21	0.25%	8.10	0.23%	–0.89	–11%
合计	2844.40	100%	3491.43	100%	–647.03	–19%

A医院儿科人员经费1557.77万元，占总直接成本的54.77%，人力成本占比高于B医院儿科10个百分点。对比人均人力成本，A医院儿科为22.25万元，B医院儿科为18.8万元，说明A医院对儿科的扶持力度较大。A医院儿科固定资产折旧为155.54万元，比B医院儿科多73.22万元，说明A医院儿科配置资产较多（表7-27）。

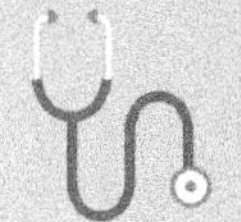

表 7-27　百元医疗收入成本情况对比　（单位：元）

项目	A 医院儿科	B 医院儿科	增减额	增减率
百元医疗收入人力成本	103.88	68.07	35.81	52.60%
百元医疗收入固定资产折旧	10.37	3.22	7.15	221.97%
百元医疗收入卫生材料消耗	9.08	6.55	2.53	38.60%

A 医院儿科百元医疗收入人力成本达到 103.88 元，比 B 医院儿科多 35.81 元，人力成本较高。百元医疗收入固定资产折旧为 10.37 元，比 B 医院儿科多 7.15 元；百元医疗收入卫生材料消耗为 9.08 元，比 B 医院儿科多 2.53 元。

A 医院儿科百元医疗收入人力成本超过 100 元，证明科室除药品外的医疗收入不足以覆盖科室的直接人力成本。由于工作量不足，科室固定资产使用效率偏低，A 医院儿科设备主要集中在新生儿病区，其中多功能培养箱 12 台，婴儿培养箱 37 台，价值 838.28 万元，使用率仅为 61%。百元医疗收入卫生材料消耗偏高，证明科室亟须加强成本控制，优化资源配置。

6. 科室运营评估

（1）存在的问题　科室管理和规划方面，A 医院儿科发展规划、管理体系、人才激励机制、工作保障制度不健全，发展目标不清晰，未能形成持续、高效的运行机制，导致科室发展缓慢。医师职称呈“中间小、两头大”，后备中坚力量不足，人才流失严重，三年内辞职共计 7 人（副高职称 1 人、中级职称 6 人），人才梯队不合理，出现人才断层现象。儿科专科特色仅有新生儿保健较为突出，亚专业分类少，收治病种多为急性呼吸系统疾病，年龄段集中在 0 ～ 3 岁儿童。儿科学术水平不高，科研能力弱，教学能力不足。有学术价值的科研产出不足，缺乏高质量、重大科研学术研究项目，科研产出相对不足，论文数量较少，缺乏核心期刊学术论文。

科室运营方面，A 医院儿科设备、人员配置较多，由于工作量不足，资源利用效率较低。A 医院儿科业务量明显不足，门诊人次较 B 医院儿科少 42.2%，出院人数较 B 医院儿科少 56.46%，出院人数尤其偏少，住院部分效率不高。儿科普遍存在运营困难，出现亏损的情况，A 医院儿科成本收益率为 –39.25%，B 医院儿科为 –14.45%。主要是工作量不足，人力成本、固定资产折旧较高，因此亏损较严重。A 医院儿科收入结构有待优化，儿科直接收入不足以弥补直接成本，同时医技收入也不足。A 医院儿科百元医疗收入消耗的人力成本、固定资产折旧、卫生材料消耗均高于 B 医院儿科，说明 A 医院儿科需优化资源配置，通过提升工作量来提高固定资产使用效率，同时加强卫生材料的控制。

A 医院儿科由于管理观念较为陈旧，不注重内部管理和人才培养，导致科室发展动力不足，科室人才流失，在“医、教、研”等方面均呈现疲态，年年亏损，由此形成了恶性循环。

（2）运营改进建议

建议一：A医院儿科现运营十分困难，科室人员、固定资产较多，而工作量较低，应努力采取各种方式提升工作量，按现有资源增加收入，减少亏损。加强儿科专科宣传，通过医院官网、官方视频号、电视节目等开展科普讲座，持续推动“进社区、进学校”线上、线下义诊活动，如科室可与幼儿园、中小学开展合作，入校体检，开展PPD（结核菌素试验）筛查等，吸引患者，提升群众对医院儿科的知晓率和认可度。同时开展异业联盟，与周边的教育机构、月子中心、女性休闲场所等机构进行异业合作，积极开拓母婴护理服务市场。

建议二：儿科病区目前硬件环境较差，在环境短时间无法改变的情况下，科室更应该注重医疗质量和服务，留住每一位患儿和家长。

建议三：目前科室床位共45张，医护人员70人，科室人员直接成本约为每年22万/人，应合理利用人力资源，动态调整结构促进人员合理流动达到有效配置，发展、培养、挖掘潜力，建议严控人力成本。

建议四：A医院儿科现平均住院日为7.22天，住院天数偏长，普儿病区因楼宇环境所限无法加床，因此在保障医疗质量安全的情况下，加快床位周转，充分利用现有资源，降低平均住院日，及时将患者收进病区，增收患者，增加效益。

建议五：科室应控制药品、材料这两部分不产生收益的收入，尤其是材料收入占比偏高。适当增加医技收入和治疗收入，为科室增加收益，科室可增加治疗项目，如肺功能检查、脑电图、一氧化氮、排痰治疗、输液治疗等。

建议六：科室应注重管控不可计费材料的使用，制订相关定额，通知家属自备奶瓶、配方奶、尿不湿等，减少不可计费耗材使用。

建议七：2021年儿科门诊亏损346.61万元，病区亏损1232.25万元，建议科室往“大门诊，小病区”的方向发展，将病区病情较轻的患者往门诊输送，增加门诊输液留观室，优化门诊环境，既可解决病区床位不够的问题，也可以加强门诊的发展，提高患者及家属满意度。

第三节　病种成本实战案例

实操案例44

业财融合下病种成本管控的探索与实践

（一）背景

1. 医改的深入推进

随着医药卫生体制改革的不断深入，各种新政如雨后春笋般涌出，其最终目的就是

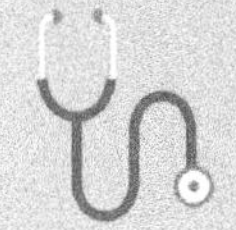

解决人民群众“看病难、看病贵”的问题，为人民群众提供安全、有效、方便、价廉的公共卫生和基本医疗服务。

现阶段，国家在医保支付方式改革、公立医院运营管理、公立医院成本核算、药品/耗材集中采购等方面推出了系列政策，促使医疗卫生行业进入新的发展阶段，同时也给公立医院的运营管理带来了新的机遇与挑战。

2020年10月，国家医疗保障局办公室印发《区域点数法总额预算和按病种分值付费试点工作方案》，逐步建立以病种为基本单元，以结果为导向的医疗服务付费体系，加强基于病种的量化评估，使医疗行为可量化、可比较。

2020年12月，国家卫生健康委、国家中医药局印发《关于加强公立医院运营管理的指导意见》，加快补齐内部运营管理短板和弱项，向精细化管理要效益。

2021年1月，国家卫生健康委、国家中医药管理局制定《公立医院成本核算规范》，规范公立医院成本核算工作，发挥成本核算在医疗服务定价、公立医院成本控制和绩效评价中的作用。首次提出按照医院成本核算下沉到病种/DRG成本、患者成本。

2022年4月，国家卫生健康委、国家中医药局制定《公立医院运营管理信息化功能指引》，按照成本核算不同对象可分为科室成本、诊次成本、床日成本、医疗服务项目成本、病种成本、按疾病诊断相关分组成本、按病种分值付费成本等。

在《医院财务制度》中，明确提出三级医院及其他有条件的医院还应以医疗服务项目、病种等为核算对象进行成本核算。

2. 收不抵支严重

在医保支付方式改革与疫情防控常态化影响下，部分公立医院收不抵支或处于亏损边缘，整体运营压力较大，而公立医院改革要求医院进行精细化管理，降本增效，促进医院业财深度融合。

3. 有效手段缺乏

传统的成本管控局限于核算，缺乏分析手段，应用效果欠佳，过分强调有形成本动因，忽略业务成本动因，成本管控手段单一，缺乏全面控制，同时与医疗卫生业务管理脱节。

在实际工作中，医疗服务项目成本核算复杂、病种成本核算较难、组织实施过程不易，医疗卫生机构难以最终实现精细化的成本管控，传统的粗放式成本管理模式受到极大挑战。

（二）控制的关键点

病种成本是指治疗某种疾病所消耗的各种资源的集合，这里的病种主要是指某出院病例病案首页的第一诊断。

病种成本核算是以病种为核算对象，按一定流程和方法归集相关费用计算病种成本的过程。

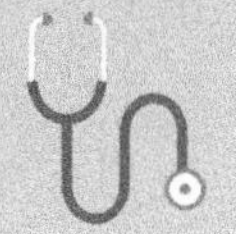

1. 病种亏损的原因分析

病种亏损有两方面的原因，一是外部因素，医保支付费用小于病种例均费用，使得病种在医保支付上为负向支付，处于亏损状态；二是内部因素，病种实际成本大于病种例均费用，病种在内部成本管理方面控制较差，病种收入无法弥补病种的实际成本，处于亏损状态。

2. 病种成本分摊的方式

根据国家卫生健康委、国家中医药管理局制定的《公立医院成本核算规范》要求，A 医院（三级甲等公立综合性医院）的病种成本核算采用自下而上的核算方法，将药品、材料成本直接计入病例成本，各科室直接发生的成本直接计入该科室，然后按照四级分摊（图 7-4）。

一级分摊：将公摊和管理科室成本分摊到医辅、医技、临床科室。

二级分摊：将医辅成本分摊到医技和临床科室。

三级分摊：将医技成本分摊到医技类医疗服务项目。

四级分摊：将临床科室成本分摊到临床服务类项目。

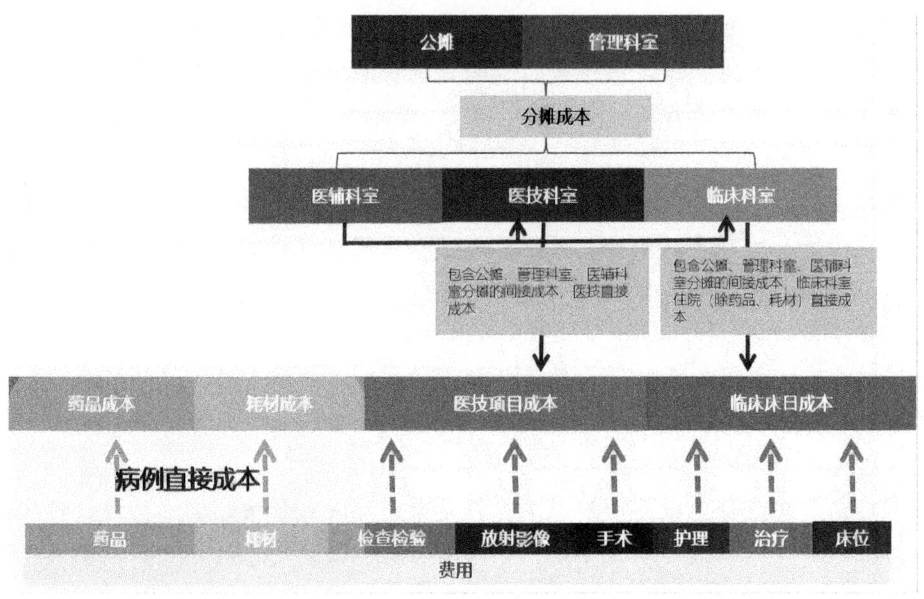

图 7-4 病种成本分摊方式

3. 寻找病种标杆成本

为了实现病例或病种成本的横向、纵向对比，我们不能直接使用病种的例均费用与医保支付费用、病种实际成本比较，而需引入一个病种的标杆成本。

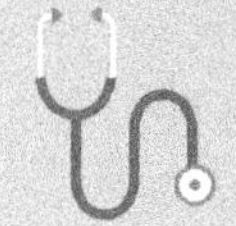

通过疾病风险模型，利用大量病例历史数据计算，对每一例病例或每一类病种测算出最优化的费用结构，包括病例总费用预期值（E值），还包括药品费用预测值（E值）、耗材费用预测值（E值）、医疗服务收入预期值（E值）、手术费用预测值（E值）等优化费用结构值，出院患者住院天数预期值（E值）等优化时间效率结构值。从而找到此病例或病种大数据规律中的标杆成本管理值，实现了病种实际成本、病种标杆成本、医保支付费用之间的量化比较。

病种实际成本小于病种标杆成本小于医保支付费用。

再根据此病例或病种实际发生的总费用（O值）、药品费用（O值）、耗材费用（O值）、医疗服务收入（O值）、手术费用（O值）、出院患者住院天数（O值），计算出以上指标的O/E值，实现各明细指标间的横向、纵向比较。

4. 建立病种成本模型

病种成本核算重点在于分摊的科学性与合理性，在传统分摊方式的基础上，结合了医疗技术操作规范（CCHI），充分考虑医疗技术时间消耗、医疗技术难度、医疗技术风险、医疗收入高低等不同因素对医疗技术项目成本的影响。

为了让病种成本分摊核算更科学、更合理，引入了时间、难度、风险、费用因子，同时加入了目标服务量概念，突破了仅按成本管理的瓶颈，并运用现有的疾病风险模型大数据分析方式，寻找到标准化的病种成本模型。

（三）具体做法

以A医院为例，某临床科室拥有医务人员20人，其中医师团队10人、护理团队10人；拥有病床资源36张；年门诊服务量1.5万人次；年住院服务量0.21万人次，出院患者平均住院日6.94天；年手术1751台次。

2021年1—8月，该临床科室在全成本核算下，医疗收入远低于医疗成本，成本收益率为负值，处于亏损状态。在全院亏损科室排名中，该临床科室排第2位（儿科亏损排第1位）。

按照医院领导指示，专科运营助理对该临床科室进行深度分析，查找亏损原因，并提出整改意见及建议。专科运营助理在接到任务后，着手通过病种成本分析系统对该临床科室的出院患者病种成本进行分析。

病种成本分析示例如下。

1. 总体运营情况

（1）科室总体情况　2021年1—8月该临床科室DRG病组25个，其中盈利病组9个，占总病组数的36%，结余为6.46万元；亏损病组16个，占总病组数的64%，结余为−118.5万元。亏损病组的结余亏损过多，无法弥补全成本，导致该临床科室亏损112.04万元（表7-28）。

表 7-28　2021 年 1—8 月某临床科室 DRG 病组盈亏情况

类别	DRG 病组 / 个	出院病例 / 人次	病组盈亏 / 万元			例均结余 / 万元
			收入	成本	结余	
盈利 DRG 病组	9	137	71.02	64.57	6.46	0.05
亏损 DRG 病组	16	1495	1085.60	1204.10	–118.50	–0.86
合计	25	1632	1156.62	1268.67	–112.04	–0.82

接下来，对 DRG 盈利病组和亏损病组分别进行了分析。

（2）盈利 DRG 病组　在盈利 DRG 病组中，排名前 5 位的 DRG 病组出院患者 110 人次，结余 6.30 万元，其中结余最高的 DRG 病组是 1 病组，出院患者 96 人次，结余 4.75 万元。从例均结余来看，结余最多的 DRG 病组为 1 病组，出院患者人次最多，但例均结余最低；其余 4 个 DRG 病组收治病例数少，但例均结余较高。该临床科室应调整收治病种结构，增加例均结余较高的 DRG 病组占比（表 7-29）。

表 7-29　2021 年 1—8 月某临床科室盈利病组（前 5 位）

DRG 病组	出院病例 / 人次	病组盈亏 / 万元			例均结余 / 万元
		收入	成本	结余	
1 病组	96	48	43.25	4.75	0.05
2 病组	6	6.96	6.05	0.91	0.15
3 病组	6	1.93	1.56	0.36	0.06
4 病组	1	1.34	1.20	0.14	0.14
5 病组	1	0.29	0.16	0.13	0.13
合计	110	58.52	52.22	6.30	0.06

（3）亏损 DRG 病组　在亏损 DRG 病组中，排名前 5 位的 DRG 病组出院患者 1479 人次，结余为 –116.12 万元，其中亏损最多的 DRG 病组是 1 病组，出院 1376 人次，结余 –111.5 万元。从例均结余来看，1 病组出院患者例均结余亏损较低，但出院例数最多；3 病组例均结余亏损最少，例均仅亏损 –0.01 万元；其余 3 个 DRG 病组，收治病例少，但例均亏损较高，该临床科室应控制病种成本，减少亏损（表 7-30）。

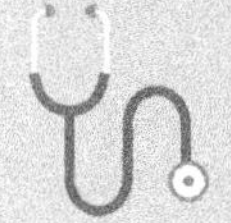

表 7-30　2021 年 1—8 月某临床科室亏损病组（前 5 位）

DRG 病组	出院病例 / 人次	病组盈亏 / 万元			例均结余 / 万元
		收入	成本	结余	
1 病组	1376	1041.8	1153.27	−111.46	−0.08
2 病组	10	6.08	7.81	−1.72	−0.17
3 病组	86	26.82	28.03	−1.21	−0.01
4 病组	5	2.65	3.73	−1.07	−0.21
5 病组	2	0.92	1.57	−0.65	−0.33
合计	1479	1078.28	1194.40	−116.12	−0.08

以上对 DRG 盈利病组和亏损病组的前 5 个病组进行了详细分析，那么如何才能知道是哪些医疗组或医师的哪些病组盈利，又是哪些医疗组或医师的哪些病组亏损呢？

2. 医疗组 DRG 病组情况

（1）各医疗组 DRG 病组综合结余情况　该临床科室各医疗组 DRG 病组结余均出现了不同程度的亏损，其中亏损最多的医疗组分别是 A 医疗组、B 医疗组、C 医疗组，亏损金额分别为 29.66 万元、21.54 万元和 18.99 万元（表 7-31）。

表 7-31　2021 年 1—8 月某临床科室医疗组 DRG 病组结余情况

医疗组	出院病例 / 人次	病组盈亏 / 万元			例均结余 / 万元
		收入	成本	结余	
A 医疗组	272	218.53	248.18	−29.66	−0.11
B 医疗组	342	255.19	276.72	−21.54	−0.06
C 医疗组	224	150.68	169.67	−18.99	−0.08
D 医疗组	275	174.39	189.72	−15.33	−0.06
E 医疗组	207	145.76	156.68	−10.92	−0.05
F 医疗组	38	40.94	50.97	−10.03	−0.26
G 医疗组	277	172.79	179.31	−6.52	−0.02

（2）各医疗组 DRG 病组结余排名情况　通过各医疗组 DRG 病组结余排名情况分析，该临床科室亏损金额最大、覆盖病例最广、涉及医疗组最多的 DRG 病组是 A 病组（表 7-32）。

表 7-32　2021 年 1—8 月某临床科室医疗组 DRG 病组结余排名情况

医疗组	DRG 病组前 5 位	出院病例 / 人次	病组盈亏 / 万元			例均结余 / 万元
			收入	成本	结余	
A 医疗组	A 病组	229	201.88	228.28	−26.40	−0.12
	C 病组	18	5.33	7.60	−2.27	−0.13
	E 病组	1	0. 55	0.91	−0.36	−0.36
	1 病组	19	9.48	9.72	−0.25	−0.01
	其他病组	1	0.08	0.27	−0.18	−0.18
B 医疗组	A 病组	292	225.34	243.25	−17.91	−0.06
	B 病组	1	1.18	3.02	−1.84	−1.84
	D 病组	2	1.17	2.13	−0.96	−0.48
	C 病组	9	3.78	4.30	−0.51	−0.06
	其他病组	1	2.31	2.75	−0.45	−0.45
C 医疗组	A 病组	181	130.38	150.61	−20.23	−0.11
	其他病组	1	0.53	0.71	−0.19	−0.19
	其他病组	7	2.40	2.42	−0.01	0
	其他病组	1	1.27	1.25	0.01	0.01
	B 病组	4	2.68	2.67	0.02	0.01
D 医疗组	A 病组	221	155.36	172.10	−16.74	−0.08
	B 病组	2	1.19	1.38	−0.19	−0.10
	其他病组	1	0.11	0.24	−0.12	−0.12
	其他病组	1	0.26	0.33	−0.08	−0.08
	其他病组	2	0.99	0.96	0.03	0.02
E 医疗组	A 病组	185	136.63	146.84	−10.21	−0.06
	其他病组	1	0.32	0.72	−0.40	−0.40
	其他病组	8	1.49	1.76	−0.27	−0.03
	其他病组	1	0.29	0.38	−0.10	−0.10
	其他病组	2	0.68	0.75	−0.07	−0.04

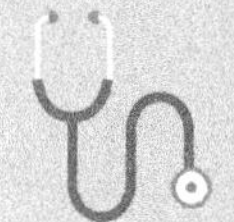

续表

医疗组	DRG 病组前 5 位	出院病例 / 人次	病组盈亏 / 万元			例均结余 / 万元
			收入	成本	结余	
F 医疗组	A 病组	36	39.60	50.09	−10.49	−0.29
	1 病组	2	1.34	0.88	0.46	0.23
G 医疗组	A 病组	225	148.06	157.13	−9.07	−0.04
	其他病组	1	0.74	1.23	−0.49	−0.49
	其他病组	1	0.37	0.49	−0.12	−0.12
	D 病组	3	1.48	1.60	−0.11	−0.04
	其他病组	1	0.42	0.50	−0.09	−0.09

根据上述数据分析，反映出引起亏损的主要的医疗组以及亏损的 DRG 病组。接下来，将对亏损金额最大、覆盖病例最广、涉及医疗组最多的 A 病组进行剖析。

3. 主要亏损病组分析

（1）A 病组盈亏分析　该 DRG 病组出院患者 1376 人次，其中盈利 606 例，结余 69.15 万元；亏损 770 例，结余 −180.61 万元，亏损病例占该 DRG 病组的 55.96%，亏损病例较多（表 7-33）。

表 7-33　A 病组盈亏分析

类别	出院病例 / 人次	病组盈亏 / 万元			例均结余 / 万元
		收入	成本	结余	
盈利病例	606	385.5	316.35	69.15	0.11
亏损病例	770	656.31	836.92	−180.61	−0.23
合计	1376	1041.8	1153.27	−111.46	−0.08

（2）A 病组盈亏病组费用结构　根据该病组费用结构分析，亏损较多的是床日成本。当所有类别结余覆盖床日亏损时，为盈利状态；不能覆盖时，则出现亏损（表 7-34）。

表 7-34　A 病组盈亏病组费用结构

类别		手术	麻醉	影像	检验	床日	小计
盈利病例 / 万元	收入	91.69	10.50	14.39	74.30	103.52	385.50
	成本	17.05	3.82	5.69	42.15	156.54	316.35
	结余	74.64	6.68	8.70	32.15	–53.03	69.15
亏损病例 / 万元	收入	135.58	16.65	18.82	107.59	210.95	656.31
	成本	26.83	8.05	19.57	61.22	554.53	836.92
	结余	108.76	8.60	–0.75	46.37	–343.58	–180.61
合计		183.40	15.28	7.95	78.52	–396.61	–111.46

通过对 A 病组出院患者 1376 人次的结余与其总费用、手术费用、麻醉费用、影像费用、检验费用、床日费用进行线性拟合分析，得出影响该临床科室亏损的主要原因是出院患者平均住院天数过长，导致床日成本过高而亏损。

4. 个案病例分析

在 A 病组的亏损病组中，随机抽取某病例或病种进行分析。该病例实际总费用（O 值）8369.45 元，实际成本 8904.25 元，结余亏损 534.8 元。按照该病例总费用预期值（E 值）7995.92 元，标杆成本预期值 7489.79 元计算，可以结余 506.13 元。通过对总费用、耗材费、药品费、医疗服务费、出院患者平均住院日的 O/E 值进行对比分析，不难发现总费用、耗材费、药品费收费过高，出院患者平均住院天数过长（表 7-35）。

经查询，掌握到该病例出院有带药和门诊换药的医嘱，导致了耗材费、药品费过高。由于有医师进修，周末工作人员减少，患者周末不能及时办理出院，影响了该临床科室的平均住院天数。

表 7-35　A 病组下的某病例的实际费用

指　标	实际发生值 / 元		预期值 / 元		O/E 值
	实际费用（O 值）	实际成本	预期费用（E 值）	标杆成本	
总费用	8369.45	8904.25	7995.92	7489.79	1.05
耗材费	422.34	422.34	190.54	190.54	2.22
药品费	752.64	752.64	625.54	625.54	1.20
医疗服务费	5086.50	6071.63	5575.84	5153.12	0.91
按病种成本核算结余	–534.80		506.13		–
出院患者平均住院日 / 天	12		6.08		1.97

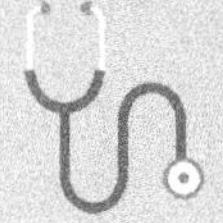

通过对以上病种成本数据的分析，找到了该临床科室亏损的原因，这样就很容易制订出有效的成本控制措施。

（四）经验及优势分享

目前，病种成本管控多数还处于理论研究阶段，而A医院已将理论研究落实到实践中，积极探索病种成本核算方法，在应对医保支付方式改革、监控医疗质量环节、控制医院运行成本、降低患者医疗负担起着至关重要的作用。总结如下经验。

（1）以大数据建模设立标杆成本，对病种成本进行持续改进。

（2）从单纯的成本管理转型到医疗资源分配、医疗质量环节监控的“业财融合”管理模式上。

（3）多专业融汇的“医院行政管理MDT”，跨部门协作，医疗质量、医保支付、成本管理、绩效考核互动，有效地控制了病种成本。

（4）分析病种成本增高的原因，在降低患者负担、缩短平均住院天数的同时有效降低病种成本。

（5）在疫情常态化下，病种成本管控可以有效降低医院整体的耗费及运行成本。

成本核算可以用于优化医院的资源配置，促进医院运行效率提升，降低医院不必要的成本浪费。病种成本核算则可以计算出每个病种的医保支付标准、标杆成本及实际成本，能够快速得知病种在医保支付下成本管控方向，能够及时对症制订应对措施，最终实现减亏为盈。

第四节　成本管理相关实战案例

实操案例45

成本控制战略下的医院成本控制

（一）项目背景

成本领先战略是指企业通过降低自己的生产和经营成本，以低于竞争对手的产品价格，获得市场占有率，并获得同行业平均水平以上的利润。我国公立医院的医疗服务价格由国家相关部门统一确定，医院不可以自行调整规定医疗项目的价格，同时公立医院以公益性为基本原则，不可一味追求经济效益。以往不少公立医院不重视成本管控，出现了收不抵支的情况。而近年随着公立医院运营形势日益严峻，国家政策要求的提高，公立医院的成本管控越发重要。医院采取成本领先战略，是指医院在保证医疗服务质量的基础上，通过控制运行成本，增加结余，保证医院的可持续发展。

某市属三级公立医院，在取消药品、耗材加成和分级诊疗的要求下，医院盈利能力出现下滑。但同时医院的日常运行成本增加，医院运营较为困难。医院为进一步提高精细化管理水平，决定实施“成本控制”战略，建立以成本为导向的战略中心型组织，提升人、财、物资源的使用效率，实现成本管理的全员性和前瞻性，通过成本管理，支撑医院高质量发展。

（二）控制的关键点

（1）建立成本控制组织体系，设立成本控制中心，确定各大成本中心需控制的成本项目和主要工作职责。

（2）确定各成本中心成本控制目标，并对目标任务进行分期。

（3）制订成本控制整体方案，包括各成本中心制订成本控制措施，定期考核各成本中心目标任务完成情况，并与绩效挂钩。

（4）年末对本年度各成本中心成本控制目标完成情况进行总结，对完成情况较好的部门予以奖励。在总结本年度完全情况的基础上，结合医院战略目标、预算目标等制订下一年度成本控制目标。

（三）具体做法

1. 组织建设

实施成本控制战略，需要医院管理层予以充分重视。医院成立以党政一把手为组长的医院成本管理委员会，明确院级层面成本管理的主要职责。

（1）组织、实施全院的成本管理工作。

（2）建立目标成本管理体系，分解、落实成本管理任务。

（3）领导各成本分中心实施成本管理和控制。

（4）开展成本管理工作培训。

（5）督促、检查、评估、反馈和持续改进成本管控。

医院成本管理委员会下设六个成本管理分中心：行政成本管理分中心、后勤成本管理分中心、装备成本管理分中心、医疗成本管理分中心、医技成本管理分中心、人力成本管理分中心。医院对各成本管理分中心的管理成本项目、管理职能部门和主要工作职责进行了细化，并签订了成本控制目标责任书。例如，明确行政成本管理分中心负责控制的成本项目为：办公费、电话费、网络通信费、会议费、公务接待费、车辆运行维护费、宣传费、网络信息系统运行维护费。其主要职责包括：①组织开展医院行政成本管理工作，落实目标任务的完成。②总结分析成本管控完成情况，提出改进措施和建议。③定期向成本管理中心汇报成本管理工作。④接受成本管理中心的考核（表7-36）。

2. 目标设定

医院成本控制遵循总额控制、结构调整的原则，在保证医疗质量和安全的前提下，结合历史实际发生金额和预算控制目标，要求2019年医院业务成本总额增长幅度低于业务收入增长幅度，力争医院业务成本总额较上年下降2%。

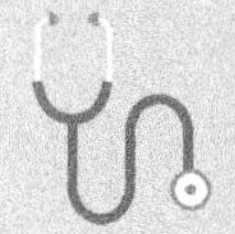

表 7-36　各成本管理分中心目标任务分解表　　（单位：万元）

分中心	项目内容	2021 年实际数	2022 年目标数		责任部门
			总额	下降额	
行政成本管理分中心	办公费	59.32	56.35	–2.97	院办、全院各部门、各科室
	电话费	37.53	35.66	–1.87	院办、各临床医技科室
	网络通信费	21.48	20.41	–1.07	信息部
	会议费	3.31	3.15	–0.16	院办
	公务接待费	14.91	14.17	–0.74	院办
	公务用车运行维护费	37.32	35.46	–1.86	院办
后勤成本管理分中心	建筑物维修费	366.93	348.59	–18.34	后保部、各临床医技科室
	基础设施维修费	137.95	131.05	–6.90	后保部、各临床医技科室
	业务用燃料费	137.89	131.00	–6.89	后保部、各临床医技科室
	洗涤费	140.71	133.67	–7.04	后保部、各临床医技科室
	水费	325.70	309.41	–16.29	后保部、全院各部门、科室
	电费	570.19	541.68	–28.51	后保部、全院各部门、科室
	食堂支出	1014.91	964.16	–50.75	后保部、各临床医技科室
装备成本管理分中心	卫生材料费	25 826.33	24 535.01	–1291.32	装备部
	其中：放射材料费	398.42	378.50	–19.92	装备部、各临床医技科室
	化验材料费	6108.25	5802.83	–305.42	装备部、各临床医技科室
	其他卫生材料费	6659.79	6326.80	–332.99	装备部、各临床医技科室
	高值耗材	12 659.87	12 026.87	–633.00	装备部、各临床医技科室
	其他材料费	718.61	682.68	–35.93	装备部、各部门、科室
	低值易耗品	171.95	163.36	–8.59	装备部、各部门、科室
	专业设备维修费	821.52	780.44	–41.08	装备部、各临床医技科室
	通用设备维修费	107.26	101.90	–5.36	装备部、各部门、科室
		120.00	114.00	–6.00	信息管理部、各部门、科室

续表

分中心	项目内容	2021 年实际数	2022 年目标数		责任部门
			总额	下降额	
人力成本管理分中心	外籍专家劳务费	15.31	14.54	−0.77	人力资源部
	残疾人就业保障金	33.42	31.75	−1.67	人力资源部
	培训、差旅费	68.75	65.31	−3.44	学研部
	科研经费（自筹部分）	37.83	35.93	−1.90	学研部
	劳务费	17.31	16.44	−0.87	学研部、质控部（质控中心）
医疗、医技成本管理分中心	医疗赔付	203.81	193.62	−10.19	医务部、各临床医技科室
	患者欠费	173.32	164.65	−8.67	财务部、各临床医技科室
	医保扣款	74.97	71.22	−3.75	财务部、各临床医技科室
	营养科成本	20.76	19.72	−1.04	医务部、营养科
合　计		31 279.30	29 715.32	−1563.98	

3. 签订成本控制目标责任书

医院与各成本控制责任部门签订成本控制目标责任书，设定成本控制目标要考虑历史实际发生金额、预算金额和当年实际业务情况。

成本控制目标责任书示例：

2022 年成本控制目标责任书

<u>后勤保卫部</u>：

国家卫生健康委下发《公立医院成本核算规范》，要求公立医院进行成本控制，提升单位内部管理水平和运营效率、推进公立医院高质量发展。为不断促进医院经济管理提质增效，提升医疗资源的利用效率，积极有效地控制医院运行成本，在成本管理上实现业财融合，特制订 2022 年医院成本控制目标（表 7-37）。

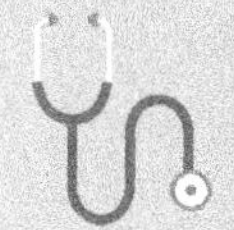

表 7-37 后勤成本控制中心成本控制目标 （单位：万元）

中心名称	项目内容	2021 年实际值	2022 年预算值	2022 年目标
后勤成本控制中心	建筑物维修配件费	75.93	85	75
	天然气费	272.13	450	320
	水费	329.78	450	336
	电费	909.90	920	1212
	万元收入能耗支出	1.21%		1.30%

注：气费单价由 3.02 元 /m³ 上涨至 3.65 元 /m³。电价由 2021 年的平均电价 0.608 元 /（kW·h）上涨至 2022 年的 0.77 元 /（kW·h）。

职能部门应严格落实成本管控责任，开展成本管理工作，采取有效措施，要分解细化成本指标，落实到各临床科室，并制订相应的考核细则。职能部门应定期总结分析成本管控完成情况，提出改进措施和建议，并定期向成本管理中心汇报成本管理工作。

医院院长： 科室负责人：

年 月 日 年 月 日

4. 管控措施

在制订管控措施时，首先要严格遵守相关政策法规和医院对经济业务管理的相关规定，在预算范围内严禁超标准、超范围的费用开支。其次坚持“谁主管，谁负责”的原则，在职能部门、临床医技科室设立成本管理专员，加强部门之间的沟通，落实成本管理的主体责任。然后要落实绩效考核，以操作性强、可量化的指标体系衡量成本管控效果，将管控业绩与部门绩效挂钩。最后运用 PDCA 循环，分析总结成本管理中出现的问题，持续改进，不断提升医院成本精细化管理水平。

在医院整体管控措施下，各成本中心结合业务实际情况制订了具体的成本管控措施。例如，在电费的控制中，采取了如下措施。

（1）倡导工作人员在办公时间充分利用自然光源，减少照明设备的使用，离开办公室时要做到随手关灯，切断办公室电源，坚决杜绝长明灯现象。按照工作日少开 2h，平均每个办公室功率 40W 计算，全年预计将节约电量 3 万度，费用约 2 万元。

（2）医院室外路灯、景观等公共区域照明按照光线明暗程度严格控制开关时间，每日派专人巡视控制开关时间，室内部分通道更换为声光控制开关，避免浪费。

（3）非工作时间，关闭或者减少不必要开启的公共区域的照明，通过灯控系统控制医院 2 号楼、全科基地公共区域照明，预计一年将节约 4 万度电，费用约 2.5 万元；详细控制方案如表 7-38 所示。

表 7-38　2 号楼公共区域照明控制方案

区域	控制方案
2 号楼 1 层大厅	19:30—次日 7:30 关闭公区照明灯，仅保留 1 组应急灯
2 号楼 1 ～负 3 层	18:00—24:00 每 3 组照明灯关闭 1 组、0:00—7:00 仅保留 1 组照明灯
2 号楼 2 层	18:00—次日 7:00 关闭照明灯，仅保留应急灯
2 号楼全科基地 1 ～ 4 层	安排专人控制、巡视，18:00—次日 7:00 关闭所有公共区域照明

（4）每月对各科室节能管理情况进行检查考核，并与科室绩效考核挂钩，对发现异常的情况及时处理。

（5）空调温度设置：冬季不高于 20℃、夏季不低于 26℃，加强对使用情况的督导检查。

（6）电梯系统按工作需要合理设置开启的数量和时间，全科基地：每日 18:00 至次日 7:00，关闭 2 号、3 号电梯，仅保留 1 号电梯。2 号楼：每日 19:00 至次日 7:00，关闭高、中、低、全楼层电梯各 1 部，通过合理有效地管控电梯，预计全年节约电量 9 万度，费用约 5.5 万元。

4. 加强考核

在医院绩效考核体系中加入成本控制完成情况项目，每季度完成情况与目标值进行对比，节约为完成目标，超支为未完成目标，由分中心按季度进行考核，当季度考核结果与分中心和科室下一季度的绩效挂钩。对完成目标任务的成本管理分中心和科室，每季度按成本节约金额的 10% ～ 20% 给予奖励绩效。年末在当年绩效工资总额范围内，每年根据考核结果评选业绩最优的成本管理分中心和科室，给予表彰和奖励。

（四）启示及成效

自 2019 年医院实行成本控制战略起，医院党政一把手始终亲自参与，动员各部门积极参与，并签订了成本控制目标责任书。经过从顶层设计、实施执行、过程管控、考核评价、反馈改进的 PDCA 循环，建立管控台账、重点部门协同、季度通报考核的全流程成本管控，医院成本控制取得了较好的效果。

随着医院业务的发展，医院后续又增加药占比、百元医疗收入消耗卫生材料、每床日不可计费卫生材料等相对值指标，并将指标分解到各临床科室。结合后续的绩效改革等一系列措施，医院的成本管理工作更加规范化、精细化，形成了全员、全业务、全流程成本管控的新局面。

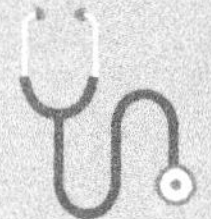

实操案例 46

临床科室战略成本管理案例

（一）项目背景

某市级医院是一家集医疗、科研、教学、预防、保健和康复为一体的国家三级甲等综合性医院，有23个手术科室、20个非手术科室和8个医技科室。医院建院80余年，各科室发展情况悬殊较大，且2018年起医院一直在不断加大设备、人力投入，但是医院的经济效益却没有达到预期效果，收入和结余难以增长，医院靠扩大规模获取效益的时代已经过去了，再按照以前一视同仁的管理办法已经无法满足医院发展的需求。

通过与医院科室护士长、财务管理人员、科室运营助理等沟通了解到，医院主要以科室需求为预算的主要依据，此前在总预算可控的前提下对科室需求均是有求必应，导致预算的松懈，且科室需求并未进行严格的投入产出测算，导致资金并未用到实处。医院亟须盘活现有的资源，挖掘医院潜力，充分发挥医院特色科室优势。得益于20世纪80年代英、美等国管理会计学者提出的“从战略角度研究成本形成与控制”启发，医院将运用战略将日常业务决策同长期计划决策结合，重新对科室发展进行布局，将医院资源用在刀刃上。从医院长期发展战略角度分析各临床科室运营能力、运营效率的基础上对各临床科室进行战略定位，从而采取相适应的发展战略，从战略角度分析影响成本的因素，发现降低成本的途径。各临床科室差异化发展是大势所趋，也是医院加强运营的必然结果。

（二）控制关键点

将每个临床科室作为一个独立事业部或产品线，对临床科室的市场地位和内部运营情况综合分析，评价该科室的发展能级，确定各临床科室的发展战略定位，从战略角度分析科室成本管理战略，进行战略层次成本动因分析，从战略角度上为科室成本和医院综合成本管理提供指导。以发展能级评价为基础，对不同的科室选择合适的战略定位，并且对成本动因尤其是战略层次成本动因（如规模、质量、技术等）进行分析，从来源上控制科室成本的发生。

（三）具体做法

1. 构建能级评价数据模型

（1）指标构建

①基础指标公式

收入占比 = 某科室医疗收入 / 医院医疗总收入 ×100%

收益占比 =（某科室医疗收入 – 医疗成本）/（医院医疗总收入 – 医疗总成本）×100%

成本收益率 =（某科室医疗收入 – 医疗成本）/ 该科室医疗成本 ×100%

②模型指标构建

工作量增长率 = 年门诊增长率 ×25% + 年专科门诊量 / 医院门诊量 ×25% + 年出院增长率 ×25%+1 年专科出院量 / 医院出院量 ×25%

内部运营有效率 = 年专科收入 / 医院收入 ×45% + 年专科收益 / 医院收益 ×45% + 年专科成本收益率 ×10%

（2）构建模型分类方法　波士顿矩阵又称市场增长率 - 相对市场份额矩阵、四象限分析法等，以其简便易行、分析准确且效果显著而被众多现代化企业所推崇。拟引用波士顿矩阵分类方法作为战略分析方法，对矩阵升级，以工作量增长率指标替代市场增长率作为业务指标，以内部运营有效率替代市场占有率作为经济指标，从科室的成长性和运营有效性两个方面作为科室管理与建设的基础，对临床科室进行战略定位，探讨不同临床科室的发展战略，为医院管理者提供管理决策支持。临床科室波士顿矩阵分类如下。

①明星型科室：具有高增长、运营高有效性的特征，是医院发展支柱科室，可以为医院收入增长作出重大贡献，为医院带来较大收益，一般是成长期，具有医疗技术变革突破或某种疾病发病率增加较多的科室。

②现金牛科室：具有低增长、运营高有效性的特征，是医院重要的发展支柱，可以为医院带来稳定的现金牛和收益，一般是医院老牌、技术较为成熟的科室，具有较好的运营管理基础。

③潜力型科室：具有高增长、运营低有效性的特征，市场增长较快且医院能够实现收入的快速增长，但是存在较大的运营问题，现在或将来可以为医院带来较大稳定收益和稳定现金流的科室。

④瘦小型科室：具有低增长、运营低有效性的特征，仅能获取很小的收益，甚至是亏损科，无法实现收入的增长，根据科室的性质和运营结果可进一步细分为公益类科室和扭亏科室。公益类科室是指收入占比较小且为亏损，但是属于综合性公立医院必须设置的科室；扭亏科室是指收入占比较高、可能获得较大收入增长或收入比较稳定，但是目前经营状态为亏损的科室。

（3）设置临界参考值　以工作量增长率及市场占有率平均值为临界参考值，作为矩阵划分依据，同时以工作量增长率 0 及市场占有率 0 作为辅助临界值，将矩阵进一步细分，以此细分标准作为战略定位及成本管理战略的制订依据。

2. 科室指标计算

选择 2021 年各临床科室运营数据作为分析标的，计算各科室收入、收益、成本收益率、工作量增长率及内部运营有效率，计算结果如表 7-39 所示。

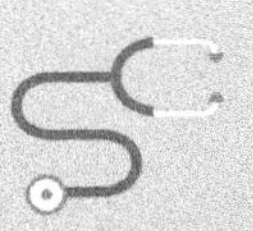

表 7-39　各临床科室 2021 年指标明细表

科室名称	经济指标						业务指标						
							门诊			出院			工作量增长率
	收入/万元	占医院收入比重	收益/万元	占全院收益比重	成本收益率	内部运营有效率	门诊量/万人次	占医院门诊量比重	同比 2019 年增幅	出院量/人次	占医院出院量比重	同比 2019 年增幅	
科室 1	19 523.76	11.30%	1030.76	12.99%	5.57%	11.49%	2.14	2.11%	70.82%	6530	7.52%	74.65%	65.94%
科室 2	19 129.54	11.07%	1592.08	20.07%	9.08%	14.92%	9.50	9.35%	1.82%	8792	10.12%	21.92%	11.66%
科室 3	12 483.84	7.22%	302.59	3.81%	2.48%	5.21%	3.12	3.07%	32.20%	2292	2.64%	32.56%	29.43%
科室 4	11 638.57	6.73%	–62.64	–0.79%	–0.54%	2.62%	7.57	7.45%	11.98%	6763	7.78%	11.23%	11.21%
科室 5	9772.30	5.65%	–430.49	–5.43%	–4.22%	–0.32%	7.00	6.89%	19.45%	6730	7.75%	33.08%	24.37%
科室 6	8858.13	5.12%	851.88	10.74%	10.64%	8.20%	8.76	8.62%	32.93%	5691	6.55%	14.74%	22.21%
科室 7	8623.43	4.99%	967.82	12.20%	12.64%	9.00%	11.91	11.72%	12.25%	6486	7.47%	19.14%	15.09%
科室 8	6919.20	4.00%	438.83	5.53%	6.77%	4.97%	0.43	0.42%	43.33%	674	0.78%	58.59%	45.92%
科室 9	6417.21	3.71%	253.22	3.19%	4.11%	3.52%	3.31	3.26%	41.45%	2208	2.54%	23.49%	29.51%
科室 10	5680.59	3.29%	401.92	5.07%	7.61%	4.52%	3.52	3.46%	31.84%	2689	3.10%	12.60%	20.33%
科室 11	5473.82	3.17%	689.36	8.69%	14.41%	6.78%	0.82	0.81%	30.16%	3981	4.58%	72.34%	46.39%
科室 12	5421.65	3.14%	–642.12	–8.09%	–10.59%	–3.29%	/	0.00%	/	848	0.98%	110.42%	49.74%
科室 13	5239.28	3.03%	718.13	9.05%	15.88%	7.03%	0.84	0.83%	300.00%	1615	1.86%	152.74%	203.87%
科室 14	5146.48	2.98%	647.54	8.16%	14.39%	6.45%	4.04	3.98%	17.10%	4451	5.12%	10.72%	12.98%
科室 15	4458.85	2.58%	27.60	0.35%	0.62%	1.38%	0.31	0.31%	82.35%	1151	1.32%	22.71%	47.36%

续表

科室名称	经济指标						业务指标						
	收入 / 万元	占医院收入比重	收益 / 万元	占全院收益比重	成本收益率	内部运营有效率	门诊			出院			工作量增长率
							门诊量 / 万人次	占医院门诊量比重	同比 2019 年增幅	出院量 / 人次	占医院出院量比重	同比 2019 年增幅	
科室 16	4333.68	2.51%	619.22	7.81%	16.67%	6.31%	7.25	7.13%	4.73%	1928	2.22%	37.13%	19.30%
科室 17	4126.47	2.39%	669.07	8.43%	19.35%	6.80%	2.78	2.74%	/	2078	2.39%	129.36%	116.68%
科室 18	4027.27	2.33%	239.05	3.01%	6.31%	3.04%	6.78	6.67%	19.79%	3514	4.04%	36.20%	25.73%
科室 19	3724.14	2.15%	–71.88	–0.91%	–1.89%	0.37%	/	0.00%	/	1187	1.37%	15.92%	14.46%
科室 20	3173.10	1.84%	196.12	2.47%	6.59%	2.60%	5.57	5.48%	108.61%	1886	2.17%	–5.51%	46.78%
科室 21	3139.57	1.82%	298.18	3.76%	10.49%	3.56%	0.61	0.60%	27.08%	2629	3.03%	93.02%	54.23%
科室 22	3017.55	1.75%	513.33	6.47%	20.50%	5.75%	2.16	2.13%	65.92%	2571	2.96%	164.78%	104.07%
科室 23	2937.47	1.70%	43.61	0.55%	1.51%	1.16%	1.24	1.22%	30.53%	2660	3.06%	59.28%	40.63%
科室 24	2779.17	1.61%	649.97	8.19%	30.53%	7.46%	0.53	0.52%	–20.90%	867	1.00%	256.79%	106.23%
科室 25	2444.19	1.41%	–1578.86	–19.90%	–39.25%	–12.24%	6.17	6.07%	–15.88%	1829	2.11%	–24.48%	–17.75%
科室 26	1586.11	0.92%	–48.54	–0.61%	–2.97%	–0.16%	1.42	1.40%	42.00%	2051	2.36%	43.93%	38.86%
科室 27	1480.47	0.86%	–527.35	–6.65%	–26.26%	–5.23%	1.39	1.37%	–5.88%	1366	1.57%	–17.61%	–10.42%
科室 28	972.43	0.56%	40.96	0.52%	4.40%	0.93%	1.99	1.96%	/	1223	1.41%	–46.55%	–41.72%
科室 29	324.35	0.19%	103.75	1.31%	47.03%	5.38%	0.45	0.44%	/	185	0.21%	/	0.33%

综上所述，工作量增长率平均值 39.08%；内部运营有效率平均值 3.73%。

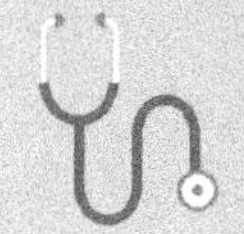

3. 波士顿矩阵战略分析

见图 7-5、表 7-40。

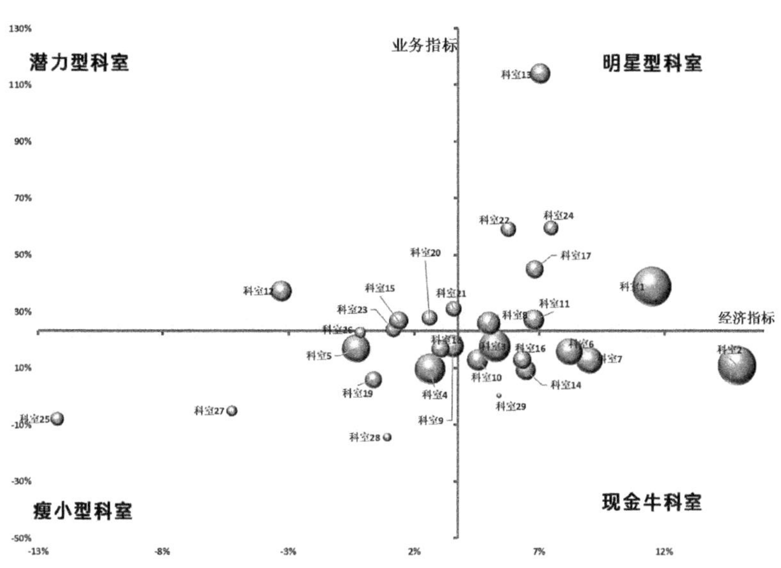

图 7-5　波士顿矩阵科室分类

表 7-40　临床科室波士顿矩阵分类表

明星型科室	现金牛科室	潜力型科室		瘦小型科室	
高增长、高效率	低增长、高效率	高增长、低效率（有效率＞0%）	高增长、低效率（有效率＜0%）	低增长、低效率（有效率＞0%）	低增长、低效率（有效率＜0%）
科室 1	科室 2	科室 21	科室 12	科室 9	科室 26
科室 24	科室 7	科室 20		科室 18	科室 5
科室 13	科室 6	科室 15		科室 4	科室 27
科室 17	科室 14	科室 23		科室 28	科室 25
科室 11	科室 16			科室 19	
科室 22	科室 29				
科室 8	科室 3				
	科室 10				

临床科室波士顿矩阵分类显示，属于明星型、现金牛、潜力型、瘦小型的临床科室分别有 7 个、8 个、5 个、9 个。

4. 战略定位及成本管理

针对不同的矩阵细分类型，对各临床科室进行针对性的战略定位，制订不同的成本管理战略。

（1）明星型科室　该类科室业务增长迅速，可以快速占领扩展中的市场，是医院医疗收入的重要来源。因此，要以扩大和保持医疗服务市场占有率、获得收入高增长为总目标，进一步提升学科技术和水平，增加工作量，保持科室发展的强劲势头：①将资源向该类科室倾斜，增加资金和医疗技术的投入，动态预测市场变化及增长率，持续性投入；②加强新业务、新技术研发，加大科研资金投入，提高科室知名度和市场影响力；③采取高质量、高价格的医疗服务精品策略；④增加医疗服务市场经营和开发专职人员的配备。

成本管理战略：短期内加大人员、设备、开发宣传等资本投入必然会带来成本的快速增加，但是成本增长会很快被收入增长所覆盖。医院成本管理应适当拉长管理期限，不以短期成本控制为目的。

（2）现金牛科室　拥有较高的市场份额，能产生较好的收益，是医院经济效益的主要来源，是“牵一发而动全身”的关键科室。作为发展成熟期的科室，其低增长性已难以逆转，不宜再增加大规模投入，科室发展以持续稳定发展为目标：①增加工作量，打造科室知名度，继续保持这类科室的高收益现状；②控制医疗设备的投资，尽量延长现有医疗设备、技术的使用周期，减少固定成本；③要优先保证并适当增加此类科室正常经营所需的各类变动成本资源，这是医院各项事业稳定的基础；④进行医疗服务市场细分，尝试差异化经营，找到新的业务增长点。

成本管理战略：对该类科室应加强成本管理，严格控制设备等长期、固定资产的投入，减少后期摊销成本。根据业务量变动，严格按投入产出比控制变动成本。

（3）潜力型科室　处在高速增长的行业，但是内部运营效率很低，一般是业务初创的科室或内部管理水平落后的科室，该类型科室具有较大的市场风险，因此资金的投入需十分谨慎：①充分调研医疗服务市场，科学预测科室的发展前景，判断是否可以通过增加投资提高相对市场占有率，谨慎追加投入；②对发展前景良好的科室重点扶持，加大医护人力和技术的投入，选拔有魄力、有奉献精神的人员负责科室的经营管理；③对发展前景不佳的科室应果断采取精简措施；④重视内部运营管理，专项分析运营效率低下的原因，根据各临床科室的发展瓶颈与问题，有针对性地解决问题，争取向明星型或现金牛科室发展，为医院创造更高的收益。

成本管理策略：重点扶持科室，专项成本分析，严格成本管理：进一步梳理资源配置，调出、合理处置闲置资产、设备，减少科室资产负担；根据标准工作量优化人力资源配置，减少人员冗余，精简机构设置，降低人力资源成本；严格耗材、药品管理，建立标准化临床路径，建立病种标准成本，严格预算管理和绩效考核。

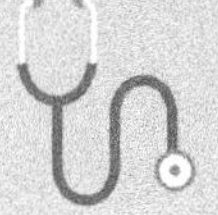

（4）瘦小型科室

①退出或维持科室：该类科室处于低增长的行业，而且市场份额较低，盈利很少，甚至有亏损，难以成为医院的“财源”，不宜再追加投入，应反向做减法，精简科室，按照波士顿矩阵原理，应予以退出。但是部分科室属于公立医院履行公益性职能必须设立的科室，运营以减少亏损为目标：a. 努力增加工作量，尽量达到保本点；b. 减少投入，仅给予维持正常运转所需资源，闲置资源调拨给其他高效益科室。

成本管理战略：严格预算管理，采用定额管理方式严格控制科室除人员经费外的其他变动支出；加大人员奖励绩效激励成本支出，调动人员工作积极性，激励工作量增加。

②扭亏科室：该类科室市场份额较高，增长或高或低，但经营结果为微盈利或亏损，主要原因为内部运营管理水平较差，该类科室的发展策略为扭亏为盈或增加结余：a. 多种方式引流，增加工作量，超过保本点；b. 优化收入结构，详细分析病种付费规则，优化病种结构，争取实现医保支付结余；c. 加强医疗技术投入，引进新技术、新方法，寻找新的业务增长点；进行价值链分析，将业务活动链中不能创造价值的作业采取分包或外协的形式转移出去，集中精力在价值创造活动中；d. 压缩运行成本，降低单位成本。

成本管理战略：优化科室设备、床位等长期资源配置，减少科室资产负重；优化业务流程、建立临床管理路径，形成标准化的服务，减少资源的浪费，压缩单位变动成本；聚焦微观层次成本，严格控制药占比、耗占比及人员经费支出；将医疗质量和服务评价作为人员绩效考核重点指标，减少医疗赔偿。

（四）启示

（1）波士顿矩阵为我们提供了科室战略定位的基本分析工具，在实际运营过程中有利于医院综合了解科室的市场情况和内部运营管理情况，为科室的差异化发展提供了理论依据和标准。临界参考值的指标权重不具有唯一性，需要根据医院总的发展规划和侧重点进行设置。

（2）上述战略定位方法仅以相对值作为参考依据，忽略了科室规模、收入结构、医保支付等因素。在具体战略定位时，医院还需要结合各科室的实际情况进行具体的分析，选择最优的战略发展路径，配套相应的成本管理策略，才能实现科室的最优发展。

（3）值得注意的是，一些现金牛科室和明星型科室规模很大，软硬件实力均很强，社会影响力很高，经济效益和社会效益很可观。这类科室多数已经很成熟，常规经营模式已很难促其持续发展。此种情况下，可以根据学科的关联程度，遴选出可以整合打造的科室或学科群，组建“院中院”。在新的管理框架和组织形式上，赋予其人员调整、工作安排、管理考评、经济核算、超劳奖励等多方面权力，有效提升上述科室的发展动力。

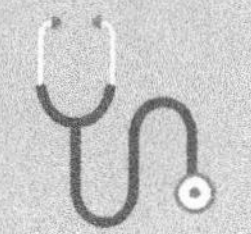

实操案例 47

门诊诊室成本的核算方案

为进一步加强医院运营管理，提高门诊服务效率，改善患者就医体验。按照《关于印发公立医院成本核算规范的通知》（国卫财务发〔2021〕4号）、《关于印发〈事业单位成本核算具体指引——公立医院〉的通知》（财会〔2021〕26号）等文件要求，需要将临床服务类科室成本分为门诊、住院核算单元。为此，拟开展门诊成本核算，以提升门诊运行及管理效率，为人民提供更优质、高效的医疗服务。

（一）现状分析

经多次实地调研，我院各科门诊诊室使用率参差不齐，患者候诊时间长；据统计分析，目前我院门诊诊室闲置率高达30%。门诊作为就医群众接触医疗服务最早和最频繁的重要窗口，具有“门诊患者多、就诊流程多、门诊病种多、应激变化多、门诊纠纷多、诊疗时间短”等特点，做好门诊管理对于提升我院管理水平和医疗服务水平至关重要。当前，我院诊室资源调配存在较大阻碍，究其根本，在于我院尚未开展门诊诊室成本核算，导致科室抢占高峰期诊室资源，出现周一到周四上午门诊拥挤、候诊时间长，周末及周五下午诊室闲置率较高等问题。为妥善解决上述问题，有效提升门诊整体工作效率，亟须开展成本核算。

（二）成本估算

1. 资源分配情况

见表7-41。

表7-41　门诊区域资源分配情况　　（单位：人）

诊室开放数量	诊室	导医	收费人员
合计	94	16	9
一区	14	4	4
二区	24	2	2
四区	32	4	0
五区	8	2	1
二号楼2楼	16	4	2

2. 房屋折旧

门诊区域房屋折旧均以平均年限折旧法折旧，因门诊一区房屋折旧金额涵盖放射科、急诊科、小礼堂等区域，故门诊一区诊室成本中的房屋折旧取其他门诊区域房屋折旧的平均值估算，其余区域采取楼层分摊方式，计算如表7-42所示。

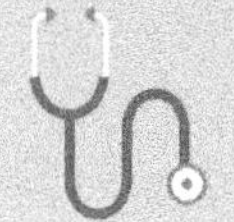

表 7-42　房屋折旧金额　（单位：元）

区域	房屋整体月折旧	折旧方式	门诊区域月折旧
合计	144 987.59		80 925.94
一区	32 456.17	取其余区域平均值	6021.96
二区	14 585.98	楼层分摊	7292.99
四区	8216.13	整体	8216.13
五区	49 283.38	整体	49 283.38
二号楼 2 楼	40 445.93	取其余区域平均值	10 111.48

3. 人力成本

（1）收费员　门诊各区挂号收费窗口均配备工作人员（含劳务派遣人员），现以每人 8000 元 / 月，每月 30 天估算，估算如表 7-43 所示。

表 7-43　收费窗人员成本　（单位：元）

区域	收费员配置	收费员月成本
合计	工作日：9 人，节假日：4 人	61 333.34
一区	工作日：4 人，节假日：2 人	27 733.33
二区	工作日：2 人，节假日：1 人	13 866.67
五区	工作日：1 人，节假日：无	5866.67
二号楼 2 楼	工作日：2 人，节假日：无	13 866.67

（2）导医　门诊各区均配备导医，指导患者就医，现以每人 10 000 元 / 月，每月 30 天估算，估算如表 7-44 所示。

表 7-44　导医人力成本　（单位：元）

区域	配置	导医月成本
合计	16 人	160 000.00
一区	4 人	40 000.00
二区	2 人	20 000.00
四区	4 人	40 000.00
五区	2 人	20 000.00
二号楼 2 楼	4 人	40 000.00

4. 其他成本

见表 7-45。

表 7-45　物业保洁、运送成本　（单位：元）

区域	配置	物业月成本
合计	保洁：8 人，运送 1 人	34 233.86
一区	保洁：2 人	7606.82
二区	保洁：3 人，运送：1 人	15 216.81
四区	保洁：1 人	3803.41
五区	保洁：1 人	3803.41
二号楼 2 楼	保洁：1 人	3803.41

5. 诊室成本估算

现以每天 2 诊次，每月 30 天，水、电、气成本以 8 元 / 诊次估算，估算诊室成本如表 7-46 所示。

表 7-46　门诊诊室每诊次成本　（单位：元）

区域		总成本 / 月	诊室数量	每诊室月成本	每诊次成本
平均成本		337 245.14	94	3587.71	59.80
一区	房屋折旧	6021.96	14	5819.58	96.99
	人力成本	67 733.33			
	其他	7718.82			
二区	房屋折旧	7292.99	24	2357.02	39.28
	人力成本	33 866.67			
	其他	15 408.81			
四区	房屋折旧	8216.13	32	1633.61	27.23
	人力成本	40 000.00			
	其他	4059.41			
五区	房屋折旧	49 283.38	8	9877.18	164.62
	人力成本	25 866.67			
	其他	3867.41			

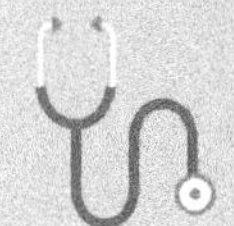

续表

区域		总成本 / 月	诊室数量	每诊室月成本	每诊次成本
二号楼 2 楼	房屋折旧	10 111.48	16	4244.35	70.74
	人力成本	53 866.67			
	其他	3931.41			

通过估算平均每诊室、每诊次成本为 59.80 元，各区域差异较大，其中门诊一区因人力成本高，诊室数量少，每诊次成本为 96.99 元；门诊二区、四区诊室数量较多，因此每诊次成本较低，分别为 39.28 元和 27.23 元；门诊五区因诊室数量较少，每诊次成本为 164.62 元；二号楼 2 楼每诊次成本为 70.74 元。

（三）建议措施

1. 核算诊室成本

根据门诊诊室使用情况对科室核算成本，鼓励各科室“错峰”出诊，对于周五和周末坐诊的医师，免去诊室成本的计算，充分调动医师出诊的积极性；周一到周四上午诊室成本设立为下午诊室的成本的 2 倍，鼓励医师下午开诊。成本核算建议如表 7-47 所示。

表 7-47　门诊诊室成本核算建议表　（单位：元）

类别	周一	周二	周三	周四	周五	周六	周日	周合计	月合计
上午	119.6	119.6	119.6	119.6	/	/	/	44 969.6	192 726.9
下午	89.7	89.7	89.7	89.7	/	/	/	33 727.2	144 545.1
合计	19 674.2	19 674.2	19 674.2	19 674.2	/	/	/	78 696.8	337 272.0

表 7-48 为各科室门诊诊室成本明细表。

表 7-48　各科室门诊诊室成本明细表　（单位：元）

诊室统计	上午	下午	合计	周成本	月成本
合计	278	253	531	55 943	239 755
心内科	30	32	62	6458	27 679
神经内科	28	28	56	5860	25 116
中医科	27	28	55	5741	24 603
普通外科	28	25	53	5591	23 963

2. 定期调配诊室资源

根据门诊诊室使用率及抽查情况，在每年的年初和年中召开门诊诊室协调会，重新分配门诊诊室资源，提升门诊诊室的使用效率，避免出现闲置诊室。

以上数据由财务部、后保部、门诊部提供，仅估算门诊一区、二区、四区、五区、二号楼 2 楼心内、神内门诊区域，未包含眼科、妇产科、儿科、口腔科等专科门诊区域。

实操案例 48

医保支付方式改革下的医院成本及运营管理

（一）改革背景

2020 年，成都市出台《关于开展基本医疗保险总额控制下按病组分值付费工作的指导意见》和《成都市基本医疗保险总额控制下按病组分值付费工作实施细则（试行）》，明确在成都市基本医疗保险定点医疗机构实施按病组分值付费。执行 1 年以来，A 医院坚持以人民健康为中心，以“经济管理年”活动为契机，以业财融合为抓手，建立健全、与 DIP（医保分值付费）相适应的业财管理机制，推动经济管理提质增效。2020 年，医院 CMI 值、医保正向支付、医院业务收支结余、群众满意度位居全市前列。医院业务收支结余位居成都市级医院第 1 位；2020 年下半年成都市医保实行分值付费，A 医院实现医保分值付费结余 500 万元，居全市第 1 位。

（二）主要做法

1. 建立机制，强化内外联动

（1）构建多部门联动工作机制　医保部、质控部、运营部等部门，联合制订《医保总额控制下按病组分值付费指导手册》，并下发至全院临床科室，确保“人手一册”。对分值付费相关政策进行要点总结，对分值付费基准病组、基础系数、支付点数计算等重点内容进行详细说明，促进临床一线医务人员进一步规范医疗行为，严格按照诊疗规范及临床路径合理诊疗、主动控费。同时，医保专员深入临床科室进行专项培训及政策解读 20 余次，强力推动了临床科室从按项目付费的思路转变到按病组分值付费的模式。

（2）积极搭建医保沟通桥梁　2020 年，成都市按病组分值付费整体分组为 1387 组，A 医院部分病种无法匹配到相应的手术分组，医保部主动收集临床科室反馈问题，打通医保沟通桥梁，积极对接医保局反馈入组建议，合力破解手术分组的难题。以病组“阵发性心房颤动”为例，该病组行“射频消融”治疗的患者由于无相应介入分组，统一被划分到“不做区分组”，2020 年由于分组问题导致亏损 46.62 万元；经与医保局反复沟通后，2021 年成都市“阵发性心房颤动”新增“射频消融组”，A 医院行“射频消融”治疗的患者正确入组后实现正向结余；同年，成都市调整分组为 1401 个病组、4544 个病种，A 医院整体入组率同步上升 10%。

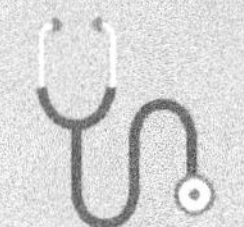

（3）强化数据分析定期通报点评　A 医院每月对医保分值付费数据进行精准分析并实时通报，每季度召开医保专题点评会，以问题为导向，对全院医保入组率和支付差异进行详细分析。对科室常见病组及常见手术进行费用深入分析，找准原因，综合施策，闭环管理，持续推动病组费用合理化改进。以病种“胆囊结石伴急性胆囊炎”为例，2020 年四季度 A 医院例均费用为 16 230.42 元，医保支付金额为 13 640.54 元，例均费用远高于医保支付标准；经多部门联合点评耗材、药品、麻醉等费用的合理性，多次与科室逐项分析单病种费用情况，科室主动对费用结构进行调整，2021 年上半年该病组例均费用降至 13 895.88 元，减少 2320.58 元，下降 14.31%，同时科室负向支付差异组占比从 2020 年第四季度的 64% 下降到 2021 年第一季度的 58%，科室整体费用结构明显改善，在费用下降的同时保证了医疗质量安全，患者均治愈出院，无中低风险死亡的发生，实现质量与效益“双提升”。见表 7-49。

表 7-49　胆囊结石伴急性胆囊炎例均费用变化对比　（单位：元）

类别	调整前	调整后
例均费用	16 230	13 896
其中：检验检查费	3733	3235
材料费	3408	2833
手术费	3084	3084
药品费	2759	2175
麻醉费	1623	942
诊察费	812	812

2. 狠抓病案，强化病种入组

（1）强化培训　先后组织召开按病组分值付费政策、合理用药、病案质量等专题培训 10 余次，现场开展病案入科培训 40 余次，明确住院病案首页的填报是病种分值付费的基础，病案首页的质量直接关系到医保分值的结算，实行首页填报临床医师负责制，确保病案首页填报规范、准确、完整。

（2）精准管理　充分运用 DMIAES（疾病风险调整智能决策系统）管理工具，对医院 2019 年的病案首页数据进行分析评估，对病案首页填报中存在的问题进行精准定位，分别对例均费用、平均住院天数、药品费用、耗材费用中 O/E 异常数据进行科室个案挖掘，从 O/E 偏离值较大的病例个案中发现主要诊断与费用不匹配的情况，并进行定期点评通报，确保病例准确入组。

（3）严格质控　专门设立病案首页质控岗位，充分利用医院病历质控三级体系，将病案首页作为质控专项，并与绩效考核挂钩，病案首页填报正确率逐年上升，医院病种分值准确性逐年提高，为获得准确的医保结算总额打下良好的基础。

3. 构建模型，强化智能分析

（1）引入DMIAES（疾病风险调整智能决策系统）管理工具科学建模综合分析　通过关联医院病案系统、HIS系统、HRP系统和全省大数据，建立医疗质量及资源分析相关模型18 000多个，涉及3000多个基础病种，每类病种细化为医疗质量模型、医疗费用模型、医疗效率模型、医疗效益模型、药品耗材模型等，充分寻找疾病风险变化与医疗资源消耗的正向关系，对每个病例的医疗质量和资源消耗进行分析。例如，通过大数据预测模型分析，发现A医院某科部分病组例均费用超过病组付费范围，经查是耗材O/E值（实际发生值与全省预测值的比较）超过1，立即梳理该组病例首诊断填写是否正确、常用耗材使用情况等，点评其合理性，并改进闭环。

（2）完善指标体系全方位多维度分析评价　充分运用DMIAES管理工具，根据需求自定义分析维度，建立6大指标体系，分别从医疗质量、医疗效率、医疗效益、病组、患者基本信息、ICU信息等各维度选取相关指标进行分析，实现动态、量化的智能分析，为病种精细管理提供有力支撑。例如，医疗质量选取病死率、手术人数、术前天数等指标，医疗效益选取总费用改进机会、药品费用均值、耗材费用均值、医事服务费占比等指标；通过监测O/E值，让科室明确病种管理改进方向，鼓励科室收治疑难危重症患者，进一步落实医院功能定位。

（3）深化临床科室动态查询实时分析　在各科室安装信息化评价工具管理位点，让临床科室能够随时查询、全面掌握具体科室、具体医师收治的每一个病例的分析结果，让临床一线医师能够及时对标对表，主动对医疗行为进行合理化改进。

4. 动态监测，强化成本优化

（1）合理计算病种“标杆成本”　将收入成本比法与自上而下法结合，优化设计病例成本核算模式，将药品、材料成本直接计入病例成本，并结合医疗技术操作规范（CCHI）进行合理分析，充分考虑医疗技术的时间消耗、技术难度、风险等因素，对医疗技术项目成本进行分摊，临床成本则按床日分摊，最后计算出病例个案的实际成本、病种成本和DRG组成本；同时以大数据为基础，计算出病种的“标杆成本”。成本分摊中引入临床关键指标作为参数，使得数据更加科学合理；由于不需按照“从下至上”的方式逐个填报项目模型，这极大地减少了工作量，提高了工作效率。

（2）准确判定盈亏的病组和病例个案　对标全省大数据，深入分析病种成本、DRG组成本，以科室异常O/E值追踪至病例个案，细化“病例个案”分析，对医疗费用、医疗服务等进行多层次分析评价，快速准确识别科室医疗行为和运营管理的“短板”，避免出现“一刀切”的粗放式管理；同时，针对存在的“短板”，为科室提供合理化建议，推动临床科室改善医疗行为、积极探索并应用新诊疗技术、科学控制成本费用、优化病种结构，提高医疗服务质量，提升科室运营效率。例如，利用波士顿矩阵进行“同

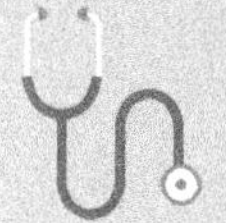

一科室不同病种”和“同一病种不同科室”的精准分析，寻求病种、科室、医师的最佳匹配，有效推进专科专病专治专管。

（3）综合研判病种成本最佳运行模式　对比分析病种实际成本、病种标杆成本和医保支付费用之间的关系，明确病种成本在实际发生费用之下，才能达到最佳经营状态；指导临床科室规范临床路径、控制成本，努力实现“病种实际成本小于病种标杆成本小于医保支付费用”的运行效果，获得医保正向支付，见表7-50。

表7-50　病种实际成本、标杆成本和医保支付费用的不同场景及措施

序号	场景	措施
1	病种实际成本大于病种标杆成本大于DRG支付费用	改进治疗方式
2	病种实际成本大于DRG支付费用大于病种标杆成本	立即改进，使实际成本下降到标杆成本之下
3	病种实际成本小于病种标杆成本小于DRG支付费用	理想状态，保持
4	DRG支付费用小于病种实际成本小于病种标杆成本	改进治疗方式

（三）经验及成效

在深化医改的大背景下，医院以价值医疗服务为导向，充分发挥信息化驱动引领作用，成为可复制、可推广的医保管理模式，推动医院经济管理提质增效，促进医保正向支付，让医保红利惠及群众，不断减轻群众就医负担，实现医院高质量发展、群众满意“双赢”，取得了四个方面的显著成效。

1. 医保智能精益管理提档升级

（1）创新开展多部门协同MDT工作机制　医保部、质控部、运营部、财务部等部门协同配合，以医疗大数据深度分析为基础，从医疗质量、病案首页、运营效率、成本控制、费用分析点评等方面，综合施策、精准发力、科学控制病种（组）费用不合理增长。

（2）创新利用大数据开展医保支付管理　以医疗大数据分析结果为导向，结合临床实际，在诊疗过程中进行及时提醒及辅助决策，推动医疗发展模式从服务量驱动转变为价值驱动，减少医疗资源浪费和提升服务效率，医院持续获得医保正向支付。

2. 医院高水平服务质量得到突破

2021年上半年，医院CMI值较去年同期增长5.46%，CMI值全省排名第4位，其中骨科CMI值全省排名第1位。2021年1—7月，医院业务量大幅提升，全院门急诊人次、出院人次、手术台次同比增长分别为50%、51.13%、47.13%，其中四级手术量增长73.89%；医疗收入较上年同期增长42.51%，其中治疗、手术类医疗服务收入占比上升4.75个百分点。2021年1—7月，业务收支结余较2020年大幅增长8.23倍，较2019年增长186%（图7-6、图7-7）。

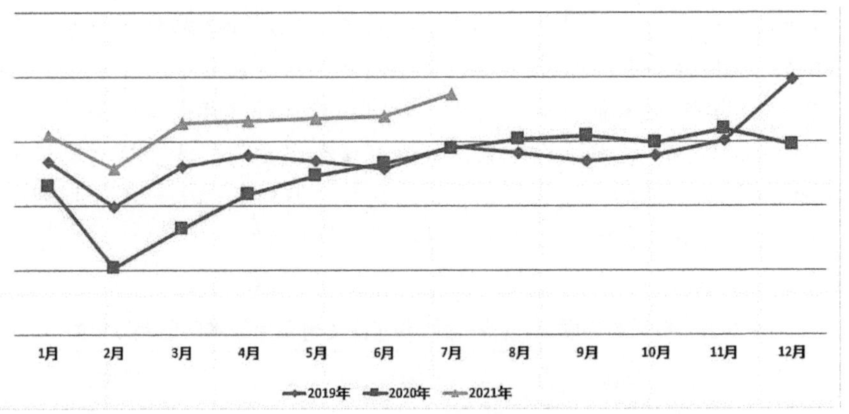

图 7-6　门诊诊次趋势图

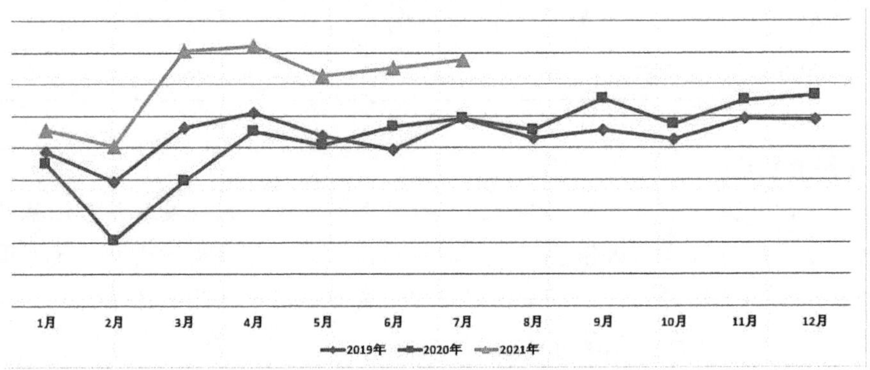

图 7-7　出院人次趋势图

3. 医院运营效率大幅提升

2021 年 1—6 月，时间消耗指数较上年同期降低 9.56%，平均住院日较上年同期减少 0.85 天，其中慢性阻塞性肺疾病伴有急性下呼吸道感染、代谢综合征和肺恶性肿瘤住院天数同比降低分别为 7.66%、9.56%、35.92%。2021 年 1—7 月，医疗成本增加 29.66%，明显低于医疗收入增幅，成本控制取得一定成效；药占比下降 6.25 个百分点，百元医疗收入（不含药品收入）消耗的卫生材料明显降低。医院病案首页填报质量大幅提升，2019 年全院病案首页正确率从 2018 年的 83.1% 提升到 91.88%，主要诊断正确率从 2018 年的 96% 提升到 99.29%，首页填报错误条数从 2018 年的 2000 条下降到 2019 年的 565 条。

4. 群众就医获得感稳步上升

2021 年 1—7 月，门诊次均费用同比下降 10.45%，费用消耗指数较上年同期降低 6.67%，其中慢性阻塞性肺疾病伴有急性下呼吸道感染、脑梗死、肺恶性肿瘤例均费用

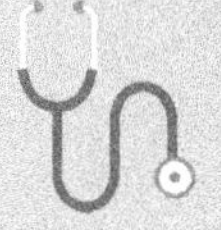

同比降低分别为28.10%、16.29%、16.92%。2020年，荣获市长公开热线表扬204例，患者满意度从年初的94.77%稳步上升至95.46%。

实操案例49

专科控制平均住院日（床日成本）案例

（一）背景

医院管理工作必须关注成本核算和成本控制，以较少资金投入，提供更优质的医疗服务，实现社会效益与经济效益的有机统一。在市场经济条件下，医院的成本管理越来越受到管理者的重视。国家新医改政策提出规范公立医院收费标准、明晰收费项目等，同时也对成本核算作出了明确规定，提出三级医院在进行成本核算时，应选择科室、床日、诊次、病种及医疗服务项目作为核算对象。

成本核算在医院管理中发挥着重要作用，而床日成本则是控制医疗费用不合理增长的一个重要手段。医院通过床日成本分析，能够有的放矢地采取相应措施控制相应成本，做到控本增效。在医保DRG/DIP支付下，同病组或病种的例均费用不变，患者住院时间越长，床日收入就越低，床日成本同样也会增加，导致床日收益就随之降低。

患者就医的需求首先是解决病痛，寻求健康；其次是就医过程中的医疗服务、就医体验、医疗负担、时间周期达到自己的期望。

在传统医疗管理模式下，患者需要在正式办理住院手续后，才能进行术前评估，待各项检查出来后才能进行手术安排，导致患者住院周期较长，医疗费用增加，负担加重，严重影响患者就医体验和满意度。

（二）床日成本核算相关概念

医院成本核算是指根据医院运营管理和决策的需要，对医疗服务过程中所产生的各类消耗进行分类、分配、分析，向使用者提供总成本、单位成本等相关成本信息，从而真实地反映经济活动。医院的成本核算包括4个部分：科室成本核算、医疗服务项目成本核算、病种成本核算、床日和诊次成本核算。

床日成本是指医院为住院患者提供一天的诊疗服务所消耗的医疗成本，包括住院、检查、治疗、药品等住院服务成本。

床日成本核算是指以床日为核算对象，在经过行政后勤类科室、医疗辅助类科室、医疗技术类科室三级分摊后，将临床住院科室总成本进一步分摊到住院床日中，从而计算出床日成本。其计算公式如下。

$$医院（临床科室）床日成本=\frac{医院（临床科室）住院成本}{医院（临床科室）实际占用床日数}$$

影响床日成本高低的因素主要包括疾病本身的严重程度、医疗技术水平的高低、病床资源的周转效率。该案例主要通过对病床使用率的分析说明病床的一般负荷情况，病床使用率低说明床位有闲置，利用不充分；病床使用率高说明床位负担过重，容易对医疗质量造成负面影响。但是病床使用率的高低并不能说明病床工作效率，因此需要结合病床周转次数全面分析病床工作效率。

$$病床使用率 = \frac{实际占用总床日数}{实际开放总床日数} \times 100\%$$

$$病床周转次数（医院）= \frac{全院出院人数}{全院平均开放床位数}$$

$$病床周转次数（临床科室）= \frac{科室出院人数}{科室平均开放床位数}$$

在开放床位数不变的情况下，病床周转次数和病床使用率的高低影响着平均住院日的长短。其计算公式为：

$$出院患者平均住院日 = \frac{出院患者占用总床日数}{同期出院人数}$$

降低出院者平均住院日不仅需要考虑疾病本身及技术水平的因素，还需要考虑到病床周转和病床使用率，在保证医疗质量与安全的前提下，减少平均住院日，加快床位周转，就能够有效控制床日成本。

（三）具体案例

1. 科室基本情况

202× 年下半年，A 医院肛肠科住院总收入 536.98 万元，住院总成本 622.37 万元，科室住院病区亏损 85.39 万元。202× 年下半年，肛肠科平均住院日 10.13 天，在全院各科室中住院天数偏长。为尽快实现科室减亏扭亏，特对床日收入、床日成本与平均住院日的关系进行分析，力争控制成本，改善科室运营情况（表 7-51）。

表 7-51　202× 年下半年肛肠科床日收入、成本情况

住院收入 / 万元	平均每床日收入 / 元	住院成本 / 万元	平均每床日成本 / 元
536.98	758.98	622.37	879.67

2. 床日成本控制的关键点

（1）分析科室床日收入、床日成本与住院天数的关系。

（2）选取科室具有代表性的病种，进行病种的床日成本分析。

（3）根据分析结果为科室提供改进建议。

3. 床日成本分析

（1）科室床日收入、床日成本分析　肛肠科患者入院第 1 天平均费用为 1182.38 元；从第 2 天起，每床日收入逐渐降低；从第 5 天起，床日收入 750.17 元，开始低于床

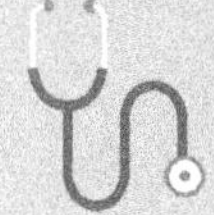

日成本（表 7-52、图 7-8）。

表 7-52　202× 年下半年肛肠科每床日收入、成本　（单位：元）

类别	第 1 天	第 2 天	第 3 天	第 4 天
床日收入	1182.38	1845.15	1848.9	1003.22
床日成本	879.67	879.67	879.67	879.67
类别	第 5 天	第 6 天	第 7 天	第 8 天
床日收入	750.17	662.03	589.2	603.59
床日成本	879.67	879.67	879.67	879.67

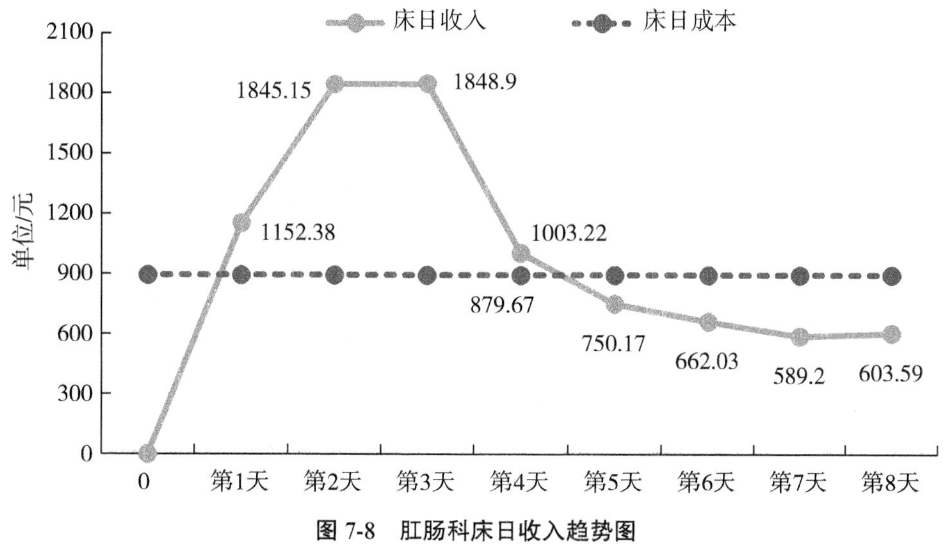

图 7-8　肛肠科床日收入趋势图

收入方面，患者通常在入院第 2 天或第 3 天进行手术，因此床日收入在第 2 天最高（图 7-9）。

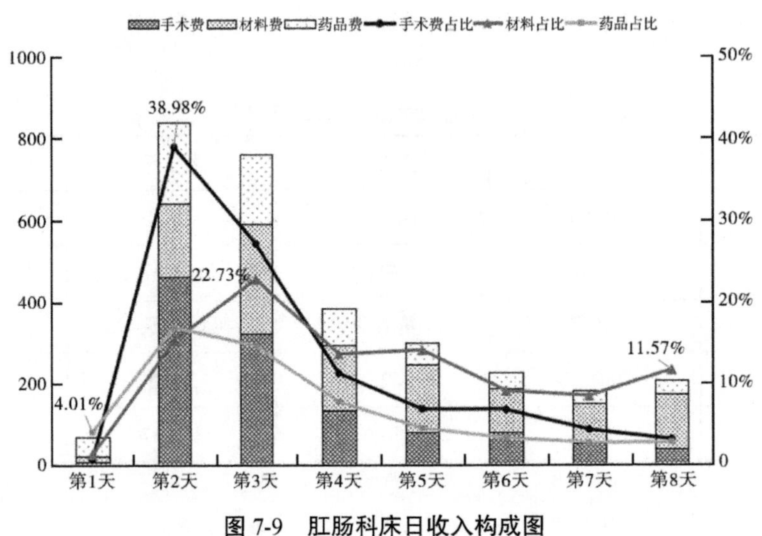

图 7-9　肛肠科床日收入构成图

（2）科室主要病种床日收入成本分析　202× 年下半年，消化内科出院 706 人次，出院前三位病种为脱垂性内痔、肛周脓肿、出血性内痔，分别出院 130 人次、123 人次、98 人次。前三位病种出院人次占出院患者的 49.72%，且住院天数超过科室平均住院日（表 7-53、表 7-54）。

表 7-53　202× 年下半年肛肠科前三位病种情况

病　种	出院人次	出院患者占比 /%	例均费用 / 元	平均住院日 / 天	每床日费用 / 元
脱垂性内痔	130	18.41	10 546.46	12.42	849.47
肛周脓肿	123	17.42	7535.6	13.94	540.45
出血性内痔	98	13.88	10 713.55	12.64	847.4
总计	706	100	7687.88	10.13	759

表 7-54　202× 年下半年肛肠科平均住院日对比

出院第一诊断	202× 年	去年	增减量
脱垂性内痔	12.42	11.79	0.62
肛周脓肿	13.94	13.97	–0.03
出血性内痔	12.64	10.59	2.05
总　计	10.13	9.47	0.66

①脱垂性内痔：按照 202× 年下半年肛肠科数据分析结果，患者平均住院日为 11.79 天，医疗费用产生集中在第 1 ～ 4 天，从第 5 天起，床日收入低于每床日成本，出现亏损。建议脱垂性内痔病种患者住院日在 5 天以后尽快出院（表 7-55、图 7-10）。

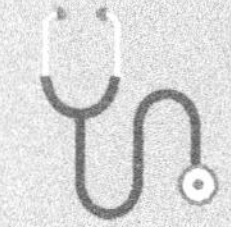

表 7-55　脱垂性内痔床日收入与成本对比表　　（单位：元）

类别		第 1 天	第 2 天	第 3 天	第 4 天	第 5 天	第 6 天
床日收入	0	751	1922	3393	2809	318.5	288
床日成本	879.67	879.67	879.67	879.67	879.67	879.67	879.67
类别	第 7 天	第 8 天	第 9 天	第 10 天	第 11 天	第 12 天	第 13 天
床日收入	246	246	189	189	189	189	140.9
床日成本	879.67	879.67	879.67	879.67	879.67	879.67	879.67

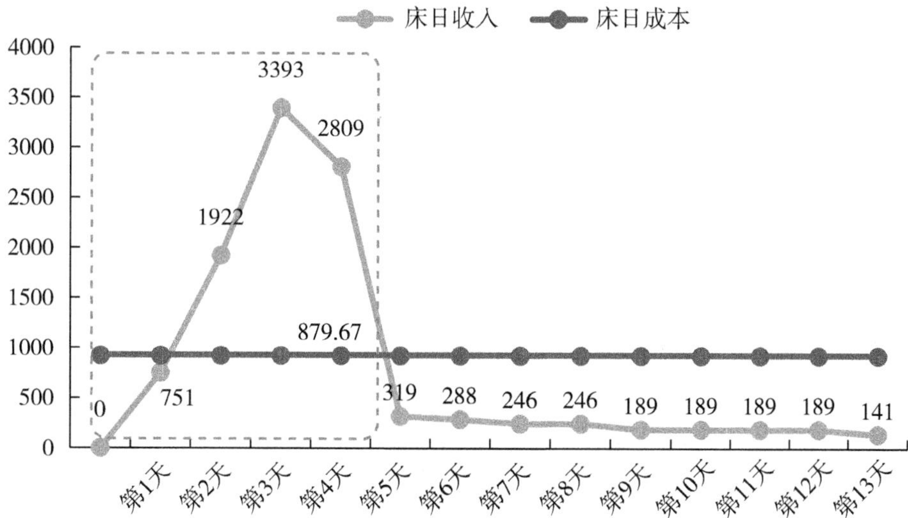

图 7-10　脱垂性内痔床日收入、床日成本示意图

②肛周脓肿：按照 202× 年下半年肛周脓肿数据分析结果，患者平均住院天数为 13.94 天，医疗费用产生集中在第 1～2 天，从第 3 天起，床日收入低于床日成本，出现亏损。建议肛周脓肿病种患者住院日在 3 天以后尽快出院（表 7-56、图 7-11）。

表 7-56　肛周脓肿床日收入与成本对比表　　（单位：元）

类别		第 1 天	第 2 天	第 3 天	第 4 天	第 5 天	第 6 天	第 7 天
床日收入	0	1557.5	2392.44	143.32	275.32	317	309.44	390.59
床日成本	879.67	879.67	879.67	879.67	879.67	879.67	879.67	879.67
类别	第 8 天	第 9 天	第 10 天	第 11 天	第 12 天	第 13 天	第 14 天	第 15 天
床日收入	335.56	34	489.22	221.85	302	302	−32	334.45
床日成本	879.67	879.67	879.67	879.67	879.67	879.67	879.67	879.67

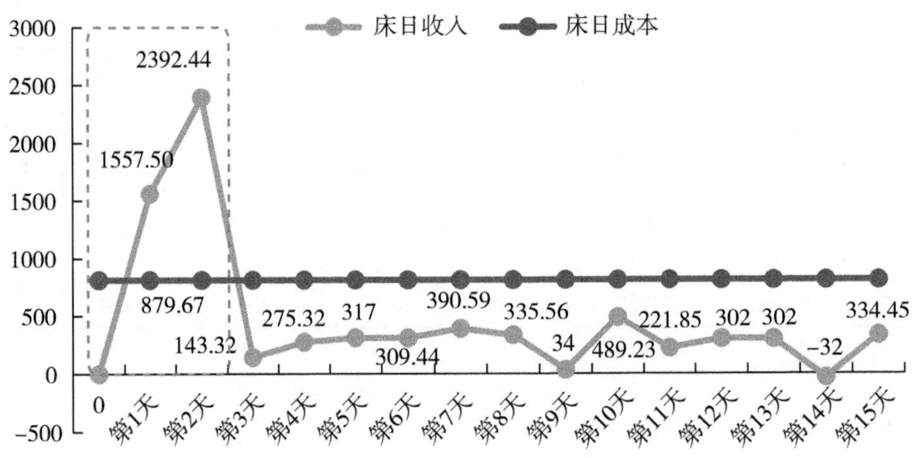

图 7-11 肛周脓肿床日收入、床日成本示意图

③出血性内痔：按照 202× 年下半年出血性内痔数据分析结果，患者平均住院日为 12.64 天，医疗费用产生集中在第 1 ～ 3 天，从第 4 天起，床日收入低于床日成本，出现亏损。建议出血性内痔病种患者住院日在 3 天以后尽快出院。第 9 天有收入回升，与科室补记手术耗材相关，建议术后及时记账，避免少记，漏记情况（表 7-57、图 7-12）。

表 7-57 出血性内痔床日收入与成本对比表 （单位：元）

类别		第 1 天	第 2 天	第 3 天	第 4 天	第 5 天	第 6 天	第 7 天
床日收入	0	1256	614	3579	170.9	290	572	286.5
床日成本	879.67	879.67	879.67	879.67	879.67	879.67	879.67	879.67
类别	第 8 天	第 9 天	第 10 天	第 11 天	第 12 天	第 13 天	第 14 天	
床日收入	332	2752	332	287	187	187	116.1	
床日成本	879.67	879.67	879.67	879.67	879.67	879.67	879.67	

4. 意见及建议

（1）优化临床路径，在保证医疗质量的情况下缩短出院患者平均住院日，加快周转，提升病床使用率。

（2）在现有职工人数和病床数的基础上合理使用现有资源，通过增加工作量增加收入。

（3）控制住院病区成本，节约科室日常运行成本，如不可计费卫生材料、水、电等。

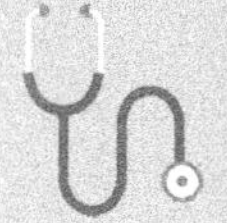

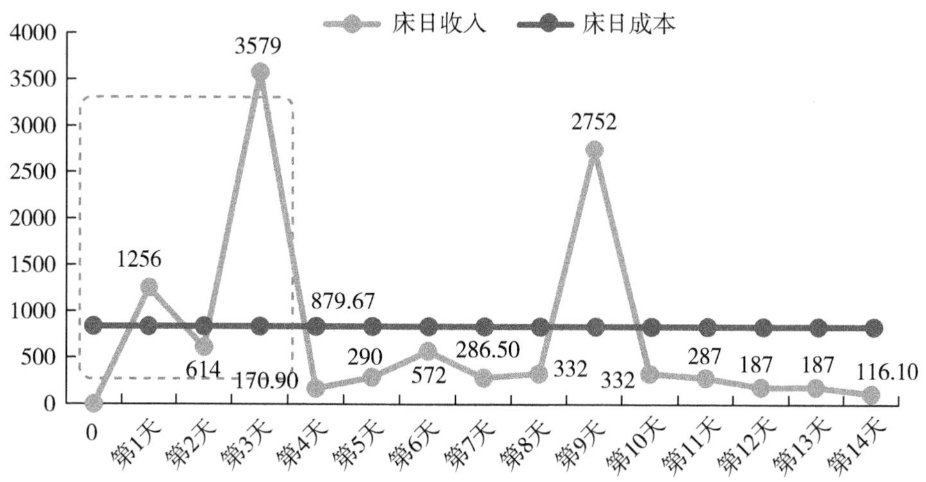

图 7-12　出血性内痔床日收入、床日成本示意图

按照 202× 年下半年运营数据分析，如果肛肠科出院患者平均住院日缩短 1 天，下半年可增加出院患者 77 人次，总收入增加 58.74 万元。床日收入可以增加 91.2 元，达到 850.19 元 。

5. 启示及成效

科室积极采纳上述建议，通过提高医疗服务效率，增加患者量，缩短平均住院日，取得了较好的成效。到第二年，科室平均住院日由原来的 10.13 天下降到了 6.16 天，床日收入达到了 1084.15 元，而住院患者例均费用还下降了 12.72%，同时科室床日成本仅增长 22%。最终科室整体收入增长 42%，出院患者增长 59%，而成本仅增长 20%，得到了有效控制，科室最终成功扭亏为盈。

而随着患者量的日益增加，科室自主地优化临床路径，改善治疗效果，科室运行效率持续提高。到第三年，肛肠科的平均住院日已经下降到 5.25 天，科室运营情况持续优化，步入了良性发展的轨道。

在科室管理方面，由于尝到了提高效率的“甜头”，科室在成本控制、运营管理方面积极自发地行动！

（四）案例延伸

控制床日成本的关键在于如何控制出院者的平均住院日，缩短平均住院日可以从两方面入手，一是专科优化临床路径，提高诊疗技术；二是优化诊疗流程，如缩短患者在院的术前准备时间及术后恢复时间，可以通过预住院和双向转诊的方式有效地控制出院者的住院天数。

预住院是指针对诊断明确、病情稳定且需要住院治疗的患者，因无床而设置虚拟床位进行正式入院前的相关检查检验，在术前检查检验完毕后且有床位的情况下，再正式

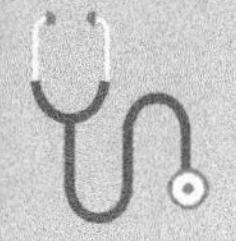

入院手术。

双向转诊是指根据患者病情需要，在上下级医疗机构、专科医院、综合医院之间进行的转院治疗过程，包括横向转诊和纵向转诊。纵向转诊是指上下级医院之间，对符合转诊指标的患者进行上转或下转。横向转诊是指在同级医院之间对符合条件的患者进行转诊活动。

医院在实际工作中，应当结合医院功能定位、诊疗规范和患者需求等情况，优化诊疗流程，提高医疗服务效率。术前，通过预住院将住院与门诊的入院服务流程重新整合，提高了诊疗的预见性，建立了良好的入院沟通渠道，使患者在有限的资源下得到最优的专科化服务，同时减少了患者住院等待时间，降低了患者就医负担，提升了患者就医体验和满意度，加快了医院病床周转，实现了床位资源经济效益最优化。术后，根据患者病情需要，病区主任确定需要下转的患者，并与下级医院做好联系，继续后期康复治疗，同时对医师给予下转激励政策。通过床日成本的控制，医院真正实现了政府、医院、医师、患者多方满意的大好局面。

实操案例 50

"下沉式"运营管理助力医院实现 DRG 正向支付

（一）项目背景

随着 DRG 支付改革的全面精细化发展，纳入 DRG 支付的病种日渐增加，医保结算差额成为影响医院运营效率的重要因素之一。为适应医保支付方式改革，加强医院成本控制，促进科室病种精细化管理，提高运营效率，医院开展了基于 DRG 支付的病种成本管理。

（二）具体做法

1. 建立运营管理小组

建立由总会计师牵头，财务部、医保部、运营管理部、质控部、门诊办公室、组织人事部等多部门联合参与的运营管理小组，形成运营管理小组深入科室常态化机制。

2. 科室运营分析

运营管理小组每周深入 2 个临床科室召开科室运营管理会议，以病种收入、成本、医保支付差额为切入点，以 CMI 值、RW、收入结构、病案首页管理等多个维度为方向，从病组—病种—病例逐项剖析，重点分析亏损病种运营管理问题，提出下一步改进方案。

（1）亏损病组分析　见表 7-58。

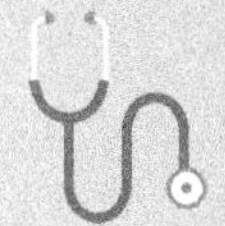

表 7-58 2021 年 1—7 月 ×× 科 DRG 亏损病组前 5 位情况

DRG 病组	病例数	CMI	病组费用 / 万元			例均费用 / 元		
			收入	成本	收益	收入	成本	收益
病组 F	231	0.92	236	278	–42	10 215	12 025	–1809
病组 G	205	0.69	181	211	–30	8838	10 277	–1440
病组 H	234	4.67	1359	1380	–21	58 098	58 975	–877
病组 I	66	1.39	83	101	–19	12 525	15 363	–2838
病组 J	247	0.49	155	163	–8	6284	6613	–329

×× 科亏损前 5 位的 DRG 病组涉及 983 个病例，占科室出院病例的 19.35%；收入 2014 万元，占科室病组收入的 22.05%；亏损 120 万元，占科室亏损病组的 80.70%。

（2）主要亏损 DRG 组收入成本结构分析　由于病组 F 出院人数最多，亏损金额最高，以病组 F 为例做分析（表 7-59）。

此病组有 231 例出院人数，其中有 183 例亏损，占比 79.22%，共计亏损 45.31 万元。

表 7-59 病组 F 例均收入、成本情况　（单位：元）

项目	床日	检验	影像	药品	手术	耗材	合计
收入	3710.61	2587.56	1440.98	1672.81	457.21	346.12	10 215.29
成本	7774.08	1424.65	578.00	1672.81	235.25	346.12	12 030.91
收益	–4063.47	1162.91	862.98	0	221.96	0	–1815.62

从成本结构来看，床日成本为主要成本，占总成本的 64.62%。

（3）主要亏损病种医保支付分析　对病种出院人数最多的 DIP 病种甲的以下 4 个病例医保支付、收入、成本进行对比分析（表 7-60、图 7-13）。

表 7-60 病种甲收入、成本、收益及 DIP 支付对比情况　（单位：元）

病例	住院天数	收入	成本	收益	DIP 支付标准	实际结余
病例 1	7	10 641.59	10 404.06	237.53	12 000	1595.94
病例 2	13	9619.03	13 461.01	–3841.98	12 000	–1461.01
病例 3	6	8571.53	10 185.02	–1613.49	12 000	1814.98
病例 4	8	15 338.28	13 421.67	1916.61	12 000	–1421.67

病例 1：此类病例为优势病例，病种成本核算与 DIP 支付均有结余。

病例 2：病种成本核算亏损 3841.98 元，DIP 支付结余 2381.97 元，实际亏损 1461.01 元。该病例住院天数 O/E 值为 1.78，床日成本过高，下一步同类病例以降低住院天数为主要方向，将住院天数 O/E 值控制在 1 以内。

病例 3：病种成本核算亏损 1613.49 元，DIP 支付结余 3428.47 元，实际结余 1814.98 元。虽然实现总体结余，但是收入结构不合理，医事服务费 O/E 值仅为 0.56，耗材和药品 O/E 值偏高，下一步同类病例应关注调整收入结构，提升医事服务费，降低耗材和药品收入占比（表 7-61）。

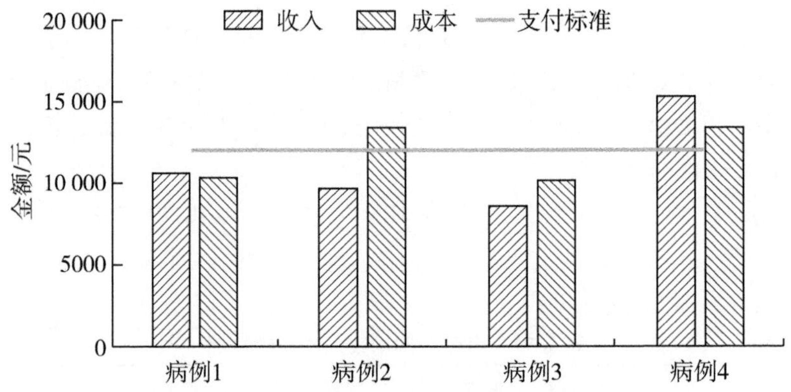

图 7-13　病种甲收入、成本及医保支付对比

表 7-61　病例 3 改进建议表

<table>
<tr><th rowspan="2">指标</th><th colspan="2">实际发生值 / 元</th><th colspan="2">期望值 / 元</th><th rowspan="2">O/E 值</th></tr>
<tr><th>收入</th><th>成本</th><th>收入</th><th>成本</th></tr>
<tr><td>总费用</td><td>8571.53</td><td>10 185.02</td><td>10 548.33</td><td>9524.56</td><td>0.67</td></tr>
<tr><td>耗材费</td><td>441.45</td><td>441.45</td><td>298.28</td><td>298.28</td><td>1.48</td></tr>
<tr><td>药品费</td><td>3479.08</td><td>3479.08</td><td>2367</td><td>2367</td><td>1.47</td></tr>
<tr><td>医疗服务</td><td>4651</td><td>6264.49</td><td rowspan="4">7883.05</td><td rowspan="4">6859.28</td><td rowspan="4">0.59</td></tr>
<tr><td>其中：临床</td><td>3001.50</td><td>5576.03</td></tr>
<tr><td>检验</td><td>1034.50</td><td>526.79</td></tr>
<tr><td>影像</td><td>615</td><td>161.67</td></tr>
<tr><td>按病种成本核算收益</td><td colspan="2">−1613.49</td><td colspan="2">1023.77</td><td>–</td></tr>
<tr><td>实际结余</td><td colspan="2">1814.98</td><td colspan="2">2475.44</td><td>–</td></tr>
<tr><td>平均住院日</td><td colspan="4">6</td><td>0.62</td></tr>
</table>

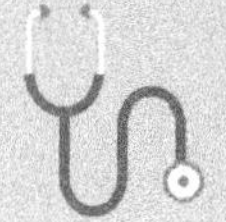

病例 4：病种成本核算盈利 1916.61 元，DIP 支付亏损 3338.28 元，实际亏损 1421.67 元。此病例总费用 O/E 值 1.12，总费用偏高造成 DIP 支付亏损，下一步应针对此类病例应制订标准临床路径，合理控制总费用。

3. 绩效考核

以内部效率提升及收入结构优化为主要目标，将医保支付差额作为科室绩效考核指标，对不合理的医保扣费下沉至相关医疗组及主治医师并予以奖惩；将科室医保支付差额作为科室结余的调整项，激励科室重视医保支付。

4. 科室改善运营情况追踪

质控部给予科室病案首页填写专业指导，财务部、运营管理部与医保部持续督导科室运营开展情况，跟踪科室病种收入、支出及医保支付情况，就发现的异常病例及时与科室沟通，辅助纠偏。

（三）成效或启示

1. 经过半年的持续督导，科室 CMI 值显著提升，收入结构得到优化且 2022 年 1—7 月实现医保正向支付较上年同期增长 40.07%。

2. 总结经验，根据病组 CMI 值和例均收益，对病组做波士顿矩阵划分，并提出如下病组管理建议（图 7-14、表 7-62）。

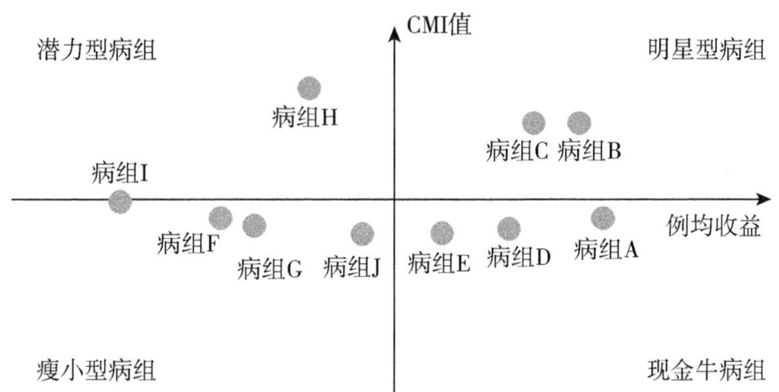

图 7-14　病组波士顿矩阵图

表 7-62　不同病组改进方向

区域	现状	改进方向
明星型病组	盈利，CMI 值高	病组 B、病组 C 例均收益可观且 CMI 值较高，可作为科室的优势病种，着重发展，优先收治，资源倾斜
现金牛型病组	盈利，CMI 值低	病组 A、病组 D、病组 E 这类病组是科室主要盈利病组，特别是病组 A，保持稳定战略，维持现状

续表

区域	现状	改进方向
潜力型病组	亏损，CMI 值高	病组 H 为介入手术组，亏损原因主要是耗材因素，医师根据患者实际情况在耗材选择上应该慎重，尽量减少亏损；病组 I 应合理控制住院天数，减少亏损。对问题病组应优化诊疗方式，努力扭亏，将其转变为明星型病组
瘦小型病组	亏损，CMI 值低	病组 F、病组 G、病组 J 三个病组适当优化，减少收治且严格控制平均住院日，贯彻分级诊疗，病情稳定下转至专科联盟医院进行康复

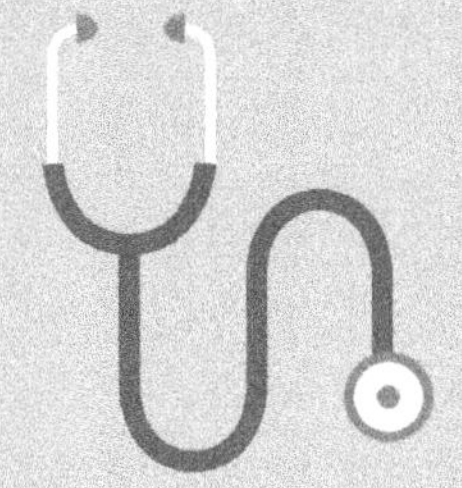

第八章 绩效管理实战

第一节　绩效管理概述

一、绩效的概念

绩效一词的出现最早可以追溯到几个世纪以前的西方资本主义，当时出现了根据劳动结果来确定薪酬的思想；后来，这种思想被运用到企业管理中，主要指个人或组织在短期或长期的工作表现中所取得的成果和效益，也可以用于评估个人或组织的工作表现和贡献。

绩效管理是企业内部各级管理者和员工为了实现企业发展的战略目标，采用的一系列全面、系统、科学的方法，对企业的经济、业务、人员、学习成长等方面进行评估和监控，旨在提高从基层员工、业务部门到管理层的工作表现，确保企业的战略目标得以实现。

二、绩效管理的发展沿革

从 19 世纪到现在，绩效管理经历了三个发展阶段：成本绩效管理时期、财务绩效管理时期和绩效管理创新时期。经过两百多年的研究、发展、演变，绩效管理已经成为改变组织成员行为、提高组织生产力和效率的重要课题，也是各个行业解决问题和达到期望目标的重要手段。

（一）成本绩效管理时期

在绩效管理的发展过程中，第一个阶段是成本绩效管理时期。19 世纪至 20 世纪初，在第二次工业革命的推动下，资本主义经济取得了迅猛发展，更先进的机械化生产技术开始替代传统的手工生产方式，如化学工业、电力和石油化工等技术。由于工业的迅速发展，生产效率和产量大幅度提高，企业间的竞争也日益激烈，成本问题越来越受到重视。企业开始关注成本控制和效率提升，通过成本核算、成本分析和成本控制等手段，实现对企业各项成本的有效管理。这个时期的目标是降低成本、提高经济效益。

（二）财务绩效管理时期

第二个阶段是财务绩效管理时期。20 世纪初至 20 世纪 90 年代，随着资本主义市场经济的进一步发展和竞争意识的加强，这种通过对已有成本进行事后的分析、核算和管理，提高生产效率和经济效益的方式已经不能满足资本家最大限度提高生产率以获取利润的目的。20 世纪初，美国杜邦公司提出以资产回报率和权益回报率为核心指标，利用各种财务指标之间相互依存、相互联系的内在关系进行分析的方法，用于评估企业的盈利能力，偿债能力和营运能力，随后完善的杜邦分析法使财务指标占据了绩效评价的主导地位。从财务角度进行绩效管理和评估是绩效管理的进一步创新，避免了原有的单一从成本的角度进行考核、分析的弊端，结合了收入等收益性指标建立了财务考核指标体系，从而较为全面地进行了绩效考核，更大范围和程度上满足了公司的生产和经营管理的需要。在这个阶段，绩效管理开始关注企业的财务表现，这个时期的目标是优化企业的财务状况，确保企业的长期稳定发展。

（三）战略绩效管理时期

第三个阶段是绩效管理创新时期，也可以称为战略绩效管理时期。在前两个阶段中，企业在进行绩效管理时将注意力主要集中在控制成本和优化财务指标上，这些指标是企业在进行管理时最直接且最容易量化的部分，在一定程度上能够反映企业的经营状况，帮助企业了解自身的财务状况和盈利能力。然而，仅仅关注成本和财务指标可能会导致企业无法全面评估外部环境和内部成长，从而追求短期利益，影响企业的长远发展。自 20 世纪 90 年代以来，随着全球化和信息化的发展，企业面临着日益复杂的经营环境。在这个时期，企业开始关注如何通过绩效管理来提升自身的战略竞争力，以适应不断变化的市场需求和竞争态势。绩效管理已经不再仅仅是关注成本和收益，评估员工的工作表现和成果的工具，而是成为企业战略实施的重要手段。企业通过制订明确的绩效目标和指标，能够将战略转化为具体的行动计划，并在实施过程中进行监控和调整。许多先进的绩效管理理念和方法也在这一时期产生，如平衡计分卡、关键绩效指标等。同时，随着信息技术的发展，企业也开始使用信息化手段来收集、分析和利用绩效数据，以提高绩效管理的效率和精度，为决策提供支持。这个时期的目标是将财务指标和非财务指标、绩效管理和战略目标结合起来，引入先进的绩效管理方法，利用信息技术，确保企业能够适应不断变化的市场环境，提升战略竞争力，实现可持续发展。

总之，经过两百多年的研究发展演变，绩效管理已经成为现代企业管理中不可或缺的一部分。通过对员工个人和组织整体的绩效进行科学、合理地评估和管理，可以显著提高生产力和效率，推动企业实现战略目标，推动企业持续、健康地发展。

三、绩效管理的过程和步骤

随着现代管理理念的不断发展，越来越多的行业和组织开始认识到绩效管理在提高员工工作效率、提升竞争力方面的重要性。绩效管理也不再局限为只在生产经营相关的企业中使用。因此，无论是从事生产、销售、人力资源还是财务等领域，甚至是一些非营利性机构，绩效管理都已经成为企业管理中不可或缺的一部分。

（一）绩效管理的目的

企业进行绩效管理的目的在于提升整体绩效。这不仅关乎生产效率、生产规模和生产率等硬性指标，更在于实现收益的最大化，以确保企业或组织的可持续发展，使其在行业或竞争中占据领先地位。在当今经济或政策的大背景下，企业或组织需要满足各种严格的要求，因此绩效管理不仅关乎企业或组织的经济表现，更是实现其战略发展目标的关键因素。同时，绩效管理也是一种激励机制，可以帮助企业或组织更好地了解员工的工作表现和贡献，从而采取相应的措施来提高员工的工作积极性和工作质量，提高员工工作满意度，提升工作效率和质量。

（二）不同领域中绩效管理关注的重点

在不同的行业和领域中，企业或组织进行绩效管理的侧重点通常有所不同。例如，当一家公司将自己定位为商品生产者时，它会倾向于将绩效评价的重点放在生产效率、生产成本控制、产品优良率等内部维度上，因为这些指标直接影响到公司的盈利能力和市场竞争力；然而当一家服务型的公司进行绩效评价指标的选择时，通常会更加关注顾客满意度、服务质量提升等指标，因为它们直接影响到公司的客户忠诚度和市场份额。尽管不同类型的企业和组织在绩效评价的侧重点上存在差异，但绩效评价并不是某一个或某几个指标和关键点的简单堆叠。相反，它是对一个企业全方位、全生命周期的复杂的、持续优化的评价。以服务型公司为例，虽然工作效率和成本等内部指标的改善和提升对他们来说同样重要，但是强调“为顾客提供更好的服务”应成为所有改进活动的起点。由此可见，绩效评价是一支强大的“指挥棒”，通过科学、合理的应用，能够充分发挥其对企业和组织的引领和导向作用。

（三）绩效管理的步骤

绩效管理的步骤通常包括制订绩效目标、实施绩效评估、评估结果反馈、绩效激励，绩效目标提升等。这些步骤需要各级管理者和员工的积极参与和支持，以确保绩效管理的有效性和可行性。

1. 制订绩效目标

根据组织或企业绩效管理的需要，制订整体或部门的绩效目标和计划，做好前期的准备工作，对各项业务生产活动进行科学的规划和组织，使企业内部由下至上的经营决策、资源配置、人员管理都紧密围绕战略目标进行。绩效目标的制订应该遵循可衡量、可达成，具有时限性和有激励价值等原则。

2. 实施绩效评估

在一定时期内，根据组织、部门或员工的实际运营和工作情况，采用多种评价方式，如目标管理法、360 度反馈法、行为事件法、关键绩效指标法、平衡计分卡法、自我评估法等对组织、部门和员工的工作表现进行评估，确定他们是否达到了设定的绩效目标。

3. 提供反馈和奖励

根据绩效评价的结果，与组织最初设置的目标对比，按照具体表现，对部门或员工实施激励或惩罚措施；同时，进行绩效评估后要及时向被评估者反馈评估结果，让被评估者了解自己的优点和不足，并听取他们的意见和建议，及时对下一期绩效目标的设置进行调整和完善，从而进入下一个绩效管理的循环过程。

4. 培训和发展

要保持一个组织或企业发展的可持续性和竞争的领先地位，在绩效管理的过程当中，针对不同员工的需求和特点，为他们提供成长的机会并制订个性化的激励措施是必要的，如为员工制订职业发展规划，建立明确的晋升通道和职业发展路径；学习先进的业务模式和管理经验，更好地理解行业趋势和发展方向；开展团队活动、加强团队沟通、培养团队精神等提高团队的凝聚力和合作能力，增强归属感和自豪感等。

5. 绩效目标提升

绩效评估的结果不仅是对过去工作的一个总结，更是对未来工作的重要参考，通过对绩效评估数据进行分析、反馈之后，看清已有的优势和不足，明确将来的定位和发展方向，着手对下一期绩效目标进行设置，或者对绩效评估的方法进行调整和完善。这是一个绩效管理循环的结束，也是下一个绩效管理循环的开始。绩效目标的提升为企业或组织提供了更多的机会和挑战，在不断地调整和完善中成长和进步。

绩效管理是一个不断循环的过程，需要持续不断地改进和优化（图 8-1）。在上述过程中，制订绩效目标是绩效管理的基础，是组织和企业战略目标的具体化和细化；绩效评价是核心，也是衡量组织目标完成程度的重要方法；奖惩激励机制是调动员工积极性、提高绩效的重要手段；培训和发展是提升员工能力、实现个人和组织共同发展的重要途径；而反馈和改进则是不断完善绩效管理体系、提高绩效管理水平的关键环节。各个步骤互相关联，共同达成提高工作效率和质量、提升整体绩效，实现组织战略目标的目的。

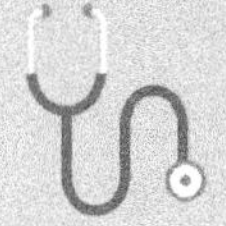

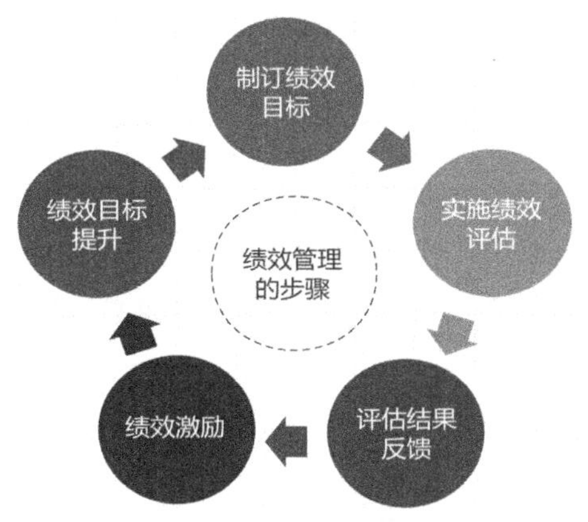

图 8-1　绩效管理步骤循环

值得注意的是，绩效管理虽然是以明确的制度客观公平且根据事实为基准的评价在进行管理，很大程度降低了“人情”对管理的影响，但在实际实施绩效管理的过程中，管理者也需要具备高超的沟通技巧和良好的倾听能力，在清晰、准确地传达评价结果，解释评价标准和过程的同时，细心理解员工的需求和意见，耐心解答员工的疑问和困惑，确保考核结果得到员工的认可和接受，真正发挥绩效管理的作用。

绩效管理在现代企业中已成为至关重要的管理职能之一，因此为了确保绩效管理的有效实施，企业或组织的领导班子应该将其作为一项“一把手”工程来牵头推进，充分展现出管理层和决策层对绩效管理的重视。同时，多部门之间的相互配合也是必不可少的，只有共同合作才能顺利完成这一重要任务。

第二节　医院绩效管理

随着当前政治、经济环境对医疗行业的要求越来越高，人们对健康的意识不断增强，获取各类信息的途径也越来越多，医疗卫生行业之间的竞争正在日益加剧。在深入推进新医改的背景下，公立医院面临着难度日益提高的运营管理。为了应对这一挑战，建立健全公立医院管理体系，培养医院从执行层、管理层到决策层的运营管理意识，推进公立医院精细化管理已成为必然趋势。

一、医院绩效管理的概念

医院绩效管理是医院管理的重要组成部分，对于提高医疗服务质量、优化医院运营流程、提高患者的满意度等方面都具有重要意义。通过实施绩效评估和管理，医院能够及时发现和解决医院运营中存在的问题，有效提高员工的工作积极性和工作效率，进而提升整体的管理水平，推动医院持续发展。同时，绩效管理也是贯彻落实国家对医疗行业薪酬制度改革的具体促使措施，是深化医院薪酬分配制度改革的重要内容。但由于医疗行业的特殊性，一般企业中通用的绩效管理手段需要结合医疗行业的专业性、公益性、服务性等特点才能真正在医疗机构发挥作用、落地使用。

二、医院绩效管理的内容

医院绩效是一个综合性的概念，内涵丰富且复杂，不仅包括医疗服务质量、科研创新、人才培养，还涉及运营效率、经济效益、患者的满意度和医院的公益性等方面的内容。医院绩效管理通常是指医院对其工作人员在一定时间内的表现进行评估、管理、激励和改进的过程，旨在提高医院的整体绩效，提高工作人员的工作效率和工作质量，更好地为患者提供服务。

1. 医疗质量和安全是医院绩效管理的核心

它直接关系到患者的生命健康和安全，是医院生存和发展至关重要的基石，内容包括对医疗流程的优化、对医务人员行为的规范、制订严格的质量控制标准、进行持续的安全检查、及时发现和解决潜在的问题和风险等方面。

2. 科研创新和人才培养是医院绩效管理的重要组成部分

关注最新的医学科技进展，不断进行科研创新，探索新的医疗技术和治疗方法，可以更好地满足患者日益增长的医疗需求；同时，加强科研创新和人才引进与培养的力度，鼓励医务人员进行研究和创新，也可以提高医院的医疗水平和技术实力，增强医院的竞争力。

3. 医院的运营效率是医疗质量和安全的重要保障

它涉及医疗资源的配置、使用和优化，需要医院管理者从全局出发，制订合理的资源配置计划，确保各项医疗活动的有序进行。通过提高医疗设备的利用率、减少医疗资源的浪费以及改进就诊流程等措施，提高医院的运营效率，实现医疗资源的最大化利用。

4. 医院的经济效益和可持续发展

医院虽然作为服务型的机构，但其自身的经济稳定和可持续发展可以更好地保障医疗设备的更新、技术的创新和人员的培训，从而更好地为患者提供优质的医疗服务。因此，医院应当高度重视提高经济效益，如建立完善的财务制度、制订科学的财务管理方案、优化收入结构、合理控制成本、提高资产和资金的使用效率及效益、加强内部风险控制管理等。

5. 公益性是医院的重要属性，也是一种责任和义务

公立医院作为社会公共卫生服务体系的核心机构，承担着为人民群众提供基本医疗服务的重任。这种服务不仅体现在为患者提供价格合理的医疗服务上，更体现在为社会的健康事业作出积极贡献上。患者满意度也是患者选择医院的重要因素之一，医院需要关注患者的需求和反馈，积极改进医疗服务质量，提升患者的就医体验，提高医院的口碑和声誉。

因此，对于医院来说，要不断提升自身的绩效水平，不仅要关注医疗服务质量的提升，还要优化内部管理流程，加强医务人员培训，提高运营效率和经济收益，同时也要关注患者的需求和社会的期望，为社会的和谐稳定作出贡献。

三、医院绩效管理的实施步骤

为了确保医院绩效管理高效、有序地进行，医院可从以下几个步骤进行管理。

（一）绩效评价制度建设

建立医院绩效评价制度，确保绩效管理的有效实施。明确各个部门和岗位的职责和任务，制订详细的绩效评价计划，包括评价内容、评价标准、评价周期等；建立相应的激励制度，鼓励员工提高工作质量和效率，包括奖金、晋升机会、培训机会等；制订反馈及改进措施，包括绩效管理培训计划、反馈机制、流程优化、资源配置优化等。

（二）管理目标的制订

根据医院的战略发展目标和年度计划，制订明确、具体、可衡量的医院绩效管理目标，为未来的发展设立清晰的方向，并确保所有部门、科室和员工都了解并遵循这些目标。再根据这些目标，为管理部门、业务科室优化资源配置，保证管理目标的顺利完成。

（三）绩效指标设计

根据医院的实际情况制订合适的绩效指标，这些指标应该涵盖医疗质量、工作效率、成本控制、公益性、患者满意度等多个方面；对于每个绩效指标，设定相应的评价标准和权重，评价标准应该是具体、明确、可操作的，以确保评估结果的公正和全面。权重的设定应该根据各项指标的重要程度进行分配，以确保评估结果的重点突出。

（四）绩效评估与数据监控

采用多元化的绩效评估方法，如定量与定性评价相结合、关键绩效指标法、平衡计分卡等，还可以结合医院员工的工作性质和岗位特点，采用不同的评估方法，以提高评

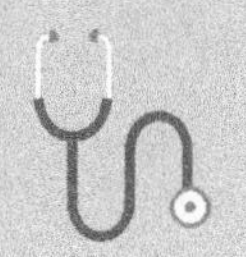

估的针对性和准确性；对绩效数据进行监控和分析，确保数据的准确性和来源的可靠性，发现数据的规律和趋势，识别出潜在的问题和机会，并提出相应的解决方案和建议，采取相应的措施加以改进。

（五）绩效反馈与改进

要确保绩效管理及评估的有效实施，需要对绩效评估的过程和结果进行持续的监控，也需要定期进行绩效反馈，向员工传达考核结果，并针对存在的问题提供指导和帮助。根据绩效管理实施效果、医院发展情况和外部环境，及时更新、调整、改进绩效评价计划和绩效评价指标，以保持医院绩效管理的时效性和有效性，并且适应外部环境和内部需求的变化。

总之，医院管理者开展绩效管理，采用适宜的管理手段，能够显著提高医院的效率和医疗质量，实现资源的优化配置，使医疗服务更好地满足患者的需求；能够不断提高管理措施的执行力和各部门之间的协同效率；此外，绩效管理还能有力地加强医院与外界的沟通和交流，提高患者对医院的信任和满意度，进而提升医疗机构的声誉。这些都将为医疗机构的持续发展奠定坚实的基础，使其在激烈的市场竞争中保持领先地位。

四、医院绩效考核工作的开展

国家从2015年发布《关于城市公立医院综合改革试点的指导意见》，提出要强化医务人员绩效考核开始，连续出台多项文件要求公立医院尽快建立完善全面的绩效考核机制，绩效考核制度要围绕办院方向、社会效益、医疗服务、经济管理、人才培养培训、可持续发展等方面，突出岗位职责履行、工作量、服务质量、行为规范、医疗质量安全、医疗费用控制、医德医风和患者满意度等指标，并且考核结果要与医务人员的岗位聘用、职称晋升、个人薪酬挂钩，以激励医务人员更好地履行职责、提高服务质量、控制医疗费用等。

开展医院绩效考核是医院绩效管理的核心。这项工作不仅仅是在管理中引入适度的竞争机制，使得各项管理措施得以有效实施和强化，还可以帮助管理者及时、准确地发现医院在管理中的薄弱环节，从而采取措施去主动调整管理结构和策略。

医院绩效考核工作中，绩效指标的选择和设计非常重要。在考虑医院的实际情况和目标的同时，也需要与医院的战略和规划相一致。各项绩效指标的具体含义和计算方法要明确，以确保考核的准确性和公正性。绩效指标的选择要尽量能对医院的运营情况进行全面评价，能客观地反映医院的经营管理状况、医疗质量水平、学科发展情况、社会公益行为等，实现医院对运营状况的全面掌握。为医院经营管理者，甚至为政府的医院管理行为提供真实、全面、可靠的信息，为他们及时作出合理、科学的医院管理决策提供有力的依据。

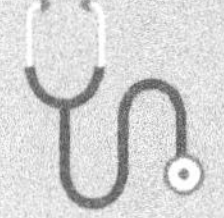

完善的考核流程及制度和完整的指标体系是医院绩效考核工作的核心。绩效考核制度不仅为绩效考核工作的顺利开展提供保障，同时也是医院进行绩效考核工作的重要依据和大纲。通过建立完善的考核流程和制度，包括定期考核、公示、申诉处理等环节，可以确保考核过程的透明度和公正性，避免出现不公正或不当行为。构建完整的指标体系，不仅需要选择合适的绩效指标，还需要确保各项指标之间的协调性和系统性。绩效指标体系的构建需要权衡效益与效果，并具备层次性，应该由评价类别、评价指标和评价要点等不同层次构成；指标体系也应遵循系统性，即评价指标相辅相成且不重复。

为了建立科学合理的绩效指标体系，医疗机构可以深入研究国家发布的医疗行业相关考核指标体系，并将《关于加强三级公立医院绩效考核工作的意见》的相关要求引入医院内部绩效考核指标体系中。这样做可以确保医院的绩效指标体系与国家政策导向保持一致，同时也可以发挥国考“指挥棒”的作用，引导医院更好地履行社会责任，提高医疗服务质量和管理水平。

五、绩效考核的方法

绩效考核方法是一种评估员工在工作中的表现和成果的手段。医院在选择绩效考核方法时需要考虑员工的工作性质、医院的规模和目标、考核数据的可获得性等，再结合实际情况选择最合适的考核方法。绩效考核方法应该具有客观性、公正性和可操作性，以便对员工的工作表现进行准确评估。常见的绩效考核方法包括以下几种。

（一）目标管理法（management by objectives，MBO）

目标管理法由现代管理学之父彼得·德鲁克于20世纪50年代首次提出。它强调通过设定明确、可衡量的目标，对组织和个人进行有效管理。这种方法关注员工在实现组织目标方面的表现，要求员工与上级共同制订明确的目标，并定期评估目标的实现情况，目的在于提高员工的工作效率和目标导向意识。

目标管理法重视人的因素，认为在有明确的目标条件下，人能够自我激励、自我控制，从而实现管理目标。在管理目标的设置上，遵循SMART原则，即符合明确具体（specific）、可衡量（measurable）、可行性（attainable）、相关性（relevant）、时限性（time-based）五个方面。

目标管理法鼓励部门间和上下级之间进行充分沟通，共同商讨，从而制订目标，形成横向协作和纵向协同的良好氛围。并在目标管理法的实施中，建立一套有效的考核机制，根据考核结果，对达成目标的部门和个人给予适当的激励和奖励，激发员工积极性和创造力。

医院在进行绩效考核时使用目标管理法有助于提高医院工作效率，明确工作重点，提高服务质量；设定具体目标，有利于激发员工积极性和创造力，提高工作满意度；有助于医院管理层对各部门、科室和员工的工作进行有效评估，实现客观、公正的评价。

（二）关键绩效指标法（key performance indicator，KPI）

关键绩效指标也是一种目标式管理指标，用于衡量企业或组织的绩效，但与一般的工作目标不同，这种方法主要是评估实现目标的过程和结果，并且具有更高的战略性和指导性，能够更加准确地反映企业或组织的核心战略和目标。

在使用 KPI 法时，将企业或组织的目标分解为可操作的工作目标是非常关键的一步。这个过程需要明确主管部门的主要工作职责，使得每个部门和员工都能够清晰地了解实现战略目标的路径和步骤，从而更好地制订行动计划并落实责任。

KPI 法的核心环节是指标的选择和设定。通常所选的指标应涵盖企业或组织的各个方面。使用关键绩效指标法首先可以帮助医院明确关键业务目标和重点关注领域，提高工作效率；其次，将抽象的绩效指标转化为具体的、可量化的评价标准，使评估过程更加客观公正；然后，通过将 KPI 评估结果与合理的奖惩机制挂钩，激发员工积极追求高绩效，提高整体服务水平；最后，设置 KPI 的定期评估和反馈机制，有助于医院发现潜在问题，持续改进管理和服务。

（三）平衡计分卡法（balanced score card，BSC）

平衡计分卡由美国管理学家罗伯特·卡普兰（Robert Kaplan）和戴维·诺顿（David Norton）在 1992 年提出，是组织或企业根据自身所处不同的阶段及要达成的战略目标，按照财务、客户、内部业务流程、学习与成长四个维度将战略目标转化为可衡量的指标和关键绩效指标（KPI）进行综合评定的指标评价体系。

平衡计分卡突破了过去企业主要依靠财务指标进行考核的局限性，建立了一整套能够全面反映企业状况的测量维度，帮助管理者进行目标分解和任务执行。在使用平衡计分卡法时，既要考虑财务指标，也要考虑非财务指标；既要考虑短期利益，也要考虑长期利益；既要考虑外部发展，也要考虑内部发展，并将员工的绩效与组织的战略目标联系起来。从诞生之初到现在，越来越多的公司和行业将平衡计分卡作为了自己战略管理的工具。在实际应用中，平衡计分卡的四个维度的名称和内容不是固定不变的，组织可以根据自身的战略目标和实际情况进行调整和修改。

运用平衡计分卡作为医院绩效考核的工具，是一种使医院的战略清晰化并获得医院各级人员的共识的方式；是医院各个科室和部门对战略进行沟通的机制；是一种使部门目标和个人目标与医院的战略相校准的机制；是确保战略目标与年度预算相联系的方法；是帮助医院战略目标进行调整的及时反馈。

（四）360 度反馈法

这种方法涉及员工的上级、同事和下级对其工作表现的评估，用于收集个人和团队

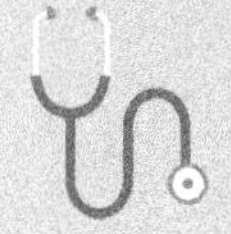

在特定领域内的表现反馈。这些来自不同方向的意见和建议，可以提供员工在职责履行、工作效率、团队合作和发展等方面的全面反馈。

360 度反馈法可以评估员工在工作中的表现，帮助员工了解自己在组织中的角色和影响，也可以了解领导者在团队中的影响力、沟通能力和决策水平等方面的情况。同时通过全体成员参与的方式，促进员工之间的沟通和协作，提升团队凝聚力。

总之，选择合适的绩效考核方法可以使企业在促进员工的个人发展和实现长期战略目标时事半功倍。医院在进行绩效考核方法的选择时，应结合自身行业公益性、服务性、知识密集性等特点，对各种方法的优缺点进行综合考虑，也可以将几种管理方法结合起来，再发挥"国考"指挥棒的作用，深入解读国家方针政策，以实现最佳管理效果。为了确保绩效考核的准确性和公正性，医院也需要定期对绩效考核方法进行审查和更新，以适应医院内外环境的发展和变化。

实操案例 51

A 医院对绩效考核方法的选择和应用

A 医院为一家市级大型三甲公立医院，在绩效的管理上一直采取的是根据自身的业务需求和目标，制订相应考核计划，再根据考核结果进行相应奖惩的方式。随着医疗行业的快速发展，这种传统的绩效考核方式逐渐暴露出主观性较强、缺乏量化标准、指标单一等缺点，无法满足现代医院更精细化的管理需求。为了更好地激励医护人员，提高医疗服务质量和效率，增强患者的就医获得感，该医院决定对绩效考核体系进行重建，对于如何选择合适的绩效考核方法，却成了一个需要慎重考虑的问题。

首先，医院成立了一个由多部门代表组成的绩效管理工作小组，对各种考核方法进行了评估。在查阅了相关文献资料，展开一系列讨论，并借鉴了一些成功医院的经验后，认为可以采用多种绩效考核方法结合的方式进行考核工作的实施。

这种方式是将目标管理法、关键绩效指标法、平衡计分卡法进行整合，形成一种综合性的绩效考核方法。具体实施步骤如下。

（一）设定目标

根据医院的战略规划和年度计划，设定明确、具体、可衡量的绩效指标以及目标。按照目标管理法的 SMART 原则，具体要求体现以下几点。

1. 指标要求清晰明确原则

绩效考核要明确提出特定的工作目标，不能笼统，行使考核职权的部门要对自己负责的指标进行解释，明确衡量标准、考核方法、完成期限等要求，形成正式的书面细则，使被考核方能准确理解需要做哪些事情和完成到何种程度。

2. 定量指标和定性指标相结合原则

将医院预算门诊、出院工作量等下达到各个临床科室，并保证设定的大部分指标可以以数据及事实为依据，按照既定原则和目标进行公平的评价与考核，让考核结果尽可能是计算出来的。但也要考虑到并非所有指标都能做到准确量化，对于难以直接通过定量指标进行评价的内容，需要通过考核部门工作人员的工作经验和专业知识进行评判，定性指标的考核要尽量不出现模糊不清、模棱两可的情况。定量指标和定性指标在整个绩效评价体系中所占的比例需要科学合理的规划。

3. 指标设定可达性原则

指标的选择要坚持让员工参与，实现医院内部纵向和横向的沟通，使拟定的工作目标在组织和个人之间达成一致，定量指标目标值的设定既要使被考核科室的工作内容饱满，也要有一定程度的进步，让各科室经过努力可以实现，更有利于调动职工的积极性。

4. 时限性原则

考核的各个环节要有时间限制的要求，首先是考核的计划和目标要在一定的时间期限内完成，如年度目标、月度目标，并且不得随意变更；其次考核要每月进行，考核结果与医务工作者每月的薪酬收入相挂钩，各打分部门将自己负责的指标结果交由绩效考核办公室，绩效考核办公室负责对科室进行指标的综合考评并计算最后绩效。每月绩效考核办公室要将结果反馈给各科室，让各科室充分了解自身的情况及不足。

（二）选择关键绩效指标

针对医院整体运营效果和医疗服务质量的关键领域，选择相应的关键绩效指标，并且遵循一致性和差异性相结合原则，既要根据上级部门对医院下达的任务性指标和医院自身的发展目标设定与之相适应的考核体系和指标，同时也要结合不同科室的性质、类别、发展现状、诊治疾病种类、服务对象等，设定有针对性的个性化指标。最后，将关键绩效指标与目标进行对接，确保关键绩效指标能够有效地支持目标的实现。

（三）实施平衡计分卡

从医疗质量、运营效率、持续发展和满意度评价四个维度出发，制订相应的关键指标、评估标准和考核权重。同时，将平衡计分卡与目标、关键绩效指标进行对接，使用加权平均法对科室进行每月考核，确保绩效考核的实施能够支持医院的战略规划和年度计划。

为了让所有被考核的科室都能清晰地了解到医院发展的大方向和自己应该达到的具体目标，A 医院由运营管理部牵头，与全院四十多个临床科室、医技科室签订了预算目标责任书，内容涉及工作量、效率、结构、成本控制、日常经费管理、专项资金管理等。所有目标分别设定基本目标和期望目标。分层下达预算目标，将预算目标前端分解到临床，中端分解到病区、医疗组，末端分解到医师，要求科室完成基本目标的同时鼓励科室“跳起摸高”完成期望目标。运营目标完成情况纳入绩效考核，并制订目标完成后的激励制度，对目标完成较好的科室进行奖励。

2022 年初，A 医院建立起全新的绩效考核体系并正式开始实施。

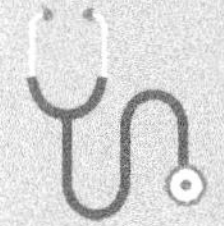

2023 年初，A 医院对 2022 年度签订运营管理目标任务的科室进行了考核，普外科、呼吸内科、心血管内科等 28 个临床科室，麻醉科、医学美容科、中医科等 7 个门诊科室完成了 2022 年度医院运营管理目标任务。医院对完成运营管理目标任务的相关科室进行了绩效奖励。

A 医院通过使用目标管理法、关键绩效指标法和平衡计分卡法结合的方式来进行绩效考核，帮助医院明确和分解了战略目标，提高了评估的科学性和有效性。这一套方案也得到了广大医护人员的积极响应和认可，医护人员的工作积极性也得到了提高。

实操案例 52

A 医院绩效考核体系的建立

A 医院绩效考核体系的建立是作为医院的“一把手”工程进行的，为此，医院成立了专门的绩效考核管理领导小组。该领导小组由书记和院长共同牵头，各副院长担任副组长，成员包括医院所有职能部门负责人，可以说是医院从上到下全面覆盖、全方位推进的改革。领导小组下设绩效考核管理办公室，办公室设在财务部，负责管理绩效考核的具体事宜（图 8-2）。

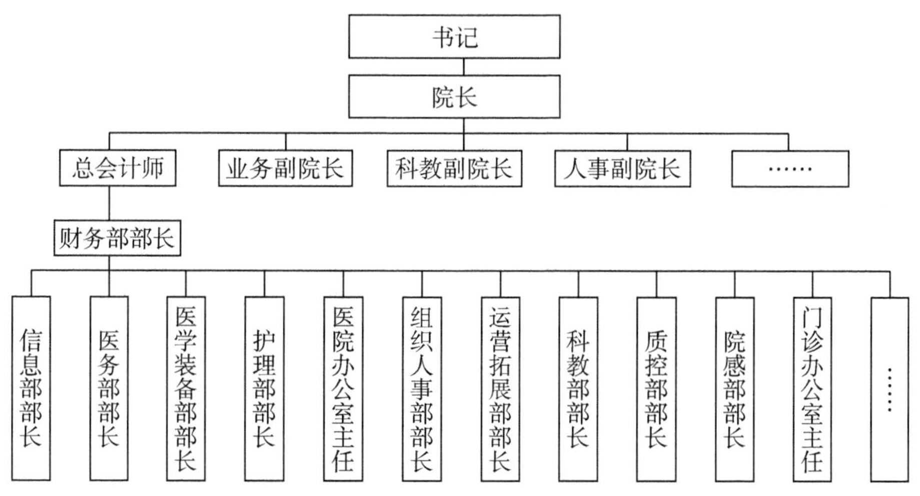

图 8-2　医院绩效管理团队构架图

医院的绩效考核管理团队在深入解读国家方针政策的前提下，全面梳理了医院运营流程和财务管理制度，重新整合、培训了绩效管理人员，打通了医院各个信息系统间的“壁垒”，以多部门协同合作为抓手，以公益性为导向，严格按照国家三级公立医院绩效考核框架设置了考核维度。以提高医疗质量为核心，以提升运营效率为过程，以打造核心竞争力、促进专科发展为目标，以持续提升医务人员及患者的满意度为宗旨进行指标的选择。

在组织开展了多轮针对绩效指标选择的讨论后，最终确定由 17 个职能部门参与，选择共 71 项指标分别于不同的科系进行月度考核，并另外选择 5 项指标，主要是对各科室业务骨干及高端人才的管理、科研情况、新技术新业务新项目申报成功情况进行年度考核，引导医务人员重点关注疑难重症的诊治工作，鼓励开展新业务新技术，支持临床、教学、科研和内部管理齐头并进（图 8-3）。

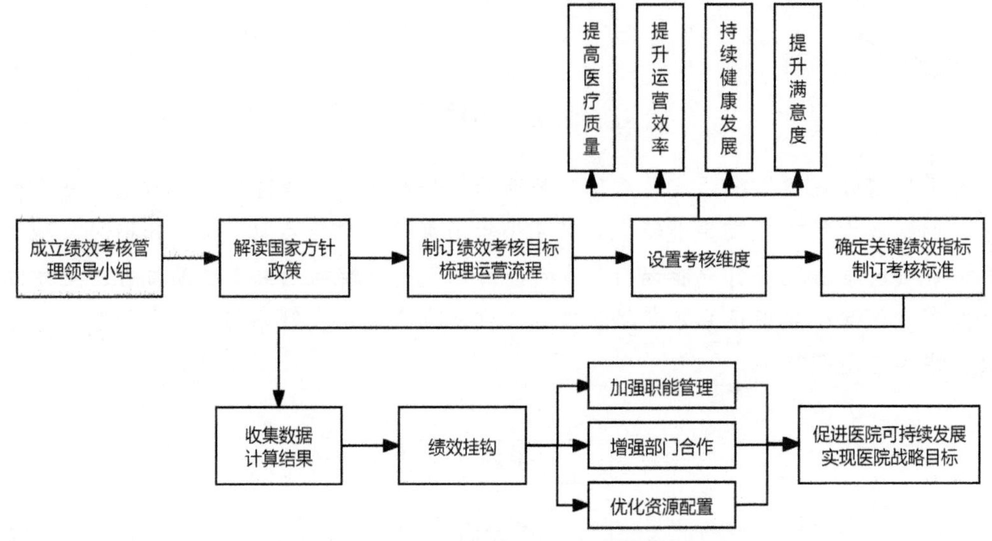

图 8-3　医院绩效考核工作流程图

改革后绩效考核体系四个维度如下。

（一）医疗质量

提供高质量的医疗服务是公立医院的核心任务。通过医疗质量制度执行、质量安全、合理用药、创新业务四个方面的二级指标，考核医院医疗质量和医疗安全。

（二）运营效率

运营效率体现医院的精细化管理水平，是实现医院科学管理的关键。通过手术量、预算工作量考核医疗资源利用效率；通过内部管理指标考核医院经济运行管理情况；通过考核收支结构指标间接反映医院医疗收入结构的合理性。

（三）持续发展

规培教学和执业教育是医院员工队伍发展能力的重要体现，是反映三级公立医院创新发展和持续健康运行的重要指标。通过规培教学和执业教育，提高医师的专业技能和临床经验，并培养出一批具备高度责任感、使命感和医学素养的医师，为医院的长期发展提供坚实的保障。

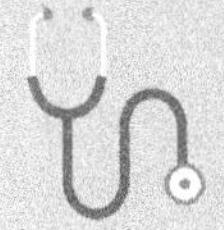

（四）满意度评价

满意度不仅反映了患者对医院整体服务的认可程度，同时也是医院社会效益的重要体现。医院满意度由优质服务和投诉处理两部分组成。其中优质服务是三级公立医院社会效益的重要体现，包括门诊和住院患者满意度；投诉处理指标加强了员工的职业道德建设，从而进一步提升医院服务水平。

绩效考核具体事务主要由财务部绩效管理办公室负责，但整个绩效考核过程由医院的多部门共同参与，并由医院监察部门每月对考核各环节、结果以及考核部门的效能进行监管，有效控制考核过程中可能出现的风险。

1. 设置绩效指标

见表 8-1。

表 8-1　科室绩效考核指标

一级指标	二级指标	三级指标	考核部门
医疗质量	制度执行	医疗十八项核心制度	医务部
		医疗质量安全十大改进目标	医务部
		医疗三监管处罚	质评部
	质量安全	非计划再次手术	医务部
		临床用血安全	医务部
		CMI & DRGs	质评部
		病案首页质量	质评部
		病历书写及管理	质评部
		临床路径及单病种管理	质评部
		医院感染管理规范性	院感部
		传染病管理规范性	院感部
		护理质控	护理部
		医保及价格管理	医保办
	合理用药	住院抗菌药物使用强度及门诊抗菌药物使用率	药学部
		国家组织药品集中采购中标药品任务完成量	药学部
		门急诊中成药使用率	药学部
		住院退药率	药学部
	创新业务	互联网医院综合建设	互联网医院管理部
		基层上转患者信息填报 + 下转至基层患者信息填报	事业发展部

续表

一级指标	二级指标	三级指标	考核部门
运营效率	手术量	日间手术量	医务部
		四级手术量	医务部
		微创手术量	医务部
		外科手术患者占比	医务部
	资源效率	诊室使用率及周末门诊率	门诊办公室
		门诊出诊管理	门诊办公室
		门诊预算工作量	运营部
		出院预算工作量	运营部
		平均住院日	医务部
		周末入出院率	运营部
	收支结构	耗占比	装备部
		收支结余率	财务部
	费用控制	门诊次均费用	财务部
		住院例均费用	财务部
		每床日不可收费卫生材料消耗	财务部
	内部管理	设备综合管理考核	装备部
		节能管理	后保部
		消防治安管理	后保部
		考勤指标	人事部
持续发展	规培教学	教学绩效	科教部
	执业教育	三基三严参培率	医务部
满意度评价	优质服务	门诊患者满意度及投诉	门诊办公室
		住院患者满意度	护理部
	投诉处理	医疗纠纷与投诉	医务部
		投诉考核	院办

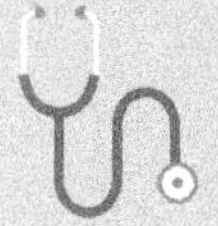

2. 制定考核标准

确定考核指标后，就需要制订相应的考核标准。制订考核标准的目的是明确每个考核指标的内涵和评价标准，以便于后续的绩效考核和评价。在制订考核标准时，要结合实际情况和历史数据，制订科学、合理、可行的标准。

例如，医院质量评价与病案管理部对病案首页质量指标作出的考核标准解释：

病案首页质量指标考核共分为以下三个部分。

（1）病案首页正确率　考核月度出院病案首页正确的病例数与当月出院病例数的比值。

病案首页正确率 = 当前月度出院病案首页正确的病例数 / 同月出院病例数 ×100%。

计分原则：98% ＜当月病案首页正确率＜ 100%：扣分 50%；当月病案首页正确率＜ 98%：此项不得分。

（2）主要诊断选择正确率　考核月度出院病案首页主要诊断选择正确的病例数与当月出院病例数的比值。

主要诊断选择正确率 = 当前月度出院病案首页主要诊断选择正确的病例数 / 同月出院病例数 ×100%

计分原则：99% ＜当月主要诊断选择正确率＜ 100%：扣分 50%；当月病案首页正确率＜ 99%：此项不得分。

（3）主要手术操作选择正确率　考核月度出院病案首页主要手术操作选择正确的病例数与当月出院病例数的比值。

主要手术操作选择正确率 = 当前月度出院病案首页主要手术操作选择正确的病例数 / 同月出院病例数 ×100%

计分原则：99% ＜当月主要诊断选择正确率＜ 100%：扣分 50%；当月病案首页正确率＜ 99%：此项不得分。

绩效评价指标体系重新建立起来后，每月由财务部绩效管理办公室对各部门指标考核结果进行收集、统计和计算，并将根据计算得出的最终绩效考核结果与科室每月核算的工作量绩效相挂钩。这意味着，科室的工作量绩效将根据绩效考核结果进行调整。绩效考核结果越好，科室的工作量绩效越高；反之则越低，从而激励医务人员更加努力地工作，提高医疗服务质量。此外，这种挂钩方式还有助于促使各考核部门加强对科室和医务人员的职能管理，增强部门间的合作，实现医院整体的健康发展。

在新的绩效评价指标体系下，医院更加关注医疗质量和安全、医务人员工作效率及患者的需求和满意度等方面。医务人员的工作表现将直接影响到科室和个人的绩效，从而促使医务人员不断提高自身业务水平，为患者提供更优质的服务。同时，根据每月绩效考核结果的反馈，医院也可以进行精准定位，从而采取更有针对性的措施来改进服务质量和提高工作效率，进一步提升患者满意度，促进医疗机构的可持续发展，实现社会效益和经济效益的双赢。

实操案例 53

A医院绩效考核指标权重设置

A医院在以国家三级公立医院绩效考核框架为基准重新建立起一套完善的绩效指标体系后，共选取了71项指标分布于各个临床医辅医技科室进行月度考核。如何对绩效考核体系的4个维度和各个指标进行权重设置是保证绩效考核体系有效性的关键所在。

医院成立了一个由书记、院长牵头，多部门协同参与的绩效考核管理专项小组，以全面推进医院绩效管理工作。该小组成员来自医务、护理、质量评价、人力资源、信息和财务等部门，旨在通过跨部门合作，实现全覆盖、全过程和全方位的医院绩效管理。

在讨论绩效评价体系权重设置时，绩效管理小组针对四个维度，即医疗质量、运营效率、持续发展和满意度评价进行了深入的讨论和研究，以达成一个既能兼顾各方利益，又能体现医院核心价值的权重设置方案。首先，医疗质量维度被赋予40%的权重，占比最大，这是因为医疗质量作为医疗机构的核心，直接关系到患者的安全和医疗服务水平。其次是运营效率维度，赋予30%的权重，高效的运营管理可以降低成本，提高医疗服务效率，进而提升医院的整体竞争力。最后是持续发展和满意度评价维度，各占15%的权重，权重虽然相对较低，但同样具有重要意义，要确保医院在提高医疗质量、运营效率的同时，也能够充分关注患者的就医体验和医院的长期发展。

在确定了各个维度的权重后，还需要对每个维度下的具体指标进行权重设置。绩效考核管理小组采用了德尔菲法进行权重分配。德尔菲法是一种通过专家调查和集体讨论来确定绩效考核指标权重的方法。该方法具有较高的可靠性和客观性，因为它避免了面对面讨论时可能出现的情感和偏颇。

首先，在院内邀请了具有丰富经验和专业知识的管理专家和医疗专家共25人，组成专家评审小组。这些专家在各自的领域都具备深厚的理论基础和丰富的实践经验，能为绩效指标的评价提供专业支持和宝贵意见。

接下来是根据医院绩效考核指标的重要性和绩效考核需求，设计包含各级绩效考核指标的问卷，向专家们提问。请每位专家对问卷中的指标进行重要性评分，并根据医院发展目标和部门特点，为每个指标设定权重（表8-2）。

表8-2　绩效指标专家调查问卷

绩效指标专家调查问卷			
专家姓名		工作单位	
学历		职称	
工作年限		所在科室/部门	
从事专业			

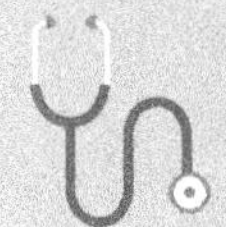

续表

一级指标	权重	二级指标	专家打分	三级指标	专家打分（百分制）
医疗质量	40%	制度执行		医疗十八项核心制度	
				医疗质量安全十大改进目标	
		质量安全		非计划再次手术	
				CMI&DRGs	
				病案首页质量	
				病历书写及管理	
				临床路径及单病种管理	
				医院感染管理规范性	
				护理质控	
		合理用药		抗菌药物使用强度	
				门急诊中成药使用率	
		其他（补充您认为应该增加的指标）________		其他（补充您认为应该增加的指标）________	
运营效率	30%	手术量		日间手术量	
				四级手术量	
				微创手术量	
		资源效率		门诊预算工作量	
				出院预算工作量	
				平均住院日	
		收支结构		耗占比	
				收支结余率	
		费用控制		门诊次均费用	
				住院例均费用	
		内部管理		设备综合管理考核	
				节能管理	
		其他（补充您认为应该增加的指标）________		其他（补充您认为应该增加的指标）________	

续表

一级指标	权重	二级指标	专家打分	三级指标	专家打分（百分制）
持续发展	15%	规培教学		教学绩效	
		执业教育		“三基三严”参培率	
		其他（补充您认为应该增加的指标）____________		其他（补充您认为应该增加的指标）____________	
满意度	15%	满意度		患者满意度	
		投诉处理		医疗纠纷与投诉	
		其他（补充您认为应该增加的指标）____________		其他（补充您认为应该增加的指标）____________	
您认为绩效考核应该采用那些方法（打钩，可多选）				您认为绩效考核的结果应该如何应用（打钩，可多选）	
1. 目标管理法				1. 作为晋升和奖励的依据	
2.360 度反馈法				2. 作为改进工作的参考	
3. 关键绩效指标法				3. 用于制订人员培训计划	
4. 平衡计分卡法				4. 用于优化资源配置	
5. 其他（请补充）____________				5. 其他（请补充）____________	
您对医院绩效考核有什么建议及意见					

问卷设计好后发送给专家评审小组，请各位专家根据自身专业知识和经验进行回答。然后收集问卷数据，进行统计分析，计算各级指标的权重均值和标准差。对权重设置进行一致性检验，确保专家意见的一致性。

最后要将统计分析结果反馈给专家，并组织集体讨论，对指标权重进行调整，直至专家意见趋于一致，确定各级绩效考核指标的最终权重。

A 医院外系科室 KPI 考核体系及各指标权重如表 8-3 所示。

表 8-3　绩效指标权重分布表

一级指标	一级指标权重	二级指标权重	三级指标	三级指标权重	考核部门
医疗质量	40%	5%	医疗十八项核心制度	2	医务部
			医疗质量安全十大改进目标	2	医务部
			医疗三监管处罚	1	质评部

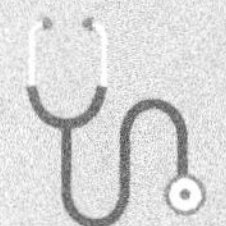

续表

一级指标	一级指标权重	二级指标权重	三级指标	三级指标权重	考核部门
医疗质量	40%	25%	非计划再次手术	1	医务部
			临床用血安全	2	医务部
			CMI & DRGs	6	质评部
			病案首页质量	4	质评部
			病历书写及管理	2	质评部
			临床路径及单病种管理	2	质评部
			医院感染管理规范性	2	院感部
			传染病管理规范性	2	院感部
			护理质控	2	护理部
			医保及价格管理	2	医保办
		7%	住院抗菌药物使用强度及门诊抗菌药物使用率	3	药学部
			国家组织药品集中采购中标药品任务完成量	2	药学部
			门急诊中成药使用率	1	药学部
			住院退药率	1	药学部
		3%	互联网医院综合建设	2	互联网医院管理部
			基层上转患者信息填报 + 下转至基层患者信息填报	1	事业发展部
运营效率	30%	10%	日间手术量	2	医务部
			四级手术量	3	医务部
			微创手术量	3	医务部
			外科手术患者占比	2	医务部
		8%	诊室使用率及周末门诊率	1	门诊办公室
			门诊出诊管理	2	门诊办公室
			门诊预算工作量	1	运营部
			出院预算工作量	1	运营部
			平均住院日	2	医务部
			周末入出院率	1	运营部

续表

一级指标	一级指标权重	二级指标权重	三级指标	三级指标权重	考核部门
运营效率	30%	5%	耗占比	3	装备部
			收支结余率	2	财务部
		4%	门诊次均费用	1	财务部
			住院例均费用	1	财务部
			每床日不可收费卫生材料消耗	2	财务部
		3%	设备综合管理考核	1	装备部
			节能管理	0.5	后保部
			消防治安管理	0.5	后保部
			考勤指标	1	人事部
持续发展	15%	7%	教学绩效	7	科教部
		4%	三基三严参培率	4	医务部
		4%	科研项目经费	4	科教部
满意度评价	15%	7%	门诊患者满意度及投诉	3.5	门诊办公室
			住院患者满意度	3.5	护理部
		8%	医疗纠纷与投诉	4	医务部
			投诉考核	4	院办

权重设置完成后，每月根据加权平均法的原理，计算各个维度的加权得分，加权得分等于各项指标得分乘以对应权重后的和，得到某一科室的总体得分，作为科室综合实力的衡量标准，也是绩效核算的重要依据。另外，通过分析各个维度的得分情况，还可以为医院提供科室改进的方向和措施。

通过德尔菲法确定的医院绩效考核指标权重，通过多轮反馈和专家意见征集等手段，确保了评估结果的客观性和准确性，也使得绩效考核更加贴近实际工作，更具指导意义。医院管理者通过应用这一绩效评估体系，激发医务人员的工作积极性，提高医院整体运营水平和医疗服务质量，引导员工关注患者需求，提升患者满意度，实现医院的可持续发展。

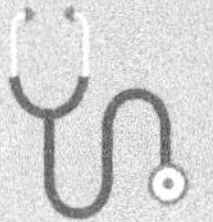

实操案例 54

医院绩效考核体系实施后的反馈与调节

任何绩效的考核都应是先考核后发放绩效，才能达到想要的目的和结果。为保证绩效考核结果的公平性、准确性和结果应用的有效性，在确定考核体系、考核指标、考核方法后，医院对全新建立的 KPI 考核体系设置了为期 5 个月的试运行期。试运行期间考核结果与科室薪酬暂不挂钩，但所有结果会及时反馈给各科室。

新的绩效考核体系运行前两个月，大部分科室的考核结果与预期目标存在一定的偏差（表 8-4）。

表 8-4　科室 KPI 绩效考核试运行得分表 1

序号	科室	8 月	9 月	平均分
1	骨科	88.44	76.49	82.47
2	心脏外科	89.82	76.30	83.06
3	泌尿外科	86.94	80.16	83.55
4	妇科	90.38	77.20	83.79
5	神经外科	85.95	84.86	85.41
……	……	……	……	……
47	心电图室	98.45	95.14	96.80
48	美容科	98.10	96.06	97.08
49	输血科	98.47	96.82	97.65
50	日间手术室护理	96.58	99.47	98.03
51	感染性疾病科	99.94	97.95	98.95
平均分		93.31	88.05	90.68

共考核 51 个科室，前两个月所有科室的平均分为 90.68，中位数 90.75。后 5 名科室平均分 83.66，前 5 名科室平均分 97.7，差距较大。鉴于以上情况，绩效考核办公室组织所有打分职能部门与被考核科室负责人进行了考核指标细则的讲解和沟通，督促所有打分职能部门将指标考核细则更细化及合理化，被考核科室负责人要找出科室管理的缺陷，及时改进。

在试运行期的后三个月，科室加强了自身管理，及时与打分职能部门进行沟通，科室的考核得分亦趋近预期（表 8-5）。

表 8-5　科室 KPI 绩效考核试运行得分表 2

序号	科室	10 月	11 月	12 月	平均分
1	泌尿外科	94.13	91.96	91.95	92.68
2	骨科	93.01	92.35	92.84	92.73
3	普外科	94.03	91.70	95.31	93.68
4	神经内科	95.22	92.66	93.34	93.74
5	心脏外科	91.55	96.96	94.83	94.45
……	……	……	……	……	……
47	输血科	98.29	99.48	–	98.89
48	心电图室	99.22	99.14	98.83	99.06
49	手术室护理	100.13	99.11	98.86	99.37
50	病理科	99.21	99.44	99.94	99.53
51	感染性疾病科	100	100	99.6	99.87
平均分		96.61	95.66	96.44	96.32

后三个月所有科室的得分均在 90 分以上，平均分提高到 96.32 分。

KPI 绩效考核体系试运行 5 个月之后，运行逐渐平稳，科室了解了指标的管理目标及医院的发展战略，开始重视科室的内部管理，新旧绩效考核体系也于来年的第 1 个月正式交接，KPI 绩效综合考核结果作为科室绩效评价的乘数，与科室绩效挂钩。

2023 年初，KPI 绩效考核体系正式运行 1 年，医院的指标总体都取得了较为明显的提高。平均住院日缩短 0.95 天，疑难危急重症患者占比增长 7.80%，四级手术量增长 22.82%，总体诊疗人次增长 36.18%，药占比下降 0.24 个百分点，门诊人次费用下降 22.46%，出院例均费用下降 1.77%，医院业务收入同比增长 11.38%。表明绩效考核体系对医疗服务质量、医院运营效率和减轻患者负担的社会效应方面都起到了积极作用。

适逢医院一年一度的预算管理目标调整，为更契合医院新一年的发展目标，绩效考核办公室也对各个科室的得分进行了统计分析。

2022 年全年所有考核科室的平均分为 97.01 分，95 ～ 98 分的科室占 67.31%，98 分以上的科室占 26.92%，而 95 分以下的科室只占 5.77%，总体得分较高。

为确定考核指标的打分是否存在流于形式的情况，工作人员又对所有指标 1 年的打分情况进行了汇总分析。经统计，在临床、医技、门诊科室通用及个性化指标共计 71

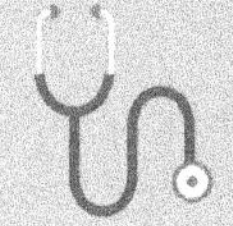

项中，平均分 90 分以下的有 5 项，占比 7.04%，90 ～ 95 分的有 9 项，占比 12.68%，95 ～ 98 分的有 16 项，占比 22.54%。平均分 98 分以上 100 分以下的最多，有 29 项，占比 40.85%，还有 12 项指标全年所有科室得分均为满分，占比 16.90%（图 8-4）。总体来讲，平均分 98 分以上的指标达到 57.75%。

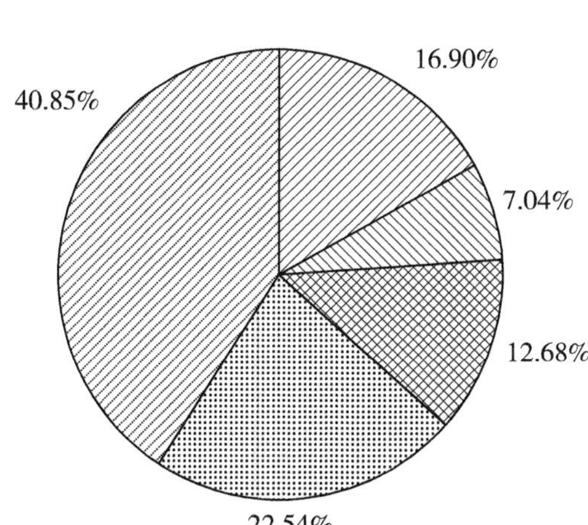

图 8-4　2022 年科室 KPI 绩效考核得分分布情况

医院领导对分析结果高度重视，并在 KPI 绩效考核结果反馈会议上将以上数据向相关职能部门公布，要求所有职能部门对负责的指标进行分析。经过大家集体讨论，发现有如下几个问题。

2022 年初设置的指标的目标值大部分科室都已完成，因此部分指标得分较高。

一些指标在最初设置时忽视了绩效指标采集的可得性，导致在实际绩效考核中，出现无法打分的情况，则每月以满分形式进行打分。

一些属于部门具体管理职能的内容也进入到关键绩效指标考核体系内，导致一些指标只在出现问题时才进行考核，而大部分的时间都为满分。

不同职能部门之间指标设置数量及权重差异较大，导致一些部门考核工作量大且考核困难，而一些部门参与度较低，容易产生令考核指标流于形式的问题。

鉴于以上问题，由院领导牵头，绩效管理办公室迅速组织各部门对自己所负责指标进行调整，同时收集员工对于绩效考核的意见和建议。

经过两周的讨论和意见收集，绩效管理办公室对绩效体系中 12 项已完成 2022 年目标的指标进行了适当的调整，使其更符合医院新一年的发展需求；对 15 项无法采集数据或考核数据不准确的指标进行了删减或内容替换，以提高考核的质量和效率；另外，根据实际情况和需求以及新一年的管理要求，新增了 3 项重要指标。

这次对考核体系指标的调整和优化，有助于提升医院的医疗服务质量和运营效率，在新的一年更好地实现发展目标，为患者提供更优质、更高效的医疗服务。同时，这样的分析和指标优化也被确定为一年一度的固定环节，以便于管理维度精确契合医院的发展方向，推动医院可持续发展。

第三节　医院绩效考核与薪酬管理

医院绩效考核与薪酬管理之间存在紧密的联系。绩效考核作为衡量医院员工工作效果和能力的重要手段，对于薪酬分配具有至关重要的作用。合理的绩效考核体系能够确保薪酬分配的公平性，激发员工的工作积极性，进而提高医院整体的服务质量和患者满意度。

一、医院薪酬管理的政策背景

自 2009 年以来，国家层面在医院绩效考核与薪酬管理方面发布了一系列指导性意见和文件。总体方向都是以坚持公益性为导向，调动医务人员积极性，探索建立适应我国医疗行业特点的公立医院薪酬制度；以及建立围绕社会效益、服务工作量、服务质量、效益效率、行为规范技术能力等方面的综合绩效考核评价体系，并将考核结果与医务人员薪酬挂钩。

二、医院绩效考核与薪酬管理的关系

一方面，将绩效考核的结果应用于薪酬分配是绩效管理思想最直接的体现。医院通过完善的绩效考核体系，衡量一定时期内科室的医疗质量、运营状况、学科发展等情况，以及医务人员的工作表现、技能水平与医院目标之间的差距，将薪酬分配与之挂钩，可以使科室发展方向与医院战略目标统一，激励科室员工提高工作效率和表现，提高医院的整体绩效和竞争力，同时也形成良好的竞争氛围。

另一方面，薪酬管理也能够影响绩效考核。医院制订公平、公正的薪酬体系，使得医务人员的个人收入与其工作付出、工作成果相匹配，能够激发医务人员的工作积极性，从而提高工作效率，提升业务水平，促进医院整体绩效的提升；符合员工需求的薪酬制度也能提高员工的满意度，进而影响绩效考核的结果。

作为医院管理中的重要环节，绩效考核和薪酬分配在作用层面存在共性，都能规范医务人员的工作行为，挖掘医务人员的工作潜力，提高医务人员的工作效率和质量，提

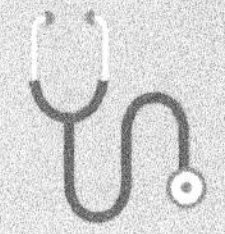

升医疗质量和医疗安全，控制医疗卫生费用的快速增长，优化医疗资源配置。他们本质一致、目标一体、成效相关，都从不同层面支撑医院的可持续发展，增强医院人才的竞争力，推动医院高质量发展。

三、医院进行薪酬管理的原则

医院可根据绩效考核的方式和结果设置相应的薪酬制度，进行逐层实施、合理分配，推进医院的精细化管理。医院进行薪酬管理时，应遵循公平性、激励性、竞争性、合规性、可持续性等原则，并且合理拉开不同岗位、不同绩效表现员工的薪酬差距，以体现按劳分配、优绩优酬，但也要注意防止薪酬差距过大，以免造成员工之间的矛盾和不满。医院要根据经营状况、行业发展趋势、员工需求等因素，适时调整薪酬水平和结构，确保薪酬制度的有效性和适应性。

1. 公平性原则

确保同岗位、同业绩的医务人员获得同等的薪酬待遇；确保不同岗位之间的薪酬差距合理。

2. 激励性原则

建立与绩效考核、岗位价值挂钩的薪酬体系，激发医务人员工作积极性和创造力。

3. 竞争力原则

确保医院薪酬水平对比同地区、同级别的其他医院具有一定的竞争力，以吸引和留住优秀人才。

4. 合规性原则

医院薪酬管理应严格遵守国家相关法律法规，确保薪酬制度合法合规。

5. 可持续性原则

兼顾医院成本与效益，结合医院发展战略，确保薪酬体系能够适应医院的长远发展需求。

四、医院薪酬管理的方法（RBRVS 法）

目前在国内医院的薪酬体系中，最传统、应用也最广泛的是收减支法。收减支法是一种通过调整医院的收入和支出来实现薪酬管理目的的方法，强调成本与收益的平衡。收减支法的操作相对简单，主要依赖于医院的财务数据，长期以来，这种方法在很大程度上能满足医院运营的需求，但随着医疗体制的改革和市场经济的不断发展，收减支法在实际操作中也暴露出一些局限性。例如，收入与薪酬水平挂钩过于紧密，可能导致医师过度关注经济利益，忽视患者的真实需求和医疗质量；由于医疗行业的特殊性，医务人员的工作强度和技能水平往往难以用收入直接衡量，无法有效体现医务人员的工作价值和个人能力；过于关注短期目标，可能导致医院在薪酬管理上缺乏长期规划和战略思考等。

RBRVS（resource-based relative value scale），即以资源为基础的相对价值尺度，作为一种新型的薪酬管理方法，近年逐渐在我国医疗体制改革中得到了广泛的应用。RBRVS 体系是一种相对价值刻度，用于确定医疗服务的相对价值和薪酬水平，其核心理念是将以收入为基础的薪酬模式转变为以工作价值为基础的薪酬模式，更好地体现医务人员的工作价值和个人能力。

1. RBRVS 的关键因素

（1）工作价值　根据医疗服务的复杂性、技术要求和风险等因素，对不同的医疗服务进行评估，确定其工作价值。

（2）相对价值单位（RVU）　RVU 点值是衡量医疗服务价值的单位，这也是 RBRVS 体系的核心部分。利用医疗项目的相对值替代项目价格，同时考虑效率指标，计入服务人次工作量。

（3）量 - 价转换因子　用于将 RVU 点值转换为具体的薪酬金额，转换因子的确定可根据不同地区和医院的情况进行调整。

简单来说，RBRVS 体系是对医院的医疗服务项目和医务人员的工作任务进行量化，通过统计分析，计算出他们的资源消耗量和风险系数，再结合医院历史薪酬数据或参考医疗行业平均薪酬水平，制订出合理的薪酬标准。国内医院对 RBRVS 的应用多数是将物价收费项目与 RVU 点值相对应，再根据医院内部“医、护、技”等各职系、不同科室承担的风险、技术难度水平、资源消耗情况、学科特点等，对 RVU 点值进行个性化的调整。因此，医师、护理、医技人员可以根据自己的工作量分别核算绩效。

2. RBRVS 的优点

与传统的收减支绩效模式相比，RBRVS 绩效体系能较为客观地衡量医务人员的工作价值，使医务人员的薪酬水平与其技术难度、劳动强度和风险程度密切相关，而不再仅仅依赖于医院的收入和支出，精细化的程度更高；同时，RBRVS 体系鼓励医务人员追求业务水平的提高，进行高风险、高难度的医疗服务项目，有助于调整医疗资源的配置，更能满足患者的需求。

在实际应用中，医院可以根据自身情况，结合国家政策导向和行业趋势，选择合适的方法进行薪酬管理。

实操案例 55

A 医院进行薪酬管理体系的改革

A 医院以收减支模式进行绩效核算已经有近 30 年的历史，在实施初期，收减支核算薪酬的模式确实在提高医院经济效益、降低成本、提高服务质量等方面发挥了积极作

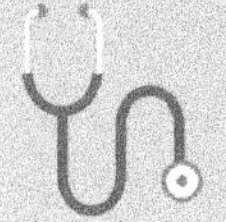

用，但随着医院规模的扩大和医疗行业趋势的变化，主要侧重经济指标的收减支模式，导致部分科室和员工过分追求经济利益，忽视了患者的实际需求和医疗质量。这一方面与现代医院管理理念的核心价值观背道而驰，另一方面国家明文规定，医务人员应依法按劳取酬、优绩优酬，医院不得将医务人员收入与医疗收入挂钩。绩效方案改革的事宜已经势在必行。

在深入研究了解国内外医院薪酬管理方式后，医院决定使用 RBRVS 绩效体系进行薪酬管理制度的改革。

RBRVS 体系是一种以资源消耗为基础的绩效评价方法，将医疗服务过程中所消耗的资源与工作量相结合，对医务人员的劳动价值进行量化。这种方法与医院传统的收减支绩效模式相比，具有较强的科学性和客观性，能够较好地反映医务人员的工作负担和技能水平，更为公平合理。

医院于 2020 年 5 月正式引入 RBRVS 绩效评价体系，整体改革围绕“调整结构、深挖潜力、激发动力、提高效率”四个主要目标，以医院战略定位和中长期发展目标为导向，建立重实效、求实绩、比贡献，向优秀人才和临床一线倾斜的分配激励机制；并借此次绩效体系改革，按照国家三级公立医院绩效考核框架，以公立医院公益性为导向，以医疗质量、运营效率、持续发展、满意度评价四个维度为基准，重建了关键绩效指标体系（KPI）。

为了确保 RBRVS 体系的顺利实施，医院采取了以下措施。

设立专门的 RBRVS 绩效体系管理工作组，负责体系建设、数据分析和考核实施。

制订详细的 RBRVS 实施方案，明确指标体系、权重分配和绩效考核流程。

召开座谈会，设计问卷等，加强与科室还有医务人员的沟通和协调，确保他们充分了解和认同 RBRVS 体系的合理性和必要性。

建立完善的信息化平台，支持 RBRVS 体系的数据采集、分析和反馈。

通过长达一年的前期调研、科室访谈，以及对医院近三年的数据进行收集、整理和对比，最终形成了新的 RBRVS 绩效方案。

新绩效方案通过服务量计算、成本控制、关键绩效指标考核和单项激励组合，体现管理导向。

服务量的计算以各操作项目的劳动强度、技术难度、风险程度等为衡量标准，即技术难度越大、风险越高的项目其点值也相对越高，以此来体现医务人员的劳动价值和知识价值，并鼓励临床科室开展新技术新项目。其中，将服务人次点数用 DRG 的 CMI 值进行标化，体现出科室服务人次的治疗难度水平。

将实际负担成本与科室绩效直接挂钩，引导医务人员主动控制成本。成本项目包括人力成本、材料成本、资产折旧费、信息化耗材、布类材料、其他材料、五金杂件、水费、电费、消毒费、电话费、天然气费、浆洗费、设备维修费、一般维修费、物业费、设备租赁费、设备维保、医保扣费、科室领用药、办公用品费等。

将KPI绩效指标综合考核结果作为乘数，避免单纯追求经济效益的现象，更好地体现公立医院的公益性特征，进行临床医务人员的全方位管理。

医师、护理、医技人员都根据自己的工作量来单独核算绩效。

RBRVS绩效体系公式可总结为：

医师、护理、医技RBRVS工作量绩效＝｛（执行项目总点数＋协作项目总点数）＋［服务人次总点数×CMI权重（或护理等级系数）］×项目每点数价格－实际负担成本｝×关键绩效指标考核结果

医师绩效：医师的工作量绩效以项目工作量点值为基础，非手术科室主要是以研判为主，注重医师的脑力劳动；手术科室执行工作量占比较高，主要是突出外科医师的手术操作，鼓励通过提高手术量和手术难度来提高科室绩效。

护理绩效：计算从精神压力、生理负荷、职业伤害、夜班强度四个维度对护理单元进行评价，为不同护理单元建立量化的等级系数，较为准确地评价各护理岗位的风险和劳动强度。

通过问卷调查，将医院的所有护理单元分为了4个等级（表8-6）。

表8-6　护理单元绩效系数

<table>
<tr><th>护理单元</th><th>组系数</th><th>分组</th><th>护理单元</th><th>组系数</th><th>分组</th></tr>
<tr><td>急诊科护理</td><td rowspan="8">1.31</td><td>1</td><td>耳鼻喉科护理</td><td rowspan="15">0.98</td><td>3</td></tr>
<tr><td>重症监护室2护理</td><td>1</td><td>妇科护理</td><td>3</td></tr>
<tr><td>重症监护室1护理</td><td>1</td><td>内分泌科护理</td><td>3</td></tr>
<tr><td>重症监护室3护理</td><td>1</td><td>全科病区护理</td><td>3</td></tr>
<tr><td>手术室护理</td><td>1</td><td>综合外科护理</td><td>3</td></tr>
<tr><td>儿科护理</td><td>1</td><td>胃肠微创中心护理</td><td>3</td></tr>
<tr><td>心脏外科护理</td><td>1</td><td>乳腺外科护理</td><td>3</td></tr>
<tr><td>心脏外科ICU护理</td><td>1</td><td>肛肠科护理</td><td>3</td></tr>
<tr><td>呼吸内科护理</td><td rowspan="7">1.12</td><td>2</td><td>胃肠镜室护理</td><td>3</td></tr>
<tr><td>普外科护理</td><td>2</td><td>日间手术室护理</td><td>3</td></tr>
<tr><td>神经外科护理</td><td>2</td><td>康复科护理</td><td>3</td></tr>
<tr><td>胸外科护理</td><td>2</td><td>介入放射科护理</td><td>3</td></tr>
<tr><td>心血管内科护理</td><td>2</td><td>眼科护理</td><td>3</td></tr>
<tr><td>消化内科护理</td><td>2</td><td>日间麻醉护理</td><td>3</td></tr>
<tr><td>产科护理</td><td>2</td><td>供应室护理</td><td>3</td></tr>
</table>

续表

护理单元	组系数	分组	护理单元	组系数	分组
血液科护理	1.12	2	肥胖与代谢护理	0.82	4
神经内科护理		2	换药室护理		4
骨科护理		2	家庭病床护理		4
肿瘤一科一病区护理		2	口腔科护理		4
肿瘤二科护理		2	远程心电护理		4
肾内科护理		2	美容科护理		4

医技绩效：医技科室执行工作量根据各科室的诊疗项目的劳动强度、技术含量、风险程度等特点，配置医技系列诊疗项目相应的分值，服务人次点数因由各类检验检查项目操作时长、服务患者数量、操作平均难易程度决定而各不相同。

量 – 价转换因子以医院实际情况和绩效总额控制为根据确定。

此次医院绩效薪酬体系改革是以医院战略目标为导向，以医务人员技术劳动价值评价为核心，使医务人员的绩效不再与收入挂钩，建立以工作量评价为基础，以 RBRVS 为评价工具，统筹效率、质量、成本的绩效评价和分配体系。此方法兼顾关键绩效指标和直接成本管控，实现收入分配的科学化和规范化，增强公立医院公益性，调动医务人员积极性。激励医务人员重点关注疑难重症的诊治工作，鼓励开展新业务、新技术，支持临床、教学、科研和内部管理齐头并进。

在 RBRVS 体系改革和实施的过程中，医院也在不断收集反馈意见，了解医务人员和患者的诉求，对存在的问题进行调整和改进，从而确保薪酬体系改革的持续性和有效性。

同时，医院也在探索岗位制和年薪制，与 RBRVS 体系一起，构建更为公平合理的薪酬体系，激发医务人员的工作积极性，也提高管理人员的责任心。

实操案例 56

利用绩效进行医院药占比的管理

A 医院门诊药占比呈逐年上升趋势，2020 年医院门诊药占比为 46.08%，门诊次均药品费用为 147.22 元，同比增幅 3.15%，门诊次均费用为 331.93 元，同比增幅 4.47%，2021 年刚开始，门诊药占比就达到了 56.83%。为进一步落实三级公立医院绩效考核相关指标规定，规范临床医疗行为，合理用药，控制药品费用的不合理增长，经医院研究决定，利用绩效管理的方式来进行门诊药占比的管理。

此次管理是要对科室设置门诊药占比的定额，并且考核到每一位坐诊的医师，考虑到科室门诊药占比构成的复杂性和不同医师坐诊的情况的独特性，如何找出合适的定额成为最为关键的步骤。

首先，医院绩效管理人员对各临床科室门诊药品费用情况进行了统计，在历史数据的基础上，利用统计学的中位数理论及帕累托法则（80/20 法则）进行了分析。

因为科室坐诊医师历史药占比数据范围变化较大，通过把某一个科室所有坐诊医师过去一年的药占比数据进行高低排序，找到所有看诊人数中的中位数药占比，可以帮助管理者分析科室药占比的集中趋势。例如，普通外科 2020 年所有坐诊医师门诊药占比。按照药占比从低至高排序情况如表 8-7 所示。

表 8-7　A 医院普通外科医师 2020 年门诊药占比

坐诊医师	药占比	看诊人数
医师 1	1.20%	540
医师 2	5.66%	60
医师 3	6.54%	48
医师 4	9.71%	240
医师 5	11.00%	372
医师 6	12.05%	780
医师 7	16.49%	264
医师 8	17.12%	516
医师 9	19.42%	72
医师 10	25.38%	144
医师 11	27.06%	348
医师 12	27.26%	108
医师 13	33.38%	336
医师 14	35.58%	324
医师 15	39.77%	408
医师 16	45.42%	756
医师 17	55.11%	240
医师 18	61.32%	1980
医师 19	61.59%	756

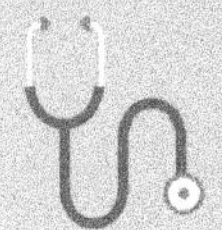

续表

坐诊医师	药占比	看诊人数
医师 20	73.38%	1044
医师 21	84.31%	408
医师 22	84.45%	1164
医师 23	85.38%	636
医师 24	98.75%	2
汇总	51.27%	11 546

普外科 2020 年共计看诊 11 546 人，科室门诊药占比为 51.27%，但药占比中位数为 61.32%。坐诊医师间的药占比变化较大，基于控制科室药占比的管理要求及计算方便，将普外科医师药占比考核指标定为 60%。

根据帕累托法则（80/20 法则），80% 的药占比结果可由科室 20% 的坐诊医师决定，因此控制好占据科室绝大多数看诊人数的医师药占比就可以达到有效控制科室药占比的管理目的。

例如，肾内科 2020 年所有坐诊医师门诊药占比按照从低至高排序情况如表 8-8 所示。

表 8-8　A 医院普通外科医师 2020 年门诊药占比

坐诊医师	药占比	看诊人数
医师 1	3.40%	69
医师 2	4.92%	33
医师 3	8.27%	164
医师 4	11.39%	58
医师 5	14.36%	22
医师 6	15.88%	572
医师 7	17.32%	133
医师 8	17.98%	560
医师 9	18.12%	608
医师 10	31.15%	1384
医师 11	63.61%	1025

续表

坐诊医师	药占比	看诊人数
医师12	76.72%	866
医师13	80.95%	2928
医师14	82.19%	1215
医师15	86.02%	12 130
汇总	46.61%	21 767

肾内科2020年门诊药占比为46.61%，数据分析可知，医师11～15的门诊药占比明显高于其他10名医师，且看诊人数占据肾内科总门诊人数的83.45%，这5名医师的平均药占比为82.65%，剩余10名医师平均药占比为21.22%。为方便管理，采用帕累托法则（80/20法则）首先对这5名药占比较高的医师进行考核，将肾内科这5名医师的药占比定额定为75%，待这几名医师的药占比降低或肾内科药占比构成发生改变后再进行定额的更改。

对各科室采取合适的方式计算出考核定额后，逐月进行门诊药占比完成情况的考核，考核精确到各科室当月坐诊的医师（每超过1%，扣罚坐诊医师门诊工作量绩效2%）。

门诊药占比绩效管理方案实施的第一个月，药占比超定额扣款的医师有31名，涉及15个科室。超定额最多的医师超标35.59%，按照规则，扣罚了71.19%门诊工作量绩效。

为了保证药占比管理的有效性和持续性，绩效管理部门协同其他相关职能科室对临床科室门诊用药进行考核、指导、宣传。专科运营助理定时提供科室医师门诊次均费用及药占比情况，提醒科主任及时监督和考核；质控部、药学部加强对门诊坐诊医师诊断和用药情况的监管，及时清理医院门诊用药的供应品种；门诊部加强对门诊坐诊医师关于药占比考核的宣传等。

门诊药占比绩效管理方案实施第一个月，质控部对26名门诊医师下发了门诊不合理用药通知，并进行了额外绩效扣罚。

通过后期对临床科室反馈意见的收集，医院也设置了专门的特殊疾病开药门诊，将专程开药的患者进行分流，并且不对门诊特殊疾病开药门诊进行考核。

经过一段时间的考核管理，医院门诊药占比得到了明显下降（图8-5）。

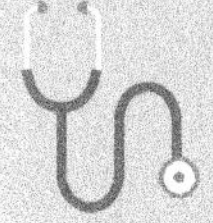

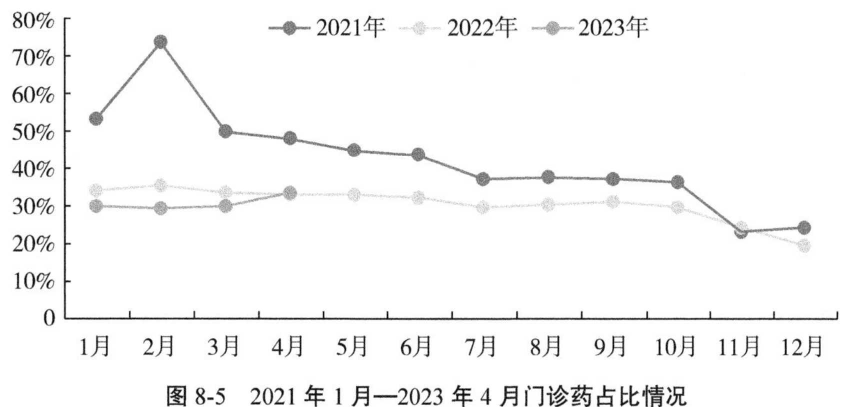

图 8-5　2021 年 1 月—2023 年 4 月门诊药占比情况

2021 年 4 月门诊药占比绩效管理措施正式实施，到 2023 年 4 月门诊药占比较两年前刚刚实施时减少了 15.38 个百分点。同时，门诊患者次均费用 2022 年较 2021 年下降 12.18%，门诊患者次均药品费用 2022 年较 2021 年下降 34.11%，切实减轻了门诊患者医药费用负担。

2022 年末，与 2021 年比较，门诊药占比下降的科室共有 26 个，下降比例最高的科室达 56.51%。门诊次均费用下降的科室有 21 个，门诊次均药品费用下降的科室有 26 个。其中血液科还通过研究政策及改善门诊药品的供应品种，实现 2022 年 4 月较 2021 年同期药品比例下降 41.83%，门诊次均费用减少 3292.52 元，门诊次均药品费用减少 3301.90 元。

实操案例 57

A 医院手术专项绩效的设置与成效

A 医院为开放床位在 2000 张左右的市级三甲医院，近年通过运营管理，门诊和住院人数都有较大幅度的增加，同时手术量的增长也非常显著。地处城市中心，为 A 医院带来了非常便利的交通，但同时也带来了“寸土寸金”的土地资源限制，逐年增长的手术量令手术间空间资源紧张的问题愈发突出。根据工作量现状及三级公立医院绩效考核对手术相关指标的要求，激励医师们合理利用紧张的存量医疗资源（手术间），积极开展手术治疗尤其是高难度的四级手术，是 A 医院建立手术专项绩效的主要目的。

A 医院手术专项绩效方案是以 RBRVS 量表为工具，以三级公立医院绩效考核要求为激励范围，对符合条件的手术服务项目进行赋值，并以向新技术、高难度的手术项目倾斜为原则构建的。为尊重医师历史收入水平，以及不同手术科室的历史工作量水平，专项激励的基数以上一年的历史工作量作为基准。

目前国内手术专项绩效多按手术台次或手术费用定额、定比提成。但按台次核算会引导外科医师开展耗时短、风险小的手术，同时手术分级也较为笼统；而按手术费用核算，首先是在当前的物价政策下，手术的定价严重偏离手术本身的劳动价值，耗时长、人手需求多、风险大的手术价格和难度与付出并不成正比；其次是容易出现因地区物价收费调整引起的波动。以 RBRVS 量表为依据的手术专项绩效方案能通过对医疗服务的复杂程度、技术要求程度和风险程度等因素进行评价，更好地体现出医疗体系绩效制度的知识价值导向和医务人员的劳务价值。

总体方向确定后，A 医院正式组织手术科室进行了方案的宣讲和沟通，收集临床科室和手术医师的意见，再经过一个多月对相关历史绩效、工作量、手麻数据等基础数据的收集整理工作，由医务部主导，完成了手术项目级别、类型、收费的划分，由财务部绩效工作小组牵头，进行了 RBRVS 手术专项绩效的测算，确定了科室工作量基数、奖励参数，手术室计时成本数等，最后通过手麻系统，将奖励绩效核算到手术医师个人。

在对激励范围内的所有手术项目进行赋值时，A 医院在引用原版 RBRVS 量表的同时，通过收集意见和专家访谈进行了项目点数的本土化调整，确保最终使用的项目点值能够比较真实客观地反映手术的劳务价值。

接下来对各手术科室基础工作量进行确定，并对完成基础工作量后的手术给予超额累进激励。基础工作量以科室历史月均手术点数为基数，该基数随着绩效核算月份而滚动变化。超额累进的目的是既要使手术科室的工作量饱满，也要鼓励手术科室“跳起摸高”努力提升工作量。

超额累进的具体工作量区间和系数如表 8-9 所示。

表 8-9　手术点数超额累进规则

手术点数分段区间	区间内核算倍数
手术点数 < 基数	0.8
基数≤手术点数 < 基数 ×1.2	1.2
基数 ×1.2 ≤手术点数 < 基数 ×1.4	1.4
基数 ×1.4 ≤手术点数 < 基数 ×1.6	1.6
基数 ×1.6 ≤手术点数 < 基数 ×1.8	1.8
手术点数≥基数 ×1.8	2

注：基数为前一年月均手术点数的 80%。

同时给予非工作日手术奖励。当工作日手术总点数达到基数的 90% 以后，非工作日产生的工作量点数额外给予 1 倍的奖励。以此鼓励医护人员在非工作日开展择期手术，提高非工作日手术室的利用率。

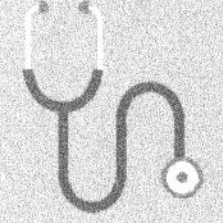

根据国家对于三级公立医院考核的内容，RBRVS 手术专项激励方案也同时向日间手术、微创手术和四级手术倾斜，加大其激励力度。目录范围内的四级手术，项目点数上浮 60%；微创手术点数上浮 30%；符合 48h 内出院，并在手术室内发生的日间手术，额外给予 1 倍的点数，但所有上浮的工作量点数都不再参加超额累计。

在给予激励的同时引导临床科室主动进行手术间资源的合理利用，通过引入手术室计时成本，在不同时间段设计不同的小时成本，鼓励手术科室合理安排手术时间、提高手术室利用率的同时提升成本管控意识（表 8-10）。

表 8-10　手术室计时成本表

手术开始时间段	标准成本	工作日系数	非工作日系数
8:30—10:30	90	1	0.65
10:30—12:30	90	0.9	0.5
12:30—14:30	90	0.7	0.5
14:30—16:30	90	0.5	0.3
16:30—18:30	90	0.4	0.3
18:30—20:30	90	0.3	0.1
20:30—22:30	90	0.1	0
22:30 至次日 8:30	90	0	0

计时成本的引入，直观地向临床科室展示了手术间排程的不同对绩效的影响。例如，“黄金时段”，也就是每个工作日的 8:30—10:30 开始的手术，时间成本将会是 16:30—18:30 开始的手术的 2.5 倍，再通过用绩效直接抵扣的方式，手术科室对手术排程的主动意识一下被提升起来。

为了更好地激励到手术医师，利用手麻系统的数据，手术专项绩效也是核算到主刀及参与的助手个人（表 8-11）。

表 8-11　手术专项绩效个人分配比例

1. 主刀、一助、二助	
对应级别	分配比例
主刀	60%
一助	30%
二助	10%

续表

2. 只有主刀	
主刀	100%
3. 主刀、一助	
主刀	60%
一助	40%
4. 主刀、一助、二助、三助	
主刀	55%
一助	25%
二助	15%
三助	5%

经过五个多月的前期工作，RBRVS手术专项绩效正式上线运行。目前已经过两年多时间的运行，为确定其是否起到了激励作用，A医院绩效办对手术台次和手术构成进行了分析。

在存量医疗资源不变的情况下，2022年全年共完成手术量41 780台，其中工作日完成手术40 393台，节假日完成手术1387台。与2021年相比，手术总量增加1880台，上涨3.49%；工作日手术增加1641台，上涨4.23%；节假日手术增加239台，上涨20.82%（表8-12）。

表8-12　A医院2021年、2022年工作量及节假日手术量　（单位：台）

项目	2022年	2021年	增减量	增减幅度
工作日	40 393	38 752	1641	4.23%
节假日	1387	1148	239	20.82%
总量	41 780	39 900	1880	4.71%

2022年出院人次手术占比达到65.94%，较2021年的64.99%，增加了0.95个百分点；医疗服务收入占比达到35.63%。

2022年全年平均住院日7.69天，较2021年的8.64天减少0.95天；出院例均费用较2021年减少397.93元，下降1.77%。周末及节假日手术的开展和手术间排程的优化缩短了患者的住院时间，提升了患者的就医体验感。

2022年与2021年相比，手术台次构成中四级手术和微创手术的比例也有较显著的提升（表8-13，图8-6）。

表 8-13　A 医院 2021 年、2022 年手术台次构成

类型	2022 年	2021 年	增减量	增减幅度
普通手术 / 台	34 119	32 816	1303	3.97%
微创手术 / 台	2664	2497	167	6.69%
四级手术 / 台	4997	4587	410	8.94%

从绝对数上看，2022 年普通手术较 2021 年提升 3.97 个百分点，微创手术较 2021 年提升 6.69 个百分点，四级手术提升 8.94 个百分点。从手术构成看，在 2022 年所有手术台次中，四级手术占比为 11.96%，微创手术占比为 6.38%，均较 2021 年有所提升。

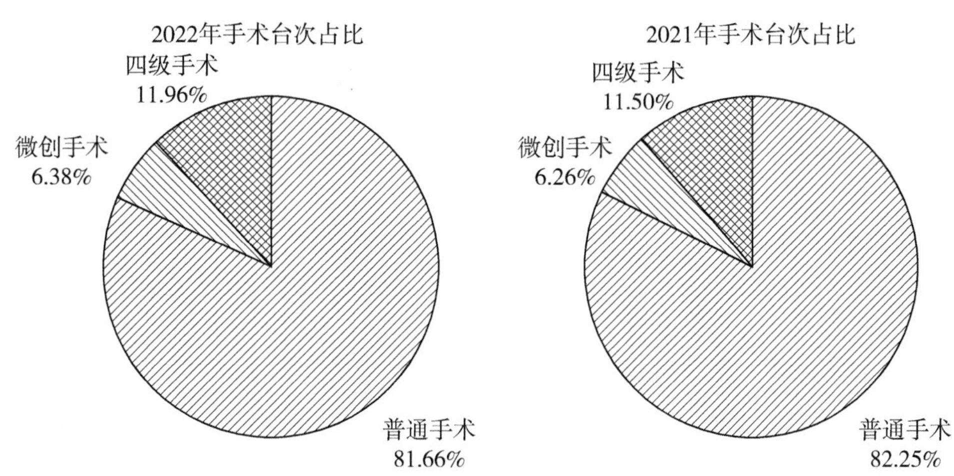

图 8-6　A 医院 2021 年、2022 年手术台次构成图

A 医院 2022 年的 CMI 值较 2021 年增长 2.52%，位居全省公立医院第 3 名，全市第 1 名。

引入手术室计时成本让手术间在排程上也显示出一些不同（表 8-14）。

表 8-14　A 医院 2021 年和 2022 年 3 月不同时间段手术开台分布

时间段	2022 年 3 月	2021 年 3 月	增减量	增减幅度
8:30—10:30	532	442	90	20.36%
10:30—12:30	272	224	48	21.43%
12:30—14:30	266	216	50	23.15%
14:30—16:30	285	193	92	47.67%

续表

时间段	2022 年 3 月	2021 年 3 月	增减量	增减幅度
16:30—18:30	164	141	23	16.31%
18:30—20:30	101	52	49	94.23%
20:30—22:30	59	25	34	136.00%
22:30 至次日 8:30	47	34	13	38.24%
总量	1726	1327	399	30.07%

2022 年 3 月较 2021 年 3 月手术量在总量增加 30.07% 的基础上，18:30—20:30 的手术开台量增加 94.23%，20:30—22:30 的手术开台量增加 136%，在 7:00—8:30 开台的手术平均开台时间为 7:49，较 2021 年同期的 8:14 提前了 25 min。手术室的利用率得到了优化。

五、医院绩效管理与二次分配

医疗行业作为知识密集型高风险行业，人才是发展的源泉，而绩效分配是激励和管理人才的重要手段。由于较为特殊的专业性和服务性质，医疗行业内部分配确保知识价值得到体现是至关重要的，并要充分体现公平、激励和责任。

（一）院科两级分配模式的优点与局限性

目前大多数医院都采取的是院科两级绩效分配模式，即医院核算绩效奖金总额分配到科室，再由科室二次分配到员工。

这种分配模式的优点在于给予了科室充分的自主权，能够充分调动科室的积极性，使科室根据自身业务情况合理分配绩效。科室作为医院的基本医疗单位，对医疗质量、医疗服务和患者满意度等方面负有重要责任，通过自主绩效分配，科室能够更好地激发员工的工作积极性，提高医疗服务水平，从而提升医院整体竞争力。然而，这种模式也存在一定的问题：①科室在二次分配过程中可能出现由于信息不对称，对人员的工作量、贡献度、考核结果等方面评价不公平的现象，导致部分员工心理不平衡，影响工作积极性；②科室内部潜在的竞争关系，可能导致团队成员之间的合作氛围受到影响，进而影响整个科室的工作效率和协作精神。

（二）建立医院层面的二次分配指导意见

因此，建立公平、合理、透明的绩效二次分配制度成为关键环节。科室领导应在充

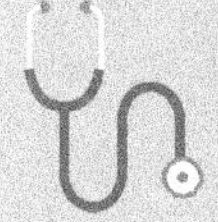

分了解科室人员工作实际情况的基础上，制订合理的绩效考核标准，确保每位员工在了解到自己的工作量、贡献度和考核结果的同时明确自己的工作目标和期望；加强内部沟通，让科室人员参与到绩效分配方案的讨论和决策过程中，提高他们的认同感和归属感。

医院层面也应加强对科室绩效分配的指导和监管，要出台对科室绩效二次分配的指导意见，建立绩效分配的监管机制。确保无论科室间的分配方案怎样不同，都是按照医院整体战略目标进行合理分配；加强对科室绩效分配过程的监督，确保绩效分配的公正性和透明度，对于存在绩效分配不公、违规操作等问题，要及时予以纠正。

院级层面的二次分配指导意见应以医院的整体战略目标为导向，在符合国家、医院相关要求的基础上，合理建立各岗位、职系、职务的绩效系数，科学地体现各岗位、职系、职务的专业技术、劳动强度、工作量、个人贡献等。

为了让科室的二次分配方案对科内员工产生正向的竞争和激励作用，加强科室的凝聚力和向心力，进而促进科室的整体业务发展，应首先成立绩效管理小组，在不违背院级层面指导意见的基础上，根据科室发展现状、亚专业发展形势等，避免将科室经济收入情况与医务人员绩效分配直接挂钩。参照下列原则，因科制宜进行全科讨论。

1. 贡献度原则

对各岗位所需要的工作技能、任职条件、职责范围、风险程度、技术难度等进行评价，基于个人或团队在岗位上的贡献度，合理设置职称职务、学历、工龄系数、工作量系数、工作质量系数在分配中的权重，按劳分配，多劳多得，优劳优得。贡献度可以根据科室的工作成果、质量、效率、创新、科研等因素衡量，鼓励全科人员开展高技术难度的新技术及新项目。

2. 定性与定量相结合原则

不同岗位之间由于工作性质和内容的不同，需要将众多定性因素作为绩效分配的重要考量，并与定量因素相结合，在方案的设计上尽量数据化、公式化，注重不同岗位在性质和内容上的内部均衡，增强绩效对员工的激励性。

3. 公平性原则

二次分配应该公平合理，工作量系数绩效应分配到个人，避免偏袒个人或团队。公平性可以通过加强人员管理，运用数据体现工作数量和质量，制订明确的评估标准和评估流程来实现。

4. 透明性原则

提高科室员工对绩效分配的认识。分配方案科内公开、分配过程清楚透明，让科室成员了解绩效分配的规则和原则，营造良好通畅的沟通环境，提供公平公正的分配氛围。透明的分配可以减少猜测和不满情绪的产生。

（三）科室二次分配的方法

1. 按绩效得分分配

根据个人或团队的绩效得分，将绩效奖金按照得分比例分配给个人或团队。绩效得分可以由职称职务、学历、工龄系数，工作量评估，指标完成情况等因素决定。

2. 按指标达成度分配

根据个人或团队在特定指标上的达成度，将绩效奖金分配给达成目标的个人或团队。这可以激励科室专注于改善关键指标。

3. 按人均绩效分配

将绩效总额按照科室或团队成员的人均绩效进行分配，保障科室或团队成员的基础绩效金额。

在实施绩效二次分配时，科室应谨慎考虑以上原则和方式，避免由于不同的评估标准和评估者可能产生的主观性而出现的不一致的结果，引发分配的不公平；避免偏重单一指标，从而忽视其他重要的贡献因素，不能全面反映科室的综合贡献；避免团队中的个别成员为争取更多的奖金而与其他成员产生的不良竞争关系，影响团队合作氛围。灵活调整分配机制，充分激励科室的工作表现和合作精神，促进整体绩效的提升。

六、医院行政后勤管理绩效分配

医院行政后勤管理部门绩效分配一直是医院管理中的一个难点。在这个问题上，不断地有医院探索合理的方式，以期构建合理的行政管理人员绩效考核方案，提高行政后勤管理工作的效率和质量，推动医院的高质高效发展。

（一）我国医院行政后勤管理绩效分配的难点

1. 绩效考核指标不统一

由于医院行政后勤管理部门的工作内容繁杂，涉及面广泛，部门工作职责既相对独立，又相互关联，工作重点和难度也各有不同，使得绩效考核指标难以统一制订和实施。在现有的绩效考核体系中，由于临床业务直接关系到患者的生命安全和生活质量，工作成果也相对易于衡量，因此往往存在重视临床业务，忽视行政后勤的现象。这使得行政后勤工作人员的工作价值难以体现。

2. 绩效考核标准不明确

在许多医院中，对于行政后勤部门的绩效考核标准并不明确，主要是由于行政管理工作在一定程度上难以量化，不同部门之间的工作无法横向比较，而且大部分的行政管理工作对医院整体运行的保障作用并不直接体现在经济效益和业务提升上，因此一些做过的工作往往不易被察觉；其次，由于绩效考核标准不明确，考核过程中容易出现主观

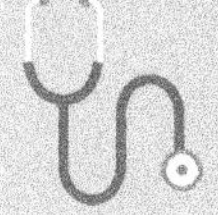

性较强的现象，导致绩效考核结果失去客观公正性。

3. 绩效分配不合理

在现有的绩效分配体系中，行政后勤部门的绩效往往与临床业务工作相关。这种考核方式忽略了行政后勤工作与临床业务之间的差异，使得绩效分配结果难以反映实际情况，也不能充分体现各岗位的特性和工作负担。加之没有明确的考核体系和考核标准，也容易出现不论工作贡献大小，绩效分配的结果相差无几，吃“大锅饭”的现象，使得行政后勤工作人员在工作中缺乏积极性，不利于发挥其主观能动性，从而影响整个医院的运营效率。

（二）医院行政绩效的改进措施

1. 建立完善的绩效考核指标体系

根据行政后勤管理部门的工作特点和职责，制订具有针对性和可操作性的绩效考核指标。这些指标应涵盖工作质量、工作效率、服务态度、团队协作等方面，以确保全面、客观地评价各部门的工作表现。

2. 明确绩效考核标准

明确行政后勤部门各项工作的具体目标和任务，包括了解部门的工作职责、工作内容、工作流程等，以便为绩效考核提供依据。在此基础上，根据部门的工作特点和需求，制订出具体、明确的绩效考核指标。这些指标应当具有可量化、可比较、可评估的特点，以便更好地衡量部门及员工的工作绩效。并且要关注各部门之间的差距，以确保考核的公平性和合理性。

3. 优化绩效分配机制

可以根据不同部门、岗位的工作特点，设定合理的绩效工资系数，充分体现工作负担和贡献。完善绩效反馈机制，及时发现并解决工作中存在的问题。医院管理层应定期与行政后勤部门沟通，了解工作困难，提供支持和帮助。

行政后勤部门在医院运行中扮演着举足轻重的角色，他们的工作虽然难以量化，但对医院运行的保障作用却是不可或缺的。医院行政管理绩效考核和分配体系的建立不仅仅要关注经济效益，更要关注部门的工作效率、服务质量、成本控制等多个方面。这是一项系统性、长期性的工程，需要不断调整和完善，以适应医院发展和管理需求。

总之，医院绩效管理不应该仅仅局限于数字，也需要关注医院员工的态度、行为和沟通等方面，以及医院与患者之间的互动和信任。

最后，医院绩效管理需要得到医院领导的重视和支持，也需要医院全体员工的积极参与和合作。只有建立起一个良好的绩效管理体系，才能够让医院更好地服务于患者，为人民的健康事业作出更大的贡献。

实操案例 58

A 医院行政管理绩效的建立

A 医院行政管理绩效一直以全院人均水平为基数计发，各职能部门内部分配也多以平均分配为主，导致工作效率和工作质量的差异被忽略，甚至有员工反映个别岗位会出现忙闲不均、绩效“吃大锅饭”的现象。眼看职能部门工作人员的工作积极性受到影响，医院决定对行政管理绩效考核体系进行改革。

1. 改革主要原则

（1）实事求是的原则　在医院的现有组织架构和部门职能的基础上，对各类岗位进行梳理，明确岗位职责。

（2）平稳过渡的原则　在制订新的绩效方案时，既要考虑医院过去的绩效情况，也要确保新的方案与现有模式、流程和结果相衔接。目标是实现战略导向，强调平稳过渡以确保方案的顺利实施，并逐步加强对职能部门关键工作的管理。

（3）逐级分类的原则　综合考虑各职能岗位的职责与风险，根据它们所分管工作的复杂程度来进行合理的分层和分级。

（4）全面考核的原则　结合各科室各岗位的重点工作建立考核机制，实行院科两级分配体系。

2. 考核维度

改革首先要确立针对行政管理部门的考核体系及指标。与临床医技医辅科室类似，此次考核体系采用平衡计分卡与关键绩效指标相结合的方式，考核维度分为财务维度、内部运营维度、学习与成长维度、满意度维度，并额外增加通用事项考核。

（1）财务维度　考核基础分值为 40 分。主要指标有国考承接指标、医院年度目标分解指标、安全指标、财务指标等。

（2）内部运营维度　考核基础分值为 40 分。主要指标有部门月度重点工作任务、部门指令性工作和科室内部管理。

（3）学习与成长维度　考核基础分值为 10 分。主要指标有科室内部建设工作、创造性工作开展情况。

（4）满意度维度　考核基础分值为 10 分。主要指标为院领导、临床科室、职能部门相互的满意度评价。

（5）通用事项考核　分值为 10 分。主要涉及部门日常表现。该项考核分数单独核算，作为额外加分或扣分项。

3. 考核计算方式（各维度以百分制打分再乘以权重）

职能部门月度考核分数 = 财务目标考核得分 × 40% + 内部运营考核得分 × 40% + 学习成长考核得分 × 10% + 满意度考核得分 × 10% + 通用考核得分

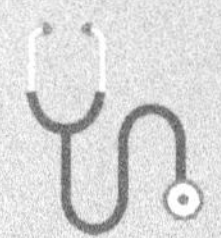

4. 考核指标

详见表 8-15。

表 8-15　A 医院职能部门考核表

<table>
<tr><th>考核维度</th><th>一级指标</th><th>权重</th><th>二级指标</th><th>权重</th><th>评价部门</th></tr>
<tr><td rowspan="6">财务维度（40%）</td><td>国考监管指标</td><td rowspan="3">30</td><td>从负责监管的国考指标挑选出本年度需重点关注和提升的 1 ～ 3 个国考指标作为月度 KPI 指标</td><td>10</td><td>质量评价部</td></tr>
<tr><td>医院年度目标分解</td><td>从医院年度工作规划中，挑选出 1 ～ 3 个由本部门负责的年度目标量化指标作为月度 KPI 指标，剩余列入月度计划工作中</td><td>10</td><td>运营管理部</td></tr>
<tr><td>部门主要职责指标</td><td>从部门职责范围内能够量化的结果性指标，挑选出 1 ～ 3 项作为月度 KPI 指标</td><td>10</td><td>组织人事部</td></tr>
<tr><td>安全指标</td><td>5</td><td>安全制度执行情况、安全事件</td><td>5</td><td>后勤保卫部</td></tr>
<tr><td rowspan="2">财务指标</td><td rowspan="2">5</td><td>部门预算控制完成情况</td><td>3</td><td rowspan="2">财务部</td></tr>
<tr><td>每月按时按财务要求报送报表数据的及时性</td><td>2</td></tr>
<tr><td rowspan="6">内部运营维度（40%）</td><td>月度重点工作</td><td>20</td><td>月度重点工作计划完成情况（根据每月工作完成情况，进行评分）</td><td>20</td><td rowspan="2">分管领导</td></tr>
<tr><td>临时性 / 指令性工作</td><td rowspan="2">10</td><td>临时性 / 指令性工作完成情况（凡是未列入月度计划的工作为临时性工作，包括上级临时安排的工作）</td><td>5</td></tr>
<tr><td>创造性工作</td><td>创造性工作完成情况（经考核小组评定为创造性开展的工作）</td><td>5</td><td>运营管理部</td></tr>
<tr><td rowspan="3">内部管理</td><td rowspan="3">10</td><td>科室出勤情况（结合重大活动、会议、培训的参会缺席、离席等情况进行扣分）</td><td>3</td><td>组织人事部</td></tr>
<tr><td>科室行为规范（科室员工工作作风及仪容仪表、行为规范等是否符合医院管理要求，实行扣分制）</td><td>3</td><td>院办</td></tr>
<tr><td>科室协作支持（主要是指对其他部门工作的支持、配合、援助情况）</td><td>4</td><td>运营管理部</td></tr>
</table>

续表

考核维度	一级指标	权重	二级指标	权重	评价部门
学习成长维度（10%）	科室建设	10	培训、学习（每月至少组织 2 次学习 / 培训）	5	科教部
			服务指导（每月赴职能 / 临床科室进行服务指导不少于 2 次）	5	运营管理部
满意度维度（10%）	满意度指标	10	院领导对职能部门满意度（根据院领导平均满意度进行计算）	4	院领导
			临床科室对职能部门满意度（根据临床科室对职能部门的平均满意度进行计算）	3	临床科室
			职能部门互评满意度（根据职能部门互评平均满意度进行计算）	3	职能部门

5. 建立科学公正的绩效分配机制

医院行政管理人员的绩效分配应根据员工的工作表现、岗位重要性、医院整体发展需求等因素进行合理分配，确保优秀员工得到应有的回报，激发工作积极性。

医院行政职能部门的绩效分配采用部门系数、岗位系数、考核分数与专项奖励绩效结合的方式。

例如：

A 部门绩效总额 = 医院行政职能部门绩效基数 ×A 部门系数 ×A 部门总岗位系数 ×A 部门绩效考核分数 + 专项奖励绩效

而医院行政职能部门绩效基数由行政职能部门绩效总额来确定。

$$\text{医院行政职能部门绩效基数}=\frac{\text{行政职能部门绩效总额}}{\sum(\text{职能部门系数}\times\text{职能部门总岗位系数})}$$

行政部门工作人员的绩效采用“岗位系数 × 部门绩效基数”的方式，再结合个人工作考核和奖励。

A 部门绩效基数 = 医院行政职能部门绩效基数 ×A 部门系数

职能部门系数的确定，根据医院确定的职能部门核算单元及其职能，由职能部门和临床科室从知识与技能、工作难度、责任与风险、协作与态度四个维度对每个职能部门进行评价（表 8-16）。

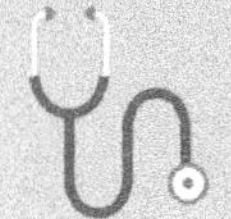

表 8-16　A 医院职能部门绩效系数评价表

职能部门工作评价表			
评价维度	权重	项目	考核内容
知识与技能	35%	专业知识及工作技能	包括相关的医学知识、专业技能、管理知识、沟通技能等是否满足工作要求
		专业证书	是否具有相关的专业证书、执业资格等
		继续学习	是否积极进行培训、学习、进修等
		创新能力	是否有创新意识及能力、能够用新思路、新方法解决工作中出现的问题
工作难度	30%	工作量及复杂程度	是否工作量较大，需要经常加班、工作压力大
		工作要求和时间要求	是否需要处理复杂多变的工作任务及紧急事件
		工作技能	工作技能是否需要不断学习和提高
责任与风险	20%	职责重大	是否职责重大，是否涉及患者的生命和健康
		风险高	是否工作风险程度高
		决策权	是否具有决策权，是否需要承担决策风险
		监督管理	是否需要承担监督管理下属人员，承担管理风险
协作与态度	15%	多部门协作支持	是否主动给予协作支持，共同按时完成多部门的工作
		工作纪律	是否遵守医院各项管理规定
		工作态度	是否态度积极热情，配合解决问题

6. 评分标准

相关人员结合以上四个维度及相应考核内容对所有职能部门进行评分。评分标准分为 4 档。

（1）（81 ～ 100 分）　专业技能要求高，学习、创新能力强，工作强度、复杂程度、风险程度高，责任重大，严格遵守各项规章制度，工作态度热情积极等。

（2）（71 ～ 80 分）　工作务实、如期完成各项工作任务，有创新意识，配合解决多部门协作工作任务，偶尔发生违规事件但未造成重大影响等。

（3）（51 ～ 70 分）　工作状态懒散，经常发生违规情况，有畏难情绪、不能按期完成工作进度，学习及创新意识淡薄，不积极参与多部门协作工作等。

（4）（50 分以下）　缺乏大局意识，违规并造成严重影响，工作拖沓、影响其他部门工作进度，态度冷漠、无配合意识、刻意回避多部门协作工作，发生推诿扯皮事件等。

A 医院共计 24 个行政职能部门，根据相互评价的结果确定各部门的评价系数，再进行层级分类。

岗位系数根据医院确定的岗位及岗位说明书，按照“海氏法”从“投入—过程—产出”对岗位进行评价，评价因素包含工作量、工作质量、职责范围、技术难度、工作效率、沟通协调能力、专业知识、工作经验、教育背景、职称等，运用德尔菲法专家调查法确定各因素的权重，并对每个因素进行评分。结合医院的发展战略和人力资源规划，确定每个行政岗位的系数。岗位系数应体现岗位之间的相对差异，同时也要考虑到实际情况和员工的接受程度，随着医院发展战略的调整、医疗技术的更新及岗位职责的变化，岗位系数应适时调整。

实操案例 59

心血管内科医师二次分配案例

A 医院心内科为全国重点专科，科室分为 4 个病区，人数众多，人员结构较复杂。科室一直以收减支模式进行绩效二次分配，分配模式沿用多年，由专人负责每月全科室的绩效核算。但由于数据庞大，来源途径及口径众多，工作内容、类别复杂，核算方式多样，身为高级职称的科室绩效专员在做好本职医疗工作的同时，每月需要花费大量时间统计数据、整理表格，因此亟须对现行的科室绩效二次分配方案进行改良。医院此时正在进行整体的 RBRVS 绩效体系改革，心内科也正值新老主任交替之时，为简化科室绩效分配流程，统一核算口径，也为更好地推动全国重点专科建设，充分发挥绩效分配的激励和导向作用，调动和激发员工的工作积极性，使科室临床、科研、教学齐头并进，新上任的年轻主任决定重新制订科室绩效二次分配方案。医院的领导在了解心内科的诉求后，立刻组织绩效管理办公室对心内科的二次分配方案进行了专题讨论，决定结合医院正在使用的 RBRVS 方案辅助心内科进行绩效二次分配。

此次心内科绩效二次分配的改进主要针对医师序列，改革方式遵循院级层面的《临床医辅科室绩效二次分配指导意见》的基本原则，坚持“优劳优得、多劳多得”。

（一）总体原则

（1）以医务人员劳动强度、技术难度、风险程度评价为核心进行分配，向业务骨干、关键岗位、有突出贡献的人员倾斜，坚持效率优先、兼顾公平、按劳分配、优绩优酬的原则。

（2）科室成立绩效管理小组，由管理小组负责制订、调整本科室绩效二次分配细则，并通过科务会或其他方式向全科职工公布。

（3）每月绩效分配科主任可提取 5% ～ 10% 用于奖励在科室管理经营、诊疗服务、学科建设中表现优秀、成绩突出的个人、团队和班组。由科室绩效管理小组集体研究决定奖励金额，当月发完，不得留存。

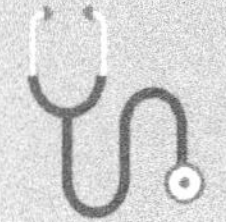

（4）禁止科室内部不良竞争，禁止做有损于科室及医院集体利益的事情。

（二）科室绩效分配组成说明

科室医师总绩效包括科研人员绩效、直接分配到医师个人的单项绩效和主绩效。科研人员绩效为固定值；医师单项绩效包括门诊挂号单项、手术单项等，直接分配到医师个人；医师主绩效包括科主任自行分配部分、基础绩效、工作量绩效三部分。主绩效中科主任分配部分占 5% ～ 10%，剩余部分按 30% 作为基础绩效，其余 70% 以实际工作量进行绩效分配。工作量绩效以科室医师个人的 RBRVS 开单系数为主并叠加其他个性化激励系数计算分配（表 8-17）。

表 8-17　A 医院心内科医师奖励绩效构成表

绩效项目	说明	细项
主绩效	5% ～ 10% 由科主任自行分配	-
	剩余部分按照科室二次分配方案计算	30% 为基础绩效
		70% 为工作量绩效
单项奖	挂号费、手术单项，直接分配到医师个人	-
科研人员绩效	固定金额	-

（三）分配细则

科室医师主绩效中剔除科主任自行分配的部分后，基础绩效和工作量绩效按下述方式进行分配。

1. 基础绩效（占比 30%）

主要以科室医师的考勤、职称职务、学历及工作年限结合考勤情况进行分配。

科室基础绩效建议权重如表 8-18 所示，职称与职务、个人学历系数参考如表 8-19 和表 8-20 所示。

表 8-18　A 医院心内科基础绩效分配权重

	分配指标	建议权重
基础绩效	职称职务	40%
	学历	30%
	工作年限	30%

计算公式如下。

医师个人基础绩效系数 =（职称职务系数 ×40% + 学历系数 ×30% + 工作年限系数 ×30%）× 在岗工作日百分比

表 8-19　个人职称、职务分配系数参考

级别	个人分配系数参考值
科主任	2.0
科副主任	1.6
医疗组长	在本人系数的基础上加 0.2（正职科主任担任医疗组长不加系数）
主任医师	1.6（评）—1.8（聘）
副主任医师	1.3（评）—1.4（聘）
主治医师	1.1（评）—1.2（聘）
住院医师	0.9（评）—1.0（聘）

表 8-20　个人学历系数参考

学 历	个人分配系数参考值
大专	0.8
本科	1.0
硕士	1.2
博士	1.5
硕士生导师	在本人系数的基础上加 0.1
博士生导师	在本人系数的基础上加 0.2

工作年限系数采用累积积分制。基础系数为 1，前 5 年每年增加 0.05，5 ～ 10 年每年增加 0.03，10 年以上每年增加 0.02。

2. 工作量绩效（占比 70%）

工作量绩效点数参照医院正在开展的 RBRVS 绩效核算方式，在医院核算 RBRVS 绩效到科室后，统计医师开展 RBRVS 项目的点数，在此基础上叠加科室个性化工作量激励点数，直接核算到医师个人（表 8-21）。

工作量绩效计算方式如下。

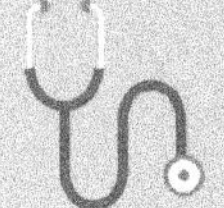

$$工作量绩效每点数点值=\frac{（科室总绩效-各单项绩效）\times 70\%}{医师开展\ RBRVS\ 项目总点数+个性化激励总点数}$$

医师个人工作量绩效＝工作量绩效每点数点值×（医师开展 RBRVS 点数＋个性化激励点数）

表 8-21　A 医院心内科工作量激励点数

项目	点数	说明
周末手术	30	每台次
加班	30	每次
介入治疗	20	每人次
夜班	20	每班次
抢救危重患者	15	每人次
接收住院患者	10	每人次
出院患者	10	每人次
介入检查	10	每人次
非常规时间急诊	10	每人次
常规急诊	5	每人次
带教、授课	5	每次
跨科会诊	3	每人次

科室在进行医师绩效的计算中，可以结合科室内部的绩效考核。科室的绩效考核可以根据科室亚专业发展的现状和形势，因科制宜，采用关键业绩指标法（KPI），以医院考核的指标和科室自选指标相结合建立科室内部绩效考核指标体系。可以分解医院考核科室的工作量指标，将门诊工作量指标考核到医师个人，出院患者量可以考核到医疗组，心内科介入手术开展量考核到手术团队等；费用控制和床位效率指标可以考核到医疗组，并根据心内科学科发展的要求设置教学、科研、创新等指标。若考核的医师未达到科室绩效考核要求，科室绩效管理小组有权对医师的个人基础系数进行扣减。

实操案例 60

普外科绩效 1.5 次分配方案案例

A 医院普外科起源于医院成立之初，距今已有 80 多年的历史。经历漫长的时间，普外科的亚专业也逐渐发展壮大，分为肝胆胰外科病区、胃肠外科病区、介入血管中心和胃肠微创中心 4 个病区。因历史沿革及亚专业发展原因，这 4 个病区都分别处于医院住院大楼不同的楼层，管理也相对独立，病区分设不同的病区主任，有自己的绩效管理小组并实行各自的绩效二次分配方案。医院对普外科各个病区的绩效也采取分开核算模式，可以说长久以来普外科的 4 个病区都是处于“各自为政”的状态。

近 10 年来，普外科各个亚专业的发展势头迅猛，科研成绩斐然，主持了多项国家级、省级和市级的课题项目，也获得了多个科研奖项。目前普外科作为一个整体科室创建了省级甲级重点专科并入选了市级高水平临床重点专科建设项目，获得了财政资金专项支持。同时，科室的新业务减重手术正如火如荼地开展。为了新业务的发展，科室与时俱进，在各个自媒体平台做医学知识科普，打造了属于自己的“网红医师”，吸引了大量的关注和患者流量。为了更好地将普外科作为一个整体进行管理及考核，并且支持新业务的开展，充分发挥绩效分配的激励和导向作用，普外科主任决定在绩效管理和分配上面进行创新。

秉持着遵循医院《绩效二次分配指导意见》的基本原则和不过多干涉各病区原核算方式和绩效二次分配方案的想法，主任与各病区主任、绩效管理小组共同商议，决定创新制订普外科绩效 1.5 次分配方案。

经过多轮讨论及测算，普外科绩效 1.5 次分配方案决定主要向科室内有学术贡献、市场拓展贡献、管理贡献和有突出贡献的人员倾斜。分配金额的来源为每月各病区工作量绩效的 20%（除开分配到个人的门诊、手术等单项绩效），分配范围覆盖普外科 4 个病区的管理顾问、秘书、四大自媒体平台专职 / 兼职人员等公职人员及特殊贡献人员。特殊贡献人员考虑为对科室的临床、学术及声誉、教学、管理创新有贡献的人员，如临床新技术的开展、医疗质量考核指标的提升、科研论文、课题立项、学术任职、会议举办、指南、著作等编写、专利技术获得、奖项申报、带教讲课、运营和市场拓展、科室管理制度优化、线上线下资源拓宽等。

分配方式以常规管理及科室公职人员与特殊贡献 5 ∶ 5 的方式进行分配。常规管理及科室公职人员按系数分配，系数设定如表 8-22 所示。

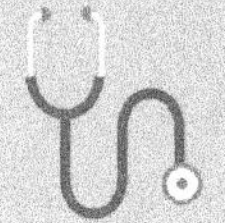

表 8-22　A 医院普外科管理及科室公职人员绩效系数

管理任职情况	系数
科室退休返聘管理顾问	1.0
科主任	1.0
病区主任	0.6
医疗组长	0.2
科室 4 大宣传平台负责人 / 联络人	专职人员 0.5 兼职人员 0.1 ～ 0.3
大科秘书长	0.5
病区秘书	0.1
专职科研人员	0.6
教学秘书（规培、本科）	0.2
质控中心秘书	0.2

计算方式如下。

$$\text{管理任职每系数价值} = \frac{(4\text{ 个病区总绩效} - \text{各单项绩效}) \times 20\% \times 0.5}{\text{科室人员管理任职系数总和}}$$

科室 1.5 次分配个人管理绩效 = 管理任职每系数价值 × 个人管理任职系数

特殊贡献绩效分为科研、运营、临床工作、服务质量等方面，以单项奖励的形式进行发放。

科研方面：奖励为本科室科研建设作出贡献的个人。根据发表文章的影响、申报课题、主持会议和获得奖励的级别及学会任职的职务情况等进行定额发放，合作科研项目则以定额按照比例进行发放。

运营方面：奖励为本科室管理经营作出贡献的个人，如自媒体平台日常维护、宣教、视频录制、文章撰写等；患者群维护；社区义诊活动等。

临床工作方面：奖励为本科室业务发展及业务拓展作出贡献的个人，分为常规工作和新技术新业务工作。常规工作如急诊患者收治、急会诊、MDT 诊疗、院外会诊、科室高难度手术开展等；新技术新业务工作如已开展但尚未成熟的业务等。

服务质量方面：激励为提高本科室医疗服务质量的个人，如收到官方或个人多种途径的表扬和肯定，包括但不限于患者锦旗、市长热线或信箱、院内热线或信箱。如有投诉，经科室管理小组集体讨论核实后，对受到投诉的个人进行扣罚，如有多次投诉则按次数进行翻倍扣罚，扣罚的绩效纳入科室 1.5 次分配总金额进行统筹发放。

涉及其他对科室的重大贡献，由科室管理小组集体讨论后予以额外奖励。如已完成当月对各类管理任职情况及特殊贡献的奖励后，1.5 次分配奖励总金额仍有余额，则根据各病区绩效考核结果按比例进行返还。返还余额纳入各病区工作量绩效，分配权交还于病区主任，按照各病区二次绩效分配方案进行再次分配。

普外科绩效 1.5 次分配方案给予了大科主任对 4 个病区的管理更大的分配自主权和灵活性，在遵循医院总体绩效分配的原则和要求，以及不破坏病区原来的基本分配规则与架构的情况下，根据科室管理需要，对科室作出贡献的人员进行激励。这种方式不仅打破了 4 个病区管理独立，互不干涉的局面，也充分保证了病区原有绩效分配的自主权。1.5 次分配对临床科室中不易衡量的管理性工作在科室层面做了统一规范，为科室管理、宣传工作的持续稳定进行提供了保障；鼓励临床人员在完成日常诊疗工作的同时积极进行学术和科研活动，也是为科室后续的学科发展储蓄人才和动力；同时，1.5 次分配在一定程度上平衡了由于亚专业发展速度不同带来的病区绩效差异和激励不到位的情况，对于亚专业分支的发展起到了一定的支持作用。普外科此次对科室二次绩效分配进行的创新性改革，是根据科室战略、新技术新业务的开展及管理的需要作出的调整，更符合目前科室的管理形态，从而更好地激励科室的员工。

实操案例 61

心电图室 6S 管理与绩效二次分配方案

A 医院心电图室从成立之初到现在已有 50 年的历史，是全市最先开展心电图检查的科室。随着医院的战略发展，也成为医院成立的市级心血管病研究所的一员。

近年来，科室的师资力量、诊治能力、科技创新等都得到了较快的发展和提升，承担了多项省部级、厅局级科研课题，科研成果丰硕。为了配合快速发展的脚步，科室在人才和设备的引进、诊疗技术的发展上都下了很大功夫。但同时，高学历新员工的加入，新老设备的学习、使用、管理和维护，有限的空间利用等，都对科室的管理提出了挑战。

怎么样才能把出现的这些问题集中解决掉呢？在又一次提醒大家将私人物品和工作物品分别放置好之后，心电图室的主任开始思考这个问题。很多科室细节管理规定都是“约定俗成”的，或是不成文的口头指令，很难起到“令行禁止”的效果，怎样以一种公平、公正、公开的方式对科室不论资历深浅、职称高低、学历高低的员工进行统一管理呢？

主任想到：用绩效来作为撬动科室管理的杠杆！科室现行的绩效分配方案已执行多年，仅依靠工作年限、职称和工作量进行分配，较为简单。将想要达到的管理目的明文规定，写进绩效分配方案，对科室的人员管理一视同仁应该是不错的办法。

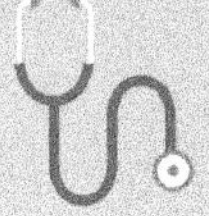

1. 改革方式

与科室员工讨论确定好改革方式，第一步就是更新科室管理小组，将新员工、高学历员工吸纳进来。经过科管小组成员多次对管理方式、分配细则的讨论，一位年轻医师提出了在绩效分配细则中结合“6S 管理法”的建议。“6S 管理”是一种来自日本企业的现场管理方法，包含整理（seiri）、整顿（seition）、清扫（seiso）、清洁（seiketsu）、素养（shitsuke）、安全（security），相对“5S”管理增加了“安全”的内容，更加适用于现代医院场景的精细化管理。如此创新性的提议在大家学习了“6S 管理”的具体含义和各种应用案例之后得到了一致通过。

在结合了科室自身特点后，科室新的绩效二次分配方案最终形成。新方案依旧坚持以公平、公正、公开、透明为基本原则，但跟老方案仅仅依靠工作年限、职称和工作量进行分配不同，新分配方案向学科建设、科研学术、高科技、新技术、重点岗位、重要贡献倾斜，兼顾院龄、职称、科室贡献度和学历等。

鼓励年轻医师参与科室管理，如教学秘书、信息化管理专员、设备管理员、科务管理员，均由平均年龄在 30 岁左右的年轻医师承担，并且每月给予固定补贴；经验丰富的高年资医师则承担科室质控工作，负责报告的审核和质控，在绩效分配上给予工作量和绩效系数的体现。

除开固定补贴部分，以一定比例用于科室人员个人系数分配。个人系数与学历、工龄、职称职务相关，并为医学硕士及以上的员工设置人才考核系数。其余学历人员，也可根据自己的学术科研情况，主动申请参与人才考核绩效系数评定。

剩余的科室绩效依据工作量和科室奖惩规章制度进行发放。工作量绩效以心电图室执行项目的难易程度、技术含量、时间消耗情况等按分值进行累计计算。“6S 管理”内容则在科室奖惩制度里进行体现。

2. 心电图室对“6S 管理”的内容设置具体行为准则

（1）整理　清除不必要的物品和废弃物，对过期或损坏的设备及时进行报废处理，确保每个物品都有明确的用途，对未按规定领用和使用物品的行为进行绩效扣罚。

（2）整顿　根据使用频率和类型，将必要物品整理并放置在易于找到和使用的位置。设置明确的物品摆放标识，如导联线、电极片等物品应该放在哪里，摆放错误或未及时归位酌情扣罚绩效。

（3）清扫　注重对工作环境的清扫，确保科室始终处于整洁和卫生的状态，避免污染和风险。心电图室在住院、门诊检查室及不同功能的诊断室分别指定每日卫生负责人，其当班期间负责保持诊室地面和桌面的整洁。

（4）清洁　制订清洁计划和标准，每天进行清洁和检查。规定值班室床单、患者检查床床单的更换时间和轮班更换人员；规定生活垃圾、医疗垃圾的指定丢弃地点。对未执行规定者酌情扣罚绩效。

（5）素养　让全科成员共同参与规则的制订，参与整理、整顿、清扫工作区域，共同保持清洁和安全，为所有人员的行为制订统一的标准，并在每天早晨的例行交班会上对前一天违反规定的行为进行通报，久而久之形成习惯，提高整个团队的素养。

（6）安全　除了确保工作环境的安全，医疗安全也是重中之重，应尽可能预防医疗事故和意外伤害。对科室所出报告、检查流程、设备安装、打印错误等作出明确的扣罚规定，并且每月需完成医疗质量控制持续整改报告。

以上所有管理措施加上科室定期组织的培训和分享会，让新老员工轮番进行业内先进技术、工作经验、经典案例的分享，均有助于提高工作场所的效率和质量，减少浪费，提高员工的素养、责任心和归属感，增强组织纪律性，从而带来更好的绩效。对科室人员做得好的行为，如提高患者满意度、化解医疗纠纷隐患、提升科室关键绩效指标等，也予以绩效激励。

从心电图室将“6S管理”应用于绩效二次分配制度以来，科室环境整洁程度得到了显著的提升，每日例行的交班会通报制度及绩效层面的实际兑现，自我荣誉感与科室荣誉感逐步得到统一，科室员工也逐渐从开始的需要对照规定进行整理，到互相提醒，最终形成了习惯。清洁有序的工作环境、和谐向上的工作氛围、高效流畅的工作流程、明确规范的制度规定，都保障了科室医疗工作和行政管理的齐头并进，助力科室高质量发展。

公立医院运营管理实战

——100个实操案例

下 册｜任俐 编著

GONGLIYIYUAN
YUNYINGGUANLISHIZHAN

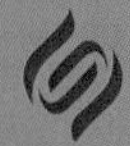

科学技术文献出版社
SCIENTIFIC AND TECHNICAL DOCUMENTATION PRESS
·北京·

编著者

CONTRIBUTOR

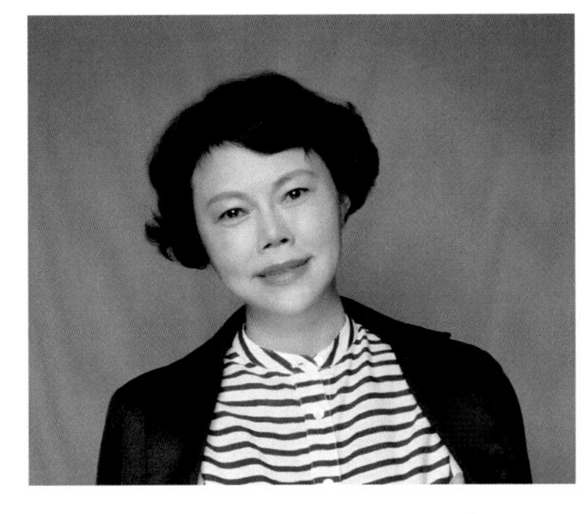

任俐，正高级会计师，现任成都市第三人民医院财务与运营特聘高级指导专家（曾任成都市多家市级三甲综合医院总会计师）、中国卫生经济学会理事、中国总会计师协会卫生健康分会常务理事、中国医药卫生学会常务理事、中国医院协会医院经济专业委员会委员，曾任四川省财政厅正高级会计师专家评委、四川省卫生经济学会副会长、四川省医院协会医院运营管理分会副秘书长、四川省管理会计咨询专家委员会咨询专家、四川省医院协会医院医疗保险管理专业委员会常务理事、成都卫生经济学会副会长。

长期致力于医院财务管理、运营管理、绩效管理，以及成本管理、医保管理等相关研究和实践工作，并取得良好成效，在长期实践中总结形成的各类实战案例先后荣获国家卫生健康委、“中国医院管理”，以及《中国医院》《中国医院院长》期刊卓越案例、特优案例、标杆案例、优秀案例等二十项。先后参与多部卫生经济现代医院管理书籍的编写；主持中国卫生经济学会等的各类科研课题六项，并获得一、二等奖及医学科技成果应用推广奖。十余年来，受到国家卫生健康委、中国卫生经济学会，以及各省、市卫生健康委等的邀请在全国授课培训，并在国内期刊发表学术论文二十余篇。一直活跃在中国卫生经济专业学术领域，具有一定的业界影响力，被誉为医院财务与运营管理实战派专家。

序

PREFACE

随着我国社会经济发展与医药卫生体制改革的纵向深入推进，药耗取消加成、医保支付方式改革、医保基金监管加强、分级诊疗持续推进、医院绩效考核全面铺开，公立医院面临医疗收入紧缩，人力、资金、维修、设备、能耗等成本持续上涨的压力，新时代背景下构建与高质量发展相适应的医院精益运营管理模式已势在必行。当前我国公立医院普遍存在临床诊疗业务与经济运营管理融合度低、运营管理决策方式粗放、资源配置不合理、管理决策的科学化水平有待提升等突出问题，在此背景下，如何向精细化管理要效益、通过提升医院自身运营效率实现医院高质量发展是每家公立医院的必答题。

2020 年，国家卫生健康委、国家中医药局联合印发《关于加强公立医院运营管理的指导意见》（国卫财务发〔2020〕27 号），明确了公立医院运营管理的概念内涵及重点任务，以新时期卫生与健康工作方针和公立医院事业发展战略规划为指引，大力推动公立医院核心业务工作与运营管理工作深度融合，通过完善管理制度、再造业务流程、优化资源配置、强化分析评价等管理手段，将运营管理转化为价值创造，有效提升运营管理效益和投入产出效率。2021 年，《国务院办公厅关于推动公立医院高质量发展的意见》（国办发〔2021〕18 号）提出力争通过 5 年努力，公立医院发展方式从规模扩张转向提质增效，运行模式从粗放管理转向精细化管理，资源配置从注重物质要素转向更加注重人才技术要素。“公立医院运营管理”一词正式纳入医院管理的“词典”，进入医院高质量发展的序列。

成都市第三人民医院是一所有着 80 多年历史的三级甲等综合性医院，是四川省九大区域医疗中心之一，设有院士工作站。2018 年医院组建专科运营助理，2020 年正式成立改革创新与运营拓展部，在医院党政领导班子的带领下，医院运营管理始终坚持以人民健康为中心，以改革创新为动力，以提质增效为目标，以业财融合为抓手，紧扣经济管理、专科运营、资源配置、流程创新、成本控制等运营管理的核心任务，积极探索运营管理新体系、新效能、新动力，建立院、科两级高效运行的管理制度，推进业财全面、深度融合与精细化管理，推动医院运营管理智能化评价。经过多年的探索与发展，医院精细化管理水平迈上新台阶。

《公立医院运营管理实战——100个实操案例》由任俐老师领衔成都市第三人民医院财务与运营管理团队主持编撰，凝聚了他们多年来在医院运营管理领域的实战经验和智慧，从医院运营管理的“小理论”到“大实战”，阐述了资源如何配置、成本如何管控、服务量如何提升、绩效如何管理、运营风险如何防控、效率与效益如何提升、运营数据如何运用、运营项目如何管理、运营数据平台如何搭建、运营管理如何创新等100个实操案例，旨在通过实用的医院运营管理方法和策略，将医院运营管理的理论知识转化为实操案例，形成实战经验，指导我们解决日常医院运营管理工作中的难点、堵点、痛点问题，持续提高医院运营管理科学化、规范化、精细化、信息化水平。

医院运营管理工作任重道远，而行则将至。让我们携手并进，砥砺前行，共同书写医院运营管理的新卓越篇章，为医院高质量发展贡献自己的力量。

中国医学科学院肿瘤医院总会计师

2024年5月28日

前言

FOREWORD

随着公立医院的快速发展，“医、教、研、防”等业务活动、“人、财、物、技术”等医疗资源配置、预算资金资产成本管理等经济活动愈加复杂，经济运行压力逐渐加大，亟须坚持公益性方向，加快补齐内部运营管理的短板和弱项，向精细化管理要效益。加强公立医院运营管理，以新的发展理念引领医院高质量发展，是全面落实现代医院管理制度的重要抓手，是深化公立医院综合改革，构建维护公益性、调动积极性，保障可持续的新运行机制的内在要求，是有效提升医疗、教学、科研、预防等核心业务效率的有力举措，也是缓解公立医院经济运行压力、提升内部资源配置效率和运营管理效益的重要手段。

公立医院运营管理是以全面预算管理和业务流程管理为核心，以全成本核算和绩效管理为工具，对医院内部运营管理各环节的设计、计划、组织、实施、控制和评价等管理活动的总称，是对医院“人、财、物、技术”等核心资源进行科学配置、精细管理和有效使用的一系列管理手段和方法。

书中系统地介绍了公立医院精细化的运营管理，主要包括如何做好医院层面、科室层面、医疗组层面、医师层面、病种层面的运营工作，也总结了运营助理是如何协助科主任进行运营管理工作的，旨在帮助医院在运营管理方面找到答案，以指导医院、职能科室、临床科室在运营方面的具体工作。本书在积极探索符合医院实际的业财融合具体措施，按照项目管理方式对医疗质量控制、流程管控、费用控制等方面进行整体设计、组织实施，注重业务质量提升和优化资源配置、使用、评价等方面，加强管理会计工具与方法的运用，强调内部相关部门协同、完善工作机制、优化业务流程、提升资源配置效率和使用效益、防范运营风险，以促进医院的高质量发展。

本书更多注重于城市公立综合医院运营实践探索，在写作上，大部分案例是我们在具体运营工作过程中的实践和体会。同时也汇聚了省级医院、市级综合医院和县（区）

级医院的部分实战案例，是对医院在运营实践中取得成效的总结，也是我长期以来潜心研究，并通过专业实践，所积累的丰富的医院经济及运营管理经验总结和实践结果。

全书共分十七章，作者分别是第一章杨燕、徐俊波、任俐，第二章杨燕、刘早阳、任俐，第三章张玉勋、谢江、卢竞、任俐，第四章王勋、任俐，第五章蒲子雯、张智强、曾昭宇、赵杰、任俐，第六章高写庭、刘晖、任俐，第七章任俐、高写庭，第八章何思佳、任俐，第九章潘敏、张玉勋、任俐，第十章雷晴、任俐，第十一章盛剑红、任俐，第十二章任俐、高写庭、雷晴，第十三章周凡琪、任俐，第十四章潘敏、任俐，第十五章王志刚，第十六章张玉勋、任俐，第十七章任俐、高写庭、张玉勋、雷晴、谢龙一、冯琳、邵艺琳、马小兰等。

本书的顺利出版得益于成都市第三人民医院主要领导多年来对医院运营管理工作的高度重视，带领医院探索业财融合的运营管理并取得了一定成效。医院通过业财融合管理实现医疗资源的优化配置，让医院运营更加规范与科学，提高了医院整体效益，有效防范了运营风险，促进了医院的高质量发展。本书也是我们财务和运营团队不断学习、充实理论、实践、总结共同努力协作的成果，作者中有医院管理者、运营助理、财务人员、医务人员，他们是理论和实践的践行者。

在此衷心感谢中国医学科学院肿瘤医院总会计师徐元元老师为本书作序，感谢四川省卫生经济学会长期以来的支持，感谢科学技术文献出版社的大力支持，感谢成都市第三人民医院财务与运营团队在运营路上不懈的努力、创新及实践探索，感谢上海蓬海涞讯数据技术有限公司对书中第十五章的撰写，本书在写作过程中查阅和借鉴了部分相关资料，在此谨向这些作者表示衷心的感谢！

本书虽然立足于公立医院的综合运营管理，但是公立医院和非公立医院之间的运营管理之道是相通的，因此本书对非公立医院开展运营工作也具有借鉴意义。

本书的大部分作者来自成都市第三人民医院，难免存在一家之言的局限；撰写过程历时近两年，其间反复多次修改，由于受到经历及写作水平的限制，书中难免会有疏漏之处，欢迎各位同人及广大读者批评指正！

任俐

2024年5月25日于成都

目 录

CONTENTS

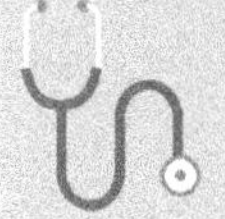

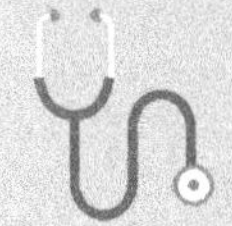

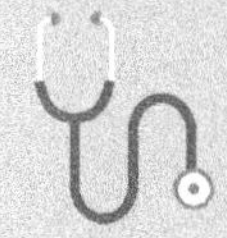

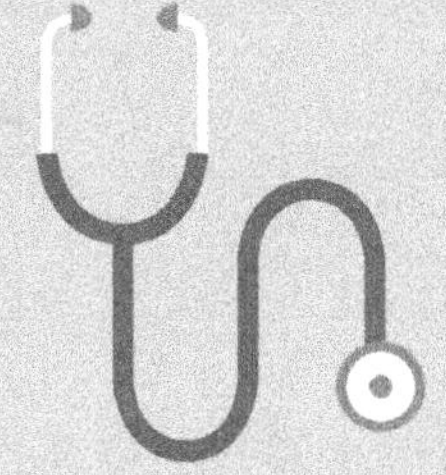

第九章 运营数据运用实战

第一节 运营数据概述

一、医院运营管理数据的作用

随着医药卫生体制改革不断深入推进，取消药品耗材加成、医保支付方式改革、药品耗材集中带量采购、医疗服务价格动态调整等各类政策相继实施，势必对公立医院可持续经济运行带来重大挑战。不断变化的政策环境，对医院运营管理的科学化、规范化、精细化、信息化提出了更高的要求。有效运用适宜的管理工具和方法，对医院人、财、物、技术等各系统的庞大而复杂的运营数据进行挖掘、分析、反馈结果，大力推动公立医院核心业务工作与运营管理工作深度融合，将运营管理转化为价值创造，有效提升运营管理效益和投入产出效率。多位学者提到以运营数据为抓手推进科室精细化运营管理，通过运营数据综合分析，树立用数据说话的理念，通过开展个性化、针对性的运营分析，可及时发现科室在运营中存在的问题，使得医院能够全方位掌握经济运行状况，有利于对科室各项资源进行最优化配置，促进科室的良性发展并实现科室的精细化运营管理。

医院运营数据在医院的运营和管理中发挥着重要的作用。通过对医院运营数据的分析，可以了解医院的业务情况、财务状况、患者满意度等关键指标，为医院的管理者提供决策支持。运营数据可以帮助医院发现管理中的问题，如医疗资源的利用效率、患者的流失率、医院运行风险问题等，从而采取相应的措施进行改进。此外，医院运营数据还可以用于评估医院的整体运营效果，如医院的成本效益、医疗质量等，为医院的可持续发展提供支持。医院运营数据在数字化转型中发挥着重要作用，主要体现在以下几个方面。

1. 提升决策效率

通过实时监测和分析运营数据，医院管理者可以快速了解医院运营状态，及时发现和解决潜在问题，提高决策效率和准确性。

2. 优化资源配置

运营数据可以帮助医院管理者了解各科室、病种、项目的资源使用情况，从而合理配置人力、物力和财力等资源，提高资源利用效率。

3. 提升服务质量

通过分析患者满意度、医疗质量等数据，医院可以有针对性地改进服务流程和提升服务质量，提高患者满意度和忠诚度。

4. 辅助科研教学

运营数据可以为医疗科研提供丰富的数据资源，辅助医师开展临床研究，同时也可以为医学教育提供实践案例和教学素材。

5. 提升医院品牌形象

通过数字化转型和运营数据的应用，医院可以提升自身品牌形象，增强社会影响力。

二、医院运营数据的概念及分类

国家卫生健康委、国家中医药局《关于加强公立医院运营管理的指导意见》（国卫财务发〔2020〕27 号）明确提出："公立医院运营管理是以全面预算管理和业务流程管理为核心，以全成本管理和绩效管理为工具，对医院内部运营各环节的设计、计划、组织、实施、控制和评价等管理活动的总称，是对医院人、财、物、技术等核心资源进行科学配置、精细管理和有效使用的一系列管理手段和方法。"由此可知，运营数据指分散在医院人、财、物、技术等不同领域的各个环节的各类数据信息的总称。医院运营管理数据主要分为以下几类。

（一）患者服务数据

主要包括患者流量、就诊等待时间、患者满意度、投诉建议、就诊回访等，是衡量医疗机构提供的患者服务质量和体验的重要指标，通过对这类数据分析可以帮助医疗机构识别并改进服务中存在的问题，提高医疗服务水平。

（二）医疗质量与安全数据

包括医疗事故、不良事件、诊断准确率、治愈率、平均住院时间、手术等待时间、用药不良反应等，是衡量医疗机构提供的医疗服务质量与安全性的重要指标，通过对这类数据分析可以发现医疗服务质量及安全管理存在问题，促进医疗服务水平的提升。

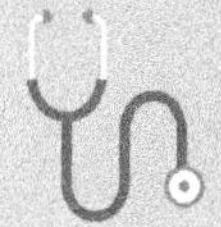

（三）财务管理数据

医院在财务管理过程中收集、处理和分析的数据，主要包括收入、支出、资产、负债、各项成本、财务指标等，是分析财务状况、评估医院的经济效益和社会效益重要指标。通过对财务管理数据分析，帮助医院管理者了解医院的财务状况，为制订相应的财务计划和决策提供重要依据。

（四）物资管理数据

主要包括物资（如药品、耗材、试剂及办公室用品等）的采购、领用、储存、盘点等数据，是评估医院的物资管理情况和经营状况的重要指标，通过对这类数据的分析，可以帮助医院优化物资管理流程，降低运营成本。

（五）人力资源管理数据

主要包括员工基本信息、招聘、离职、培训、薪酬福利、绩效考评等数据，是医院进行人力资源管理的重要依据，这些数据反映了医院人力资源的整体状况，如员工结构、专业能力、工作表现等，为医院管理层提供了决策依据等。通过科学收集、处理和分析这些数据，医院可以不断提升人力资源管理水平，为医院的可持续发展提供有力支持。

（六）科研教学数据

主要包括科研项目基本情况、论文发表、专利申请、学术交流、教学成果等数据，反映了医院的科研教学水平，是评价医院综合实力的重要指标。通过对这类数据的分析，可以了解医院的科研教学现状和存在的问题，进而制订针对性的改进措施，帮助医院提升学术地位和声誉。

（七）外部数据

相对医院内部而言，可以获取的相关数据信息，主要包括政府数据（如医院诊疗人次、医疗机构数量、疾病患病率、医院绩效考核结果等）、学术研究数据（如医学期刊、学术会议等发布的科研论文和研究报告）、社会经济数据（如人口统计、经济发展）及其他来源外部数据。通过对这类数据的分析，可以帮助医院了解外部环境的变化，为医院的战略决策提供支持。

三、医院运营数据的特点

医院运营管理数据的特点主要包括以下几个方面。

1. 数据量庞大且类型多样

医院运营过程中会产生大量的数据，包括结构化数据和非结构化数据，如患者信息、医疗业务数据、财务数据、药品耗材数据、诊疗信息等，数据类型多样且数量庞大，而且需要长期保存。每种信息都有自己的数据特点和处理要求，需要医院采取有效的措施进行管理和利用，以提高医疗服务的效率和质量。

2. 数据来源渠道多样

医院运营管理数据的来源十分广泛，可能来自医院内部系统、医药器械厂商、第三方机构、患者和医保支付方等多个主体，以及医疗影像、电子病历、动态生理数据等多种形式。在处理和分析数据时需要建立统一的数据采集标准和规范，考虑到各种不同的因素和变量，同时也需要采用多种数据处理和分析方法来挖掘和利用这些数据的价值。

3. 数据动态变化

医院运营环境变化快速，如服务量（门急诊、入出院患者数量）、医疗设备使用情况（设备的运行状况、及时进行维修和更换等）、药品耗材进销存波动（购进、领用、库存等）等。这些数据变化需要实时反映在运营管理数据中，并建立实时监控和报警机制。

4. 数据安全性要求高

医院运营管理数据涉及患者的隐私和医院的商业机密，一旦发生泄露或被篡改，会对患者的生命健康和医院的正常运营造成严重威胁，因此医院数据安全性要求高，需要采取严格的数据安全措施，确保数据的保密性和完整性。

5. 数据分析复杂度高

由于医院运营数据来源复杂、数据质量参差不齐及不同部门对数据分析需求多样化，决定了医院运营数据分析必然是一个复杂的过程，需要综合考虑数据来源、数据质量、分析需求、数据安全和隐私保护等因素，采用科学的方法和工具进行数据处理和分析。同时，分析涉及多个领域和学科的知识，如统计学、医学、管理学等，需要综合运用专业知识进行深入的数据分析和挖掘。

6. 数据决策支持重要

医院运营管理数据是医院决策的重要依据，如通过对数据分析和可视化技术，医院管理者可以快速了解医院的运营状况，及时作出决策，提高决策效率。通过对数据的分析可以发现医院运营中的问题，从而优化资源配置，提高医疗服务质量，提升医院管理的精细化水平，为医院的可持续发展提供有力支持。

7. 数据可比性

可比性是指不同医院或同一医院在不同时期之间的数据能够进行比较和分析。数据的可比性有助于医院之间的比较和评价，帮助政府部门制订科学合理政策和决策支持，指导医院管理者制订更加科学合理的决策，提高医院的管理水平和运营效率，深入了解医疗行业的发展趋势和规律等。数据可比性对医院管理、政策制订和学术研究等方面都具有重要意义，确保数据的规范性、准确性和真实性，才能使数据真正发挥其在医院管

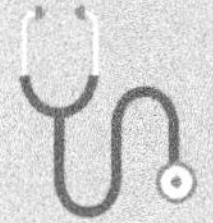

理中的作用。

8. 数据真实性

数据的真实性对于医院数据决策支持至关重要，运营数据分析应当以实际发生的业务数据为依据，如实客观反映医院运行状况，内容完整、真实可靠。数据真实性能够准确反映运营状况、辅助问题诊断、保证管理决策有效性、提高数据信任度、优化资源配置等。为了确保数据的真实性，医院需要采取一系列措施，建立数据质量标准和数据管理流程，定期进行数据质量检查等。同时加强对员工的培训和教育，提高员工对数据重要性的认识，从而在数据收集、整理和使用过程中更加严谨和规范。

9. 数据的时效性

是指数据从产生到能够被用于分析的时间间隔。数据的时效性受到多种因素的影响，包括数据采集、处理、存储和分析的效率。在医疗领域，数据的时效性尤其重要，如医保 DRG 支付数据需要在短时间内进行采集、处理和分析，以便及时了解医院医保支付及病组盈余整体情况。如果医保数据的时效性差，分析处理严重滞后，那么医院可能会错过一些重要的信息，无法及时采取相应的措施造成不良的运行结果。为了提高数据的时效性，医院需要采取一系列措施，包括优化数据采集和处理流程、采用高效的数据存储和分析技术等。

10. 数据的统一性

医院数据既会对内使用，也会对外报送卫生健康委、财政、医保等各部门，因此医院内部不同部门和外部系统之间的数据应保持一致性和统一性。因此，医院可以制订统一的数据标准、建立数据共享平台、建立数据监控和审计机制等，有效地提高医院数据的统一性，避免数据冗余和重复，确保数据的准确性和一致性，为医院的决策支持、学术研究和患者服务提供更好的支持。

第二节　运营数据分析

一、医院运营数据来源

医院运营数据是指用来评价和监控医院运营状况的各项指标和数据，是医院运营管理人员一专科运营助理的“眼睛”，是医院管理和决策的重要依据。那么，医院运营数据的来源就尤为重要，主要包括病案管理系统、电子病历系统、医院财务系统、人力资源管理系统、手术与麻醉临床信息系统等。

1. 病案管理系统

记录终末病历的各项数据，包括出院患者的个人信息、出院诊断、治疗效果、手术/

操作、医疗费用、住院时间、住院医师 / 主诊医师等信息，可以生成院级、科室、病区、医疗组、医师的住院工作量报表、效率报表、对比报表、数据明细等，也可以自定义各类数据报表。

2. 电子病历系统

医院的电子病历系统中以文字、图像、扫描件等形式记录了患者的基本信息、就诊记录、过往病史、诊断结果、医嘱、检查检验结果、药物使用、治疗计划等信息，这些数据可以用于分析医院的就诊人数、就诊次数、疾病类型、患者来源等，为医院运营管理和医学研究提供支持。

3. 医院信息系统（HIS）

HIS 是一种综合性的信息技术系统，旨在通过先进的计算机技术、网络通信技术及其他相关技术手段，对医院内部的患者就医流程数据和业务流程数据进行全面的收集、存储、处理和提取，最终实现医院优质高效运行。HIS 的功能主要包括预约挂号、划价收费、门诊药房管理、门诊医师工作站、门诊护士站、住院管理、数据统计等。

4. 医院财务系统

医院财务系统是一种用于管理医院财务活动和资金流动的信息系统，包括医院的财务管理、会计核算、成本控制、预算管理和财务报告等功能。在运营管理中，财务系统可以提供医院 / 科室 / 病区 / 医疗组 / 医师的收入分析、成本分析和效益分析，有效保障财务决策的准确性和时效性，促进资源的优化配置，提升医院、科室的经营效益和财务稳定性。

5. 人力资源管理系统（HRMS）

HRMS 是一种利用信息技术来管理和处理组织内人力资源相关活动的系统。该系统涵盖了员工招聘、员工信息管理、薪酬和福利管理、绩效评估、培训和发展、职称管理、考勤管理等功能。同时，人力资源管理系统能够实现员工所在科室、病区、医疗组的精准识别，为运营管理数据的统计分析、精细化管理奠定了基础。

6. 手术与麻醉临床信息系统

手术与麻醉临床信息系统是一种用于手术和麻醉流程管理的信息系统，可以提供预约手术室、安排手术时间和资源、跟踪手术进程的功能，并实时采集麻醉和监护设备的数据，实现术前、术中、术后全手术过程的数字化管理。在手术流程管理中，通过手术与麻醉临床信息系统的数据采集、分析，可以为流程管理提供及时、精准的数据支撑，包括各科室、医师的首台手术准点开台率、手术接台率、手术时长等数据。

医院运营管理所需要的数据不仅来源于以上系统数据，还包括医院管理系统、影像系统（PACS）、实验室信息系统（LIS）、药物管理系统、医院物资采购管理系统等。根据医院运营管理需求，从各系统中提取相关数据，建立医疗业务、医疗设备、财务管理、资产管理、后勤管理等一体化运营管理平台—医院运营管理决策系统，实现数据互联互通、实时共享，保障医院运营管理目标任务追踪、流程优化、资源配置、成本控制

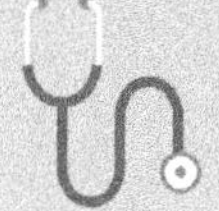

等能够落地见效。

二、医院运营涉及的主要数据指标及解释

在医院运营管理中，以何种渠道、采用什么方式发现医院运营管理中存在的问题是非常重要的，这也是运营项目管理形成的先决条件，是运营项目管理方案中的重要背景和现状材料。眼可以看到问题，耳可以听见问题，数据可以反映问题，在复杂的医院运营管理中，我们需要通过客观、真实的数据验证“眼见”和“耳听”的真伪。

在医院运营管理的实操案例中，我们通常会运用多种指标、多种口径的数据验证问题的真实性。例如，需要证明某临床科室的出院者平均住院日过长，那么可以使用两个口径的指标数据来证明这一观点，第一个是 DRG 系统的“时间消耗指数”＞1（时间消耗指数是所有病例实际住院天数与标准住院天数总和的比值）；第二个是 DMIAES 系统中“出院者平均住院日 O/E 值”＞1（“O”为实际值，即出院者平均住院日的实际指标；“E”为期望值，即出院者平均住院日的目标值），如果两个数据模型的数据均＞1 且偏离 1 的幅度较大，就足够证明该科室的出院者平均住院日过长。如果还有质疑，则可以与同级同类医疗卫生机构的对标科室进行再次比较。

（一）主要指标体系

数据在医院运营管理过程中扮演着至关重要的角色，主要包括业务服务量指标、效率指标、资源配置指标、经济指标等。医院运营管理的主要指标体系示例详见表 9-1。

表 9-1 运营管理的主要指标体系（示例）

序号	一级指标	二级指标	三级指标
1	门诊工作量指标	总诊疗人次	门诊人次
2			急诊人次
3			死亡人数
4			互联网诊疗服务人次
5		体检	体检人次
6		工作日 / 节假日指标	工作日门诊人次
7			工作日日均门诊人次
8			节假日门诊人次
9			节假日日均门诊人次
10		门诊转住院	门诊收住院人次
11			门诊收住院率

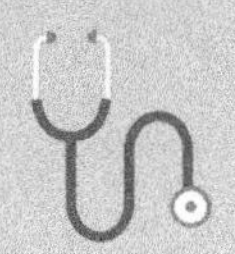

续表

序号	一级指标	二级指标	三级指标
12	门诊工作量指标	门诊患者分析	门诊患者来源分析
13			门诊患者平均候诊时间
14			门诊患者平均诊疗时间
15			门诊患者取药平均等候时间
16			门诊患者检查检验平均等候时间
17			门诊患者检查检验结果报告等候时间
18			门诊患者分时段预约诊疗人次
19			门诊患者重点病种分析
20			门诊患者复诊人次
21			门诊复诊率
22			门诊患者年龄分布
23		门诊转诊分析	转入人次数：上、下级机构转入人次
24			转出人次数：上、下级机构转出人次
25		门诊医师分析	门诊出诊率
26			初级 / 中级 / 高级职称医师门诊人次
27			坐诊诊次数（半天为一个诊次）
28			每诊次门诊人次
29	住院工作量指标	床位数	编制床位数
30			开放床位数
31			实有床位数
32			实际开放总床日数
33			实际占用总床日数
34			出院者占用总床日数
35		住院工作量	入院人数
36			出院人数
37			死亡人数
38		工作日 / 节假日指标	工作日出院人次
39			工作日日均出院人次
40			节假日出院人次
41			节假日日均出院人次

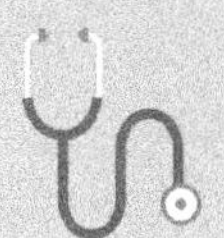

续表

序号	一级指标	二级指标	三级指标
42	住院工作量指标	效率指标	平均候床时间
43			出院者平均住院日及 O/E 值
44			病床使用率
45			床位周转次数
46			在院患者超长住院天数
47			每日在床患者数
48			空床分析
49			会诊及时率
50			住院患者检查检验结果报告等候时间
51		出院患者分析	患者住院次数分析
52			出院患者来源途径分析
53			出院患者超 2 次转科情况分析
54			出院患者每日费用构成
55			住院患者人次人头比
56		出院患者转诊人次	转入人次数：上、下级机构转入人次
57			转出人次数：上、下级机构转出人次
58		药耗占比	药占比
59			药品构成
60			住院退药率
61			耗占比
62			耗材构成
63	手术指标	手术分析	手术工作量分析（台次、人次）
64			手术等级分析
65			择期手术人次及占比
66			手术重返、再次手术人次及占比
67			术前、术后平均住院日
68			手术开台、接台时间
69			出院患者手术占比及 O/E 值
70			微创手术分析
71			四级手术分析
72			日间手术分析

续表

序号	一级指标	二级指标	三级指标
73	经济指标	医疗收入指标	医疗收入
74			门诊收入
75			挂号收入
76			诊察收入
77			检查收入
78			药品收入
79			其中：西药、中草药、中成药
80			需剔除的门诊药品收入
81			输血收入
82			膳食收入
83			院内制剂收入
84			卫生材料收入
85			其中：高值耗材收入
86			诊疗收入
87			治疗收入
88			手术收入
89			化验收入
90			其他门诊收入
91			新技术、新项目收入
92			健康检查收入
93			互联网 + 医疗服务收入
94			住院收入
95			床位收入
96			诊察收入
97			检查收入
98			药品收入
99			其中：西药、中草药、中成药
100			卫生材料收入
101			其中：高值耗材收入
102			诊疗收入

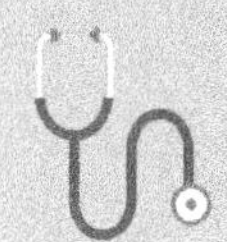

续表

序号	一级指标	二级指标	三级指标
103	经济指标	医疗收入指标	治疗收入
104			手术收入
105			化验收入
106			护理收入
107			其他住院收入
108			新技术、新项目收入
109		医疗成本指标	全成本核算数据分析
110			床日成本分析
111			量本利分析
112			药品、耗材分析（可计费和不可计费）
113			病种收入、成本分析
114			手术收入、成本分析
115		次均费用	门诊次均费用
116			门诊次均药品费用
117			出院患者例均费用及 O/E 值
118			出院患者例均药品费用及 O/E 值
119			出院患者例均费用构成
120	DRG	DRG 指标	分析病例数
121			诊断相关组数
122			CMI
123			总权重
124			时间消耗指数
125			费用消耗指数
126			中低及以下风险组病死率 /‰
127			标化病死率 /‰

续表

序号	一级指标	二级指标	三级指标
128	其他	特需	特需医疗服务量占比
129			特需医疗服务收入占比
130		设备分析	设备工作量
131			收入
132			成本
133			收益
134			大型设备保本工作量
135			设备动用率
136			设备已开展检查项目与可开展检查项目比例
……			

（二）部分指标解释及公式

1. 解释

（1）编制人数　政府主管部门核定的医疗机构编制人数。

（2）在岗职工数　指在医疗卫生机构工作并由单位支付工资的人员，包括在编及合同制人员、返聘和临聘本单位半年以上人员。

（3）卫生技术人员　包括执业医师、执业助理医师、注册护士、药师（士）、检验及影像技师（士）、卫生监督员和见习医（药、护、技）师（士）等卫生专业人员；不包括从事管理工作的卫生技术人员。

（4）编制床位　由卫生健康行政部门核定的床位数。

（5）开放床位　指年底或月末实际开放的床位数，包括正规床、简易床、监护床、超过半年加床、正在消毒和修理床位、因扩建或大修而停用床位，不包括产科新生儿床、接产室待产床、库存床、观察床、临时加床和患者家属陪侍床。

（6）实际开放总床日数　指年内医疗卫生机构各临床科室每日 24：00 开放病床数总和，不论该床是否被患者占用，都应计算在内，包括消毒和小修理等暂停使用的病床，超过半年的加床。

（7）实际占用总床日数　指医疗卫生机构各临床科室每日 24：00 实际占用病床数（每日 24：00 住院人数）总和，包括实际占用的临时加床在内。患者入院后于当日 24：00 前死亡或因故出院的患者，按实际占用床位 1 天进行统计。

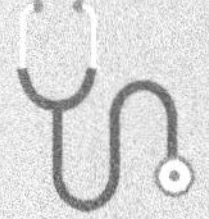

（8）出院者占用总床日数　指所有出院人数的住院床日之总和。

（9）总诊疗人次数　指所有诊疗工作的总人次数，包括挂号人次，如门诊、急诊、出诊、预约诊疗、单项健康检查、健康咨询指导人次；还包括未挂号就诊、本单位职工就诊及外出出诊不收取挂号费的诊疗人次。

（10）预约门诊人次数　包括网上、电话、院内登记、双向转诊、通过家庭医师等成功预约诊疗人次之和（不含爽约），网上预约门诊人次数包括通过微信、银行卡预约诊疗人次。

（11）健康检查人次数　包括医疗卫生机构体检人次数、体检中心单项健康检查人次数。

（12）在床人数　指医疗卫生机构特定时间点或一段时间内，正在使用床位的患者数量。

（13）出院人数　指报告期内所有住院后出院的人数。包括医嘱离院、医嘱转其他医疗机构、非医嘱离院、死亡及其他人数，不含家庭病床撤床人数。

（14）住院患者手术人次数　指施行手术和操作的住院患者总数。

（15）节假日工作量　指国家规定的双休日及国家法定的节假日的门诊、住院服务人次，含地方性节假日。

（16）医疗收入　即医疗卫生机构开展医疗服务活动取得的收入，包括门诊收入和住院收入。

（17）门诊收入　是指为门诊患者提供医疗服务所取得的收入，包括挂号收入、诊察收入、检查收入、化验收入、治疗收入、手术收入、卫生材料收入、药品收入、药事服务费收入、其他门诊收入等。

（18）住院收入　是指为住院患者提供医疗服务所取得的收入，包括床位收入、诊察收入、检查收入、化验收入、治疗收入、手术收入、护理收入、卫生材料收入、药品收入、药事服务费收入、其他住院收入等。

（19）人员支出　指医疗和药品支出中的在职人员的基本工资、绩效工资、津贴、社会保障缴费等。基本工资指事业单位工作人员的岗位工资和薪级工资。

（20）新技术新项目收入　新技术新项目产生的门诊收入或住院收入。新技术新项目界定：3 年内，医疗卫生机构首次开展的诊疗方式方法，即检查诊断方式与治疗手段，包含新设备及新材料带来的新的诊疗方式方法，不含新药物及设备升级。

（21）高值耗材收入　指临床诊断与治疗过程中单位价格较高的一次性卫生材料和体外诊断试剂，包括用于临床介入、扩张、栓塞、修补、器官与组织置换、骨科充填与固定、注射与穿刺、缝合与结扎等手术，以及发挥会展、管路、容器、过滤吸附分离、黏合与止血、敷料与护创等功能的一次性卫生材料，也包括口腔科和中医科的一次性诊疗工具及卫生材料，不包括棉球、纱布、输液器、压舌板等价格较低、不能单独收费的易耗品。

2. 公式

（1）医护比 = 1 ：［年末注册护士总数 ÷ 年末执业（助理）医师总数］

（2）医师与床位之比 = 1 ：［年末医疗卫生机构实有床位数 ÷ 年末医疗卫生机构执业（助理）医师数］

（3）护士与床位之比 = 1 ：（年末医疗卫生机构实有床位数 ÷ 年末医疗卫生机构注册护士数）

（4）平均开放病床数 = 报告期内实际开放总床日数 ÷ 报告期内日历天数

（5）病床使用率 = 报告期内实际占用总床日数 ÷ 同期实际开放总床日数 ×100%

（6）平均住院日 = 报告期内出院者占用总床日数 ÷ 同期出院人数

（7）病床周转次数 = 报告期内出院人数 ÷ 同期平均开放病床数

（8）出院患者疾病构成 = 报告期内某病种出院人数 ÷ 同期出院人数 ×100%

（9）医师日均担负诊疗人次 = 报告期内诊疗人次数 ÷ 同期平均执业（助理）医师数 ÷ 报告期内工作日数

（10）医师日均担负住院床日 = 报告期内实际占用总床日数 ÷ 同期平均执业（助理）医师人数 ÷ 报告期内日历天数

（11）每百门急诊入院人数 = 报告期内入院人数 ÷ 同期（门诊人次 + 急诊人次）×100

（12）急诊死亡率 = 报告期内急诊死亡人数 ÷ 同期医疗卫生机构急诊人次数 ×100%

（13）住院死亡率 = 报告期内出院人数中的死亡人数 ÷ 同期医疗卫生机构出院人数 ×100%

（14）医疗收入构成 = 某年某项医疗卫生机构医疗收入 ÷ 该年医疗卫生机构医疗收入总额 ×100%

（15）医疗服务收入占比 =[医疗收入（不含药品）– 检查收入 – 化验收入 – 卫生材料收入]÷ 医疗收入 (不含药品)×100%

（16）药占比 = 药品收入 ÷ 医疗收入 (含药品)×100%

（17）门诊患者次均费用 = 报告期内门诊医疗收入 ÷ 同期总诊疗人次数

（18）住院患者次均费用 = 报告期内住院医疗收入 ÷ 同期出院人数

（19）住院患者床日费用 = 报告期内住院医疗收入 ÷ 同期出院者占用总床日数

（20）医疗费用构成 = 报告期医疗卫生机构某项医疗费用 ÷ 同期医疗卫生机构全部医疗费用 ×100%

（21）百元医疗收入消耗的卫生材料费 = 卫生材料费 ÷ 医疗收入 (不含药品)×100（单位为元）

（22）门诊收入成本率 = 某年医疗卫生机构每门诊人次支出 ÷ 该年医疗卫生机构每门诊人次收入 ×100%

（23）住院收入成本率 = 某年医疗卫生机构每住院人次支出 ÷ 该年医疗卫生机构每

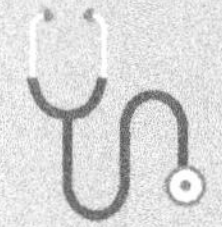

住院人次收入 ×100%

（24）医疗业务成本构成（医疗支出构成）= 某年医疗卫生机构某项医疗业务成本（医疗支出）÷ 该年医疗卫生机构医疗业务成本（医疗支出）总额 ×100%

三、运营数据在实际工作中的运用

在医院运营精细化管理中，数据的深度挖掘、有效利用是非常重要的，数据能够真实反映科室、病区、医疗组、医师在医疗质量与安全、资源利用、业务服务量、服务效率、医疗收入、成本控制、合理检查、合理用药、患者负担等方面的医疗行为，也可以为科室的管理、医师医疗行为的纠正提供数据支撑。那么，作为专科运营助理应该如何为临床科室、病区、医疗组、医师提供运营管理的相关数据呢？

（一）日报数据

医院或临床科室的日报数据主要是反映医院或科室在当日的运营状况，包括门急诊服务量、入院人次、出院人次、手术量、资源使用情况、医疗收入等。日报数据具有较强的连续性，根据每日的数据，可以绘制一个时期内的相关指标趋势图，以直观的方式展示数据的变化趋势，能够更容易地理解数据的发展情况，寻找数据的变化规律，为医院管理、运营决策提供依据（表 9-2、表 9-3）。

1. 日报周期

为某年某月某日的 00:00:00—23:59:59 期间数据。

2. 报送时间

为了数据的及时性，原则上第二天的 9：00 前（包括节假日）报送日报数据。

3. 报送方式

可以点对点向医院领导、行政职能相关部门、临床科室、其他使用日报数据的人员报送，也可以建立微信工作群、企业微信工作群等的方式报送。

表 9-2　各临床科室日报数据表（示例）

202× 年 ×× 月 ×× 日数据

科室	门急诊量 / 人次	核定床位数 / 张	在床人数 / 人	空床数 / 张	加床数 / 张
全院合计	9235	2310	2379	35	462
XXA 科	73	36	25	11	
XXB 科	60	8	0	8	
XXC 科	468	45	49	6	10

续表

科室	门急诊量 / 人次	核定床位数 / 张	在床人数 / 人	空床数 / 张	加床数 / 张
XXD 科	279	176	209	6	39
XXD 一病区		52	60		8
XXD 二病区		55	75		20
XXD 三病区		55	66		11
XXD 四病区		14	8	6	
XXE 科	82	26	23	3	
XXF 科	712	179	208	1	30
XXF 一病区		53	63		10
XXF 二病区		55	66		11
XXF 三病区		55	64		9
XXF 四病区		16	15	1	
XXG 病区	36	15	15		
XXH 科		36	37		1
XXI 科	73	52	54		2
XXJ 科	34	42	44		2
XXK 科	40	41	44		3
XXL 科	306	36	39		3
XXM 科	216	55	60		5
XXN 科	316	36	42		6
XXO 科	39	9	18		9
XXP 科	73	58	68		10
XXQ 科	12	55	67		12
XXR 科	45	55	68		13
XXS 科	757	33	47		14
XXT 科	378	52	68		16
XXU 科	178	55	74		19

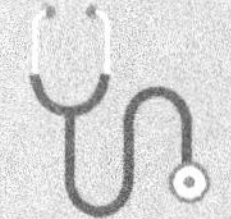

续表

科室	门急诊量 / 人次	核定床位数 / 张	在床人数 / 人	空床数 / 张	加床数 / 张
XXV 科	174	31	56		25
XXW 科	183	42	67		25
XXX 科	274	140	167		27
XXX 一病区		85	87		2
XXX 二病区		55	80		25
XXY 科	213	195	228		33
XXY 一病区		55	57		2
XXY 二病区		25	31		6
XXY 三病区		30	35		5
XXY 四病区		75	91		16
XXY 五病区		10	14		4
XXZ 科	579	107	144		37
XXZ 一病区		52	66		14
XXZ 二病区		55	78		23
……	……	……	……	……	……

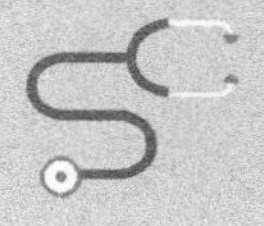

表 9-3　各临床科室日报数据表（示例）

（202× 年 ×× 月 ×× 日 00:00:00—23:59:59）

科室	门急诊量 / 人次	床位数 / 张	入院量 / 人	出院量 / 人	在床数 / 人	空床数 / 张	手术量 / 人	当日医疗收入 / 元				当月累计医疗收入 / 元		
								合计	门诊收入	住院收入	床日收入	合计	门诊收入	住院收入
合计	588	275	35	18	255	20	3	444 001.55	191 384.81	252 616.74	990.65	1 590 514.39	833 031.57	749 952.47
内一科	53	45	6	1	47	–2		65 933.29	17 724.92	48 208.37	1025.71	194 951.55	51 345.55	143 606.00
XXA 科	32								16 052.72				46 501.52	
XXB 科	21								1672.20				4844.03	
内二科	28	44	5	2	42	2		50 906.37	7595.36	43 311.01	1031.21	150 519.96	22 002.24	128 517.72
XXC 科	27								7595.36				22 002.24	
XXD 科	1													
XXE 科														
内三科	29	45	8	3	46	–1		54 242.75	7711.56	46 531.19	1011.55	160 384.95	22 338.85	138 046.10
XXF 科	23								7152.43				20 719.16	
XXG 科	6								559.13				1619.69	
内四科	16	45	3	2	40	5		48 428.48	3992.64	44 435.84	1110.90	143 193.33	11 565.88	131 627.45
XXH 科	12								2911.41				8433.77	
XXI 科	4								1081.23				3132.11	
外科	45	44	6	1	32	12	3	26 974.55	5197.91	21 776.64	680.52	79 758.35	15 057.31	64 701.04
XXJ 科	16								2669.66				7733.47	

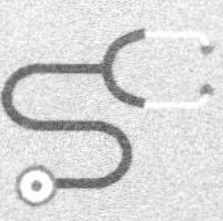

续表

科室	门急诊量/人次	床位数/张	入院量/人	出院量/人	在床数/人	空床数/张	手术量/人	当日医疗收入/元				当月累计医疗收入/元		
								合计	门诊收入	住院收入	床日收入	合计	门诊收入	住院收入
XXK 科														
XXL 科	23								2412.29				6987.92	
XXM 科	6								115.96				335.91	
康复科	42	45	5	8	43	2		37 526.79	7433.10	30 093.69	699.85	110 959.21	21 532.20	89 427.01
XXN 科	24								3499.28				10 136.71	
XXO 科	18								3933.82				11 395.49	
XX1 科		7	2	1	5	2		18 859.72	599.72	18 260	3652.00	55 764.42	1737.27	54 027.15
XX2 科	172							83 017.7	83 017.7			245 466.74	240 485.67	
XX3 科	94							35 749.94	35 749.94			105 705.42	103 560.43	
XX4 科	5							12.01	12.01			35.51	34.79	
XX5 科	7							1244.27	1244.27			3679.06	3604.40	
XX6 科	14							370.83	370.83			1096.47	1074.22	
XX7 科	49							1882.87	1882.87			5567.27	5454.30	
XX8 科	8							3163.48	3163.48			9353.78	9163.97	
XX9 科	1							64.5	64.5			190.71	186.84	
……	……							……	……			……	……	

（二）周报数据

医院或临床科室的周报数据主要是反映在每个工作周结束时医院或临床科室的运营状况，主要包括临床科室或医师的门诊人次、入院人次、出院人次、平均在床人数、门诊/住院收入、次均费用、每床日收入、住院药占比、病床使用率、出院者平均住院日、日均空床数、每诊次门诊量、门诊收住院量等指标，为临床科室运营决策提供依据（表9-4、表9-5）。

1. 周报周期

为某年某月某日—某日（一周）期间数据，可以是周一到周日的数据，也可以是上周五到本周四的数据，还可以按照医院的管理需求自行选择时间区间。

2. 报送时间

原则上数据汇总后需要及时反馈给临床科室、病区、医疗组或医师。

3. 报送方式

由专科运营助理每周定时向科室、病区、医疗组、医师报送或者在临床科室晨交班上通报上周的周报数据。

表9-4　202× 年 ×× 月 ×× 日至 ×× 日（本周）XX科工作量情况（示例）

床位：××张

项目	本周	上周	增减量	增减幅度/%
（1）工作量	–	–	–	–
门诊人次	219	250	–31	–12.40
入院人次	119	121	–2	–1.65
出院人次	111	105	6	5.71
平均在床人数	116.30	112.30	4	3.56
（2）业务收入（门诊+住院）/万元	126.12	123.16	2.96	2.40
门诊收入/万元	11.79	10.57	1.22	11.58
住院收入/万元	114.32	112.59	1.73	1.54
（3）主要指标	–	–	–	–
门诊次均费用/元	538.48	422.74	115.75	27.38
每床日收入/元	1404.47	1432.47	–28	–1.95
出院患者例均费用/元	11 005.85	12 439.53	–1433.68	–11.53
住院药占比/%	16.75	19.31	–2.56	–

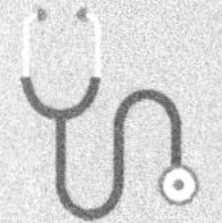

续表

项目	本周	上周	增减量	增减幅度 /%
病床使用率 /%	145.36	140.36	5	–
出院者平均住院日 / 天	7.73	8.56	–0.83	–9.72
本周日均空床数 / 张	加 ××	加 ××	–	–

注：①上期 6 月 ×× 日至 ×× 日；每床日收入 = 科室当日医疗收入 / 科室当日实际占用床日数。

②6 月截至 ×× 日，×× 科门诊服务量 ×× 人次，距月门诊服务目标量 ×× 人次还差 ×× 人次；出院服务量 ×× 人次，距月出院服务目标量 ×× 人次还差 ×× 人次。

表 9-5　202× 年 ×× 月 ×× 日至 ×× 日（本周）XX 科门诊医师工作量情况（示例）

排名	项目	门诊量 / 人次			每诊次门诊量 / 人次			复诊量 / 人次			门诊次均费用 / 元		
		本周	上周	增减量	本周	上周	增减量	本周	上周	增减量	本周	上周	增减量
	合计	329	281	48	16	18	–2	165	156	9	309.75	322.18	–12.43
1	袁 ××	40	15	25	20	15	5	32	12	20	316.37	312.77	3.60
2	周 ××	32	54	–22	16	27	–11	16	25	–9	259.32	197.35	61.97
3	蒋 ××	30	53	–23	15	27	–12	11	20	–9	276.42	202.22	74.20
4	樊 ××	25	25	0	25	25	0	15	10	5	240.01	259.91	–19.90
5	张 ××	25	23	2	25	23	2	17	12	5	260.50	221.47	39.03
6	凌 ××	20	43	–23	20	22	–2	14	26	–12	225.71	195.18	30.53
7	郑 ××	20	16	4	20	16	4	13	8	5	234.32	221.98	12.34
8	荣 ××	9	3	6	9	3	6	7	2	5	397.84	353.95	43.89
9	王 ××	8	6	2	8	6	2	3	2	1	223.36	192.87	30.49
10	何 ××	5	7	–2	5	7	–2	2	3	–1	258.89	287.87	–28.98
11	齐 ××	5	5	0	5	5	0	1	1	0	256.08	241.24	14.84
……		……			……			……			……		

（三）数据台账

台账原本是过去的账房先生摆放在柜台上供人翻阅的账簿，故名台账。现在的台账是企业为了加强某方面的管理，更加详细地记录某方面的信息而设置的一种辅助账簿，没有固定的格式要求，企业可以根据实际工作需求进行设计。

医院运营数据台账在医院管理中有着重要的意义，它是记录、管理和追踪医院、科室运营数据的工具，方便后期数据的查阅和使用。台账数据应该及时收集、整理、汇总、分析，对异常数据进行深度分析，查找原因，制订整改措施，并对后效进行评估评价，形成闭环管理。可见，运营数据台账对医院、科室的运营管理非常重要，能够及时掌握数据的变化趋势、发展规律，为医院及专科运营决策起到了支撑作用（医院运营管理部分数据台账示例详见表 9-6）。

（四）常规报表

在医院运营管理的数据报表中，经常使用的还有医院及临床科室的月报数据、季报数据、半年报数据、年报数据等，这些数据报表对于监控和评估医院及临床科室的运营状况非常重要。在一段时间里，这些报表可以帮助医院管理层和决策者了解医院的运营情况，识别医院运营管理的潜在问题和改进机会。同时，也有助于对比不同时间段的数据，分析变化趋势，找准变化规律，确定影响医院及临床科室运营的因素。

通过数据报表，医院管理层和决策者能够及时、科学地作出有效、准确的决策，优化资源配置，促进流程再造，提高医疗服务质量和效率，实现医院的高质量发展。

1. 月报数据

每月生成的数据报表，用于记录医院和临床科室在某一月份内的运营指标数据。这些指标包括门急诊人次、入 / 出院人次、手术人次（台次）、四级 / 微创手术人次（台次）、出院者平均住院日、病床使用率、收入、成本、结余等。

2. 季报数据

每季度生成的数据报表，涵盖了一个季度（通常是 3 个月）的数据。季报数据的目的是更全面地评估医院及临床科室的运营情况，对比不同季度的数据可以看到季节性的变化和趋势。指标同月报数据。

3. 半年报数据

每半年生成的数据报表，涵盖了半年内（上半年或下半年）的数据。半年报数据通常提供了一个更长时间段的数据分析，用于识别长期运营趋势和运营中存在的问题。

4. 年报数据

按照自然年度生成的数据报表，涵盖了一整年的运营数据。年报数据是医院及临床科室运营评估的重要参考，可用于制订年度预算和改进策略，也是医院中期、长期发展的战略制订的重要数据依据（表 9-6）。

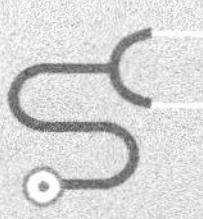

表 9-6　202× 年 ×× 科主要指标台账（示例）

季度			1 季度				2 季度				上半年	3 季度				4 季度				下半年	全年
月份			1	2	3	合计	4	5	6	合计	合计	7	8	9	合计	10	11	12	合计	合计	累计
门诊工作量	门诊人次		7326	5447	6109	18 882															
	……	……																			
住院工作量	入院人次	×× 一病区	140	130	124	394															
		×× 二病区	154	132	155	441															
		×× 三病区	116	109	107	332															
		×× 四病区	117	87	118	322															
		合计	527	458	504	1489															
	出院人次	×× 一病区	135	126	129	390															
		×× 二病区	151	130	152	433															
		×× 三病区	103	107	106	316															
		×× 四病区	115	95	111	321															
		合计	504	458	498	1460															
	出院者平均住院日	×× 一病区	11.87	14.24	12.88	12.97															
		×× 二病区	12.19	12.12	12.66	12.33															
		×× 三病区	11.88	12.38	11.80	12.03															
		×× 四病区	11.43	12.55	11.57	11.81															
		合计	11.87	12.85	12.29	12.32															

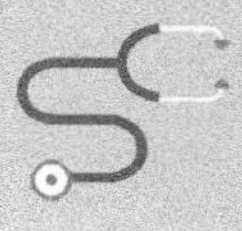

续表

季度			1 季度				2 季度				上半年	3 季度				4 季度				下半年	全年
月份			1	2	3	合计	4	5	6	合计	合计	7	8	9	合计	10	11	12	合计	合计	累计
住院工作量	例均费用 / 元	×× 一病区	18 379.1	24 451.8	20 232.3	20 954															
		×× 二病区	18 206.8	16 458.1	19 352.1	18 083.8															
		×× 三病区	12 258	14 229.2	13 244.1	13 256.2															
		×× 四病区	14 124.1	16 916.5	15 107.6	15 290.6															
		合计	16 105.7	18 231.6	17 333.9	17 191.5															
	例均药费 / 元	×× 一病区	5999.3	8966	6634.1	7167.7															
		×× 二病区	5526.9	5516.4	6235.7	5772.6															
		×× 三病区	3712.5	4781.2	4193.6	4235.7															
		×× 四病区	4258.6	5388.6	4221.2	4580.1															
		合计	4993.3	6267.1	5455.2	5550.4															
	……	……																			
收益指标	开单收入 / 万元	开单收入	1076.76	977.43	1027.81	3082.00															
		药品费用	405.60	386.17	382.73	1174.49															
		耗材费用	51.69	40.94	38.28	130.91															
		药占比 /%	37.67	39.51	37.24	38.11															
		耗占比 /%	7.70	6.92	5.93	6.86															

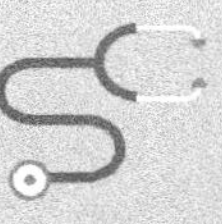

续表

季度			1季度				2季度				上半年	3季度				4季度				下半年	全年
月份			1	2	3	合计	4	5	6	合计	合计	7	8	9	合计	10	11	12	合计	合计	累计
收益指标	执行收入/万元	执行收入	334.90	301.81	323.75	960.46															
		直接成本	172.28	147.87	160.49	480.64															
		成本损益	162.62	153.93	163.26	479.82															
		成本率/%	51.44	49.00	49.57	50.04															
		损益率/%	48.56	51.00	50.43	49.96															
	……	……																			
病案首页	首页正确率/%	××一病区	92	92.86	95.35																
		××二病区	90	98.33	92.11																
		××三病区	97.44	92.52	85.85																
		××四病区	94.74	92.63	95.50																
		合计	93.53	94.15	92.53																
	主要诊断选择正确率/%	××一病区	98	99.21	100																
		××二病区	100	100	100																
		××三病区	100	100	100																
		××四病区	100	100	100																
		合计	99.57	99.89	100																

续表

季度			1 季度				2 季度				上半年	3 季度				4 季度				下半年	全年
月份			1	2	3	合计	4	5	6	合计	合计	7	8	9	合计	10	11	12	合计	合计	累计
病案首页	三日归档率 /%	×× 一病区	83.70	93.58	91.60																
		×× 二病区	80.79	99.21	100																
		×× 三病区	71.84	92.31	97.03																
		×× 四病区	95.65	100	100																
		合计	83.22	96.35	97.88																
	……		……																		
DRGs	分析病历数	×× 一病区	132	97	121																
		×× 二病区	142	110	138																
		×× 三病区	98	90	96																
		×× 四病区	111	75	102																
		合计	483	372	457																
	诊断相关组数	×× 一病区	26	26	25																
		×× 二病区	27	18	23																
		×× 三病区	14	16	15																
		×× 四病区	18	18	19																
		合计	43	37	41																

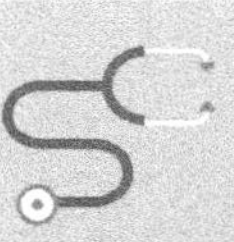

续表

季度			1季度				2季度				上半年	3季度				4季度				下半年	全年
月份			1	2	3	合计	4	5	6	合计	合计	7	8	9	合计	10	11	12	合计	合计	累计
DRGs	CMI值	××一病区	1.51	1.44	1.54																
		××二病区	1.25	1.23	1.35																
		××三病区	1.31	1.03	1.20																
		××四病区	1.36	1.41	1.50																
		合计	1.35	1.32	1.38																
	总权重	××一病区	281.97	159.29	235.17																
		××二病区	295.84	134.96	243.61																
		××三病区	127.99	92.38	102.20																
		××四病区	209.76	105.81	167.41																
		合计	915.55	492.44	748.39																
	时间消耗指数	××一病区	0.97	0.94	0.98																
		××二病区	0.91	0.97	0.99																
		××三病区	1.07	1.04	0.97																
		××四病区	1.00	0.98	1.02																
		合计	0.98	0.98	0.99																

续表

季度			1 季度				2 季度				上半年	3 季度				4 季度				下半年	全年
月份			1	2	3	合计	4	5	6	合计	合计	7	8	9	合计	10	11	12	合计	合计	累计
DRGs	费用消耗指数	×× 一病区	1.09	1.13	1.05																
		×× 二病区	1.07	1.12	1.03																
		×× 三病区	1.12	1.06	1.07																
		×× 四病区	1.21	1.07	1.14																
		合计	1.12	1.10	1.06																
	……	……																			
……	……	……																			

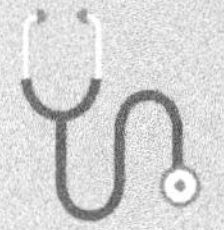

第三节　数据安全性

一、运营数据面临的安全问题

随着医药卫生体制改革的不断深入，公立医院愈加重视自身运营管理，对运营数据有效利用越来越充分，同时医疗机构为了加强信息化手段运营管理，也纷纷建设数据中心、集成平台，开发或引进各类功能化的业务信息系统，如DRG、HRP、绩效、电子病历等，或实行就医模式转变（如互联网医院、远程医疗等）。随着超大规模数据中心和高速互联网络的建立，信息化投入一方面助力提升高效运营管理水平，不断提升数据的使用价值，医院通过运用相关产品不仅可以获得海量的存储空间，还可以减少硬件的投入、降低运营成本、扩展医院的业务，如开展双向转诊、远程诊疗等；但另一方面其也为保障信息安全带来挑战。数据安全存在着多个层次，如制度安全、技术安全、运算安全、存储安全、传输安全、产品和服务安全等。有学者提出伴随着医疗服务应用互联网化和云化，医院网络勒索病毒高发、系统漏洞导致信息泄露严重等问题提示安保建设还需加强。医院的数据库中存储大量的患者私密信息，如病历信息、医嘱信息、检查检验信息等。信息一旦被泄露，病患及家属可能面临医疗欺诈、广告推销等困扰，数据安全已经成为信息安全领域亟待解决的重大问题。医院信息数据面临的安全问题主要包括以下几个方面。

（一）数据泄露风险

医院数据泄漏是一个非常严重的问题，医院涉及大量患者隐私信息，如果数据保护措施不到位，可能导致患者的隐私被侵犯，同时也会对医院的声誉和运营造成负面影响。常见数据泄露主要原因有网络攻击、内部人员泄露、缺乏数据安全防护措施等。

（二）数据篡改风险

由于医院内部存在多个利益相关方，存在对信息数据进行篡改的风险，影响数据的真实性和完整性，可能导致数据失真、医疗事故或患者受到伤害。常见医院数据篡改风险的原因有内部人员恶意行为、缺乏监督监管、缺乏数据权限控制、缺乏备份等。

（三）数据损坏风险

医院数据可能遭受损坏或丢失的风险，这可能导致医疗业务中断、数据失真或患者隐私泄露。常见增加医院数据破坏风险的因素有自然灾害、硬件故障、软件故障、主观认为错误、病毒攻击等。

（四）网络攻击风险

随着医疗信息化的发展，医院数据量不断增加，网络攻击风险也越来越高，黑客可能会利用医院信息系统的漏洞进行攻击，窃取数据、破坏系统或制造混乱等，对医院和患者造成威胁和损失。常见的医院数据网络攻击风险包括勒索软件攻击、恶意篡改、窃取患者隐私、分布式拒绝服务攻击、内部人员违规操作等。

（五）合规性问题

医院需要遵守一系列相关法律法规和标准，如《中华人民共和国数据安全法》《医疗卫生机构网络安全管理办法》等，对信息数据的收集、存储、处理、使用和销毁等有严格的要求。如果医院信息数据管理不符合法规要求，可能会面临行政处罚和法律责任。

二、运营数据安全管理要求

1. 数据存储安全

医院应选择合适的存储架构和介质，在境内存储数据，并采取备份、加密等措施，确保数据存储安全。同时，对于云存储的数据，应评估其可能的安全风险。

2. 数据访问控制

医院应严格规定不同人员的权限，加强数据使用过程中的申请及批准流程管理，确保数据在可控范围内使用。应加强日志留存及管理工作，杜绝篡改、删除日志的现象发生，防止数据越权使用。

3. 数据使用安全

各数据使用部门和数据使用人须严格按照申请所述用途与范围使用数据，对数据的安全负责。未经批准，任何部门和个人不得将未对外公开的信息数据传递至部门外，不得以任何方式将其泄露。

4. 数据保护

针对业务数据、财务数据、物资数据等运营数据进行保护，防止其泄露。可以通过采用加密技术、访问控制技术等措施，同时应注意对可能遭受的网络安全威胁，如勒索软件和木马病毒等进行防范，避免医院数据的损失。医院一般存在各种信息系统，对于医院接口区的数据，要定期进行接口监测，实现对数据接口的梳理和发现接口存在的潜在风险，确保数据接口的安全、准确和高效运行。

三、医院数据安全的管理措施

医院运行数据繁杂多样，不管对内部或外部而言均具有重要的使用价值。因此，加

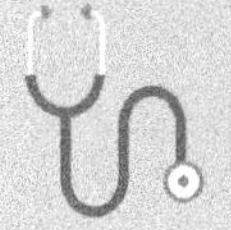

强医院数据安全管理十分重要，医院在信息化建设过程中，常用的安全防护方法主要有访问控制、身份认证、CA 证书认证、入侵检测等技术。对数据加密是保障用户数据安全存储最直接有效的手段，也是最后屏障。加密技术主要涉及数据加密算法、密钥管理等方面的内容。目前，医院信息系统数据安全防御大多采用被动防御模式措施（如防火墙、杀毒软件、数据加密等），并不利于提高信息系统安全防御的实时性、主动性。建议可以利用人工智能技术建立多层次安全防御体系，实时监控访问信息系统的数据包，识别网络中的病毒或木马，有效保障医院数据的安全性和完整性，降低数据泄露和损坏的风险，有助于提高医院的整体运营效率和患者满意度。

（一）建立完善的组织架构和制度规范

根据医院自身发展规划，可以建立医院层 - 职能部门 - 业务部门等三层信息管理体系。成立医院信息数据管理委员会，负责制订数据管理的政策、标准和流程，并监督和评估数据管理的执行情况。设立专门的信息管理部门及岗位，统一负责日常的计算机信息系统安全及网络管理工作，明确各岗位的职责，包括数据管理员、数据安全员、数据质量员，职责清晰明确，覆盖数据管理的全流程，确保数据管理的各个环节都有专人负责。

遵守国家有关法律法规，严格执行安全保密制度，不得利用网络从事危害国家安全、泄露国家秘密等违法犯罪活动。制订数据管理流程和规范，包括数据采集、存储、使用、加工、公开等环节的管理流程和规范，明确数据的来源、去向、使用目的、使用方式等，确保数据的合法、合规、安全、可靠。

建立数据质量管理体系，包括数据质量管理组织、数据质量标准、数据质量监测与改进等，确保数据的准确性、完整性、一致性和及时性。定期评估和改进数据管理执行情况，发现问题及时改进，不断优化和完善数据管理体系。

（二）建立网络安全管理制度，完善网络安全管理措施

制订完善的网络安全管理制度，包括网络安全管理规定、网络安全事件应急预案、网络安全监测与检查制度等，确保网络安全管理的规范化和标准化。加强网络设备的安全防护，对医院的核心网络设备进行安全加固，包括设置复杂的密码、关闭不必要的端口和服务、定期更新操作系统和应用程序的安全补丁等，以减少安全漏洞。实施网络隔离和访问控制，根据医院业务需求，对内网和外网进行物理或逻辑隔离，并实施访问控制策略，限制不同用户对医院网络的访问权限，防止未经授权的访问和数据泄露。建立多层次的安全防御系统：第一层设置人工智能防御体系与深度过滤系统，提高入侵检测的准确度，及时地发现病毒或木马；第二层设置杀毒软件等，清除和消灭第一层发现的病毒或木马；第三层设置追踪查杀系统，反跟踪病毒或木马来源，及时地将攻击源头列入黑名单，禁止其访问医院信息系统。

建立数据备份和恢复机制，对医院的重要数据进行定期备份，并制订数据恢复计划，确保在数据丢失或损坏的情况下能够及时恢复数据，保证医疗业务的正常运行。定期对计算机系统、杀毒软件等进行升级和更新，并定期进行病毒清查，防止计算机病毒的侵入，及时发现和解决存在的安全隐患和问题。建立完善的网络安全事件应急响应机制，明确应急响应流程和责任人，确保在发生网络安全事件时能够及时有效地应对和处理。

（三）完善患者隐私保护措施，防止患者信息泄露

制订明确的隐私保护制度，并向患者提供易于理解的隐私保护告知书，建立完善的隐私保护流程，对患者的个人信息进行加密及脱敏处理。限制医务人员对患者信息的访问权限，包括患者信息的采集、存储、使用、加工、公开等环节，建立完善信息监督机制，对信息访问行为进行监控和记录，确保患者隐私得到有效保护，禁止内部人员泄露患者信息。强化对医疗设备的管理，特别是涉及患者隐私的设备，如心电图仪、影像诊断设备等，确保设备的使用和维修过程中不会泄露患者隐私。

建立完善的隐私投诉处理机制，对患者提出的隐私投诉进行及时处理和回复，并进行问题分析及总结，不断完善和改进隐私保护措施，确保患者的隐私得到充分尊重和保护，避免信息泄露给医院运营带来不利影响。

（四）定期开展数据安全培训，增强员工安全意识及技能

数据安全制度落实最终都会由具体人员去执行，对涉及信息安全人员进行相关安全知识及技能培训十分必要。明确培训的目标，制订培训内容、时间、方式、人员。培训内容应涉及数据安全的基本知识、数据安全的法律法规和政策、数据安全的常见风险和威胁、数据安全的常用技术和工具、数据安全的管理和实践等，增强医务人员的数据安全意识和掌握数据保护技能。定期组织考核和评估，及时了解员工数据安全知识掌握情况及处理安全问题的技能水平，为持续改进医院内部安全问题提供依据，为医院的信息安全提供人才保障。

第四节　运营数据案例分析

医院运营数据在医院运营管理过程中应用非常广泛，利用大数据挖掘技术，统计分析手段，将运营数据分析结果应用于医院及临床科室的战略管理、业务管理、资源配置、流程优化等方面，实现医院管理用数据说话，用数据决策。

下面将介绍A医院利用运营数据对医院各临床科室发展进行了两种不同方式的能级

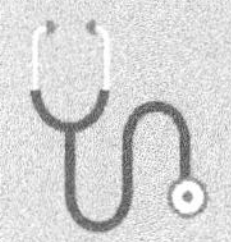

评价，最终制订出不同类型临床科室的发展策略与建议。

（一）第一种方式：按照收益情况分类

这种方式相对简单，根据202×年临床科室收益情况，大致将临床科室分为4大类（表9-7），其中分类界线的收益金额大小可以根据医院实际情况划分。

1. 分类

（1）一类科室　结余≥1000万元的科室。

（2）二类科室　结余≥500万元且＜1000万元的科室。

（3）三类科室　结余＜500万元，处于盈亏边缘的科室。

（4）四类科室　亏损科室。

表9-7　202×年科室收益情况分类表（示例）

一类科室	二类科室	三类科室	四类科室
① 体检部 ② 眼科 ③ 心血管内科 ④ 肿瘤二科 ⑤ 消化内科	① 乳腺甲状腺外科 ② 普外科 ③ 口腔科 ④ 医学美容部 ⑤ 老年医学科国际医疗中心 ⑥ 普胸外科 ⑦ 全科医学科 ⑧ 肿瘤一科	① 肾内科 ② 妇科 ③ 神经内科 ④ 便民门诊 ⑤ 内分泌及代谢科 ⑥ 康复医学科 ⑦ 泌尿外科 ⑧ 疼痛科 ⑨ 耳鼻咽喉头颈外科 ⑩ 门诊换药室 ⑪ 心脏大血管外科 ⑫ 皮肤科 ⑬ 骨科	① 综合外科 ② 血液内科 ③ 家庭病床科 ④ 肛肠科 ⑤ 中医科 ⑥ 感染科 ⑦ 呼吸内科 ⑧ 急诊科 ⑨ 产科 10 神经外科 ⑪ 儿科 ⑫ 重症医学科

从临床科室收益情况分类显示，属于一、二、三、四类的临床科室分别有5个、8个、13个、12个。

2. 收益情况分类说明

（1）一类科室　此类临床科室发展较好，收益较多。应继续保持这类临床科室的高收益现状，适当增加医疗资源，以持续发展、稳定进步为目标。

（2）二类科室　此类临床科室的收益相对一类科室较少，发展潜力大。应根据各临床科室的发展瓶颈与问题，针对性地解决问题，并选择一些想发展、愿意干的科室进行重点扶持，投入资金，引进设备和人才，增加床位，争取向一类科室发展，为医院创造更高的收益。

（3）三类科室　此类临床科室是盈利边缘的科室，稍有不慎就会造成亏损，为医院带来损失。这类临床科室的发展应以密切关注、监督指导为原则进行发展，鼓励其努力向二类临床科室迈进。

（4）四类科室　此类临床科室为亏损状态，该类临床科室的发展策略主要是以减亏为主，尽量将亏损降低在可控的最小范围内。

（二）第二种方式：按照波士顿矩阵分类

关于波士顿矩阵，具体见第七章第四节。

其中增长的数据根据 202× 年的门诊量、出院量对比及所占医院比例得到，市场占有率因为缺乏外部资料，采用科室收入在医院收入的占比进行测算（图 9-1、表 9-8）。

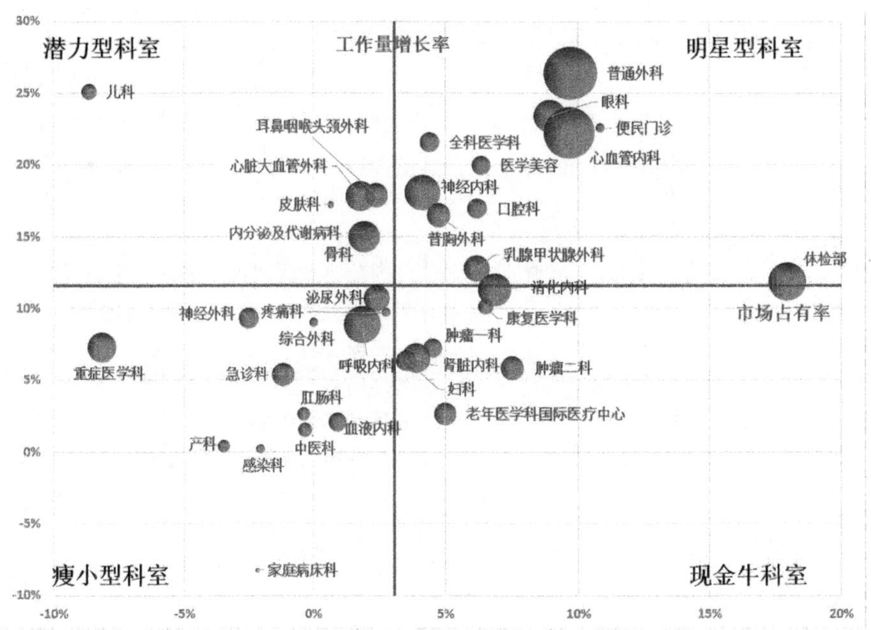

图 9-1　根据波士顿矩阵科室分类图（示例）

气泡大小与 202× 年收入成正比。

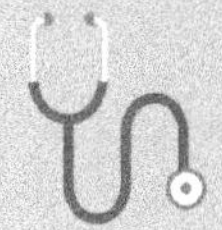

表 9-8 临床科室波士顿矩阵分类（示例）

明星型科室	现金牛科室	潜力型科室	瘦小型科室
高增长、高市场份额	低增长、高市场份额	高增长、低市场份额	低增长、低市场份额
① 普外科 ② 心血管内科 ③ 眼科 ④ 神经内科 ⑤ 体检部 ⑥ 乳腺甲状腺外科 ⑦ 普胸外科 ⑧ 全科医学科 ⑨ 医学美容部 ⑩ 口腔科 ⑪ 便民门诊	① 消化内科 ② 肾内科 ③ 肿瘤二科 ④ 老年医学科国际医疗中心 ⑤ 肿瘤一科 ⑥ 妇科 ⑦ 康复医学科	① 心脏大血管外科 ② 骨科 ③ 耳鼻咽喉头颈外科 ④ 内分泌及代谢病科 ⑤ 儿科 ⑥ 皮肤科	① 呼吸内科 ② 重症医学科 ③ 泌尿外科 ④ 神经外科 ⑤ 急诊科 ⑥ 血液内科 ⑦ 肛肠科 ⑧ 产科 ⑨ 中医科 ⑩ 疼痛科 ⑪ 综合外科 ⑫ 感染科 ⑬ 家庭病床科

计算公式如下。

工作量增长率 =202× 年门诊增长率 ×25% + 202× 年专科门诊量 ÷ 医院门诊量 ×25% + 202× 年出院增长率 ×25% + 202× 年专科出院量 ÷ 医院出院量 ×25%

市场占有率 =202× 年专科收入 ÷ 医院收入 ×45% + 202× 年专科收益 ÷ 医院收益 ×45% + 202× 年专科成本收益率 ×10%

从临床科室波士顿矩阵分类显示，属于明星型、现金牛、潜力型、瘦小型的临床科室分别有 11 个、7 个、6 个、13 个。

2. 波士顿矩阵分类说明

具体见第七章第四节。

（三）发展策略与建议

根据以上两种临床科室能级评价分类方式，为不同类型的临床科室分别制订对应的发展策略与建议，可有效增强医院及临床科室的竞争优势和综合实力，针对性地解决各临床专科不同的发展问题。

综上分类，制订 4 类临床科室的发展策略，分别为支柱类科室、成长潜力类科室、公益类科室、扭亏类科室（表 9-9）。

表 9-9　医院临床科室发展综合分类（示例）

支柱类科室	成长潜力类科室	公益类科室	扭亏类科室
收益高，对医院贡献大的科室	成本收益率高，但收益不高，具有发展潜力的科室	医院公益性职能需要开展的科室	扭亏提效的科室
① 体检部 ② 眼科 ③ 心血管内科	① 便民门诊 ② 疼痛科 ③ 康复医学科	儿科	① 心脏大血管外科 ② 骨科 ③ 呼吸内科
④ 肿瘤二科 ⑤ 消化内科 ⑥ 乳腺甲状腺外科 ⑦ 普通外科 ⑧ 口腔科 ⑨ 医学美容部 ⑩ 老年医学国际医疗中心 ⑪ 普胸外科 ⑫ 全科医学科 ⑬ 肿瘤一科	④ 门诊换药室 ⑤ 妇科 ⑥ 内分泌及代谢科 ⑦ 肾内科 ⑧ 皮肤科 ⑨ 泌尿外科 ⑩ 神经内科 ⑪ 耳鼻咽喉头颈外科		④ 血液内科 ⑤ 综合外科 ⑥ 中医科 ⑦ 肛肠科 ⑧ 急诊科 ⑨ 神经外科 ⑩ 感染科 ⑪ 重症医学科 ⑫ 家庭病床科 ⑬ 产科

1. 支柱类科室

该类科室是医院发展的支柱科室，需要进一步提升学科能力和技术水平，持续增加业务服务量，保持临床科室发展的强劲势头。

2. 成长潜力类科室

该类科室具有成长潜力的科室，可加大人才、设备等资源的投入，提升医疗技术水平，努力增加业务服务量，打造临床科室知名度，向医院发展支柱类科室迈进。

3. 公益类科室

该类科室是履行公益性职能必须设立的科室，也是综合医院必不可少的一部分，减少亏损是此类科室需要密切关注的。

4. 扭亏类科室

该类科室是医院短期或长期亏损的科室，急需努力提升业务服务量，达到保本点，控制成本，力争扭亏为盈。

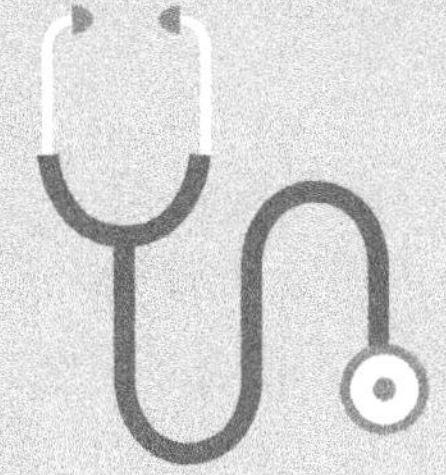

第十章 医院患者来源运营管理实战

《2022年我国卫生健康事业发展统计公报》显示，我国医疗卫生资源总量持续增加，截至2022年末，全国医疗卫生机构总数103.29万个，医疗机构床位达975万张。自2013年以来，平均每年新增医疗机构床位40.25万张且没有明显减速的趋势。但是我国新出生人口呈现"断崖式"下降，医院持续扩张而患者数量不足，医疗市场空间趋于饱和，竞争愈加激烈。此外，大型三甲医院对医疗资源、患者流量、医师形成"虹吸效应"，易形成高度寡头垄断市场。加之DIP & DRG严格控费、药品耗材零加成、分级诊疗深入推进，中小型三级医院的发展举步维艰。在这样艰难的背景下，如何吸引和维持患者流量变得尤为关键，医院要化被动为主动，积极寻找患者，进一步转变思维，加强患者来源的运营管理，进行错位竞争，达到扩大患者来源、优化患者结构、以患者存量带动患者增量、持续提高患者满意度的目的。

第一节　医院患者来源运营管理概述

一、医院患者来源运营管理的要点

医院患者来源运营管理要在坚持公益性的前提下有效地吸引、分析与管理和维持患者，使医院保持竞争优势。针对患者的运营管理包括以下几个要点。

1. 以竞争患者为基础

患者是医院持续发展和保持竞争力的基础，一个医院如果没有患者那么也不能称之为医院，因此，患者来源运营管理的关键要点之一是通过塑造品牌、加强宣传等多种途径去寻找、争取患者，扩大医院的患者来源，使医院保持竞争活力。

2. 加强来院患者的分析与管理

在信息化的时代，每个来院患者产生的医疗数据都有背后的价值，医院要通过数据挖掘等方式进行深入分析，预测患者就医规律，及时了解患者新需求、新动向，从而进行快速决策，为患者提供适宜的服务。

3. 优化院前 - 院中 - 院后全流程服务，实现患者从“流量”到“留量”的转换

医院全流程服务是医院竞争的新要素，医疗市场竞争日趋激烈，患者更加关注服务体验，这也是增值的关键环节。医院要从患者需求出发，建立覆盖院前 - 院中 - 院后的全流程服务，做好患者维护，实现从“流量”到“留量”的转换。

4. 做好患者满意度的测量、评估与改进

患者满意度的高低直接影响着其是否愿意再次来院就诊及是否愿意向周围人推荐，因此，在扩大患者来源、做好来院患者的分析与全流程服务的同时，患者满意度的测量、评估与改进也是重要的一环。医院要定期进行患者满意度的测量与评估，并持续改进，赢得新患者与口碑，进而吸引患者自然来诊。

总之，患者来源的运营管理是医院发展战略中重要的一环，对于医院的长远发展具有重要意义。医院要高度重视，以扩大患者来源为目标，以加强患者分析与管理为手段，以改善患者的就医体验为己任，实现医患双方共赢。

二、医院患者来源运营管理的原则

1. 社会声誉，以“坚持公益性”为原则

医院在患者来源运营管理的过程中要坚持医院的公益性，在实施运营策略前要充分论证是否符合医院公益性原则，是否会对医院的声誉与口碑造成影响，避免导致不可挽回的损失。

2. 医疗服务质量，以“患者满意”为原则

医疗服务质量是患者的根本需求，也是实施患者来源运营管理的前提，医师的专业实力、诊断准确率、治疗效果直接影响患者是否愿意再次来院就诊。医院要把医疗服务质量作为第一准则，在诊疗全过程中保证正确、及时、安全、有效。

3. 成本优先，以“高效执行”为原则

患者来源运营管理策略要充分考虑成本，尤其是公立医院，同时也要追求高效，合理配置资源，提高患者来源运营管理的效益性。

4. 信息支撑，以“数据可及”为原则

患者来源的运营管理需要借助医院的信息系统，要重视数据信息的可及性。医院的信息平台不足以支撑患者来源运营管理的，要加强信息平台建设，将信息化建设作为重点任务，以保证数据的可及性。

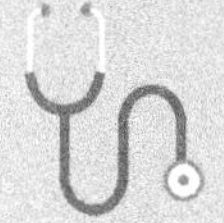

第二节　医院如何扩大患者来源

传统观念认为“好酒不怕巷子深”，但在当今竞争异常激烈的医疗市场中，“好酒”也可能因为“巷子深”而被忽视。医院的患者在一定程度上决定了其在市场上的持续竞争力，然而当下吸引并留住患者并非易事，这引出了一个问题：医院如何进行运营管理来提升患者流量呢？显然，有效地吸引患者，扩大医院患者来源需要从多个方面进行策略性地思考和行动。

一、塑造优化医院品牌形象

公立医院追求品牌跟企业有所区别，不是单纯追求医疗服务的溢价，而是更注重高效优质的医疗技术水平、合理的收费价格、便捷的就医流程，以此树立“好医院”的形象和口碑，使得患者“用脚投票”进行就医选择，这也是增加医院患者流量的关键途径之一。

（一）明确医院品牌定位

根据目标患者群体的偏好和需求、竞争对手情况及医院的特色与优势，明确自身的品牌定位，通过具体、独特的品牌形象让医院品牌根植于患者脑海中，产生品牌共鸣，增加患者的忠诚度，以持续影响目标受众，最大化地发挥其品牌的效力，从而在竞争激烈的医疗市场中脱颖而出，吸引更多的潜在患者，提升医院市场的占有率和增长率。

1. 医院文化品牌定位策略

医院的文化品牌是医院在长期发展过程中所积累下来的代表医院的价值观念、精神风貌、视觉形象、信誉度等方面体现出来的独特风貌，是高度概括出医院品牌的本质特征，使人们很容易将其与别的医院区别开来。医院的文化品牌定位要突出个性化、独特性的医院文化，体现出其在社会中有别于其他医院的独特形象，以便于患者区分。

2. 医院技术品牌定位策略

医院的技术品牌是医院在长期发展过程中通过不断的临床实践经验的积累所形成的，是患者区别其与其他医院的首要参考依据。医院技术品牌定位仅仅通过发展自身优势专科、突出技术优势，是难以达到吸引患者的目的的，因为随着医疗技术的成熟，随时有可能被竞争者赶上或超越。医院品牌定位可以参考如下：“一个在某学科 / 某区域处于技术领先地位”的医院，突出技术创新的重要性，同时加强人才的培养和先进设备的引进等，突出医院的专业性，夯实技术品牌的基础。

3. 医院服务品牌定位策略

医院服务品牌是指医院提供人性化的医疗服务，在实现医疗技术精进的同时密切关注医疗服务品质、患者就医体验等软性指标，从而形成与竞争对手区别开来的个性化医疗服务，做到诊疗有“精度”，服务有“温度”，打造优质服务品牌，全面提升医院竞争力。

（二）医院品牌识别体系的建立

1. 设计医院品牌形象

品牌形象是医院品牌的重要组成部分，包括标志、标语、色彩、形象等元素，在建立品牌形象时，需要考虑以下几个方面。

（1）标志设计　医院的标志需要具有较高的辨识度和美感度，简洁且容易记忆，同时能够准确体现和传达医院的核心价值和文化。

（2）标语设计　医院的标语需要简洁、明确、有力，能够准确传达医院的品牌形象和文化。

（3）色彩设计　医院的色彩需要符合医疗行业的规范，同时能够准确传达医院的品牌形象和文化。

（4）形象设计　医院的形象需要体现医疗专业性和科技含量，在视觉上具备一定的吸引力，同时也要注重人性化设计，让患者感受到医院的温暖和关怀。

2. 重视医疗技术和质量

正如“理查德集团”的创始人斯坦·理查德斯所说过的：“一个好的品牌对于顾客来说就意味着安全”，医院在建立品牌形象的实践中，必然要注重医疗技术水平和服务能力的提升。顾客（包括患者，亚健康人群和健康人群）与医院本质其实是一个整体，若是顾客对医院满意，医院的形象与声誉必然会通过患者的口碑传播进一步提升，吸引带动更多的患者；反之，医疗技术和质量差直接导致顾客不满意，对医院丧失信心，将医院列入内心的黑名单，此时再好的广告和承诺都变成了毁掉一个品牌的催化剂，进而对医院的品牌形象产生难以挽回的影响，尤其是医院将品牌定位于一流的医疗技术和质量，那么提高医院的技术水平和服务质量就更是品牌建设的重中之重。

（三）加强品牌形象传播，提升医院影响力

传播医院独特的品牌价值是品牌建设的关键。医院应充分利用各种传播渠道，如电视、微信、微博等，将医院的特色、优势和创新之处传达给患者。同时积极通过义诊、健康宣讲等形式履行社会责任，传播医院品牌形象，提升医院的公众信任度和影响力。

（四）医院品牌维护和危机管理

品牌是战略性资产，品牌建设不是一朝一夕能完成的，也不是靠短时的收益来衡量的，而是以创造无形资产为长期目的，需要从医院的领导层到最基层工作人员共同推广、定期维护，这样才能创造强势的医疗品牌，保持品牌对顾客的持续影响力，进而提

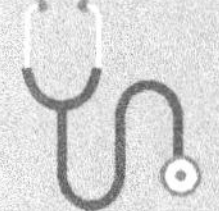

升医院的品牌价值。

1. 组建医院品牌管理队伍

建立医院品牌管理队伍来监督及协调品牌的管理工作，从医院品牌管理的目标和现状出发，明确医院品牌的定位、识别和传播推广等策略。从营销战略、品牌形象、经营目标及资金运营等多维度来综合管理和评估医院品牌。

2. 建立品牌危机预警机制

品牌形象危机的发生具有突发性和不确定性，要制订完备的品牌危机处理方案，避免突发危机事件对整个医院造成不可挽回的损失。还要完善医院信息监测机制，对收集到的相关信息进行跟进分析和处理，及时发现和处理潜在的各种危机。最后对已经发生的危机事件要做好品牌形象修复工作，积极主动承担责任，立即总结整改，传播正面优秀事迹，挽回在患者心中受损的形象，重新建立起信任的桥梁。

二、加强医院宣传与营销，扩大医院影响力

中国公立医院的本质是公益，在新医改前都是不谈运营效益的，更谈不上宣传营销，说起医院打广告，首先想到的就是某搜索网站的各类竞价广告，还有电视、报纸、公交地铁等的不孕不育、脱发小广告，而那些广告普遍是民营医院宣传的，生活中鲜少会看到公立医院发布广告宣传。尽管公立医院要坚持公益性，但并不意味着不计成本、不求回报，持续亏损的公立医院不仅谈不上高质量发展，而且生存都会面临挑战。宣传的目的有千万种，在坚持公益性的前提下真正有实力的医院或科室进行科普宣传，多在大众面前亮相并不一定是坏事，这也是医院提升自身品牌影响力，吸引患者来诊，引导患者高效就诊转诊、增加医院业务量的方式之一，同时也能更好地服务患者，让患者求医过程中少些辗转、少走弯路。

（一）医院宣传与营销策略设计

1. 医院宣传与营销 STP 战略

STP 战略是营销建立的基本，STP 战略中的 S 代表市场细分、T 代表目标市场、P 代表市场定位。总的来说，是以顾客的表象需求和潜在需求为导向，通过深入细致的市场调研和分析，选择适合的目标市场，并结合自身产品与服务特点在选中的目标市场中进行市场定位。

（1） 医院市场细分　医疗消费需求具有广泛性和差异性，要在充分了解医疗消费差异性的基础上对医疗领域进行市场细分。为更好地选择目标市场，制订医院宣传策略，可以根据 RISEM 市场细分法，对患者人群进行必要的市场细分。

1）确定范围　根据医院所处的地理位置确定医院服务的辐射范围。如医院处于西南某城市市中心，辐射范围可以分为如下三个层级：第一个层级是该医院所在城市的中

心城区，第二个层级是该城市周边的市区县，第三个层级是该省其他的地级市。

2）确定指标　市场细分指标一般包括地理指标、人文指标、心理指标、行为指标，基于医疗行业一般特点，可以重点确定地理指标、人文指标、行为指标，心理指标作为市场细分的一个补充参考指标。

3）市场细分　抽取医院近两年的患者样本数据，分析医院 / 各科室 / 科室不同病种患者就诊的年龄、性别、收入、地域等差异，对医院进行目标市场的细分。如根据医学美容科患者收入水平及消费能力将其分为高、中、低端三类群体，高端患者群体关注医院品牌、医疗技术、医疗设备、服务质量等个性化要求；中端患者群体对价格相对敏感，对医院的品牌、医疗技术和服务质量也有一定的要求；低端患者群体最为关心价格，对价格非常敏感，其次才是医疗质量。

4）评价市场　为保证市场细分的有效性，需要基于可测量性、可营利性、可进入性和可区分性对细分市场进行充分评价。

5）测量容量　根据医院辐射人口数、患病率、就诊率、医院市场占有率等指标确定医院的业务量，根据现有业务量、患者经济水平等指标进一步确定市场潜力。

（2）医院目标市场策略　对市场进行细分之后，结合医院的品牌地位、专家资源、服务能力，选择最符合医院发展的市场作为目标市场，目标市场策略一般分为以下三种。

1）无差异目标市场策略　是指只考虑市场需求的共性，而不考虑其差异，将整体市场视为一个目标市场，用一种宣传策略来开拓市场，吸引患者，考虑到了宣传成本的经济性，但是适用范围有限，效果难以保证。

2）差异性目标市场策略　将整个市场划分为不同的子市场，制订与之对应的宣传与营销策略。优点是灵活性、针对性强，能更好地满足顾客需求，从而进行宣传与营销，一旦在某个或几个细分市场获得了成功，就可以有效提升顾客数量。不足之处在于其宣传成本高，且医院的资源配置不能有效集中。民营医院几乎都实行的是差异化营销策略。

3）集中性目标市场策略　是指集中力量进入到一个或几个细分市场，实行差异化、专业性的营销策略，这种策略可以在少数市场上发挥竞争优势，占据市场份额。

目标市场策略小结：无差异目标市场策略只考虑到顾客需求的共同点，不考虑顾客需求的差异性，对于医疗行业而言，顾客的需求客观上千差万别，只为某个区域提供诊疗服务或只诊疗某几种疾病对于医院而言并不现实，也不符合综合医院新时期的发展目标。差异性目标市场策略更适合在行业内处于前列阵营、资源力量雄厚、市场竞争态势激烈的大型综合医院。集中性目标市场策略适合资源力量有限的小型医院，小医院受医疗水平、资金等因素的制约，整体市场上难以与大医院抗衡，可以集中资源优势在大医院尚未顾及或未建立绝对优势的领域抢占一席之地。

（3）医院市场定位　医院市场定位的目的是使患者能够将医院的医疗项目和服务

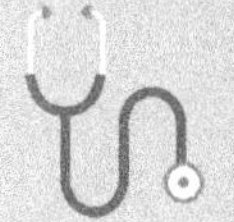

与竞争对手区别开来，并在其心目中占据一定的地位。定位理论的核心是“一个中心，两个基本点”，即以“打造品牌为中心”，以“竞争导向”和“消费者心智”为基本点。医院要基于实际发展、竞争对手情况和自身优势确定医院的核心定位，并制订相应的营销策略，在消费者心中找到一个合适的价值坐标，从而形成竞争优势，进一步扩大患者来源。

2. 医院营销 7P 理论

麦卡锡提出的 4P 营销是指产品（product）、价格（price）、渠道（place）和促销（promotion），以及它们的相互组合。4P 营销已被很多企业经营者所使用。不过该组合核心是站在企业的立场上，而不是站在顾客的立场上，存在一定的局限性。1981 年布姆斯和比特纳在 4P 的基础上增加了 3 个“服务性的 P”，即人（people）、过程（process）、服务环境（physical evidence）。

实操案例 62

A 民营眼科医院的营销策略案例

A 民营眼科医院是某集团下一所连锁专业眼科医院，该医院配备了顶尖的眼科医疗设备，配备了多名省内外知名专家，可同步开展多台不同类型的高端眼科手术。医院自开业以来，在集团总方针的指导下，构建了独特的民营医院营销策略，在医师团队和市场团队的双重努力下，医院业务量持续增长，在当地成为一家知名度较高、百姓认可的专业眼科医院。但是随着社会进步和互联网的发展，医院的营销模式不可避免地出现了一些问题，开始影响到医院的新发展目标，于是其市场团队开始思考和设计更加符合医院战略目标与发展方向的宣传新模式。

（一）医院营销环境分析

1. 政治环境分析

2010 年开始，国家相继出台政策鼓励社会办医，如《关于加快发展社会办医的若干意见》《关于促进社会办医加快发展若干政策措施的通知》等，在不同程度上逐步放宽医疗领域准入门槛，拓宽投融资渠道，为社会资金进入医疗卫生领域创造良好环境。

2. 经济环境分析

在经济层面，我国眼科市场自 2014 年以来，保持双位数高速增长态势，2021 年整体规模达 2000 亿元，随着眼病发病率及患者就诊意识的提升，未来眼科市场规模有望持续以 13% ～ 15% 的复合增长率高速增长，眼科市场规模前景广阔。

3. 社会环境分析

从社会层面来讲，眼科疾病频发，目前全球超 10 亿人患有近视，我国近视人口数量居世界首位，达到了 6.3 亿，而眼干燥症的患者数量也达到了 3.6 亿。除此之外，视网膜疾病的市场规模也在高速增长，其中眼部黄斑变性是全球三大致盲病种之一，也是一类危害大且容易被忽视的中老年眼底病。我国 60 岁以上人群中眼部黄斑变性的发病率约为 10.6%，按此推算，我国已有将近 3000 万的眼部黄斑变性患者人群。随着国民健康意识的提升，除“看得见”外，“看得清、看得舒服”也成为强烈需求，带来巨大的需求蓝海。

4. 技术环境分析

眼科行业的发展水平极大地受到现代科学技术发展的影响，近年科技进步，各种普发眼科疾病都可以得到很好的治疗。全飞秒激光技术引进，激光矫正近视进入微创时代；白内障超乳化晶体置换术配合人工多焦点晶体使得白内障老年患者术后达到与患者之前几乎相同的视力。眼科新药的应用、新技术的开展、新耗材的引进也极大地提高了眼科医院的实力。

（二）医院竞争环境分析

1. 潜在进入者的威胁

A 眼科医院在当地深耕多年，对于当地眼科行业潜在进入者的威胁，医院在经济规模、技术实力、品牌影响力、专家资源、政府资源等方面有着明显的遏制性优势，潜在进入者对 A 眼科医院的威胁处于弱势地位。

2. 替代品的影响

眼科服务范畴较广，传统的白内障、青光眼、角膜病、眼底病等很少能够真正通过其他产品来代替治疗，还是必须通过医院来得到治疗。而在视光业务中，产品的替代性较高，主要的替代竞争者是眼镜店的配镜业务。

3. 行业间的竞争

医院的竞争对手主要是公立医院眼科和其他民营眼科医院，这之间的竞争异常激烈。A 眼科医院与当地公立三甲医院眼科形成直接竞争关系且公立三甲医院眼科专业齐全、设备先进、技术力量雄厚、患者流量高、医院知名度高，在竞争中占据主导地位。与其他民营眼科医院的竞争也逐渐加剧，调查可知，民营眼科医院的竞争主要集中在 B 眼科医院、C 眼科医院、D 眼科医院三家，4 家眼科医院诊疗服务项目相近、营销模式相似，其中 A 医院具有连锁规模优势，品牌影响力强于其他几家，但是 B、C 两家医院采取低价竞争策略抢夺近视手术市场份额，且 B 眼科医院是低端近视手术领域的直接竞争对手。综上 A 医院与公立医院眼科和民营眼科医院间的竞争非常激烈。

4. 患者的议价能力

医院的经营具有一定的特殊性，医疗服务项目和药品的定价要遵循政策规定，公立医院和民营医院价格相差不大。对于重大眼疾患者而言，治疗需要高精尖设备和技术，患者的选择范围小，议价能力较弱，对于一般性眼科疾病而言，一般医院均能治疗，A 医院所处地区医疗资源集中，患者的选择性更大。

5. 供应商的议价能力

医疗器械行业属于市场经济模式，行业竞争激烈，缺乏很强的议价竞争能力，A 眼

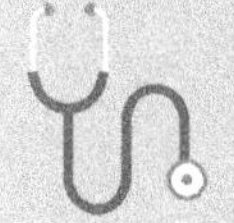

科医院在采购市场上有较强的议价主动权，供应商议价能力较弱。但是对于高技术医疗设备和高端专利药品及耗材，如全飞秒激光治疗设备、OCT 检查设备、ICL 晶体等，其生产厂商属于西方发达国家，具有技术壁垒优势和专利，供应商的议价能力相对较强。

（三）A 眼科医院的 STP 战略分析

1. 市场细分

（1）按地理区域细分　A 眼科医院的重点区域市场是 A 市内五城区，人口密度大，经济实力强，对眼科医疗需求大，是医院必须重点投入，抢占市场份额的区域；次重点是 A 市周边区县，经济较为发达，患者具备一定的消费能力，是医院要进行重点维护和开发的区域。

（2）按年龄细分市场　60 岁以上的老年人易患白内障、青光眼、糖尿病眼等，该部分患者观念传统、行动不便，也是眼科行业主要的就诊群体；45 ～ 59 岁中年眼疾患者群多为视疲劳和老视，以及早发的白内障等，该患者群体对医疗质量要求高，经济能力较强，是眼科医院手术高端患者的主要构成群体；18 ～ 44 岁的中青年患者人群主要是激光近视手术患者，患者文化水平高，观念先进；18 岁以下未成年人群以视力矫正为主，多是患儿家长进行就医决策，患儿家长对医疗技术和流程要求高且由于主要是学生群体，就医偏好集中在寒暑假和周末。

（3）按经济能力细分市场　可将患者分为低、中、高三类群体。低端患者群体对价格非常敏感，也关注医疗安全，这类患者主要是通过义诊筛查来院就诊的贫困眼疾患者；中端患者群体对价格相对敏感，同时对医疗技术、服务态度等也有一定的要求；高端患者群体关注医院品牌、注重医疗技术能力、医疗设备、服务态度等个性化要求。

2. 目标市场选择

根据目标市场选择不同，对应的营销策略有三种，一是无差异的目标市场策略，二是差异化目标市场策略，三是集中目标市场策略。根据不同的市场细分方式，总结 A 眼科医院营销策略（表 10-1）。

表 10-1　A 眼科医院营销策略

市场细分	特点	目标市场选择	市场营销策略
地区	A 眼科医院地理分布情况	A 市五城区及周边区县	差异化目标市场策略
年龄	不同年龄段患者易患眼部疾病存在差异	全年龄段	差异化目标市场策略
消费水平	医疗服务具有公益性，不支持拒绝低端患者的需求	全覆盖	差异化目标市场策略

A 眼科医院目前在省内眼科行业属于第一阵营，资金实力雄厚，根据目前所处的市场地位及行业内竞争态势，差异化目标市场策略更适合 A 眼科医院。

3. 市场定位

A 眼科医院成立时间早，经过多年发展，已经从眼科医疗行业的追随者成为挑战者，近年来门诊量持续提升，在省内眼科医疗市场的地位进一步提升，主要的竞争对手是 H 公立医院的眼科中心。H 公立医院在患者心中一直是“权威”、“专业”的象征，治疗眼科类疑难杂症一直是 H 医院的强项，但是作为一家全国知名的综合医院，挂号难、住院难的问题一直存在。A 眼科医院多年深耕于眼科领域，引进先进医疗设备和知名专家，逐渐缩小与 H 医院的眼科中心之间的差距，甚至部分病种的治疗水平已经赶超对方，同时作为一家民营眼科医院，具备集团连锁优势，实现集团内专家资源共享，能为患者提供更加优质的服务。所以 A 眼科医院的市场定位可以是“专业眼科、服务优质、共享的专家资源”，并根据该市场定位制订相应的营销策略。

（四）A 眼科医院市场营销策略

1. 产品策略

A 眼科医院的产品主要是白内障、屈光不正、眼底病、青光眼、角膜病等疾病诊疗服务产品。医院要将自己的服务产品与其他医院区分开来，要具备眼科疾病诊疗的核心能力，还要在产品形式和附加值上与竞争对手区分开来。根据产品服务群体的类别可将 A 眼科医院产品分为两类，并将产品进行组合优化。

（1）致盲性眼科疾病诊疗服务产品　以白内障、青光眼、眼底病等致盲性眼病诊疗为主要代表，服务对象以中老年患者为主，多为刚性需求，对医疗技术水平要求高，也是医院塑造品牌和持续发展的根本。医院要重点发展专科技术实力、引进知名专家，打造医院知名专科品牌。

（2）非致盲性眼科疾病诊疗服务产品　这类以激光矫正近视、医学验光配镜等医疗服务产品为代表，服务患者年龄多低于 45 岁，市场需求大，多为弹性需求，对手术方式、地点、价格等可选择性大，与其他同类型医院的产品相近。针对此类产品医院着重于增加产品的附加值，一是在医疗技术水平上拉开差距；二是在服务水平上拉开差距，让患者觉得物超所值。

2. 价格策略

对公立医院来说，医保、物价等部门会根据国家政策，对医疗服务项目进行统一定价，很少考虑价格策略问题，民营医院价格制订在国家的政策的允许范围内有更大的自主权，可以采取更加灵活的价格策略，但涉及医保报销的项目也受到医保政策的限制。总的来说，民营医院可以通过更加灵活的价格策略在市场竞争中占据一定的优势。

医院价格策略如下：对于白内障、青光眼、眼底病等传统眼科项目的定价可以采用市场跟随策略，参考公立医院产品进行定价，甚至价格可以略低于公立医院，通过更优的性价比吸引患者，建立“价廉质优”的医院口碑。对于 A 眼科医院技术领先的优势项目，如全飞秒激光手术、飞秒白内障等，可以采用市场领导者策略进行自主定价，提升医院的盈利能力。

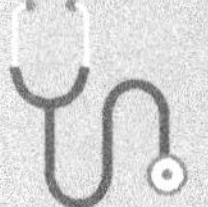

3. 渠道策略

眼科市场竞争激烈，医院的宣传与营销方式包括传统媒体营销、网络媒体发文、社区义诊、高校科普等，但是宣传效果不佳，A 眼科医院针对现有市场渠道状况，优化原有渠道，开发新的渠道，吸引更多的患者来院就诊。

（1）夯实线下传统渠道　加强与政府公益项目合作，深入社区 / 街道 / 乡镇，定期义诊对眼科疾病进行筛查，发现患者，再接到医院开展进一步治疗。针对大型企事业单位、高校定期开展近视人群的眼健康科普宣传活动，推动激光治疗近视手术科普公益进企业、高校，达到吸引患者的目的。

（2）优化在线营销渠道　由于互联网的发展，越来越多的患者通过网络获取就医信息，在线渠道如今成为重要的市场营销策略。一是加强医院新媒体矩阵建设，医院开通微信公众号、微博等，整合各渠道资源，适时推出宣传精品。二是加强网上咨询业务发展，组建网络咨询团队，为患者提供在线预约服务，推荐合适的专家，预约到院时间，解答患者疑问等。

4. 促销策略

通过广告、公关、人员推销、折扣和销售等多种方式向患者传达信息，从而吸引患者来院就诊。

（1）院内促销　设立专门咨询工作人员，辅助患者对就诊流程的咨询，通过患者咨询和医辅人员病情解答发现患者潜在需求并进行必要解答转化需求。同时在院内显著区域，通过宣传板展示、宣传册发放、宣传视频播放，向患者传达医院技术实力和品牌优势。

（2）活动促销　针对近视眼、白内障、眼底疾病等患者，在特定节假日或活动日开展公益检查、公益科普讲座，并进行打折促销，吸引患者来院。

5. 做好医院营销策略实施的保障工作

A 眼科医院营销策略确定后，如何执行和落地实施成为关键。

（1）营销组织建设，强化医院营销部门，加强营销人员能力培训，提供组织和人员保障。

（2）提供财务保障，要为医院营销部门的活动提供充足的经费支持。

（3）加强舆情监控，强化风险管理，建立健全舆情管理工作机制，舆情分级应对、分类处置，减少 / 避免患者的流失。

公立医院可参考该案例并结合医院实际进行宣传营销环境分析、竞争环境分析、STP 战略分析，从而制订适宜的多元化策略。

（二）新时期医院宣传新思维和新策略

在新时期下，新媒体频出，新思维火花四溅，医院宣传工作面临新的现实，需要用创造性思维去开拓创新、与时俱进。

1. 搭建医院新媒体矩阵，协同放大宣传效果

医院的新媒体矩阵搭建首先要明确矩阵是什么。“矩阵”是一个数学概念，指一个长方形阵列排列的复数和实数集合。那么新媒体矩阵又是什么呢？目前业内通常定义其为能够触达目标群体的多种新媒体渠道组合，针对用户需求提供更多的服务的多元化媒体渠道运营方式，包括横向矩阵和纵向矩阵两种类型。新媒体矩阵的作用最主要体现在实现内容多元化、分散风险、协同放大宣传效果等方面（图 10-1）。

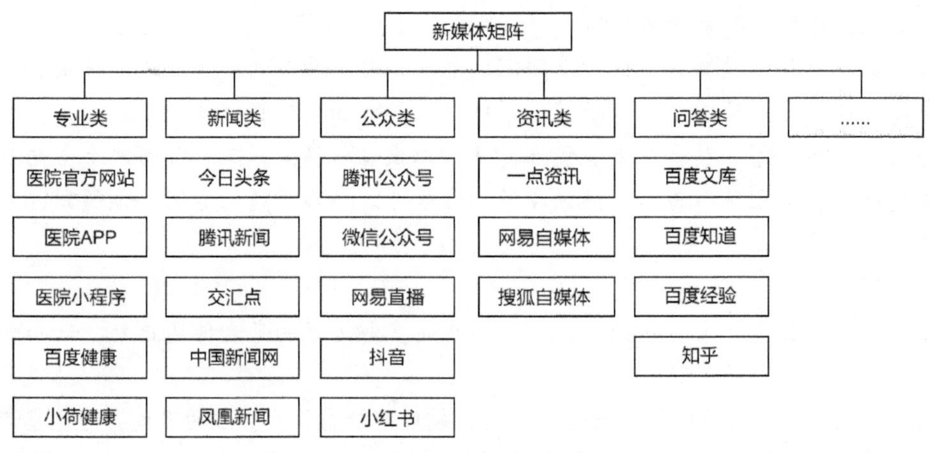

图 10-1　新媒体横向矩阵示例

（1）医院整合渠道资源，使得新媒体矩阵同频共振　医院开通微信公众号、微博、搜狐健康平台、微信视频号、抖音号，相继入驻网易、今日头条、小红书等，整合各渠道资源，适时推出切合人民群众健康需求的图文、短视频精品，抓住视频直播风口，着力打造“医院科普直播间”。联动媒体资源，增强宣传效果，推动医院 / 科室宣传工作水平迈上新台阶。

（2）创新宣传内容，紧跟时事热点，制订宣传精品　配合临床宣传需求，为临床各科室量身定制专属主题宣传策划，结合医疗特色、专业技术、健康科普、社会热点话题，用人民关注的问题、人民听得懂、看得懂、幽默的语言，定期推出图文、视频、短视频等形式多样、内涵丰富的宣传作品，并通过新媒体矩阵全线铺开宣传。注意要从患者需求出发，注重改善受众体验，发布大众喜闻乐见、幽默风趣的健康保健知识，形成医院品牌效应，吸引患者来院就诊。

（3）强化宣传队伍建设，提升传播的影响力和医院的美誉度　广泛发动医护人员参与创作，积极组织各类科普宣传大赛，营造浓厚的健康科普宣教氛围。主要措施如下：①科普内容以需求为导向，聚焦流感、减肥、美白等关注度较高的话题，紧贴热点，提高日活率和用户留存率；②调整发布时段，将每日微信公众号发布时间提前，吸引更多用户利用碎片化阅读，提高点击量。

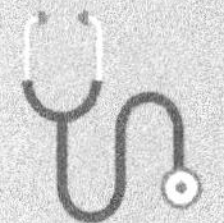

实操案例 63

肥胖与代谢性疾病中心宣传创新实例

（一）案例背景

A 医院肥胖与代谢性疾病中心（以下简称“中心”）创建于 2011 年，致力于肥胖与相关代谢性疾病的预防、诊治和科学研究，目前已成为国内影响力名列前茅的减重中心、国内肥胖人士减重治疗的目的地。但是中心在建立之初，很多患者都没有想到医院还可以减肥，对这一专科（专病）中心知之甚少。那么 A 医院的肥胖与代谢性疾病中心是如何在短短的十年间快速发展，做到让广大肥胖人士慕名而来的呢？重要手段之一是紧扣时代脉搏，借运营东风抢抓新媒体契机，利用医院官方网站、传统官媒、微信公众号、微博、视频号、抖音、头条搭建“一网一官五新”的全方位、立体式新媒体矩阵，协同增强宣传效果。

（二）具体做法

1. 注册公众号，发挥公众号的对外宣传作用

微信公众号作为一种新兴的网络传播媒介，具备辐射面广、传播速度快、互动性强、运营成本低等优势，可将多种传播业态融合在一起，同时呈现文字、图片、音频、视频，满足人们对不同观赏形式的需求。中心公众号的运营聚焦“新视角”，从三个方面进行宣传。

（1）注重宣传策划，凸显“减重、肥胖、变瘦”特色，深入挖掘患者需求，根据不同节点和工作重点，策划设置宣传议题，及时调整推送内容重点，积极与医院官方公众号进行互动，抓住潜在患者。

（2）注重内容创新，公众号宣传内容围绕时事热点、科室新闻、重点专家、特色诊疗技术等患者关心的信息进行科普宣传。

（3）注重形式创新，公众号宣传中更多考虑用形式活泼、内容接地气的宣传方式，潜移默化地施加影响，持续提高群众的关注度。同时公众号上线减重相关服务，具体包括体重监测服务：“体重评估”“体型计算机”“非常注册”；我要减肥服务：“减重团队介绍”“手术减肥”“联系我们”“互联网医院”；肥胖论坛：“胖胖论坛”“媒体报道”“经典案例”“减肥教程”“减肥误区”。

2. 定期开展直播，打破医患壁垒

中心是如何通过直播来收获新的“流量密码”呢？答案是开通多个直播渠道，深入推进医媒融合，同时全力打造“肥胖与代谢性疾病科普”名医直播间，以引人入胜的方式传播专业权威的减肥和代谢性疾病相关科普知识，抓住时效，紧追热点话题（如何科学减肥？会反弹吗？）答疑解惑，采取医患双方有效互动（如每次直播留 15min 左右时间进行答疑解惑，患者在线提问，医师在线解答，点对点实现和医疗大咖的对话、沟

通，让患者有强烈的参与感）创新直播方式，进行访谈式直播（直播前收集患者关心的话题，列出提纲概要，与专家进行对话，即兴追问，碰撞火花）。通过这些独特方式打破医患之间的知识壁垒，不断提升受众黏合度，让原本专业、高深的医学知识“飞入寻常百姓家”，火爆“出圈”，不断产生“长尾效应”。近一年，全网直播手术超过20台次，累计时长超过50h，观看人数超过2万人次。

3. 抓住短视频风口，打造“短视频 + 医师IP+ 医院IP”

肥胖与代谢性疾病中心进行短视频运营，创办医学减重专家抖音号，入驻微信视频号。医师进行日常分享，如科室患者的日常，过度肥胖人群在治疗期间的日常，患者术前和术后身材的对比，拉近医师和患者距离，增加肥胖患者的信心。医师在视频里做一些口播的科普，讲解手术的适应证、手术过程和术后的注意事项，让用户也能够对这个领域有更多的了解。同时将真实看病场景、手术场景进行结合，给予用户视觉冲击，增加视频的完播率。短视频里插入一些动画进行科普，如动画演示减重手术的过程之类的，适当搭配多元化内容素材，帮助账号快速实现粉丝的增长。肥胖与代谢性疾病中心创办医学减重专家抖音号，运营一年以来粉丝数42.9万，获赞198.9万，发布科普短视频1107个，传播范围覆盖全国所有省（自治区、直辖市）。

4. 注重品牌建设，深耕线下持续提升影响力和说服力

中心主动适应分层化传播趋势，加强与主流媒体的沟通联系，在中心重点工作开展期间、大型学术会议召开时，主动联系媒体进行有针对性的报道，把握好宣传时机和节奏，扩大中心品牌影响力和知名度；坚守电视媒体宣传阵地，充分挖掘新闻素材，善于发现、善于总结、善于提炼有价值的新闻线索。

（三）实施效果

中心创新构建新媒体矩阵，主动借助线下媒体传播优势，推进线上媒体与线下媒体融合发展，打通用好与群众信息交流的新渠道，构建宣传工作新格局。在积极主动多渠道宣传下，信息传播发生裂变式扩散，持续塑造中心的品牌，不断地吸引患者来院，在肥胖及相关代谢性疾病诊治、预防、手术和科研方面排名前列且闻名全国，一年要做1400台减重手术，而且非手术治疗量在2023年达到9000人次，省外患者就诊率达49%。

2. 推动医院口碑营销，引领患者自然来院

某妇幼保健院，在互联网医院上接到一个孕妇家属的咨询，该孕妇已见红，家属特别焦虑，医师在反复确认了孕妇情况后，让家属带孕妇来医院检查。家属路上通过互联网医院提前挂了专家号及预约检查的号，到院后孕妇立刻被送去检查，确诊为先兆临产，孕妇及家属被快速安排至病房待产，全程时长半个多小时。患者家属很开心，直言：“有惊无险！没想到这么快就检查好了，以后有亲戚朋友生孩子，我一定推荐他们

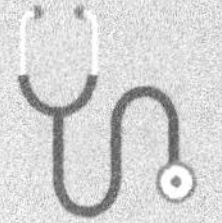

来这里，不但效率高，还专业！”

上述案例传达出的就是一种口碑营销，口碑原指信息传递者和信息接收者之间面对面的信息交流与沟通行为，对于医院而言，口碑的源头是曾经来院就诊的患者，他们对医院的评价与反馈对于潜在患者而言是极具参考价值的。随着新媒体的兴起与发展，医院患者信息的交流突破时空的限制，出现了基于互联网的信息沟通与交换，即“线上口碑”，影响力进一步扩大，如果医院口碑营销做得好，会让一个个医院好评“飞入”千家万户。

那么，医院如何才能让患者主动做口碑传播呢?

（1）提升医疗质量是关键　医疗行业是一个特殊行业，医疗质量是医院竞争力的根本，也是患者的本质需求，在医疗服务过程中做到诊疗有“精度”，服务有“温度”，患者才会愿意主动宣传。

（2）医院要敞开大门，主动与患者建立链接　如通过建立互联网医院，助力患者在线复诊、在线买药，药品配送，解决基本看病需求，患者觉得方便，自然会向周围人分享。

（3）提供超值、惊喜服务，形成“忠诚患者”　患者到医院接受服务是要花钱的，提供超出患者预期的服务就可以形成“忠诚患者”，如危重患者家属经常就有疑问，在ICU居住的患者应该吃什么呢？或意识不清的患者怎么样吃饭呢？针对很多患者及家属的疑问，ICU科室医务人员联合为患者制订了一个饮食计划，打印后张贴到家属休息室，方便患者家属参考，这种简单的但是超出患者期望的服务就是惊喜服务。

总之，在医疗市场竞争日益激烈的今天，站在患者角度看问题，想患者所想，急患者所急，才能让患者主动进行口碑宣传，找到医院患者量提升新的增长点。

3. 主动进行事件营销，提升医院影响力

（1）院内事件营销　如康复患者来院感恩事件，为广大群众进行防病治病知识的宣传，提供咨询服务，免费发放口罩或预防性药品等，甚至可以请电视台、报纸等媒体前来报道，扩大事件的影响力，提高医院在群众中的声誉。

（2）网络事件营销　如医疗救助事件，遇到贫困网友求助事件，医院表示愿意提供帮助，承诺给予减免医疗费用，以此契机宣传医院的王牌科室和技术，争取让各大网站转载甚至成为新闻。此类的公益性事件很容易传播，对医院起到良好的宣传效果。

（3）其他事件营销　以突出公益性、新闻性、科学性为主，与媒体配合进行医院形象、实力、功能等营销。

4. 加强医院舆情监管，减少/避免患者流失

近年来，医疗卫生类舆情逐渐成为大众重点关注的领域之一，呈现出复杂多变的态势，这给医院开展及时、有效的舆情应对工作带来一定挑战。加之一些医院存在对舆情发酵程度感知不及时、舆情处置能力不足、各科室协同处置不到位、舆情素养参差不齐等问题，舆情应对效果也存在较大差别。因此，医院要建立健全舆情管理工作机制，压

紧压实舆情管理责任，防止处理不当引发声誉风险，加剧医患矛盾，影响医院口碑，造成患者流失。

（1）建立健全舆情管理工作机制　医院可实行“一把手”负责制，由党委书记或院长担任舆情处置办公室主任，负责统筹各科室做好舆情处置预案。明确舆情处置第一责任人，负责接受媒体采访、舆情监测与研判等日常工作。医院舆情管理工作是一项长期性、系统性工程，需要全院协同参与，共同努力，建立与投诉、举报、调解等工作联动的舆情处置协作机制，形成院内、院外联动的良好格局。

（2）舆情分级应对、分类处置，减少对医院影响　医疗舆情主要可以划分为医疗质量、医疗服务、作风问题、应急处置等类别。其中，医疗质量与医疗服务类舆情易形成社会热点，引发高度关注。医疗质量类舆情的处置通常较为复杂，需要医学科普配合舆论引导。医疗服务类舆情主要集中在就医流程、服务态度、就医环境、公共设施等方面，医院时刻要检查反省、对照自查，避免传播到网上导致舆情发酵、影响扩大。行业作风类舆情需要医院及时作出处置，开展医院形象修复工作，减少医院负面影响。

三、搭建患者来源多渠道网络，提升患者流量

（一）开拓互联网医院，促进线上线下患者流量转换

2020 年以来，开始显现出这一趋势—互联网医院成为公立医院标配。建设和运营互联网医院对于线下医院而言是一个一举两得的策略，可以促进医院线上线下流量相互转化。一方面，线下实体医院有巨大患者流量，建设互联网医院能将其中部分患者转移至线上，尤其是常见病、慢性病复诊患者，既能提高复诊率，也为患者提供延伸到院后的连续性医疗服务，有效提升患者的满意度。另一方面，互联网医院也能将线上流量引入线下，为线下实体医院或科室实现精准导诊、转诊对症高质患者，扩大医院 / 科室患者来源。

疫情期间，公立医院继续大力建设互联网医院，疫情防控下吸引了大量互联网医院用户，这股浪潮延续到 2021 年，后疫情时代用户规模有所下降，这直观体现了疫情期间在线医疗包含了非理性的短期需求。现在大多数医院面临着一个难题：“互联网医院到底应该如何运营，如何通过互联网医院既提高医院的诊疗量，又提升患者的满意度?”那么，互联网医院运营的“流量密码”是什么呢? 笔者认为，互联网医院运营的重点就是要引导互联网医院线上无法解决问题的问诊患者来到线下诊治，将线下来院患者发展到互联网医院提供连续性诊后服务，实现线上线下双循环，从而大大提升医院诊疗量。

1. 拓展线上服务内涵，提升患者比例

公立医院通常以“被动”接诊患者为主，互联网医院为其提供了更多主动干预患者的机会，要持续拓展互联网医院线上服务内涵，提升互联网医院诊疗量。

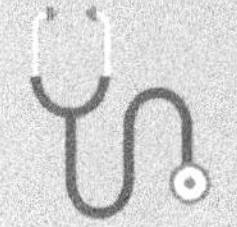

（1）重点发展核心诊疗服务　核心诊疗涉及疾病救治、患者治疗、需求准入，是互联网医院的业务发展重点。总之，互联网医院要逐步摆脱“挂、缴、查”的单纯服务，为患者提供实质性诊疗，回归医疗本质。

（2）积极拓展辅助诊疗服务　辅助诊疗服务的重点是药品配送、处方流转和复诊挂号等，可以极大地节约患者时间和促使患者复诊习惯养成，医院要开拓创新辅助诊疗服务，方便患者使之满意，进而回流到医院。

（3）发展便民服务　便民服务的重点是“挂、缴、查”，要进一步提高线上诊疗的准确性，缩短患者线下等待时间，赢得患者和医院口碑。如通过高效的检验检查、线上开单和预约服务，将线上患者引导到线下医院，深化互联网医院线上线下服务融合，优化患者就诊流程的同时提高医院诊疗量，实现医患双赢。

2. 向优势专科资源倾斜，突出专科优势

医院各科室和病种复诊率存在差异，各专科的诊疗实力存在差别，使用相同的投入未必能获得预期的回报，互联网医院的资源合理配置也显得尤为重要。对于处于第一梯队的顶尖三甲医院，高水平专科数量多，对患者有足够的吸引力，互联网医院资源可以均衡投入各科室，也不必担心患者流量问题；对于区域性综合医院而言，互联网医院建设更多的是要结合本院优势或特色专科进行重点突破，以优势专科带动互联网医院上其他专科发展。

【典型案例】A 市第一人民医院的特色专科是皮肤科，也是极其适合开展互联网诊疗的专科，同时兼具消费属性，A 市第一人民医院抓住科室特征，在互联网医院上重点打造皮肤科。例如，在周末 / 节假日 / 医师节等开展皮肤科线上义诊，获得更多患者关注；又如内容上创新有趣地进行皮肤科普宣传，线上推广皮肤科特色制剂，使得皮肤科一跃成为其线上诊疗量最高的科室。

3. 创新互联网医院服务模式以争取患者

（1）探索实践基于专科专病的全病程健康服务模式　实体医院建立一套系统的评估、照护、个案自我照顾能力提升方案，同时利用互联网技术，围绕服务人群进行细分组合和服务规划，由专家团队全程管理，实现患者的全生命周期管理。

（2）探索互联网 + 日间手术管理模式　促进互联网和日间手术融合发展，日间手术管理平台统一收治、统一管理，打破原有的“分散收治、分散管理”的业务模式，整合各科资源，完成患者从术前检查、手术准备、术中及术后居家康复的全流程服务。

（3）探索互联网 + 多学科会诊　针对疑难重症、病情复杂患者，开展线上多学科诊疗服务，汇集各学科前沿动态和患者资料，综合考虑患者情况，制订科学、合理、规范的诊疗决策，解决线下多学科会诊患者等待时间长、专家时间难以统一等问题，使患者得到最大获益。

4. 开展节点性互联网义诊提高渗透率

疫情期间互联网医院提供了大规模的免费咨询服务，对医院互联网医院建设和推广具有积极作用，但是疫情之后线上免费咨询服务不可能成为常态，互联网线上义诊或许可以成为新的方式。义诊在线下是常态，将其延伸到互联网医院，开展节点性义诊（如全国爱耳日、世界炎症性肠炎日、妇女节、儿童节、劳动节等）对于提升患者问诊率和医师接诊率有积极作用，也能够起到持续扩大互联网医疗渗透率的作用，扩大医院影响。

【典型案例】A 市儿童医院在全国爱牙日、国际志愿者日、世界哮喘日等举办线上义诊，单日最高服务人数达到 652 人次，既吸引了患者又提高了医院的知名度。

（二）加强医联体建设，促进上下级医院患者流量转换

“A 医院和社区卫生服务中心的双向转诊太方便了！我们第一天在社区初诊，第二天就转到了 A 医院住院。”近日，一位呼吸内科患者家属感激地说道。

类似这样的上转治疗只是医院双向转诊的一个缩影。医联体通俗地讲，就是“以医联体之通解群众看病就医之痛”。站在医院的角度，一个医院的医联体做好了，医院缺患者的难题也能在一定程度上得到解决。基层医院解决不了的患者直接及时转送到上级医院，既能使急危重症患者及时得到有效救治，也为上级医院提供了患者。轻症 / 康复患者从上级医院转往下级医联体医院进行治疗，避免了过多占用上级医院急危重症患者救治资源和医疗挤兑现象的发生，也向下级医院输送了患者，这是一个转诊的过程，也是患者流量转换的过程。

医院医联体工作要持续优化，提供畅通的转诊流程、便捷的信息平台、高效的转诊模式，减少家属在医院与医院之间反复奔波、上下级医院之间多重沟通的环节，将医联体工作做深做实。

1. 搭建双向转诊平台，实现医联体转诊渠道畅通

医院自主研发 / 招投标采购双向转诊系统平台，通过手机端操作即可发起转诊申请和填报资料信息同步推送、进度全程可视化，具备“灵活、便捷、全面、高效”的特点，达成医联体内院际之间、部门之间转诊工作的有序通畅。

【典型案例】A 医院于 2023 年起研发双向转诊系统平台并已经正式运行，目前已实现急诊、门诊、住院三条转诊途径。A 医院医联体单位只需通过手机端登录“A 医院医护版”小程序发起转诊申请，5min 内即可完成转诊病历资料申请填报，并根据病情选择转诊途径；A 医院院前准备中心工作人员会第一时间处理转诊申请，并督促门诊、急诊、专科等各环节及时完成转诊流程，转诊进度在手机端和电脑端全程可视化，并同步进行短信推送提醒。在经历多次模拟演练并不断迭代优化后，转诊系统具有“灵活、便捷、全面、高效”的特点，达成医联体内院际之间、部门之间转诊工作的有序通畅。

2. 优化双向转诊流程，提高满意度

对双向转诊流程进行全方位设计、全过程监督，当有患者需要转诊时，要有事前申请机制、信息上传机制、申请审核机制，对符合转诊要求的患者，充分考虑到门诊、急

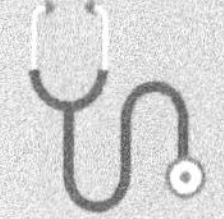

诊和住院患者的差异性，制订规范的转诊要求，保证各转诊渠道畅通、高效且便捷。

（三）依托健康管理中心推动患者来源扩容增量

又到了公司每年一检的体检日，刘先生像往年一样完成了体检项目，在取体检结果时，医院体检中心工作人员告诉刘先生："您有三项肿瘤标志物异常，需要进一步排查"。刘先生平时很少生病，一听吓坏了，赶紧向医师咨询 CEA、CA199、CA72-4 这三项肿瘤标志物异常情况，体检中心的人员宽慰刘先生说："您先不要着急，我们马上为您联系专科医师，安排进一步检查。"体检中心马上联系肿瘤科负责对接的张医师，张医师了解情况后建议刘先生先完善无痛胃镜、无痛肠镜、全腹增强 CT 等相关检查。次日刘先生完成增强 CT 后，在医院工作人员陪同下到 CT 室联系检验科医师加急出报告，发现刘先生有主动脉弓左缘穿透性溃疡伴动脉瘤形成的风险。病情非常紧急，医院立即启动"体检转诊绿色通道"，马上联系介入血管外科张主任安排患者住院。

依托健康管理中心推动患者来源扩容增量，一是建立"体检转诊绿色通道"，体检中心工作人员发现患者体检后有治疗的需求，在征求患者的意见后，直接联系专科定点人员，将患者由体检人员转为专科患者；二是专科定期到健康体检中心开展免费筛查活动，将阳性指标患者转化为专科患者。

（四）拓展医院 + 养老院合作，拓展患者来源

医院与养老院加强合作，通过签订医疗巡诊转诊合作协议，探索协同发展、资源共享、全域合作的新模式，为有就诊需求的社区老年人提供更加优质、便捷、高效的医疗巡诊转诊服务，同时也解决医院患者来源不足的问题，也能吸纳 CMI 值高的高质量患者，提升医院区域内的品牌影响力。如设立"康养驿站"，组建专业的医护专家团队，每周一次定期到"康养医院"巡诊，开展医疗保健、康复护理、健康检查、营养指导等医疗保健服务。开通双向转诊绿色通道，优先为有需要的老年人提供快捷门急诊服务或住院治疗。

四、创新来院患者数字化运营新模式

新时代国民健康需求持续升级，各级医院在技术创新、机制创新、管理创新、智慧医疗、患者服务、提质增效等方面如何找准平衡点和突破点，以应对新时代变革？医院必须通过不断地适应与创新来持续保持竞争力，创新来院患者数字化运营新模式。同互联网运营类似，医院患者运营同样遵循了"获客—活跃—忠诚—转化"这一路径，但是患者就医是一项高价低频、风险高、信息差大，紧迫性强的复杂购买行为，尤其是住院患者疾病更加复杂，价格更加昂贵，患者购买行为偏向谨慎，需要与患者建立信任关系，关注从获客、活跃、忠诚等流程的触点、痛点等，高效精准地转化患者。

（一）获客

获客首先需要关注的是引流，经典的线下引流方式是工作人员推荐患者到相应的运营平台，线上的引流可以通过公域视频文章的投放、微信公众号、官网、微信小程序等，将有需求的患者引流到运营平台。除了引流之外，运营平台的操作便捷程度也是是否能吸引患者的重要因素。但是需要注意的是，医院要坚持公益底线，患者流量的获取方式要慎之又慎，要合格合规，一切以满足患者的服务为根本宗旨，切不可粗暴推广、过度营销，损害医院的品牌价值。

（二）活跃

患者的活跃离不开高频次的优质内容，包括疾病科普文章、健康相关短视频科普、大咖讲座等。如何将相关内容和活动精准推送到不同患者亚群是医院患者来源运营最关心的问题之一。将患者引流到运营平台后，基于高质量数据的患者分析和精确画像，对不同的患者进行贴标签和分组，以达到个性化推送效果，提升患者活跃度。

（三）忠诚

增值服务，如随访、药品配送等服务可以提升患者忠诚度。增加患者忠诚度的方式之一是产品服务差异化，包括服务体验差异和资源差异（如特聘专家、贴心服务等），以能够有效地与其他医疗机构区分，是增加患者来源、减少患者流失的方法之一。如在企业微信为患者提供健康管家服务，患者加入运营平台，添加一个专属健康管家，就像患者在医院的亲朋好友一样为其提供贴心服务，如疾病分诊、专家推荐、就诊流程、出入院办理咨询等。

（四）转化

转化是患者来源数字化运营的最终目的，如何将线上的患者转化到线下就诊是需要积极探索的问题。有效的方式之一是利用线上平台为患者提供疾病分诊、就诊流程、出入院办理咨询、专家推荐等问题的咨询解答，为患者提供院前 - 院中 - 院后的全流程服务，将线上患者转化到线下就诊。

实操案例 64

基于企业微信的患者来源数字化运营实践案例

（一）背景介绍

医疗领域是一个强监管行业，随着医疗体制改革的深入推进，医疗卫生机构从以前的高速增长转为高质量增长，其中数字化技术的应用是医院间竞争的关键点之一。现在

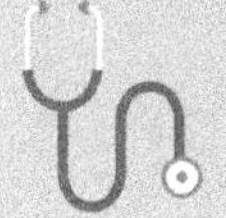

诸多医院都在积极提升医院智慧化手段，在新的形势下，如何利用好数字化工具实现医院的新增长？

A 医院始建于 1941 年 7 月，是集医疗、科研、教学、预防、保健和康复为一体的国家三级甲等综合性医院，医院占地面积 138 亩，现有职工 3000 人左右，开放床位 2200 张，医院前几年高速发展，年诊疗人次、出院人次、手术人次持续增加，但是最近医院新大楼投入运行却未达预期，医院运营压力持续增加，需要开拓创新寻找新的增长点来缓解医院运营压力。

（二）案例实施方案及实施过程

为进一步缓解医院运营压力，巩固存量，提升增量，优化结构，满足需求，提高患者管理效率，按照医院改革创新的战略发展精神，结合医院实际情况，制订了基于企业微信的患者来源数字化运营方案，分批试点，以点带面，逐步推广。

1. 基于企业微信的患者数字化运营方案概述

（1）总体思路　以医院高质量发展战略为指引，以巩固患者存量，提升患者增量为目标，以为患者提供优质服务为理念，以企业微信为工具，努力开创医院患者数字化运营新局面，打造“有温度”的人文医院。

（2）工具选择　由于传统的患者管理干预场景和方式有限，主要通过电话、短信等进行随访管理或信息推送，存在触达方式机械、成本高、效率低、患者依从性差等问题，而且关于患者运营管理的 APP 也良莠不齐，患者接受度不高。在多方对比之后，选择企业微信作为患者数字化运营工具。

1）2019 年末，“企业微信 3.0”发布，企业微信打通了与个人微信的技术壁垒。2021 年 2 月发布的《中国互联网网络发展状况统计报告》，中国即时通信用户占网民总数的 99.2%，微信用户覆盖广泛，成本低，为患者数字化运营提供更多的机遇。

2）企业微信的强社交属性，患者对微信应用操作习惯已经养成，无须推广和使用培训，微信传播形态丰富，包括图片、视频、语音、文字、链接，微信应用载体多样，包括群、公众号、视频号、小程序，行为可追溯，可识别，能够对入组患者进行标签管理，账号可继承。

（3）目标和任务

1）目标　对患者来源进行高效管理，扩大患者来源，巩固患者存量，为医院高质量发展找到新的增长点。

2）任务分工　信息部负责扩展微信功能、开发工具包接口等，保障各程序顺利运行，运营部负责业务流程设计和运营推广，其中各科室的专科运营助理和临床医务人员相互配合进行账号的运营和管理。

（4）时间安排

1）准备阶段（2021 年 3—4 月）　信息部和运营部、临床科室充分沟通，梳理实现企业微信患者来源数字化运营的需求。

2）实施阶段（2021年5—7月） 根据患者来源数字化运营的效果需求，对企业微信进行二次开发，并进行内部测试。

3）试行阶段（2021年8—9月） 选取一个科室进行试运行，由专科运营助理和临床医务人员进行企业微信账号运营管理，为入组患者提供相关咨询服务和定期精准推送，临床科室配合，并根据使用效果进行反馈、优化和完善。

4）优化运行阶段（2021年10月） 对其他专科运营助理和临床医务人员进行统一培训，在其他科室全面推广使用，规模化建立患者流量池。

（5）实施方法 基于《关于开展改善就医感受提升患者体验主题活动的通知》的文件精神，信息部对企业微信进行二次开发，聚焦患者画像、内容库、自动回复、预约、随访、离职继承等核心内容，打通HIS系统，实现数据互联互通。通过SOP内容运营素材库等自动化效率工具，帮助医院更加高效快捷地开拓、服务和管理患者（图10-2）。

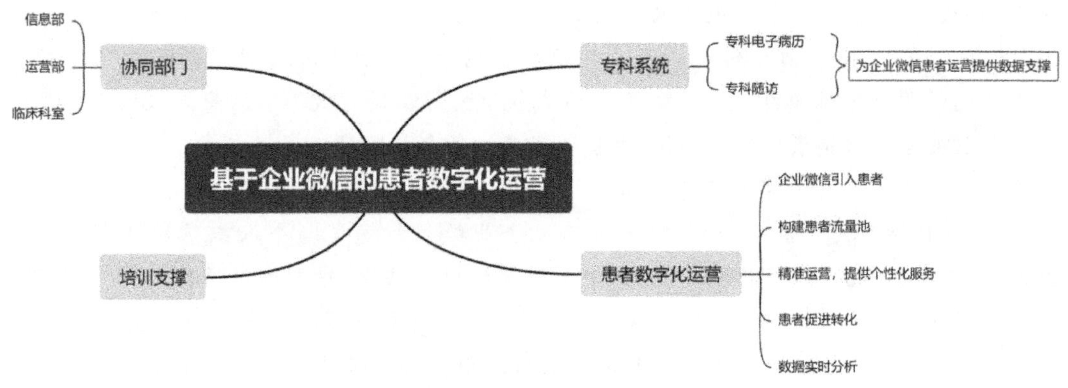

图10-2 患者数字化运营实施办法图

2. 基于企业微信的患者数字化运营方案实施过程

（1）设计系统架构 基于企业微信的患者数字化运营系统如下所示。

1）患者端 普通患者即是医院的服务对象，一般用的是微信，非常便捷。

2）客服端 基于企业微信进行二次开发，在该平台上实现患者管理与服务的整个过程，包括患者标签管理、任务跟踪、信息定点推送、全生命周期健康管理、在线医疗服务等。

（2）患者来源运营服务流程 基于患者就医体验地图设计患者来源运营服务流程。

1）患者引入 面向来院患者，包括线上、线下的、患者家属等潜在的各类群体，导入到企业微信的服务体系中，进行互动、管理和提供相关服务。

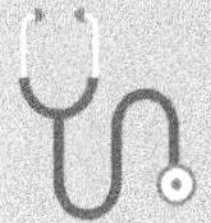

2）构建患者流量池　核心工作是添加健康管家，进行患者标签管理，建立患者微信群等，建立社交链接，以便提供后续的相关服务与医患交互。

3）精准运营、提供个性化服务　针对已经建立链接的客户，开展精细化的运营管理与服务，包括智能服务、人工咨询、预约挂号等。

4）患者促进转化　通过各种运营手段，如解答咨询、义诊活动、优惠活动等，促进线上患者流量转化为线下患者。

5）数据分析　对患者来源情况进行实时监控，统计分析运营效果，运用 PDCA 指导工作改进（图 10-3）。

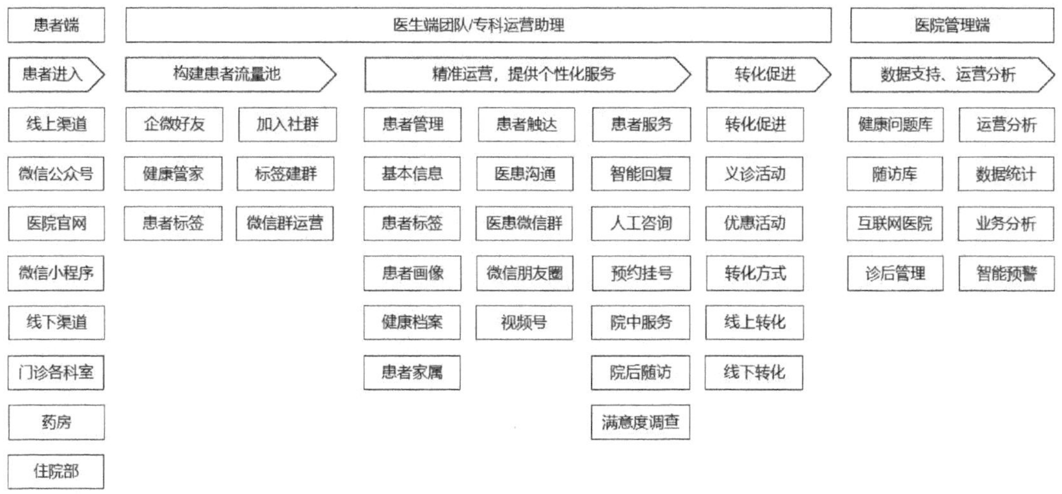

图 10-3　患者运营服务流程图

（3）梳理患者问题库　梳理患者在院前、院中、院后不同环节的问题，如预约挂号相关问题、检验检查相关问题、医保相关问题等，建立患者问题库，并定期更新，嵌入企业微信，以在患者咨询时自动回复，解决以往回复患者效率低下和信息不统一的问题。

（4）健康管家培训　针对医院来源患者的运营人员主要是健康管家，即专科运营助理为主，医师助理、护士和医师进行配合，因此培训的重点主要是专科运营助理，培训内容主要涵盖健康管家岗位职责、专业规范用语回复、服务沟通技巧等相关内容，培训主要通过专题讲座、案例分析、模拟回复等方式，选取专业人员手把手传授沟通技巧，深度细致讲解各类专业问题及特殊情况规范化处理流程，熟悉专业知识，帮助快速适应该工作。

（5）触点布置　通过线上 / 线下的方式布置二维码，添加患者好友，线下二维码分布场景包括门诊大厅、护士站、导诊台、医师诊室、药房等；线上二维码分布场景包括医院小程序首页、预约挂号页面、检验检查页面、体检预约页面、手机缴费页面等。对不同场景扫码入组的患者贴上标签并在后台分组，识别患者需求，为患者提供一对一服务，定点推动服务，建立医院流量池。

（6）围绕企业微信形成患者流量池和服务闭环　基于企业微信强大的社交化网络，形成医院/科室患者流量池，为患者提供全程化的服务（表10-2）。

表10-2　患者全程化服务

场景	运营人员	服务内容
就医咨询	健康管家	① 回复患者医疗咨询、预约挂号、医保报销等信息 ② 承接患者并转诊到科室，推荐对应科室医师名片，添加好友和微信群聊
患者运营	健康管家/医助/医师	①线上线下推广活动，包括新媒体宣传、义诊活动等场景、添加好友和微信群、线上线下业务转化 ② 医院现有线上线下患者、添加好友和微信群、打标签、针对性运营与服务
科室随访和复诊	护士/医助/医师	① 管理科室长期患者 ② 提供诊后随访、复诊提醒等服务
诊后健康服务	健康管家/医师助理	管理特殊患者、提供针对性的就医绿通、专病服务包、专属健康服务等

（三）实施效果

随着医院患者数字化管理服务的进一步升级，一是患者来源进一步扩大，缓解了医院运营压力，工作量进一步提升，总诊疗人次同比增长12.6%，出院人次同比增长5.12%，业务收入增长8.12%；二是提升了医院核心竞争力，医院个性化、差异化的全流程智能服务赢得了患者的忠诚度和满意度，是医院核心竞争力提升的重要评价指标，患者的高满意度评价反哺医院高业务收入，实现医院与患者的“双赢”；三是患者通过企业微信咨询问答，使问题得到很好的解决，也体现出患者人文关怀，提高了患者的获得感，大大降低了投诉率。

第三节　来院患者分析与管理

医院作为特殊的服务机构，市场竞争日益激烈，谁先抓服务，谁就会赢得患者，谁才能在激烈的竞争环境下谋求到生存和发展的空间。在信息化的时代，医院要通过数据

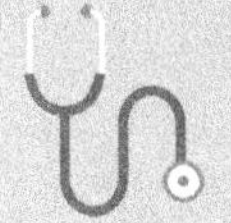

挖掘深入分析和预测患者流量，对有限的医疗资源进行动态配置，并对患者信息进行有效的管理，及时了解患者新需求、新动向，抓住先机，从而进行快速决策，做出有针对性的行动进一步扩大患者来源。

一、来院患者流量分析、预测与资源动态配置

目前，大型综合三甲医院仍面临着“人满为患”“一号难求”等问题，市县等地方性三甲医院优势科室“挂号难”与普通科室“门可罗雀”的矛盾日益突出，医疗资源的不合理配置导致医院和患者的利益都受到损害。要解决这一突出问题，进行患者流量分析和预测以进行资源动态配置是方法之一，使得挂不上号的患者能挂上号，闲置的医疗资源动起来。

（一）数据质控

整理全院 / 各科室 / 各诊室近两年患者的挂号和缴费数据并进行质量控制，质量控制条件为同一患者同时存在流水号、挂号记录和收费记录则为同一人次。按此筛选有效数据，包含患者编号、挂号时间、缴费时间、挂号科室等信息，由此计算全院 / 各科室 / 各诊室每小时 / 每天 / 每月的患者流量。

（二）分析预测方法

对数据进行预处理后，综合运用时间序列预测法、替代数据检验、功率谱分析、概率图分析、拟合、箱线图等多种时序分析方法分析多时间尺度下患者流量的规律特征。此处主要介绍时间序列预测法。

时间序列预测法的基本原理是承认事物发展的延续性且充分考虑到偶然因素的影响而产生的随机性，通过编制和分析时间序列，根据时间序列所反映出来的发展过程、方向和趋势，借以预测下一时间或若干年内可能达到的水平。对于患者流量的分析与预测可采用基于自回归移动求和模型的时间序列预测，该模型简单而性能强大，是一种基于时间序列自相关、趋势性和季节性的预测模型，能对多种时间序列进行建模和预测。

（三）医院患者流量分析和预测与资源动态配置的应用

1. 时患者流量分析和预测与资源动态配置

采用基于自回归移动求和模型的时间序列预测法对全院 / 各科室 / 各诊室的每时段患者流量进行分析和预测，时患者流量分析以每小时为一个时段，评估全院 / 各科室 / 各诊室患者流量的变化趋势及预测值，基于趋势特征和预测值合理调整人力和诊室等资源。

【典型案例】A 医院对呼吸内科每时段患者流量进行分析和预测发现，科室的早高

峰出现在早上 7 点半左右（医务人员正式上班前），医院管理者可以根据这一时患者流量趋势特征将科室门诊上班时间适当提前半小时或 20min，下班时间相应提前，以减少患者等待时间，满足看诊需求。

2. 日患者流量分析和预测与资源动态配置

采用时间序列预测法对全院 / 各科室 / 各诊室的每日患者流量进行分析和预测，发现规律并合理配置医院资源。

【典型案例】A 医院对医院日患者流量分析和预测发现，心血管内科、老年病科等科室由于患者群体年龄偏大，工作日患者流量更大，而口腔科、眼科、医学美容科等科室就诊患者中年轻人、上班族占比偏高，存在周末效应。因此，医院根据日患者流量特征对医疗资源进行动态调度，增加口腔科、眼科、医学美容科周末的人员排班和诊室配置。

3. 月患者流量分析和预测与资源动态配置

用季节指数作为评价指标，季节指标即就诊量受季节变动影响形成的一种长度和幅度固定的周期波动，反映就诊量在不同月份的变化趋势和规律。季节指数 = 同月平均数 / 各年份月平均数 ×100%，季节指数＞ 100%，为患者就诊需求旺盛季节，＜ 100%，为患者就诊需求小。利用模型对全院 / 各科室 / 各诊室每月患者流量变化规律进行分析和预测，为资源配置提供参考依据。

【典型案例】A 医院分析预测发现，呼吸内科、心血管内科、皮肤科等科室患者流量呈现明显的季节性规律，呼吸内科和心血管内科 11 月、12 月、1 月、2 月季节指数＞100%，患者流量大，其余时间则人流量偏低。医院 / 各科室要综合考虑不同科室的季节性特征对医疗资源进行动态调度，适当地增加或减少诊室、床位、人力等资源，促进资源利用的最大化。

二、来院患者地域来源分析与管理

在信息化可及性基础上，对患者来源进行分析，主要包括患者地域来源分析和地域来源结构变动分析。

患者地域来源信息是医疗数据中基于患者信息的重要组成部分，患者地域来源越广，外地患者占比越大，一方面可以说明患者对医院的认可度高，同时医院也能根据情况为外地患者提供更多服务。患者地域来源分析是通过在医院信息系统调取患者住址信息，多选择现住址，采用 ArcMap、Python 等软件制作电子数据地图从省级、省内市级、市内县（区）三个层面进行可视化展示。省级层面采用点线图表达患者来源的地域特点；省内市级层面采用气泡图以更加清晰地表达患者在省市间的空间分布特点；市内县（区）层面，热力图能特异性地表达患者在市区内的来源特点。

“结构变动度理论分析”可以综合反映医院各地区门诊患者构成比的动态变化情

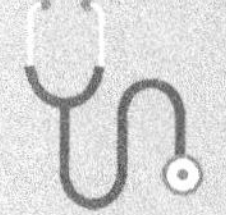

况，包括以下三个指标：结构变动值、结构变动度和结构变动贡献率，具体如下：①结构变动值 =Qij—Qi0，表示各地区患者构成比在该时期的变化情况，评价标准是结构变动值＜ 0 为负向变动，说明期末构成比较期初减少，反之则增加。②结构变动度是指各组成部分构成比的期末值与期初值差值的绝对值总和，表示整体变化情况。③结构变动贡献 = ︱结构变动值︱ / 结构变动度 ×100% 表示某地区患者构成百分比的变化对整体患者结构变化影响的大小。

三、来院患者疾病谱分析与管理

综合性医院疾病谱广泛、病种构成复杂，按照疾病分类规则，对患者所患疾病以分类计数的方法进行疾病谱分析。描述性统计分析是获得医院门急诊 / 住院患者疾病种类构成的常用方法，对患者进行疾病构成分析以了解患者疾病分布特征，提示医院未来学科建设和重点发展方向，对于来院患者多发、危重的疾病医院要加大研究力度，整合多学科力量，加强人才培养和技术培训，确保患者得到优质高效的救治。

（一）患者疾病构成及顺位特点

利用病案管理信息系统收集患者信息，根据国家疾病分类统计（ICD-10）对患者主要诊断编码进行疾病分类统计，统计分析不同年份、不同系统疾病的患者例数及顺位情况并进行比较，了解不同年份间疾病顺位变化情况，明确危害患者健康的主要疾病，针对危害患者健康的主要疾病，加大学科建设和资源投入，用医疗质量去赢得患者。

患者疾病构成帕累托图分析：帕累托图是重要的质量管理工具，能从众多疾病构成中找到门诊 / 住院的主要因素。根据帕累托图分析原理，累计构成比落在 0 ～ 80% 为主要因素，为 A 类就诊的原因；累计构成比落在 80% ～ 90% 为次要因素，为 B 类就诊的原因；累计构成比落在 90% ～ 100% 为一般因素，为 C 类就诊的原因。通过帕累托图分析找到医院主要的多发病种，为医院开展重点专科建设，合理配置医疗资源提供依据。此外疾病谱是发展变化的，故帕累托图要进行适时的更新，进行动态管理。

（二）患者不同年龄组疾病构成管理

进一步细化不同年龄组的疾病构成情况，可以将患者按年龄分为 0 ～ 14 岁组、14 ～ 44 岁组、45 ～ 59 岁组、60 岁以上组，也要根据医院实际情况和现实需要划分年龄组。对疾病按年龄进行分类统计，明确不同年龄组的疾病分布特征以及疾病的高发季节，以做好医疗资源的动态调整，做好人员、物资储备，提高收治患者的能力。

（三）患者死因构成管理

收集医院的死亡病例，统计死亡构成靠前的系统疾病，分析死亡的原因，对死亡率较高的疾病加强相关专业学科群的发展，提高疾病的诊治能力。

小结：通过来院患者的分析与管理，更好地了解患者动态，做出有针对性的行动进一步扩大患者来源。

实操案例 65

患者来源分析与管理实践案例

（一）案例背景

随着医药卫生体制改革深化，医疗保险制度逐渐完善，群众的就医积极性大幅提高，加之公立医疗机构纷纷设立分院，民营医疗机构积极涌入市场，各大医院之间的竞争愈加激烈，医院如何在激烈的竞争环境中突出重围是值得思考的问题，加强患者信息管理，及时了解患者新动向是增加医院竞争力的可行之道。

（二）具体做法

患者来源分析主要分为患者地域来源分析、患者疾病构成分析和患者来源结构变动分析三个部分。以 A 医院为例，具体做法如下。

1. 患者地域来源分析

患者地域数据用点线图、气泡图、热力图三种数据地图形式从省级、省内市级、市内县（区）三个层面进行可视化展示。

（1）住院患者来源省级层面的点线图分析　在省级层面用点线图表达患者来源的地域特点，以医院所在地成都市为中心连接省外各个患者所属区域（以省会城市作为中心连接点表示该省总体来院患者）。患者地域来源分布较广，邻近重庆、西藏、新疆、云南、甘肃、贵州连接线更粗，说明这几个地区在该院住院患者较多。总体而言，该医院门诊患者来源分布较广，医院辐射范围较大。

（2）门诊患者来源省内市级层面的气泡图分析　在省内市级层面采用气泡图表达患者在省市间的空间分布特点。成都市气泡面积最大，表明患者分布最多，资阳市、绵阳市、南充市、眉山市患者分布次之，其他地市少量分布。

（3）门诊患者来源市内县（区）层面的热力图分析　市内县（区）层面，采用热力图特异性地表达患者在市内的来源特点，可以根据热力图颜色深浅，判断该医院全院市内县（区）门诊患者来源的聚集点。青羊区、金牛区、成华区和锦江区具有较明显的聚集点，患者分布较多，其他区县颜色较浅无明显聚集点，患者分布较少。

2. 患者来源结构变动分析

（1）不同地区患者的结构变动值和变动度　该医院 2017—2020 年各地区门诊患者来源结构变动值及变动度情况。省、自治区及直辖市患者结构变动值逐年正向变动，说明省、自治区及直辖市患者逐年增长；省内市级患者结构变动值在 2017—2020 年有正向、负向波动，但整体比重正向增长，患者比重上升；市内县（区）患者结构变动值逐

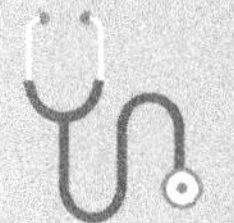

年负向变动，说明患者比重降低且速度加快。总体而言，2019—2020年患者结构变动度最大，主要是因为该年省、自治区及直辖市患者和省内市级患者迅速增加，市内县（区）患者比重下降明显（表10-3）。

表10-3　2017—2020年各地区门诊患者来源结构变动值及变动度

患者来源	结构变动值/%			
	2020/2017年	2020/2019年	2019/2018年	2018/2017年
省、自治区及直辖市	4.54	2.35	1.33	0.86
省内市级	1.77	1.24	–0.5	1.03
市内县（区）	–6.61	–2.64	–1.65	–2.32
结构变动度	12.92	6.23	3.48	4.21

（2）患者结构变动贡献率　表10-4表示2017—2020年各地区患者来源结构变动的贡献率，市内县（区）患者结构变动贡献率较高，达51%左右。2017—2018年省内市级贡献率第二，2018—2019年和2019—2020年省、自治区及直辖市患者结构变动贡献率第二高，说明2017—2018年的变动为省内市级患者比重上升，市内县（区）患者比重下降，2018—2020年的变动为省、自治区及直辖市患者上升，市内县（区）患者比重下降。

表10-4　2017—2020年各地区门诊患者来源结构对结构变动的贡献率

患者来源	结构变动贡献率/%			
	2020/2017年	2020/2019年	2019/2018年	2018/2017年
省、自治区及直辖市	35.14	37.72	38.22	20.43
省内市级	13.70	19.90	14.37	24.47
市内县（区）	51.16	42.38	47.41	55.11
合计	100	100	100	100

3. 患者疾病构成分析

采用描述性统计分析了解该医院2018—2020年全院门诊患者疾病构成及顺位情况。从疾病构成来说，循环系统疾病居于首位，占总数的17.78%。其次是肿瘤和消化系统疾病，分别占比16.10%和14.47%。妊娠、分娩和产褥期疾病，神经系统疾病比重较低，分别是4.45%和2.81%。从顺位变化可以看出，循环系统疾病占比始终第一，呈缓慢上升趋势；肿瘤和消化系统疾病分别位居第二和第三，保持不变（表10-5）。

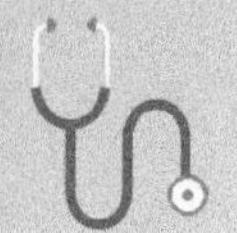

表 10-5 某医院 2018—2020 年门诊患者前 10 位疾病顺位构成

疾病	2018 年		2019 年		2020 年		合计	
	构成比 /%	顺位	构成比 /%	顺位	构成比 /%	顺位	构成比 /%	顺位
循环系统疾病	17.34	1	17.76	1	18.23	1	17.78	1
肿瘤	16.02	2	16.04	2	16.24	2	16.10	2
消化系统疾病	14.11	3	15.10	3	14.21	3	14.47	3
呼吸系统疾病	10.08	4	7.90	5	7.02	5	8.33	4
影响健康状态和与保健机构接触的因素	7.64	5	8.02	4	7.05	4	7.57	5
内分泌、营养和代谢疾病	6.80	6	6.28	7	6.21	6	6.43	6
泌尿生殖系统疾病	6.09	7	6.71	6	5.36	7	6.05	7
损伤、中毒和外因的某些其他后果	4.05	9	6.01	8	3.82	9	4.62	8
妊娠、分娩和产褥期	4.56	8	4.23	9	4.56	8	4.45	9
神经系统疾病	2.43	10	2.59	11	3.42	11	2.81	10

（三）原因分析及改进

分析发现，该医院门诊患者基本覆盖全国，周边省市患者较多且患者比例呈上升趋势。2020 年结构变动贡献率约 35%，提示仍有较大发展空间，而且该部分患者多为农村患者，经济情况较差。省内市级患者来源周边城市居多，2017—2018 年省内市级患者来源就诊人数增多，病源得到有效扩张，但是后劲不足。主要原因一方面是其他市级医院技术条件参差不齐，技术设备有限，缺乏优质医疗资源，无法满足患者需求；另一方面，由于该院市场拓展力度不够，不够重视这部分患者，导致增长后劲不足。

市内县级患者来源以医院所在地为中心，随距离增加而逐渐减少，其比重对患者结构变动贡献率最大，反映市内县级患者就诊对医院的发展至关重要，但是近年来其来院患者比重不断下降。

基于以上分析，针对省、自治区及直辖市层面的患者，医院提出改进措施如下：① 缩短患者住院时间，减少患者支出。② 拓宽单病种付费制度范围，便于患者入院前知晓大概费用。针对省内市级患者提出改进措施如下：① 加大医疗市场拓展力度，通过分级诊疗、医联体等渠道吸引基层患者转诊治疗，扩展医院患者来源。② 通过开展义诊、特色专科、互联网医疗等方式提高医院社会声誉。针对市内区（县）患者提出改进措施如下：① 加强医疗技术，提升服务水平和能力，② 加强周边区（县）宣传工作。

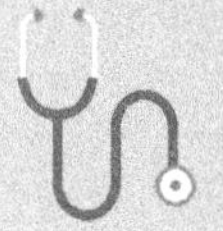

疾病构成分析发现，循环系统疾病，肿瘤，消化系统疾病始终居于前三，要有针对性地开展新技术和新项目，提高诊疗水平和能力。同时根据疾病构成的变化规律和特点，调整科室资源分布，配备相应诊疗设施，拓宽服务范围，为患者提供高质量服务，促进医院高质量发展。

（四）效果评价

通过患者来源分析并进行相应的改进，医院诊疗人次得到有效提升。2021 年三个层面的诊疗人次均有不同程度的上升，省、自治区及直辖市层面诊疗人次较 2020 年增长 12%，省内市级层面诊疗人次增加 16.3%，市内区（县）层面诊疗人次较 2020 年增长 15.6%。

第四节　来院患者的维护，从“流量”到“留量”

创造卓越的患者价值是培育和保持医院竞争力的关键，医院要主动进行来院患者的维护，解决人民群众就医的“难点、痛点、堵点”问题。在新时代新阶段，来院患者维护以切实改善患者看病就医感受为目标，坚持守正创新、问题导向、系统思维，全面梳理医疗服务流程，基于患者需求充分运用新手段、新技术、新模式，打通人民群众看病就医的难点、痛点和堵点。致力于合理满足患者需求，输出长期价值，医患双方建立长期稳定和谐满意的服务关系，人民群众就医获得感、幸福感、安全感进一步增强，推动医院进入患者高质量管理的良性循环。

一、患者就医痛点

（一）分类

1. 就诊前痛点

根据动脉网和蛋壳研究院发布的《2021 智慧医院创新白皮书》调研，就诊前患者面临的主要是就医痛点是现场排队等太久，其次是不知道该挂哪个医师的号，再次是挂不到时间合适的号及线上挂号的流程复杂等，如图 10-4 所示。

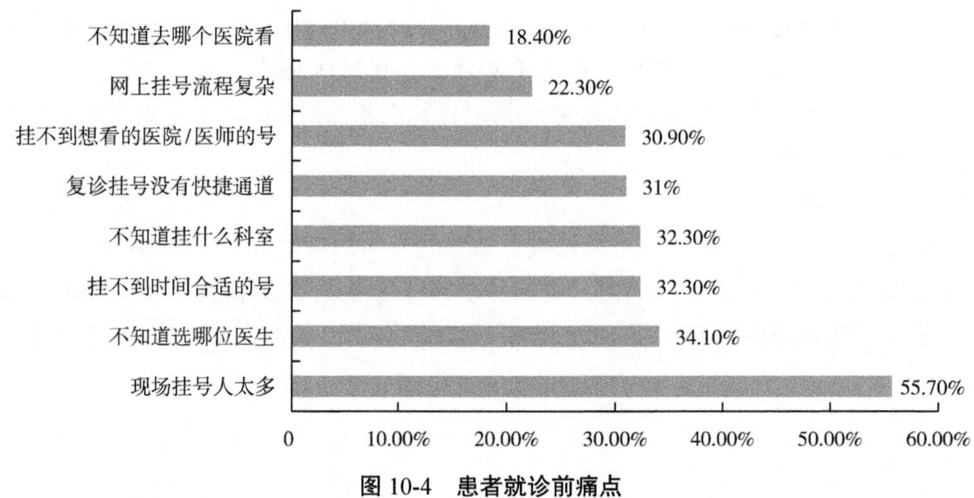

图 10-4 患者就诊前痛点

2. 就诊中痛点

就诊中面临的主要痛点是看病流程复杂，需要在不同的地方来回走流程办理手续，候诊和检查时间较长，和医师沟通时间太短等问题，如图 10-5 所示。

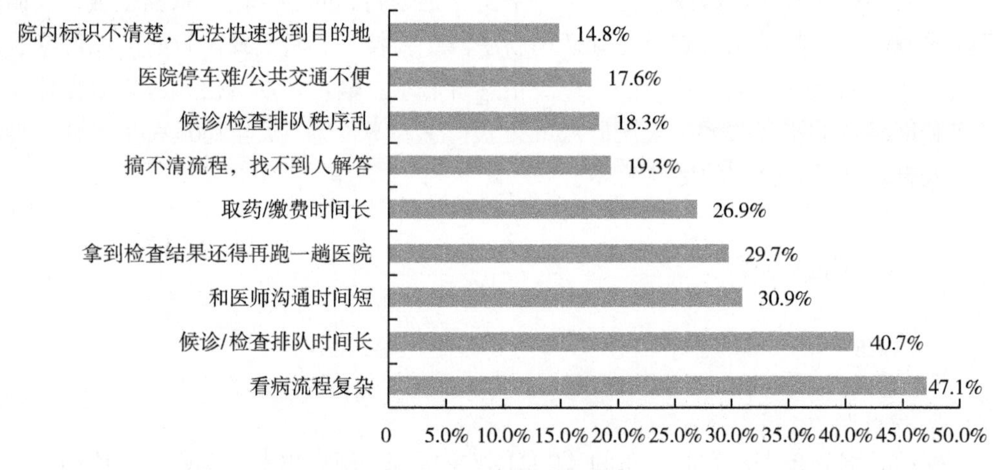

图 10-5 患者就诊中痛点

3. 就诊后痛点

就诊后所面临的主要痛点是还有问题问医师却没有即时沟通的渠道，病情突然有变化的时候不知道如何处理，缺乏诊后的随访，疾病监测的健康数据得不到实时和详细的解读等问题，如图 10-6 所示。

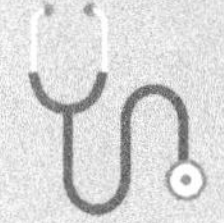

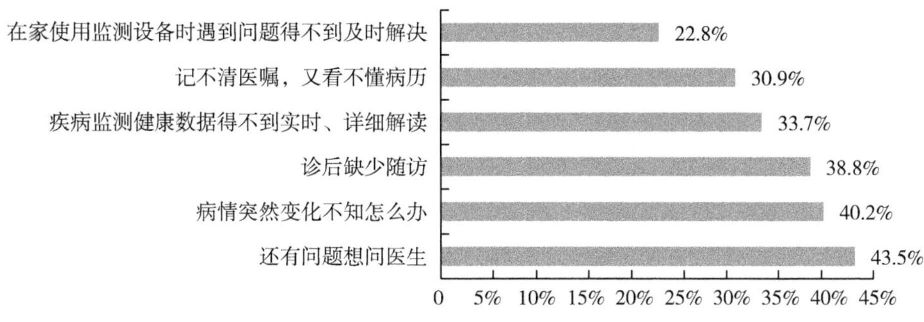

图 10-6　患者就诊后痛点

通过上述的用户问卷调研和专家深度访谈，进一步总结患者就医全流程中的痛点及需求。

（二）解决方法

1. 诊前选择困难，需用 AI 加人工高效匹配医疗资源

由动脉网和蛋壳研究院发布的《2021 智慧医院创新白皮书》中的调查显示，用户尚未开始就医就产生了一系列苦恼和问题，苦恼于现场挂号人太多的用户占比最高，达55.7%，需通过多渠道、多途径的预约方式来解决。还有近 1/3 的用户不知道选择哪位医师或挂什么科室，可通过 AI 导诊工具解决偏模式化的问题，如根据患者症状、发病部位等信息推荐科室；通过人工客服解决更灵活的问题，解答患者关于医院其他信息的疑惑，二者相结合为用户高效匹配精准的医疗资源。

2. 诊中流程烦琐无效，需优化就诊流程和空间布局

调查显示，47.1% 的用户认为看病流程复杂、需要在医院来回奔波。这需要医院对服务流程做“减法”及对空间布局进一步优化。同时相当一部分的职场人士认为就医时间难以协调，可以通过“延时门诊”解决或发挥互联网医院的补位作用。尽管目前线上只能复诊，无法初诊，但互联网医院与实体医院“延时门诊”相结合，线上线下形成就诊闭环，可很大程度为职场人士提供便利。

3. 院后服务不足，需建立畅通渠道促进医患交流

调查显示，43.5% 的用户在看完病后还有问题想问医师；40.2% 的用户在病情突然变化后不知该怎么办。沟通不便在特定人群中表现明显，如老年人在看病结束后容易忘记医嘱。这些痛点可通过采用互联网医院、院后随访、在线咨询、在线药事服务、健康科普等方式予以解决，对患者问题快速回应，辅助患者进行医疗行为决策。

（三）医院如何进行患者痛点分析和需求管理

上述是通过问卷调研的方式了解到的目前大部分患者面临的就医痛点，但是如何聚

焦某一家医院去有针对性地发现患者所面临的就医痛点并进行改进呢?

Norman 在 1995 年首次提出用户体验这一概念，近年引起了医药卫生领域的关注和应用，开始认识到不能仅仅依靠技术提升竞争优势，必须进入患者体验管理领域，创造令患者难忘的就医体验，从而与患者建立情感纽带，提升医院品牌价值。“患者就医体验地图”是从患者视角对服务中每个阶段的用户交互进行度量的分析方法，作为一种全流程患者体验分析工具，具有全局性、动态性、故事化、可视化等特点。

患者体验地图主要由患者目标、触点、痛点、机会等部分组成，患者目标是在医院就医场景下患者的核心诉求，痛点是患者在就医过程中由于期望与实际体验存在落差而产生的负面情绪，痛点来源于患者的真实需求，是医院服务优化的内生动力，满意点是用户需求被高效满足的正向反馈，触点即存在于患者就医过程中，能被患者感官所接收到的，传递出患者目标信息并连接体验的实体、服务或环境。患者就医体验地图，以建立患者角色为基础，通过对服务流程进行细分梳理，动态跟踪患者体验过程中的所有触点，深入分析患者在体验流程中的痛点、满意点，从而得出机会点并以可视化方式展现，为服务的患者体验优化提供建议。

实操案例 66

基于就医体验地图的患者需求分析实践案例

A 医院是集医疗、科研、教学、预防、保健和康复为一体的国家三级甲等综合性医院，年接诊患者 290 万人次，患者流量较大，医院也承受了较大的就医压力，现有的服务水平与患者就医需求之间仍存在一定的矛盾，医院的医疗服务水平有待进一步提升。现以 A 医院患者就诊流程为蓝本，从患者视角出发，聚焦“进院”“在院”和“出院”三个关键环节，构建患者体验地图进行患者体验度量，洞悉患者需求，得出服务流程优化具体方向。

（一）构建患者角色和场景

为明确医院就诊服务的有效群体，分别以门诊患者和住院患者为对象，采用问卷调查的方式，通过现场 / 网络方式进行问卷发放，问卷题项包括姓名、年龄、学历、专业（职业）领域、来院频率、就医习惯、挂号渠道、住院 / 门诊、服务需求、联系方式等。共计发放问卷 200 份，得到有效问卷 182 份，对问卷进行编码、录入和分析。基于统计结果，分别选取门诊和住院患者中来院频率较高（门诊 3 次以上 / 年和住院 2 次以上 / 年）的患者为主要目标群体，对其进行多维度数据分析，进而抽象为患者画像。

在确定目标群体后，从门诊样本中分别选择 5 名具有患者画像共同特征的患者，在住院样本中也选择 5 名同样的患者，作为目标对象进行访谈。在保证患者知情权和隐私权的前提下，通过实际观察和患者访谈获得目标群体在就诊过程中详细信息，并进行总结和梳理，分析和探究患者就诊实际体验，如图 10-7 所示。

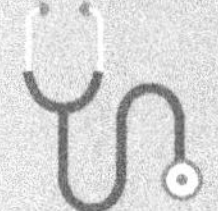

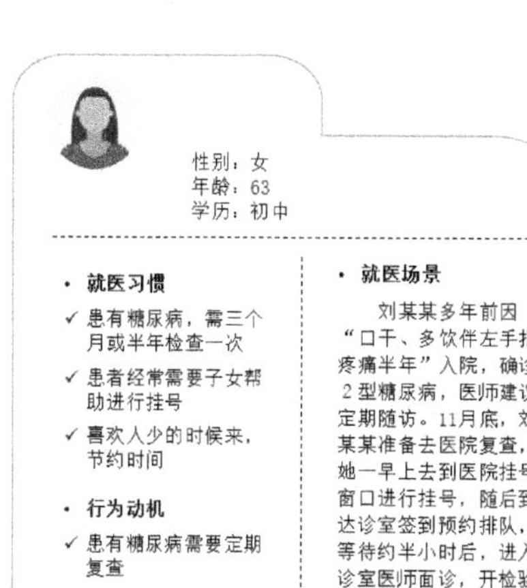

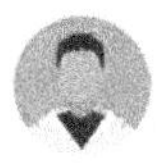

图 10-7　患者画像

（二）梳理流程阶段

以患者就医服务流程为对象，通过对访谈信息加以汇总和整理，确定患者就医核心服务流程，主要分为院前、院中、院后三个阶段，其中院前还可以细分为院外诊前、院内诊前两部分。根据服务目标，细化患者就医流程，并了解患者需求，保证患者就诊体验动作的连贯性。总体而言，门诊患者就医主要流程包括预约挂号、来院就诊、签到排队、专家面诊、缴费检验、二次诊疗、取药 / 治疗、离院康复、复诊预约、定期随访。住院患者就医主要流程包括预约挂号、来院就诊、签到排队、专家面诊、缴费检验检查、二次诊疗、办理入院、完善检验检查、手术 / 治疗、康复出院、复诊预约、定期随访（图 10-8、图 10-9）。

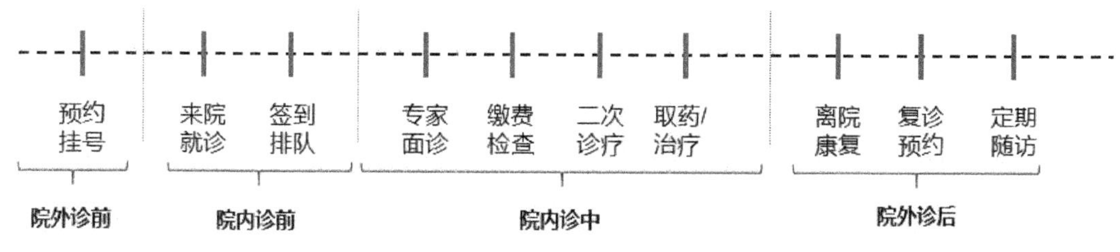

图 10-8　门诊患者就医流程

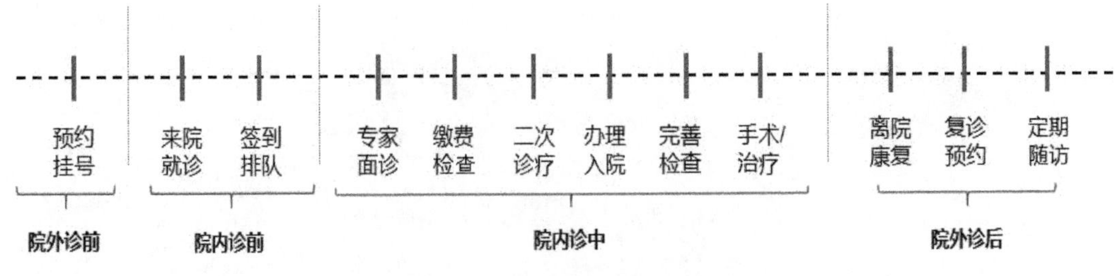

图 10-9　住院患者就医流程

（三）分析痛点、满意点与机会点

基于确定的就医场景，对被访谈者进行一对一访谈，采用满意度量表和情感倾向分析算法，分别收集并分析门诊和住院的目标患者在就诊过程中的实际感受和想法等重要数据。访谈提纲如表 10-6 所示。

表 10-6　患者访谈提纲

访谈目的	收集目标患者在就医过程中各环节的具体目标、行为、内心感受和想法，为绘制患者就医体验地图做准备	
访谈人员	访谈人：　　记录人：　　访谈对象：	
访谈对象	基本信息：性别、年龄、职业、经济状况等	
背景信息	患者就医场景：门诊、住院	
	患者期望：想要获得的服务功能和对服务效果的预期	
访谈问题	预约挂号	在预约挂号中，您的目标是什么，您通过什么方式进行预约挂号，能够挂上号吗？您在预约挂号的过程中有什么想法和感受呢
	来院就诊	您来医院就诊方便吗？需要多少时间
	取号排队	在取号排队过程中，您的需求是什么，您一般是如何操作排队取号的，等待的时间久吗，过程简单好操作吗
	……	

通过对访谈内容进行整理和分析，明确门诊 / 住院患者在就诊过程中各个环节的需求目标、行为路径、触点和需求感受。对患者就医期间各个环节的情感体验进行量化，结果发现门诊患者在预约挂号、排队取号环节体验感最差，在来院就诊、复诊预约的体验次之。住院患者在预约挂号、入院办理环节体验感最差，在术前检验检查、术后出院、定期随访环节体验感次之。

（四）绘制患者就医体验地图

将访谈信息进行汇总梳理，根据患者体验度量结果，绘制门诊和住院患者就医体验可视化地图，如图 10-10、图 10-11 所示。

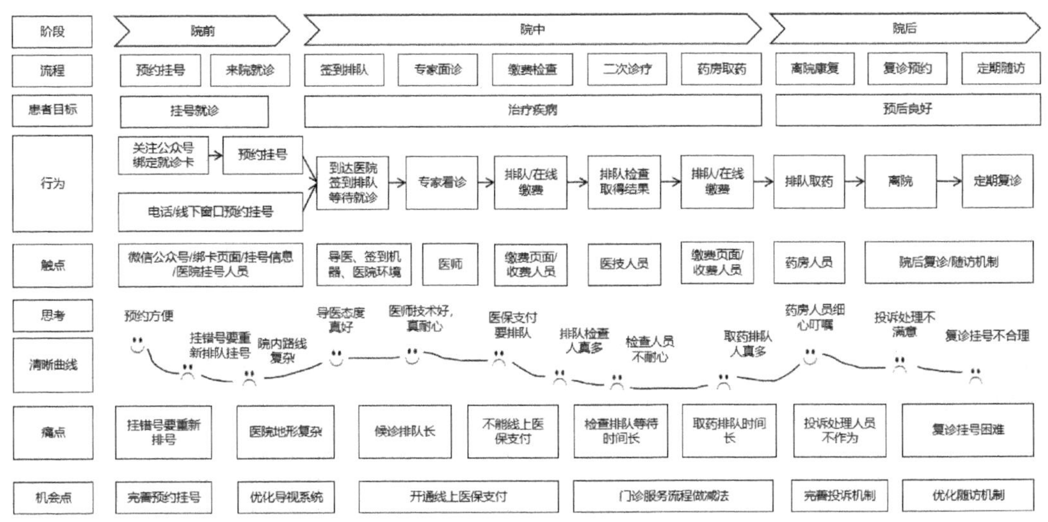

图 10-10　门诊患者就医体验可视化地图示例

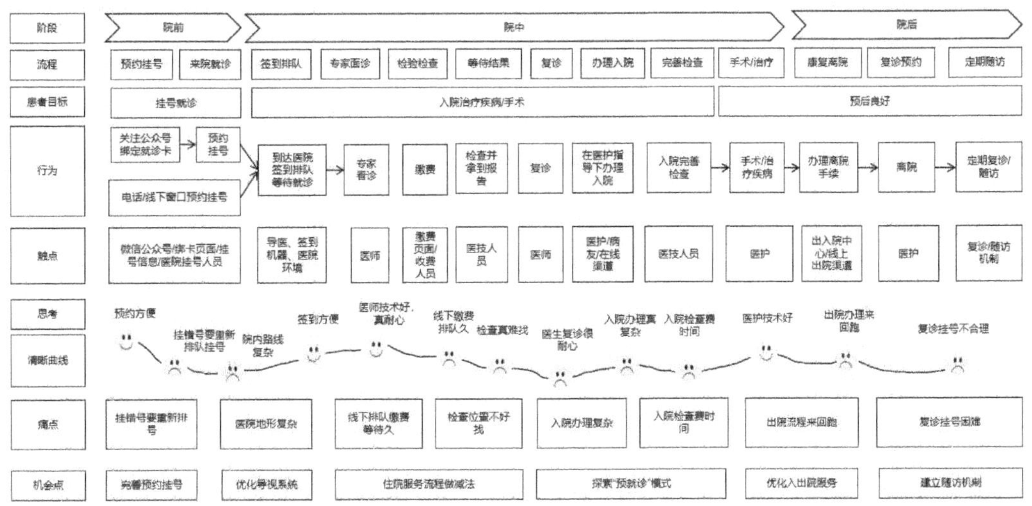

图 10-11　住院患者就医体验可视化地图示例

通过对上述患者体验地图和情感行为数据进行梳理，总结患者背后需求如下：

（1）预约挂号方式多样化。

（2）就诊流程简单，诊疗效率高，等待时间少。

（3）入出院办理快速高效。

（4）入院后尽快手术，减少术前等待时间。

（五）结果

患者需求贯穿于整个就诊过程中，依据患者行为路径梳理患者需求，结合痛点与满意点确定服务优化的机会点，并付诸行动进行服务效能优化改进，改进后，患者体验大大提升，90.5% 的患者表示下次生病仍然愿意继续选择该医院。

二、院前－院中－院后如何维护患者，从“流量”到“留量”

2023 年国家卫生健康委、国家中医药局印发《关于开展改善就医感受提升患者体验主题活动的通知》（简称“通知”），要求进一步解决人民群众看病就医的急难愁盼问题，改善全过程就医感受，提升患者体验，保障人民群众享有公立医院高质量发展成果。患者就诊的全流程也是医院争取和赢得患者的全过程，要以需求为导向，瞄准人民群众最为关心的医疗技术和就医体验问题，聚焦患者“进院”“在院”和“出院”三个关键环节，在技术提升和服务流程优化上下硬功夫，着力满足需求，让患者“用脚投票”，以患者存量带动增量，并让新患者留下来。

（一）创新院前服务模式，让患者进院更便捷

1. 完善预约诊疗服务

现阶段多数医院都建立了统一的就诊预约平台，但随着人工智能的发展，医院要进一步完善多渠道联合预约诊疗制度，延长挂号有限期，同时善于运用人工智能等手段提升预约诊疗的精准度，提升患者诊前体验。

（1）提供多途径、多种有效证件，落实分时段预约　多途径预约（如现场窗口挂号、自助机预约挂号、公众号预约、电话预约等），多种有效证件（如身份证、户口簿、社会保障卡、护照、军官证、驾驶证等）均可用于挂号服务。还要进一步加强号源管理，科学精准调整各挂号渠道号源投放量，加强退号与爽约管理，建立合理的退号惩罚和候补机制，提升号源使用率。同时医院要积极落实分时段预约，优化二次叫号系统、候诊提醒系统等，合理分流高峰挂号就诊人群，缩短患者等候时间，降低患者就医成本，提高患者满意度。

（2）延长挂号有限期　医院积极探索实行“一次就诊只挂一次号”服务，延长挂号有效期至主要疾病诊疗行为完成，原则上不超过 3 天，医院不重复挂号、重复收费。对于当日不能完成的检查检验项目，免费为患者提供复诊预约服务、解读报告和明确治疗

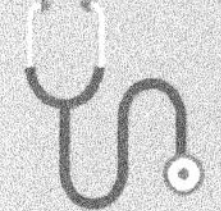

方案，无须再次挂号，让医学回归应有的人文关怀。

（3）智慧导诊系统与人工导诊相结合，确保患者精准挂号　针对患者最常见的“挂哪科”“到哪去”等问题，微信公众号/官网/小程序同步推出智能导诊服务，给患者提供有效的预约挂号指导，提升患者预约准确率。患者在就诊前输入性别、年龄、症状等信息，就可即时得到相关科室和医师的推荐，通过智能人机对话，实现导诊服务前置，同时保留线下导诊台和挂号窗口，保证线下患者（如老年患者）的需求。同时在线上渠道和线下渠道充分展示医院/科室/医师信息，也能为患者择医提供参考。

（4）推广诊间跨科、复诊，医联体内等多种预约模式，提升复诊率　诊间预约对于慢性病患者及其他需要长期就诊的患者是主要的预约就诊方式。医院要积极探索诊间跨科预约挂号，为挂错号及需跨科室就诊的患者提供跨科预约服务，并简化诊间预约的操作流程，争取实现主诊医师的一键式预约操作。同时为医联体基层医院预留一定比例的号源、床位，畅通绿色通道，医联体内转诊无须再次挂号，提升服务的连续性，通过多种便捷的预约模式，提升复诊率。

2. 探索建立预就诊模式

对于诊断明确且因相同疾病就诊的复诊患者，医院可以通过互联网诊疗平台、互联网医院或预约诊疗平台，预约复诊所需的检查检验，并根据检查检验出结果时间匹配复诊号源。

3. 推行预住院诊疗模式

医院在病房没有空床的情况下，对疾病诊断明确、病情相对稳定，符合住院手术指征的择期手术患者，在保障医疗质量安全的前提下办理预住院。将入院后、术前需要进行的术前检查在门诊完成，根据病情缓急和床位情况，在相应时间内（一般不超过5个工作日）安排正式入院，缩短入院后术前等待时间。预住院期间医院不收取床位费、护理费、诊查费等，前期门诊费用纳入住院医保结算范围，减轻患者费用负担。

【典型案例】青羊区的李先生因腹股沟疝到A医院就诊，需要住院行单孔腹腔镜疝微创手术，医师告知王先生：目前病房没有多余的床位，但是我们医院正在推行“预住院”，您符合手术治疗指征，生命体征稳定，可以先到入院服务中心办理“预住院”手续。王先生打断医师说：“那我等有床位了再来住院做检查，等检查结果出来再动手术，住院时间太长了，医师你也知道上班请假有多难，还要扣钱，唉”。医师说：“王先生您先别着急，我们现在推行的‘预住院’就是为了解决患者的烦恼，您办理‘预住院’后，抽时间先在门诊先完成早期的检查、检验、麻醉评估等，结果出来符合条件的我们就马上安排住院手术，而且我们的‘预住院’期间产生的检验检查费用，与住院后的费用合并纳入医保计算。”王先生听从医师的建议办理了“预住院”，检查结果出来后，当天王先生住进病房完成了手术，第二天王先生就出院了，整个住院过程不超过24h。王先生对医院的“预住院”模式赞不绝口：“真没想到，现在看病做手术这么方便，省时又省钱，真好!”

（二）优化院中服务方式，让患者就医更流畅

1. 提升医疗服务态度

医院应树立始终为患者服务的宗旨，调动员工“主人翁”精神，想患者所想，急患者所急，全院全员参与，改善服务态度，增强服务意识，重点关注医院服务接触点，保证医疗机构工作人员与患者接触时拥有积极向上、阳光开朗、空杯谦逊、换位思考、真心助人的心态，真正实现“以患者为中心”的服务理念，让患者及家属感受到一个有温度的医者，一家有温度的医院。

【典型案例】A 医院为弘扬“奉献、友爱、互助、进步”的志愿精神，与大学开展合作，共同组建语言志愿服务队伍，主要采用线下和线上（电话或微信视频）结合的方式，大学安排专班提供服务，语言包括多种少数民族语言和外国语言等，旨在帮助群众解决就医过程中的语言沟通障碍。

【典型案例】A 医院以“人文医院再出发”为主题，进行患者服务提升行动，组建由专科运营队伍组成的“贴心医疗健康管家”，在患者入出院资料中发放“健康管家”名片，主动服务住院患者，协助处理和解答住院过程中的问题，主要服务内容包括以下几点。

（1）解决就医过程中遇到的困难。

（2）帮助办理入、出院服务。

（3）帮助对接医疗专家。

（4）指导网上预约挂号、就诊。

2. 创新医疗服务内容

（1）创建多学科联合门诊模式，为患者提供精准诊治　开设多个多学科联合门诊（MDT）预约，用于复杂疾病的综合治疗，为患者制订连续化、个性化、规范化的诊疗方案。MDT 以疾病治疗涉及的专科为基础，打破学科壁垒，以多学科联合门诊的形式，建立以患者为中心的一站式诊疗模式，提高诊治效率，改善疑难重症患者就医体验。

（2）开设特色专病门诊，弹性安排门诊时间　根据患者的就医需求，结合科室、医师的专业特长及发展方向，按疾病挂号，患者根据自己的病症进行挂号就诊，如“鱼刺门诊”“学习困难门诊”“黑眼圈门诊”等，既能打造特色，又能提高就诊的效率。同时对于“学生族”“上班族”白天请假求医难等难点、堵点问题，积极探索开展“延时服务”，如开设“午间门诊”“夜间门诊”、增加“周末门诊”的坐诊专家，同步开放医技检查和物理治疗服务，进一步提高服务质量，更好地满足患者就诊需求。

（3）建立“一站式”服务中心　探索建立门诊“一站式”综合服务中心，为患者提供医保咨询、预约挂号、健康咨询、病假证明盖章，以及麻醉一类精神药品审核、门规办理、异地转诊、投诉处理、志愿者服务等；同时免费提供针线包、纸笔、花镜、订书机、

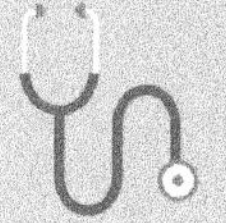

胶水，以及轮椅租借、小件寄存、失物招领等便民服务设施，满足患者日益增长的医疗服务需求，为患者提供更集中、更便捷、更高效的服务。整合医院入院服务中心、出院结算处窗口，建立“一站式”入出院服务中心，对空间资源、人力资源、运行流程进行重新梳理，优化资源配置，重拳打造高品质、高效率的患者“一站式”入出院服务中心。

3. 精简医疗就诊流程

医院的流程管理就是要满足广大人民群众的看病需求，要对医院服务流程做“减法”，即对这些重点流程进行优化，减少重复、非必要的环节。具体来说是，根据社会效益和经济效益有机统一的目标需要，整合医疗服务资源，再造医疗业务流程，打破就诊过程中的“难、繁、慢、乱、差”等瓶颈问题，达到工作流程的最优和服务效率的提高，从根本上提升患者就诊体验。

基于业务流程优化凯丁格阶段-活动模型（SA），结合医院的业务活动开展流程、特性等，将医院业务流程优化的过程分为六个阶段：构思设想、项目启动、诊断分析、流程设计、流程重建、监测评估，具体步骤如下（图 10-12）。

第一阶段：构思设想阶段，发现与挖掘医院业务流程优化机会，确定优化目标，争取得到医院领导层、管理层的支持；实施配套资源与潜力评估；确定业务优化流程方向。这一阶段所用到的主要技术和工具包括信息技术 / 流程分析、流程优先矩阵等。

第二阶段：项目启动阶段，该阶段主要落实业务流程优化前期准备工作。如成立专项工作小组，赋予相应权力，实现高效的分工合作；向患者和相关各方收集优化需求与拟达到的效果；制订详细计划（时间进度、预算安排）；制订绩效目标与考核方案。这一阶段所用到的主要技术和工具包括质量工具展开图、项目进度表等。

第三阶段：诊断分析阶段，主要分为界定和分析两步。界定现有流程，将医院现有业务流程按选定的标准逐层逐级进行定义，区分各项业务的边界与工作范畴；分析现有流程的痛点、堵点、难点，识别流程的瓶颈环节、冗余活动和低效率部分，挖掘问题的根本原因。所用到的主要技术和工具包括流程描述技术、鱼骨分析技术等。

第四阶段：流程设计阶段，为新流程的详细计划与设计阶段。主要包括根据问题根源分析的结果，制订针对性的优化方案并考虑可行性和潜在风险；设计落实优化方案所需配套资源（主要落脚于组织架构、人力、医院信息系统、专业设备等）；设计新流程实施各环节、步骤、具体效果等。新的流程设计要统筹兼顾、整体最优，主要采用头脑风暴法、选题小组工作法、流程仿真模拟技术等。

第五阶段：流程重建阶段，主要工作内容包括按照设计方案调整医院组织架构；落实人员、医院信息系统、专业设备等配套资源到位；方案宣传与人员培训；新旧方案过渡与切换。

第六阶段：监测评估阶段，针对业务优化方案的实施进行事中、事后评估，并提出改进意见与措施，进入实施、评估、调整的循环阶段，优化的流程最终还要交给患者去判断、去认可。

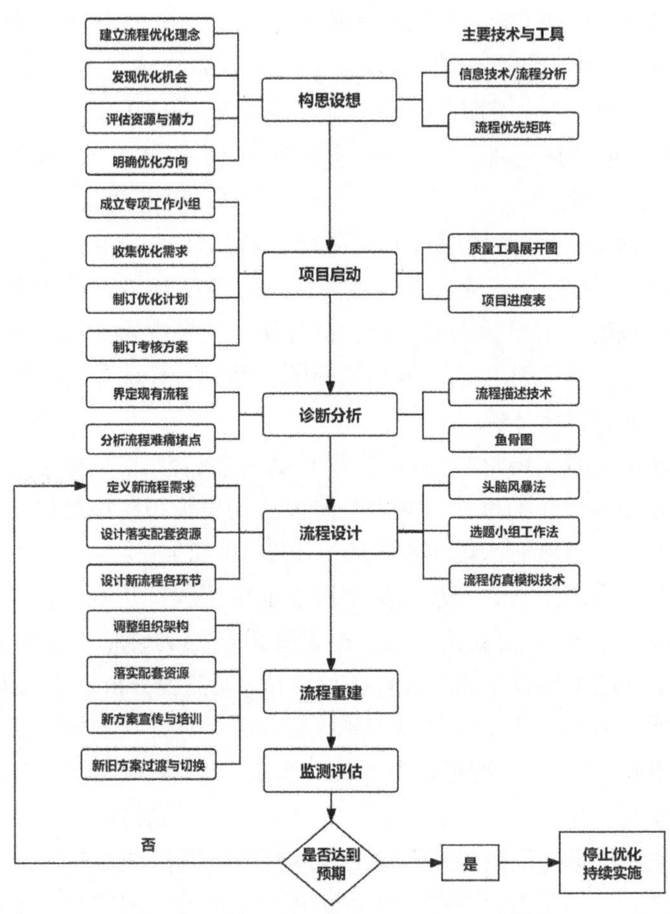

图 10-12　业务流程优化模块工作流程

4. 提升医院就诊环境

单一的或者杂乱的导视，不利于医院的高效运营，需要从全局的角度切入对导视系统优化升级，规划整套导视系统再具体落实到每一个导视点位的布局，通过模拟患者的活动路径去设计导视系统。系统全面的导视系统，不仅可以方便患者就医，也能极大地提高医护工作者的工作效率，智能导视系统建设策略如下。

（1）就医导航系统　包括来院导航和院内导航，可提供方便快捷的信息查询和地图引导服务，包括热门目的地快捷搜索、各楼栋楼层的索引，以及医院各诊区、各诊室、服务台、自助机的查询、搜索、导航等功能。将智能就医导视系统嵌入手机客户端，院内导航位于便民服务板块，患者通过医院微信公众号、医院 APP 等即可进入院内导航，在界面点击查询目标科室，即可呈现目标科室的具体楼栋、楼层及位置，点击导航键即可呈现二维地图与导航线路。

（2）触屏寻路系统　从患者进入医院开始，在各个重要分流点（如门诊大楼处、住

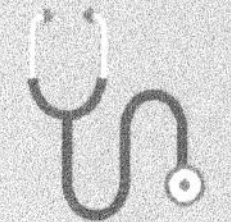

院大楼等）设置数字触控一体机，提供智能导引服务，支持触控查询交互，可根据需求制订各种信息发布内容，展示医院形象。

（3）语音沟通指路系统　标识牌内置语音传感器，在传感器覆盖的一定距离内，通过语音沟通，可实现路径询问答复。

（4）投射导视图标　通过投射设备将导视内容投射到地面或墙面，投射内容可调节，可随时根据需要变换投射内容。

（5）人工定点导航　对于部分院内布局复杂及老年人群偏多的医院，可设置专人在某一个 / 几个定点位置为来院患者提供咨询服务。

（三）提供院后“连续性服务”，让患者更满意

1. 推进慢病患者全程管理，提高复诊率

建设基于互联网医疗 + 全程管理平台，将患者或者医护“单纯被动参与”或“单方面主动参与”转变为“医患管三方共同参与”疾病的全程管理模式。互联网医疗 + 全程管理平台针对不同的疾病及其治疗方式，制订全程规范管理方案，构建起“线上 + 线下”联结互动的慢病专病全程管理服务，实现患者“离院—家庭—入院”的全流程智慧化闭环管理。统一的院级互联网医疗 + 全程管理平台打破医院原有的碎片化随访模式，使得高效管理、互联互通成为医院大的生态系统，为患者提供医疗服务、通用服务、便民服务等，提高患者的复诊率。

2. 改善患者投诉，留住患者

医疗投诉是防止矛盾恶化的缓冲带，背后隐藏了患者需求，相当多的投诉来自医院忽略了患者的隐性需求，通过投诉可以挖掘大量的信息和资源，为优化医院服务提供新思路。因此，医院畅通投诉渠道，倾听患者真实的声音，并建立投诉“事前预防—事中控制—事后改善”的长效运营投诉闭环管理机制，达到维护患者的目的。

（1）投诉事前预防　建立完善投诉机构，厘清职责。①建立完善、高效、便捷的“一站式”投诉处理机构，由医院投诉管理部门专门负责，达到统一受理、统一调查、统一协调、统一办理、统一反馈要求。②科室也要承担处理患者投诉的工作，科室要落实首诉负责制，对患者进行情绪安抚，第一时间沟通了解患者的需求，各临床科室还要指定专门的科室联络员，既能第一时间进行沟通、解决和处理，将风险控制在科室范围内，又能在风险不可控时与投诉管理部门高效对接，尽快处理投诉。

畅通投诉渠道：医院要设置专门的患者投诉接待场所，在医院的门诊大厅、病房等位置公示投诉接待时间、地点、联系方式等，接受走访、信函、电话、官方公众号等多种投诉方式，建立畅通、便捷、高效的投诉渠道。

（2）投诉事中控制　合理有效的医疗机构投诉处理机制对于提升患者满意度、提高投诉管理效率有着重要意义，要落实投诉管理中的基本程序，形成一套标准的处置流程和行为规范，即做到投诉有接待、处理有程序、结果有反馈、责任有落实。

在接待患者投诉时，要热情礼貌、耐心倾听、合理引导、做好记录、想患者所想、急患者所急，与患者建立良好信任关系，让患者觉得受到尊重和重视，表明医院积极处理的态度。

在处理投诉的过程中，医院要建立健全投诉处理的统一规范。调查处理时，本着公平公正的原则进行调查取证，在事实清楚的情况下及时给出处理意见；对于有能力解决的问题及时协助处理，对于超出职能范围的问题，上报相关部门进行下一步处理，并对患者做好解释工作，争取投诉者的理解。对于医疗投诉的处理结果要及时反馈给投诉者，包括投诉处理过程的阶段回复、处理完毕的即时回复和事后的随访。在处理完成后，对于发现的问题要及时处理并整改，避免相同投诉再次发生。

（3）投诉事后改善　要规范患者投诉信息的收集、整理和分析工作流程，建立投诉数据分析体系，根据投诉的性质和类型分析投诉信息，梳理普遍性、焦点性问题，发现医院管理的漏洞，重点进行原因分析，提出改进措施。对于重大的投诉问题要落实处理回访机制，改善患者对医院的形象。

加强投诉闭环管理：善于运用 PDCA 循环加强医疗投诉管理，对于投诉问题进行定期分析和总结，形成新的制度和规范，在下一次投诉发生前有效防范，形成“投诉—分析—整改—避免发生”的闭环管理模式。同时医疗机构应当根据投诉情况，及时梳理和掌握投诉多发科室、环节和人员，加强对重点科室和重点人员的管理和指导。

第五节　患者满意度测量、评估与改进

一、患者满意度概述

通常所说的医疗服务顾客满意主要是指患者满意，是患者根据自己医疗服务前的期望和服务后的感受，对就诊过程、诊疗效果、就医环境、服务质量与态度等多方面的综合评价，其形成于患者在医院所接受的医疗服务的总体感受，是患者所认为的应该达到的医疗服务的水平。公式表示为：患者满意度 = 患者感受值 / 期望值。

当患者满意度 >1 时，表示患者感受的满意度较高，数值越大，满意度越高；当患者满意度 =1 时，患者的感受既可以表示为“比较满意”，也可以表示为“一般”；当患者满意度 <1 时，表示患者感受“不满意”，数值越小，满意度越低。

医疗服务行业具有特殊性，属于知识密集型行业，与一般的行业相比具有高度的信息不对称性。供需双方始终处于不平等地位，医疗服务提供方掌握着信息、技术、知识，在医患双方中处于主导地位，而作为需方的患者由于不具备专业知识，以及医疗服务信息的不对称性和不确定性，导致了患者对需求感知不足或期望过高，在服务过程中处于弱势地

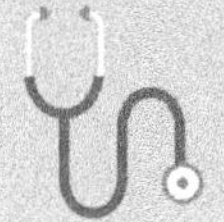

位。医疗服务行业的顾客满意是优势群体要让弱势群体感到满意，因此更具有特殊意义。

二、患者满意度测评模型

在借鉴国外影响广泛的顾客满意度模型（如瑞典顾客满意度晴雨表指数模型、美国顾客满意度指数模型和欧洲顾客满意度指数模型等）的基础上，众多学者构建中国顾客满意度指数的理论模型（CCSI）。该模型通过对数百个国家的实际情况进行分析，再经过不断的修正和完善演变而来，更好地适用于国内各个市场的满意度调查，其最终目标是提高顾客满意度。

CCSI 满意度模型从多个角度进行分析，包含品牌形象、预期质量、感知质量、感知价值、顾客满意度，最终形成顾客忠诚。每个环节都是非独立的个体，彼此关联、密不可分。

三、患者满意度测评问卷设计和调查分析

患者满意度测评模型确定后，可以根据测评模型的要求设计问卷并实施调查，在设计调查问卷时注意问卷设计的原则和方法，满意度测评数据来源于问卷调查，可以说问卷设计是满意度调查的关键一环。

（一）问卷设计的基本原则

1. 目的性原则

问卷必须与调查主题紧密相关，设计的问题主题明确，重点突出。

2. 逻辑性原则

问卷的设计要有整体感，问题与问题之间要有逻辑性，要符合被调查者的思维习惯，对问题的安排应做到先难后易、先具体后抽象。

3. 通俗性原则

问卷的设计要考虑被调查者文化水平的差异程度，问题通俗易懂，理解上无歧义。

4. 可接受性原则

问卷要让被调查者易于接受，在问卷的说明词中，应该将调查的目的和重要性明确说明，措辞要亲切温和，提问要尽量通俗化、口语化。

5. 便于处理原则

问卷数据要便于处理，要考虑到编码、录入、分析等问题。

（二）设计满意度调查表

通过问卷收集到的信息质量直接影响整个调查工作的质量，因此拟定质量优秀的调

查问卷是保证调查结果真实可靠的前提。设计问卷一般按照以下步骤进行。

1. 准备阶段

在准备阶段，根据测评指标将问卷涉及的内容列出提纲并分析内容的主次和必要性。此阶段应充分征求专业人士意见，以保证问卷内容完备且符合实际需要。

2. 问卷的初步设计

在这一阶段，主要确定问卷的结构，拟定编排的问题，问卷一般包括题目、调查与填表说明、问卷的主题内容和核查项目四个部分。

3. 调查与填表说明

根据研究目的填写说明信，在说明信里交代调查的主要单位或个人信息、研究目的和意义、匿名保证和致谢等。通常填答问卷的方法、要求、回收问卷的方式和时间等具体事项也可以写进说明信中，说明信要求简洁、亲切、谦虚、恳切。

4. 问卷主题内容

根据调查要求，按照问卷设计的基本原则列出相应的问题，并考虑问题的提问方式，再对问题进行仔细筛选和排序。对于问卷中的问题要考虑问题的必要性和答案的全面性。问题的设计语言表达要简明、生动、准确，避免使用专业术语和不确切的词语，满意度调查的答案多采用李克特量表法，是用编制好的量表测量人们对产品或服务的满意程度，被调查者根据提问给出不同程度的回答，即满意、较为满意、一般、较不满意、不满意，相应赋值为 5、4、3、2、1。

5. 问卷的使用和修改

初步设计的问卷要在小范围内进行试用和修改，事先评估设计的问卷问题是否合理与全面、顺序是否合适、答案是否符合逻辑等，针对问卷存在的问题进行修改和完善。

6. 信度和效度评价

问卷的信度和效度是问卷设计过程中不可缺少的环节，信度和效度分析的方法包括逻辑分析和统计分析。信度的统计分析标准有重测信度、半分信度和内部一致性信度；效度的统计分析标准有内容效度、结构效度和标准关联效度。

四、患者满意度测评实施

科学有效地实施患者满意度调查工作是最重要的环节，调查方法选择的合理与否，会直接影响调查结果。

（一）选取样本，确定抽样方式

样本的选取主要包括抽样方案、样本量及抽样对象的确定。

常用的随机抽样可以分为两类，即非随机抽样和随机抽样，由于非随机抽样无法

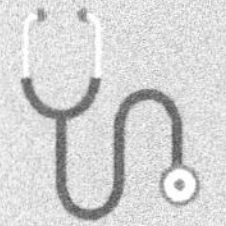

估计抽样误差，在满意度测评中不太适用。随机抽样是样本的选取完全随机，不受抽样者主观意愿的影响，常用的随机抽样方法包括单纯随机抽样、系统抽样、分层抽样、整群抽样和多阶段抽样，在满意度调查中，单纯随机抽样、分层抽样和系统抽样较为常用。

单纯随机抽样：也称简单随机抽样，是最简单、最基本的抽样方法，从总体的 N 个对象中，利用抽签或随机数字法抽取 n 个对象，总体中每个被抽到的对象概率相等。

分层抽样：先根据某种特征将总体分为若干次级总体（层），然后再从每一层内进行单纯随机抽样，组成一个样本。分层抽样可以提高总体指标估计值的精确度，分层可以将内部变异很大的总体分成内部变异较小的层，保证总体中的每一层都有个体被抽到，抽样误差较小。

系统抽样：又称为机械抽样，是按照一定的顺序，机械地每隔若干单位抽取一个单位的方法。具体方法：设单位总数为 N，需要调查的样本数为 n，抽样比为 n/N，抽样间隔为 K=N/n。例如，总体有 1000 个单位，拟抽取 100 个单位，抽样比为 100/1000=1/10，K=1000/100=10；采用单纯随机抽样法从 1 ～ 10 号中随机抽取一个作为起点，假设为 5，以后每隔 10 号取一个，抽取样本的编号依次为 5、15、25、35……

（二）满意度调查实施方法

患者满意度调查的首选方法一般采用“问卷调查法”，常用的调查方式包括面访、信访、电话访问、在线网络调查等。

1. 面访

面访也叫访问调查法，是最普遍的资料收集方法，访问调查一般是访问者向被访问者进行面对面的直接调查。整个访谈过程调查者和被调查者相互影响、相互作用，调查者可以直接听取被调查者的意见和观察其反应，灵活性大，但是面访花费的人力、物力、财力较大，对调查者的综合素质要求较高。

2. 信访

信访是通过邮寄的方式将事先设计好的调查问卷发放到被调查者手中，由被调查者自行填写，然后再返还回调查者手中。这种调查方法的优点是调查范围广，节约人力、物力、财力，并且结果不受调查员影响，较为真实，但是应答率较低，被调查者也可能曲解问卷含义，影响调查结果。

3. 电话访问

电话访问是通过电话询问调查信息来获得研究所需信息的一种方法。电话访问既有面访的灵活性，又有信访省时省力的优点，收集资料快，成本低。但是在电话普及率较低的地区，该方法难以实施。对医院传染病科、精神科、核医学科等特定科室的患者进行满意度调查时，为保护调查员的健康，可以选择电话调查。

4. 在线网络调查

互联网的发展对问卷调查产生了巨大的影响，可以利用微信小程序、二维码等方式进行满意度调查，甚至研制出网络模式下患者满意度调查数据的自动采集，但是网络覆盖率是影响网络调查结果外推的主要影响因素，同时受到上网者填答意愿的限制，目标人群可能对其视而不见，调查数据的质量也难以保证。

上述调查方法优缺点不一，医院在患者满意度测评中为了保证结果客观、真实、可靠，一般同时采用多种方法并行调查，主要为患者诊疗结束后医院公众号定向投放满意度调查问卷，辅以访问式调查、电话调查等。

五、患者满意度结果分析和应用

在分析评估阶段，应统计并分析回收的问卷，线上问卷可将数据进行清洗并导出，线下问卷需要手动输入数据再导出，进入数据分析阶段。数据分析方法与问卷设置需求是相互关联的。

1. 回归分析

一般使用线上问卷的样本量都很大，这种情况下首先应对样本结构进行分析，依据患者所填基本信息，如年龄、性别等，进行人群的分类。在分析数据前，为确保数据的可靠性、一致性和稳定性，需要对数据进行信效度检验（Cronbach 系数、KMO 检验、共同度检验等）。分析数据时，可借助 SPSS、Stata、R 等统计分析软件进行回归分析，以患者满意度各指标为自变量，患者对医院总体满意度为因变量，计算各指标对总体满意度的影响程度。

2. 象限分析法

若问卷中包含患者对各指标重要度的调查，使用象限分析法决定需要改进的项目及优先度。该分析法要求以指标满意度得分为横轴，指标重要度得分为纵轴，将各指标以数据点的形式呈现在象限图中，并以其所在象限将指标分为四类：优先改进项目、优势需保持项目、稍后改进项目和暂无须改进项目。

通过以上及其他相关统计分析方法，可精准定位问卷结果所反映的问题，并筛选和整理最终需要改进的环节。

通过对患者满意度的调查分析，医院对于所反馈出的信息，应成立专题整改小组。根据分析评估阶段对医院服务薄弱点的定位及优先级的排序，成立改进小组，并确定整改方案，讨论并决定最终的改进方案并加以实施。方案实施后进入新一轮的患者满意度调查，以追踪改进效果，并及时定位新的薄弱环节。同时，向临床科室反馈满意度调查结果，依据 PDCA 循环，保证满意度改进落地，不断完善相应的考核评价机制，确保医疗行为与患者需求的紧密衔接，逐步引导科室主动、积极和持续改进医疗服务质量，进而提高患者满意度。

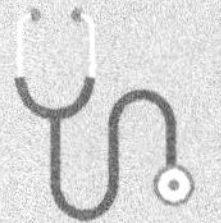

实操案例 67

A 医院门诊患者满意度测量、评估与改进实践案例

（一）项目背景

1. 卫生政策要求，是绩效考核的重要指标

国家在新一轮医改中，针对“满意度”这一指标提出了相关政策，对医院的医疗服务质量和水平提出了更高的要求。2019 年 1 月，《国务院办公厅关于加强三级公立医院绩效考核工作的意见》发布，患者满意度作为重要的指标被列入考核内容。2023 年 5 月，国家卫生健康委、中医药局发布《关于开展改善就医感受提升患者体验主题活动的通知》（国卫医政发〔2023〕11 号），文件提出要进一步解决人民群众看病就医的急难愁盼问题，改善全过程的就医感受，提升患者体验。在激烈的竞争环境中，医院在提高自身医疗水平的同时，也要牢牢抓住患者，以患者为中心，重视患者就医体验，提高患者满意度，建立医院精益化管理长效机制。

2. 就医需求转化，对医疗服务提出更高要求

随着我国医药卫生体制改革的深入、医疗保险体系的完善、人口老龄化和疾病谱的变化，人民对医疗服务资源的需求在总量和结构上大幅增加。人民群众的自我保健意识不断增强，就医需求也向着多样化与个性化的倾向转化，对医患交互过程中的服务质量的评价标准也在不断提高。

3. 患者满意度是寻找需求、挖掘问题的有效工具

患者满意度是反映医疗服务质量的重要指标，也是寻找患者需求和挖掘医院问题的有效工具。通过患者满意度调查能够进一步完善制度、优化流程，为患者提供更好的服务，实现医院高质量发展。

（二）项目目的

公立医院是守护国民健康的主力军，门诊作为连接医院和社会的重要窗口，是给人民群众提供医疗保健服务的重要阵地。门诊作为接诊数量最大、服务范围最广的部门，其医疗服务质量是医院综合服务质量的反映，是患者对整个医院满意度的基础。因此，为切实了解医院门诊医疗服务水平、医德医风建设、工作就医环境、后勤保障服务等情况，进一步提升门诊整体服务水平，提高患者就医满意度，需要对门诊患者开展满意度调查。

（三）具体做法

1. 团队建设

成立门诊满意度调查领导小组和项目实施小组，明确各小组的主要职责和实施计划，统筹协调，相互配合，确保门诊满意度调查有序推进。

2. 门诊患者满意度评价指标构建

项目实施小组前期查阅文献，对医院患者满意度指标体系进行梳理，最终基于中国顾客满意度指数的理论模型（CCSI），结合医疗服务行业的特点及患者行为决策特征，构建适合本院的患者满意度评价指标（表10-7）。

表10-7 医院患者满意度指标体系

一级指标	二级指标	三级指标
患者满意度	环境设施	门诊环境卫生及院感防控
		楼层布局合理，导诊指示明确
		医院配套设施便利性（电梯、停车等）
		便民设施（饮水机、轮椅、充电宝等）
	医疗质量	诊断与治疗水平
		护理人员技术水平
		医技人员操作技术水平
		医务人员解答问题的专业性与准确性
		治疗效果情况
	服务效率	门诊候诊秩序
		检查治疗、缴费取药的等待时间
		就诊流程的便捷性
		检验结果查询的及时性和便捷性
	服务态度	医务人员的服务态度
		遇到问题工作人员是否及时解答和引导
		投诉渠道是否方便畅通
	价格水平	收费标准是否公开透明便于查询
		诊疗检查费是否需要且是可负担的
		就诊药费是否需要且是可负担的

3. 问卷设计和处理

（1）设计问卷　项目小组借鉴国内外对于患者满意度量表的设计，基于医院发展情况和运营现状，以及问卷构建原则，设计门诊患者的满意度调查问卷，主要内容如下。

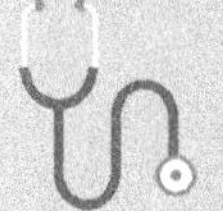

1）第一部分，受访者的基本信息，包括性别、年龄、受教育程度、职业和经济水平等基本人口统计学信息，以了解受访者的整体特征。

2）第二部分，调查问卷的主体部分，从环境设施、医疗质量、服务效率、服务态度和价格水平 5 个角度进行调查，再将 5 个隐形变量进一步细分为 19 个可测量的显性指标和 1 个满意度总体评价指标。

3）第三部分，开放性问答，设置意见建议栏，受访者可根据实际感受具体提出对医院的看法和建议，从而保证问卷调查的全面性、真实性和实用性。

问卷涉及的学术考量指标通过业内专业人士建议转化为患者易于理解的简短语句，答案部分依据李克特量表 5 个评价标准分为非常满意、满意、一般、不满意、非常不满意，实际得分为 5 分、4 分、3 分、2 分、1 分。

（2）实施预调查　为避免大样本发放的调查问卷存在不合理、难以理解、有歧义等问题，在正式发放问卷之前进行小范围的预调研。向 30 名受访者发放并回收调查表，调整表述不清、难以理解的句子，删除无效的问题，提高问卷的信度，最终确定问卷终稿并发放，共收回 516 份问卷，其中有效问卷 500 份，有效率为 96.9%。

（3）信效度检验

1）信度检验　采用克朗巴赫信度（Cronbach）系数来验证收集的问卷是否真实有效，一般 Cronbach 的 α 系数＞ 0.7 时，说明问卷调查质量较好。统计结果显示，Cronbach 系数 =0.812，高于有效系数 0.7，说明此次设计的问卷在各项指标的设立方面具有较高的一致性（表 10-8）。

表 10-8　可靠性统计结果

指标名称	Cronbach 的 α 系数	项目个数	总体 α 系数	项目个数
环境设施	0.838	4	0.812	19
医疗质量	0.723	5		
服务效率	0.655	4		
服务态度	0.841	3		
价格水平	0.932	3		

2）效度检验　使用 KMO 和 Bartlett 检验进行效度检验，以检验每个题项设置是否合理，变量是否合适。结果显示 KMO 值为 0.921，＞ 0.8，说明收集的数据效度很好，收集的问卷真实有效（表 10-9）。

表 10-9　KMO 和 Bartlett 检验

KMO		0.921
Bartlett 球形度检验	近似卡方	2916.04
	自由度	163
	Sig	<0.001

4. 满意度调查分析

（1）整体满意度情况　数据显示，受访者对医院门诊的整体评价较为满意，但是在门诊环境、楼层布局、门诊秩序、检查治疗、缴费取药的等待时间、就诊流程便捷性和检验结果查询的及时性方面评价较为一般，尤其是对医院就诊的便捷程度比较敏感，标准差也较大，门诊就诊流程亟待优化（表 10-10）。

表 10-10　满意度测评情况

二级指标	三级指标	非常满意	满意	一般	不满意	非常不满意	均值	标准差
总体满意度		168	235	87	9	1	4.12	0.765
环境设施	门诊环境卫生	97	185	178	37	3	3.67	0.890
	楼层布局合理，导诊指示明确	121	201	153	21	4	3.83	0.871
	医院配套设施便利性	175	265	60	0	0	4.23	0.646
	便民设施	149	276	74	1	0	4.15	0.658
医疗质量	诊断与治疗水平	155	321	22	2	0	4.26	0.551
	护理人员技术水平	143	245	96	13	3	4.02	0.797
	医技人员操作技术水平	152	293	55	0	0	4.19	0.613
	医务人员解答问题的专业性与准确性	165	279	54	2	0	4.21	0.639
	治疗效果情况	123	259	116	2	0	4.01	0.703
服务效率	门诊候诊秩序	95	167	235	2	1	3.71	0.779
	检查治疗、缴费取药的等待时间	89	179	207	24	1	3.66	0.829
	就诊流程的便捷性	126	185	189	0	0	3.87	0.784
	检验结果查询的及时性和便捷性	102	205	184	8	1	3.80	0.783

续表

二级指标	三级指标	非常满意	满意	一般	不满意	非常不满意	均值	标准差
服务态度	医务人员的服务态度	245	203	52	0	0	4.39	0.667
	遇到问题工作人员是否及时解答和引导	278	217	5	0	0	4.55	0.518
	投诉渠道是否方便畅通	256	221	22	1	0	4.46	0.591
价格水平	收费标准是否公开透明便于查询	199	278	23	0	0	4.35	0.566
	诊疗检查费是否需要且是可负担的	184	207	106	3	0	4.14	0.764
	就诊药费是否需要且是可负担的	178	199	121	2	0	4.11	0.776

（2）患者满意度影响因素分析　由数据可知对满意度影响程度的次序从大到小为价格水平＞服务态度＞服务效率＞环境设施＞医疗质量。价格水平和服务态度对门诊患者的满意度影响较大，服务效率、环境设施和医疗质量也都会对满意度产生影响，因此要加大对各维度的关注，提高患者满意度（表 10-11）。

表 10-11　回归性分析

变量	B 值	β 值	t 值	P 值
常量	0.662		3.436	0.001
环境设施	0.112	0.124	2.071	0.04
医疗质量	0.018	0.019	0.172	0.004
服务效率	0.118	0.124	1.642	0.002
服务态度	0.291	0.285	3.891	<0.001
价格水平	0.341	0.362	5.797	<0.001
R 方			0.647	
F			68.362	
P			＜ 0.001	

（四）结果应用

通过满意度调查，建立服务质量与满意度相互作用的长效机制，以患者对医疗服务质量高标准、高期望为外在压力，医院自身高质量发展的内在需求为驱动因素，以提升满意度为目标，通过定期满意度调查找出医院运营过程中的薄弱环节，分析原因并加以改进，形成满意度提升长效机制。

结合本次满意度调查结果和医院实际情况，因地制宜地提出优化策略如下。

1. 改善门诊环境卫生，优化布局

（1）改进卫生服务环境，新大楼即将竣工，有计划地安排门诊环境较差科室的搬迁工作，同时加强服务监督和巡查，注意环境清洁，给患者营造干净、卫生的就诊环境。

（2）改善院内布局，优化院内导航。梳理分析院内的不合理布局，适当加以调整优化，根据功能定位进行区域化标识管理，优化医院导视系统，增强标识指引。

2. 优化服务流程，提升就诊效率

（1）改善门诊预约签到流程，分时段预约，先签到、再就诊，迟到签到候诊，自动延后，以保证患者按时有序就诊，缩短等待时间，提高效率。

（2）优化就诊中间环节的流程，对就诊、缴费、检查、取药等中间环节的流程进行梳理，去掉无效环节，节约患者时间，提高满意度。

（五）实施效果

通过“满意度调查—分析—改进”这一良性循环，医院患者满意度得到有效提升，再次调查发现，患者对医院环境设施和服务效率两方面的满意度分别提升到了4.12和4.03。

示例：A医院门诊患者满意度调查问卷

尊敬的先生/女士：您好！

为推动A医院门诊建设，更好地提高医院的服务水平和服务质量，给您提供更好的就诊体验，恳请您能在百忙之中抽出一点时间，根据您的实际感受填写以下调查问卷。本次调查为匿名调查，不涉及个人隐私，感谢您提供真实可靠的信息及对本次调查的支持！

第一部分　基本信息

1. 您的性别

A 男　B 女

2. 您的年龄

A 30岁及以下　B 31～50岁　C 51～70岁　D 70岁以上

3. 您的学历水平：

A 初中及以下　B 高中/中专　C 专科　D 本科　E 硕士及以上

4. 您的职业

A 机关、企事业单位负责人　B 专业技术人员

C 商业/服务业从业者　D 农林牧渔水利业生产从业者

E 军人　F 其他

5. 您的月收入水平

A 3000元及以下　B 3001～5000元　C 5001～8000元　D 8000元以上

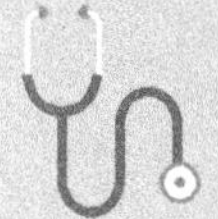

第二部分　门诊患者满意度调查

一、环境设施

6. 您对医院门诊环境卫生的满意度

A 非常满意　B 满意　C 一般　D 不满意　E 非常不满意

7. 医院各楼层布局合理，导诊指示明确

A 非常满意　B 满意　C 一般　D 不满意　E 非常不满意

8. 您对医院配套设施（电梯、停车等）的满意度

A 非常满意　B 满意　C 一般　D 不满意　E 非常不满意

9. 您对医院便民设施（热水、轮椅、充电宝）的满意度

A 非常满意　B 满意　C 一般　D 不满意　E 非常不满意

二、医疗质量

10. 您对医院诊断与治疗水平的满意度

A 非常满意　B 满意　C 一般　D 不满意　E 非常不满意

11. 您对护理人员技术水平的满意度

A 非常满意　B 满意　C 一般　D 不满意　E 非常不满意

12. 您对医技人员操作技术水平

A 非常满意　B 满意　C 一般　D 不满意　E 非常不满意

13. 医务人员解答问题的专业性与准确性

A 非常满意　B 满意　C 一般　D 不满意　E 非常不满意

14. 您对治疗效果的满意度

A 非常满意　B 满意　C 一般　D 不满意　E 非常不满意

三、服务效率

15. 您对门诊候诊秩序的满意度

A 非常满意　B 满意　C 一般　D 不满意　E 非常不满意

16. 检查治疗、缴费取药的等待时间

A 非常满意　B 满意　C 一般　D 不满意　E 非常不满意

17. 您对就诊流程便捷性的满意度

A 非常满意　B 满意　C 一般　D 不满意　E 非常不满意

18. 检查结果查询的及时性和便捷性

A 非常满意　B 满意　C 一般　D 不满意　E 非常不满意

四、服务态度

19. 您对医务人员服务态度的满意度

A 非常满意　B 满意　C 一般　D 不满意　E 非常不满意

20. 遇到问题医务人员及时解答和耐心引导

A 非常满意　B 满意　C 一般　D 不满意　E 非常不满意

21. 您对投诉渠道方便畅通的满意度

A 非常满意　B 满意　C 一般　D 不满意　E 非常不满意

五、价格水平

22. 收费标准是否公开透明便于查询

A 非常满意　B 满意　C 一般　D 不满意　E 非常不满意

23. 诊疗检查费是否需要且是可负担的

A 非常满意　B 满意　C 一般　D 不满意　E 非常不满意

24. 药品费用是否需要且是可负担的

A 非常满意　B 满意　C 一般　D 不满意　E 非常不满意

第三部分　开放性问卷

25. 根据您就医的真实感受，您认为医院还有哪些地方需要提升和改善？

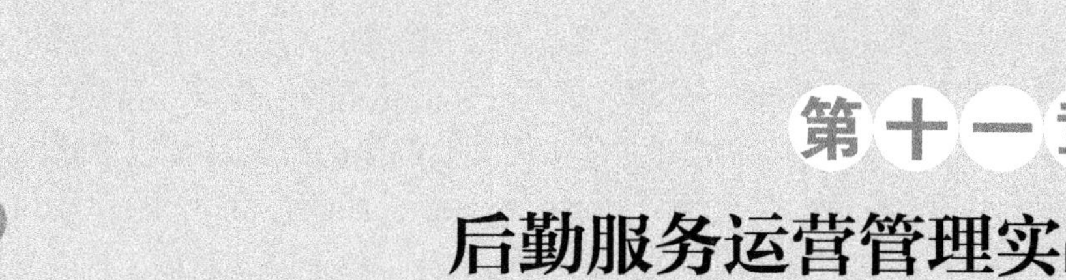

第十一章 后勤服务运营管理实战

医院运营管理的关注点往往围绕着医疗业务活动的开展、医疗收入的增长等增收指标，对支出指标尤其是后勤服务支持相关的支出缺乏足够的关注。然而，从对运营效果的影响角度来谈，支出指标对营运结果的影响更显著。一般公立医院的收支结余率在5%左右，若医院增收100万元，收支结余5万元，但达到相同的结果医院只需要节约成本5万元，很显然成本节约对收支结余的杠杆撬动作用更大。随着近十年医院扩大规模浪潮，医疗行业市场已基本定局，各家医院之间的竞争十分激烈，医院收入高速增长时代已结束。现阶段实现收入增长的边际效果已大幅下降，收入增长困难，医院也需要向内部管理要效益，降低成本。后勤运营管理在医院整体运营管理中具有十分重要的作用。

本章用效益中心化、阿米巴经营管理理念等理论指导后勤运营管理实践形成后勤运营管理思维导图，并围绕该中心思想和核心体系对运营管理重点要素、重要环节及重要内容逐一阐述，通过成本控制、流程管理、信息系统升级等措施优化后勤管理资源配置，提升管理效率和效果，降低医院后勤运行管理成本。

第一节　医院后勤服务概述

一、后勤服务的概念

“后勤”一词源于希腊文Logistikos，意为“计算的科学”。19世纪30年代，拿破仑·波拿巴的政史官A.H.若米尼在总结失败的经验教训时最先使用“后勤”概念，并以此作为军事术语。可见，后勤最早为军事所用，是战争艺术中的重要部分之一，指系统筹划和运用人力、物力、财力为军队建设和作战需要提供物资、技术、医疗、运输等各种专业勤务保障。随后，“后勤”逐步发展，被广泛应用于企业、医院等社会组织中，其理论和实践日渐成熟。

医院后勤服务是为保障医院“医、教、研、防”工作顺利开展提供配套的物资供应和支持服务的一系列活动的总称，是人员、活动空间、物资、服务过程等多要素的有机集成，其含义上有广义与狭义之分。广义上的医院后勤服务包含除医院临床、医疗技术、行政、护理、教学、信息、设备、药剂之外的物资供应和服务供应，可大致分为财务管理、总务管理、生活服务管理、基建管理、物资设备管理、环境管理六大方面。狭义上的医院后勤服务主要指总务管理和生活服务管理，其内容具备一般性社会服务功能，需要全天候精确保障。从医院管理的组织协调分支来说，医院后勤服务更多使用狭义含义。

二、后勤服务的任务与作用

“兵马未动，粮草先行”，医院后勤服务是医院正常运行的重要组成部分，是医院“医、教、研、防”发展的根本基石和基本保障。后勤服务主要有三个方面的任务：一是安全高效地保障日常运行所需的物资和服务供应、设备设施正常运转，其目标就是保障医院“医、教、研、防”和行政管理部门的正常运行；二是应急事件的处理与应对，包括紧急安全事件、重大治安情况、重大社会安全事件等的处理；三是新任务的科学执行，如新大楼的构建、科学规划科室布局、就医路线、打造明亮舒适的公共场所等。后勤服务作用就是为患者治疗和康复提供必要、舒适的物理条件，保障医务人员的工作和生活品质，支撑应急医疗保障功能有效运行，助力建设现代化医院，为医院有效运营和可持续发展提供根本支撑。其服务质量与患者就医体验、医务人员工作感受息息相关，对患者满意度、医务工作者满意度具有最直接的影响。

后勤服务不仅是支持保障的提供者，也是医院物资、能源等重要资源的分配者，其运行本质上也是医院资源配置的一部分。后勤服务对医院运行起着举足轻重的支撑作用，对医院发展也有着不亚于医疗技术的决定性影响，可以说没有后勤就没有医院的正常运行，遑论医院的高质量发展。

三、后勤服务的基本内容

后勤管理可以大致分为设备设施管理和运行保障管理两个版块，根据部门职能又可进一步划分为三大内容。

1. 能源管理

医院能源管理需要在安全及时、足额供应医院运行所需的水、电、气、热等能源的基础上实现节能管理、绿色低碳。医院作为高能耗建筑的典型代表，随着社会健康需求的提高，就诊人数大幅提升，能耗呈逐年上升趋势，行业碳减排面临巨大挑战。在医院

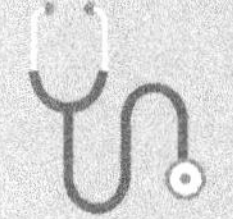

改造、运行过程中，促进节能降耗，提高医院能源利用效率，构建清洁低碳、安全高效的能源体系，实现医院社会效益与经济效益的共赢，是医院能源管理的重要目标和挑战。

2. 生活服务管理

生活服务管理旨在为患者和医务工作者提供舒适、整洁的医院环境，包括卫生保洁、餐饮服务、绿化、安保、消防、洗涤、物资配送等。此类后勤服务在社会上有许多优秀的服务主体，医院更容易通过获取外界资源实现管理效率的提升。

3. 房屋设施设备维保管理

后勤服务范畴的设备设施维保管理主要指对空调、通风系统、给排水系统、配电系统、电梯运行等附着在房屋建筑物上的相关设施的维保管理，目的是在保障设备良好运行的同时，于医院建筑物的新建与改扩建配置楼宇设施、改造房屋空间等项目时总体规划，综合考虑运行保障、维修维护保养和医院及学科未来发展的空间需求，实现需求与运维成本的平衡。

四、后勤服务的工作特点

1. 时效性

医院后勤服务是医院正常运行的重要保障，需要与医疗业务活动开展时间高度适配，因此医疗活动的无间断性、紧急性及运行高稳定性决定了后勤服务也要有高时效性。

2. 安全性

后勤服务的重要角色之一就是医院安全运行的守卫者，守卫就医环境的安全、医务工作者及病患的安全和设施设备的安全，避免紧急安全事件、重大治安情况、重大社会安全事件等的发生和及时应对。后勤与患者及职工身体健康安全息息相关，必须将安全放在首位，坚持预防为主，重点事项重点管理，异常事项突出管理。

3. 专业性

后勤服务因其服务范畴较广，需要使用、应用各种专业的设备设施，需要各工种具备相应的专业技术、知识和经验，部分岗位对工作人员的专业性有较高的要求。

4. 复杂性

后勤服务种类广，工作事项细、多、繁杂，各业务条线的流程和要求千差万别，管理对象的复杂性、管理要素的复杂性、多管理主体参与及专业设备设施的技术复杂性决定了后勤管理本身的复杂性。

5. 标准化

后勤服务因其高度重复性和业务复杂性，每个业务条线都需要有一套严格的执行标准，以此提高服务质量和管理效率，包括服务流程的标准化、管理制度的标准化及服务评价体系的标准化。

6. 经济性

对大多数医院来说，后勤部门不参与医院的创收业务，是一个纯成本中心，后勤支出成本仅次于人员经费支出和物资、药品支出，后勤服务必须考虑支出的经济性，寻找功能实现和成本支出间的平衡，节约时间、空间、人力成本，实现经济支出的效用最大化。

五、后勤服务的发展现状及发展趋势

（一）后勤服务的发展现状

1. 后勤工作逐步受到重视

20世纪以来，我国医院处于规模化的快速发展时期，医院管理更倾向于医疗技术的发展管理和增收扩张，对于医院后勤管理未予以足够的重视。近年来，随着医院高质量发展的提出，民众对医疗服务的质量需求不断提高，对医疗机构提供的就诊环境、服务态度和设备设施运行情况的关注度逐渐上升，后勤管理的质量和效率成为医院新关注的重点，医院后勤管理服务存在较大的提升空间。

2. 后勤服务缺乏成本意识、资源浪费严重

长期以来，医院后勤管理成本控制意识薄弱，管理者只问结果、不问过程，只要求后勤管理实现其保供保障目标而不问代价的现象在医院管理中十分普遍，尤其是许多公立医院后勤运营成本控制几乎不属于后勤管理的考虑因素。老旧的管理模式、管理习惯等因素及不计成本实现保供保障的惯例使得医院资源浪费严重，管理质量低，成本控制效果不理想。

例如，某三甲医院地处某省省会城市，其管理水平和经营效率均处于该省先进行列。但是在同该院后勤管理人员访谈时，该人员表示对成本控制与节约很陌生，医院后勤管理的出发点和过程中几乎没有成体系的成本控制指导思想，或者很少基于成本控制因素规划、安排后勤管理事项，仅在能源管理中会有成本控制目标考核。可见，成本管理意识在公立医院后勤管理中普遍缺乏。

3. 管理分散，缺乏集成化管理

后勤服务涉及工种繁多、专业范围广，工作事项细、多、繁杂，各种作业自成一体，有各自的工作规律和要求，形成无数个独立运行的小体系。各个环节、岗位间缺乏互联互通，推诿扯皮时有发生。在传统模式下，后勤服务的供给方和需求方服务映照关系为多对多关系，对临床业务人员来说很难厘清各种物资、服务的对应处理部门，往往一个简单的服务需求需要被多次发起、多次传递、重复沟通后才能解决，服务业务条线不清晰、流程重复，给临床科室带来不好的服务体验，员工满意度和患者满意度受到严

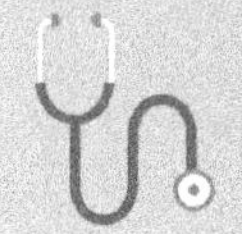

重影响。管理者也无法及时掌握服务工作的开展情况，难以追查事情原因，问题的解决无法循证，只能依靠管理者的经验判断。根本原因就在于医院后勤管理缺乏顶层设计，没有科学、系统的管理方法，没有明晰的发展路径规划对管理数据缺乏统计与分析。

例如，A 医院将供暖设施的维保分为零星维修和大型维修，后勤保障部设零星维修工作组及大型维修管理人员各一名，零星维修组负责后勤设施设备的小微问题维修维护，大型维修管理人员负责联系设备供应厂家进行维修，两组人员为平行关系，互相独立。A 病区病房供暖设备出现故障、无法供暖时，病房工作人员向零星维修人员提出维修申请，由维修人员到现场进行检测维修。当零星维修人员无法检测出具体问题或无法解决问题，需要病房工作人员再次向大型维修管理人员提出申请。供应商检测后认定不属于维保范围时又要求病房工作人员向医院零星维修部门申请维修……此外，因供暖设施管道从 B 病区病房经过，还需要 A 病区与 B 病区自行协商，B 病区同意后方可进行维修。维修中因需要砸墙体，因此又需要跟墙体补修人员和垃圾清理人员进行协调……因一个问题的出现，报修人员需要多次与后勤保障部不同岗位人员进行逐一沟通，问题长时间得不到解决的情形长期存在。临床科室人员抱怨颇多，后勤服务员工时常遭到投诉，抱怨也多。

4. 部分社会化

中国香港和中国台湾地区经济发展水平较高，医院后勤社会化取得了一定成效。在中国香港，由特区政府专门的部门或相应机构承担医院营房设施、给排水系统、空调和通风设备、电器设备设施、电梯、消防系统、煤气供应系统、医疗气体供应系统、园林绿化、垃圾处理等事务的管理，自动化程度高，专业性强，所有人员持证上岗的制度减轻了医院管理的负担，保证了医院的顺利运行。在中国台湾，医院几乎将其非核心业务的所有项目都外包给了社会上的专门服务商，不仅包括洗涤、餐饮等后勤项目，还包括检验等医技项目。

进入 21 世纪后，中国内地（大陆）地区医院后勤服务社会化改革正式启动。2000 年 2 月，国务院体改办等八部委在《关于城镇医药卫生体制改革的指导意见》中明确提出了医院后勤管理社会化的概念；2002 年 12 月，原国家卫生部颁发了《关于医疗卫生机构后勤服务社会化改革的指导意见（试行）》，对医院后勤管理社会化改革相关问题作出了较为详尽的解释与回答。2017 年 7 月，国务院办公厅印发了《国务院办公厅关于建立现代医院管理制度的指导意见》（国办发〔2017〕67 号），意见指出：要健全医院后勤管理制度，探索医院“后勤一站式”服务模式，推进医院后勤服务社会化。

中国内地（大陆）地区后勤社会化服务还处于探索中，主要有以下几种模式。

（1）后勤服务实体或企业集团化模式　该模式强调医院与医院、医院与社会的联合，组建服务集团，服务本地区或跨地区医院后勤。

（2）专业竞标分类承包模式　该模式的特点是将医院后勤服务分包，一家医院可以与数个专业化公司签订服务合同，逐步推进各项服务社会化。

（3）整体委外模式　该模式将医院所有后勤服务项目委托给一家服务公司管理，其特点是便于统一管理，整体协作。

虽然各家医院都在进行社会化管理，但是社会化管理模式和参与度有较大差异，很多医院将社会化管理简单地与服务外包画上等号或者将后勤与医院分离，这些都不是真正的社会化，其忽略了社会化管理的管理理念、管理机制和管理方式，徒有其表。从社会化进程来说，后勤保障服务性岗位仍在逐步社会化阶段，如保洁、保安、运送、膳食管理、停车场管理、被服洗涤等劳动密集型服务或经营性较强的服务，均已完成社会化。但对医院后勤保障的核心运行服务或涉及安全的岗位，尚未实现专业的社会化改革，如配电、污水处理、医用气体、医疗设备管理等。

（二）后勤服务的发展趋势

1. 进一步社会化趋势

医院后勤管理工作的社会化作为有效收支调控、减少医院资源消耗、降低服务成本、创造更高的经济效益的一个重要手段，最常用的方法就是委托外包，通过与第三方公司的合作，有效减少医院的人力资源需求。随着医疗机构管理机制的完善，后勤服务社会化的范围将进一步扩大，从原有的保安、保洁等技术含量低、劳动力密集的项目，进一步扩展至水、电、气等能源动力运行，网络信息系统管理，净化空调系统管理，餐饮管理等技术含量较高、对医院整体运行影响较大的项目。据中商情报网数据显示，2017—2021年，我国医院后勤服务市场的市场规模由192亿元增加至342亿元，复合年增长率为15.8%。随着医院后勤服务管理要求的不断提升，医院后勤服务市场规模将进一步扩大。

2. 智慧化趋势

近年来，后勤管理的作用在医院应对新冠感染疫情、重大自然灾害的过程中逐渐显现。随着智慧医院评审细则的陆续发布及医院高质量发展有关政策的持续出台，医院后勤管理受到高度重视。如何通过智慧化的手段降低后勤运营成本、提升服务效率和服务满意度，成为医院提升运营管理中一个重要课题。

传统的后勤管理理念已经不能满足现代医院后勤管理的需求，医院改变后勤管理理念和管理模式已是箭在弦上、不得不发。将后勤管理提升到医院管理的战略层面考虑，纳入智慧医院的顶层架构中，统一规划、分步实施，运用云计算、物联网、区块链等新技术、新手段，打造智能化后勤服务场景，为医院后勤提供智慧化管理解决方案是未来后勤管理的必然趋势。将所有的管理要素经过科学合理的顶层设计，形成管理资源和业务流程的有序组合、有机整合，以人员专业化、设备产业化、制度精细化和环境智能化为基础，通过服务管理信息化平台形成科学、系统的常态化管理，实现后勤管理的标准化、专业化。引进精益管理理念、价值导向理念、价值链管理等新型管理理念和方法，进一步丰富后勤管理的内涵是未来主流趋势，后勤管理与医疗服务深度融合，兼顾及时

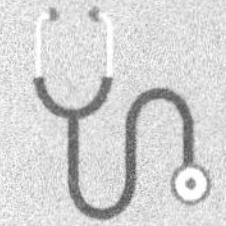

有效与安全经济，实现高效能服务和管理增值。

第二节　后勤运营管理概述

一、后勤运营管理基本概念

（一）后勤运营管理目标

基于后勤资金活动密集、成本支出大、管理流程复杂的特点，后勤运营管理的目的在于提高后勤服务的保障效率和质量，在既有的资源规模下，提高资源的使用效率，提高后勤的保障效率和质量，提升服务对象满意度，节约成本，高质高效地为临床一线提供供应保障。用八个字总结，后勤运营管理就是要“提高效率、控制成本”。

（二）后勤运营管理工作原则

1. 安全性原则

后勤必须将安全放在首位，坚持预防为主，重要事项重点管理，异常事项突出管理。

2. 及时性原则

及时有效地解决临床提出的问题，对临床一线的需求及时响应是后勤管理的最高原则。

3. 专业性原则

高度专业的工作人员、专业化的操作要求及规范、标准的资源消耗和服务质量是提质提效的基础。

4. 成本效益性原则

成本节约是后勤运营管理的重要原则，节约时间、空间、人力成本，实现资源效益最大化。

（三）后勤运营管理与后勤管理的区别

1. 概念不同

（1）后勤管理　是后勤部门围绕医院的医疗、教学、科研、预防、保健等工作目标和任务顺利开展而提供配套支持服务的人、财、物统筹计划、组织等活动过程。

（2）后勤运营管理　是围绕后勤管理过程的计划、组织、实施和控制，是与后勤服务过程密切相关的各项核心资源管理工作的总称。

2. 管理目标不同

（1）后勤管理是保障医院正常业务活动开展提供配套支持服务，更强调的是配套支持服务的完成，即首要目的是保供目标的达成，对为完成目标需要耗费的资源和配置效率没有提出要求。

（2）后勤运营管理是一套帮助医院后勤管理实现人、财、物三项核心资源精益管理的一系列管理手段和方法集，其强调的是后勤管理的效率和成本节约，用最少的资源又快又好地完成保障支持工作。

3. 管理对象不同

（1）后勤管理的管理对象是医院后勤服务目标和任务，可以是短期任务，也可以是常态化任务。

（2）后勤运营管理的管理对象是医院提供后勤支持服务过程中的人、财、物等核心资源的组织和使用，这些人、财、物构成后勤运营管理的核心要素。

二、医院后勤管理模式发展历程

医院后勤保障系统随着现代医院管理模式的发展而发展，从“传统封闭自我配套”的自支撑模式，逐步向“社会企业参与或承担”的开放模式转变，由粗放管理逐步向标准化、精益化、规范化、科学化、专业化管理转型。国内医院后勤管理大致经历了自主管理、中心式管理、企业化管理、社会化管理四种模式。

1. 自主管理模式

19世纪50年代前，社会服务行业满足不了医院需要，医院自办后勤，逐步将后勤管理人员独立于业务，形成了较为系统的后勤事业行政型管理体制和后勤工作组织机构，管理模式以粗放式经验管理为主。该模式符合当时的特定历史条件，机构臃肿、队伍散漫、专业素质差、工作效率和管理效率低下是该管理模式下的主要问题。

2. 中心管理模式

该模式下医院管理与后勤服务经营分离，后勤服务中心不具有法人地位，人事归属不变，但实行企业化经营，独立核算，自负盈亏，成为事实上的承包经营性质。此种模式仍然存在自主管理模式下的问题且因为其位置尴尬存在诸多障碍，犹如昙花一现。

3. 企业化管理模式

改革开放以后，第三产业发展迅速。医院第三产业公司应运而生，变相垄断医院后勤管理，但本质还是医院自办后勤。企业化管理推动医院后勤管理逐步向精益管理发展，管理人员从经验型向专业化转变，各项工作都以制度化、规范化、标准化为方向推进。

4. 社会化管理模式

党的十五大以后，第三方服务市场趋于成熟，社会上出现了专业后勤服务公司。2000年《关于城镇医药卫生体制改革的指导意见》正式提出“实行医院后勤服务社会

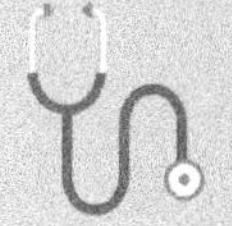

化”。各医院逐步将后勤管理中那些专业性强或技术含量不高但工作量较大的管理事务委托外包给专业后勤服务公司，用以解决医院后勤人员结构和知识层次严重老化的窘境。过程控制、量化决策、PDCA 管理环路、持续改进等管理方法和先进的信息管理系统被广泛运用，但由于缺乏总体规划，各个系统形成了信息孤岛，降低了信息沟通效率。

三、现代后勤运营管理理念与核心

（一）现代后勤运营管理理念

1. 效益中心化理念

医院通常将后勤服务作为成本中心进行管理，只起到了计量成本的作用，但其成本是否与其提供的服务相匹配是无法知晓的。将每个业务单元都作为一个效益中心来管理，是医院后勤成本控制思路的一个创新，其为医院提供的服务均视为其实现的收入，从收入、成本两个方面重视管理，便于根据效益指标对后勤服务工作进行评价。

2. 阿米巴经营管理理念

引入阿米巴经营管理理念为成本控制的主要指导思想，将阿米巴效益中心细分为阿米巴经营单元，确定内部转移服务价格，建立全成本核算及绩效考核体系，实现阿米巴经营核算。阿米巴管理模式可以真实反映后勤阿米巴运营的管理水平、竞争力水平、收入与成本的匹配度，进而有利于找出管理中存在的问题，为改进管理提供依据。通过每个子阿米巴效率和效益的提升，实现整个后勤管理的效率和效益的提升。

3. 基本决策方法 - 盈亏平衡点

后勤管理科学决策的基本方法在于寻找医院后勤服务的盈亏平衡点，也就是在现有成本管理效率基础上必须提供的基础服务量，也称为保本工作量。要运用盈亏平衡点，首先要对后勤提供的所有服务进行内部定价，结合成本核算及现行市场价格综合确定。盈亏平衡点的确定实质上就是对创造的价值和付出成本是否匹配的衡量。当医院现行状况下的需求工作量小于保本工作量，则说明医院为此支出的成本大于所获取的收益，此时后勤运营管理的重点应为压缩后勤固定成本或寻求服务量的增加；当医院现行状况下的需求工作量大于保本工作量时，说明现有后勤管理服务能力不足，运营管理的重点应为控制变动成本优化投入产出比。

（二）现代后勤运营管理核心

1. 现代后勤运营管理核心

我们在前面明确了后勤运营管理的目标就是提高效率、控制成本，其实效率的提高最终也会在成本控制效果和服务能力提升中予以体现，比较笼统地来说提高效率是成本

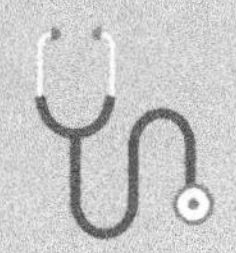

控制和增加服务量的一种有效方式和方法。所以笔者认为，后勤运营管理的核心问题就是成本控制问题和服务量问题。本章后勤运营管理的整个探讨也是围绕着成本控制和服务量这两个核心问题进行的。

2. 现代后勤运营管理核心思路

前面已经简单介绍过医院后勤运营管理的理念和方法，实际运用中我们以阿米巴经营模式为主要理念指导医院后勤运营管理。阿米巴经营模式将每个业务单元都作为一个子阿米巴来管理，运营精髓在于努力实现每个子阿米巴保本 / 盈利，在后勤运营管理实际运用中以实现每个后勤子阿米巴保本为目标，运用盈亏平衡点决策方法提供运营管理方向（图 11-1）。

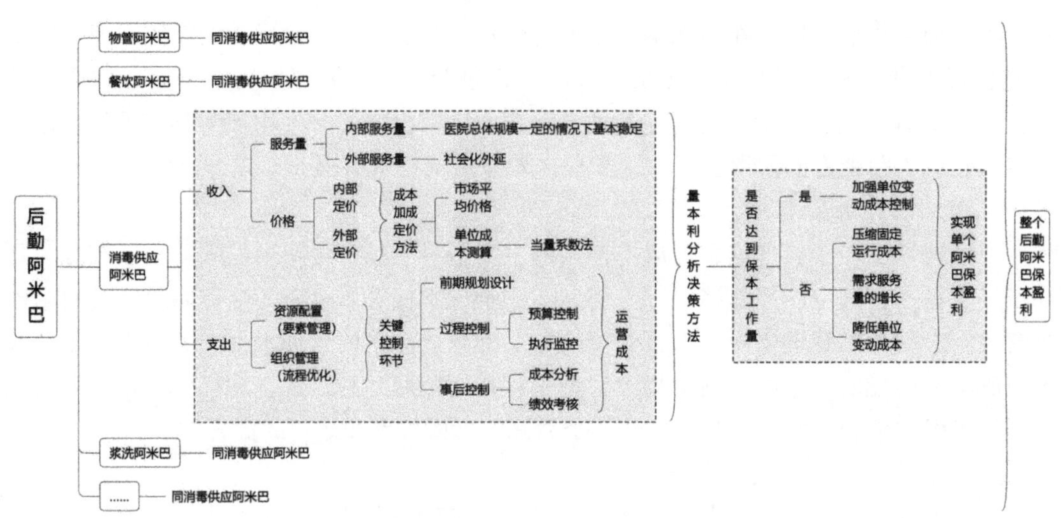

图 11-1　基于阿米巴经营的后勤运营管理思维导图

3. 现代后勤运营管理核心条件

后勤服务因服务对象主要为医院内部各个科室，短时间内医院规模不会产生重大的变动，后勤服务量相对稳定，后勤服务的总成本是比较容易获取的。后勤服务收入取决于服务的价格和提供的服务量，在量一定的情况下，服务价格是决定后勤服务收入最关键的因素，首先要确定如何进行单位服务定价。后勤服务的定价以后勤服务的单位成本核算为基础，再综合考虑市场价格予以确定，下面我们来探讨后勤服务单位成本如何核算的问题。

《事业单位成本核算具体指引——公立医院》中指出，服务项目成本核算适用的分配方法包括作业成本法、当量系数法和参数分配法等。因为医院后勤管理对象及过程的复杂性和易变性，作业成本法和参数分配法的使用需要的基础数据信息量大且需要实时

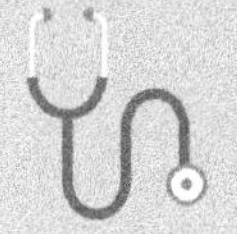

地更新，工作量大且结果差异性不显著，因此不太适用。在实务中我们更多采用当量系数法（折合当量法）作为后勤单位成本核算的基本方法。折合当量法对信息化依赖性不强，在医院成本核算中具有强适用性，尤其是操作标准化程度较高、全院通用类项目及医疗辅助类科室提供内部服务项目的成本分配，如浆洗、消毒业务。对其他信息化基础较好、成本核算要求较高的医院，也可以在作业成本法的基础上结合折合当量法进行项目成本核算。

当量系数法是在确定的核算期内以核算单位为基础，遴选典型的服务项目作为标准当量，其成本当量数为“1”，其他项目则与代表项目进行比较得到其他项目的折合当量值，再计算出各项目成本的方法。下面以一个案例来说明当量系数法在后勤成本中的核算运用。

实操案例 68

折合当量法在内部价格核算中的应用

一、项目背景

供应室作为医辅科室，其职能是为临床、医技提供消毒、供应包等服务。因其为间接成本科室，目前提供的服务和物品成本以粗略的方式分配入临床、医技科室的成本，对供应室提供的服务和物品也未实行精确的成本核算。随着医院运营管理要求的提高，要求对供应室提供的服务和物品采用内部转移价格的方式计入使用科室成本。对供应室的消毒包进行科学、合理、准确的成本核算，为医院提升运营管理水平奠定坚实基础，对医院降低成本、节约费用、提高供应室工作人员的积极性有重要意义。

A 医院是一家省级三级甲等医院，成立运营管理部门每月出具财务报表与成本报表，并进行运营管理分析，以月为时间周期对医院整体与各科室运营管理效果进行分析、制订管理策略。A 医院因各科室手术类型需要形成了消毒包种类 7000 余种，其中经常使用消毒包种类 2400 余种，其内部服务价格按照新消毒包确定时的成本测算为基础确定。消毒包成本测算方式以消毒包消耗的直接材料、机器标准工时所耗用的能源成本等加计确定，其间接成本中的其他耗材、人力成本、房屋折旧等均未分摊至各消毒包成本中，导致内部服务价格长期偏离实际值。消毒包内部服务价格测算方式产生以下几个问题。

1. 无效清洗和灭菌

未按照各主刀医师的专业水平及偏好习惯设置消毒包配置，而是将同一科室医师所有可能使用的器械均装在同一个或两个消毒包内。实际使用中造成了部分器械的无效清洗和灭菌，在增加医院消毒运营成本的同时加速了设备器械的损耗，并由此产生额外的器械需求量，增加了医院器械投入成本。

2. 非集中消毒时段"包锅"

一次消毒灭菌全流程的人力成本、机器折旧、机器能源消耗、消毒灭菌剂耗材的使用基本稳定，不会因消毒器械的多少而产生较大的变化，因此"包锅"情况下单个消毒包的单位消毒成本大幅上升。定价时未考虑非集中消毒时间段的额外单位成本，该部分上升的成本并未计入使用科室成本，非集中消毒时段加急"包锅"的情形成为常态。

3. 科室不愿新增手术器械，限制科室发展

部分科室不愿意增加手术器械配置，而采用加急、"包锅"的形式加快消毒包轮转从而节约器械投入成本。消毒灭菌机器运转的时间相对固定，根据经验，在非常规时间段完成一次消毒最少需要2h，集中消毒时段则更长，从而产生了科室无包可用的情况，对科室发展大为不利，同时也打乱了供应室工作计划和步骤，给供应室运营平添压力。

为解决上述困难，A医院在2021年开始施行折合当量法进行消毒包成本核算，并以此为基础建立"消毒运营品管圈"着力提升消毒运营效率、降低消毒成本。

A医院以月为时间单位对供应室消毒包成本进行核算，保持与财务报表及运营管理周期一致，便于进一步的数据分析和管理效果监测。以A医院某月供应室消毒业务成本核算说明折合当量法在消毒包成本核算中的具体运用。

二、具体做法

1. 运用折合当量法核算消毒包成本

（1）确定作业环节　通过实地考察、专家咨询等方式详细了解供应室消毒作业的工作流程及资源配置情况（包括人员、设备等），将消毒服务划分为几个消毒作业。作业流程的划分不宜过细，否则容易加大成本核算的工作量及核算差错率且吹毛求疵的成本核算意义不大。A医院将供应室消毒包作业划分为5个作业，分别是接收、清洗消毒、检查包装、灭菌、储存发放，具体作业内容如表11-1所示。

表11-1　供应室消毒包的作业划分及主要内容

作业名称	作业内容
接收	负责消毒供应包的接收分类，根据器械的材质、类别、污染程度对器械进行分类、清点登记
清洗消毒	根据器械特性选用相应的清洗方式及消毒方式，按清洗、漂洗、终末漂洗、消毒、润滑、干燥流程完成工作
检查包装	对清洗质量及器械功能进行检查，按消毒包的内容将材料、器械分类摆放、放置指示卡，进行打包工作
灭菌	根据包内物品材质选用相应的灭菌方式，按照设备操作流程进行灭菌操作，常用方式为高温灭菌、低温灭菌
储存发放	负责已灭菌消毒包的储存发放

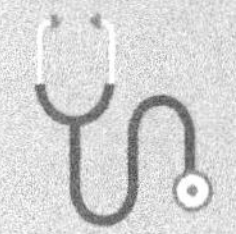

（2）确定成本构成　基于作业消耗的资源情况，明确消毒作业涉及的成本，并以月为时间单位进行归集。整个消毒服务消耗的成本包括人员成本、房屋设备折旧、耗材、能源、保洁等运行费用，以及分配到供应室的管理费用（图 11-2）。

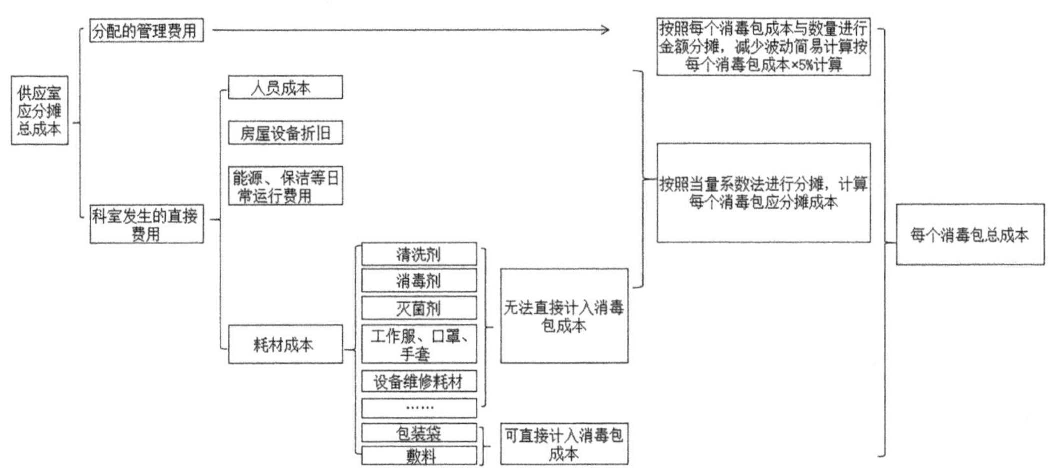

图 11-2　折合当量法成本核算思路

（3）成本归集　A 医院在成本核算期归集供应室成本共 1 088 985.07 元，其中直接计入消毒包耗材成本 144 440.28 元、间接成本 944 544.79 元。根据各环节成本动因自变量将归集到的间接成本分配至消毒各环节中：人力成本以人员作业小时数为作业动因，间接材料成本以材料消耗数量为作业动因，能源消耗以设备消耗总功率为作业动因，设备折旧直接计入各作业，其他如运送工人费用等由各环节均摊（表 11-2）。

表 11-2　各作业环节间接成本归集表　（单位：元）

作业环节	接收预洗	清洗		包装	消毒灭菌		存储发放
		清洗机清洗	人工清洗		高温灭菌	低温灭菌	
人力成本	7099.68	7099.68	7099.68	380 171.08	63 408.66	63 408.66	7099.68
间接材料成本	21 075	34 670	2380	/	/	49 216	128
能源消耗成本	3597.85	7272.85	3597.85	2791.29	72 616.29	2791.29	2791.29
设备折旧	2045.81	39 564.48	15 968.82	4959.67	21 656.49	70 342.70	2144.66
其他	7078.19	7078.19	7078.19	7078.19	7078.19	7078.19	7078.19
合计	40 896.53	95 685.20	36 124.54	395 000.23	164 759.63	192 836.84	19 241.82

（4）确定资源消耗成本动因和标准当量 资源消耗成本动因是指引起资源消耗、成本发生变化的原因，各作业环节消耗的资源不同，其成本动因也不同。根据实际调研情况，明确各作业环节的成本动因及标准当量（表11-3）。

表11-3 各环节成本动因及标准当量表

作业环节	接收预洗	消毒清洗		检查包装	灭菌		存储发放
		清洗机清洗	人工清洗		高温灭菌	低温灭菌	
成本动因	器械数	器械数	清洗时间	包装时间	消毒包体积	消毒包体积	消毒包体积
标准当量	把	把	60s	60s	$1000cm^3$	$1000cm^3$	$1000cm^3$

（5）确定消毒包作业折合当量 A医院成本核算期间共有消毒包种类1812种，共完成消毒配送消毒包39 570个。根据实地调研每个消毒包在各作业环节的成本动因消耗情况确定各环节作业折合当量（表11-4）。

表11-4 各环节作业折合当量归集表

序号	作业环节	接收预洗	清洗		包装	消毒灭菌		存储发放
			清洗机清洗	人工清洗		高温灭菌	低温灭菌	
1	日间小清创	16	16	2	20	0.03		0.03
2	眼科手术室器械包	5	5	3	15	0.01		0.01
3	心研敷料	0	0	0	25	0.08		0.08
4	心研介入剖单	0	0	0	13	0.05		0.05
5	口腔清创	6	6	1	12	0.01		0.01
6	美容抽脂盆	2	2	2	10	0.03		0.03
7	EO乳腺导管镜	1	0	1	12		0.13	0.13
8	新生儿立体袋EO（大）	1	0	1	25		0.13	0.13
9	EO除颤器（心脏）	1	0	1	12		0.13	0.13
10	腔镜敷料包	3	3	3	25	0.08		0.08
11	DLZ喉镜MIL0	1	0	1	15		0.08	0.08
12	DLZ心脏导管	1	0	1	15		0.13	0.13
13	口腔外科拔牙包	7	7	1	15	0.03		0.03
……	……	……	……	……	……	……	……	……

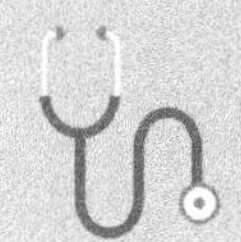

由消毒包各环节折合作业当量乘以当月消毒配送量得出当月各作业环节折合总当量（表 11-5）。

表 11-5　各作业环节折合总当量计算表

序号	作业环节	接收预洗	清洗		包装	消毒灭菌		存储发放	配送量
			清洗机清洗	人工清洗		高温灭菌	低温灭菌		
1	日间小清创	6704	6704	838	8380	12.57	0	12.57	419
2	眼科手术室器械包	4365	4365	2619	13 095	8.73	0	8.73	873
3	心研敷料	0	0	0	22 200	71.04	0	71.04	888
4	心研介入剖单	0	0	0	5330	20.50	0	20.50	410
5	口腔清创	60	60	10	120	0.10	0	0.10	10
6	美容抽脂盆	12	12	12	60	0.18	0	0.18	6
7	EO 乳腺导管镜	19	0	19	228	0	2.47	2.47	19
8	新生儿立体袋	1	0	1	25	0	0.13	0.13	1
9	EO 除颤器（心脏）	1	0	1	12	0	0.13	0.13	1
10	腔镜敷料包	1488	1488	1488	12 400	39.68	0	39.68	496
11	DLZ 喉镜 MIL0	2	0	2	30	0	0.16	0.16	2
12	DLZ 心脏导管	2	0	2	30	0	0.26	0.26	2
13	口腔外科拔牙包	8211	8211	1173	17 595	35.19	0	35.19	1173
…	……	……	……	……	……	……	……	……	……
合计		314 241	281 802	84 070	629 160	1356	421.56	1853.30	39 570

（6）计算作业单位成本　各作业环节成本除以折合总当量得到各作业环节单位作业成本（表 11-6）。

表 11-6　各环节单位作业成本计算表　（单位：元）

作业环节	接收预洗	清洗		包装	消毒灭菌		存储发放
		清洗机清洗	人工清洗		高温灭菌	低温灭菌	
标准当量	当量 1 的把数	当量 1 的把数	当量 1 的时间	当量 1 的时间	当量 1 的体积	当量 1 的体积	当量 1 的体积
作业成本	40 896.53	95 685.20	36 124.54	395 000.23	164 759.63	192 836.84	19 241.82
折合总当量	314 241	281 802	84 070	629 160	1356	421.56	1853.30
单位成本	0.13	0.34	0.43	0.63	121.50	457.44	10.38

（7）计算产品间接成本　某环节间接成本 = 该环节作业当量 × 该环节单位成本，产品间接成本 =∑ 环节间接成本。单位产品间接成本计算表如表 11-7 所示。

表 11-7　单位产品间接成本计算表　（单位：元）

序号	作业环节	接收预洗	清洗		包装	消毒灭菌		存储发放	单位产品间接成本
			清洗机清洗	人工清洗		高温灭菌	低温灭菌		
1	日间小清创	2.08	5.43	0.86	12.56	3.65	0.00	0.31	24.89
2	眼科手术室器械包	0.65	1.70	1.29	9.42	1.22	0.00	0.10	14.37
3	心研敷料	0.00	0.00	0.00	15.70	9.72	0.00	0.83	26.25
4	心研介入剖单	0.00	0.00	0.00	8.16	6.08	0.00	0.52	14.76
5	口腔清创	0.78	2.04	0.43	7.53	1.22	0.00	0.10	12.10
6	美容抽脂盆	0.26	0.68	0.86	6.28	3.65	0.00	0.31	12.03
7	EO 乳腺导管镜	0.13	0.00	0.43	7.53	0.00	59.47	1.35	68.91
8	新生儿立体袋	0.13	0.00	0.43	15.70	0.00	59.47	1.35	77.07
9	EO 除颤器（心脏）	0.13	0.00	0.43	7.53	0.00	59.47	1.35	68.91
10	腔镜敷料包	0.39	1.02	1.29	15.70	9.72	0.00	0.83	28.94
11	DLZ 喉镜 MIL0	0.13	0.00	0.43	9.42	0.00	36.59	0.83	47.40
12	DLZ 心脏导管	0.13	0.00	0.43	9.42	0.00	59.47	1.35	70.79
13	口腔外科拔牙包	0.91	2.38	0.43	9.42	3.65	0.00	0.31	17.09
……	……	……	……	……	……	……	……	……	……

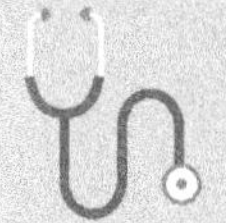

（8）计算产品总成本　单位产品成本＝直接材料成本＋间接成本＋分摊的管理费，核算期内供应室分摊的管理费用按科室总成本的 0.5% 计算（表 11-8）。

表 11-8　产品总成本计算表　（单位：元）

序号	作业环节	单位产品间接成本	直接成本	分摊管理费用	单位产品总成本
1	日间小清创	24.89	6.69	0.16	31.74
2	眼科手术室器械包	14.37	2.59	0.09	17.05
3	心研敷料	26.25	0.69	0.13	27.07
4	心研介入剖单	14.76	0.69	0.07	15.52
5	口腔清创	12.10	1.04	0.07	13.21
6	美容抽脂盆	12.03	0.69	0.07	12.79
7	EO 乳腺导管镜	68.91	6.30	0.38	75.59
8	新生儿立体袋	77.07	6.30	0.42	83.79
9	EO 除颤器（心脏）	68.91	6.30	0.38	75.59
10	腔镜敷料包	28.94	7.44	0.19	36.57
11	DLZ 喉镜 MIL0	47.40	30.90	0.49	78.69
12	DLZ 心脏导管	70.79	30.90	0.51	102.20
13	口腔外科拔牙包	17.09	2.24	0.10	19.43
……	……	……	……	……	……

2. 将消毒包成本纳入使用科室全成本核算

消毒包成本纳入使用科室成本，将台均手术消毒成本指标纳入年初预算考核目标。

3. 建立“消毒运营品管圈”项目小组

医院建立由供应室、财务部、运营部、手术室、临床专科科室等部门相关业务人员组成的专项项目小组，重新梳理消毒供应流程，疏通堵点、难点。重要措施如下。

（1）消毒包配置　以核算的各消毒环节的 1 个标准当量的单位成本为基础，对消毒包的配置进行重新调整。配置个性化消毒包——按照使用医师的专业能力及使用偏好配置优化配置器械种类及数量。

（2）内部服务分时段定价　集中消毒时间段消毒包按照折合当量法确定成本定价，非集中消毒时间段按照批次定价计入使用科室成本。

（3）实现手术室与供应室信息交互　优化手术室手术排台信息系统，手术室需提前

1天将手术排台计划上传系统，由医师和护士完善次日手术需要的消毒包清单后共享给供应室，供应室根据消毒包需求时间段及种类做好相应消毒规划。

（三）成效

1. 临床科室消毒灭菌费用成本降低

消毒包个性化配置减少了消毒包无效器械周转数，从而降低消毒成本。非集中消毒时段批次定价倒逼科室合理配置手术器械、合理安排手术时间，“包锅”现象减少90%，医院整体消毒供应成本显著下降。

2. 提升器械使用效率，降低无效损耗

手术包最优配置器械种类及数量，减少部分器械的无效清洗和灭菌次数，最大化提升每把器械使用效率，降低器械的无效损耗。

3. 提高资源配置效率

通过信息化系统，全面了解消毒灭菌包种类、数量、使用情况、周转次数等情况，为医院器械、消毒设备、人员配置提供翔实依据。器械使用效率的提高减少了运行器械总的需求量，进一步降低医院运营成本。

4. 科学定价，消毒灭菌服务社会化

消毒供应服务成本构成清晰，有利于对外消毒灭菌服务合理定价，为消毒灭菌服务走向社会化奠定基础，消毒供应中心进而演变为利润中心，为医院创造价值。

（四）启示

从医院供应室消毒包供应服务的内容及流程来看，基于作业成本法的折合当量法对消毒包成本核算更为适用。一是消毒包供应材料和消毒流程标准化程度较高，为折合当量提供了基础，使折合当量计算相对容易；二是折合当量简化了因为消毒包供应种类繁杂产生的细小成本差异，减少了成本核算的工作量，又不影响成本核算的精确性；三是以折合当量法进行成本核算，供应室为节约费用将进一步优化流程、提高流程的标准化程度。

第三节　后勤运营管理重点

当前医院后勤管理困扰主要集中在“成本管控难”“品质提升难”“效率提升难”等几大难题，其根本原因是医院的管理仍停留在被动服务的落后管理模式，严重制约了效率和效益的提升。“人”和“服务”是后勤管理中最核心的要素，是后勤服务成本、质量、效率的决定性要素。“人”的管理和“服务”的管理过程即是对后勤服务流程的管理，归根到底后勤运营管理即是对后勤管理资源的配置和流程优化的过程。

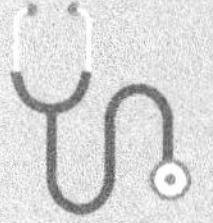

一、重点管理要素

（一）对“人”的管理

1. 管理意识

医院的核心业务是医疗服务，过去几十年医院的发展一直以医疗业务的发展为重心，后勤管理工作又以医疗业务为重心，后勤服务的运营管理工作长期得不到重视。在此背景下，后勤服务管理人员及部门工作人员的意识都停留在被动服务的层面，其思想意识还在做好医院后勤服务保障与管理工作上。医院对后勤运行成本控制缺乏考核激励，造成后勤管理人员对后勤运行成本的管理动机不强烈，对当前医改对医院产生的影响，尤其是对医院运行成本的影响还未有清醒的认识。所以提升后勤管理人员的管理意识是后勤运营管理工作最开始也是最重要的一步，管理意识不到位，对后勤运营管理的目标理解不到位，在具体工作开展过程中就会有很多人为的阻力，其管理自然达不到理想的效果。增强管理意识也是医院“一把手”工程，从上而下的重视可快速拧紧管理人员头脑中成本管理的弦，形成成本节约的整体良好氛围。

2. 人员配置

后勤服务是劳动密集型行业，最重要的资源就是人，人力成本也是后勤成本占比最大的部分。后勤人员配置需要遵循以事定岗、以岗定人、精简高效、结构合理、动态调节的原则，使后勤人员达到群体组合效能的最优化。因后勤服务中很多岗位需 7×24h 在岗，需要对轮班制度进行合理设计，精确测算轮班岗位人员数，在保证员工正常休息时间的基础上优化用工，将后勤岗位人数控制在合理比例。

关于医院后勤人力资源配置标准，目前已出台可参考的有 1978 年原国家卫生部发布的《综合医院组织编制原则》、2006 年人事部发布的《事业单位岗位设置管理试行办法》、原国家卫生部发布的《综合医院分级管理标准》、1990 年上海市卫生局发布的《上海市各级医院组织机构及人员编制比例标准》等相关规定。《上海市各级医院组织机构及人员编制比例标准》中规定三级综合性医院工勤人员占总编的 15% ～ 17%。考虑到近几年信息技术高速发展等因素，笔者认为医院行政、后勤人员比例在 10% ～ 15% 较为合理。考虑到后勤服务岗位的复杂性和工作量，后勤服务人员占医院总人数的比例应控制在 5% ～ 8%。具体岗位人员配置数量需结合医院后勤管理设备设施运行状态、信息化水平、社会化水平等予以确定，社会化、信息化水平越高，需要的人员就越少，但是管理能力要求需要相应提升。

（二）对流程的管理

我们在生活中评价一个服务的好坏往往是看这个服务能不能周全地响应被服务者的需求、过程是否顺畅、是否能及时地与被服务者进行信息沟通，这些都是由服务的流程决定的。服务的好坏取决于服务流程的好坏，流程管理对多部门管理尤其重要。流程用通俗的话来说就是告诉你做事情的步骤及步骤间的逻辑关系，先做什么，遇到哪种情形下一步又该做什么，是人员对完成具体工作的逻辑判断和过程管理，流程图是工作流程最直观的体现。

1. 流程设计要求

流程设计要求简单清晰，对服务需求方要发起流程容易，可一次性解决问题，对服务提供方来说可明确每一个被发起的流程下一步应该由哪一个岗位进行什么操作。业务流程的设计需要关注几个点：①要注重细节，尤其是要将关键环节标注清晰，各岗位人员对各自的工作流程一目了然；②制度的条线化，需要将管理制度充分融入流程中，将管理要点在流程中予以表述，可以通过逻辑判断的形式明确下一步管理重点；③灵活设计流程步骤，使其在落实管理制度的同时减少步骤的烦琐，达到简洁高效的效果；④在总流程的框架下，以"事项管理"的方式，将后勤管理工作按最小操作单元细化为无数个独立的事项，对每一事项从发起至结束进行全过程梳理，实现流程的模块化。

2. 流程优化和再造

对于存量医院来说，医院后勤服务已有既存的业务流程，但或多或少存在管理效率、管理质量效果不理想的问题，此时，流程优化和再造就十分有必要。针对现有的业务流程的基本问题进行反思，对流程进行重新描述、设计，以服务集成与整合为指引，改造流程，将流程中的任务、程序重新组合，使流程精简高效，最终形成集约的后勤服务事务流程图。业务流程的建立要掌握基础数据的管理理论和方法，结合医院的实际情况和事实，通过收集、分析业务管理的基础数据，发现管理流程症结所在。经过科学系统的分析发现其中的问题，有针对性地对业务流程进行优化，把管理决策和管理活动建立在循证管理的基础上，促进管理不断改进、完善。

3. 流程的标准化和固化

医院的后勤服务是多个部门共同参与、相互衔接的协调过程，后勤管理制度的制订就是把各部门的权责和流程顺序进行标准化和固化的最终体现。按照参与部门在后勤服务中的权责及扮演角色，可将各部门划分为三级：一级是后勤服务的采购和提供部门，如后勤保卫部和基建部；二级是后勤服务的使用部门，包括医院临床科室、医技部门及行政管理部门；三是后勤服务监督部门，如纪检监察部、审计部等。多部门管理中，必须明确各部门的职责和管理范围，避免出现无人管理或多重管理的风险。制度最重要的作用就是明确管理人员的职责权限，重点说明某项业务的事项范围、管理权限、需要做什么事、不能做什么、应该怎么做，是各岗位工作人员的行为依据与指南，管理制度的内容应细致、效果应精准，使后勤服务工作有章可循、有据可依。

医院后勤管理制度按照其管理的具体维度可大致分为以下五类制度（表11-9）。

（1）后勤工作组织管理制度　对后勤工作的总体管理制度，包括后勤保障与安全管理委员会的工作机制、议事机制、后勤管理部门组织结构、部门职责等，其目的在于明

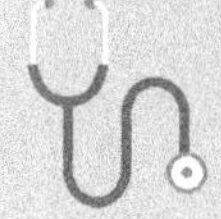

确后勤管理的职能范围及部门职责，以及整体后勤工作开展的衔接等问题。

（2）后勤服务岗位分工及职责权限制度　对后勤服务所有岗位和专业进行全面梳理，合理配置岗位数，实现岗位配置最优比例。明确各岗位、各工种的任职要求及岗位职责，实现一岗位一职责，依事定岗、依岗定责，制订完善的岗位责任说明书。员工任职前进行培训，要求员工熟悉岗位责任说明书的内容，充分了解岗位工作内容及任务要求，实现科学用工。

（3）后勤服务操作规范制度　建立完善的核心业务操作规范，根据各业务的特性，结合医院实际情况，具体情况具体分析，对每一个环节细化操作规范，具体到时间点、用品数量、动作次数等，使每个工作人员的每一项工作都有执行标准，使管理人员对每一个员工工作业绩的评价有可量化的依据。全面推行“8S”管理，即整理（seiri）、整顿（seiton）、清扫（seiso）、清洁（seiketsu）、素养（shitsuke）、安全（safety）、节约（save）、学习（study）“8S”管理理念和工作标准。建立“内有制度、外有标准、数据呈现、团队协作”的管理模式，实现物品分区明确，库房定位摆放，内部分区、分架、分层管理，文件目视化管理，机房标准化管理，环境与行为建设规范、统一，实现风险预警、隐患排查、应急演练、安全检查常态化。

（4）后勤服务工作考核评价体系　指医院为对员工工作绩效或社会化服务公司服务质量进行评价制订的制度体系，从而改变形式考核或片面考核导致的考核结果缺乏应用、无效反馈、无效考核的情形。医院应以各岗位的岗位职责、操作规范及标准为指标建立的依据，定性与定量指标相结合，按照指标的重要性赋予各指标权重，建立综合考核评价体系。在实际考核中要严格以员工落实制度的执行情况、工作过程记录、投诉事项等为考核依据，工作过程与评价应真实，考核评价人及被评价人应签字确认，并报科室管理人员。

（5）继续教育与总结制度　医院应重视后勤服务在职员工的继续教育，建立继续教育相关制度，可参考医务工作人员继续教育的积分制，并要求各岗位人员完成与岗位相对应的积分。医院也应组织继续教育、加大培训力度，采取多样化形式，如专家讲课、线上教育、工作研讨会、工作总结会、案例大赛等，内容包含但不限于专业技术对口知识、管理方法和工具的应用、先进信息化技术的应用、工作方法的总结。

表 11-9　后勤管理制度汇编表

管理制度	序号	制度名称
后勤工作组织管理制度	1	后勤保障与安全管理委员会工作制度
	2	部门工作职责
		……

续表

管理制度	序号	制度名称
后勤服务岗位分工及职责权限制度	1	后勤人员配置（定岗定编）方案
	2	岗位责任说明书
后勤服务操作规范制度	3	物资管理制度
	4	消防安全管理制度
	5	标识标牌管理制度
	6	停车场安全管理制度
	7	医疗维修、改造管理制度
	8	卫生保洁管理制度
	9	易燃、易爆危险品储存使用制度
	10	污水处理站管理和操作制度
	11	食堂食品留样制度
	12	施工管理制度
		……
后勤服务工作考核评价体系	1	后勤服务工作考核评价管理制度
		……
继续教育与总结制度	1	后勤专业岗位人员继续教育管理制度
		……

二、运营管理重点环节

成本控制和效率提升的管理最终都要落脚在管理的各个环节中，每个环节中都会涉及管理资源的配置和流程的建立。因此，本节提炼了影响后勤运营管理成本和效率的几个重要环节并逐一进行阐述。

（一）运营管理重点环节的确定原则

医院的人力、物力资源有限，管理不可能做到面面俱到、每个环节都管理到极致，后勤服务业务管理应遵循“二八原则”，对管理效果产生重大影响的重点关键环节要进行重点管理，达到事半功倍的效果。

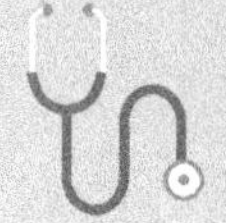

关键管理环节的确定可以从各业务条线上对成本控制或管理效率、效果起作用的程度来确定，需要遵循以下几个原则。

1. 目标导向原则

以后勤服务目标和后勤运营管理目标为导向，根据目标分析流程和环节，找到影响目标实现的关键环节。

2. 风险管理原则

以风险管理为前提，通过分析各种风险，找出风险可能性较大且导致严重后果影响的环节作为关键管理环节。

3. 数据分析原则

通过对业务工作数据、收入成本数据使用因素分析法、情景分析法等方法综合分析，明确对收入和成本产生重大影响的因素所在环节作为关键管理环节。

以能源管理为例，根据目标导向原则，医院提供能源的目的是满足采光、机器设备运行等要求，对医院能源使用成本和患者使用感受起决定性作用的环节最关键的是前期的总体设计、规划；根据风险管理原则，前期规划设计不当可能导致医院无法正常供能或供能不足，路线分配设计不合理，导致能源浪费等风险根据数据分析可明确医院能源消耗最多的部门和设备，使用过程中是否严格按照节能管理相关规定执行，综合以上原则，能源管理的关键环节即前期规划设计和使用开关管理两个环节，应对上述两个环节加强管理。

（二）影响后勤运营管理成本和效率的几个重要环节

1. 前期规划与设计

医院后勤管理的标准化管理特性决定了前端规划与设计的重要性，前端规划与设计方案合理与否、经济与否、高效与否将直接决定后勤管理的成本和效率。前端规划设计时应从整体效率、前期投入与后期使用综合成本及风险控制三个角度予以综合考虑，以下面几类业务为例。

（1）设施设备管理　指建筑及建筑附属物的运营、维护及相关维护。设施管理的对象和管理方法在建筑及建筑附属物建成或安装时就已确定，后期改造成本极高；设施的管理方法直接决定后期管理成本和管理效率，因此在建筑及建筑附属物设计、建造时就应进行充分的考虑，将后续管理方式、能源消耗、损耗率、维修耗材及维修频率等纳入前期招标考量范围，以综合成本和效率最优化确定设计、建造方案。同样，设备管理日常运行费用、维修费用等很大程度取决于设备的型号和功能参数，因此在采购前的论证中，需要将该部分因素予以重点考虑。

（2）能源管理　指医院对能源的生产、分配、使用和消耗的全过程进行科学计划、组织、监督、控制的活动。医院人员密度大、医疗电气设备多、运行时间长，常用能源包括水、电、燃气及高温蒸汽等，属于高能耗单位。2020 年 9 月，中国明确提出 2030

年“碳达峰”与2060年“碳中和”目标，碳排放权和碳积分制度应运而生，并作为稀缺资源在市场上进行交易，成为一些单位重要的成本支出或收入，医院也应积极响应双碳政策，对医院能源消耗进行长期规划和管理。

医院能源议价能力较弱，能源使用成本主要取决于能源耗用量，而耗用量的决定因素有两个方面。一是前端供能设备及耗能设备的能耗水平，二是各种设施设备的使用频率和时长。前端供能设备及耗能设备的能耗水平在产生能源消耗之前就已确定，因此需要在规划设计和采购时将能耗成本消耗水平纳入设计的影响因素范畴。前端供能可使用高效功能设施设备并利用新技术实现能源的二次利用或转换、自产能源，现在较为成熟且适用范围广泛的有余热回收系统、雨水采集系统、光伏板发电等。在采购时将耗能设备（如医疗设备、办公设备等）能耗水平纳入招标采购条件，可有效促进高效低耗设施设备的采购，从源头上控制能源耗用。此外，合同能源管理也是目前大型企业单位能源管理的主要方式，医院可借鉴其经验，引进社会专业第三方节能管理公司，对医院节能潜力进行综合评估、设计节能管理方案、监督方案实施，全面推动医院节能减排工作。

实操案例69

浆洗业务的自营与外包选择

（一）项目背景

A医院是一家三级甲等综合性公立医院，医院设床位1200余张，职工人数1500余人，根据现阶段日常浆洗数据统计，医院日均洗涤量约5000余件，月均洗涤量为15万件。目前医院正在进行扩建，建成预计床位数可达1800余张，预计在两年内投入使用。随着未来医院规模扩大，浆洗量也将出现较大的增幅，医院外送洗涤运营成本较高。医院决定进行调研，从成本控制及洗涤服务质量角度考量医院是选择新建洗浆房、自行浆洗或外包。

（二）具体做法

1. 自建洗浆房经济可行性论证

（1）调查摸底，提出自建预案　对A医院每天浆洗量进行统计和预测。

1）以医院三个月的浆洗量为统计对象，统计每品类每日浆洗量。

2）根据医院职工人数、总诊疗人次（住院人次）、手术台次等建立浆洗量测算模型。

3）以医院发展战略及5年规划预测洗浆房建成后浆洗量，以此浆洗量为基础进行浆洗房建设规模、设备投入及人员投入预算。

（2）前期投资预算　根据调研，医院新建洗浆房功能区划需要满足《医用织物洗涤规范》、需要符合《WST/508医院医用织物洗涤消毒技术规范》两区三通道的要求——脏污区和洁净区进行隔离；设置脏污区和洁净区的员工进出缓冲通道，以及从脏污区到

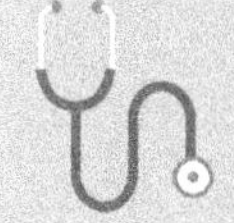

洁净区的缓冲通道。原国家卫生和计划生育委员会 2016 年 12 月 27 日发布、2017 年 6 月 1 日实施的《医院医用织物洗涤消毒技术规范》规定了医院医用织物洗涤消毒的基本要求，分类收集、运送与储存操作要求，洗涤、消毒的原则与方法，清洁织物卫生质量要求，资料管理与保存要求。

洗浆房需承担每周洗浆房工作人员到医院各科室分类分批取回需要洗涤的物品，然后经洗涤、漂洗、甩干和烘干后，对需要熨烫的物品（被罩、褥罩、枕套和床单）熨烫，不需熨烫物品归类整理待送到相关科室等主要工作。为满足上述要求，医院需要投入厂房 6 间，重设水电管道及铺设天然气管道，购置洗衣机 3 台、烘干机 3 台、大烫机 2 台、锅炉 1 台及其他辅助设备设施若干，建设期投资共计 97.50 万元。

（3）自营月运行成本测算　根据洗浆房日常运营所需，洗浆房运行成本包括建设期投入的厂房及设备投入的折旧费及日常运行所需的水、电、气费，以及洗涤耗材费、设备维修费、人员工资绩效等，即洗浆房月运行成本 = 固定资产折旧 + 人员成本 + 水费 + 电费 + 洗涤剂及耗材费用 + 基建费 + 设备维修费。

1）前期投资设备预计使用 5 年。

2）为保证浆洗质量，洗浆房拟配置 8 名员工，承担全院洗、烘、压烫、平烫、分类、折叠、缝补、出货等 10 多个工序近 70 个品种的工作任务，其中水洗师 3 名，分别是高级水洗师、中级水洗师、初级水洗师各 1 名，该 3 名人员由医院自行招聘且需要保持一定的稳定性；其余为一般技术工人，可以采取自行招聘或劳务派遣形式。

3）洗涤耗材及水电气费根据浆洗量进行测算。

4）设备维修费按照免费维修期过后的维保人员费和资材耗用费计算，由设备厂商提供数据。

根据测算，建成后洗浆房月运行成本 15.23 万元，年运行成本 182.76 万元。

（4）外包洗涤成本测算　根据外包服务单品价格和浆洗量测算得出外包洗涤模式年洗涤成本 217.28 万元。

（5）自营模式与外包模式成本比较　根据上述测算，自营模式下医院年洗涤成本较外包模式节约 62.24 元。

（6）洗浆房投资回收期计算　以自营模式较外包模式节约成本 + 建设投资年折旧计算医院洗浆房年运营“现金净流量”为 31.5 万元，洗浆房静态回收期为 3.1 年，小于洗浆房可使用时间。

（7）结论　通过上述自用模式与外包模式运营成本比较及自建洗浆房投资回收期计算，医院自建洗浆房自营洗涤业务具有经济可行性。

2. 风险分析

（1）环境风险　若洗浆房排污、降噪等环保不达标，洗浆房可能被撤销，购置设备将会闲置。

（2）人才竞争　医用洗涤水洗师属于技术工种，对于特殊污渍、难洗污渍需要专业的水洗师清洗，对医院人员培训、薪酬及维持稳定提出较高要求。

（3）安全风险　洗衣厂中加热水的装置为锅炉，锅炉的加热方式为电加热和燃料加热及蒸汽加热等方式，其中相对于电加热和燃料加热而言，蒸汽加热比较环保，但对使用安全要求较高。

（4）服务质量不达标风险　医院无浆洗业务管理经验，人员均为新招，浆洗服务费质量和效率难以把控，存在不能及时完成浆洗或浆洗质量不合格、医院职工和患者不满意的风险。

3. 管理计划

（1）决策支持　向医院办公会提交《A医院洗浆房建设计划书》，说明洗浆房建设的可行性及运营管理计划，获取医院的支持。

（2）做好沟通　将有关信息及时公开，获得有力支持，保障项目的顺利实施。对于洗浆房周边科室对于安置锅炉、排污等安全、环境顾虑，应充分说明锅炉的管理及排污管理情况，加强沟通、获取支持。

（3）建立洗浆房管理制度和操作规范　建立新设备场地设计、工作流程、员工培训、设备保养、被服洗涤质量、被服院感、洗衣工绩效考核、科室被服洗涤成本核算、锅炉安全操作等管理支付和操作规范，保证工作顺利进行，确保服务质量和效率。

（4）成立品管圈管理小组　由后保部、临床科室、财务部、装备部、院感部、审计部组成洗浆房品管圈管理小组，统筹管理洗浆房从投资建设到日常运营全过程管理，对管理中发现的问题形成品管圈管理、PDCA方法，疏通浆洗工作中的重点、难点、堵点问题，从而达到提高浆洗服务质量、效率与成本控制兼顾，提升运营管理质量。

2. 过程控制

随着社会市场经济环境的变化，医疗行业竞争激烈，如何降低成本、提高服务水平是后勤管理者必须思考的问题。在后勤提供服务工作量及收入一定的情况下，医院应当根据后勤管理工作的实际情况，认真做好各项活动的成本管理，用数据说话，实现运营成本和开销的有效控制，根据运营成本核算结果调整相关环节管理措施与制度，减少医院的开支，实现稳步持续的发展。后勤管理成本控制可以从以下几个方面入手。

（1）预算目标成本管理　以全面预算管理和全成本核算为手段，通过目标责任书下达成本控制目标，将成本管理纳入科室绩效考核范畴。可以进入预算管理指标的后勤运营成本指标主要有两类：①定额成本管理指标，如办公物资耗用指标，需要根据历史经验和社会平均耗用标准等确定驱动因素单位定额；②费用率指标，一般包括万元收入能耗指标、万元设备固定资产维修费用率指标等。预算目标成本从两个层面予以下达：①将医院整体指标下达给后勤成本管理分中心，由后勤成本管理分中心总体规划、控制医院整体指标；②将上述指标根据各个科室的业务性质、工作量等细分到临床科室、医技科室及行政职能科室，由各个科室对各自的成本指标负责。

示例（仅展示后勤成本相关部分）如下。

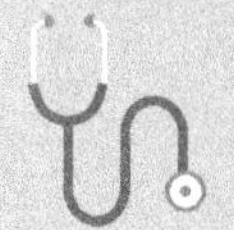

1）医院整体指标下达　见2022年医院成本控制目标责任书（表11-10）。

表11-10　2022年医院成本控制目标责任书

后勤成本管理分中心：

……

（单位：万元）

中心名称	项目内容	2021年实际值	2022年预算值	2022年目标
后勤成本	建筑物维修配件费	**	**	**
	天然气费	**	**	**
	水费	**	**	**
	电费	**	**	**
	万元收入能耗支出	**	**	**
	办公费	**	**	**

职能部门应严格落实成本管控责任，开展成本管理工作，采取有效措施，要分解细化成本指标，落实到各临床科室，并制订相应的考核细则。职能部门应定期总结分析成本管控完成情况，提出改进措施和建议，并定期向成本管理中心汇报成本管理工作。

2）后勤成本指标分解至科室　见2022年科室预算指标目标责任书（表11-11）。

表11-11　2022年科室预算指标目标责任书

XXXX科室：

……

1. ……
2. 成本控制指标

（单位：万元）

项目	2021年实际完成	2022年预算指标
水费	**	**
电费	**	**
物管费	**	**
办公费	**	**
……	**	**

注：①预算指标以2021年数据为基础，结合2022年实际情况计算。

②下达的变动成本中药品、材料等随工作量增加而变动。

③请科室严格按照预算指标执行。

（2）执行控制

1）维保成本管理　充分利用质保期和维修保障期条款，在质保期即将结束时要求供应商对设施进行整体检测，消除故障风险点，从而减少后期故障概率和维修成本。重视巡视维修，建立维修数据库，综合重点设备单项维护保养，及时维修维护，减少大修的概率和维修金额，将维保成本控制在合理范围内。对金额重大的设备设施建立全生命周期管理数据库，通过完备的使用数据及维修维保记录，制订专门的维保计划。

实操案例 70

设备维修全生命周期费用控制

（一）项目背景

公立医院后勤部门作为“医、教、研”的保障部门，是医院最重要的资源消耗中心，而设备的维修费用作为医院运行费用支出的一个重要部分，是很多医院管理者之“痛”。目前国内三甲医院的医疗设备固定资产平均在3亿～8亿元，在部分发达地区医院的医疗设备总值高达20多亿元。这些设备在医院运营管理中占到很大比重，在医疗质量与安全上起到越来越重要的作用，但是后期运行的维护维修费用也是巨额资金。如何用最少的费用、最大限度地保证医疗设备的正常运行，也是每个医院管理者关注的问题。A医院是一家综合性公立医院，其固定原值25.4亿元，维修费用占设备设施原值的7%左右，占医院医疗总支出的5%，维修费用常年居高不下，对医院运营结果产生了较大的影响。此前医院采用电话报修、维修流程全程线下，沟通成本高，响应时间长，维修信息缺失，无法追溯，科室满意度低。为解决上述问题，医院成立维修费用控制项目品管圈小组，致力优化医院设备设施维修管理质量，降低维修费用。

（二）具体做法

1. 原因调查分析

小组成员穿透执行了设备从采购、验收、领用、科室使用、维保、维修管理全过程，了解到以下原因。

（1）医疗设备数量庞大、品种繁多，医院在购置时更多关注设备的采购价格和维修响应时间，而对维修发生的概率及单次维修成本未给予必要关注。导致采购的设备质量较低，在维保期过后发生故障的频率高且维修耗材成本和技术服务费较高（重要原因）。

（2）医院资产盘点为人工盘点方式，往往只能关注有无设备，而对每台设备的存放、使用、定期保养、维护等情况不能有效判断，容易出现设备安装使用不符合安装使用环境条件、日常维保不及时、方法不当等问题，造成设备非正常损耗，从而增加设备维修频率及重大维修的概率（重要原因）。

（3）医院以被动式应急性维修居多，维修周期长、效率低，响应不及时，影响设备

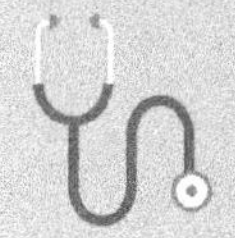

正常使用和科室满意度。同时，医院设备缺乏维修系统前瞻性计划和定期保养，容易导致设备维修频率较高、临时仓促维修多、 维保费用高、影响设备整体效率发挥等问题，增加了医院运营成本（重要原因）。

（4）专业人才不足，导致维保难。医院维保人才队伍存在人员不足、专业化程度相对不高、人员年龄断层、学历结构老化、分工不平衡等情况，不能很好地满足维修需求量大、设备更新迭代的技术要求。

（5）设备实施调用过程中通常由科室医师自行搬动设备，缺乏专业人员的指导且搬动过程中责任心不强，造成设备损坏的情况屡见不鲜。

2. 制订维修费用成本控制方案

（1）招投标阶段成本控制措施　优化招标采购文件编制和评分细则，将设备设施维保费用作为招标采购的重要评价因素。明确设备质量要求、服务质量要求，建立两级评分指标，通过层级分析法论证指标的权重比例（表 11-12）。

表 11-12　招标采购环节维修相关指标

一级指标	二级指标	得分	分数标准	权重
质量要求	设备故障率		**	**
	设备坏件率		**	**
	重大故障次数		**	**
	设备问题数		**	**
服务质量	故障平均时长		**	**
	业务恢复平均时长		**	**
	返修平均时长		**	**
	咨询服务反馈平均时长		**	**

同时在招标文件及采购合同中设置备件和免费更换配件的比例，明确设备投入使用三年内年维修费用不得超过设备原值的 4%，超过部分由供应商承担。重大设备应由供应商对医院维修技术人员进行日常保养及基础维护维修的技术培训，该条件是医院重大设备采购的必备项，对后期设备的预防性维护具有重大意义。供应商绩效考核评价指标设备服务满意度指标，包括技术咨询满意度、故障处理满意度及服务支持满意度指标，评价结果作为下次购买设备招标供应商选择的重要参考依据，具有一票否决效力。

（2）入库领用阶段成本控制措施　依托设备全生命周期管理信息系统，在设备入库时将设备使用环境、定期保养要求及操作、设备管理人、日常保养责任人等信息录入系统，对有特殊环境要求的设备的安装地点、使用人员资格等进行范围限制，所有设备

"一物一码"，数据动态获取。

（3）使用及日常维护阶段成本控制措施　对重点监测设备和单价 20 万元以上设备（简称重大设备）指定唯一的日常保养专业人员，此类设备报修时由日常保养人作为第一维修责任人，建立重大维修责任倒查机制，强化保养人员预防性维护责任。日常检测和保养信息（包括但不限于检测工序、问题及解决方式、使用耗材等）实时上传设备全生命周期管理信息系统。设备维修状态、历史维修情况、设备维修费用可查阅、可追踪。

（4）维修阶段成本控制措施　在企业微信和微信公众号工作台中上线医疗设备"维护管理"线上全流程管理应用程序，与一体化后勤运营管理平台互联互通，实现"线上报修、系统自动派单、工程师检测、维修、维修信息、维修验收评价"一站式在线报修解决，最晚 30min 响应。医院维修分为重大设备维修和一般设备维修。

1）一般设备维修予以外包，由社会化第三方机构予以日常维护管理和维修管理，制订分级修理收费标准，按维修的复杂程度制订维修等级标准，考虑所维修的部件在设备中所处"位置"的重要程度，以及工程人员修理"方式"对整个维修成本的影响，然后具体制订技术服务费的标准。医院设专人对第三方维修进行日常监督和管理（表 11-13）。

表 11-13　一般设备维修供应商评价指标

一级指标	二级指标	得分	分数标准	权重
价格指标	合同报价		**	**
	备品配件价格		**	**
	费用支付方式		**	**
技术指标	技术人员技术水平		**	**
	技术人员比例		**	**
	维修质保期		**	**
	备件匹配度及时间		**	**
	维修工具配套性		**	**
管理指标	内部管理制度		**	**
	内部技术培训体系		**	**
	安全管理资质		**	**
	企业声誉		**	**
	人员沟通能力		**	**

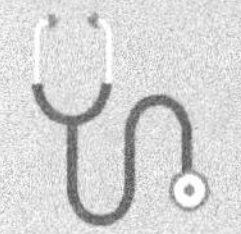

2）重大设备维修以医院自主维护为主、原厂维修为辅、其他第三方维修次之的模式，最大限度发挥医院维修技术人员对设备的了解优势和生产厂家对产品的技术了解优势，第三方服务机构查漏补缺。

（5）绩效评价及报废阶段成本控制措施　医院通过定期/设备报废时对所有设备维修次数及费用进行分析，对设备日常保养、维护和维修效能进行评价，其评价结果将直接用于外包服务商费用核算或医院维修技术人员绩效计算。制订外包服务商费用核算或医院维修技术人员淘汰机制，连续两次因日常维护不当造成设备重大故障或造成医院损失在一定数额以上的责任人予以淘汰。

（6）PDCA 循环持续改善　对定期分析中发现的问题通过原因查找、制订整改计划、执行计划、再分析的过程持续改进，并及时予以总结，将具体措施予以标准化、制度化。

（三）成效

（1）实现医院维修流程信息化管理，维修标准化、制度化，过程痕迹 100% 追溯，形成完整的档案和记录。

（2）维修响应速度在半小时内，科室维修服务满意度由 60% 提高到 95%。

（3）降本增效效能明显，年节省维修成本约 7600 万元，维修成本占资产总值的比例由 7% 下降至 4%。

（4）医院维修技术人员减少 50%，维修室工程师年龄结构优化，中高级以上技术人员比例由 20% 提高到 60%。

2）能耗成本管理　我们在上一节前端设计中已经提到了能耗成本的高低很大部分取决于前期设计和基础设施修建时整体设计概念和使用的设备和技术等，目前合同能源管理和节能技术的应用都体现在前端设计中。但是并不是说医院有了先进的能源管理设计、使用了节能技术和设备就实现了能耗管理的目标，能耗管理的效果更多地体现在能耗使用环节。因此，在全院树立节能观念，院领导高度重视、积极动员，将全院工作人员都化身为能耗保卫者才能最大限度发挥节能技术的作用。其次还要强化基础管理，包括管理方法的运用、能源耗用基础数据监测系统的使用等，根据医院运行人流量、时间、天气因素等科学合理制订热水、照明、暖气、冷气等的供应时间与供应量，提高能源利用效率，减少能源无效耗用，列举几个常见的、适用性广泛的能源管理方法。

①“潮汐”式用电管理：综合室内温度、太阳光照时间及上下班时间、就餐时间等因素设置用电需求潮汐时间，对低潮期合理设置电梯、照明灯、空调开关数量、开关时间等，节约耗用。

②分时段供水管理：实行分时段供水并安装患者用水刷卡管理系统，设定好每位患者每天使用热水的时间和用量，在满足供应的前提下，确保不浪费。

③定期维护用气管理：定期清洗中央空调系统滤网，提升使用效率，从而减少锅炉

运行时间，降低天然气使用量。

④“5S”检查管理：推行“5S”检查活动，增加一个下班 5min 的检查环节活动，检查水电开关、用能设备关机情况，形成科室内部监督机制。加强巡视及设备维护，及时处理管网泄露等情况，避免造成资源浪费。

实操案例 71

基于 BA 系统的节能管理

（一）项目背景

据资料统计，医院能耗是一般公共机构能耗的 1.6 ～ 2 倍；医院属于人员密集场所，建筑能耗占整个医院运行能耗可达到 70% ～ 80%，消耗的能源形式主要是电能、天然气和水。从医院平均收支节约率可见，每节约 1 万元的能耗相当于增加 15 万～ 20 万元医院总收入带来的经济效益，成本节约经济效益显著。随着持续发展理念被全面提倡及国家将万元收入能耗支出纳入医院绩效考核指标，如何保障好设备运行又降低能耗，是医院后勤人员需要关注的重点难题，医院深化能耗管理箭在弦上。为实现合理降低医院运行成本、每万元收入能耗成本负增长目标，A 医院通过 BA 系统实施节能管理措施，初步实现了万元收入能耗成本的降低，效果显著。

（二）具体做法

A 医院在住院 2 号楼建立 BA 系统（含 IBMS 系统、灯控系统、能耗管理系统、窗磁联动系统），率先进行楼宇控制试验。涵盖的范围包括空调系统远程控制、电梯状态远程实时监控、智能照明远程控制、给排水报警检测等。可形成各系统的联动，达到智能化控制和集中控制，从而减少能源浪费、降低人力成本、延长设备使用寿命。最终，基于试验结果反馈，以后在全院范围内搭建楼宇控制系统和更为专业的能耗监测系统。

1. 建立全院性的能耗管理机构

建立节能管理办公室，明确分管院长为第一责任人、各职能科室参与的能耗管理机构，选聘专业人才负责节能工作，每个科室选派 1 名节能责任员，形成节能工作网络。

2. 加强节能宣传，树立全民节能意识

加大节能宣传力度，加强员工、患者家属的节能意识，形成浓厚的节能氛围。在院内水龙头、电器开关处张贴“节约用水”“节约用电”等提示语言，养成人走灯灭、供暖制冷季节杜绝开窗等行为习惯。

3. 节能技术改造

（1）更换节能设备、装置　开展 LED 灯和节水器具改造，将高能耗灯具全部更换为节能 LED 灯，为水龙头加装节水器具。在各科室加装二次计量装置，精确各科室能源耗用情况。

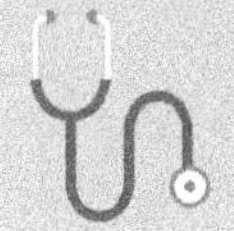

（2）BA 系统节能新技术运用（图 11-3）

1）空调系统控制

①可远程实时启停新风机，完成调节水阀、温度设定等基本操作。

②结合窗磁系统，可控制病房内空调使用情况，在门窗敞开时，空调无法运行，达到了节能效果。

③病房内空调控制面板通过温度传感器与 BA 系统联动。病房内夏季温度低于设定温度、冬季室内温度高于设定温度时空调均不能运行，从源头上实现了节能。

④通过 BA 系统可监控各楼层所有新风机运行时间、状态，为节能和后期能耗统计提供便利。

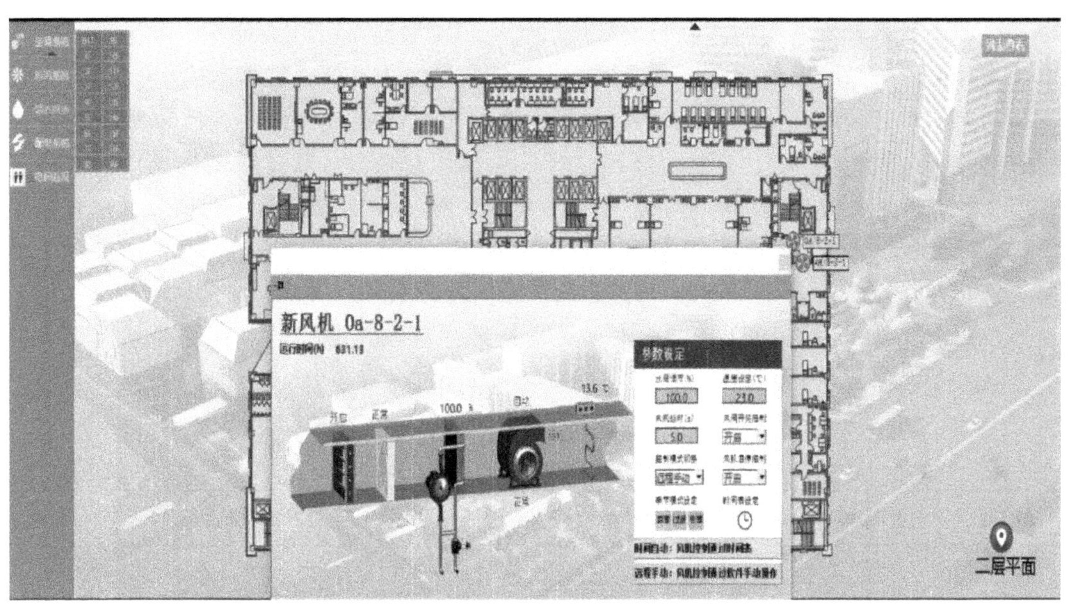

图 11-3　BA 系统图示

2）余热回收系统　在冬季供暖后，可将锅炉余气和空调管道内热水用于热水系统，可避免将热水系统管道内水质加热过程。经测算，利用余热回收系统，在冬季时每天可节约天然气约 50 m³，一年供暖时间按照 100 天计算，每年可节约天然气 5000 m³，节约燃气费 1.6 万元。

3）动态调节控制　通过建设 BA 系统（楼宇控制系统）、IBMS 系统、SCADA 等，值班人员在值班室后台电脑上即可监控设备实时运行状况，根据医院人流量等实际情况实现了分区分时段动态调节控制，优化设备运行效率，减少能耗（表 11-14）。

表 11-14　公共区域照明控制方案

区域	控制方案
2 号楼 1 楼大厅	19:30 至次日 7:30 关闭公共区域照明灯，仅保留 1 组应急灯
2 号楼 -3 ～ -1 楼	18:00—24:00 每 3 组照明灯关闭 1 组 0:00—7:00 仅保留 1 组照明灯
2 号楼 2 楼	18:00 至次日 7:00 关闭照明灯，仅保留 1 组照明灯
2 号楼全科基地 1 ～ 4 楼	18:00 至次日 7:00 关闭所有公共区域照明

4）能耗监测系统　结合 BA 系统、IBMS 系统及现有的能耗监测系统，实时监测电梯、空调、锅炉、给排水、灯光等设备运行状态，做到精准统计各楼层、各科室、各基础设施能耗情况，形成数据库，为后续成本分析及优化改造提供数据基础。

（3）KPI 绩效评价　能耗管理机构每月组织交叉检查，对科室能耗管理严格按照《能耗管理考核细则》进行考核。在医院绩效考核体系中加入成本控制完成情况项目，每季度完成情况与目标值进行对比，节约为完成目标、超支为未完成目标，由分中心按季度进行考核，当季度考核结果与分中心和科室下一季度的绩效挂钩。对完成目标任务的成本管理分中心和科室，每季度按成本节约金额的 10% ～ 20% 给予奖励绩效。年末在当年绩效工资总额范围内，每年根据考核结果评选业绩最优的成本管理分中心和科室，给予表彰和奖励（表 11-15）。

表 11-15　能耗管理考核细则

考核项目	分值	考核内容	考核细则	备注
用水管理	20 分	①科室、部门所在区域因使用后未关水龙头造成长流水现象；②科室、部门所在区域因设施损坏但未及时报修造成跑冒滴漏现象	现场检查，每发现 1 次类似现象扣 10 分，扣完为止	按月考核
用电管理	40 分	①下班、无人时未关闭电脑、照明灯等用电设施；②科室私拉乱接电源线，造成安全隐患；③违规使用大功率用电器具；④下班、无人时未断开不使用的电源	现场检查，每发现 1 次类似问题项，扣 20 分，扣完为止	
空调使用管理	40 分	①提倡冬季空调设置温度不高于 20℃、夏季不低于 26℃；②无人时开空调，下班时未关闭空调；③空调使用时未关闭门窗	现场检查，每发现 1 次第 2、第 3 条类似问题项，扣 20 分，扣完为止	

（三）成效

通过有效管控，2020—2022 年上半年，在电费和燃气费价格上涨的前提下，A 医院

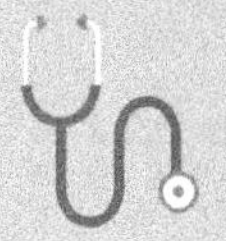

实现万元收入能耗成本持续下降，初步达到了能耗成本管控的目的。

（四）总结

BA 系统的建设实现了 A 医院各设备系统的集中统一管理，解决了各设备系统信息化孤岛化的问题。BA 系统开发的目的在于开展节能管理和设备运行管控工作，该系统已能为医院提供比较全面的设备运行和能耗报表分析，对各设备（如电梯、空调、锅炉、照明灯）进行监控，提供设备异常和能耗异常报警，提高了医院科学化管理水平。通过历史数据，可以更好地指导医院开展节能和管理服务，及时发现能耗高、效率低的设备，确保能源合理利用，逐步降低医院能耗支出，实现医院能耗管理工作的科学化和精细化。

3）办公物资定额管理　定额管理是指根据历史经验和社会平均耗用标准确定单位耗用定额纳入医院全面预算绩效考核指标，并通过预算指标目标责任书下达各个科室，年底对科室成本控制指标的执行情况进行考核。定额成本管理存在以下几个难点。

①定额数据难以确定：定额数据的确定对指定人员的要求比较高，需要兼顾部门员工工作便利问题和成本控制，一般在部门以前年度办公用品领用数量的基础上进行调整，精确性需要循序渐进地验证，定额管理制订期限不宜过长，需要定期进行修订。

②数据的收集困难：定额管理是一个跨部门的协调作业，涉及部门众多，数据的收集和整理难度较大且各部门使用频率不同，难以形成统一的定额，可以分部门制订定额汇总后形成院级定额。

实操案例 72

办公用品定额管理

（一）项目背景

办公用品“用完即领”的方式使医院办公用品领用频繁、采购次数增加，导致了办公用品管理效率低、成本高且造成了不可避免的浪费。办公用品定额管理是对办公用品仓储效率、办公用品消耗、办公用品采购成本等有针对性地管理，同样也是对所有员工树立节约意识有很大的帮助。

（二）具体做法

A 医院通过“三步法”对办公用品进行定额管理，具体如下。

1. 分类管理

将办公用品按 ABC 分类管理，强化 A 类审批控制、B 类定额控制、C 类定量控制。A 类用品指特殊办公用品，包括各种会议等使用办公用品、控制类办公用品（如电水壶、移动硬盘、U 盘等）等，须根据“特殊办公用品申请流程”办理，经科主任、后勤管理部门审批后领用，金额较大的重大项目须由分管院领导审批；B 类用品指普通办公用品（如纸张、墨盒、硒鼓、笔、笔记本等）实行科室定额管理，无须履行审批手续；C 类用品指低值易耗物资，包括各种办公家具等，在科室定量范围内须根据“后勤物资申购流程”办理，由科主任、后勤管理部门审批后领用。

2. 建立和健全 B 类用品定额体系

（1）归集分析成本项目　经了解，医院所用办公用品主要为纸张、墨盒、硒鼓、笔、笔记本等，经分析医院办公用品成本的 85% 都耗费在墨盒、硒鼓及纸张上，因此将墨盒、硒鼓及纸张作为成本管控的重点项目。通过与医院业务数据结合分析，病区耗用主要用于住院病历及医嘱的打印上，而行政职能部门则主要用于管理业务流转的单据打印上。

（2）选定成本关键因素

1）通过分析临床科室病区近几年领用的办公用品数据，并结合相关患者指标，利用折线趋势图确定影响办公用品成本的关键因素。经过办公用品与多个临床指标的折线趋势图比较，发现实际占用床日为影响办公用品成本的主要因素。这意味着办公用品耗费与患者相关某些指标有重要关联，因此选定实际占用床日为临床科室办公用品定额制订的基本参数。

2）通过分析职能部门近几年领用的办公用品数据，并结合职能部门的流转业务数据，发现办公用品耗用与经常性业务的处理数量有关，但是职能部门受承接年度重大任务的情况有重大影响，如接受巡查、医保飞检等任务时，财务部、医保部等部门的办公用品耗用量直线上升。因此，在对职能部门进行定额时，以经常性业务的业务量为依据作为日常定额的制订依据，并根据当年工作计划等设置一定数量的机动金额用于临时重大工作的专项额度。

（3）设定定额标准　选定影响办公用品成本的关键因素后，根据这一指标设定办公用品定额标准。具体设定标准如下。

1）临床科室　为平衡年度之间的差异，选取近三年数据作为计算的基础。通过科室近三年办公用品的耗用成本和实际占用床日，计算各科室每床日耗费的办公用品成本（每床日办公用品成本 = 近三年办公用品耗用 / 近三年实际占用床日数）。每床日的办公用品成本乘以当年成本控制目标比例即为每床日办公用品成本的单位定额，再根据当年预算出院人次数和平均出院日计算得到该科室当年的办公用品总定额。假设每床日耗费的办公用品成本为 3 元 / 床日，当年成本控制目标为节约 10% 的办公用品耗用，当年的办公用品总定额即 2.7 元 / 床日［3×（1% ～ 10%）］。当年科室预算出院 1000 人次，平均住院 6.2 天，实际占用床日为 6200 天，则该科室当年办公用品成本预算为 16 740 元，科室在预算内填报各办公用品明细分类及数量，并分解为月度定额采购计划。

2）行政职能科室　与临床科室一样，行政职能科室也选取近三年数据作为定额标准计算的基础数据。科室近三年经常性业务数据主要来源于 OA 系统、费用报销系统、业务审核系统等数据，临时重大任务的情况及执行时间由科室自行上报。科室需要根据

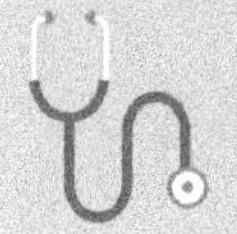

上述业务数据对近三年的办公用品耗用成本数据进行调整，根据调整后数据计算经常性业务单位定额，并结合当年成本控制目标比例、当年工作量指标计算总定额。考虑到行政职能部门各项业务之间办公用品耗用的差异性，设置10%的单位定额调整幅度。例如，经测算某科室某月所有经常性业务办公用品测算单位定额为3元/项，考虑每项业务量耗费的差异后单位定额确定在3.3元。办公用品种类及数量申报同临床科室。

3. 采购发放

装备部预算专员每月根据各科室的月度定额采购计划汇总后定额采购定额发放，定额计划外无法领取办公用品。各部门加强对办公用品使用情况的管理，发现使用过程中存在的浪费现象，通过监督教育、个人定额发放等方式节约办公用品资源，减少浪费。

4. 绩效考核

每月对科室办公用品耗用情况进行月度考核并把考核结果与科室月度绩效挂钩。具体做法如下：在科室绩效中，添加办公用品成本绩效项目予以奖惩，奖励金额＝成本绩效×节约比例；扣罚金额＝成本绩效×超支比例。

年终考核结果同样纳入科室年终目标绩效计算中，奖惩方式同月度考核。

5. 持续改进

每年对全院及各科室办公用品成本预算执行情况进行分析并考核评价，通过对成本费用、单位耗用指标的执行情况与预算、单位定额及上年实际费用进行比较，并与医院经济活动进行综合分析，对超支严重的项目进行专项分析，查明超支原因，寻求降低费用的方向和途径，及时修正和完善，保证办公用品成本管理的各项指标的可行性和合理性。及时总结实现节约科室的工作经验予以推广，不断优化医院办公用品管理。

（三）成效

通过定额成本管理，A医院办公用品采购费用逐步降低、领用量有效减少，临床科室每床日办公用品成本较前一年同期下降27%、行政后勤科室下降13%。后勤部门办公用品管理的时间成本大幅减少，员工节约意识增强。

（3）成本分析　成本分析的目的是要找到目前后勤服务成本构成及变动因素中不合理或控制不理想的地方，并根据成本驱动因素明确原因，并根据原因提出下一步的成本控制措施建议。成本分析是否有用在于分析结果是否得到应用、提出的成本控制措施建议是否得到落实。成本分析一般包括以下几个步骤。

1）明确成本分析对象　后勤服务涉及的主体和对象繁多，分析目的不同，所分析的对象也有所不同。后勤成本分析对象可以是医院整体成本、科室成本，也可以是一个服务项目，如医院整体后勤服务成本、固定期间某临床科室的总后勤服务成本、固定期间内某临床科室的能耗成本，还可以是某一台设备，如某栋楼中央空调的维修成本等。只有明确了成本分析的对象和要求，才能在此基础上确定需要的数据口径、时间期限、分析方法等。

2）收集成本数据　加强日常运行数据监测，要全面收集与成本分析相关的数据与资料，包括业务管理资料和经济管理资料，同时要了解成本对象发生的相关成本驱动因素在分析期间的变化，深入进行实地的调查研究，掌握实际工作中的具体资源耗费情况，才能科学地进行分析得到正确的结论。

3）设立成本分析标准　根据成本分析对象，以医院战略及实际发展需求为基础，综合医院历史数据、预算数据、行业标杆数据等，确定分析结果的参考标准值，以此参考标准值作为分析数据的对照，以便明确差异。

4）选择成本分析方法　根据分析的目的、成本分析对象、成本分析标准等选择适合的成本分析方法。成本分析方法选择恰当与否对成本分析结果是否有用十分重要，因此需谨慎选择。常用的成本分析方法包括对比分析法、因素分析法、项目分析法等，重点分析成本构成、成本变动的影响因素，形成常态化循证分析。

5）分析原因并提出成本控制举措　针对成本分析结果与参考标准的差异分析原因，并有针对性地提出成本控制举措。可采用项目管理法或品管圈管理，建立问题台账，落实每个环节的责任人，实时跟踪成本控制举措的落地情况。

实操案例 73

本量利分析在提升食堂经营管理效益中的运用

（一）项目背景

A 医院食堂采用自主经营方式，截至 2020 年，食堂在直接成本核算口径的情形下仍处于严重亏损状态，经营效率极差。为改善食堂经营效果，医院对食堂实际经营情况进行实地调查，结合院内部分职工访谈意见情况，并采用本量利分析方法对食堂进行分析，提出食堂经营管理相关建议。

（二）具体做法

1. 实地调查情况

食堂分为职工食堂和患者食堂两部分，提供菜品一致、定价一致。以 2018 年成本测算结果作为定价基础，采用成本加成定价方法，平均加成 15%。食堂现有员工 64 人，含管理人员 2 人、业务人员 62 人（其中厨师长 3 人、厨师 10 人、厨工 32 人、配餐员 15 人、收银员 2 人）。人员用工形式包含在编职工、外聘职工及劳务派遣三种形式。食堂共有固定资产 120 台件，固定资产原值 528 371.05 元，包括货架、绞肉机、切菜机、包子机、油烟净化器等设备设施，设备设施整体老旧。

2. 本量利分析

以 2021 年 1—2 月食堂运营数据为基础分析食堂亏损原因，并以此为基础提出相关经营管理建议。

（1）收入分析　2021 年 1—2 月食堂月均收入 989 914.90 元，其中来自职工收入占

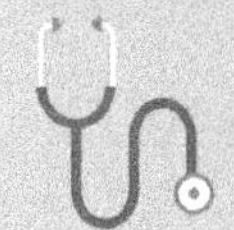

比 71.08%、来自患者及其他社会就餐占比 28.92%。

（2）成本分析 见表 11-16。

表 11-16 2021 年 1—2 月食堂月均总成本及结构表

项目		金额 / 元	结构占比 /%
月均总支出		1 188 278.69	100
按支出项目	①食堂支出	1 010 875.83	85.07
	其中：食材支出	649 067.22	54.62
	人员支出	361 808.62	30.45
	②管理费用	177 402.86	14.93
	其中：人员支出	59 865.41	5.04
	商品和服务支出	111 611.64	9.39
	其中：水电气费	30 488.92	2.57
	其他材料费	73 038.99	6.15
	维修（护）费	2594.30	0.22
	其他	5489.44	0.46
	固定资产折旧	5925.82	0.50
按成本形态	固定成本	248 207.28	20.89
	变动成本	940 071.41	79.11

2021 年 1—2 月食堂支出月均固定成本 248 207.28 元，占总支出的 20.89%，其中固定人员支出 237 281.52 元，占固定成本的 95.60%，主要为人员的基本工资、基础绩效及单位承担的五险两金（表 11-17）。

表 11-17 固定人员支出明细表

固定人员支出	人数	基本工资 / 元	基础绩效 / 元	单位承担社保及两金 / 元	小计 / 元	人均 / 元
外聘人员	42	69 800	37 100	24 640.14	131 540.14	3131.91
在编人员	4	5776	10 900	15 572.86	32 248.86	8062.22
劳务派遣人员	18	35 600	16 200	21 692.52	73 492.52	4082.92
合计	64	111 176	64 200	61 905.52	237 281.52	3707.52

固定人员支出中外聘人员42人，人均固定成本3131.91元；在编人员4人，人均固定成本8062.22元；劳务派遣人员18人，人均固定成本4082.92元。综合人均固定成本3707.52元，综合比较外聘人员人均固定成本最小。

（3）保本工作量分析　2021年1—2月食堂单位变动成本18.99元，平均定价20元，固定成本248 207.28元，根据保本点计算公式食堂保本供应服务量为245 749.78份，食堂需提供每名职工135份/日，远高于现有职工能够提供的服务量。

假设食堂加强变动成本管理，将单位变动成本控制至17元，则保本量降低至81 916份，根据食堂现有人员配置，食堂尚有盈余空间。

若以现有服务量为保本量计算，食堂需要进一步控制变动成本，将单位变动成本控制至15元。

3. 服务能力分析

2021年1—2月食堂月均提供餐食49 496份，其中职工用餐35 181份、患者就餐14 315份。根据医院服务量统计，2021年1—2月月均住院人次5029人次，按8天平均住院日、每名患者1名陪护人员、每人每餐一份餐食的最低量保守计算，患者潜在就餐次数80 464份，月均患者就餐获得率仅为17.79%，处于较低水平，食堂扩大患者就餐量的空间极大。

根据食堂现有62人的人员配置及机器设备配置，考虑到医院住院楼分布情况，食堂服务最大量在150 000份/月。因此，食堂有能力进一步扩大销售服务量，从而获取盈利。

4. 经营管理举措

从上述分析可以看出食堂亏损主要有两个原因，一是食堂服务量不足；二是食堂变动成本过高。因此，对食堂经营管理采取以下措施。

（1）优化用工形式　综合比较食堂三种用工形式，外聘人员人均固定成本最低，因此建议优先选择使用外聘形式，优化用工结构，降低平均人员固定成本。

（2）增加固定资产投入　2020年人均产出不到3万元，人均产出低且服务质量参差不齐。建议引进现代化机器设备，减少食堂人员需求，提高产出效率及产品质量。

（3）增加食堂销售量　充分挖掘在院患者及陪伴家属就餐市场，增加患者就餐量。

1）利用线上订餐平台，开通微信支付等移动支付，在各病区放置订餐二维码，订餐宣传手册等，与护士站护士、护工等协作，加强宣传推广。

2）在医院住院楼、门诊区较集中、人流量大的区域增加食堂盒饭售卖点。

3）多开发适合患者的菜品，增加清淡口味餐食、营养汤、糖尿病餐等供应，更好契合患者就餐需求。

4）增加病区餐食送餐服务，加强送餐人员素质培养，送餐务必准时无误，优化服务态度。

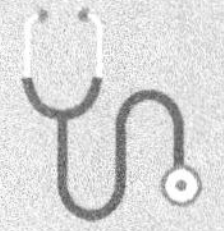

（4）变动成本控制

1）食材支出　通过对采购物资市场价格进行动态监控，及时调整商品采购价格。积极市场调研，综合比较，及时调整采购品类，从而降低食材采购平均单价；根据季节更新菜品，以时令蔬菜、水果为主，可有效降低食材采购价格；优化食材管理，减少食材提前领用量，缩短领用时间与销售时间的跨度，减少因领用产生的食材成本波动；严格控制食材浪费，对食材采购质量严格把控，并且对每日食堂耗用情况与餐饮供应量进行统计分析，制订定额标准，严格定额管理，减少不必要的损耗。

2）通用耗材管理　建立通用耗材二级库房，由专人负责库房管理，逐笔登记通用耗材出入库量，按每服务量确定定额水平，严格控制通用耗材损耗率。月底对通用耗材进行盘点，形成盘点表，财务根据每月通用耗材二级库房实际领用量确认成本；鼓励职工堂食用餐，减少耗材使用，注重节约，杜绝浪费。

3）运转支出管理　食堂运转支出主要指水、电、气费，以及维修费、办公费等支出，虽占总支出的比例较小，但是金额变动幅度较大，因此应优化其管理。建议对办公费及维修费实行定额管理，按人均或每服务量确定定额水平；水、电、气费由专人管理，注重节约，杜绝浪费；对维修频繁、维修费占资产成本金额较大的资产进行评估，确定更新率，及时更换老旧设备。

（5）加强职工绩效考核　关注职工提供服务的质量和效率，定期调查职工服务满意度，配套相应的奖惩机制，对食堂人员进行绩效考核，从服务数量、质量、出错率、投诉率等多个维度对人员进行评分。另外，将食堂结余作为职工奖励绩效的重要计算依据，激励职工优化服务质量。

（三）主要成效

A 医院食堂实现收入跳跃式增长，2019—2022 年实现收入年均增幅 51.37%，结余年均增幅 184%，职工薪酬年均增幅超 50%，极大提升了食堂经营管理的效率和效益，职工满意度有效提升。

（4）绩效考核与评价

1）对后勤管理水平与质量的评价——团体标准　医院后勤运营管理评价现并未出台国家标准或行业标准，仅在 2022 年由中国医学装备协会发布了团体标准——《医用后勤运营管理评价标准》（T/CAME 43—2022），建立了医院后勤运营管理的评价方法和指标。该规定中医院后勤运营管理评价指标体系由运营管理、建筑与环境管理、保障设施管理、交通管理、安全与应急管理、保洁与废物管理、餐饮与商业服务管理、后勤信息化管理、效益评价、提高与创新 10 类指标组成。每一类指标的总分均为 100 分，每一类指标均明确了控制箱和评分项，其中评分项由组织管理、规划管理、实施管理三个部分，每一部分下有具体评分细项。每一类指标的得分以 60 分、75 分、80 分为界点划分四个等级，赋予每个等级不同的权重（＜ 60 分权重为 0），最后加权平均分为医院后勤运营管理总得分，并据此确定医院后勤运营管理等级（表 11-18）。

表 11-18　医院后勤运营管理评价各类指标的权重

医院类型	评价指标权重									
	运营管理 ω_1	建筑与环境管理 ω_2	保障设施管理 ω_3	交通管理 ω_4	安全与应急管理 ω_5	保洁与废物管理 ω_6	餐饮与商业服务管理 ω_7	后勤信息化管理 ω_8	效益评价 ω_9	提高与创新 ω_{10}
一级	0.08	0.08	0.27	0.08	0.14	0.11	0.09	0.06	0.06	0.03
二级	0.08	0.07	0.30	0.09	0.15	0.09	0.07	0.07	0.04	0.04
三级	0.07	0.06	0.30	0.12	0.16	0.08	0.06	0.07	0.03	0.05

数据来源：中国医学装备协会团体标准——《医用后勤运营管理评价标准》（T/CAME 43—2022）。

该评价标准更多地关注在对医院后勤管理工作的开展上，对建设初期的医院有一定的指导性，但是该评价体系有其自身的局限性，在对后勤管理就医院战略管理的支持性、成本控制、管理效率、管理质量等方面的评价不足，对医院后勤管理高质量发展参考性不强。

2）对后勤管理科室的绩效考核和评价　医院在结合团体标准的基础上应根据后勤管理建设状况，建立满足医院后勤管理目标需求的绩效考核与评价体系，对后勤保障部门提供服务进行全面评价。建立基于平衡计分卡的 KPI 绩效考核指标体系，兼顾成本控制和服务质量，定量与定性相结合，并赋予各个指标相应的权重（各指标权重可根据医院发展阶段和阶段内重点工作予以及时调整），作为定期组织后勤管理绩效考核的依据。考核指标的选择与权重赋值可通过德尔菲法（专家咨询法）进行筛选，形成最终的绩效考核和评价指标体系。需要关注的是德尔菲法（专家咨询法）的应用应使各位专家充分了解医院战略目标及长短期发展规划，增强绩效考核指标的导向性和战略适配性（表 11-19）。

表 11-19　后勤服务整体绩效评价体系

指标维度	指标类型	效果指标	定性 / 量	权重
财务维度	成本控制（**%）	预算编制的合理性	定性	**
		预算执行率	定量	**
		是否超预算执行	定性	**
		是否成本分析	定性	**
		万元收入成本节约率	定量	**
		万元收入能耗	定量	**
		万元设备固定资产维修费用率	定量	**

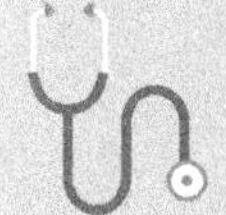

续表

指标维度	指标类型	效果指标	定性/量	权重
客户维度	服务质量（**%）	响应及时率	定量	**
		服务质量达标率	定量	**
		科室满意度	定量	**
		投诉率	定量	**
内部业务维度	运营管理水平（**%）	组织结构是否完备	定性	**
		管理制度是否完善	定性	**
		流程是否清晰、规范	定性	**
		是否闭环管理	定性	**
		品管圈管理落实有效率	定量	**
		技术改造与升级情况	定性	**
学习成长维度	员工培训与发展（**%）	员工培训覆盖率	定量	**
		员工培训合格率/技能提升情况	定量/性	**
		员工内部晋升渠道是否健全	定性	**

3）对后勤服务对象科室参与后勤相关活动的考核与评价　主要是指后勤管理部门在日常管理活动及年终科室考核中对后勤服务对象科室进行的评价。在对临床科室/行政管理科室的KPI指标中将后勤管理指标纳入指标考核体系，一般在科室KPI考核指标中的运营效率指标下的内部管理二级考核指标中予以体现。各医院以医院战略发展目标及短长期发展规划对指标及分数权重进行调整，从而促进后勤管理对医院整体目标实现的服从和支撑。对后勤服务科室参与后勤相关活动的考核与评价贯穿科室运营管理的整个过程。以能源管理为例，后勤管理部门定期或不定期对科室用水、用电等现场检查发现未及时关闭水龙头、空调、灯光等情形进行扣分处理，后勤管理科室在月度/季度/年度科室KPI考核中根据日常扣分情况予以打分，加强后勤管理科室对服务对象科室的监督和管理。

4）绩效考核和评价结果的应用　注重绩效考核结果的运用，配套相应的激励、惩罚机制，变被动管理为主动管理，促使管理制度的落地和执行，持续改善后勤服务的质量和效率。工作过程与评价应真实。

三、外包服务成本控制

（一）外包管理的产生

外包管理是指医院将服务、管理等业务发包给医院以外的社会第三方服务提供者，以实现提高管理效率、降低管理成本、聚焦医院核心业务管理的目的的行为。受限于医院规模、后勤管理人员素质等多种因素，中小型医院的后勤管理水平及经验一般落后于社会专业管理服务机构，后勤管理效率低、成本高，甚至出现不能满足医院后勤管理服务需求。为了快速提升医院后勤管理质量，许多医院开始选择引进外部优秀的专业管理公司来帮助医院优化管理，获取优质服务的同时向其学习先进的管理理念和方式方法。外包管理严格意义上来说不属于传统的后勤服务业务，但是基于医院效率提高和服务质量提高的需求，将市场比较成熟的业务交给市场上专业的公司或服务机构来做可以快速实现上述目标，衍生出后勤外包管理。随着社会化水平的提高，外包的后勤服务越来越多，外包管理在后勤管理中占据的地位也越来越重要。目前，常见的医院后勤外包服务包括保洁、浆洗、食堂等，这些业务往往与医院医疗业务具有紧密的联系，对医院医疗服务质量起着关键的作用，因此外包管理必须作为医院管理的重点。

(二)外包管理成本控制重要环节

外包业务管理成功与否取决于三个要素：①引进的外包管理服务机构是否质量稳定、经验丰富且价格合理，是否与医院管理目标相匹配；②外包管理服务运行是否与医院其他业务管理高度融合，形成完整的、系统的、相互协调的一体化管理体系，对医院管理的效率和质量有实质的提升；③医院对外包管理服务机构是否形成了个性化、专业化的考核评价及淘汰机制。下面我们来说一说外包管理成本控制的几个重要环节。

1. 前期规划与设计阶段

外包管理需要经过医院内部分析评估、遴选、实施管理和考核几个节点，其中内部分析评估、遴选均属于前期规划与设计。医院要实现外包服务管理目的就必须充分分析医院内部需求和供应的矛盾，确定业务外包种类且在招投标前根据外包种类量身定做外包服务方案，提出具体的服务要求。日常运行管理制度、服务标准、服务效率控制、服务评价考核方案等均应在前期规划与设计中予以全盘考虑，尤其应注意通过服务标准和制度的制订防范外包服务保障风险、纠纷赔偿风险，避免低价不合理中标无法确保医院服务需求等情形，后续实施管理的效率和成本控制才能有条不紊。

(1)综合考量、全面评估外包的必要性　医院是否有必要将业务外包需要进行综合考量。①医院该业务管理团队专业性、管理模式是否与社会专业服务机构具有显著的差异，此差异在短时间内是否无法通过培训、软硬件条件提升、关键管理人员招聘等方式改善得以缩小或消除。②医院发展战略和规模是否对该业务管理提出了与现行团队能力不匹配的更高的保障要求。③该业务外包管理是否相较于自行管理具有明显的成本管理优势。④外包管理是否能推动医院该业务管理标准化，将医务人员从后勤管理中解脱出来让其专注于医院核心业务。⑤该业务外包能多大程度提升医院管理效率和管理质量，是否能促进医院整体管理的发展和提高……各医院可以结合医院实际情况丰富考量的维度并对每个维度赋予不同的分值、设定评估标准值，由医院领导、关键管理人员、主要

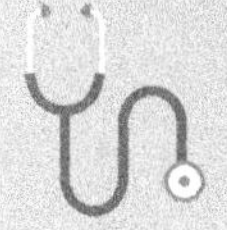

业务服务对象等分别进行评价，根据综合得分作出是否外包的判断从而科学决策。

（2）外包服务方案中成本控制要点　医院应组织服务使用部门人员、服务管理人员及相关专家等充分讨论并形成外包服务方案，方案内容应至少包括外包单位基本情况及外包项目介绍、管理现状、对外外包项目的整体设想和策划、外包项目预算、外包组织管理方式、组织架构及管理责任权限、资源配置要求、具有项目特点符合实际情况的服务内容和目标、外包服务质量标准和工作频率、外包商引进方式及时间节点、外包商考核评价方式等主要内容。外包服务方案是医院外包服务管理的工作指南，后续外包服务招投标等工作都要根据外包服务方案的相关规定开展，对后续外包商选择及绩效评价产生重大的影响，从而影响医院后勤管理的整体效率和效益，因此应特别注意方案制订的合理性、相关标准的严谨性和外包服务商选择流程的合法合规性。

2. 引进外包服务机构阶段

我们在前期规划与设计中已经提到了确定业务外包种类后要在招投标前根据外包种类量身定做外包服务方案，提出具体的服务要求并以此为依据对服务商进行遴选。在对服务商进行初步筛选时应从医院整体和长远发展的角度进行衡量，对各个服务商进行全面科学的评估，考察维度至少应包括服务商社会信誉、整体实力、核心竞争力、企业文化、管理和生产方式、运行模式、服务理念、现场管理、人员稳定性、同业经验等方面，详细了解服务商的标准化操作流程和方法、质量控制体系、应急处理方案、员工培训体系和优秀案例。有条件时，可针对医院目前管理现状提出管理目标和要求，要求服务商制订初步管理方案，将管理方案的优劣和与医院的匹配度作为遴选参考。在外包服务商的选择切忌流于形式，只关注价格或资质而对服务商整体服务能力缺乏全面的了解，否则外包管理的目标和预期结果将难以实现，甚至会给医院带来很多负面的影响。

3. 日常监管阶段

说到业务外包管理最常出现的一个管理误区就是认为既然该业务已经外包了，那该业务的管理责任就移交给外包服务商了。其实不然，外包业务的最终责任人依然是医院，医院不但要对外包业务进行科学监管，还要有效地配合和管理外包服务商的工作。

（1）建立外包业务管理架构，指定医院职能部门作为外包业务的归口管理部门，外包服务商作为该部门下的具体业务承担方纳入医院总体管理架构，作为医院基础运行管理的一部分与其他业务管理之间相互协调配合。归口管理部门安排专人进行对口协调和监管，起到医院科室与外包服务商沟通协调的桥梁作用，从而避免多头管理、无序管理。同时外包服务工作人员还应下沉到科室，与医院所有科室建立一对一或一对多的映射关系，即医院的每个科室都能在外包服务商团队中有一名该业务专门责任人。

（2）医院与外包服务商共同建立一套适用于医院的统一、标准化的外包业务操作规范，如保洁业务应具体到保洁的时间、工具的摆放、不同区域使用何种洗涤剂、提示牌的使用等。医院还应结合外包服务商自身的管理形成医院的质量监督体系，如医院定期抽查、召开全院医院评估会议收集使用科室意见、综合评估外包服务工作质量等。

（3）最重要的是外包业务与医院医疗业务或其他后勤服务的有效融合，通过设置多职能交叉服务体系给各项后勤管理工作提供多重保障。如保洁服务在常规保洁的同时兼顾医院建筑设施日常保养和维护，同时保洁团队也是医院安全防控工作群防群治的重要力量和医院能耗的一线管理者。同样，安保团队也是医院保洁工作信息的一线反馈者和电源开关的督查者，协助医院保洁工作和能源管理。

4. 绩效考核评价阶段

在外包合同执行期间归口管理部门应牵头对外包业务采取日常巡检与月末集体检查相结合的方式进行绩效考核，考核内容至少包括岗位考核、员工培训考核、日常工作完成情况、专项工作完成情况、应持续改进问题的跟踪解决情况、工作及时性及服务对象满意度等。值得注意的是，应由外包业务的服务科室作为第一考核人对外包服务商提供的服务进行评价，由科室医务工作人员和患者对服务进行满意度评价，归口管理部门综合全院考核评价结果并进行工作量统计，针对工作中扣分与加分细项作出绩效扣款和奖励决定，并将上述内容形成考核报告。外包合同到期时，归口管理部门应对外包业务整个合同期间的整体表现作出综合评价，重点反映合同期间应持续改进问题的解决情况和服务供应商整体服务能力与医院需求的匹配情况，并提出相关关注事项供下一次招标参考。

实操案例 74

医院外包物业服务标准化的成本管理控制案例

（一）项目背景

医院物业管理是为医疗机构提供全方位、多层次的统一管理与服务的活动，是医院日常管理活动的主要组成部分，为医院正常有序地运营提供保障。为提高医院服务质量、患者满意度，20 世纪 50 年代起欧美国家开始建立各类社会化的医院后勤服务企业，目前国内大型医院都将后勤服务整体或部分外包出去。社会化物业后勤服务的业务范围包括卫生保洁、配送运输、安保、绿化、洗涤、垃圾及医疗废弃物处理、电梯、餐饮服务等。医院物业作为物业管理行业的细分市场，相比于普通住宅和商业物业发展时间、规模及专业化程度略低。随着医院业务的迅速发展，医院物业服务需求数量明显增多，服务要求也在提高。相较于医院自身，物业公司发挥了专业性优势，为医院提供了便捷、多元的专业服务，但如何控制社会化后勤服务的成本是医院成本管理必须面临的问题。

医院后勤外包的意义在于公立医院作为事业单位，有一定的编制人数，后勤外包能把医院有限的编制空出，有利于医院对核心人才的引进和培育，同时医院管理者可以更加专注于核心业务，提高医疗服务质量和医院管理水平。更重要的是，通过后勤服务外

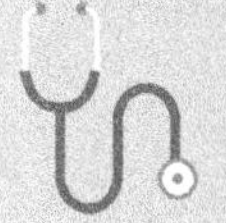

包，医院可以以市场化竞争的方式选择切合自身需求的专业公司，建立相应的收入成本核算体系和经济指标评价体系，为医院发展提供有力的支撑。

医院后勤管理经历了自主管理、合作经营，再到社会化外包的过程，不少医院在社会化后勤管理中缺乏科学成熟的管理机制和质量标准，成本效益观念不够深入。因此，医院对外包后勤服务要以提高质量、控制成本为目的，最终提高医院的整体服务质量。

（二）具体做法

建立后勤外包服务标准是医院规范外包服务流程和质量的有效手段。建立后勤外包服务标准具体包括以下工作：医院建设后勤标准化工作方案、制度和流程，明确工作的具体内容和目标要求。按照以量定岗、以岗定人的原则计算后勤服务岗位的具体数量，有条件的医院可以建立人力测算模型，如医院建筑面积每增加多少需配备一位物业保洁人员。明确外包服务中各岗位的工作职责和工作任务，按照服务结果明确绩效考核指标。

1. 建立后勤服务标准作业规范

明确后勤服务的作业规范是保障后勤服务质量的基础，内容包括规范作业服务内容、流程、标准时间、人员要求、作业表单、作业方式规范等。

例如，针对医院大楼中央空调系统的空调末端过滤网制订了如下清洁作业规范。

（1）作业所需工具　折叠梯子、消毒喷水壶、专用抹布、测温仪、工具包。

（2）作业流程及标准操作时间　见表 11-20。

表 11-20　作业流程标准操作时间

序号	作业流程	标准操作时间
1	按作业片区，关闭空调开关	1min
2	将折叠梯放置在空调进风口下方，确保折叠梯稳定	1min
3	登上折叠梯，在空调进风口两端找到弹簧卡扣，双手打开弹簧扣	2min
4	双手取下进风口网板，放好	1min
5	双手取下过滤网，放好	1min
…	……	……
总时间		

（3）作业记录　见表 11-21。

表11-21　中央空调进风口过滤网清洗记录

序号	楼栋	楼层	部门	房间	进风口具体位置	清洗时间	操作人	部门签字

（4）作业人员要求

1）穿着统一工作服，佩戴工牌，佩戴口罩。

2）检查工具包，携带所需全套工具。

3）折叠梯需垂直扛在肩膀上，避免碰撞。

4）进入房间时，需先轻轻敲门，使用如下规范语言："您好！我是医院中央空调维护人员，根据规定，现需对空调进行例行清洁和检查，由此带来不便请您谅解。"

（5）作业方式

1）根据中央空调定期维护的要求，每××天需进行过滤网清洗。

2）两人一组，按照作业流程及标准时间完成相应区域的作业，并完成作业情况登记。

3）在清洁过程中如发现中央空调故障，应联系维修人员处置。

4）建立后勤服务标准作业规范是按照以量定岗、以岗定人的原则计算后勤服务岗位的具体数量的基础，通过对作业标准时间的明确可以计算出该项作业所需的人员数量。

还是以医院大楼中央空调系统的空调末端过滤网清洁为例，来计算该项作业所需工作人数。完成一个空调末端过滤网清洁需要15 min，通过统计医院有空调风口的数量，考虑前往工作现场的时间，能够计算出该岗位应配置的人数。

2. 科学合规采购，做到优质优价

公立医院的物业服务外包一般属于政府采购范围，需要严格按照《政府采购需求管理办法》等相关文件要求，严格遴选服务公司，保证采购的合规性。在编制采购文件时，通过明确采购需求［如服务周期、物业服务岗位（数量和质量）、人员保障、服务经历、费用组成等］、科学确定采购评标方法等途径，力求招到优质优价的供应商。

例如，以往在物业项目的采购上，由于其劳动密集型特点，一般会采用综合评分法来避免低价恶性竞争。但2021年7月1日起施行的《政府采购需求管理办法》明确提出，物业管理服务属于采购需求客观、明确且标准统一的采购项目，一般采用最低评标价法，即将价格作为主要考虑因素。而最低评标价法适用于技术、服务等标准统一的货物服务项目，那么医院的物业服务是否具备"标准统一"的特征呢？解决这个问题的关键就需要在采购文件中将物业管理的各个环节、功能、场景、目标尽可能描述清楚，简而言之就是尽可能服务内容标准化，做到采购需求的"清楚明了，表述规范，含义准确"。如地毯的清洁，如果只要求地毯每周清洁一次是不清楚的，应根据地毯的不

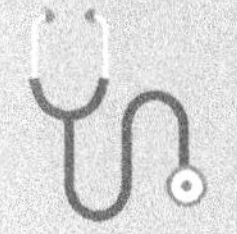

同使用地点、地毯的材质，明确地毯的清洁频率、使用什么设备和什么样的清洁剂、清洁时间需要多长等。这样编制采购文件使得供应商报价时不敢一味低价竞争，从源头保证外包服务的质量。具体标准可以参考中国物业管理协会发布的《全国医院物业服务规范》，抗疫防疫方面的物业服务标准《医院物业管理区域新冠肺炎疫情防控工作操作指引》等。

3. 严格履约验收，明确后勤服务考核标准

尽管通过标准化采购需求在采购环节保障了外包服务质量，但由于物业服务采用最低评标价法，还是难免让人担心低价恶性竞争影响服务质量。在明确采购需求后，重点是严格执行履约验收。医院应当建设专职专业的后勤管理队伍，对验收职责和流程进行制度约束。如每名管理人员具体负责验收哪些内容？空调滤网清洁是否到位怎样验收？验收的频率和周期是怎样的？如果验收不合格，怎样反馈给供应商？供应商应采取哪些整改措施？这些问题都需要医院后勤管理人员予以明确。例如，后勤部门对公共区域环境维护及消杀服务制订了如表 11-22 所示的验收和考核标准。

表 11-22　公共区域环境维护及消杀服务考核

序号	项目	范围	分值	清洁标准与要求	扣分原因	考核得分
1	地面	楼内外地面及室内外地面	26	无烟头、果皮、纸屑、污渍；无明显浮尘、树叶、纸屑、塑料袋；地面面貌一新，无杂物、积水、泥沙。一处不符合扣 2 分		
2	墙面	室内墙面	12	墙面光洁、明亮，无污渍、蜘蛛网及其他黏附杂物；每月定期用清水擦洗。一处不符合扣 2 分		
3	天花板	室内天花板、室外雨棚	6	空调风口、灯具、指示牌、外露管道等顶部设施，无积尘、蜘蛛网；室外雨棚无杂物、目视无尘。一处不符合扣 2 分		
4	踢脚	室内外踢脚线	4	目视无尘、无污物。一处不符合扣 2 分		
5	玻璃	楼内外玻璃	6	玻璃幕墙、门、窗、镜面围栏、触摸屏透亮，无污迹、水迹。一处不符合扣 2 分		
…	……	……	…	……	……	…

除此之外，医院还对临床运送服务、特殊科室医疗辅助服务、医疗垃圾及生活垃圾清运等物业服务的子项制订了详尽的验收考核标准，并对医院整体物业服务进行满意度调查。考核得分与满意度结果综合得到物业服务最终的考核结果，并与物业费的支付挂钩。

例如，针对物业服务质量和满意度两项检查实行百分制，月综合评分在 95 分以上为合格，合格则全额支付物业管理费；月综合评分在 95 分及以下，每降低 1 分，扣费 500 元。若各项目月综合评分连续 3 个月＜90 分，则提前解除合同；若承包方全面履行合同且考评成绩优秀（年度各项目考核评分均达 95 分以上），可予以适当奖励。

4. 物业管理成本的预算和分析

医院应加强物业外包的成本预算，综合考虑外包服务期限、物业岗位需求、人员配置要求、各类费用组成、服务质量标准等，合理确定服务外包价格，以达到成本控制的目标。进行分析时可以采用的指标：每建筑面积年均物业费、每床日年均物业费、每万建筑面积年均占用物业人数、每物业人员年均物业费、后勤工作支出占医院总支出的比例、后勤工作支出占医院总收入的比例。

（三）启示

医院的物业服务在采用社会化外包的方式后，医院一定要建立科学成熟的管理机制和质量标准，落实监督管理责任，由此确保后勤外包服务的优质优价。同时，由于医疗业务本身的快速发展，医院物业管理有其独特的技术要求，仪器设备、建筑设施、环境净化等都需要医院后勤管理人员掌握相关知识技术，制订相应的技术规范和管理规章，加强专业技术团队的建设和物业管理人员能力的培训，以适应不断更新的医疗业务发展。

医院后勤外包服务的成本控制并非单纯追求成本绝对值的下降，更重要的是通过寻求社会上专业程度更高的供应商，在合理的成本内为医院提供更优质的服务，同时让医院有人力、财力、精力专注于医院医疗质量和管理水平的提升。

（三）社会化外延服务

食堂服务是医院最常见的社会化外延服务，后勤运营效率高、成效显著的医院浆洗服务、消毒服务也开始逐步开放向社会机构或公众提供相关服务。医院开展后勤管理社会化外延服务需要满足一定的条件：首先是在满足医院内部管理的需求的基础上还有富余的服务能力；其次需要具有可达的外部市场环境，如地理位置、空间距离、一定的市场需求等且医院的服务能力在社会上具有一定的竞争力；最后是开展社会化外延服务不会降低医院内部服务的质量和效率，最理想的情况是开展社会化外延服务可以与医院内部管理服务实现融合，资源整合利用，从而实现规模效应，进一步降低内部服务管理的成本、提高效率和质量。各医院应综合评价医院的后勤管理是否满足上述条件，在满足条件的情况下因地制宜、择机开展。

A 医院的营养膳食科在全国处于领先水平，其生产的“X 牌”月饼受到人民群众的极度欢迎，曾出现有人凌晨 2 点就来排队的情形，每天生产上万斤月饼，供不应求，一年为医院创收上亿元。医院为提高月饼口感和质量，甚至在原材料产地修建了养猪场，从养猪到火腿的制作再到月饼的制作。这款月饼本身是职工食堂为医护人员制作的“火

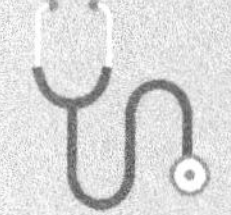

腿酥饼”，全年供应，因其颇受欢迎，医院开了工厂，新增分销点，转为向社会公众售卖，是医院后勤服务转向社会化服务的经典案例。A 医院膳食管理的社会化外延服务实现专业化规模生产，提升了自身管理效率，并为医院创收 × 亿元，取得了巨大的规模经济效益。

第四节　基于社会化管理的智慧后勤管理模式

一、智慧后勤管理的发展历程

2019 年，国家卫生健康委印发了关于医院智慧服务分级的评估标准，并明确了智慧医院的定义和内涵。2021 年 9 月，国家卫生健康委和国家中医药管理局联合印发《公立医院高质量发展促进行动（2021—2025 年）》，明确了“十四五”时期公立医院高质量发展的八项具体行动，其中第四项是建设“三位一体”智慧医院。在我国医疗领域的智慧医院主要包括三大领域：一是面向医务人员的“智慧医疗”，也就是以电子病历为核心的信息化建设。二是面向患者的“智慧服务”，即以患者为中心的包括挂号、排队、导诊、报告查询等的就诊智慧化服务。三是面向医院管理的“智慧管理”，即以精细化管理和大数据处理为核心的医院管理活动智慧化。智慧后勤管理作为智慧医院建设的重要内容，其发展经历自动化、信息化、数字化阶段并将最终实现智能化。

1. 自动化阶段

自动化是现代医院后勤管理的起点，实现了大量设备系统的自动化控制、运行和监测。典型特征是 PLC 控制技术的应用和单一设备系统的自我监控，但设备大都相互隔离，没有形成完整系统，而且数据类型单一，没有或只有少量数据存储，完全不具备自动分析功能，依然需要手动记录部分信息。

2. 信息化阶段

互联网和物联网技术的兴起，为医院后勤发展进入信息化阶段提供了必要的技术条件。信息化的主要标志是 PC 端软件技术的广泛应用，计算机代替了大量常规且重复性高的工作，实现了信息记录、流程规范、节点控制等基础功能和部分业务数据的自动获取、存储，使“电子化”“无纸化”办公成为现实。但此阶段的软件系统功能单一、高度模块化、实时性和稳定性欠佳、缺少全局视野的系统性规划，基本不具备分析和挖掘功能。

3. 数字化阶段

移动互联网、5G 的面世及物联网技术的发展，带领医院后勤进入数字化阶段。标志性特征是移动办公和海量数据沉淀。先进的物联网和无线传输技术拓展了设备设施监控检测的范畴，实现关键信息的高速实时获取，数据类型进一步丰富、数据量剧增，为数据分析和数据挖掘提供了土壤。软件系统逐渐向系统化、全局化方向发展，基于大数据架构的处理系统逐渐占据主导地位，数据分析和数据挖掘得到了大量运用。

4. 智能化阶段

智能化阶段是后勤管理的最终趋势，全面有效的数据、智能化算法和强大的硬件系统，三者缺一不可。智能算法是智能化的关键核心，使系统具备自动判断、决策和执行能力。智能化管理就是利用高科技手段、先进的管理理念、科学的管理方式、专业的团队，重新打造后勤业务，以医疗后勤运营管理为靶心，以安全、稳定、高效、科技、创新为目标，为医疗后勤提供最先进的智能化管理解决方案。

二、一体化的后勤智慧运营管理体系

为了提高后勤服务能力与水平，充分发挥后勤智慧管理信息系统功能与作用，建立管理长效机制，医院在加快推进后勤服务社会化进程的同时，要不断更新服务新观念，创新服务新举措，以标准化、精细化、信息化为标杆，建立“一体系、一平台、两中心”的立体有机体系，分别对医院后勤管理组织、信息技术、运维模式等方面进行升级整合，实现全方位、全过程、全质量的后勤服务保障系统，有组织、有计划地推进医院后勤管理模式、服务模式、人才培养、质量管理等方面的改革与发展（图 11-4）。

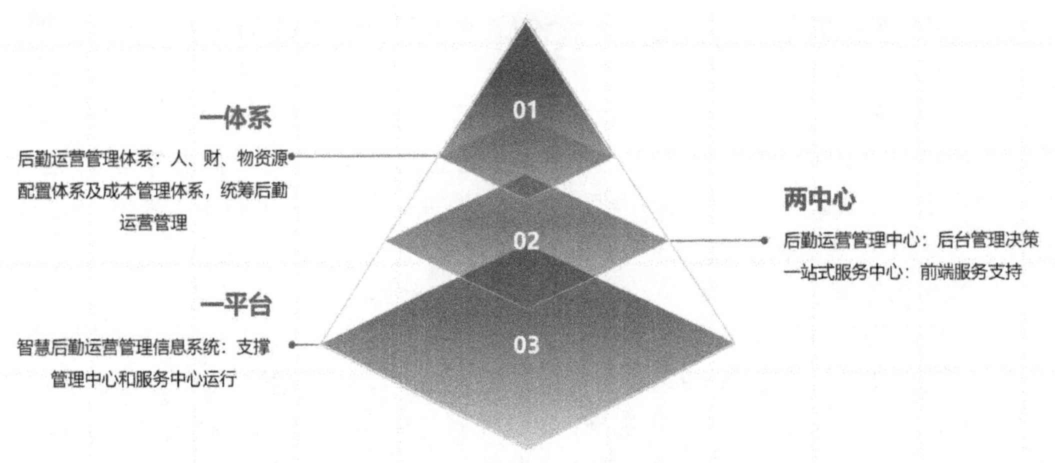

图 11-4　后勤智慧运营管理体系

“一体系”即一体化的后勤智慧运维管理体系从医院后勤管理组织架构、管理模式、服务模式等方面升级医院管理组织，使管理模式在沟通机制、决策机制等方面与智慧化的后勤管理信息系统相匹配，充分发挥智慧管理信息系统的功能和效用。除构建

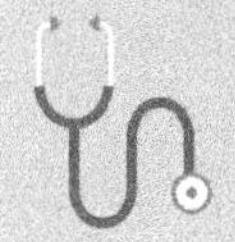

“医院—后勤管理中心—科室”的三级垂直管理组织体系外，还需要建立个性化管理机制进行补充，使后勤管理组织体系在结构相对固定的基础上形成灵活、机动、各条线相互交织的一张“职能管理式”的管理网。

1. 属地化垂直管理

采取条块管理相结合的方式，以院区属地为基本原则，每个院区设一名责任人行使服务保障与管理的双重职责，完成分院区大、中型改造工作和第三方服务保障单位等项目工作的监督、管理、服务和协调工作，各院区日常运行保持相对独立。

2. 专业化项目管理

专业技术人员归总院区统筹管理、流动办公，在各院区流转保持相对固定，以增加对所辖院区的熟悉度。在每个院区设立 N 个独立项目，以项目为管理对象，打破业务条线限制，多专业人员从专业技术角度对属地化后勤服务保障与管理工作给予综合技术支持和专业指导，打破专业壁垒，提升整体后勤服务质量和安全水平。建立项目管理档案，设立项目从建造、配备开始至报废处理的全生命周期的档案，尤其是使用、维护数据的电子化管理（图 11-5）。

专业化体系
制度规范化 流程标准化
操作专业化 考核指标化
流程场景化 数据自动化
02

系统平台
01
运维报修系统
运营服务系统
费用结算系统
生命周期系统
无缝化全程闭环管理

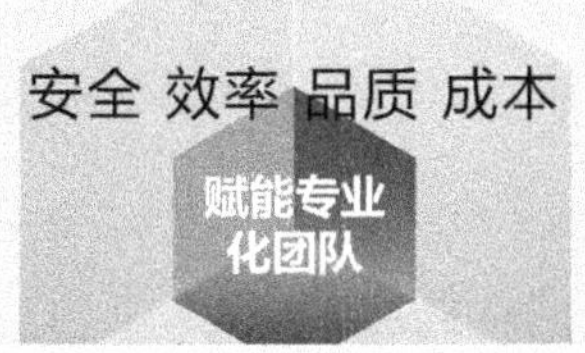

03
项目制管理
跨院区/多专业
品管圈管理团队
全生命周期管理
项目档案化

图 11-5　赋能专业化团队

3. 品管圈团队管理

针对后勤具体工作和管理的堵点、难点、重点问题，不局限于管理组织体系与业务内容管理权限，将各岗位职工组织起来，成立品管小组，以改进质量、降低消耗、提高经济效益为目的，综合运用质量管理方法，以“发现问题—解决问题—自主管理—持续改进”为基本路径，推动后勤精细化管理。

4. 无缝化全程闭环管理

建立全流程管理体系，形成分类别的全流程管理流程图，建立后勤管理流程管理闭环，每个业务类型均要建立从发起到结束后的服务对象评价的全过程管理流程，每个节点明确管理人员与职责，提高后勤管理的密度、力度和深度。在管理体系基础上构建具有激励约束性质的正反馈机制，改善管理系统的功能，提高效率和效益。

三、后勤智慧运营管理平台构建

（一）总体要求

“三位一体”的智慧医院评价标准的发布，明确提出公立医院的运营要求，将医院后勤管理纳入智慧医院的顶层架构中，统一规划、分步实施，建设后勤智能综合管理平台，构建后勤智慧大脑，使其成为智慧化运营管理平台的重要组成部分，奠定医院智慧运营管理的数字和计算能力基础。“一平台”即后勤智慧运营管理平台，在管理工具方面对医院后勤管理信息技术进行升级，是医院后勤信息综合管理的顶层平台，是后勤信息化实现数据集成、应用集成、门户集成和数据资源管理利用的核心。智慧后勤管理涵盖后勤日常管理、服务管理、资产管理、安全管理、能效监测、机电管控、项目管理、成本控制等多个方面。在功能上覆盖后勤管理与服务多个维度的同时，技术架构上逐步向平台化、集成化、一体化方向发展。

智慧化后勤管理系统应实现全覆盖的质量指标控制、全过程的监管、全方位的监测、全天候的值守，以物质形态、价值形态、信息形态全运动过程所产生的技术链、经济链、信息链等为主线索，以智能、精益、高效、安全四大目标作为节点控制指标与考核方向，使基础数据获取更方便、数据维度更翔实、流程更简化、信息沟通更简便，形成信息汇聚、资源共享、协同运行、优化管理等功能具备的后勤运营管理平台（图 11-6）。

（二）智慧后勤运营管理系统的构建思路

智慧化后勤服务首先需要改变传统管理理念，以医患为主要服务对象，以医院实际需求为出发点，打破医院后勤服务的条块分割，变为“蜘蛛网式”组织，提升管理效率，充分依靠现代化信息技术提升工作效率，实现智能化服务。重点是通过平台统一整合资源，以“互联网 +”的智慧后勤服务新手段，以数据应用为基础，建立及时、高效、规范、流程化的双向反馈途径，形成“一站式”集约化后勤服务管理新模式，迅速将服务需求传递给后勤管理部门的相关经办岗位，改善后勤服务管理中信息沟通不畅的问题，提高后勤服务规范化、标准化水平。

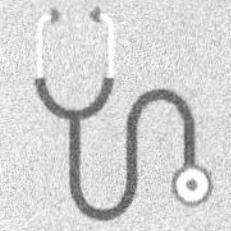

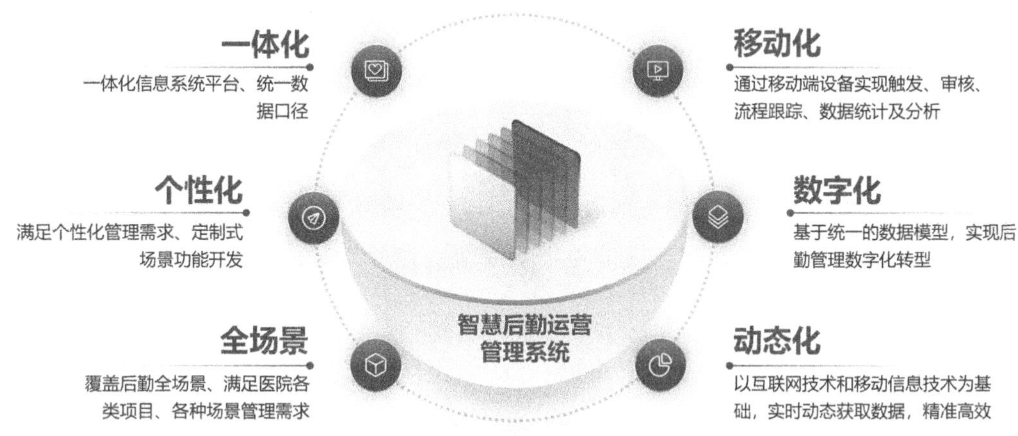

图 11-6　智慧后勤运营管理系统功能集成

（三）具体内容

智慧后勤运营管理系统项目建设主要分为四个阶段。

1. 信息基础设施建设

该阶段包括机房建设、网络及安全基础建设、5G 网络建设、云计算平台建设、智能物联网设备管理中台建设等。

2. 专业系统建设

该阶段包括监测点建设、采集系统建设、传感器配置、计量装置配置、直接数字控制器选型、数据采集软件选型等。

3. 集成中台建设

该阶段包括子系统驱动程序及支持协议建设、数据存储及可视化管理建设、应用服务接口管理、系统兼容性和安全性管理等。

4. 应用服务建设

该阶段包括应用服务需求调研、应用服务建设等。

前面三个阶段主要涉及信息网络基础建设，在这里不再赘述。我们主要关注涉及后勤运营管理功能及使用体验内容的应用服务需求。以后勤成本导向和设施管理绩效导向，“两中心”即后勤运营管理中心和一站式服务中心，是建立在智慧化后勤运营管理平台基础上的两大管理中心，两个中心相辅相成。后勤运营管理中心，整合并统一管控各院区后勤运营管理数据，及时掌握和调整各院区运营管理策略，重在统筹、计划及决策支持；全流程一站式服务中心对设备 / 耗材全生命周期管理、医废管理、能耗管理等集成到统一的平台，深度融合设备运行、综合服务、管理分析等功能，对各类后勤服务进行闭环管理，重在决策执行及数据收集。

（四）应注意的问题

1. 打通信息孤岛，实现信息的互联互通

在医院智慧管理分级评估标准中，依托医院管理信息系统实现业务联动是评估的核心要求。通过信息的互联互通，可以实现多场景、多业务的协同和联动，提高工作效率。例如，医院后勤一站式服务就是通过建立一站式管理平台，打通报修管理、保洁服务管理、运送管理、安保管理、投诉处理等系统，通过工单流转实现多业务的协同高效，提升临床满意度。

2. 加强物联网、5G 和 BIM 技术的应用

通过 5G 和物联网技术实现对医院的 BA（变配电、空调、电梯、给排水、医用气体等）、视频监控、消防报警、门禁、车辆管理、应急报警等系统进行整合，所有数据接入医院集中监控中心，实时监测数据异常，并通过电脑、APP、短信等方式及时预警，实现对全院所有设备和安防、消防的实时感知、动态监测和提前预警。

通过 BIM 技术为医院构建精细化的空间和设备设施模型，并通过物联网平台实现对设备设施管理、室内定位、能源管理、综合监控、安防监控、消防告警等系统的数据打通，打造数字孪生医院，实现全院设备与安全消防的可视化管理。

3. 通过人工智能技术的应用帮助医院后勤提供个性、高效的服务体验

人工智能的应用目前已经在很多医院开始尝试，如通过机器人开展物流配送、导诊、院内导航、保洁等服务；随着人工智能技术的发展，将来会产生更多、更智能的服务场景，满足患者及医护人员的个性化、高品质服务需求。

4. 数据驱动服务场景持续优化，以实现医院后勤的降本增效

智慧化建设不是简单的信息系统建设，是真正的以数字驱动业务优化，对传统管理模式、业务模式、服务模式进行创新和重塑，提升医院后勤的质量和效率，降低运营成本，涉及医院的组织变革、管理方式变革、流程优化、岗位素质模型调整、绩效调整等。这一切都要以数字和技术为基础，以运营服务为核心，持续打造智慧化的服务场景，才能真正做到医院后勤的智慧管理，实现高质量发展。

实操案例 75

智慧后勤管理信息系统建设案例

（一）项目背景

A 医院是一家省属三级甲等医院，近几年医院规模扩张较快，医院后勤管理采用的还是传统的管理方式：后勤需求接收主要以电话、信息为主，岗位分配、人员排班等还是人工为主，服务效率和质量较低，导致临床工作人员和患者投诉多、满意度评价较低，对医院医疗业务开展产生了不利的影响，原有的后勤管理模式和管理方法已不能满

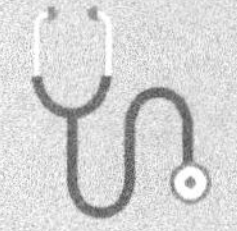

足现下的后勤管理需求。为解决上述问题，医院决定引进智慧后勤管理信息系统作为优化管理和优化服务的重要工具，有效提升医院后勤管理水平。

（二）打造后勤智慧运维综合平台

引进智慧后勤管理信息系统总体目标要以安全为立足点，以节能为目标实现后勤运行保障智能化；以服务为落脚点，以高效为原则实现后勤综合服务信息化；以数据为切入点，以精准为核心，实现后勤运行数据分析科学化。

1. 总体设计思路

基于BIM可视化技术的后勤智慧运维综合平台，以安全为中心，以保障医院运行为根本，实现后勤安全运行的集中监控与综合调度。将APP派工、维修抢单、智能巡检、设备预警、能耗管理、3D管道建模、BIM系统集成到统一的平台，深度融合设备运行、综合服务、管理分析等功能，使水、电、气分项计量到科室，为医疗废物的可追溯及成本分摊、被服的全生命周期管理提供基础，实现设备全面监控预警的闭环管理。后勤智慧运维综合平台以信息化手段规范后勤保障的服务流程，以技术性服务提升后勤服务的内涵，利用成本核算、流程改造整合后勤保障资源。相较于传统的后勤管理系统后勤管理信息系统的优势在于后勤各类资源信息的打通、整合、利用，能够提供精确、翔实的数据来辅助后勤管理者进行精细化和高效的管理，实现后勤管理的优质、高效、安全、低耗的管理目标。

2. 功能模块

后勤智慧运维综合平台实现上述功能，一是可以对接各个子系统，实时获取各子系统数据，其次建设以下功能模块：可视化管理、模式管理、报警管理、数据分析和权限管理。

（1）可视化管理　通过显示大屏总览、平面地图、设备结构图、设备列表、三维可视化等不同的方式实现集成管控。根据需求展示各子系统的实时运行信息，包括设备运行状态、工单信息统计、能源消耗、人员情况等。

（2）模式管理　基于子系统提供的运行和控制参数实现逻辑控制、场景应用等功能，可在集成界面设置个性化的模式管理，如时间、场景、联动等。图形化界面的交互方式使非IT专业操作人员也能自行对模式内容及参数进行调整。

（3）报警管理　可在平台上实现实时和历史报警信息管理，并通过系统筛选、确认，防止误报或虚报。根据报警事件可能造成的危害、紧急程度和发展态势划分等级，用不同颜色清晰显示报警信息条。

（4）数据分析　平台能够记录、保存采集到的各子系统的历史运行数据，供用户进行查询、分析。可根据需求，设置历史数据采集类型及周期、存储时间等；可个性化定义数据分组、进行数据对比和趋势分析等，通过不同类型的数据图表来展示统计分析结果，提供报表输出等功能。

（5）权限管理　通过对有关人员权限和角色的限定，对系统操作员实行分级管理。

针对不同用户的职能提供不同的操作、管理功能和权限，形成完备的历史日志记录，以便查询。

3. 业务应用管理

平台的业务应用管理功能可让后勤管理者直观地对运维的全流程进行把控，对后勤运维处理情况及时进行介入、调整，提高后勤运维的工作效率和质量。其主要包括以下管理模块：设备资产管理、能源管理、合同与服务商管理。

（1）设备资产管理

1）设备信息管理　根据院内的设备分类标准，建立设备信息库，可查询设备基本信息、合同、供应商、维修保养记录、操作手册等；可分系统、分类型地进行设备信息管理，支持自定义维护管理。同时，设备信息可与BIM绑定，在可视化界面选中任意设备时，可查看设备基础信息、操作手册、维护情况等。在现场可通过扫描设备二维码，实时查询设备信息。

2）巡检管理　为不同设备制订周期性巡检计划，自动生成巡检工单。运维人员可通过电脑、移动设备，按时间、工单状态等不同条件查看工单的执行状态和巡检记录。巡检人员可通过手机扫描设备二维码完成巡检，发现设备异常时可联动生成维修工单，实现对巡检点位的管理，并记录巡检信息。

3）保养管理　根据设备的不同情况制订相应的保养计划，详细描述设备保养的步骤和标准，可查询不同时期的保养计划；可根据预设的维护周期自动生成相应工单，并提前提示，实现设备的保养情况监控和数据分析。通过有效地管理维护流程，按计划对设备进行预防性维护，减少纠正性维修工作量，实现人员和资源的合理分配，确保重要的设备保持最佳的运行状态。

4）维修管理　该项提供多个故障报修渠道并发起维修工单。运维管理人员可通过计算机、移动设备审核工单并派单给相应维护人员；维护人员可添加维修记录；报修人员可实时查看工单处理进度，包括处理内容和图片，并对工单作出评价。该项具有报修申请、统一派单、APP接单、维修处理、维修反馈、用户评价等功能，实现维修的闭环管理。

5）知识库管理　该项支持知识库的建立，可保存运维过程中所需的图纸资料、以往的运维经验等，运维管理人员可按需快捷查找相关操作规程、维保记录、经验教训等资料。

（2）能源管理　可实现各类设施能耗的全面监测和管理，通过对能源数据的采集、存储和分析，对整个医院的能耗数据进行统一把控。其主要包括能源监测和能源数据分析两部分。

1）能源监测　依据《绿色医院建筑评价标准》（GB/T 51153—2015）、《医院建筑能耗监管系统建设技术导则（试行）》等标准规范，对医院能耗数据进行采集、存储和监测，为医院的绿色运行提供决策支持。

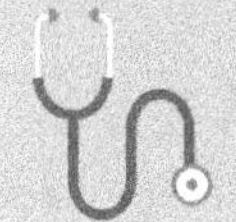

2）能源数据分析　针对不同类型的能源，提供多维度、多层级的统计分析功能，可按照管理需要自定义数据类型，对能源数据进行分析管理，为医院能源的管理调配提供决策支持。

（3）合同与服务商管理　该模块具备合同管理功能，管理的内容除合同基本信息（包括合同名称、合同类型、有效期、供应商等）外，还可查询到合同执行情况及反馈，如合同付款情况、服务商履约情况等信息，同时也可视医院需要增加设备使用反馈相关信息。

4. 移动运维

通过移动运维 APP 实现设备实时运行情况监测、远程控制，报警信息的提醒、设置和查询，能源信息查看与推送，查询设备操作文档、维护保养手册等资料，查询巡检、保养工单，扫描设备二维码完成巡检。对发现的设备故障，可创建报修工单，查看处理进度，支持派单及审核，实现运维的全流程闭环管理。同时，可根据医院发展需求进行定制化功能集成，实现全面、精准管理。

5. 其他后勤系统的集中管理

平台可对接院内现有的停车、电梯、门禁、巡更等管理系统，通过统一接口，使用 IBMS 对集成的各系统进行数据访问和集中管理。通过平台可以直观查看设备运行状态、能源使用情况、设备运维情况等数据。

此外，平台可与医院 HIS 对接，直观地在平台上展现医院患者人流量、出入院信息、药品使用信息、诊室就诊情况等数据，让管理人员在一个平台上就可以查看到医院后勤管理情况和医院医疗运营情况，结合相关信息，及时作出有针对性的管理决策，为患者、医护人员提供更有力的服务及保障，也为医院的可持续发展提供强有力的数据支撑。

第十二章
公立医院扭亏提效实战

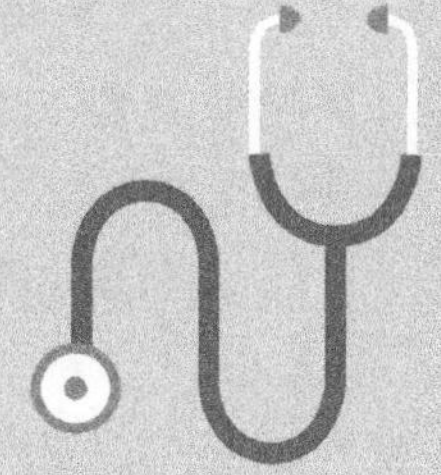

在医疗体制改革进入攻坚区，医保DRG/DIP支付制度改革、医保监管力度加大、药耗取消加成、公立医院绩效考核全面铺开等外部环境的多重影响下，公立医院面临可变现的医疗收入紧缩，人力、资金、维修、设备、能耗等成本持续上涨的压力。2020年，全国753家三级公立医院医疗盈余为负，占比达到43.5%，收不抵支现象普遍。针对公立医院运营发展问题，2020年6月国家卫生健康委在《关于开展“公立医疗机构经济管理年”活动的通知》(国卫财务函〔2020〕262号)中强调，推动公立医疗机构加快补齐内部管理短板和弱项，推进高质量发展，促进发展模式由规模扩张型向质量效益型转变、管理模式从粗放式向精细化转变，提出牢固树立“过紧日子”理念。2022年4月，《关于在全国范围内持续开展“公立医疗机构经济管理年”活动的通知》(国卫财务函〔2022〕72号)提出，进一步防范公立医院经济运行风险，强化风险意识，树立底线思维。医院经济运行压力持续增加，为维持医院的正常运行，度过这段艰难的“日子”，走内涵质量效益型增长发展之路成为必然。各家医院都在实践和探索，寻求一种科学而有效的运营方法，既要有发展的理念又要有底线思维，从而扭亏提效，防范风险。

第一节　公立医院亏损现状及原因

一、公立医院亏损现状

医院经营亏损是成本超过了收入，收入不能覆盖成本，需要外借或欠外资金来支持运营的状况。2020年度，全国三级公立医院绩效考核国家监测分析情况通报医疗盈余普遍减少，收不抵支现象严重。2020年，全国20个省份医疗盈余为负，占比为62.5%，较2019年增加56.25个百分点；753家三级公立医院医疗盈余为负，占比为43.5%，较2019年增加25.89个百分点。全国三级公立医院医疗盈余率为–0.6%，较2019年下降

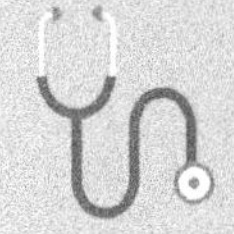

3.6个百分点；医院资产负债率为44.09%，与2019年基本持平。由以上数据可知，公立医院的经营亏损具有一定的普遍性且趋势严重。

二、公立医院亏损原因

（一）医院运行成本增加

公立医院为提高市场竞争力而更新设备、增加人员等，但是未对医疗资源进行有效配置和合理使用，存在资源过剩或使用率不高的问题，导致资源浪费和医院运营成本上升，而收入未能出现相应的增长，从而出现亏损。

（二）财政补偿难以弥补亏损

公立医院的公益性可能造成医院的医疗收入难以维持自身履行社会责任的必要支出，需要财政补助予以支持。但是医院的政府投入资金比例呈逐年下降趋势，医院负担加重。而且现在财政给予医院的补助多是项目补助，医院的基本运行经费得不到补偿，大多数医院的人员基本工资的发放是依靠医院工作量产生的业务收入，在疫情导致医疗业务量和收入下降的情况下，财政补偿难以弥补医院亏损缺口，仍需要医院“自救”。

（三）医保支付方式改革

医保DRG/DIP支付方式制度促使医院建立起更加规范的诊疗体系，规范医疗行为，控制了药品、耗材的不合理使用，节省成本，但是医院成本控制、费用控制、运营管理与DRG/DIP医保支付方式改革适应性不强，医保强力监管下在一定程度上造成公立医院医疗收入上升幅度缓慢，甚至下降的情况。

（四）取消药耗加成对医院产生影响

公立医院改革全面推进，取消药品耗材加成后，公立医院的补偿机制由医疗服务收入、药品耗材加成收入和政府补助收入三个渠道转变为医疗服务收入和政府补助收入两个渠道，减少了医院的收入和收支结余来源。取消药品耗材加成后，更多的是调整外科手术医师的手术收入，特别是高难度的手术，这在一定程度上能体现医师的劳动价值，但仅对大城市三甲医院有利，准确地说是对省、部属医院有利，而基层地、县级医院难以享受到政策红利，甚至导致亏损。

（五）医院内部运营控制乏力

医院内部控制有助于提升公立医院运营管理水平和风险防范能力，促进医院高质量发展。但是目前很多医院对运营管理认识不足，主要表现为医院运营管理体系不健全，运营管理专业性不强，预算管理、成本管理、绩效管理不足，医院运营管理风险防控能力不强等，从而导致很多医院仍存在内部管理效率低下、资源配置不合理、成本控制乏力等问题。

（六）医院市场竞争意识不强

医院对市场竞争认识不足，大多数医院缺乏市场竞争意识，仍停留在等待患者主动上门的情况，不会主动寻找患者，这种错误观念阻碍了医院的运营发展。或者部分医院认识到市场竞争的重要性，但形式单一，效果不理想。因此，医院缺乏主动争取患者的意识，存在工作量不足的情况，也是导致医院亏损的原因之一。

三、公立医院扭亏提效的必要性

公立医院有足够的收支结余和充足的现金流是医院良性运行的重要保证，医院运行不佳带来的风险如下：医院出现收不抵支，债务风险加剧；医院现金流短缺，薪资下降，存在人员流失风险；医院拖欠款项，导致医药供应渠道商断供的风险。同时三级公立医院绩效考核对医院运营效率的考核涵盖收支结余这一定量指标，医院的盈亏情况影响公立医院绩效考核综合得分。因此，医院要根据自身业务优势和功能定位规划长期战略发展目标，进行精细化、科学化、规范化管理，增收节支，降低运行成本，有效防范亏损风险。

第二节　医院“扭亏提效”精细化管理策略

一、数据分析管理的精细化

医院高质量发展对运营管理的科学化、规范化、精细化、信息化提出了更高的要求，传统的“摆数据”模式已经无法满足现代医院管理的需要，要推动数据分析管理向“价值创造型”转变。

（一）推动数据分析转型

以临床业务流程为主线，运用管理学方法，利用相关财务、非财务信息，将财务和业务有机融合在一起，实时性强化运营数据分析的应用，推进财务数据分析向经营分析转型，进行财务预测、运营分析，践行数据赋能，利用大数据为医院创造价值，在医院规划、决策、控制与评价等方面发挥重要作用。

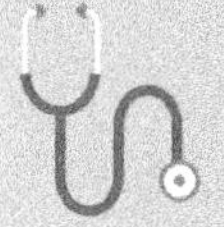

（二）构建多维度、多层级运营分析体系

充分利用医疗质量数据（如病例组合指数、疾病诊断相关组、时间消耗指数等）、财务数据（如业务收入、业务支出、业务收支结余等）、医保数据（如医保申报金额、医保扣除数、正 / 负向支付等）和运营数据（如门诊人次、出院人次、平均住院天数等），开展有效的经济运营分析，为医院战略层、经营层和业务层提供多维度、全方位的“有用数据”，赋能医院精细化管理。

1. 战略决策层数据分析

医院定期在医药政策或外部环境发生变化时进行战略决策层数据分析，为开展战略规划、决策、控制和评价及其他方面的管理活动提供相关信息，以保证医院长期稳定的发展，包括战略管理分析、发展能级评价分析、价值创造分析、资源配置分析、运营风险分析等。

2. 运营执行层数据分析

在医院战略目标和方针明确的前提下，医院定期（每月、每季度、每年）进行运营执行层的数据分析，为医院各部门开展与运营管理目标相关的管理活动提供相关信息，包括医院盈亏分析、业务工作量分析、资源利用分析、项目可行性分析、成本管理分析等。

3. 业务落实层数据分析

根据医院内部各部门、临床医技科室或治疗组的核心职能或运营目标定期（每日、每周、每月）进行业务落实层数据分析，为公立医院开展日常业务或作业活动提供相关信息的对内报告。报告对象是公立医院的临床医技科室及治疗组、职能部门等，包括科室医疗质量分析、科室每月运营分析、科室周报、科室日报等。

（三）建立以大数据为基础的疾病风险模型

从质量、费用、效率、药品、耗材等七大维度引入更多院内外的医疗和财务数据，建立以大数据为基础的疾病风险数据分析模型，得到每个病例的预测值，通过实际值（O）/ 预测值（E）的判断，给每个病例费用使用的合理性判断即 O/E 值，从而建立以科室医疗质量、服务效率、患者负担为维度的事前、事中、事后的精准评价体系，保障医疗质量与效率、效益同步提升。

（四）提升医院数据资源利用价值

医院在数据资产化进程中要进一步提升数据治理理念和技术水平，把数据作为医院运营管理的重要资源，充分深入挖掘和分析医疗大数据，激活医院数据要素潜能，提高医院数据资源的利用价值，推动核心业务工作与运营管理深度融合。

二、流程管理的精细化

医院运营流程是一个比较复杂的管理过程，关系到患者就医是否方便、快捷，同时也是医院最终效益产生的一个重要环节，在一定程度上是我国医院管理的“根本技术”，是用以完成医院工作并实现战略发展目标的基本活动，流程管理的精细化包括以下两个方面。

（1）将运营活动各环节的人、财、物、技术通过流程管理有机结合，梳理、评价流程，将经过实践检验并且切实可行的运营流程，及时固化到规章制度和信息系统中，统一业务流程、财务标准、数据标准，将规则和控制内嵌于流程中。

（2）构建以全生命周期管理为中心的物资及供应商管理系统，提高对耗材、药品、医疗设备等物资的使用效率和管理质量，实现物资管理中“物流、资金流、业务流、信息流”的统一，体现事前预测、事中控制、事后分析的全过程闭环管理理念，强化医疗物资的计划、使用、协调、控制、评价和激励等方面的管理。

三、管理工具的精细化

管理工具是助力医院核心竞争力不断增强的重要“引擎”，针对运营过程中产生的数据，搭建医院管理工具体系，如运营管理系统、预算管理系统、成本管理、物流管理、绩效管理、智慧财务管理系统、医院 HIS、病种成本管理、医保管理系统、医疗质量评价系统等。区分、选择和使用适宜的管理工具识别医院运行中产生的数据，即哪些是需要作为运营过程管理、哪些是以问题为导向的、哪些是能帮助我们真正解决问题的，促进医院实现精益转型。下文以 A 医院为例介绍运营管理系统、绩效管理系统和病种成本管理系统。

（一）运营管理系统

医院在坚持“继承、融合、创新”的思路上，在原有信息系统的基础上，通过医疗业务核心指标和财务经济指标（病案首页 /HIS/HRP 等）的底层数据对接融合，构建临床疾病变化与资源消耗分析的业财融合分析体系，搭建以运营管理监测系统和运营管理决策系统两个功能模块为核心的智能化运营管理综合系统，实现对医保支付、财务分析、质量管理、绩效的综合评价。

1. 实现监控实时化

系统通过“仪表盘”实时展示相关预算、运营和成本指标，支持拖拽方式实现运营监测指标在“仪表盘”上的自由组合，实现财务部门与业务部门的数据互融互通和业财一体化运营管理监测。

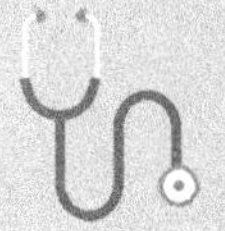

2. 实现监控可视化

系统可以同时在监测大屏、电脑、手机、平板电脑等端口下多维呈现，搭建院级/职能科室/临床科室/医师等不同角色的应用场景。

3. 实现监控智能化

系统融入了业财融合的大数据分析能力及智能化分析场景，通过颜色变化快速发现异常指标，支持对重点指标、重点科室使用“动态监护仪”，对“有病”数据重点监测和分析，及时找到“病因”。同时系统通过自动化分析报告实现了对日常分析报表、报告的自动化，快速产出各种运营分析报告，让医院运营管理进入了业财融合的智能化时代。

（二）绩效管理系统

A 医院引入绩效管理系统，建立 RBRVS+DRG+CMI 绩效管理模式。新绩效管理以医院战略目标、三级公立医院绩效考核及医保支付方式改革为导向，以技术劳动价值评价为核心，以工作量为基础，统筹效率、质量、成本的绩效评价和分配体系，嵌入关键业绩指标考核，以发挥绩效杠杆作用，充分调动医护人员积极性，体现优绩优酬，激励高质高效，为医院发展注入活力。

（三）病种成本管理系统

传统的成本控制局限于核算，缺乏分析手段，应用效果欠佳，过分强调有形成本动因，忽略业务成本动因，管控手段单一，与医院业务管理脱节。在 DRG/DIP 医保支付方式改革持续推进和医院成本核算下沉到病种 /DRG 成本、患者成本的政策影响下，医院开始建立纵向到底的病种成本管理体系，在科室全成本核算的基础上，积极开展病种成本核算。利用病种成本信息平台收集医院病案首页、HIS、HRP 等业务系统数据，按照四级三类分摊进行个案成本对接，完成从科室核算到病例全成本核算，再到 DRG 病组成本核算，并形成各类病种成本相关报告。最后由专科运营助理进行各专科 DRG 病组分析，查找问题和原因，积极反馈，持续追踪，进行 PDCA 循环。

四、环节管理的精细化

医院运营管理的重要环节包括人力资源管理、财的管理、物的管理等，对每个环节进行精细化管理。

1. 人力资源管理

人力资源是医院最重要、最核心的资源，对学科建设、医疗质量、运营管理水平起着至关重要的作用。人力资源的管理主要是通过对内部劳动力资源进行全面、科学、有效的管理，对劳动力的培养教育和整个人力资源进行充分的开发和利用，包括人员的配置、年龄和职称结构、人才的梯队建设、人员的薪酬设计等，保证医院总目标的实现和可持续发展。

2. 财的管理

财的管理主要是经济和财务管理、资金管理、资产管理等。管理好医院的财力资源，充分发挥业财融合能力，是促进医院精细化运营管理的关键，强化全面预算管理、成本核算、价格管理等，为医院运营提供坚实基础。

3. 物的管理

物的管理主要是各种生产资料的购销、储运、使用所进行的计划、组织和控制工作，即对医院设备、材料、仪器、能源及物资管理等，使之物尽其用，提高利用率。

4. 技术管理

技术管理包括领先技术、创新技术、微创技术、日间手术等。如创建特色专科的步骤：进行市场调研、定位、业务划分、宣传品牌。

5. 患者的需求管理

患者的需求管理是根据市场和患者对医疗服务的需求，医院给予满足。如非高峰期需求：开展节假日择期手术、内科夜门诊；开发互补性服务：建设皮肤美容部、整形美容部、戒烟门诊、失眠门诊、呼吸重症分层管理病房等。

6. 时间管理

时间管理包括患者预约挂号管理、移动结算（银行卡）、时间错峰、流程优化。研究发现，与实际等待时间相比，患者总的评价中感知到的时间更长，这是因为患者感知比现实更重要，患者就医过程中比较焦虑不安，不安等待感觉时间更长，而且服务前的等待感觉比服务中的等待更长，不确定或无解释的等待感觉比确定的等待更长，等待中空闲时间比忙碌的时间也感知更长，医院要重视时间管理，提升运营效率，提高患者满意度。

7. 空间分配管理

空间分配对医院的运营影响巨大，各个空间分配的配比将影响每个空间的利用度。空间分配要与患者疾病谱、患者支付能力、就诊需求等相适应并及时动态地调整。

公立医院通过在数据分析、流程管理、管理工具、管理环节等方面做精细化管理，以提升医院运营成效，即医院经营不亏损且有一定的医疗收支盈余，实现医院的可持续发展。

实操案例 76

技术管理案例之创建疼痛特色专科

“疼痛”是人们在生活中体验最早，也是感受最多的主观感觉，是继呼吸、脉搏、体温、血压之后的第五大体征，很多人都有过痛不欲生的经历，痛得吃不下、睡不着、什么事情都干不了，想去医院看病又不知道应该挂哪个科室，很多医院也没有成立专门

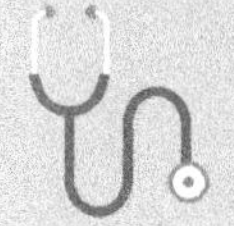

的疼痛科。其实医院的疼痛科也是才成立的新专科，以前经常有患者来到导诊台问："医生，我身上痛，应该挂什么科室?"这引起了医院的注意。同时，创建特色专科也是医院运营管理的重要环节，契合医院当前发展目标，于是在医务部牵头、运营部全力配合下，A 医院开始着手规划疼痛科建设。

（一）行业调研

疼痛医学是一门新兴的、综合性的医学专业，在现代麻醉学的基础上吸收了内、外、骨伤、神经、康复、中医、心理等临床各学科的理论和技术。疼痛诊疗疾病种类繁多，表现多样，甚至许多疼痛性疾病目前尚无法明确诊断和有效治疗，仅靠一种方法、一种技术、一次诊疗，很难根本解决疼痛问题。故要求医院必须构建综合性、多模式诊疗模式，打造医学专家诊疗平台，倡导"医、教、研"一体化发展方向，紧抓科技前沿、创新技术管理。

对某市三级医院疼痛科设立现状调研发现，已有两家医院设置了单独的疼痛科，B 医院治疗方式以麻醉为主，主要收治各种顽固性神经病理性疼痛、运动系统疾病，包括颈及腰椎间盘突出症、癌性疼痛、骨质疏松症、各种疑难疼痛。F 医院重点采用中西医结合的方法，首先明确各种急慢性病的病因，再针对疼痛的病因和症状予以中西医结合治疗。诊疗范围为颈（腰）椎病、颈（腰）椎间盘膨出、坐骨神经痛、急慢性扭挫伤、痛风、退行性骨关节炎、各种头痛、周围性面瘫、三叉神经痛等。通过充分调研并开会讨论后一致认为 A 医院设立疼痛科确有必要，但同时还要注重差异化发展，加强技术创新，推动疼痛科更好更快发展（表 12-1）。

表 12-1　行业调研情况

医院	设置疼痛科情况	治疗方式
B 医院	有	麻醉为主
C 医院	无	
D 医院	无	
E 医院	无	
F 医院	有	中西医结合
G 医院	无	
H 医院	无	
I 医院	无	

（二）科室定位

通过行业调研发现，B 医院治疗方式以麻醉为主，F 医院重点采用中西医结合的方法，A 医院进行充分的论证后制订了“差异化发展”策略。通过专家调研，多次会议商讨后决定疼痛的定位是打造以微创介入治疗为技术核心，打造以神经阻滞技术为技术特色，以类风湿关节炎等关节疾病的诊治为实效技术项目，以康复物理治疗为辅助支撑技术，坚持走中西医结合的学科发展路线，依托医院整体优势，加强科室合作与交流，提倡多学科协作、跨学科发展，打造特色疼痛专科。借助医院人才优势和技术优势，多科室联合诊疗，互为补充。

A 医院疼痛科多学科协作优势如下。

（1）中医门诊中心　使用中药、针灸、推拿、按摩、拔罐、食疗等多种治疗手段，发挥中国传统医学优势，可协助恢复人体阴阳平衡，达到治疗的目的。

（2）康复科　科室以现代康复医学为主导，将现代康复技术与临床医学、传统医学和康复工程学紧密结合，其核心技术是功能障碍改善、功能检查、功能评定和功能训练。运动疗法、神经生理疗法、作业疗法、言语训练、康复工程、中医康复手段、高压氧疗法等，对患者的康复具有重要辅助作用。

（3）心血管内科　为国家临床重点专科，对于疼痛性疾病与心血管性疾病的学科间会诊、学科间合作研究（如颈源性心脏病）等有极大空间。

（4）麻醉科　为医院重点专科，可为全院医疗安全提供技术保障，为打造“无痛医院”提供团队基础，麻醉科下设疼痛治疗专业组，为学科间会诊、合作奠定良好基础。

（5）重症医学科　科室配备国际一流抢救设备，开展多项国内外先进救治技术，如 ECMO、非生物性人工肝、血浆置换等。

（三）空间规划

疼痛科设置在医院的门诊大楼一楼，由候诊区、检查区、治疗区、门诊区、留观区、病房组成，具体如下。

（1）候诊区　设有电子显示屏，具有健康宣教、叫号等功能。

（2）门诊区　设普通门诊、专家门诊等，逐步开展特色门诊（专病门诊、专症门诊），如头痛头晕门诊、带状疱疹后遗痛门诊、股骨头坏死门诊、强直性脊柱炎门诊等。

（3）检查区　设远红外成像系统、脊柱平衡检查系统等。

（4）治疗区　设至少 3 间——物理治疗区（冲击波等）、注射区（肌内注射、静脉输液等）、无菌治疗区（骶管注射、神经注射、小针刀等）。

（5）病房　设 15 张床位。

（四）人员组成及薪酬模式

疼痛科由专家、医师、康复师（治疗师）、护士、后勤人员组成，主任、护士长可兼任。

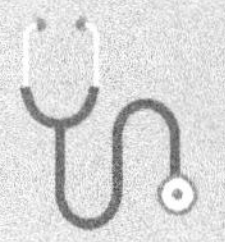

专家：根据门诊需要逐步组建专家队伍，主要由退休专家和自主择业专家组成，副高以上职称，工作时间≥2天/周，薪酬采用基本工资+绩效模式。医师由主治医师或高年资住院医师担任，工作时间≥5天/周；薪酬采用保险金+基本工资+绩效模式。康复师（治疗师）：根据科室业务量招聘，参考医师。护士：培训上岗，可兼任，治疗护士定期轮换岗位。

（五）设备投入

必须配备设备：体外冲击波疼痛治疗系统；医用红外热成像系统；疼痛门诊专用治疗床（至少2套）；疼痛门诊专用注射治疗椅（至少2套）；无菌治疗室消毒系统；其他医疗办公设备、器材。

配套设备：医院已配置的X线机、CT、双能X线机；视门诊量及技术开展增配磁共振MRI、C形臂机等。

（六）科室学术、技术支持

1. 专家支持

借助疼痛领域的专家资源，尽快形成疼痛科相对固定的专家团队，积极进行宣传和推广。

2. 技术支持

疼痛科医师团队，曾/现任职于二级或三级综合性医院，可相互协作、共同促进学科建设和发展。所聘请专家在疼痛专业领域从业多年，有一定知名度，拥有一定数量的患者群。

3. 学术支持

疼痛科以人才资源为核心开展工作，与疼痛、康复、中医等方面专家签署聘任书，形成专家库。与医学会疼痛学分会、医学会麻醉科专科分会疼痛学组、中医药学会疼痛学分会等学术组织建立良好学术联系，定期承办学术会议。

（七）科室保本工作量计算

科室成立后，对门诊保本工作量进行估算，每天门诊量达到18人次，即可保本（表12-2）。

表12-2　科室门诊保本量

每诊次收入/元	单位门诊变动成本/元	每门诊人次边际贡献/元	门诊固定成本/（元/月）	门诊保本工作量/（人次/天）
284.10	182.02	102.08	54 929.74	17.94

对住院保本工作量进行估算，每天出院患者达到2人次，即可保本（表12-3）。

表 12-3 科室住院保本量

每床日收入 / 元	每床日变动成本 / 元	每床日边际贡献 / 元	住院固定成本 /（元 / 月）	住院保本工作量 /（床日 / 天）
836.34	561.10	275.24	104 175.90	12.62

（八）品牌宣传

疼痛科成立后，疼痛科品牌宣传以院办公室、宣传科为依托，利用医院已有传媒资源，制订宣传计划，着力开展科室的宣传工作，主要包括电视媒体、网络、医院健康导医报、科室医师名片宣传和制作宣传手册等方式。

疼痛特色专科的成立，满足了群众日益增长的就医需求，提升了医院的服务能力和技术水平，使医院医疗服务更加精细化、专业化、科学化，进一步强化了医院的学科建设和技术提升。

第三节　扭亏提效院级／职能部门／临床科室三级管理策略和实践路径

一、院级层面扭亏提效的策略和实践路径

卫生事业发展面临的外部环境发生了巨大的变化，公立医院作为医疗机构的主体部分面临着外部环境带来的挑战和威胁，部分医院甚至在多重因素的影响下出现了亏损。医院的发展战略要进行相应的调整，如何扭亏提效成为多数医院在当今环境下面临的新课题。因此，医院要对运营发展环境进行深度剖析和精准定位，对医院亏损现状作出战略性决策。

PEST-SWOT 分析通过将 PEST 与 SWOT 分析相结合，并结合社会环境、政策背景等对研究对象进行全面深入的解读。PEST 分析是指对医院宏观环境的分析，指从政治 (political)、经济 (economic)、社会 (social) 和技术 (technological) 的角度分析医院外部环境因素，以帮助医院确定扭亏提效的战略发展目标。SWOT 分析是指对医院内外部环境的相关影响因素进行综合考虑，并通过系统评价自身优势 (strength)、劣势 (weakness)、外部机会 (opportunity)、威胁 (threat)，以选择最优的发展战略（图 12-1）。

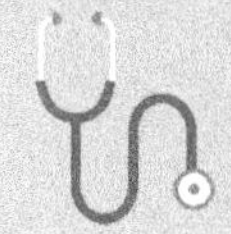

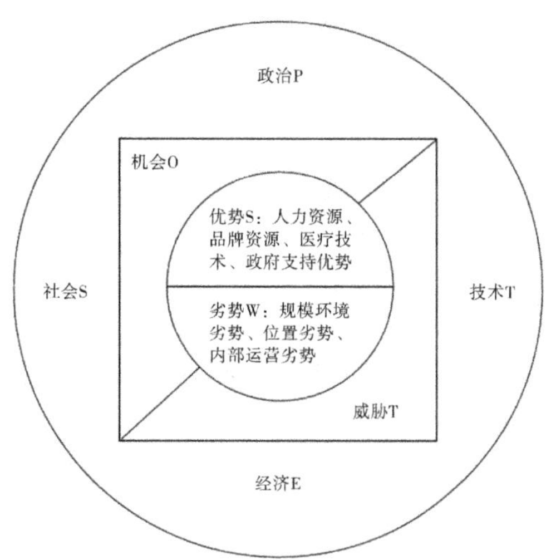

图 12-1　基于 PEST-SWOT 整合模型的基本结构

最后，医院决策层要根据政策发展要求和 PEST-SWOT 分析结果，对扭亏提效作出战略性决策，制订并实施运营管理战略规划和发展目标（包括长期目标、中期目标和短期目标），帮助医院实现止亏、减亏、扭亏为平、扭亏为盈。

实操案例 77

基于 PEST–SWOT 分析法的 A 医院扭亏策略分析

自 2021 年起，多家公立医院相继关闭。看着这一条条新闻消息，刘院长陷入了沉思。“根据不完全统计，2000 多家民营医院破产倒闭；公立医院也不容乐观，超 40% 的公立医院正在亏损，不具备竞争力的医院在未来会很难；我们医院也处于亏损的边缘，发展陷入了僵局，我每天脑海中都在思考，医院未来的发展之路该怎么走？为什么会发展受限？为什么走到了亏损的边缘？医院的发展面临的威胁有哪些？哪些是可以利用起来的优势？我们作为医院的管理者一定要认真充分地思考和分析这些问题，为医院未来的发展谋篇布局啊！”刘院长如此说道。

在领导的指示下，为进一步防范经济运行风险，强化风险意识，对扭亏提效作出战略性决策，运营部基于 PEST-SWOT 模型，分析医院目前所面临的优势、劣势、机遇和挑战，为医院决策层制订战略性决策提供参考依据。

1. 基本情况

A 医院是集医疗、科研、教学、预防、保健和康复为一体的国家三级甲等综合性医院，是省九大区域医疗中心之一，开放床位 2200 张，设有院士工作站，拥有国家临床重点专科建设项目单位 1 个、省级重点学科（专科）14 个，现为国家呼吸系统疾病临床医学研究中心分中心、国家消化系统疾病临床医学研究中心省分中心和国家老年疾病临床医学研究中心协同网络核心单位。

2.PEST-SWOT 分析

（1）外部机遇

1）政治环境

①卫生事业发展重要性更加凸显：2016 年，全国卫生与健康大会提出要把人民健康放在优先发展的战略地位，明确了卫生健康在社会发展中的重要性。党的十九大报告同样提出应深入实施健康中国战略，坚持基本医疗卫生事业的公益性质，落实预防为主方针，全面提升医疗卫生发展水平，以全方位、全周期地维护人民健康。党和政府对卫生事业的高度重视，有利于促进公立医院发展转型。

②国家政策要求医院转变管理模式，防范经济运营风险：2020 年 6 月，国家卫生健康委在《关于开展“公立医疗机构经济管理年”活动的通知》（国卫财务函〔2020〕262 号）中强调，推动公立医疗机构加快补齐内部管理短板和弱项，推进高质量发展，促进发展模式由规模扩张型向质量效益型转变、管理模式从粗放式向精细化转变，提出牢固树立“过紧日子”理念。2022 年 4 月，《关于在全国范围内持续开展“公立医疗机构经济管理年”活动的通知》（国卫财务函〔2022〕72 号）提出，进一步防范公立医院经济运行风险，强化风险意识，树立底线思维，加强经济管理。防范风险的政策不断出台，要求加深医院对经济运营管理的认识，增强风险意识。

2）经济环境　根据《2022 年国民经济发展和统计公报》显示，我国国民经济保持较快的速度平稳增长，我国人均可支配收入连续五年保持持续增长，如图 12-2 所示。

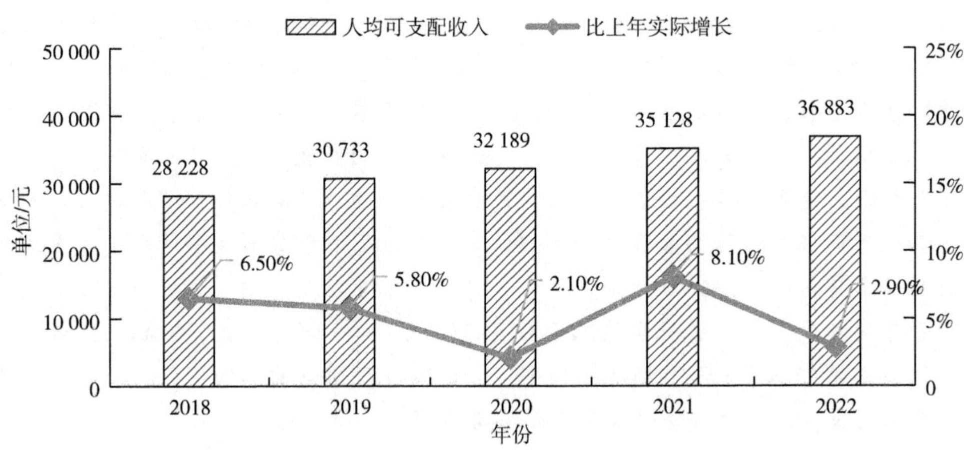

图 12-2　2018—2022 年人均可支配收入及比上年实际增长

医院所在省经济稳中有进，人均可支配收入近五年保持增长态势，如图 12-3 所示。

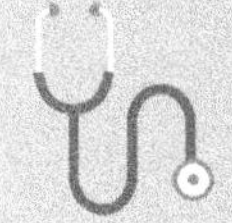

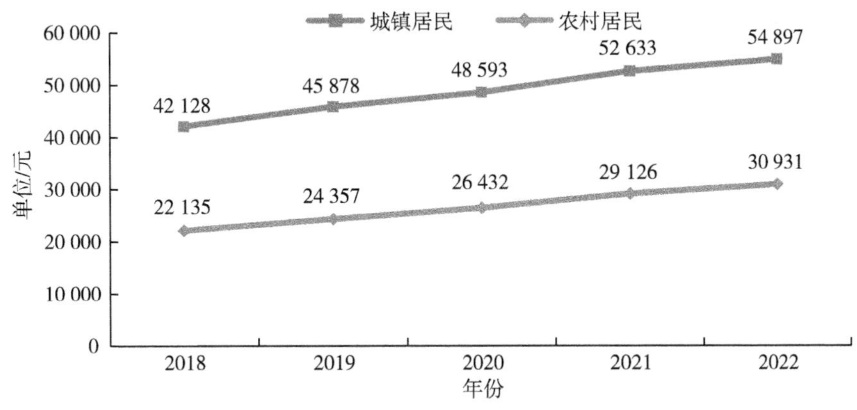

图 12-3　2018—2022 年人均可支配收入情况

由上可知，随着我国经济平稳快速的发展，人民群众生活水平不断提高，医疗体制改革深入发展，医保覆盖范围不断扩大，人民群众的就医需求显著提升，医疗卫生事业发展迎来新的机遇。

3）社会环境　《第七次全国人口普查公报》显示，医院所在省老年人口规模大，老龄化程度高，2020 年全省 60 岁及以上人口为 1816.4 万人，居全国第三位；65 岁以上人口为 1416.8 万人，居全国第二位，已进入深度老龄化阶段，社会养老需求日益增加，医疗服务需求日益增加。我国医疗卫生总费用逐年增加，2022 年全国卫生总费用突破 8 万亿元，同比增长 12.2%。上述数据表明医疗卫生服务消费速度增长较快，人民群众对高质量医疗保健服务的需求持续增加，为医院的发展提供了机遇。

4）技术环境　近年来，信息技术加速发展，5G 网络、大数据、AI 智能等新信息技术争先涌入，推动了医院信息化建设进程。利用信息化平台，可有效对医院运行数据进行监控，及时发现问题进行整改，提升医院风险防范能力。

（2）外部威胁

1）政治环境

①医保 DRG/DIP 支付方式变革：近年来，国家大力推行医疗保险体制改革，积极探索预付制的支付方式，要求医院减少不必要的医疗服务供给，合理控制医疗费用支出，但是医院目前粗放的成本核算模式难以适应 DRGs 付费方式，收入增长受到医保付费的限制，在一定程度上增加了医院运营风险。

②药耗取消加成：药品耗材零加成推进，医院收入补偿机制由医疗服务收入、药品耗材加成收入和政府补助收入三个渠道，转变为医疗服务收入和政府补助收入两个渠道，减少了医院的收入和收支结余来源。

③医改加速患者分流：分级诊疗制度持续推进，患者进一步分流，促使更多的普通疾病患者前往基层医疗机构就诊，A 医院作为区域医疗机构，发展重点逐渐转向疑难病例的诊治，患者流量会进一步下降，医院收入持续减少。

2）经济环境

附近医疗资源丰富，竞争激烈：A医院位于省会城市，有综合实力强劲的大型三甲医院，对专业技术人才和患者流量的虹吸效应明显。而且市内医疗资源丰富，在A医院方圆1 km内，有医疗卫生机构17家，附近5 km内有三级医院25家，市场竞争异常激烈，患者流失明显，导致收入下降。

3）社会环境　紧张的医患关系是制约医疗体制改革和医院服务水平的重要因素，随着医疗体制改革深入发展和分级诊疗的实施，A医院发展重心转向疑难重症复杂疾病的诊治，疑难重症复杂疾病的诊治过程难以预测，并发症和相关损伤的发生不可避免，可能危及患者生命。加之医患双方存在信息不对称，部分患者及家属由于缺乏专业知识难以理解医师行为。近年来，医疗纠纷事件呈现上升趋势，医患关系紧张，所引发的医疗纠纷对医院口碑和运行造成一定的影响。

4）技术环境　目前大部分医院尚未建成相对集中的运营数据资源中心，运营数据尚未得到有效治理，数据质量问题多。同时，复杂的数据资源关系使得数据管理工作复杂化，业务系统数据的多头抽取影响系统性能和稳定性，分散、复杂、滞后的数据资源难以为医院提供及时有效的数据支持，导致运营决策存在一定的滞后性。

（3）内部优势

1）人力资源优势　A医院现有职工总数3700余人，卫生专业技术人员3300余人，拥有各级各类人才专家称号人员共计63人，各层级学术技术带头人及后备人选35人。医院把人才队伍建设视为立院和强院之本，实施人才引育工程，坚持人才兴院，不断完善人才激励政策，已经逐步建立一支人才领军、梯次分明，结构合理的高水平专业技术人才队伍。同时，医院作为一家三级甲等综合医院，良好的政策福利也持续吸引着高质量医学人才，推动医院学科水平建设能力和社会影响力的提升。

2）品牌优势　医院建院80余年，在成都医学史上开创诸多先河，医院品牌深入人心。2022年，医院总诊疗人次、出院人次、住院手术人次、业务收入同比分别增长39.05%、5.65%、2.64%、11.37%，医院连续2年CMI值位居全省公立医院第3名、连续3年“国考”CMI值排名进入全国百强、连续2年业务收支结余位居市级公立医院第1名、连续3年目标绩效考核位居市级公立医院第1名。A医院在市内医疗市场上享有较高的知名度和美誉度，具有一定的口碑影响力和群众知名度。

3）医疗技术优势　A医院作为三级甲等综合医院，设置有较为齐全的临床、医技、职能科室和部门，医院技术力量较为雄厚。2022年，公立医院绩效考核在省内排名位于前列、市级医院首位，专科排名持续提升，拥有2个国家临床重点专科、7个省级重点专科、31个市级重点学科，具有较高的医疗技术水平。

此外，还有政府支持优势。

（4）内部劣势

1）规模与环境劣势　目前医院仅有一个院区，未形成“一院多区”发展新格局。

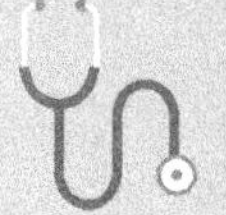

与省内其他医院“一院多区”的布局相比，医院覆盖的地域面积处于劣势，同时医院为原市政府改扩建，院内门诊诊室相对分散，对患者就医的便利性存在一定的影响，一定程度上影响患者的就医体验。

2）位置劣势　医院位于老城区中心位置，城市去中心化情况严重，大量居住人口向主城区外流动，医院患者来源减少，工作量不足，导致收入减少，加大了亏损的风险。

3）运营效能低，精益管理理念对医院造成冲击　A 医院以前通过扩大规模、投入设备的粗放式管理来提高经济效益，这种方式存在成本消耗高、收益创造少的缺点。2020 年，新冠疫情影响下，医院业务量和可支配收入显著下降，运营成本增加，收支结余明显下降，对医院的稳定发展造成一定影响。

3. 扭亏策略

（1）SO 扩张型策略　是一种发展自身优势寻找外部机会的战略。目前 A 医院的竞争者实力强劲，但总体而言，医院在区域内还是具备一定的竞争优势，主要体现在医院作为西南地区的区域三甲医院，拥有明显的人才、专科优势，这两种优势是医院在发展过程中始终必须具备的两种优势。目前而言，SO 战略符合医院目前的发展要求。

（2）WO 扭转型战略　更多的是利用外部机会来抵消或减少内部劣势因素，A 医院与其他三级医院面临同样的政策环境，甚至相比头部大三甲医院，在某些政策面前略显劣势，WO 战略不符合医院现阶段发展要求。

（3）ST 多元化战略　主张发挥自身优势来抵御或规避外部威胁，现阶段医院运营面临较多的外部威胁，亏损风险加大。一方面政策影响下医院收入减少，医疗行业同行发展迅速，竞争压力加大；另一方面人才引进带来的技术提升短时间内难以显现成效，需要长期积累。医院可以通过自身专科优势带动科研水平和诊疗水平的提升，进而持续优化医院的医疗服务能力，达到吸引患者、增加医疗收入的目的。ST 策略有利于医院长远持续的发展要求。

（4）WT 防御型战略　通过消除或规避自身劣势，减小或消除外部威胁，此战略适合发展稳定的医院，目前医院存在的劣势包括医院规模较小、诊区较为分散、医院地理位置不佳等，除了诊区可以进一步调整，其他的劣势客观存在，难以在此基础上作出改变。针对内部运营管理问题，医院可以成立运营部，加强医院的精细化，防范亏损风险。总体而言，医院目前的发展稳中求进，但是相比其他医院而言，需要较快的速度发展战略，稳定发展只会被赶超，优势也会被进一步淡化。

4. 医院发展战略的选择

经过上述分析，基于目前 A 医院面临的形势与自身发展现状，将扩张型战略和多元化战略作为医院发展的备选战略，通过邮件邀请 8 名医院管理专家逐一权衡外部关键因素和内部关键因素对备选战略的影响，具体如表 12-4、表 12-5 所示。

评分说明：AS 代表关键因素对备选战略的影响因素，1 ～ 4 分依次代表无吸引力、有一定吸引力、有相当的吸引力、有很强的吸引力，建立 QSPM 矩阵。

表 12-4　关键因素对备选战略影响评分

关键因素		人员1		人员2		人员3		人员4		人员5		人员6		人员7		人员8		结果	
		扩张型	多元型	扩张型	多元型	扩张型	多元型	扩张型	多元型	扩张型	多元型	扩张型	多元型	扩张型	多元型	扩张型	多元型	扩张型	多元型
外部机遇	政策支持，精细化运营	4	2	3	3	3	2	3	1	3	3	2	2	3	2	3	1	3	2
	人均可支配收入增长，患者就医需求增加	2	3	3	2	2	3	2	3	3	2	3	2	3	2	2	2	3	2
	人口深度老龄化，服务需求增多	3	2	3	3	2	2	2	3	3	2	3	1	2	1	3	1	3	2
	信息技术发展，数据实时监控	3	3	4	3	3	3	4	3	2	3	3	4	4	3	4	3	3	3
外部威胁	医保支付方式改革，药耗取消加成，医疗收入减少	3	2	4	3	2	2	3	2	3	2	2	1	3	3	2	3	3	2
	医疗资源丰富，市场竞争激烈	2	3	3	4	2	3	4	4	3	2	4	4	3	4	4	4	3	4
	医患关系紧张	2	1	2	2	3	2	3	2	2	1	3	1	2	2	1	1	2	2
	信息“孤岛”现象，运营决策存在滞后性	2	1	2	1	1	1	2	1	2	1	2	1	2	2	2	2	2	1
内部优势	人力资源优势	3	3	3	3	3	2	3	2	3	3	3	3	3	2	3	3	3	3
	品牌优势	3	3	4	4	3	4	4	3	4	3	3	3	4	3	4	4	4	3
	医疗技术优势	3	3	2	3	3	3	3	3	3	2	3	2	3	1	3	2	3	2
	政府支持优势	3	4	3	4	4	4	3	2	3	3	4	3	4	3	4	3	4	3
内部劣势	规模与环境劣势	3	2	2	3	3	3	3	2	3	3	3	3	3	3	3	3	3	3
	位置劣势	2	3	3	3	3	3	4	1	2	1	2	1	3	3	2	2	3	2
	运营管理劣势	2	3	3	2	2	2	3	2	3	2	3	3	2	2	3	3	3	2

表 12-5　医院 QSPM 矩阵

关键因素		权重	备选战略			
			扩张型战略		多元化战略	
			AS	TAS	AS	TAS
外部机遇	政策支持，精细化运营	0.154	3	0.462	2	0.308
	人均可支配收入增长，患者就医需求增加	0.134	3	0.402	2	0.268
	人口深度老龄化，服务需求增多	0.123	3	0.369	2	0.246
	信息技术发展，数据实时监控	0.098	3	0.294	3	0.294

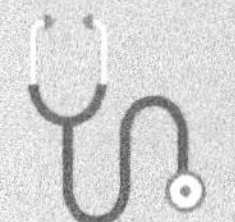

续表

关键因素		权重	备选战略			
			扩张型战略		多元化战略	
			AS	TAS	AS	TAS
外部威胁	医保支付方式改革，药耗取消加成，医疗收入减少	0.145	3	0.435	2	0.29
	医疗资源丰富，市场竞争激烈	0.132	3	0.396	4	0.528
	医患关系紧张	0.132	2	0.264	2	0.264
	信息“孤岛”现象，运营决策存在滞后性	0.118	2	0.236	1	0.118
内部优势	人力资源优势	0.142	3	0.426	3	0.426
	品牌优势	0.142	4	0.568	3	0.426
	医疗技术优势	0.143	3	0.429	2	0.286
	政府支持优势	0.122	4	0.488	3	0.366
内部劣势	规模与环境劣势	0.147	3	0.441	3	0.441
	位置劣势	0.135	3	0.405	2	0.27
	运营管理劣势	0.133	3	0.399	2	0.266
总计		2		6.014		4.797

以上分析结果可以看出扩张型战略得分6.014，高于多元化战略得分4.797，医院目前最佳的发展战略为扩张型战略。

5. 医院决策层对扭亏提效作出战略性决策

根据高质量发展要求和PEST-SWOT分析，医院决策层对扭亏提效作出战略性决策，采用扩张型发展策略，即医院充分利用精细化运营管理的政策导向，凭借人才优势、品牌优势和专业技术优势，在专项领域纵深发展；以优势专科为依托，进行新院区建设，强化品牌建设，形成竞争壁垒，实现吸引患者、医院扭亏提效的目标。

二、职能科室层面针对扭亏提效的策略和实践路径

（一）创建实施运营管理“双架构”

医院亏损的背后，更多的是医院运营管理模式的局限性。创新建立运营管理组织体系是实现医院“扭亏提效”战略目标的关键，医院成立由党政主要领导双牵头的运营管理委员会，全面强化运营管理工作。委员会下设改革创新与运营拓展部，负责推动委员会决策的落实，承担运营管理具体实施工作。同时组建了科室运营指导团队和专科运营助理队伍，深入一线指导和协助科室加强内部运营管理，解决运营管理中的具体问题，

确保医院相关决策和要求全面落实到科级层面。

（二）职能部门压实责任，协同配合

医院各职能科室各司其职，为各临床科室提供指导、支持和帮助，将院级层面作出的扭亏提效战略性决策落到实处。人力资源部对科室的人员配置合理性进行分析，对科室每年申请新增医务人员，进行可行性效益分析并提供数据支持；装备部对科室的医疗设备配置进行分析和评估，对设备的使用效率和效益评估，对卫生材料的领用情况进行评估；质评部对科室的医疗技术和质量开展情况进行评估，包括 CMI、DRG 组数、费用消耗指数、时间消耗指数、中低风险死亡率等指标分析；财务部用全面预算、全成本核算、绩效管理、风险管理数据进行分析；后保部对科室的床位配置情况、空间利用情况、其他材料的领用情况等分析评估；门诊办公室对科室的开诊情况、门诊患者的就诊情况进行分析；运营部对专科运营情况、亏损情况、患者的来源情况、市场拓展情况进行落实；信息部对运营软件进行支持。

（三）聚焦业财融合，深化业财目标管理

围绕医院长期战略目标，以近三年医疗业务指标、医疗质量指标、经济指标为依据，通过线性回归分析建模的方式，由运营拓展部、财务部、质评部、医务部等制订综合性的预算目标，将预算目标分解为运营目标与医疗质量目标，分别将效率类、结构类的预算目标上端分解到临床、医技、医辅科室，中端分解到病区、医疗组，末端分解到医师。要求科室完成基本目标，鼓励科室“跳起摸高”。

（四）建立行政 MDT 运营团队，变结果管理为过程管理

在院党委领导下，通过医院顶层设计，围绕医院扭亏及业财融合目标形成固定团队和机动团队，固定行政 MDT 运营团队是指长期需要跨职能部门管理的工作而形成的团队，指定负责人。例如，为持续促进临床科室精益发展，由医院总会计师牵头，带领运营拓展部、质评部、财务部、医保部、门诊办公室、互联网医院管理部等多部门组成“行政 MDT 专科精益团队”，定期深入临床科室开展行政 MDT 专科精益分析会，为临床科室找准发展定位，明确发展目标和路径。机动行政 MDT 运营团队是指短期需要跨职能部门的项目或流程问题，如由院领导牵头，带领相关职能部门围绕某项目或流程优化而建立的“行政 MDT 流程优化（项目）团队”。

医院总会计师带领医院行政 MDT 专科精益团队每周到 1 ～ 2 个临床科室开展巡回式的运营分析会，进行现场精准点评，查找运营难点与堵点，聆听需求点，找准突破点，能现场解决的问题现场解决，不能现场解决的问题进行梳理记录形成问题清单和《临床科室运营诊断书》上报院领导，共同研究解决，明确改进意见和责任人，专科运营助理跟踪闭环（图 12-4）。

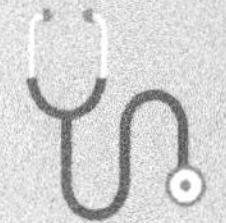

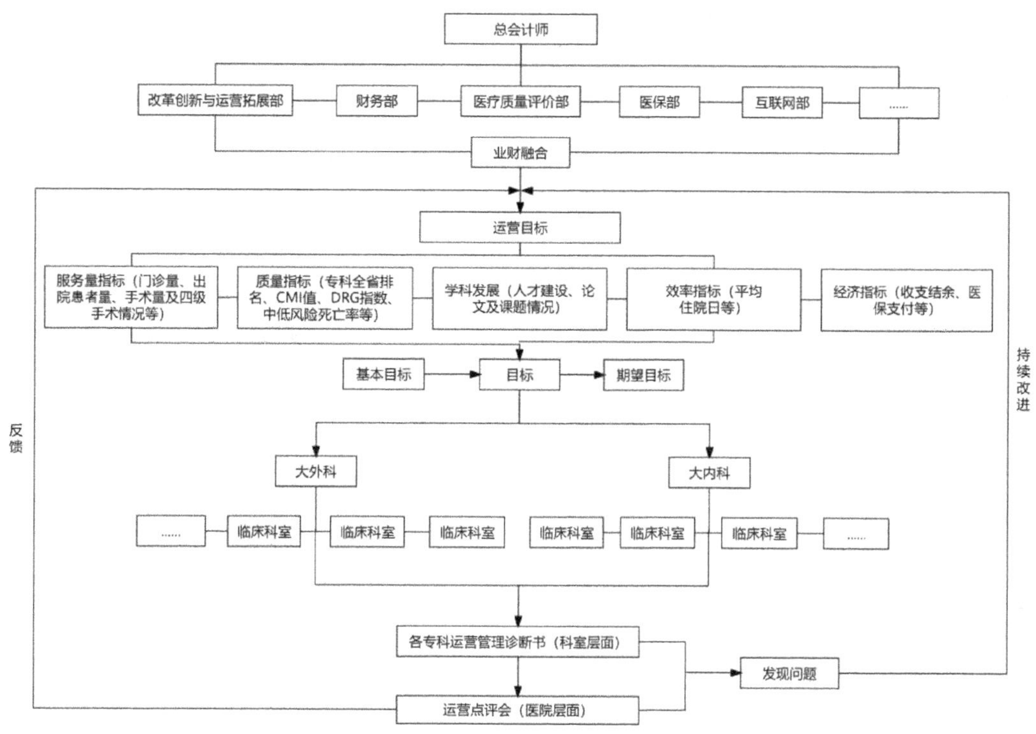

图 12-4　职能部门 MDT 专科精益运营路径

（五）目标完成绩效考核与奖励

制订业财融合下医院业财目标完成情况考核及绩效奖励办法，明确考核指标、奖励标准、奖励原则、奖励范围。将医院年度业财目标任务考核与绩效奖励纳入常态化运营管理，在专科考核层面体现多劳多得和优劳优得，充分调动职工的主动性、创造性。

三、临床科室层面扭亏提效的策略和实践路径

（一）亏损科室运营情况分析

对亏损的临床科室围绕科室、病区、医疗组、医师、病种五个层面进行运营诊断，找出不同科室亏损的原因并做科室深度的业财融合分析。分析内容包括科室医疗服务质量、业务量、收治病种情况分析、医疗资源配置、成本结构、收入结构分析等。

（二）保本工作量分析

公立医院在坚持公益性的基础上既要生存又要发展，因此医院在讲究社会效益的同

时也要紧抓收益，加强成本和财务管理，减少亏损风险。医院只有收入大于成本，科室在医疗活动过程中的固定成本和变动成本的消耗才能得到补偿，才能实现专科的可持续发展。因此，要以科室现有的规模和投入入手，对科室进行运营的安全边际分析，计算临床科室的单位边际贡献，计算临床科室的收支平衡点，实现保本门诊工作量及保本门诊收入，实现住院患者的保本工量及保本住院收入。

（三）与科主任作扭亏提效的充分指导和沟通

最后，运营部以不同的临床科室的亏损问题和原因为导向，基于精细化的专科扭亏提效数据分析，与科主任作充分指导和沟通，帮助科主任去努力实现止亏、减亏、扭亏为平，直到扭亏为盈。

实操案例 78

A 医院神经内科扭亏提效的策略和实践路径

1. 案例背景

在全成本核算下，A 医院神经内科出现亏损，医院非常重视亏损科室的运营情况改进工作。医院在对专科进行深入分析的基础上，通过预算管理、成本控制等一系列管理工具指导科室改进，最终实现扭亏。本案例将详细介绍如何通过运营专科分析、预算目标及配套的运营管理来指导科室改善提高。

2. 深化专科分析，发现问题

（1）科室基本情况分析

1）人力资源配置情况　截至 2022 年底，神经内科有医师 59 人（实际在岗医师 41 人）、护士 55 人（含与血液科和疼痛科共用护士）、管理人员 1 人，在职人数共 115 人，实际在岗人数为 96 人（表 12-6）。

表 12-6　神经内科人员情况　（单位：人）

年份	合计	人员			医师实际在岗
		医师	护士	管理人员	
2020	110	53	56	1	39
2021	113	55	57	1	41
2022	115	59	55	1	41

2）床位资源情况　2021 年 6 月，神经内科三病区床位由 46 张减至 30 张，8 月一病区床位由 55 张减至 40 张（表 12-7）。

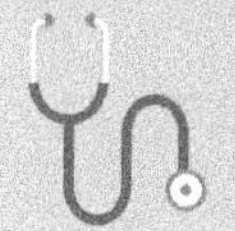

表 12-7 神经内科床位情况 （单位：张）

年份	合计	病区			
		一病区	二病区	三病区	四病区
2020	203	55	50	46	52
2021	172	40	50	30	52
2022	172	40	50	30	52

3）设备资源情况 神经内科共有专业设备 1114 台（件），原值共计 1717.01 万元，2022 年每百元专业设备产生医疗收入 491.23 元。全院每百元专业设备产生医疗收入为 163.83 元，神经内科设备利用效益高于全院平均水平（表 12-8）。

表 12-8 设备资源情况

设备名称	单价 / 万元	数量 /（台 / 件）
脑电分析仪	239.88	1
经颅多普勒血流分析仪	95	1
无创脑水肿动态监护仪	77.7	1
磁刺激器	74.9	1
肌电图 / 诱发电位系统	73.6	1
术中神经电生理监护系统	60	1
肌电诱发电位仪	58.4	1
128 道双频偶极子脑电分析系统	57	1

（2）医疗质量分析

主要为专科对标分析。通过将 A 医院的神经内科与全省 147 家医院的神经内科进行比较发现，2022 年 1—11 月神经内科综合排名第 13 名（2021 年 14 名），CMI 排名第 30 名（2021 年 25 名）。与其他医院相比，A 医院神经内科 CMI 值相对较低。在效率方面，A 医院平均住院天数为 10.47 天，时间消耗指数排名第 89 名（2021 年 97 名），科室效率较低。费用消耗指数为 0.95，排名第 102 名（2021 年 94 名），相对较低（表 12-9）。

表 12-9　专科对标分析

医院名称	总分值	全省排名	分析病例数	总权重	CMI	诊断相关组数	费用消耗指数	例均费用 / 元	时间消耗指数	平均住院日 / 天	中低风险及以下病死人数	中低风险及以下病死率 /‰	标化病死率 /‰
B 医院神经内科	84.95	1	7200	7857.73	0.98	57	0.96	14 339.12	0.59	6.26	1	0.21	5.41
C 医院神经内科	78.41	4	5832	5693.05	0.88	57	0.95	12 008.19	0.68	7.25	0	0	2.25
D 医院神经内科	76.91	5	3734	3708.99	0.89	57	0.75	9767.80	0.66	6.38	0	0	3.44
E 医院神经内科	76.46	6	4861	5067.10	0.94	54	1.04	13 288.39	0.79	8.23	0	0	2.39
F 医院神经内科	75.41	7	4594	4500.78	0.88	58	0.82	10 055.30	0.83	8.66	1	0.65	1.87
G 医院神经内科	74.35	9	3507	3521.76	0.90	55	0.83	10 746.26	0.80	7.86	0	0	1.39
H 医院神经内科	74.31	10	4100	4082.75	0.90	51	1.02	11 980.49	0.70	6.65	0	0	0.71
I 医院神经内科	74.15	11	2712	2915.93	0.97	51	0.86	11 286.65	0.77	8.24	0	0	0.61
A 医院神经内科	73.87	13	5166	4898.58	0.86	54	0.86	10 057.46	0.82	8.47	0	0	2.26
J 医院神经内科	72.83	16	3328	3483.99	0.95	53	0.92	11 865.45	0.93	9.59	0	0	3.50
K 医院神经内科	70.87	22	2998	3139.32	0.95	50	1.04	13 426.60	0.89	9.56	0	0	3.52
L 医院神经内科	69.11	33	3171	2745.08	0.78	54	0.75	8398.71	0.79	7.92	1	0.46	3.37
M 医院神经内科	65.34	53	2397	1820.65	0.68	55	1.04	9723.73	0.82	8.18	0	0	1.76
N 医院神经内科	63.54	66	2264	1801.10	0.72	50	0.86	8437.18	0.83	7.82	0	0	4.51

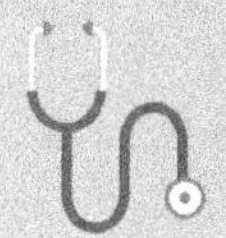

（3）科室工作量分析

1）门诊工作量分析

①门诊工作总体情况：科室 2022 年门诊量 69 309 人次，同比增加 6964 人次，增加了 11.17%；次均费用 276 元，同比减少 3 元，减少了 1.16%；药占比 63.28%，上升 0.23 个百分点；收入院率 5.40%，同比下降 0.43%（表 12-10）。

表 12-10　门诊总体情况　（单位：人次）

类别	2022 年	2021 年	同比	
			增减量	增减幅度
门诊量	69 309	62 345	6 964	11.17%
次均费用	276	279	–3	–1.16%
药占比	63.28%	63.05%	–	–
收入院率	5.40%	5.83%	–	–

② 2020—2022 年门诊人次趋势图：2022 年，由于疫情影响 9 月和 12 月门诊人次同比下降明显，且 2022 全年仅 3 月和 6 月门诊工作量超过月目标工作量（图 12-5）。

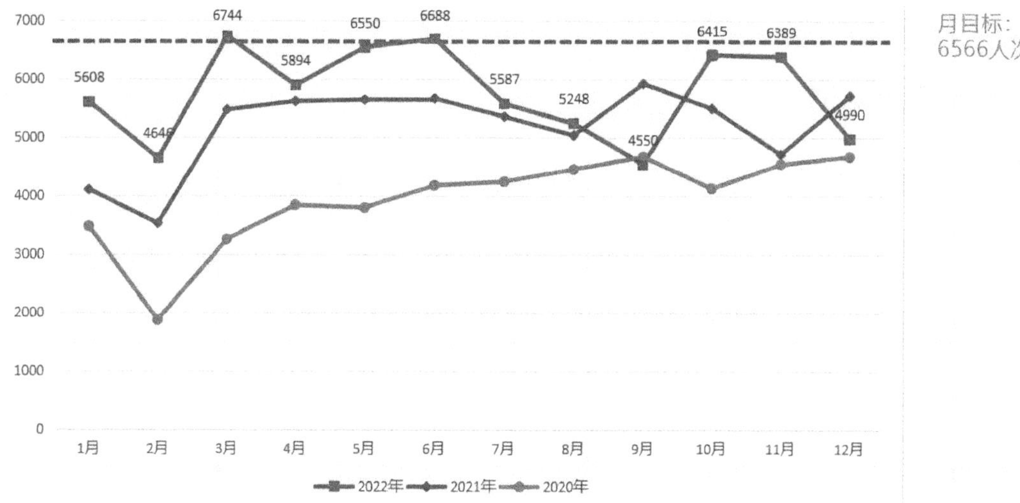

图 12-5　2022 年神经科门诊趋势图

③医师门诊工作量：科室门诊量排名前三的医师是邱 ××、赵 ××、徐 ××；每诊次看诊人数前三的医师是郝 ××、张 ××、柳 ××（表 12-11）。

表 12-11　2022 年神经内科医师门诊情况

序号	医师	门诊量	诊次	每诊次人次	例均费用
合计		69 309	3600	17.33	276.02
1	邱 ××	5840	443	11.87	106.84
2	赵 ××	3344	146	20.64	234.31
3	徐 ××	3171	149	19.10	315.11
4	张 ××	3114	139	20.22	552.81
5	张 ××	3100	106	26.27	227.93
6	郝 ××	3096	100	27.89	312.99
7	曾 ××	3092	166	16.80	254.54
8	柳 ××	2889	100	26.03	271.73
9	肖 ××	2872	138	18.77	372.59
10	刘 ××	2724	131	18.79	333.05
11	王 ××	2340	103	20.53	240.60
……					

科室 2022 年收入院率为 5.40%，收入院率排名前三的医师是张 ××、杨 ××、周 ××（表 12-12）。

表 12-12　2022 年神经内科门诊医师收入院情况

序号	医师	门诊量	收入院人数	收入院率
合计		69 309	4159.8	5.40%
1	张 ××	1381	227.7	14.84%
2	杨 ××	721	90.9	11.35%
3	周 ××	1390	173.7	11.25%
4	缪 ××	1682	183.6	9.82%
5	刘 ××	2724	286.2	9.46%
6	沈 ××	2274	227.7	9.01%
7	辜 ××	1358	132.3	8.77%

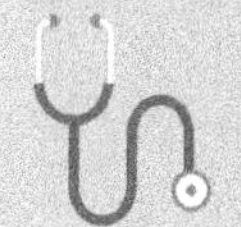

续表

序号	医师	门诊量	收入院人数	收入院率
8	赵 ××	3344	323.1	8.69%
9	郝 ××	3096	252	7.33%
10	易 ××	481	37.8	7.08%

2）住院情况分析

①住院工作量情况

★总体工作量情况：科室 2022 年出院 5972 人次，同比减少 86 人次，减少 1.41%；例均费用 10 584 元，同比增加 488.70 元，增长 4.84% 控制在 5% 以内；平均住院天数 10.47 天，同比下降 5.27%；2022 年，病床使用率为 101.55%，病床得到充分利用；每床日收入 1074.14 元，同比增加 98.24 元增加 10.07%；2022 年，手术工作量为 487 人次，同比增长 5.41%，其中四级手术 101 人次，增长 9.78%（表 12-13）。

表 12-13　2022 年神经内科出院总体情况

类别	2022 年	2021 年	增减量	增减率
出院人次	5972	6057	–86	–1.41%
例均费用 / 元	10 584	10 095	488.70	4.84%
平均住院天数	10.47	11.06	–0.58	–5.27%
病床使用率	101.55%	100.21%	–	–
每床日收入 / 元	1074.14	975.91	98.24	10.07%
手术人次	487	462	25	5.41%
其中：四级手术人次	101	92	9	9.78%

★科室出院人次趋势图：2022 年 2 月、3 月、4 月、5 月、6 月、7 月、9 月和 12 月出院工作量相比去年均有不同程度的下降，75% 的月出院工作量未达到目标值（图 12-6）。

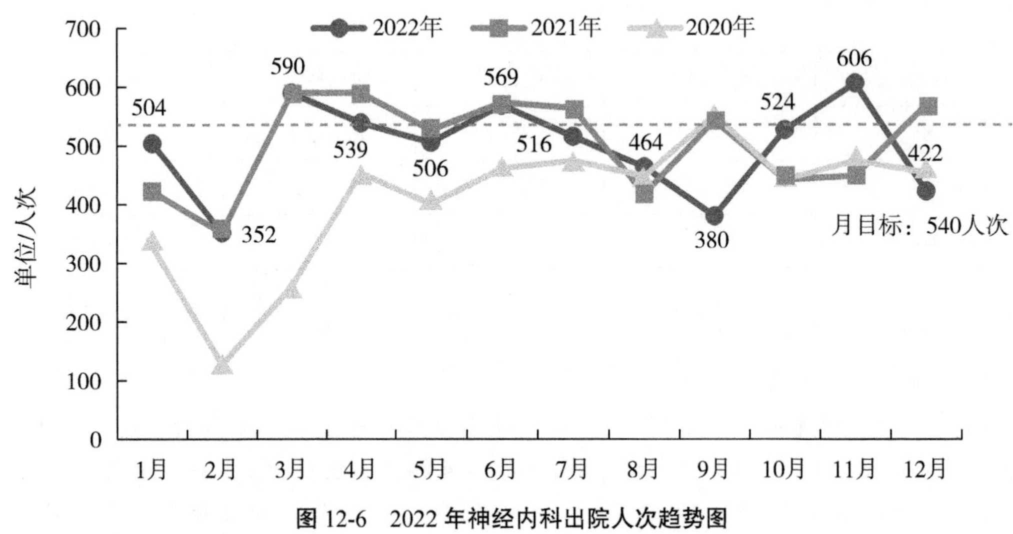

图 12-6　2022 年神经内科出院人次趋势图

★各病区出院工作量情况：科室一病区、二病区出院人次近三年均呈上升趋势；二病区同比增长速度较快，增长 10.85%；三病区出院人次同比下降 26.81%，下降速度较快；四病区 2022 年略有下降（图 12-7）。

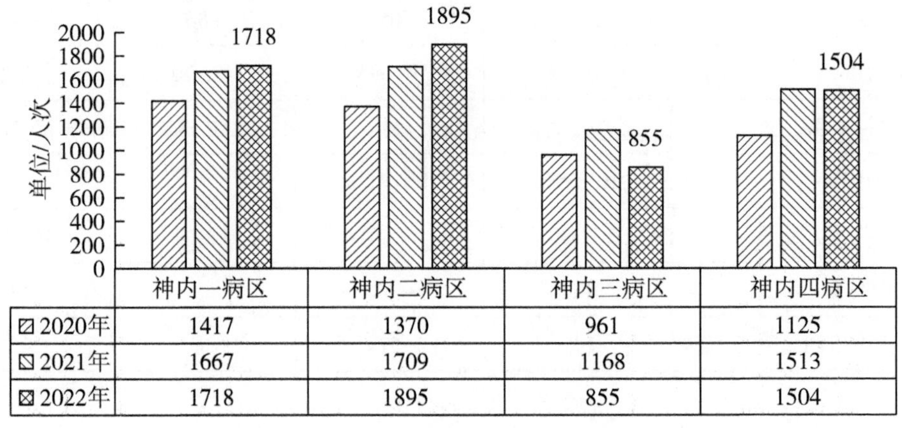

	神内一病区	神内二病区	神内三病区	神内四病区
2020年	1417	1370	961	1125
2021年	1667	1709	1168	1513
2022年	1718	1895	855	1504

图 12-7　2022 年各病区出院工作量对比

★各医疗组出院工作量情况：科室出院量排名前三的医疗组是赵 ××、柳 ××、张 ××；节假日出院量占比较高的是严 ××、沈 ××、王 ××（表 12-14）。

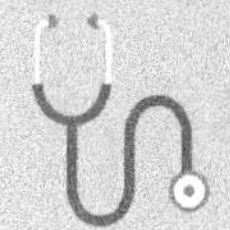

表 12-14　医疗组出院人次对比

序号	医疗组长	2022 年	2021 年	增减幅度	节假日	占比
合计		5972	6057	-86	883	14.79%
1	赵 ××	914	765	149	162	17.73%
2	柳 ××	748	644	104	128	17.09%
3	张 ××	618	737	-119	41	6.55%
4	周 ××	572	930	-357	107	18.71%
5	肖 ××	546	619	-73	71	13.01%
6	王 ××	446	653	-207	46	10.30%
7	杨 ××	440	707	-267	71	16.16%
8	徐 ××	424	401	23	65	15.29%
9	邓 ××	415	460	-45	77	18.66%
10	沈 ××	353	14	338	59	16.84%

②例均费用情况

★例均费用趋势图：2022 年例均费用 10 584 元，同比增加 489 元，增长 4.85%。其中 2022 年 3 月、8 月和 9 月例均费用上升明显。2022 年例均费用 O/E 值为 0.88，例均费用实际值低于期望值，应在合理收费范围内提升医事服务收入（图 12-8）。

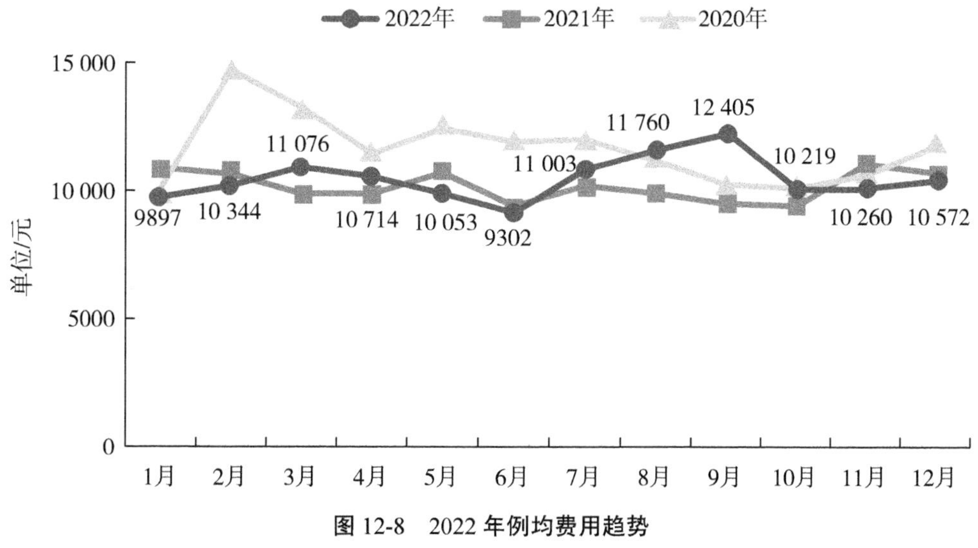

图 12-8　2022 年例均费用趋势

★各病区例均费用对比：神内一病区、三病区例均费用较去年有所上升，分别同比增长 8.17%、23.94%，＞ 5%。二病区和四病区例均费用的增减幅度控制在 5% 以内（图 12-9）。

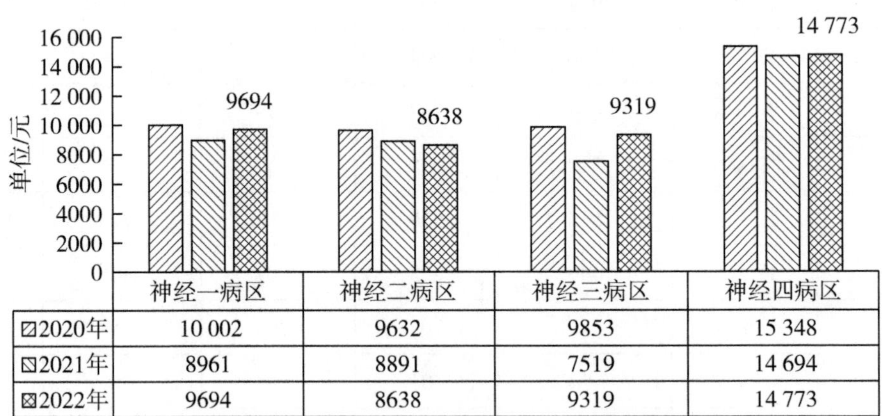

	神经一病区	神经二病区	神经三病区	神经四病区
2020年	10 002	9632	9853	15 348
2021年	8961	8891	7519	14 694
2022年	9694	8638	9319	14 773

图 12-9　2022 年各病区例均费用对比

③平均住院天数情况

★平均住院天数趋势图：2022 年平均住院天数为 10.47 天，同比下降 0.58 天，下降幅度为 5.27%，其中 2022 年 1 月、2 月、3 月和 9 月平均住院天数高于往年同期水平（图 12-10）。

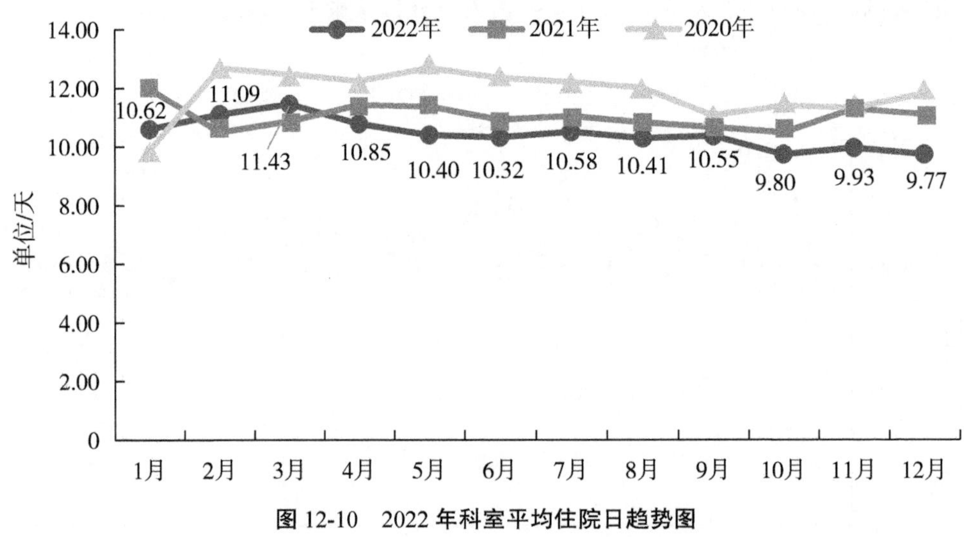

图 12-10　2022 年科室平均住院日趋势图

★各病区平均住院天数对比：2022 年神经内科各病区的平均住院天数均呈下降趋势，其中二病区平均住院天数下降最快，同比下降 11.30%（图 12-11）。

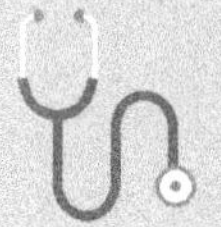

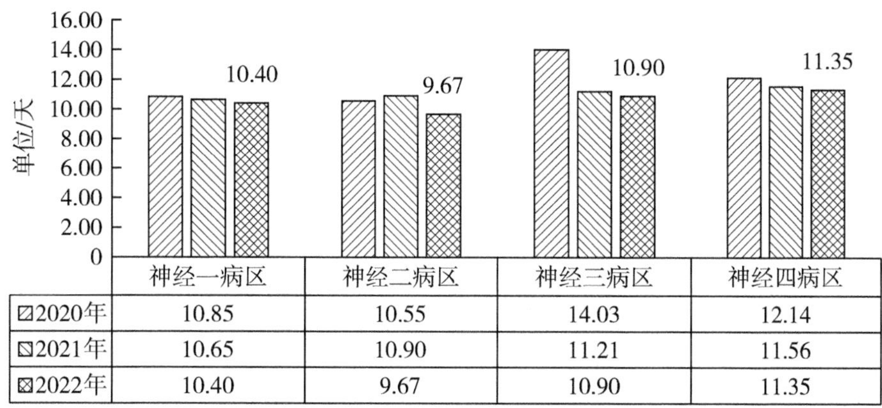

图 12-11　2022 年各病区平均住院日对比

★各医疗组平均住院天数对比：科室平均住院日下降速度排名前三名的医师是赵××、周××、杨××；科室平均住院日上升速度排名前三名的医师是沈××、王××、邓××（表 12-15）。

表 12-15　各医疗组平均住院日对比

序号	医疗组长	2022 年	2021 年	增减幅度	增减率
总计		10.47	11.06	–0.59	–5.27%
1	赵××	9.97	11.51	–1.54	–13.38%
2	柳××	10.34	10.54	–0.20	–1.88%
3	张××	11.79	11.75	0.04	0.37%
4	周××	9.70	10.46	–0.76	–7.26%
5	肖××	10.46	10.82	–0.36	–3.35%
6	王××	11.70	10.89	0.81	7.47%
7	杨××	10.81	11.47	–0.66	–5.75%
8	徐××	10.40	10.56	–0.17	–1.56%
9	邓××	10.99	10.79	0.20	1.83%
10	沈××	8.82	7.91	0.91	11.54%

④科室手术工作量情况

★科室手术台次趋势分析：2022 年手术台次 487 台次，同比增加 5.41%（图 12-12）。

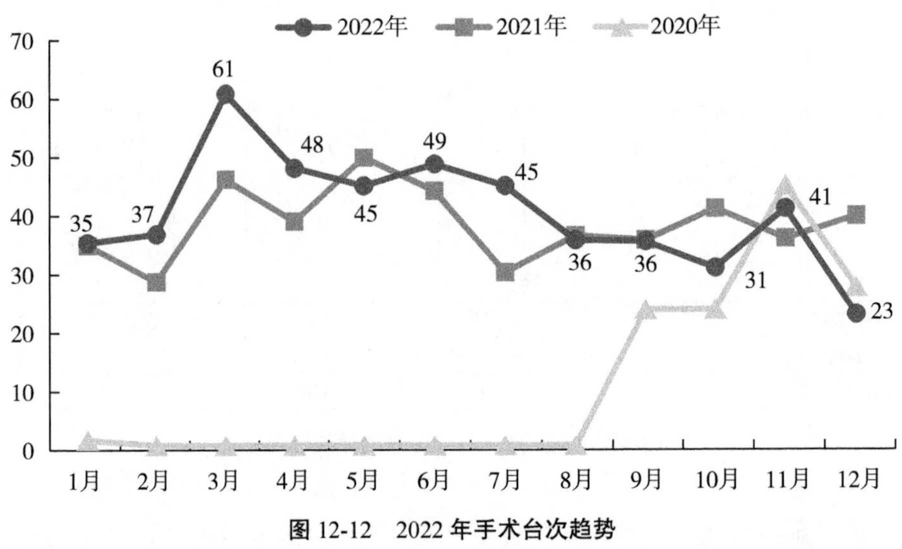

图 12-12　2022 年手术台次趋势

★四级手术台次趋势分析：2022 年四级手术台次 101 台次，与去年同比增加 9.78%（图 12-13）。

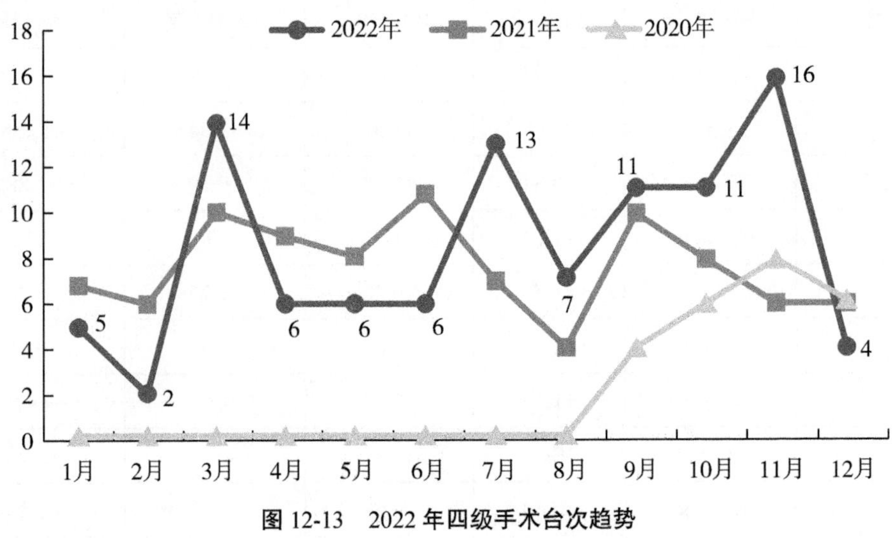

图 12-13　2022 年四级手术台次趋势

★四级手术占总手术台次占比：四级手术占总手术台次比为 20.74%，其中 9 月、10 月和 11 月占比较高（图 12-14）。

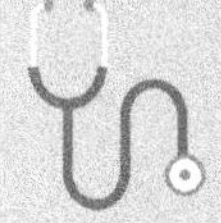

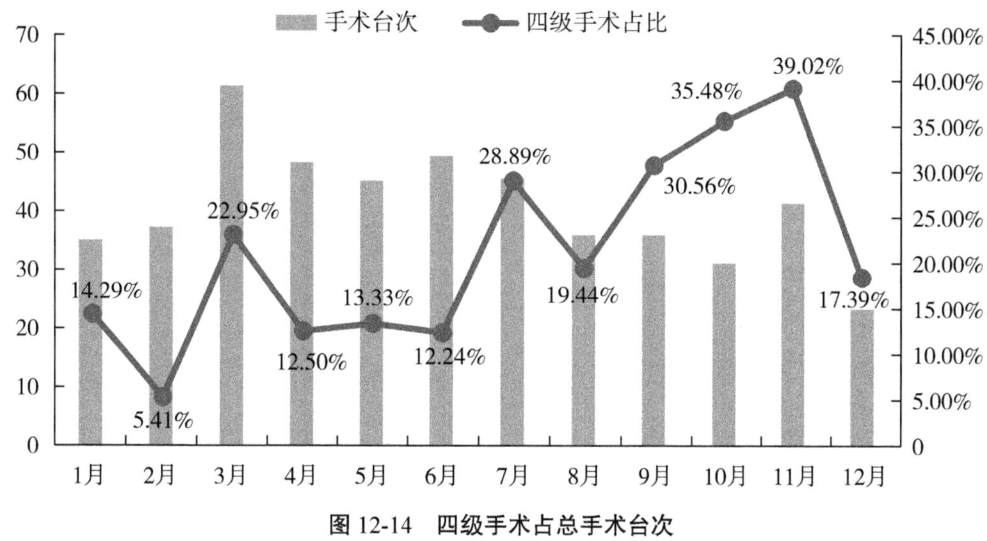

图 12-14　四级手术占总手术台次

（4）收入成本情况分析

1）科室整体收益情况　2022 年，神经内科收入同比增加 415.74 万元，增长 4.73%；成本增加 385.91 万元，增长 4.2%；科室亏损 357.62 万元，较上年亏损减少了 29.83 万元，减亏 7.7%。2022 年，科室的人均收入和人均收益较全院平均水平有较大差距（表 12-16）。

表 12-16　2022 年科室运营情况　　（单位：万元）

类别	人数	收入	成本	收益	成本收益率	人均收入	人均收益
2022 年	115	9210.81	9568.42	−357.62	−3.74%	79.95	−2.79
2021 年	113	8795.07	9182.51	−387.44	−4.22%	78.18	−3.10
全院住院科室	1970	238 793.24	236 988.00	1805.25	0.76%	121.25	1.19

2）收入情况分析

①收入趋势分析：2022 年，神经内科收入 9210.81 万元，同比增加 415.74 万元，增长 4.73%。受疫情影响，9 月、12 月收入减少较多（图 12-15）。

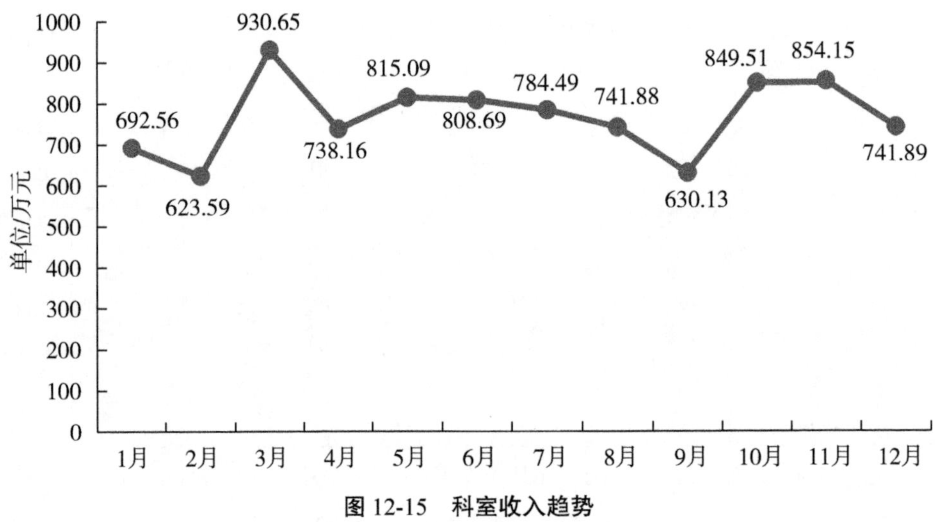

图 12-15　科室收入趋势

②收入结构分析：药品和材料收入占比 37.27%，较高；化验和检查收入占比 32.58%，相对较低；治疗、诊察等医事服务费收入占比 30.06%，偏低，去年同期占比为 31.78%。

总体来看，神经内科的药品收入比例偏高，而治疗类收入比例偏低，应进一步增加治疗手段，增加介入手术量，优化收入结构（表 12-17）。

表 12-17　科室收入构成　（单位：万元）

项目	2022 年		2021 年		增加额	增长率
	金额	比例	金额	比例		
药品收入	2905.97	31.55%	2675.22	30.42%	230.74	8.63%
材料收入	526.62	5.72%	511.60	5.82%	15.02	2.94%
化验收入	1139.11	12.37%	1070.14	12.17%	68.98	6.45%
检查收入	1861.36	20.21%	1743.17	19.82%	118.19	6.78%
治疗收入	2063.48	22.40%	2055.30	23.37%	8.17	0.40%
手术收入	25.25	0.27%	24.65	0.28%	0.59	2.41%
诊察收入	248.87	2.70%	232.15	2.64%	16.72	7.20%
其他收入	440.16	4.78%	482.84	5.49%	–42.68	–8.84%
合计	9210.81	100.00%	8795.07	100.00%	415.74	4.73%

③成本结构分析：2022 年，神经内科的人力成本为 4362.53 万元，占比 45.59%；药品费 2794.10 万元，占比 29.2%。科室病区分散、床位和人员配置较多，因此人员经费占

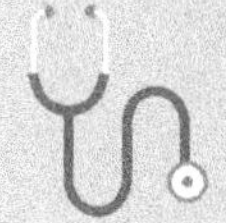

比较高。科室应进一步提高收治患者的能力，提高人员、设备的使用效率（表 12-18）。

表 12-18 科室成本构成对比（单位：万元）

项目	2022 年		2021 年		增加额	增长率
	金额	比例	金额	比例		
人员经费	4362.53	45.59%	4434.12	48.29%	−71.59	−1.61%
药品费	2794.10	29.20%	2512.97	27.37%	281.13	11.19%
卫生材料费	1056.50	11.04%	1053.86	11.48%	2.65	0.25%
固定资产折旧	315.97	3.30%	264.06	2.88%	51.91	19.66%
无形资产摊销	22.73	0.24%	17.46	0.19%	5.27	30.18%
医疗风险基金	24.14	0.25%	15.89	0.17%	8.24	51.83%
其他商品服务	992.44	10.37%	884.15	9.63%	108.29	12.25%
合计	9568.42	100.00%	9182.51	100.00%	385.91	4.20%

④收益情况分析：2022 年，神经内科亏损 379.34 万元。科室整体收入虽然有所增加，但出院患者量减少，收入的增长是由例均费用增长和药品收入增长带来的。在成本方面，科室人员多，其中外派和进修人员有 21 人，实际在岗人员有限，成本较高，造成科室连续多年亏损（图 12-16）。

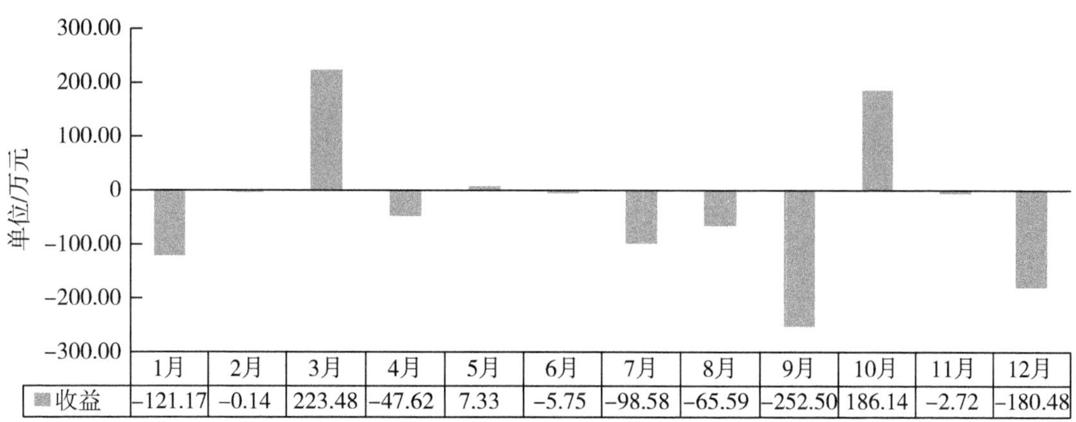

图 12-16 神经内科收益

（5）保本工作量分析

1）门诊保本量 2022 年，神经内科日均门诊量为 189.88 人次，根据测算每天需要门诊量 89 人次保本，门诊已达到保本工作量（表 12-19）。

表 12-19　门诊保本工作量

每诊次收入 / 元	每诊次变动成本 / 元	每门诊人次边际贡献 / 元	门诊固定成本 /（元 / 月）	门诊保本工作量 /（人次 / 天）
285.80	227.48	58.31	1 879 807.42	88.32

2）住院保本量　2022 年，神经内科日均在床患者为 162 人次，根据医院对神经内科投入的人员、床位和设备等，科室要实现住院保本床日 274.05 床日 / 天，而科室现有的床位数不能容纳保本在床患者数，科室住院部较难实现保本（表 12-20）。

表 12-20　住院保本工作量

每床日收入 / 元	每床日变动成本 / 元	每床日边际贡献 / 元	住院固定成本 /（元 / 月）	住院保本工作量 /（床日 / 天）
1074.14	877.53	196.61	19 667 817.68	274.05

3. 科室运营评估

（1）2022 年神经内科整体运行不佳，科室连续亏损，运行效率和效益均需提高。

（2）科室出院患者量下降，平均住院日仍然较长，需要努力提升技术，加快床位周转。

（3）神经内科病区分散，人员和床位较多，虽然已经与其他科室共用护理团队，但由于业务量不足，科室人员、床位使用效率还需进一步提升。

（4）科室治疗手段相对传统，手术和四级手术的开展不足。

（5）科室收入虽有增加，但住院收入的增加是由例均费用增加带来的，收入结构中药品收入占比上升而医事服务费收入比例有所下降，需增加治疗手段，优化收入结构。

4. 建议和改进措施

（1）转变观念，重视运营　神经内科是市神经疾病研究所、省级重点学科，也是医院规模第四大的科室，医院高度重视科室的发展和运营。随着医疗市场的竞争日益激烈，神经内科作为医院的老牌重点科室，亟须扭转观念，重视专科的运营管理。

（2）签订预算目标并对科室进行指导与沟通，变结果管理为过程管理　医院锚定发展战略目标、公立医院绩效考核标准和医保支付方式改革要求，结合医院历史数据和未来预期，通过线性回归分析建模的方式制订预算目标，分别设定基本目标和期望目标。在做好神经内科的沟通后，使科室理解预算目标，并能积极主动为之努力后，与科主任签订预算目标责任书。在运营过程中根据预算目标与各专科运营情况，包括各科室的收入结构、成本结构、业务量变化、整体盈亏情况等，充分用数据说话。与科主任进行充分的沟通与指导，帮助科室结合运营目标进行行之有效的持续改进。

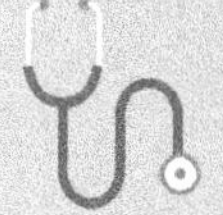

示例一：预算指标目标责任书

2023 年科室预算指标目标责任书

神经内科：

为进一步规范医院经济运行，强化业财融合，严格预算管理，加强成本控制，在现有资源配置情况下最大限度地提升资产使用效率，达到提质增效的目的。按照《关于印发公立医院全面预算管理制度实施办法的通知》（国卫财务发〔2020〕30 号）的要求，医院将预算分解为效率类、结构类指标下达，特签订各科室预算目标任务如下。

1）工作量预算指标　见表 12-21。

表 12-21　工作量预算指标　（单位：人次，元）

项目	2022 年实际完成	2023 年基本目标	2023 年期望目标
门诊人次	69 309	80 390	83 671
门诊次均费用	270.49	270.49	270.49
出院人数	5972	6982	7262
出院患者例均费用	10 584	10 584	10 584

2）成本控制指标　见表 12-22。

表 12-22　成本控制指标

项目	2022 年实际完成	2023 年预算指标
百元医疗收入消耗卫生材料 / 元	9.08	9.08
药占比 /%	0.3155	0.3155
固定资产折旧 / 万元	111.25	111.25
水费 / 万元	11.13	11.13
电费 / 万元	28.49	28.49
物管费 / 万元	27.35	27.35
维修费 / 万元	10.82	10.82
低值易耗品 / 万元	57.03	57.03
其他材料费 / 万元	17.82	17.82

说明：①预算指标以 2022 年数据为基础，结合 2023 年实际情况计算。

②下达的变动成本中药品、材料等随工作量增加而变动。

③请科室严格按照预算指标执行。

医院院长：　　　　　　　　　　　　　　科室负责人：

年　月　日　　　　　　　　　　　　　　年　月　日

示例二：运营目标管理责任书

在预算目标确定的基础上，保障医疗质量与医疗安全的前提下，以提升全院及各临床 / 门诊科室的业务服务量，降低患者就医负担，高效优化资源配置，杜绝资源浪费为原则，参照 2022 年业务服务量、资源配置、平均住院日等指标将 2023 年医院运营管理目标任务进行分解，并签订运营目标责任书，进一步强化预算约束作用。

临床科室运营管理目标责任书

神经内科：

为落实《关于加强公立医院运营管理的指导意见》要求，以坚持公益性为前提，进一步加强医院运营管理，强化业财融合，促进临床专科提质增效，在保障医疗质量和患者安全的原则下，减少患者入院等待时间，有效控制和降低患者的医疗费用，特签订以下目标任务。

1）提供社会服务量

①门诊服务量：基本目标 80 309 人次。

期望目标 83 671 人次。

②住院服务量：基本目标 6981 人次。

期望目标 7262 人次。

2）人民群众负担控制指标

①门诊次均费用同比增长≤ 5%。

②出院患者例均费用同比增长≤ 5%。

③药占比＜ 31.55%。

④耗占比＜ 9.08%。

请科室严格物价收费标准，坚持“四合理”，合理用药、合理检查、合理治疗、合理收费对患者进行治疗。

医院院长：　　　　　　　　　　　　　　科室负责人：

年　月　日　　　　　　　　　　　　　　年　月　日

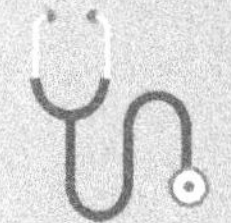

（3）优化资源配置　科室现有床位多、人员多，而患者量不足，科室进一步优化资源配置，使科室资源更高效地运行。例如，科室与血液科和疼痛科建立嵌合病房，适当地分担了科室的成本。

（4）分病区独立核算绩效　神经内科有4个病区，科室人员较多，科室对各个病区绩效进行独立核算，更好地调动医护人员的工作主动性和积极性。

5. 成效

通过与科主任的充分沟通和改进、运营助理每日、每周、每月、每季度的运营情况定期跟进，及时帮助科室查找运营短板并积极协调解决落实，经过一年的运营，科室成功扭亏（表12-23）。

表12-23　收益对比　（单位：万元）

年份	收入	成本	收益	成本收益率	人均收入	人均收益
2022年	9210.81	9568.42	–357.62	–3.74%	79.95	–2.79
2023年	14 010.80	13 550.70	460.11	3.40%	109.46	3.59
增长额	4800.00	3982.28	817.722	7.13%	41.67	7.09
增长率	52.11%	41.62%	–	–	0.52	–2.29

科室以预算目标为指引，专科运营助理每周、每月、每季度通报科室工作量及相关指标，紧扣预算目标，结合运营指导意见，对科室运营情况进行分析点评，对存在问题深入分析、持续追踪，最终帮助科室扭亏提效。

实操案例79

A医院实现全面扭亏提效的实践案例

（一）案例背景

我国医药卫生体制改革不断深化，药耗零加成、医保支付方式改革等政策相继推出，医院作为我国医疗服务的提供方，处于改革攻坚阶段，亟待转变发展方式。同时医疗市场当前呈现多元化发展趋势，医院之间竞争态势日益加剧。多重压力下，A医院运营效益面临巨大考验，经营风险和财务风险也随之增加，在全成本核算下，A医院多个专科出现亏损，医院每个专科的盈亏与否和医院总体运营息息相关，在竞争压力下，公立医院想突出重围，扭亏提效，既要关注每个专科的运营情况，也要高度重视医院的总体经济运营情况，定期对医院运营数据深入分析，以数据为基础对医院经济管理模式进行优化，全面提升医院的经济管理能力，最终医院实现全面的扭亏为盈。在本案例中通过对 A 医院总体经济运营情况进行定期分析，促进业务和财务深度融合，提高医疗服务等业务工作的提供效率，改善医院亏损状况。

（二）医院经济运营情况分析

1. 全院总体经营情况分析

（1）全院收入、成本、收益情况分析　见表 12-24、图 12-17。

表 12-24　医院收益情况表

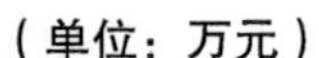
（单位：万元）

项目	收入	成本	收益	成本收益率
医疗	282 254.69	277 481.17	4773.52	1.72%
门诊	85 989.31	70 048.16	15 941.15	22.76%
住院	196 265.38	207 433.01	–11 167.62	–5.38%

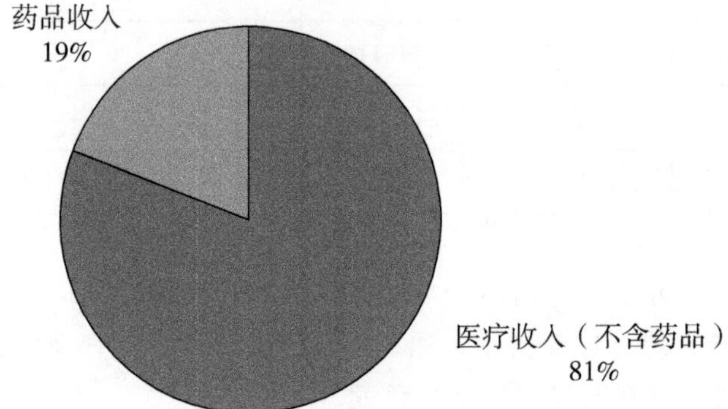

图 12-17　医疗收入和药品收入占比

1）从医院医疗业务总体运营成果来看　医院 2022 年全年医疗总收入 28.23 亿元，医疗总成本 27.75 亿元，2022 年底医院计提各类绩效合计金额为 9500 万元。医疗业务收益为 4773.52 万元，成本收益率为 1.72%。对比去年同期收入增加 1.33 亿元，增长 4.95%。

2）从医药结构来看　药品收入占医疗收入的 18.87%，药品收入占比合适。门诊收入药占比 27.34%，住院收入药占比 15.14%。

3）从门诊住院结构上看　门诊收入占全院医药总收入的 30.47%，住院收入占全院总收入的 69.53%。

（2）收入构成情况分析　见表 12-25。

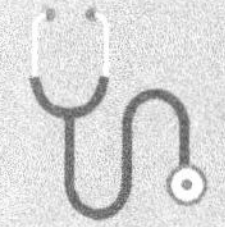

表 12-25　医院收入构成　（单位：万元）

项目	2022 年		2021 年		增长额	增长率
	金额	占比	金额	占比		
医疗收入	282 254.69	100%	268 939.15	100%	13 315.54	4.95%
其中：药品收入	53 261.53	18.87%	51 395.15	19.11%	1866.38	3.63%
材料收入	51 428.21	18.22%	47 964.09	17.83%	3464.12	7.22%
检查收入	44 189.76	15.66%	42 491.27	15.80%	1698.49	4.00%
化验收入	32 809.35	11.62%	31 516.97	11.72%	1292.38	4.10%
治疗收入	64 032.70	22.69%	59 199.44	22.01%	4833.26	8.16%
手术收入	22 351.62	7.92%	22 225.76	8.26%	125.85	0.57%
其他医疗收入	14 181.53	5.02%	14 146.48	5.26%	35.05	0.25%

1）2022 年医疗收入 28.23 亿元，比去年同期增加 1.33 亿元，增长 4.95%。

2）药品收入 5.33 亿元，占总收入的 18.87% 较去年同期增加 1866.38 万元，增长 3.63%，药占比控制较好。

3）卫生材料收入 5.14 亿元，占总收入的 18.22%，较去年同期增加 3464.12 万元，增长 7.22%，卫生材料收入增长较快，亟待加强。

4）检查、化验收入共 7.70 亿元，占比共计 27.28%，较去年同期增加 2990.87 万元，增长 4.04%。

5）治疗、诊察等医事服务收入 10.06 亿元，占比 35.63%，金额较去年同期增加 4994.16 万元，增长 4.85%。

小结：2022 年受疫情影响，医疗收入增长放缓，卫生材料收入增长较快，需要加强控制，治疗收入增加明显，收入占比有所优化。后续要努力提升技术，吸引患者来院就诊，继续调整收入结构，医院才有业务收支结余实现可持续发展。

（3）全成本情况分析

1）按成本内容分析　见表 12-26。

表 12-26 医院成本构成 （单位：万元）

项目	2022年		2021年		增加额	增长率
	金额	占比	金额	占比		
人员经费	122 087.11	42.18%	102 534.81	40.62%	19 552.30	19.07%
卫生材料费	72 357.47	25.00%	63 898.63	25.31%	8458.84	13.24%
药品费	50 945.65	17.60%	49 254.99	19.51%	1690.66	3.43%
固定资产折旧	12 995.31	4.49%	11 930.89	4.73%	1064.41	8.92%
无形资产摊销	661.544	0.23%	441.129	0.17%	220.42	49.96%
医疗风险基金	663.13	0.23%	376.909	0.15%	286.22	75.94%
其他商品服务	29 730.97	10.27%	23 984.87	9.50%	5746.10	23.96%
合计	289 441.17	100.00%	252 422.22	100.00%	37 018.94	14.67%

考虑年底计提绩效的情况下，本年医院运行成本（含医疗成本、管理费用）28.94亿元，较上年增加3.70亿元，增长14.67%，成本增长幅度高于收入增长幅度。本年人员经费增加1.96亿元，增长19.07%，（年末计提2022年目标绩效6000万元，应休未休年休假补贴3000万元，科研绩效500万元，上年计提各类绩效7000万元，本年计提增加2500万元），卫生材料费增加了8458.84万元，增长13.24%，需要加强控制。

2）按直接、间接成本构成分析 见表12-27。

表 12-27 医院直接、间接成本构成 （单位：万元）

类别	科室	金额		占比	
		2022年	2021年	2022年	2021年
直接	临床科室成本	118 695.79	103 490.92	41.01%	41.00%
	医技科室成本	121 430.45	111 694.01	41.95%	44.25%
间接	医辅科室成本	2577.93	1985.23	0.89%	0.79%
	管理科室成本	46 737.00	35 252.06	16.15%	13.97%
合计		289 441.17	252 422.22	100.00%	100.00%

从结构上看，医院消耗在直接医疗科室、医疗技术科室的成本占全部成本的82.96%，医疗辅助科室、管理科室的成本占总成本的17.04%。

3）按固定成本、变动成本构成分析 见表12-28。

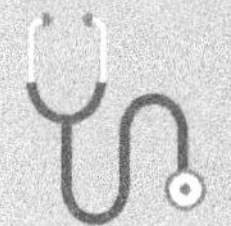

表 12-28　医院固定接、变动成本构成　（单位：万元）

项目	金额	占比
变动成本	224 669.51	77.62%
固定成本	64 771.66	22.38%
合计	289 441.17	100%

从成本构成上看，固定成本占总成本 22.38%，变动成本占比 77.62%，固定成本占比较小。因此，保本点较低，超过保本点的工作量越多，边际贡献越高。

2. 临床科室经营收益情况分析

（1）临床科室盈利情况分析　见表 12-29。

表 12-29　科室盈亏数量　（单位：个）

类别	科室数量		亏损科室数量	
	2022 年	2021 年	2022 年	2021 年
门诊科室	9	9	1	4
住院科室	29	29	12	7
医技科室	12	10	2	2

以上数据表明以下几点。

①本期门诊科室盈利 6 个，亏损科室 1 个。

②本期住院科室盈利 10 个，亏损科室 12 个。

③本期医技科室 2 个亏损。

2022 年以来，受疫情影响，收入增长放缓，导致亏损科室增多，科室运营情况不佳。

（2）门诊、住院、医技科室情况分析　科室分析时为更好地反映科室真实的运营情况，科室成本不包含年底计提的 9500 万元绩效。

1）门诊科室情况分析　见表 12-30。

表 12-30　门诊科室收益情况　（单位：万元）

序号	科室名称	人数	收入		成本		收益		成本收益率		人均收益	
			2022 年	2021 年	2022 年	2021 年	2022 年	2021 年	2022 年	2021 年	2022 年	2021 年
1	体检部	95	15 818.95	16 264.57	13 802.85	11 530.49	2016.09	4734.08	15%	41%	21.24	49.88

续表

序号	科室名称	人数	收入		成本		收益		成本收益率		人均收益	
			2022 年	2021 年	2022 年	2021 年	2022 年	2021 年	2022 年	2021 年	2022 年	2021 年
2	医学美容	44	4194.41	3418.10	3208.52	2355.44	985.89	1062.66	31%	45%	22.31	24.04
3	便民门诊	3	2621.06	2349.19	1750.44	1298.752	870.62	1050.44	50%	81%	334.86	404.01
4	口腔科	61	4138.12	3751.84	3372.23	2936.60	765.90	815.24	23%	28%	12.54	13.34
5	中医科	14	2384.27	2208.41	2212.15	2224.47	172.12	−16.05	8%	−1%	12.04	−1.12
6	皮肤科	7	622.388	434.941	577.304	476.307	45.08	−41.37	8%	−9%	6.94	−10.61
……												
合计		319	36 669.59	35 914.89	32 738.93	28 895.91	3930.67	7018.99	12.01%	24.29%	12.34	20.78

2022 年，医院主要门诊科室收入 3.67 亿元，收益 3 930.67 万元，下半年受疫情影响较大，较上年同期收益明显下降。运营情况较去年有所改善的科室有中医科和皮肤科，累计亏损科室为急诊科。

2）住院科室情况分析 见表 12-31。

表 12-31 住院科室收益情况 （单位：万元）

序号	科室名称	人数	收入		成本		收益		成本收益率		人均收益	
			2022 年	2021 年	2022 年	2021 年	2022 年	2021 年	2022 年	2021 年	2022 年	2021 年
1	眼科	86	10 677.63	11 210.46	9652.14	9952.29	1025.49	1258.17	11%	13%	11.95	14.66
2	老年科	43	6164.17	5364.41	5248.59	4494.63	915.58	869.78	17%	19%	21.34	24.78
3	乳腺甲状腺外科	35	7648.88	6690.42	6851.66	5848.62	797.21	841.80	12%	14%	22.71	23.98
4	肿瘤二科	59	7125.08	7115.97	6348.82	6219.80	776.26	896.17	12%	14%	13.27	15.32

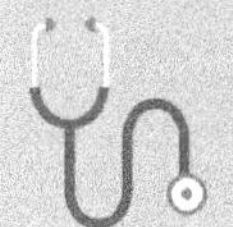

续表

序号	科室名称	人数	收入		成本		收益		成本收益率		人均收益	
			2022 年	2021 年	2022 年	2021 年	2022 年	2021 年	2022 年	2021 年	2022 年	2021 年
5	消化内科	113	12 182.43	11 515.57	11 411.10	10 408.13	771.33	1107.44	7%	11%	6.82	9.79
6	普胸外科	33	7409.04	6811.06	6862.80	5877.51	546.23	933.56	8%	16%	16.81	28.73
……												
合计		1970	238 793.24	224 708.39	236 988.00	214 395.42	1805.25	10 312.98	0.76%	4.81%	0.92	5.25

2022 年医院主要住院科室收入 23.88 亿元，收益 1805.25 万元，成本收益率 0.76%。下半年受疫情影响，亏损科室增多。亏损科室中神经内科、骨科、产科、内科 ICU、儿科已经连续多年亏损，尤其是内科 ICU、骨科亏损金额增加，需重点关注。

根据科室收入增长情况排名如表 12-32 所示。

表 12-32　住院科室收入增长情况　（单位：万元）

序号	科室名称	收入			
		2022 年	2021 年	增长额	增长率
1	疼痛科	701.948	421.655	280.29	66%
2	普通外科	30 584.93	25 380.89	5204.04	21%
3	肾内科	9593.74	8342.37	1251.367	15%
4	老年科	6164.17	5364.41	799.76	15%
5	乳腺甲状腺外科	7648.88	6690.42	958.45	14%
6	血液内科	4291.90	3818.71	473.19	12%
7	肿瘤一科	4580.81	4081.44	499.37	12%
8	内科 ICU	7706.48	7048.15	658.33	9%
9	普胸外科	7409.04	6811.06	597.97	9%
10	产科	2085.21	1924.61	160.60	8%
……					

2022 年整体受疫情影响较大，尽管整体亏损增加，但大部分科室收入还是保持增长，其中疼痛科、普通外科、肾内科、老年科、乳腺甲状腺外科、血液内科、肿瘤一科等科室收入增长超过 10%，普外科收入增加了 5204.04 万元，心内科收入增加了 1868.93 万元。另有妇科、康复科、眼科、骨科、儿科、综合外科等收入同比减少，其中骨科收入减少了 1459.59 万元。科室需要做深入分析，找准短板，努力改善科室运营状况。

3）医技科室情况分析　见表 12-33。

表 12-33　医技科室收益情况　（单位：万元）

序号	科室名称	人数	收入		成本		收益		成本收益率		人均收益	
			2022 年	2021 年	2022 年	2021 年	2022 年	2021 年	2022 年	2021 年	2022 年	2021 年
1	检验科	107	36 070.67	35 604.05	21 101.26	19 358.78	14 969.41	16 245.27	70.94%	84%	140.43	152.39
2	放射科	82	17 911.19	17 505.09	6938.66	6027.37	10 972.53	11 477.71	158.14%	190%	133.97	140.14
3	超声科	47	10 565.78	10 544.69	3133.52	2430.42	7432.26	8114.28	237%	334%	158.81	173.38
4	住院手术室	72	11 206.74	11 948.29	6391.41	6035.90	4815.33	5912.39	75%	98%	67.35	82.69
5	病理科	20	4499.52	4098.81	2431.74	2183.39	2067.78	1915.42	85%	88%	106.04	98.23
6	心电图室	14	2456.45	2391.08	1103.90	884.23	1352.56	1506.84	123%	170%	94.58	105.37
……												
合计		559	149 479.08	145 809.39	108 877.33	100 756.42	40 601.76	45 052.97	37.29%	44.71%	72.63	80.49

医技科室整体盈利，收入 14.95 亿元，收益 4.06 亿元，收益率 37.29%。由于临床科室收益减少，医技科室收益随之减少。

小结：医院主要临床和医技科室 50 个，7～9 月受疫情影响，工作量明显下降，心内科、普外科、神内科等几个大科床位使用率下降较明显；12 月全面放开后医院各科室腾挪床位，最大限度收治新冠患者，外科择期手术患者大量减少。在如此困难的情况下，大部分科室全年保持了收入增长，收益情况虽不及上年，但科室整体的运营意识和能力都有所进步。产科、骨科、神经内科、内科 ICU、儿科连续两年出现较大金额的亏损，这些科室应做深入分析，力争减亏。医院整体要持续加强成本管控，尤其是卫生材料的控制，持续提高技术水平，增加治疗、手术手段，提升医院的品牌效益，提升技术、做好服务，吸引更多的患者。

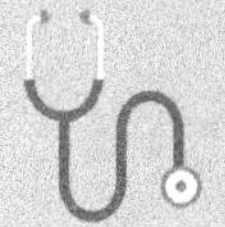

3. 临床科室安全边际分析

（1）门诊科室分析　见表 12-34。

表 12-34　门诊科室保本点分析　（单位：万元）

序号	科室名称	收入	成本	收益	实际诊次	保本诊次	保本收入	安全边际率	安全性分析
1	眼科门诊	5377.37	1712.65	3664.73	154 017.50	5727.66	199.98	96%	非常安全
2	康复科门诊	233.922	92.729	141.19	7261.80	923.065	29.738	87%	非常安全
3	泌尿外科门诊	1806.66	1282.216	524.45	47 648.90	8292.43	314.42	83%	非常安全
4	肿瘤二科门诊	710.931	511.264	199.67	11 684.40	2040.60	124.16	83%	非常安全
5	乳甲外科门诊	2399.41	1719.26	680.15	54 116.40	10 365.21	459.576	81%	非常安全
6	产科门诊	791.011	441.441	349.57	30 703.40	6220.73	160.266	80%	非常安全
7	耳鼻喉科门诊	1554.62	898.534	656.08	85 649.20	20 189.52	366.46	76%	非常安全
……									
27	体检部	15 818.91	14 298.92	1519.99	167 395.80	112 835.62	10 662.97	33%	安全
28	麻醉科门诊	607.685	564.187	43.50	29 460.60	21 460.56	442.67	27%	较安全
29	口腔科门诊	4138.12	3691.61	446.51	78 575.90	57 341.74	3019.85	27%	较安全
30	儿科门诊	1674.69	1632.66	42.03	79 436.50	68 352.66	1441.02	14%	需注意
31	肿瘤一科门诊	521.3	516.568	4.73	9521.20	8531.30	467.10	10%	需注意
32	皮肤科门诊	622.388	611.273	11.12	40 378.00	36 548.03	563.35	9%	危险
33	中医科门诊	1854.87	1886.76	−31.89	55 611.40	62 597.55	2087.88	−13%	亏损
34	普通内科门诊	522.873	536.432	−13.56	12 923.30	16 371.36	662.38	−27%	亏损
35	疼痛科门诊	298.779	341.289	−42.51	13 179.40	23 907.88	542.00	−81%	亏损
36	心脏外科门诊	112.567	123.318	−10.75	6214.00	11 438.78	207.210	−84%	亏损
37	急诊科	5315.30	6217.11	−901.81	167 527.10	373 098.10	11 837.650	−123%	亏损
38	神经外科门诊	88.049	137.163	−49.11	4027.40	–	–	–	无保本点
39	胃肠外科门诊	120.276	157.95	−37.67	3422.90	–	–	–	无保本点
40	血管外科门诊	71.084	103.896	−32.81	4231.50	–	–	–	无保本点
41	家庭病床门诊	18.018	208.039	−190.02	579.8	–	–	–	无保本点
42	特约门诊	1099.28	1505.52	−406.24	31 140.20	–	–	–	无保本点
全院门诊		85 989.31	73 067.37	12 921.94	3 398 066.10	1 766 146.21	44 692.98	48.02%	非常安全

以上数据表明以下几点。

①本次共统计 42 个门诊科室，其中 27 个科室经营状况较好、10 个科室出现亏损。

②亏损科室需调整收入结构，尤其是控制药品，减少亏损。

③神经外科门诊、胃肠外科门诊、血管外科门诊、家庭病床门诊、特约门诊无保本点，需要努力提升技术，吸引患者，减少亏损。

④ 2022 年全年，全院门诊安全边际率 48.02%，非常安全。但受下半年疫情影响，安全边际率大幅下降。

（2）住院科室分析　见表 12-35。

表 12-35　住院科室保本点分析　（单位：万元）

序号	科室名称	收入	成本	收益	实际床日数	保本床日数	保本收入	安全边际率	安全性分析
1	骨科二病区	7868.38	6666.87	1201.51	29 586.70	11 269.71	2997.10	62%	非常安全
2	疼痛科病区	403.18	332.16	71.02	6016.40	3293.72	220.72	45%	非常安全
3	老年科病区	4271.68	3725.87	545.82	24 672.70	15 758.37	2728.31	36%	安全
4	肿瘤一科病区	4059.51	3744.05	315.46	30 173.00	21 429.71	2883.18	29%	安全
5	全科病区	3386.27	3110.29	275.98	23 355.80	17 265.26	2503.22	26%	安全
6	胃肠微创中心病区	14 322.45	13 573.68	748.77	34 076.90	25 651.09	10 781.10	25%	安全
7	心脏外科 ICU	2778.14	2619.79	158.35	2145.00	1659.27	2149.03	23%	安全
8	普胸外科病区	7158.44	6877.72	280.72	19 195.80	15 404.03	5744.42	20%	较安全
9	肿瘤二科病区	6414.14	6143.36	270.78	44 500.30	38 778.56	5589.42	13%	较安全
10	普外科日间病区	1370.93	1345.62	25.31	5460.00	5046.95	1267.22	8%	需注意
11	心内三病区	8413.42	8466.42	−53.00	24 087.70	24 978.71	8724.63	−4%	需注意
12	呼吸一病区	3277.07	3316.07	−39.00	27 584.70	28 836.68	3425.80	−5%	需注意
13	康复科病区	3295.02	3346.50	−51.48	19 437.60	20 419.58	3461.48	−5%	需注意
14	乳甲外科病区	5249.48	5315.88	−66.40	24 291.80	25 740.27	5562.49	−6%	需注意
15	神内二病区	2775.20	2855.81	−80.61	25 840.10	28 530.46	3064.14	−10%	危险
16	心内二病区	5546.84	5794.50	−247.66	23 691.20	29 682.61	6949.61	−25%	危险
17	内分泌代谢病区	2367.78	2619.60	−251.82	18 551.00	26 335.91	3361.42	−42%	亏损

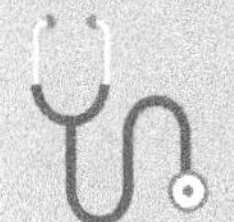

续表

序号	科室名称	收入	成本	收益	实际床日数	保本床日数	保本收入	安全边际率	安全性分析
18	神内三病区	1327.53	1473.82	–146.29	12 758.20	18 381.23	1912.63	–44%	亏损
19	消化二病区	3867.60	4230.63	–363.03	27 063.40	39 818.17	5690.38	–47%	亏损
20	介入血管中心	6527.30	6730.05	–202.75	13 042.90	19 839.33	9928.56	–52%	亏损
21	呼吸三病区	4062.71	4480.01	–417.30	30 215.90	48 173.06	6477.16	–59%	亏损
22	消化一病区	4075.76	4498.25	–422.49	28 325.70	45 431.72	6537.13	–60%	亏损
……									
42	产科病区	1294.20	2517.37	–1223.17	8881.60	–	–	–	无保本点
43	儿科病区	467.81	2785.63	–2317.82	9337.90	–	–	–	无保本点
44	眼科病区	5300.26	8154.95	–2854.70	5228.60	–	–	–	无保本点
全院住院		196 265.38	216 373.79	–20 108.41	905 564.40	1 499 122.92	324 908.90	–65.55%	亏损

以上数据表明以下几点。

①本次共统计 44 个住院科室，亏损病区有 28 个，无保本点病区 3 个，后续需重点关注工作量和床位资源的利用。

② 2022 年全院住院的安全边际率 –65.55%，亏损较严重，需要持续提高工作量，增加安全边际，充分利用住院资源，加快床位周转，提高收益。

4. 医辅、管理科室成本分析

（1）医辅科室成本分析　见表 12-36。

表 12-36　医辅科室直接成本　　（单位：万元）

序号	科室	人数	科室成本	其中：人力成本	其他成本	平均人力成本	其他成本主要内容
1	供应室	22	1010.82	535.39	475.41	24.23	水电气洗涤费 101.4 万元，低值易耗和材料 191.1 万元，物管费 10.4 万元，劳务派遣 36.4 万元
2	收费室	49	780.74	579.50	201.24	11.73	劳务派遣费 178.1 万元
3	入院处	14	387.83	342.78	45.05	23.97	日常办公费用
4	结账处	14	373.87	363.82	10.05	25.44	日常办公费用
小计		100	2553.25	1821.51	731.74	18.20	

以上数据表明以下几点。

①医院主要的 4 个医辅科室，职工人数 100 人，直接成本共 2553.25 万元，人力成本 1821.51 万元。

②收费室有职工 49 人，另有劳务派遣职工 20 人，劳务派遣费 178.1 万元。

③供应室有职工 22 人，另有劳务派遣职工 4 人，劳务派遣费 36.4 万元。

（2）管理科室成本分析　见表 12-37。

表 12-37　行政后勤部门直接成本　（单位：万元）

序号	科室	人数	科室成本	其中：人力成本	其他成本	平均人力成本	其他成本主要内容
1	后保部	56	4973.48	1696.50	3276.98	39.46	安保费 1489.8 万元，劳务派遣费 728 万元，维修费 349.7 万元，物管和垃圾费 193.7 万元，租赁费 120.9 万元
2	信息部	42	2317.90	1027.82	1290.08	32.12	设备折旧、软件摊销 855.4 万元，信息系统维护 123.5 万元，委托业务费 39 万元
3	组织人事部	18	1788.49	1754.91	33.58	125.35	日常办公费用
4	医院办公室	51	1544.21	1330.85	213.34	34.13	公务车及租车费 48.1 万元，折旧 45.5 万元，办公费 26 万元
5	质量控制与评价部	49	1452.62	1356.93	95.69	35.71	软件摊销 23.4 万元，通用信息耗材 14.3 万元
6	互联网医院管理部	4	43.75	40.52	3.22	40.52	日常办公费用
……							
小计		533	22 647.59	15 969.97	6677.62	16.29	

以上数据表明以下几点。

①医院共 23 个管理科室，职工人数 533 人，直接成本共 2.26 亿元，其中人力成本 1.60 亿元。

②职能科室需加强成本控制意识，采取相应措施，节约成本。

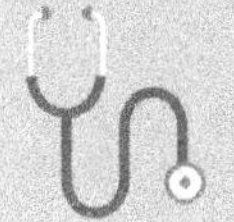

5. 主要指标分析

见表 12-38。

表 12-38 主要经济指标

项目	2022 年	2021 年	增加额	增加率
总诊疗人次（含体检）	3 844 664	2 823 235	1 021 430	36.18%
单独核酸人数	1 320 951	488 664	832 287	170.32%
不含单独核酸的门急诊人次	2 523 713	2 334 571	189 142	8.10%
出院人次	117 607	111 315	6292	5.65%
住院手术人次	40 288	38 509	1780	4.62%
其中：四级手术人次	9809	9556	252	2.64%
平均住院日	7.69	8.64	–0.95	–11.00%
每门诊人次费 / 元	290.76	375.32	–84.57	–22.53%
剔除核酸影响的门诊次均费用 / 元	430.99	437.26	–6.27	–1.43%
出院患者例均费用 / 元	21 445.00	21 832.30	–387.31	–1.77%
百元医疗收入消耗卫生材料 / 元	41.08	38.18	2.90	7.58%
医疗服务收入占比	0.46	0.46	0	–

以上指标说明以下几点。

（1）工作量保持增长，但受疫情影响，增长幅度放缓。2022 年门诊总人次为 384.47 万人，较去年同期增加 36.18%，其中核酸检测人次为 132.10 万人，除去核酸检测，全年门诊量 252.37 万人，较去年同期增加 18.91 万人，增长 8.10%。出院人次为 117 607 人，增长 5.65%。住院手术人次为 40 288 人，较上年增加 1780 人，增长 4.62%，其中四级手术人次为 9809 人，较上年增加 252 人，增长 2.64%。

（2）住院效率进一步提升。平均住院日为 7.69 天，持续下降到 8 天以内，效率有所提高。

（3）百元医疗收入消耗卫生材料 41.08 元，较去年同期有所上升，主要是由本年四级手术增长较快所致。

（4）例均费用控制较好，门诊次均费用为 290.76 元，同比下降 22.53%；剔除核酸影响的门诊次均费用为 430.99 元，同比减少 6.27 元，下降 1.43%。出院患者例均费用 21 445 元，同比减少 387.31 元，下降 1.77%。

6. 管理建议

（1）2022 年 4 月 29 日，国家卫生健康委发布《关于在全国范围内持续开展“公立医疗机构经济管理年”活动的通知》，要求着力推动“以业财融合为重点的运营管理建设，助力提高医疗服务质量、提升资源配置效率效益”，促进公立医疗机构经济管理工作提质增效。强化“医、教、研、防”核心业务的运营管理指导，有效防范和管控运营风险，提升医院各项业务的协同服务能力，助力公立医院高质量发展。持续深入开展业财融合。业务部门通过业务需求，让经济管理需求层层传递。财务部门围绕“合规、效益、效率”目标，在前端设置经济规则，倒逼经济责任环环相扣。

（2）运营管理方面要求，加快健全公立医院运营管理体系。2022 年底，努力实现全国三级公立医院全覆盖。

（3）对专科运营会中提出的需要进一步改进的工作，做跟踪管理，实现闭环管理。

（4）开展 2023 年门诊量、出院患者、手术患者等关键指标的预算下达工作，签订《2023 年科室预算目标责任书》《2023 年科室运营目标责任书》。

（三）成效

通过定期对医院总体经济运营情况进行分析，发现医院存在的问题，基于临床实际情况提出行之有效的建议和措施，帮助科室持续改进。2023 年，医院运营情况得到持续提升，医院业务收入同比增长 11.19%，总诊疗人次同比增长 20.22%，出院人次同比增长 22.86%，医院进入良性循环发展的轨道。

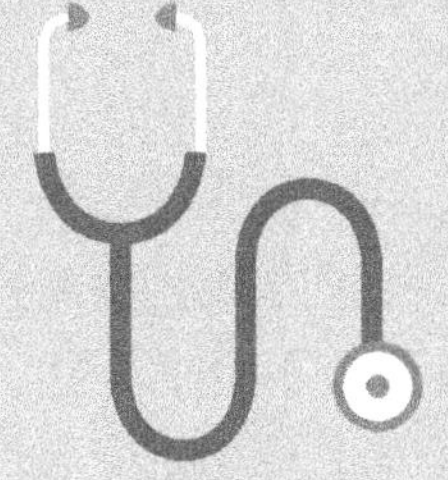

第十三章 运营项目管理实战

医院运营项目管理是为达成医院的组织目标而实施的一系列活动，目的是提升医院运行效率，为患者提供更优质的医疗服务。项目管理是把管理中需多个职能部门共同完成的工作，以项目的方式进行管理，通过多部门协力的方式，保证项目顺利实施的管理方法。相比于其他事业单位，公立医院的经济运行更为复杂，经济业务涵盖管理活动与业务活动，具体包括门诊管理、住院管理、院感管理、科研管理、教学管理、财务管理、人力资源管理、物资管理、采购管理、合同管理、信息管理等多个方面。如何通过管理工具与方法的运用，将“医、教、研、防”核心业务活动与“人、财、物、技”资源配置有机结合，是公立医院运营管理的重点和难点之一。

第一节　项目的基本概念

一、定义

项目指在人力、物力、财力和时间一定的情况下，为创造出独特的产品、服务或成果而进行的临时性、体系化工作；具有临时性、独特性、渐进明细性的特征。

项目的临时性表现在每个项目都有一个明确的开始时间和结束时间；独特性表现在项目因受不同用户、不同需求、不同目标、不同时间、不同成本、不同质量标准、不同单位等因素制约，可以创造独特的产品、服务或成果，造就了没有完全一样的两个项目，尤其是对时间、风险、应对策略的不同。渐进明细性表现在项目早期管理者只能掌握一些项目的粗略信息，但随着项目的不断深入，能掌握的信息越来越多，估算也会越来越具体，从而不断地持续改进和细化项目的行动方案。

二、项目三要素

项目的三要素是进度、质量、成本。在项目管理过程中，控制和成本控制是贯穿整个项目的综合性管理工作，为了项目能够顺利开展，管理者必须将项目相关方的利益需求转化成可衡量的、可操作的、具体的项目需求，即项目的进度、质量和成本要求，这三项需求也构成了项目管理的三大关键要素。在项目实施过程中，三要素是对立和统一的矛盾体，成本与进度的关系是加快进度往往要增加投资，采取各种措施使项目尽早完成，发挥项目的经济效益；而进度与质量的关系是适度均衡地加快施工进度，可以在计划工期内得到合理的提前，保证施工质量，反之则会因返工造成项目延后，成本增加；成本与质量的关系是好的质量成本也会相应增加，但严格控制质量，避免返工，可以提高项目效益，减少项目后期的维护性费用，从而降低投资成本。由此可见，只有妥善处理好工程项目质量、进度、成本三者之间的关系，才能使项目的实施获得成功。

三、 项目生命周期

项目的生命周期是项目从开始到结束所经历的各个阶段，一般划分为“项目定义与决策、项目计划和设计、项目实施与控制、项目完工与交付”四个阶段。

1. 项目定义与决策阶段

项目管理组对项目进行提案，并对项目提案进行必要需求分析和识别，然后提出具体的项目建议书。在项目建议书或提案获得批准后，对项目进行可行性分析，通过可行性分析找出项目的各种备选方案，并分析和评价备选方案的损益和风险情况，最终作出项目方案的抉择、项目的决策。

2. 项目计划和设计阶段

首先需要根据已经作出决策要实施的项目制订计划，如针对整个项目的工期计划、成本计划、质量计划、资源等编制计划。在编制计划的同时，还需要开展必要项目的设计工作，从而全面设计和界定整个项目。

3. 项目实施与控制阶段

项目实施的同时需要对项目开展控制工作，以保证项目实施的结果与项目设计计划的要求与目标一致。其中，项目实施工作还需要进一步划分成一系列的具体实施阶段，而项目控制工作也可以进一步划分成项目工期、成本、质量等不同的管理控制工作。

4. 项目完工与交付

项目实施阶段的结束并不意味着整个项目工作的全部结束，项目还需要经过一个完工与交付的工作阶段才能真正结束。在项目完工与交付阶段，项目团队需要对照项目的要求、计划、最终目标全面检验项目工作和项目产出物，然后由项目团队向项目相关干系人进行验收移交工作，直至项目最终完成才算结束。

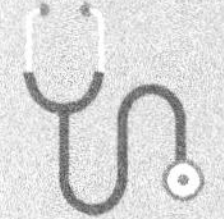

第二节　项目管理的定义

一、定义

项目管理是指组织和管理一个项目，以便更高效地实现预定目标的过程。它涉及确定项目目标、资源需求、制订计划、控制进度、管理变更、监控风险、把控质量、实施结果评估方面。通过项目管理可以促使企业加强团队之间的协作，营造分工明确、积极沟通的良性工作环境，以达成企业的预期目标。

二、项目管理体系

项目管理体系包含项目策划、决策、方案设计和实施方案、验收、项目后评价等项目活动过程的管理，主要包括了全过程集成管理、组织集成管理、管理要素集成管理。

全过程集成管理是对项目中所有要素的协调，不仅要协调任务、资源、涉众和其他项目元素，还要管理项目不同方面之间的冲突、在相互竞争之间作出权衡，以及评估资源。

在项目管理过程中，涉及不同方面的干系人，如业主、承包商、分包商、原材料供应商等，为了使项目信息在各组织层面之间不流失，需要组织集成管理。这要求项目管理企业能牵头组织管理，按项目进展要求，将项目干系人集成到项目上，从而共享项目信息，缩短沟通途径，促进组织界面之间的快速融合，推动项目进展，最终实现项目利益最大化。

项目管理的最本质内容就是项目要素的整合管理，项目的范围、时间、成本、质量、人力资源、沟通、风险、采购与干系人管理等，都是为了最终实现项目的整合管理，只有对这些管理要素进行通盘规划和考虑，才能确保项目多目标平衡，达到对项目的全局优化。管理要素的集成是以项目执行为中心，以过程为主线，协调项目管理过程中各管理要素信息流之间的平衡，同时协调各管理要素信息流在时空上平衡，确保项目管理的过程质量、工作质量、成果质量，实现项目多目标的和谐统一。

项目管理知识框架是一个三维坐标系，包括项目的生命周期、项目的过程组和项目管理的知识领域，三者之间具有层层细化的关系。项目管理的五大过程组是在项目生命周期的四个阶段基础上进一步的细化，使得项目在整个生命周期内能够得到全面的管理，而十大知识领域又服务于五大过程组。

三、项目管理流程

一个项目的全过程或项目阶段都需要有一个相对应的项目管理过程，这种项目管理过程一般由五个不同的工作过程构成。项目管理的过程分为五个部分，分别是启动、规划、执行、监控与收尾，其中监控过程贯穿于整个项目生命周期（图 13-1）。

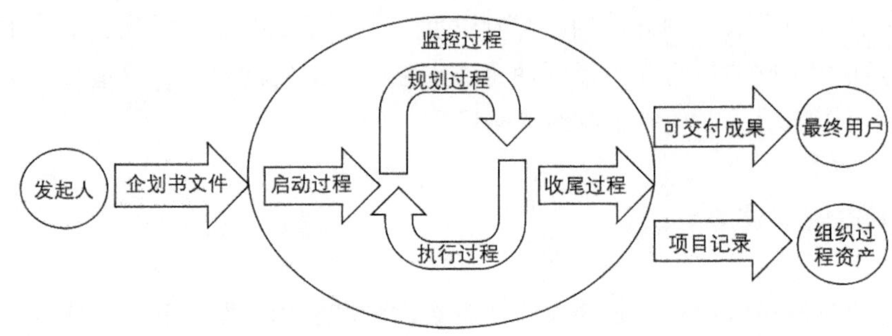

图 13-1　项目管理流程

（一）启动过程组

项目启动过程组是授权项目或某一项目阶段的开始，是保障项目成功的首要条件，决定着项目能否启动及项目后续的具体内容，是整个项目循环过程的基石。该过程的目的是协调相关方期望与项目目的，告知相关方项目范围和目标，并商讨他们对项目及相关阶段的参与将如何有助于实现其期望。

对于项目的启动过程，特别要注意组织环境及项目干系人的分析，识别干系人是识别所有受项目影响的人或组织，并记录其利益、参与情况和影响项目成功的过程。

（二）规划过程组

项目规划过程组作为项目生命周期中最重要的过程之一，包含了明确项目总范围、定义和优化目标，以及为实现上述目标而制订的行动方案。由于项目管理的多维性，需要通过多次反馈来作进一步分析，随着收集和掌握的项目信息或特征不断增多，项目可能需要进一步规划。在制订项目计划时需要对项目的范围、时间、成本、质量、沟通、风险和采购等各方面作出全面考虑。

（三）执行过程组

项目执行过程组是完成项目管理计划中确定的工作以实现项目目标的过程，该过程组需要按照项目管理计划来协调资源、管理相关方参与，以及整合并实施项目活动。项

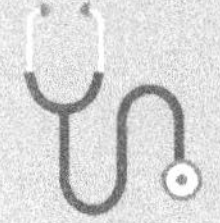

目执行过程中最重要的工作是沟通、团队管理和质量保证。

项目沟通涉及所有干系人，包括项目发起人、客户、职能经理、项目组成员、供应商等。不同类型的干系人，沟通方式也有所不同，需要建立全方位项目沟通。

在项目执行过程中，质量保证着眼于项目使用的过程，旨在高效地执行项目过程，包括遵守和满足标准，向相关方保证最终产品可以满足他们的需求、期望和要求。

管理团队是跟踪团队成员表现、提供反馈、解决问题并管理团队变更，以优化项目绩效的过程。在管理团队的过程中，冲突管理、制订决策、影响力、领导力都非常重要。

（四）监控过程组

项目管理监控过程组是跟踪、审查和报告整体项目进展，以实现项目管理计划中确定绩效目标的过程，主要作用是让相关方了解目前项目的状态并认可为绩效目标所采取的措施，以及根据成本和进度的未来预测让相关方了解未来的状态。

监控过程贯穿整个项目管理活动，主要分为监督和控制两个阶段。监督包括收集、测量和分析测量结果，以及预测趋势，以便推动过程改进；控制包括制订纠正或预防措施或重新规划，并跟踪行动计划的实施过程，以确保能有效解决问题。

（五）收尾过程组

收尾过程组包含为完结所有项目管理过程组的所有活动，以正式结束项目或阶段或合同责任而实施的一组过程。当该过程组完成时，就表明为完成某一项目或项目阶段所需的所有过程组的所有过程均已完成，并正式确认项目或项目阶段已经结束。

在收尾阶段，项目管理人员需要对项目成果进行验收。这个过程包括对项目的交付物进行检查检验，以确保交付物符合预期的要求和标准，从而保证交付物能够满足客户的需求，并且确保项目能够顺利结束，达到预期的目标。

第三节　项目管理工具——品管圈

一、定义

品管圈（QCC）是由相同、相近或由互补性质工作场所的人们自动自发组成的活动团队。品管圈作为全面质量管理的一环，在自我启发、相互启发下，灵活运用各种质量控制手法、全员参与，对自己的工作现场不断进行维持与改善的活动。

二、特征

1. 活动小组

品管圈是由同一工作现场内、工作性质相类似的人员组成的，上至公司高层、中层管理干部、技术人员、基层管理人员，下至普通的员工。圈组一般由5～12人组成。

2. 自动自发

品管圈活动由各级员工自发组成，通常公司高层领导不宜强制员工实施品管圈活动，只提供实施活动的条件和奖励机制。

3. 科学性

品管圈活动遵循规定的工作程序，采用科学的统计技术和工具来分析和解决问题。

4. 有明确的目的性

每次活动都是为了改进组织或部门工作的某个方面，目的是提高效率、效果和效益，降低成本或减少差错等。

5. 有明确的活动主题

每次品管圈活动都会有一个明显的主题，围绕工作流程、技术攻关、质量改进等方面提出，主题范围广泛多样。

三、目的

品管圈活动过程就是理性解决问题程序的引申，以往的管理方式大多自上而下、指示命令，而通过品管圈可由基层人员共同拟定解决对策，达成共同解决组织问题的主要目标。因此，品管圈活动的目的如下。

1. 增加发现问题的能力

通过品管圈，增加员工自主发现工作中大大小小问题的能力，能发现上级无法发现的、需要解决的问题。

2. 提升组织解决问题的能力

配合各种改善手法、专业知识训练，提升品管圈成员能力，进而累积组织内众多品管圈的能力，而组织解决问题的能力也将得以增强。

3. 使品管圈活动由“点”至“面”

通过品管圈活动，可让许多小处改善累积成大改善，使组织获得许多有形的改善效益且让单位与其他部门间有所联系、沟通与学习、合作，使管理活动由浅入深、由点至面，此亦有利于学习型组织的建设。

4. 使全体组织上下一体、团结和谐

参与品管圈的成员包括第一线员工、管理阶层等，通过各阶段活动的运作让全体员工紧密结合、团结合作，建立组织整体概念，并借以提高工作现场管理水平及员工团队士气。

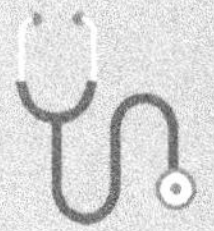

四、基本要素

品管圈之所以称为“圈”，旨在通过圈的组成使圈员具有团体归属感且以组织化运作，使组织目标、方针能贯彻到基层员工。品管圈由五项基本要素组成：成员、圈徽、圈名、圈会、成果。

1. 成员

圈员、圈长、辅导员各司其职，共同投入参与。通过组圈过程，遴选合适的圈长及辅导员。

2. 圈徽

根据选定好的圈名，圈员们集思广益，展开头脑风暴，进行圈徽设计，并做圈徽意义说明，应从圈徽的整体、局部、与工作关联、颜色等方面加以阐述。

3. 圈名

圈命名，没有统一的规定，只要圈员达成共识即可。

4. 圈会

品管圈活动是由圈长及圈员们运用现场的资料，通过头脑风暴的方式，不断发掘现场问题，并利用一些 QC 的手法加以分析、改善。

5. 成果

整理活动报告书，包括有形及无形的成果。

五、品管圈应用工具与手法

医院在推行品管圈时需要根据实际选择适当的统计管理方法作为 QC 工具。管理的方法可以分为两大类：一是以全面质量管理为基础的组织质量管理；二是以数理统计方法为基础的质量控制。质量控制可大致分为三类：初级统计管理方法、中级统计管理方法、高级统计管理方法。其中初级统计管理方法是最常用的统计管理方法，通过系统地收集与产品质量有关的各种数据，统计整理、分析，得到各种图表、数据指针，并找出质量变化的规律，从而实现对质量的控制，主要包括查验表、柏拉图、特性要因图、散点图等。

1. 查验表

查验表是一种利用表格对数据进行整理和初步分析原因的工具，将数据和工作的结果以简单符号填记，给予统计整理，进一步分析或检查核对工作是否存在异常。其主要用途是明确样本调查设计方案、使目标始终保持明确、保证工作进度。

2. 柏拉图

柏拉图是根据采集的数据，按照不良原因、不良状况、不良项目等不同标准进行分类整理，以寻求占最大比例的原因或状况。在品管圈活动过程中，需要解决的问题有很多，但往往不知从哪里着手，而事实上大部分的问题只要能找出几个影响较大的要因，并加以处置及控制，即可解决80%以上的问题。因此，想要取得最佳的效果，应当运用“抓主要矛盾、抓重点、抓关键”的原则，选择影响大的重要质量问题进行质量改进，选择起关键作用的主要原因去解决质量问题，以取得事半功倍的效果。因此，柏拉图分析就是对最关键到较次要的项目进行排序，采用简单图示技术，通过区分最关键与最次要的项目，用最少的努力获得最佳的改进效果（图13-2）。

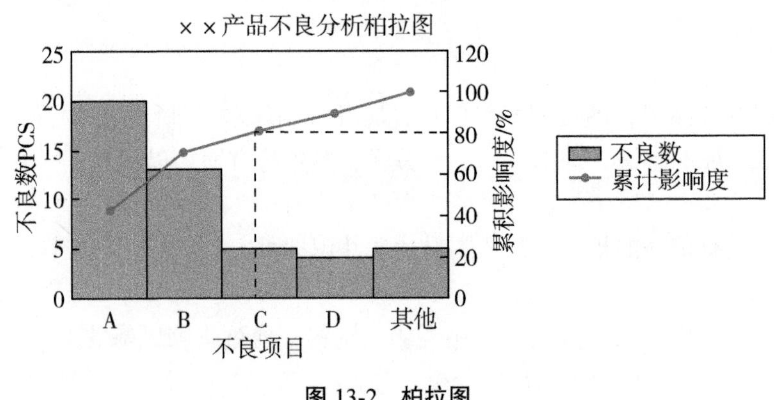

图13-2 柏拉图

3. 特性要因图

特性要因图又称鱼骨图，是由多人共同讨论，采用头脑风暴的方式，找出事情因果关系，详细分析原因或对策的一种方式。它主要说明质量特性、影响质量的主要因素与次要因素三者之间的关系。当考虑医院运营管理中比较复杂的问题，并需找出可能存在的原因或对策时，即可使用特性要因图。

绘制特性要因图主要分为以下几个步骤：列出问题、确定大要因、确定中小要因、从小要因中选出重要的要因（图13-3）。

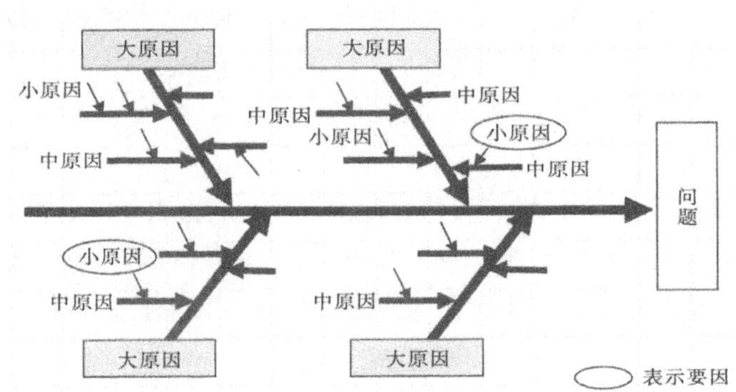

图13-3 特性要因图

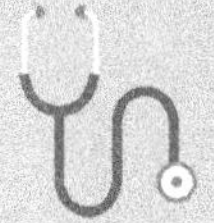

4. 层次分析法

在鱼骨图完成之后，影响问题的原因一般需详尽列出，为了更好地区分主要原因、次要原因，以及各个主要原因的重要性、优先程度应该如何确定，可采用层次分析法。

层次分析法的基本思路与鱼骨图的基本思路基本一致。两者都是在深入分析实际问题的基础上，将有关因素按不同的属性自上而下地分解成若干层次，同一层次的诸因素从属于上一层的因素或对上层因素有影响，同时又支配下一层的因素或受下一层因素的作用。一个鱼骨图（图 13-3）可方便地转化成层次结构模型（图 13-4）。

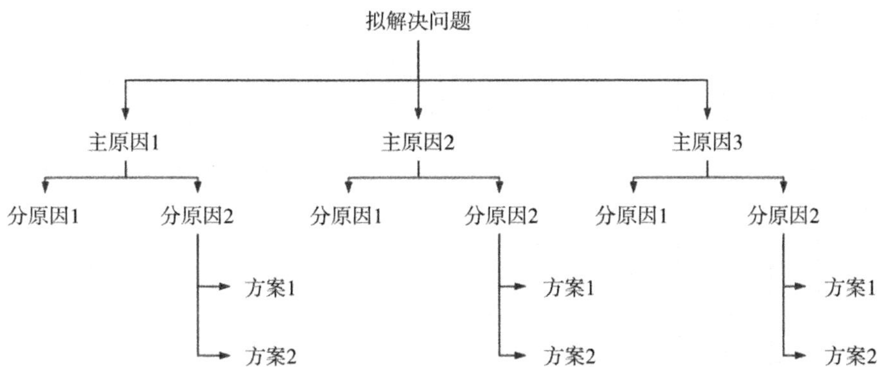

图 13-4　层次结构模型

5. 散点图

散点图又被称为相关图，是把互相有关联的数据以点展示出分布形态，根据分布形态来判断对应数据之间的相互关系。通过散点图可以大概地掌握原因与结果之间是否具有相关性及相关程度如何。

除上述的初级统计管理方法外，近年也有医院将品管圈新七大手法（亲和图、关联图、系统图、过程决定计划图、矩阵图、矩阵数据解析法、箭线图）及其他的常用手法（甘特图、雷达图、流程图）用于品管圈管理中。这些质量管理工具的运用，有效地提升了医疗管理和医疗服务质量。

6. 层别法

层别法是为了区分所搜集的数据中，因各种不同的特征而对结果产生的影响，从而以个别特征加以分类、统计的一种方法。

7. 直方图

直方图又称柱状图。用直方图可以将杂乱无章的数据表示为比较直观的分布状态，对于数据中心值或分布状况一目了然，便于判断其总体质量分布情况。

第四节　医疗机构与品管圈活动

一、医疗机构推行品管圈的效益

在医院管理中，质量永远是核心，品管圈在解决医院服务质量上拥有突出的优势，能够有效地解决难点、痛点和堵点。医院推行品管圈的意义可分为直接意义和间接意义。医疗领域推行品管圈的直接目标是增强医疗人员发现和解决医疗问题的意识、提高员工工作士气、改善医疗工作环境；其间接目标是提升医疗质量、降低医疗管理成本、提高医疗服务效率等。

管理既是微观的又是宏观的，因为它的对象是每一个具体的个体，有效的管理需要解决个体发展等问题；同时从整体的角度看，有效的管理需要遵循基本原则，需要解决领导力、全员性、科学性及过程性等一系列的问题。随着品管圈活动在医疗服务行业中的广泛开展，品管圈活动所体现出的管理思维已经从微观个体和宏观整体两个层面促成了管理理念的改变。

从微观个体层面来看，医疗质量和患者安全是医院管理永恒的主题，是医疗发展的战略目标，管理理论认为需要从员工意愿、员工能力及组织许可三个角度来构建相应的组织能力，而品管圈恰好从微观个体层面有效促进了该组织能力的建设。

品管圈倡导的最核心理念就是自下而上和自动自发地进行质量改善。通过品管圈活动，可以增强团队精神，帮助员工挖掘自身潜能，形成进取和肯定的思考方式，从而提升执行力；通过品管圈活动，员工可以学习、掌握各种管理工具，无论是系统运用还是日常分析，均能培养和锻炼员工处理各种问题的能力；同时品管圈的搭建使员工得以实现自身价值，在品管圈活动过程中非常强调授权和有效分工，在任务计划表中就会明确各个步骤相关的负责人等，充分体现了品管圈开放包容的精神，允许和创造机会让大家积极参与组织管理。

从宏观整体层面来看，将品管圈运用于医疗服务领域，很好地体现了导向性、领导力、全员性、精益化等管理思维，促进了传统医疗管理理念的改变和发展。

患者导向是医疗机构进行一切质量改善的起点，医疗机构的品管圈活动把满足患者的需求和期望、改善就医体验作为一切工作的出发点和评价工作结果的依据。因此，品管圈从根本上体现了以患者为中心的服务宗旨。

品管圈活动最核心的人员是圈长，作为品管圈的推动者，是项目规划、实施和持续开展的有效保障，需积极引导活动发展的方向，创造良好的活动环境。因此，品管圈强调圈长领导力的构建，包括品管圈活动能否顺利开展、是否有效地激励圈员、确保任务落实到人等。总而言之，品管圈活动培养了参与者良好的组织领导能力。

品管圈活动虽然强调圈长的作用，但更倡导以人为本，注重调动圈员的积极性，同

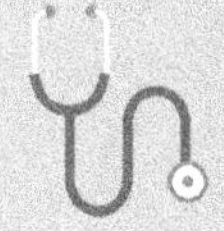

时赋予了圈员职责和权限，圈员的充分参与可以使他们的能力得以发挥，使组织最大获益。

品管圈也强调了互惠性问题。团队与个人的互利关系可提高双方创造价值的能力。在建立经营方针和战略上，最高管理者应把供应方、协作方和合作方都看作是战略同盟中的合作伙伴，形成共同的竞争优势。品管圈活动注重圈员个人的成长和发展，通过各种激励管理，创造条件达到圈员和团队的共赢。

另外，品管圈的推动过程也需要以系统性及持续性的方式来进行。要成功地领导和运作一个组织，要求用系统的方式进行管理，提高组织效率，优化资源配置。品管圈活动强调系统的管理方法，如绘制流程图，从全局把握现状；也经常会从可行性、达成性、重要性等多个维度系统地评判问题、对策等。

品管圈活动过程中强调方法的科学性，注重过程的逻辑性，实现了从经验管理到科学管理的转变，从而更有效、严谨地收集有关数据和信息，提高品管圈整体的科学管理和决策能力。

持续改进使组织自身发展的需求和永恒的目标。品管圈活动以戴明循环为核心理念，强调了质量的持续改进。因此，真正有效开展的品管圈活动并不是一次性的活动，而是一个循序渐进、由量变到质变的持续过程。

二、医院推行品管圈管理的基本步骤

品管圈管理的基本步骤一般是根据戴明循环（PDCA）即计划、实施、检查与处置的程序来进行。P 指的是计划，是在进行相应的工作前设定具体的目标，包括相应的活动计划及标准；D 就是实施的意思，按照设计的目标计划执行，将已经设计好的计划内部的工作完整执行；C 为对已经执行的计划的效果进行检查，找出实际执行的效果与预计目标的差距，找出在执行过程中存在的问题；A 为处置的意思，即对上个步骤中检查或是总结出的结果进行相应的处理，对整个计划执行过程中成功的地方进行肯定，并将这些成功的经验进行标准化、规范化，对于计划中的不足不断地进行修整。对于尚不能在这个戴明循环内解决的问题推到下一个戴明循环进行。循环已经在生产管理（尤其是品质管理）中得到了广泛应用，并逐步推广到了其他领域包括医疗行业及服务领域，在国内外医院已经进行的品管圈管理中取得了良好成效。

品管圈活动的基本步骤，一般根据 PDCA 即计划、实施、检查与处置的程序来进行，共分为十大步骤，分别为主题选定、拟定活动计划、现状把握、目标设定、解析、对策拟定、对策实施与检讨、效果确认、标准化及检讨与改进。详细活动步骤如图 13-5 所示。

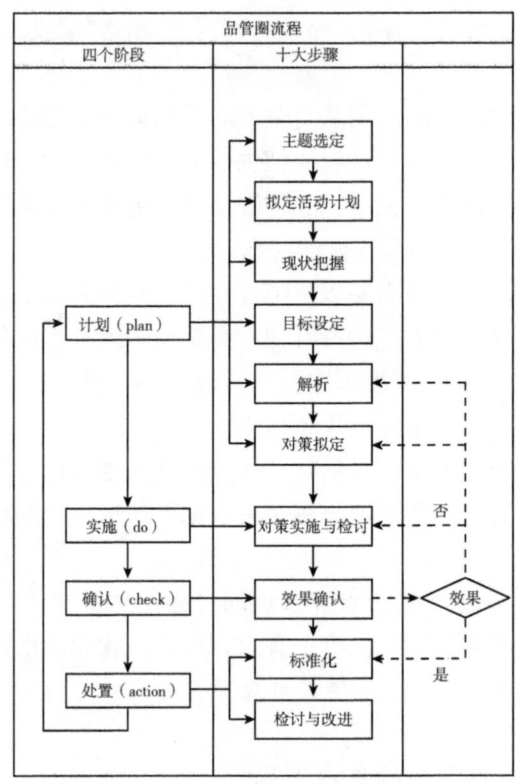

图 13-5　品管圈详细活动步骤

（一）第一阶段（QCC-P）

完善品管圈组织架构包括主管部门或领导、专业的推动组织，也包括辅导员、圈长及圈员等角色。各层面人员需要定位清晰，分工明确，密切联系，共同推动品管圈活动有序开展。

1. 主题选定

品管圈是不断对工作场所进行管理和改善的活动。在圈员们掌握问题点时，可以通过头脑风暴的方式，列出工作场所的问题点，因此主题的来源可依身边的问题，如日常感觉困扰或不便、上级反复强调和关注的、工作场所的问题、日常管理差异处、相关部门的诉求或期望等选定主题。选题时可先同圈员们讨论，并列出自己现场的问题点。刚开始时，圈员们通常没有问题意识，不容易找出现场的问题点，此时圈长可引导圈员们思考，当数个备选主题选出后，则进入主题确认的工作。

如何选定主题：在圈员们列出了 4 ～ 8 个问题点后，可采用合适的方法选定一个最适当的主题作为本期品管圈的活动主题。主题选定的常用方法如下。

（1）根据实际情况需求　根据医院实际情况，来选择最需要改善的项目。

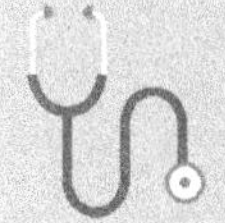

（2）文献查证　所得的结果或目前公共卫生、医院管理的重要议题。

（3）强制投票法　用赞成或反对的投票方式，以少数服从多数的原则决定活动主题。

（4）记名式团体技巧法　是头脑风暴的延续，此法将每个团体成员提出的意见按重要程序排列优先等级，使圈员很快地对比较重要的问题和解决方法取得一致的共识。

（5）优先次序矩阵法　团队成员以系统的方式将所表达的意见予以浓缩，再通过选择、加权的程序，利用标准来进行方案的比较与选取。

2. 拟定活动计划

预估各步骤所需时间、决定活动日程及工作分配、拟定活动计划书，并取得上级审批，进行活动管控。拟写活动计划书之前需要先决定活动期限、按照时间顺序拟定活动内容，并拟定各步骤所需的时间，根据活动内容决定活动日程及圈员的工作分配。在决定活动期限时，通常会使用“甘特图”来展示。“甘特图”用于安排工作进度，是计划与实际的时序图，其进行的步骤和时间的表格绘制如图 13-6 所示。

2020	年	11	月																																
序号	任务名称	日期	开始日期	结束日期	一	二	三	四	五	六	日	一	二	三	四	五	六	日	一	二	三	四	五	六	日	一	二	三	四	五	六	日	一	二	日
					1	2	3	4	5	6	7	8	9	10	11	12	13	14	15	16	17	18	19	20	21	22	23	24	25	26	27	28	29	30	31
1		计划																																	
		实际																																	
2		计划																																	
		实际																																	
3		计划																																	
		实际																																	
4		计划																																	
		实际																																	
5		计划																																	
		实际																																	
6		计划																																	
		实际																																	
7		计划																																	
		实际																																	

图 13-6　甘特图

3. 现状把握

在提出问题时，如果没有了解实际情况，也就无法决定目标值及达成期限。因此，做好现状把握和分析工作，在品管圈活动中亦是一个重要的环节。在此步骤中主要会运用到流程图、查检表、柏拉图等管理工具。在品管圈活动中，为了充分掌握现行工作内容及梳理所关注的主题的操作流程，通常会绘制流程图。流程图的使用更便于找出现行工作流程中存在的问题，从而使原有的流程等得到整体的改善。

为了更准确地了解现状与标准之间的差距，需要针对现状，到现场，做出现实的考察，最终形成查验表。为了确保查检表的完整性，并且能切实反映数据的真实情况，可使用 5W1H 的方式，全员分工收集以获得客观、符合事实的资料。

在得到查检表后，为了将重点问题提炼出来，需要使用柏拉图质量管理工具，缩小数据范围，找到需要解决的重点问题。

4. 目标设定

确定主题后，必须制订活动目标。在制订目标时，需要全体圈员自主设立目标值，同时要检讨目标达成的可能性，是否力所能及，是否有共同方向，是否能在活动期限内完成。考虑到活动结束后是否能评价，需要将目标数据化，具体明确化。目标值的计算公式：目标值 = 现况值 – 改善值 = 现况值 –（现况值 × 改善重点 × 圈员能力）。

5. 解析

解析是品管圈活动的重要一环。通过对问题产生原因的分析，找出关键所在，小组成员要开阔思路，集思广益，从能够设想的所有角度去想象可能产生问题的全部原因，做成特性因要图，即鱼骨图。

整个原因分析过程涉及 3 个阶段：分析原因、找出要因、找出真因。

阶段一：分析原因。将所有可能引发问题的原因列出来，所有可能因素不论大小，全部分析。

阶段二：找出要因。第一阶段找出的原因，对于引发问题的影响度是不一样的。因此，在第二阶段，需要讨论、辨别出引发问题的主要原因。要因一般是根据经验或投票的方式所产生的。

阶段三：找出真因。真正原因的确认对于品管圈活动极为重要，若真正原因没有被发掘出来，会对之后对策的拟定产生影响，结果可能导致对策效果不佳，甚至是无效对策。真正原因的验证需要采用现场、现物、现实的原则收集证据，对选出的要因进行逐条确认，用数据表明该要因对改善重点有重大影响。

6. 对策拟定

根据形势发展，为了解决特定问题或达到目的所制订的方法或思路。在品管圈拟定对策中，通常要从治本而非治标的角度出发，活用创造思考之原则，提出与管理不相矛盾、可靠且经济效益大的永久性而非临时性的对策。

对策的拟定分为三个方面。

方面一：制作对策拟定表。该表通常是一种在因果分析图的基础上，根据现状发生的原因而制订的系统性、针对性的措施、计划和方法的表格。通过对问题点、原因分析、对策方案、方案的可行性、经济性、效益性的分析，尽量保持项目内容的明确性和措施的可操作性。

方面二：对策选择。因为在对策拟定后，并不是每一个思考出的对策都能被执行，根据可行性、效益性、经济性分析，建议以全员能力可解决的对策为优先考虑范畴，选择最佳方案。

方面三：对策实施监控。对策的执行应由全体圈员共同分担，每个对策需要一个负责人，以监控对策实施的过程。

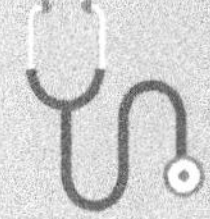

（二）第二阶段（QCC-D）

对策实施与检讨主要包括：对策实施计划的制订、对策试行、对策的动态掌握及对策的检讨。

实施项目前一定要让圈员充分了解，需事先说明并分工合作，根据拟定的对策分派工作，将工作分派给对该相关业务较熟悉并有能力胜任的圈员；其次，制订详细的实施计划，包括工作项目、完成时间、费用、协调事项等。

在对策试行的过程中，应密切关注每一阶段的实施情况，及时收集相关数据，在对策拟定不具体、实施未能赶上进度、数据不完整或对策实施没有效果时，需考虑修正项目实施方案和完成日期，该过程可运用 PDCA 循环来执行对策。

（三）第三阶段（QCC-C）

1. 效果确认

对策全部实施一段时间后，对策之间会有相辅相成的作用。为了验证对策效果是短期还是长期，互相融合后有加成还是抵消的作用，要在所有对策执行完毕且稳定改善的一段时期后，进行总体的对策确认。同时把实施结果与改善目标加以比较，注意衍生的效果。

2. 效果确认的步骤

在对策实施后，应持续追踪对策实施前、中、后期对问题是否有改善。如无明显改善迹象，说明实施的对策对于该问题的无效，需重新拟定对策进行改善（图 13-7）。

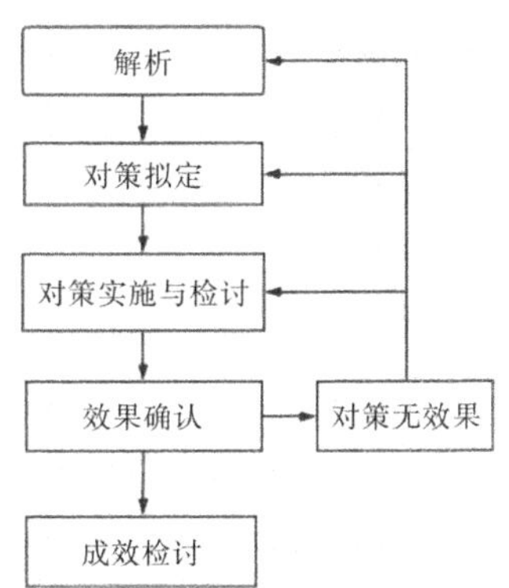

图 13-7　品管圈效果确认及上下流程

3. 效果确认的方式

效果确认方式分为“有形成果”和“无形成果”两种。有形成果是直接的、可定量的、经过确认的效果。通过对项目改善前后数据的对比，判断品管圈活动是否有效。无形成果是间接的、衍生的效果。无形成果的效果确认可以用文字案例的方式呈现。

目标达成率 =（改善后数据 – 改善前数据）/（目标设定值 – 改善前数据）×100%。若目标达标率为 90% ～ 110% 皆为成功，目标值若＞ 150% 或＜ 80% 则有可能是以下原因造成的。

1）在设定目标值时，高估了或低估了圈员的改进能力；选择改善的问题过多或过少。

2）在解析步骤分析问题的深度不足，并未将真正的重要影响因素完全找出，因此，问题点虽有改进，但改进程度无法完全解决问题。

3）在实施对策过程中，由于环境、政策、人为等因素使得对策无法顺利落实或施行得不够彻底，导致活动结束后无法达到预定的目标值。

4）是否产生经济效益。一般情况下除了问题本身的改变，往往还会带来质量的提高、工作时间的节省、费用降低、人力资源减少等节省所产生的金额，即经济效益。

（四）第四阶段（QCC-A）

标准化是在经济、技术、科学及管理与社会实践中，对重复性事物或概念，通过制订发布或实施标准达到统一，以获得最佳秩序和社会效益。而在品管圈活动中，标准化是在对策实施与检讨中，把有效的对策形成规章制度、流程或标准作业程序的过程。标准化的目的是把能够有效改善问题点的对策予以标准化（图 13-8）。

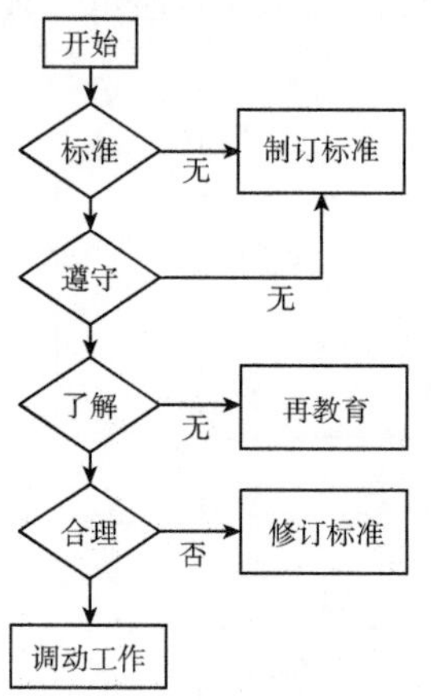

图 13-8　品管圈标准化流程

效果确认后，若对策有效，应继续维持改善后的成效，此时就需将改善的操作方法加以标准化，或形成标准的程序作业流程，程序作业流程的书写需明确提出各阶层人员对于作业项目的权责，然后将标准化所规范的作业程序，通过持续的教育与训练，使单位内所有员工都能了解、遵守进而加以落实。更重要的是标准化后的对策，也需持续进

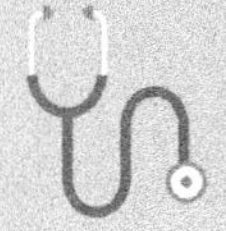

行监控并转化成日常管理项目，从而防范问题点再发生。

三、品管圈的有效管理

品管圈活动的成效，首先离不开有序、有效的品管圈推动，单个或少数局部地开展品管圈不能最终形成品管圈文化，不能从宏观层面达到可持续的质量改善和管理。其次，为了良好地开展品管圈活动，规范有效地教育培训是必需的，包括启动培训、中期培训及成果发布等。另外，品管圈管理是过程管理，品管圈活动的评价不只是在效果确认一个步骤中出现和完成的，其贯穿于整个品管圈的十大步骤中，而且在每一步中均要进行科学的、严谨的评估确认。最后，品管圈还需要通过各种激励手段，充分调动圈员们的积极性，使得圈员们能保持持续的质量改进意识，更加自动自发、自下而上地参与品管圈活动。

品管圈活动需要有组织地推动才能成功。实践发现，若无专人负责此项业务，推动进度会较为缓慢，专业性亦不足，故建议推动的区域或医院应结合自身的质量管理工作，成立不同形式、不同层次的推动组织。推动组织应与相应的行政主管部门、医疗机构质量管理部门相互协同，共同规划品管圈活动推广普及事宜，避免活动陷于低潮。

品管圈活动的推行，其推行动机与准备阶段尤为重要。根据推行的架构可以分为：前期作业（品管圈推动组织的建立）、潜力增强（教育培训的实施活动推行）、品管圈活动三大架构，如图 13-9 所示。

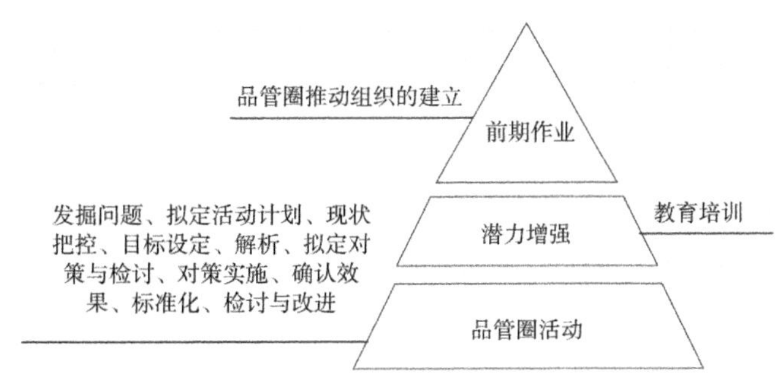

图 13-9 品管圈活动推进框架

近年来，品管圈活动在我国医疗行业中获得了有序开展和推进，促进了我国整体医疗质量的提升。医疗机构推行品管圈活动的前期工作如下。

1. 建立品管圈推动组织

首先领导层面应具有强烈的追求治疗与患者满意的欲望和需求，并认识到品管圈管理的精髓所在。品管圈管理是持续不断进行的质量改善活动，所以需要以系统性及持续性的方式来进行，因此必须有强有力的组织来推动；同时定期对院内品管圈小组进行追踪和考核，并将其活动成效适当与科室奖金挂钩。

2. 选择合适的人

有效的组圈活动首先是选择合适的人，一般以5～13人为宜。如果圈员过多，则每个人的角色认知模糊化且圈会意见难以统一，导致效率较低；若圈员过少，则每位成员负担过大，无法有效地开展头脑风暴，导致创意的缺失。品管圈初期一般由单一部门人员组成。辅导员一般由骨干兼任，圈长可由部门核心人员、组长担任；圈员自愿参与，自我管理，充分发挥主观能动性；圈长合理配置资源，合理分派任务。在品管圈运行成熟后，可解决内部深层次问题，会涉及多个部门，因此根据问题的性质，可跨部门、跨专业、多学科组圈，协同进行质量改进。品管圈进入成熟期，圈员需掌握一定的品管手法，积累经验后，可以尝试在医疗、护理、医技、行政及后勤等多部门进行组圈，寻找改善的主题，如改善流程、降低成本、创新技术及提高效率等。

3. 开展教育培训

大多数医疗卫生专业技术人员的临床专业知识丰富，但对于质量管理的知识概念涉猎较少。医院可组织相关人员阅读及研究质量管理和品管圈管理的相关数据，观摩已实施品管圈的组织，参加其他单位的成果展示会，从而吸取经验，增强推动品管圈的信心。同时可邀请专家、学者提供培训，要求医院干部以上人员接受品管圈培训，从中遴选出热心的基层主管，组织开展品管圈管理。

4. 在构建品管圈时需要注意

①品管圈中要强调领导的作用。②进行品管圈管理的同时一定要保证全员的共同参与性。③参与品管圈管理的成员必须是自愿的，不能有强迫参与的事件发生。④参与构成品管圈管理的人员需要具有类似的工作性质。⑤构成品管圈管理的成员以医院基层工作人员为主。

5. 前期准备工作

在开展品管圈管理前，首先面临组圈的前期准备工作。通过召开圈会，确定圈长、圈员、辅导员，各司其职。根据头脑风暴，集思广益确定圈名及圈徽。在做好这些前期准备后，即可根据品管圈的活动步骤，有序推动开展品管圈。

医院品管圈项目的推动离不开每一个品管圈的有效开展。作为品管圈的主导者，圈长在品管圈活动推动中的作用如图13-10所示。

应积极与医院品管圈推动组织、主管部门沟通汇报，及时调整、确保品管圈活动符合医院整体活动计划；应提前接受品管圈教育培训，并将品管圈理念和方法有效导入圈中切实提升圈员质量改进意识与能力；应主导品管圈活动进程，采圈员之智、聚圈员之力，确保品管圈活动顺利开展；应推动品管圈的可持续发展，包括培养后续圈长、发掘新的活动主题以避免品管圈的一过性、一次性；应通过品管圈成果发表会或竞赛、质量管理研讨会、圈长论坛等，进行成果分享、经验交流，推动品管圈活动在更多的医疗机构和部门开展。

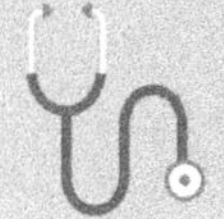

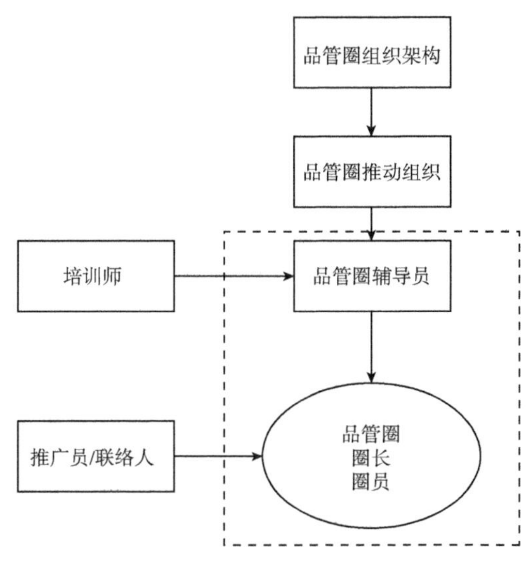

图 13-10 品管圈前期准备工作流程

四、品管圈的过程评价

品管圈活动不只关注结果，更重视过程评价。过程评价不是单纯地评价品管圈开展步骤是否完整，而是关注品管圈实施过程中品管能力发展的过程性结果，如主题选定的迫切性、目标设定的前瞻性、问题分析的透彻性及对策实施的落实性等。及时地对品管圈的实施效果作出判断，肯定成绩，找出问题，这是过程评价的一个重要内容。

过程评价属于品管圈各步骤内的差异评价，即把每个实施步骤的过去与现在进行比较，或对每个步骤的落实程度进行评价，从而得到结论的评价。

1. 关注品管圈各步骤的实施方式

品管圈在开展过程中，会采取不同的品管手法，从而产生多样的表现形式及不同的成果展现。而现有一些品管圈评价方法与评价标准更多地侧重于品管圈表层式的数据呈现（如有形成果和无形成果等），对于那些贯穿 PDCA 理念的实施步骤（如对策实施和标准化等）常常不予以关注，甚至无法考量，造成评价的缺失。过程评价关注品管圈推动过程中的实施方式，有助于实现品管圈过程化管理。另外，第三方的过程评价，如书面材料及原始资料的审查、专家小组的现场考察可以使品管圈逐步把握正确的实施方向，从而真正提高品管圈的质量，持续改进的效果。

2. 重视非预期结果

在品管圈活动中，各类品管手法的使用导致不同的关注点及解决方案，从而产生相应的有形及无形成果。传统的目标导向评价方法将评价的目标框定在十大步骤的标准操作及新旧七大品管手法的范围内，这种做法使得很多有价值的品质管理工具被忽视。评价导向的积极作用被削弱。过程评价则将评价的视野投向品质管理的整个领域，认为凡是有价值的品质管理工具都将有助于推动品管圈质量的持续改善，都应当得到肯定的评价，而不管这些品质管理工具是否在预定的目标范围内。其结果是迅速提升发现问题的能力，极大地丰富解决问题的手段。这正是新时期品管圈所期待的最终目标。在品管圈的实施步骤中引入 FMEA、5S、RCA 及循证医学的方法，将引发新的思考，这些新思考往往成为质量创新的重要来源。

五、品管圈的激励管理

所谓激励，就是组织通过设计适当的外部奖酬形式和工作环境，以一定的行为规范和惩罚性措施，借助信息沟通，来激发、引导、保持和规范组织成员的行为，从而有效地实现组织及其成员个人目标的系统活动。品管圈管理中强调个人与团队互惠发展的管理原则。因此，有效的激励管理可以激发圈员的潜能和主观能动性；反之，如果项目开展过程中缺少激励措施，圈员的积极性会在无形中受到影响，使得圈活动停滞不前。

有效的激励形式包括理想和目标激励、荣誉激励、物质激励、关怀和支持激励、培训激励及组织激励等。参考这些形式，品管圈活动实际开展过程中常见的具体激励方式包括：参加各种培训、外出参加学术交流或讲课、能手评比、内部各种荣誉自评、推荐参加各种竞赛展现个人风采（演讲比赛、PPT 制作大赛各种形式的品管圈大赛、参加全国及海外交流比赛等）、职业发展、后备人才培养、上级的认可或同行的肯定等。

若品管圈活动中缺少有效激励，便会有反作用，导致效果欠佳。品管圈活动中缺少激励主要表现在：主管领导不重视或思想僵化，缺乏必要的物质和精神支持，部分领导片面理解和扩大品管圈自动自发、自下而上的能量和作用，而忽视了对品管圈活动必要的激励和支持。

品管圈内在物质激励不能达成的情况下，没有灵活地运用其他形式的激励手段，导致圈员士气挫伤。因此，品管圈推动者一定要结合医院的实际情况，灵活运用激励手段，创造个性化的激励手段。

品管圈活动对于调动一线医务人员参与质量管理、激发全员团结创新精神发挥了积极作用。纵观项目管理实践，除得益于医院管理层的高度重视及医疗、护理、医技等多部门的大力支持外，还体现了对项目设计的重视。项目采取点面结合、三段式推进方案，一方面通过“广泛发动，全员参与”方式普及品管圈理念，坚持“干中学，学中干”，实现从“要我做”到“我要做”的转变；另一方面通过“课题研究，竞赛评比”方式深入挖掘现象背后的问题，寻找解决问题的路径，在竞技的同时检验项目效果，从而达到“以评促建”的目的。各阶段优秀成果转化于临床，践行了“用管理思路做研究，用研究思路做管理”理念，实现了“实践—理论—再实践”螺旋式上升的发展之路。

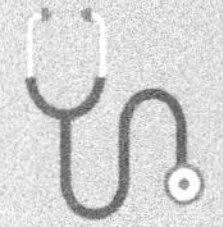

第五节　品管圈在医疗服务领域中的运用实战

医院的根本目标是服务患者，在品管圈等管理工具的推行过程中，对患者满意度和体验感、医护工作效率、患者负担等维度，也是一个发展和探索的过程。

医院后勤部门随着医院的发展而不断接受挑战。医院的每一项设施、设备及环境的改变，都离不开后勤人员的支持和保障，因此后勤人员如何加强管理，提升服务理念和服务品质，就显得尤为重要。

一、品管圈在医院后勤管理中的具体应用

实操案例 80

优化电梯运行模式

“董女士周五下午在 A 医院为父亲买药，买好药后准备乘电梯离开医院。当时正好下午 5 点半，电梯口聚集了许多人在等电梯，等了大概 9min 后，电梯停靠在了 5 楼。董女士看到电梯里人快满了，但是往里挤挤还能上一个人，想着自己着急拿药回家就对电梯里的人说：‘大家可以往里面挤一下吗？谢谢。’这时一位男士说：‘挤不下了，你坐下一趟电梯嘛。’但董女士想到又要等很久，还是挤上了电梯，因此引起了对方不满。两人发生了口头争执，并出现了推搡，对医院造成了不良的影响。”

医院电梯属于重点公共场所电梯，是院内主要的垂直交通工具，担负着保障手术、急诊患者运送，物资卫材、药品和医废垃圾转运等工作任务。近年来，随着医院诊疗服务质量的持续改善和分级诊疗转诊政策的实施，来院就诊、住院人员显著增多。医院电梯每天始终存在大客流、满负荷、长时间运行的状况，就诊高峰时段，电梯运力紧张，电梯不得满员运行，患者就医存在“乘梯难”的问题尤为突出。此事件发生后，医院领导高度重视，决心解决人流高峰时段电梯拥挤问题。A 医院后勤根据 QCC 的特点，率先在后勤部尝试推行 QCC 活动，旨在提高服务品质，使后勤员工自觉学习，培养员工思考和解决问题的能力，激发员工的自主性，发挥潜能，达到全面质量管理和降低医院成本的目标。

（一）接受培训

为了使该品管圈活动能够顺利运行，A 医院安排参与此次品管圈活动的圈员接受培训，针对品管圈开展的目的、操作步骤和方法等相关内容进行全方位的培训。

（二）组圈

电梯作为医院内部重要的垂直交通工具，对医务人员工作和患者就医起着重要的作

用。对电梯运行模式的优化，不仅可以有效挖掘资源潜力，提高医院运行效率，降低运行成本，还可以更好地为医师和患者服务，提高患者就医体验和职工执业体验，提高医院竞争软实力，促进医院高质量发展。因此，合理规划电梯资源，优化电梯运行模式，有效解决电梯运行效率低下问题势在必行。该“效率圈”由 1 名辅导员、1 名圈长、8 名圈员，共计 10 名成员组成。

（三）品管圈管理过程

1. 主题选定

此次品管圈活动主题是优化电梯运行模式，提高运行效率。选择该主题的理由：一是符合医院发展的大政方针，国家在新一轮医改中，针对“满意度”这一指标提出了相关政策，对医院的医疗服务质量和水平提出了更高的要求。要求以患者为中心，重视患者就医体验，构建以人为本的一体化服务体系。二是提高住院患者的满意度。三是数据能够量化，改进前后对比较为直观。四是与圈最终目的一致，也符合当前圈能力。

2. 拟定活动计划

预估各步骤所需时间、决定活动日程及工作分配、拟定活动计划书，并取得上级审批，进行活动管控。拟写活动计划书之前需要先决定活动期限、按照时间顺序拟定活动内容，并拟定各步骤所需的时间，根据活动内容决定活动日程及圈员的工作分配。在决定活动期限时，使用“甘特图”来展示。其进行的步骤和时间的表格绘制见图 13-11。

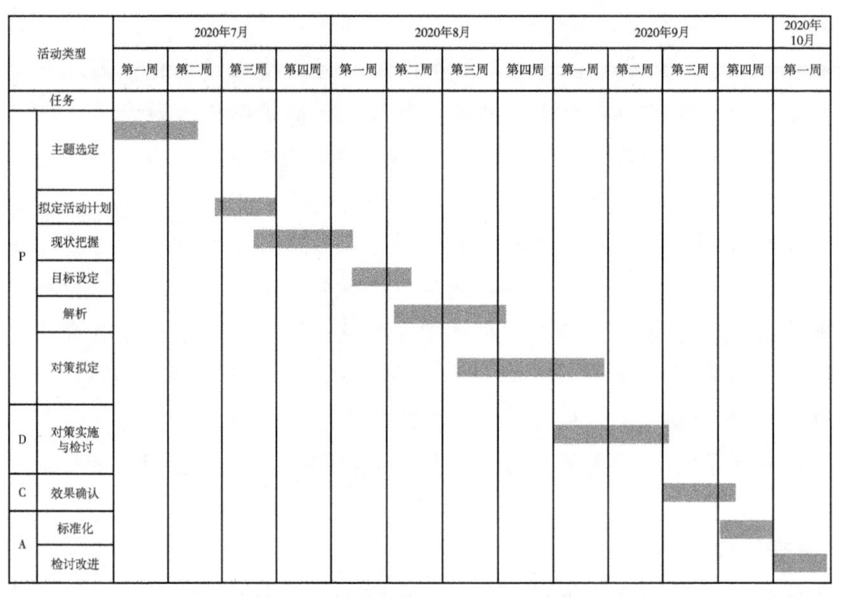

图 13-11　优化电梯运行模式甘特图

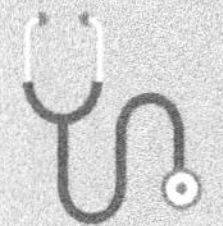

3. 现状把握

2 号楼 1 楼大厅共 15 部电梯，其中公用电梯 10 部、职工电梯 2 部（B8、A8）、危急重症电梯 1 部（A5）、停车场电梯 1 部（B6）、备用电梯 1 部（A10）。在公用电梯中，有 2 部全层停靠（A6、B5），为单控模式；4 部单层停靠（B3、B1、A1、A3），为 2/2 群控模式；4 部双层停靠（B4、B2、A2、A4），为 2/2 群控模式，布局如图 13-12 所示。

<table>
<tr><td>职工电梯
（B8）</td><td colspan="5"></td><td>职工电梯
（A8）</td></tr>
<tr><td>停车场
（B6）</td><td>双层
（B4）</td><td>双层
（B2）</td><td></td><td>双层
（A2）</td><td>双层
（A4）</td><td>全层
（A6）</td></tr>
<tr><td colspan="7">现有电梯布局</td></tr>
<tr><td>全层
（B5）</td><td>单层
（B3）</td><td>单层
（B1）</td><td>入口</td><td>单层
（A1）</td><td>单层
（A3）</td><td>危急重症
（A5）</td></tr>
<tr><td colspan="6"></td><td>备用电梯
A10</td></tr>
</table>

图 13-12　医院 2 号楼大厅电梯设置与分布

➢ 实地调研（数据收集）：经专科运营助理实地调研，发现 2 号楼电梯运行早、中、晚高峰时段为 7：30—8：30、11：00—12：00、17：00—18：00（高峰时段等候电梯时间＞5 min 或单次等候人数＞25 人次）。在人流高峰时段最长等待时间达 16 min，电梯的平均等候时间超过 9 min，电梯的输送能力差（表 13-1）。

表 13-1　2 号楼电梯等待时间

电梯	平均等候时间	时间段	平均等候人数
双层	10 min	7：30—8：30	26
单层	10 min	11：00—12：00	22
全层	12 min	17：00—18：00	18

4. 目标设定

本次品管圈活动为提高 2 号楼电梯运行效率，提升住院患者满意度。完成期限在 2020 年 8 月底前，电梯等待时间由原来的平均 9 min 缩短到 1 min 6 s。

5. 解析

通过对现场的实地考察和头脑风暴从“人、机、环、法”等四个方面对电梯运行效率低的原因进行了分析。现行电梯运行模式下，医院高峰时段电梯运行效率过低，主要原因为电梯运载能力弱、布局分散、到站提示不明、职工电梯未启用等，导致患者及家属、医务人员上下楼等候电梯时间过长，就医体验差，满意度低（图 13-13）。

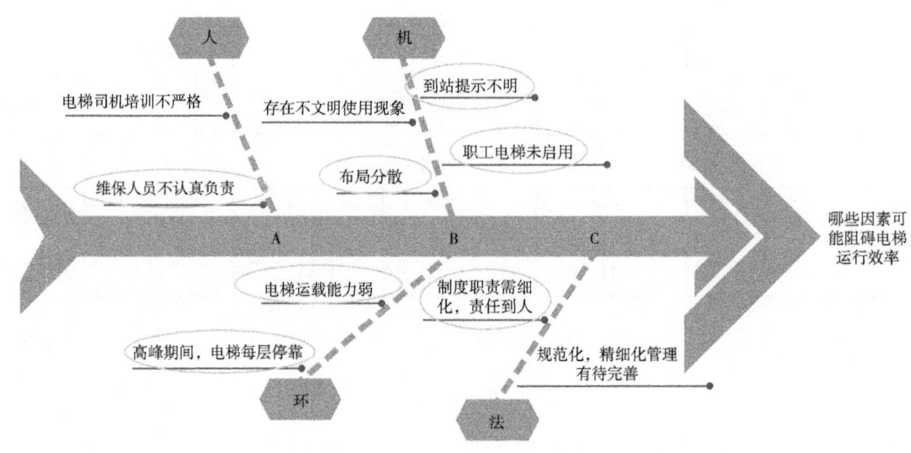

图 13-13 影响电梯运营效率因素

6. 对策拟定

电梯运行方案模拟，寻找最优调度方案。国内大型建筑电梯设置主要有 4 种方案。

方案 1：电梯全层停靠。

方案 2：电梯奇偶层停靠。

方案 3：电梯分为低层和高层停靠。

方案 4：电梯分为低、中、高层停靠。

经实地调研发现，医院 2 号楼 2 楼涵盖了患者多项专科检查。因此，医院在方案 4 的基础上增设 2 楼停靠，形成了方案 5。

通过对以上 5 种方案的数据测试，并结合每层楼的科室功能、电梯运载能力、患者需求等实际情况综合考量，从而选择最优方案。

➢ 前提假设：考虑到危急重症电梯和职工电梯的特殊性，不纳入该分析，因此以 2 号楼大厅余下的 12 台电梯为例。假设所有电梯按条件平均分配且每次运送条件相同，电梯运行 1 个周期（由 1 楼出发再回到 1 楼）可运载 40 人次，单边为 20 人次，电梯运

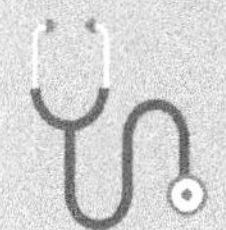

载人次按 1 h 内计算，每部电梯额定核载 21 人。

忽略电梯启动与制动时的加速与减速过程。

电梯每次运行每层都有乘客有下行的需求且乘客的下行的需求都是下到第一层。每天去往医院各层的人数取平均值。

➢ 数据测量：电梯运行周期实地测量取平均值，数值如表 13-2 所示。

表 13-2　2 号楼电梯效率改进方案

方案	模式	停靠范围	1 个周期时间 /s
方案 1	全层	全层	528
方案 2	奇偶数	奇数层	344
		偶数层	380
方案 3	高低层	低层（1～8 楼）	244
		高层（1、9～16 楼）	385
方案 4	高中低	低层（1～6 楼）	213
		中层（1、7～11 楼）	242
		高层（1、12～16 楼）	269
方案 5	高中低（含 2 楼）	低层（1～6 楼）	213
		中层（1、2、7～11 楼）	288
		高层（1、2、12～16 楼）	314

使用电梯总人数：该医院 2 号楼包含部分门诊患者（心内科和神经内科）和部分住院患者，查询医院 2 号楼开设门诊科室 2021 年的年门诊量和住院科室的病床数，计算该医院 2 号楼使用电梯总人数。

7. 对策实施与检讨

➢ 电梯运行方案比较：比较 5 种运行方案数据值，综合考量选择最优方案，以在有限的电梯资源下进行优化配置。

（1）方案 1　12 部电梯全层停靠，按每小时电梯运载能力可知，全层共运载 2880 人次，电梯运行周期为 528 s，平均候梯时间 44 s，5 min 载人率 7.0%，如表 13-3 所示。

表 13-3　方案 1 指标数据值

方案	模式	停靠范围	1 个周期时间 /s	单部电梯运行能力 /（次 / 小时）	单部电梯运载能力 /（人次 / 小时）	12 部电梯运载能力 /（人次 / 小时）	平均候梯时间 /s	5 min 载人率
方案 1	全层	全层	528	6	240	2880	44	7.0%

（2）方案 2　12 部电梯分奇偶数层停靠，按每小时电梯运载能力可知，共运载 4560 人次，奇数层电梯运行周期为 344 s，偶数层为 380 s，平均候梯时间 60 s，5 min 载人率 5.2%，如表 13-4 所示。

表 13-4　方案 2 指标数据值

<table>
<tr><th>方案</th><th>模式</th><th>停靠范围</th><th>1 个周期时间 /s</th><th>单部电梯运行能力 /（次 / 小时）</th><th>单部电梯运载能力 /（人次 / 小时）</th><th>12 部电梯运载能力 /（人次 / 小时）</th><th>平均候梯时间 /s</th><th>5 min 载人率</th></tr>
<tr><td rowspan="2">方案 2</td><td rowspan="2">奇偶数</td><td>奇数层</td><td>344</td><td>10</td><td>400</td><td rowspan="2">4560</td><td rowspan="2">60</td><td rowspan="2">5.2%</td></tr>
<tr><td>偶数层</td><td>380</td><td>9</td><td>360</td></tr>
</table>

（3）方案 3　12 部电梯分低、高层停靠，共运载 5520 人次，低层电梯运行周期为 244 s，高层为 385 s，平均候梯时间 52 s，5 min 载人率 6.0%，如表 13-5 所示。

表 13-5　方案 3 指标数据值

<table>
<tr><th>方案</th><th>模式</th><th>停靠范围</th><th>1 个周期时间 /s</th><th>单部电梯运行能力 /（次 / 小时）</th><th>单部电梯运载能力 /（人次 / 小时）</th><th>12 部电梯运载能力 /（人次 / 小时）</th><th>平均候梯时间 /s</th><th>5 min 载人率</th></tr>
<tr><td rowspan="2">方案 3</td><td rowspan="2">高低层</td><td>低层（1～8 楼）</td><td>244</td><td>14</td><td>560</td><td rowspan="2">5520</td><td rowspan="2">52</td><td rowspan="2">6.0%</td></tr>
<tr><td>高层（1、9～16 楼）</td><td>385</td><td>9</td><td>360</td></tr>
</table>

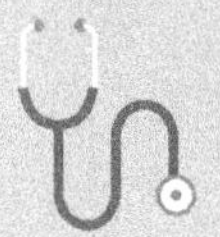

（4）方案 4　12 部电梯分低、中、高层停靠，按每小时电梯运载能力可知，共运载 7040 人次，低层电梯运行周期为 213 s、中层为 242 s、高层为 268 s，平均候梯时间 60 s，5 min 载人率 5.2%，如表 13-6 所示。

表 13-6　方案 4 指标数据值

方案	模式	停靠范围	1 个周期时间 /s	单部电梯运行能力 /（次 / 小时）	单部电梯运载能力 /（人次 / 小时）	12 部电梯运载能力 /（人次 / 小时）	平均候梯时间 /s	5 min 载人率
方案 4	高中低	低层（1～6 楼）	213	17	680	7040	60	5.2%
		中层（1、7～11 楼）	242	14	560			
		高层（1、12～16 楼）	269	13	520			

（5）方案 5　12 部电梯分低、中、高层（含 2 楼）停靠，按每小时电梯运载能力可知，共运载 6400 人次，低层电梯运行周期为 213 s、中层为 288 s、高层为 314 s，平均候梯时间 68 s，5 min 载人率 4.6%，如表 13-7 所示。

表 13-7　方案 5 指标数据值

方案	模式	停靠范围	1 个周期时间 /s	单部电梯运行能力 /（次 / 小时）	单部电梯运载能力 /（人次 / 小时）	12 部电梯运载能力 /（人次 / 小时）	平均候梯时间 /s	5min 载人率
方案 5	高中低（含 2 楼）	低层（1～6 楼）	213	17	680	6400	68	4.6%
		中层（1、2、7～11 楼）	288	12	480			
		高层（1、2、12～16 楼）	314	11	440			

横向比较可知，方案4为各项指标较优，增加高效运行距离，电梯运载能力最优，有效减少停靠次数，候梯时间较短，5 min载人率可以接受。但方案5高、中、低（含2楼）层提高了运行效率的同时方便了住院患者到2楼的各项检查，能有效提升患者满意度。

基于医院实际情况和各方案指标综合考虑，启用方案5。将上下行电梯集中分布，减少患者等候时的来回跑动，方便患者在2楼的各项检查。

8. 效果确认

（1）运行效率大幅提升　目前，2号楼早、晚高峰期电梯未出现拥堵现象，通过数据测算，等候时间由优化前的5 min缩短到优化后的1 min 50 s。

（2）医患满意度大幅提高　通过线上对医务人员、患者及家属进行2号楼电梯优化前后满意度调查数据显示，优化前的满意度为41.80%，优化后的满意度为85.30%。

二、品管圈在优化住院服务流程中的应用

实操案例81

开展品管圈活动，提高首台择期手术准点开台率

医院手术室的利用率直接关系到手术室患者的周转率。如果工作效率不高，不仅会延长患者无效住院时间，增加其经济负担，使患者及家属产生不满情绪，而且直接影响医院的经济效益和社会效益。首台手术准时开始是一个高效率的手术室应具备的特征，同时也是影响手术室利用率的重要因素，更是有效利用手术室人力、物力资源，降低成本，增加收益的基础。提高手术室运作效率，必须使与手术相关的各个环节管理更加科学。其中，首台择期手术开始时间是衡量手术室利用率的重要指标之一，首台手术准点开始是手术室一天工作的良好开端，是时间管理的重要指标，能反映手术室的管理水平、整体协作能力和运转效率。A医院为提高手术准时开台率，持续改进手术室利用效率，提升医院精细化管理程度，采用品管圈管理方法，梳理首台择期手术未准时开台各环节及存在问题，从而完善手术操作工作流程。

（一）品管圈小组成立

手术室是医院的核心部门，是外科系统运转的枢纽，关系到外系科室周转率。手术室是医院的高成本中心，环境要求严格，仪器设备集中，医疗消耗使用量大，人力成本及团队服务的合作性要求高，因此其运作成本较高。随着A医院2号楼的投入使用，手术量日益增加，首台手术准点开台问题尤其突出，导致首台手术等待时间延长，手术室和麻醉科加班严重，医务人员身心俱疲。

针对现况调查反馈的问题，医院多部门联动，由运营部牵头，成立品管圈活动小

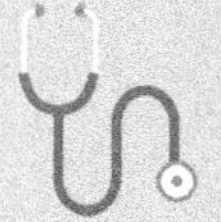

组，将“首台择期手术准时开台”纳入年度重点工作，由资深的主任医师和护士长总负责，组员由各科手术医师和手术室护士组成。完善“围术期管理制度”“术前访视制度”，梳理“手术室术前准备操作流程”；通过科学分析，标准化术前准备各个时间节点所需时间，要求7：50—8：00首台患者陆续到达手术室，进行交接核对后备皮、导尿；8：10—8：20患者术前准备完毕等待巡回护士接入手术室；8：20—8：30巡回护士将患者接入手术间，建立静脉通道，麻醉师安装心电监护仪；8：40主刀医师、麻醉师、巡回护士三方核查后开始实施麻醉；9：00—9：30开始破皮。

（二）主题选定

通过全体圈员的讨论、分析及归纳工作中存在的最集中的问题，将“提升首台手术准点率”作为此次品管圈主题，并将首台开台时间定为9：00，以“破皮”作为手术开始标志。拟定活动计划表，初步明确各时间段应该完成的任务、各阶段的相关负责人、活动地点和使用工具，充分运用甘特图、流程图、鱼骨图等工具对整个流程进行分析，从而达到找出问题节点、各个击破的目的。将品管圈活动主题定为“提高首台择期手术准点开始率”。圈名定为“准点圈”，寓意为团结协作，加快手术运行，保证手术准点开始。

（三）现状把握及要因分析

品管圈小组经过讨论后由手术室护士长设计数据监测统计表，专科运营助理通过跟踪每日护士术前准备完成时间、麻醉医师术前准备完成时间、患者进入手术室时间、外科医师达到手术室时间、手术破皮时间，将数据如实填写在统计表上。通过对外系科室首台手术开台数据来看，准点开台率仅6.48%，提升手术准点率已迫在眉睫（表13-8）。

表13-8　2023年7月外系科室首台手术准点情况

科室	首台开台时间（区间）	首台总数	准点开台数	准点开台率/%
耳鼻喉科	8：50—9：50	25	6	24
神经外科	9：00—9：35	9	1	11.11
普外科	9：00—10：00	47	4	8.51
骨科	9：00—11：05	58	1	1.72
泌尿外科	9：05—10：35	21	0	0
普胸外科	9：25—10：00	24	0	0
心脏大血管外科	9：30—10：10	17	0	0

将专科运营助理追踪的200台首台手术列为查找问题的对象，分析出病房环节、接送环节、患者环节、麻醉环节、手术室护士环节及外科医师等环节存在的问题及原因，绘制成首台择期手术延迟的鱼骨图（图13-14）。

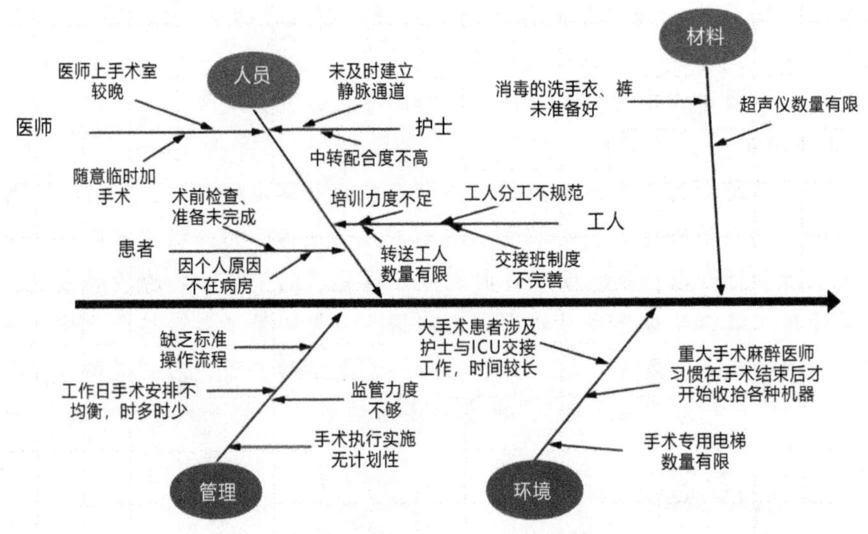

图13-14　影响择期手术准点开台率的因素分析

从人员方面来看，分成了医师、护士、患者、工人这四个影响手术准点开台效率的主要因素。就医师而言，会出现晨交班、查房时间长等现象，导致医师迟到；同时也存在临时加手术的现象，导致麻醉医师没有访视到患者，增加了安全隐患。就护理方面而言，有时候巡回护士未及时建立静脉通道，导致不能正常进行麻醉诱导；也存在患者术前准备或检查未完成等情况。就患者方面而言，患者可能会出现病情突然发生变化导致无法手术；另外，也可能因个人原因不在病房，导致转运工人无法按时接到患者。

从材料方面来看，存在消毒的洗手衣、裤未准备好，超声仪数量有限等情况，从而导致麻醉住院医师不能及时换好手术着装准时进入手术区，超声仪数量有限会导致排队做神经阻滞进而发生开台时间延迟现象。

从手术室管理方面来看，存在两台之间的手术室清洁、消毒工作流程执行，工人需要培训，目前来说，工人清洁工作及步骤虽然有分工但不规范；手术室周一至周五工作日手术安排不均衡，时多时少等现象。

从后勤保障方面来看，手术专用电梯数量有限，对手术患者和手术医师的准时到达带来一定的影响；同时一些大手术涉及护士与ICU交接的工作，耗费时间也较长。

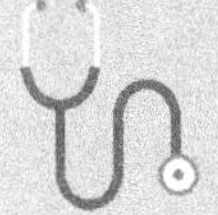

（四）对策拟定

针对上述问题，品管圈小组通过头脑风暴等方式，阶段性地提出操作性及执行力强的方案，并采取由运营部牵头，相关部门配合的方式予以及时执行。

1. 医师方面

将首台手术的外科医师准时到岗作为年终考核指标之一，进行登记，并给予奖惩。优化临床科室早交班流程，落实考核管理制度。在手术间内设立打卡机，由三方记录手术医师到岗时间。术前检查未完善、告知未明确、标识不清楚等原因导致的手术取消或延迟，将纳入医师个人绩效考核。外科主任合理安排在岗医师的每日工作，避免门诊、病房值班与手术时间发生冲突；当日有首台手术的医师需提前完成交接班和查房、开医嘱工作；收治新患者、会诊由当日无手术的值班医师或住院总值班医师完成；科会、业务学习尽量安排在下午或业余时间，避开首台手术时间；术前一天检查患者辅助检查资料是否完善、手术方案是否需调整、有无重大病情变化、是否完成术前谈话并签署知情同意书。

2. 护理方面

做好患者术前准备，严格执行医嘱程序及时间节点；做好病房管理，严禁患者无医嘱情况下私自出入医院；手术室应加强手术护士培训，提高穿刺和手术配合能力，酌情于病房进行穿刺。

3. 工人方面

加强对工人的管理培训，建立工人工作量化考核，充分体现多劳多得原则，调动工人工作积极性。

4. 后勤保障方面

合理添置手术器械。各科室梳理紧缺手术器械，由医学装备部全面测算合理采购。医学装备部梳理全院各科手术器械，将科室使用率低下的设备收回，建立共享机制；消毒供应全力配合。灵活调整供应室上下班时间，保证当日非急诊手术器械能第一时间收回并进行消毒。在手术室设立微型消毒间，对于一些连台手术不可替代器械，由供应室有资质人员直接在手术室对器械进行消毒工作；二级库房扩建升级。扩建医学装备部在手术室设立的二级库房，外科手术需用的耗材统一管理。

为保障措施能够贯彻落地，由运营部牵头协调其他相关职能部门、临床科室，成立了品管圈活动小组，通过处罚制度来规范操作。如制订现场跟踪表单，每天登记首台手术执行情况，对未准时“破皮”的原因进行记录，并对跟踪记录的结果定期统计、公示。此外，临床科室积极配合，尽量缩短早会时间，查房、换药等工作进行机动安排，以保障医师在规定时间节点前到达手术室，并提前做好术前准备工作，与患者进行沟通。通过多方协作调整作用下，确保首台手术准点率优化工作的有效开展。

（五）成效评估

见表 13-9、图 13-15。

表 13-9　首台择期手术准时开台率

时间	首台择期手术例数	首台准时开台数	首台准时开台率 /%
1 月	284	172	60.56
2 月	211	142	67.29
3 月	287	173	60.27
4 月	315	197	62.53
5 月	322	235	72.98
6 月	345	284	82.31
7 月	347	314	90.48

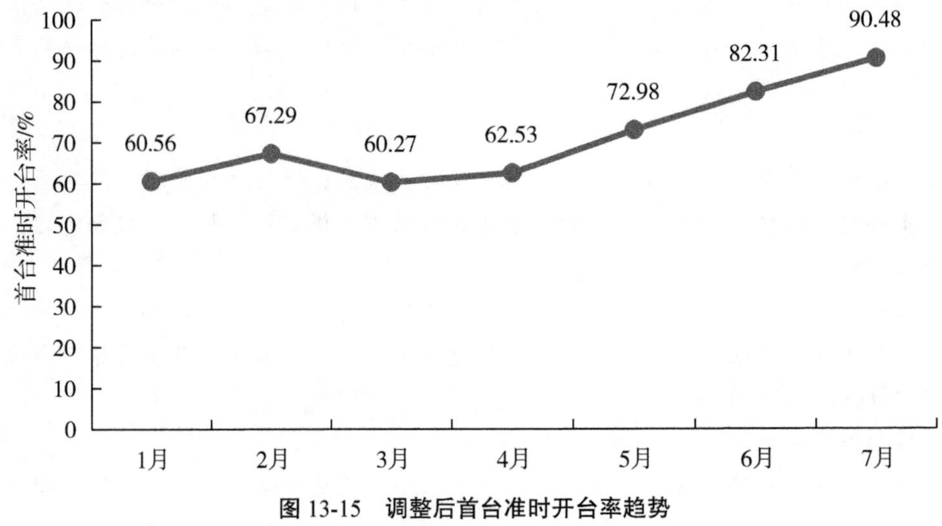

图 13-15　调整后首台准时开台率趋势

结合数据对比、图表分析前后产生的实际效果，证实在实行了首台手术准点率品管圈流程优化后提高了医院运营效率及患者满意度。首台手术准点率由改进前的 6.48%，提升到改进后的 90.48%。

实操案例 82

开展品管圈活动，提高择期手术接台效率

手术室是实施手术治疗的主要场所，手术是外科治疗的重要手段。外科手术分为急诊、择期，择期手术在医院总手术量中占有较大比重，通常采用接台的方式进行。

随着综合医院择期手术量的逐年攀升，无疑对接台效率提出了更高要求，而接台流程是否流畅是影响接台效率的关键。由于手术室涉及的部门广泛，手术器械多、设备精

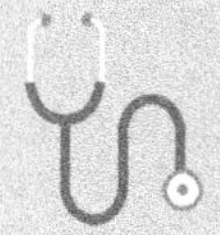

细，术后整理及连台手术准备时间较长，导致手术室运作效率低、运作成本高。而且接台手术涉及多个利益相关者，包括外科医师、护理人员、工勤人员、患者等，因此如何在有限的手术硬件设备及手术量日益增长的情况下协调各部门之间的工作，缩短接台手术等待时间，提高手术室医疗资源的利用率成为目前关注的热点。

以A医院为例，A医院作为区域医疗中心，是集医疗、科研、教学、预防、保健和康复为一体的国家三级甲等综合性医院，开放床位2200张，年诊疗约154万余人次，出院6.4万余人次，住院手术3.8万余台次。在手术患者数量日渐扩张的压力之下，A医院手术室接台流程不畅、手术室运行效率低下的问题日渐凸显。在一定程度上降低手术间利用率，影响了医疗和护理质量，产生了安全隐患。因此，A医院运营管理部对接台手术不准点问题组建了品管圈团队。

（一）成立品管圈小组

遵循自愿参与的原则，在医务科、手术麻醉科选取了综合能力良好的12名医护人员组成的QCC小组，其中圈长1名、副圈长2名、秘书1名、圈员8名。圈名“合畅圈”，旨在通过精准施策，协调合作，使手术接台流程畅顺有效，节约医疗资源，挽救更多生命。主题选定由12名圈员依据评价法确定，对提出的一系列项目问题以1、3、5分进行评分，最终确定了本圈主题为“缩短手术患者接台延误时间”。

（二）现状把握

1. 手术间使用情况

住院部手术室位于3号楼17、18楼，共17间手术室，其中17楼手术室7间、18楼手术室10间。各手术间均有对应使用科室，若手术间对应科室未排手术，则调整为他科手术，对应科室使用情况如表13-10所示。

表13-10　住院部手术室对应科室使用情况

楼层	手术间	手术科室
18楼	1间	泌尿外科
	2间	骨科（关节）
	3间	骨科（矫形）
	4间	骨科（矫形）
	5间	普外（减重）
	6间	普胸外科
	7间	神经外科
	8间	达芬奇机器人
	9间	普外科
	10间	心脏大血管外科

续表

楼层	手术间	手术科室
17楼	11间	骨科（创伤）
	12间	耳鼻喉科
	13间	耳鼻喉科
	14间	妇科
	15间	产科
	16间	普外科（肝胆）
	17间	普外科美容眼科疼痛

注：按手术时间排序。

2. 麻醉复苏室和麻醉准备间配置

目前设置有麻醉复苏室1间（17楼），内置4张床位；麻醉准备间1间（18楼）。

3. 运送工人配置

手术室有运送工人13人，其中17楼4人、18楼8人、夜班1人。

（三）接台手术流程

经过专科运营助力的跟踪走访、现场观察调研，在不影响手术接台相关人员正常工作的前提下，从第三方解读观察获知手术接台的整个工作流程，即上台手术结束到下台手术开始的整个过程（图13-16）。

总手术接台流程划分为3个阶段，即上台手术结束到患者离开手术室、上台患者离开手术室到下台患者进入手术室、下台手术患者进入手术室到手术开始。共包含了8个主要步骤。

①上台手术快结束时，提前30 min由医师通知巡回护士，由巡回护士将交接单交给工人。

②工人拿到交接单后，到达病房，与病房护士交接患者，再将患者运送到手术室；若上台患者还未出手术室，则下一台手术患者需在手术等待区等候。

③在患者完成手术，结束包扎后，麻醉医师在手术间内等待患者苏醒，即刻对其进行麻醉拔管；若临床科室配置有监护室，患者则可带管回到病房，在病房内进行恢复。

④在麻醉医师完成麻醉拔管后，巡回护士出手术间呼叫内接人员推转运车到达手术间，护士、麻醉、工勤人员协同配合将患者抬上转运车，由工勤人员将患者转运出手术间。

⑤上台患者由工勤人员转运到麻醉复苏室进行观察，生命体征得以恢复，再由工勤人员转运回病房。

⑥外接人员推转运车接下台患者到手术室；下台患者到达手术室后，由于上台患者

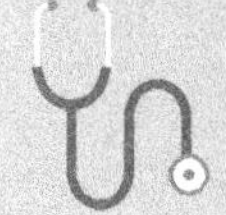

未出手术间，需要在术前等候区进行等待。

⑦在上台患者出手术间后，下台患者被内接人员推进手术间，巡回护士开通患者静脉通道，麻醉医师完成麻醉。

⑧手术医师上手术台，下台手术开始。

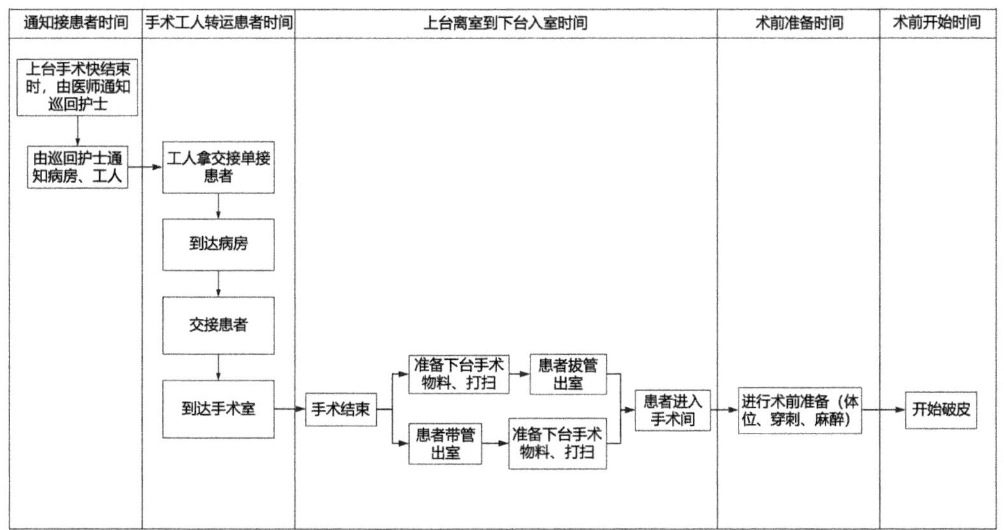

图 13-16　接台手术流程

（四）接台时间情况

1. 手术间平均接台时间

通过收集分析医院手术室 3 月份在手术间进行的择期全麻手术，共计 987 台次，平均接台时间为（57.02±28.5）min。第 4 间和第 10 间为骨科和心脏大血管外科手术间，平均接台时间相对较长（表 13-11）。

表 13-11　2023 年 3 月住院部择期接台手术接台时间

手术间	接台手术 / 台	平均接台时间 /min
1	100	38.10
2	38	62.16
3	24	68.67
4	14	78.57
5	89	45.34

续表

手术间	接台手术 / 台	平均接台时间 /min
6	62	61.31
7	35	57.86
8	37	67.19
9	68	53.19
10	17	71.59
11	59	53.25
12	90	50.50
13	91	52.52
14	59	57.97
15	87	54.34
16	62	44.37
17	55	52.36
总计	987	57.02

2. 接台流程各阶段时间分析

见表 13-12。

表 13-12　接台流程各阶段时间分析

接台流程各阶段	平均时间 /min	最大值 /min	最小值 /min
手术工人转运患者	24 ± 12.5	34	9
上台结束到下台入室	33 ± 18	34	13
下台入室到开始	23.02 ± 9	26	6
接台总流程	57.02 ± 28.5	78.57	38.10

择期手术平均接台时间为（57.02 ± 28.5）min。手术接台总流程包含了 3 个阶段，第一阶段手术工人转运患者中，包括工人拿到交接单后，到病房接患者、与病房护士交接患者、将患者运送到手术室这 3 个步骤，总共耗时（24 ± 12.5）min，其中因手术室在 3 号楼，因此与从 3 号楼运送患者到达手术相比，从 2 号楼运送患者到达手术室的时间

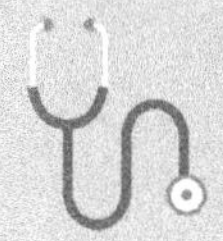

相对较长。第二阶段上台手术结束到下台手术患者进入手术室时长，平均为（33±18）min，其中包含工人打扫、麻醉师拔管、备台等步骤。第三阶段下台手术入室到开始，平均时长为（23.02±9）min，包括术前摆体位、巡回护士开通患者静脉通道、麻醉医师完成麻醉。

3. 各科室平均接台时间

比较各临床科室手术间平均接台时间发现，心脏大血管外科、胃肠外科、胃肠微创中心二病区、普胸外科、骨科、神经外科、妇科的手术接台时间超过了平均接台时间 57.02 min。其中，心脏大血管外科的平均接台手术时间为 72.23 min，其次为胃肠外科、胃肠微创中心二病区（表 13-13）。

表 13-13　2023 年 3 月各科室平均接台时间

科室	平均接台时长 /min
泌尿外科	34.33
产科病区	39.27
肝胆胰外科	41.35
胃肠微创中心	46.50
耳鼻咽喉头颈外科	47.52
妇科	55.09
神经外科	57.00
骨科	58.07
普胸外科	58.39
胃肠微创中心二病区	61.15
胃肠外科	63.00
心脏大血管外科	72.23

4. 同一手术间非本科室手术接台时间

从表 13-14 分析得出，在第 5 间的非本科室手术接台时间最长为 170 min，该手术室为普外（减重）手术室，3 月份在该间完成的手术总共 120 台次。除开减重手术外，其中包括产科 1 台、普胸外科 1 台、胃肠外科 1 台、胃肠微创外科二病区 1 台的接台手术。在第 16 间的非本科室手术接台时间最短为 50 min，该手术室为普外（肝胆）手术室，3 月份在该手术间完成手术 81 台次，除开肝胆手术外，其中包括了耳鼻喉头颈外科 1 台、妇科 1 台、介入血管 7 台、泌尿外科 3 台、胃肠外科 5 台、胃肠微创中心 15 台的接台手术。除15间和16间，其余手术间都超过了全院平均接台时间57.02 min。

表13-14　2023年3月同一个手术间非本科室手术接台时间

手术间	平均接台时间/min
16间	50
15间	57
1间	59
6间	60
17间	60
12间	63
13间	63
9间	67
14间	69
3间	75
7间	77
10间	80
8间	83
11间	83
4间	85
2间	91
5间	170

为全面了解手术接台流程存在的问题，特从手术患者、手术医师、接台工作人员、巡回护士角度，采用了关键人物访谈的方式，了解了手术接台流程中存在的问题，为后续的原因分析提供了相关依据。

（五）原因分析

品管圈团队采用头脑风暴法、专家意见咨询法，从人员、环境、管理、物料、设备等多因素入手，根据手术接台流程的实际情况，寻找影响接台流程各关键阶段的主要潜在影响因素（图13-17）。

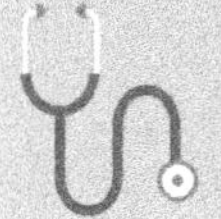

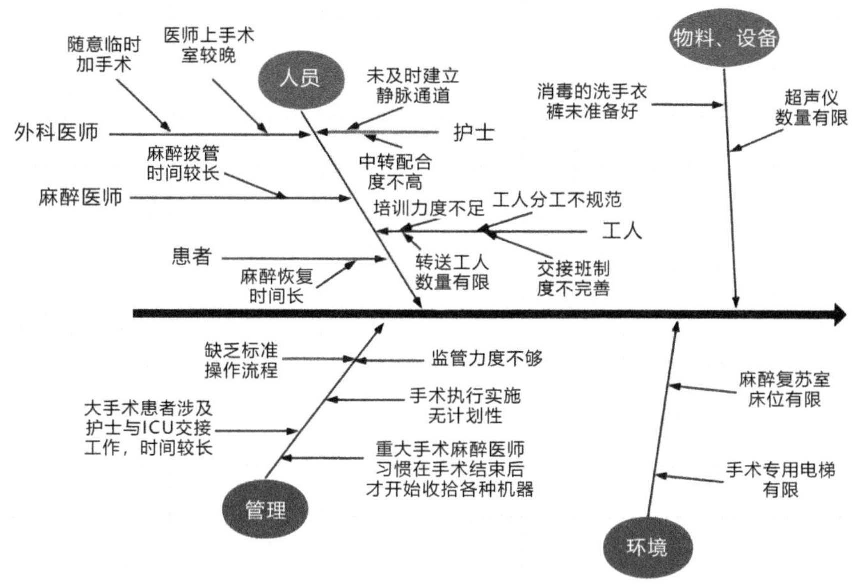

图 13-17　影响择期手术接台效率的因素分析

1. 人员方面

分别从外科医师、麻醉医师、工勤人员等方面对影响接台手术效率进行了分析。

（1）从外科医师方面来看　医师上手术室时间较晚。由于接台手术中存在不同科室或不同医疗组进行接台手术的情况，不同手术医师之间衔接不畅，导致手术接台效率受到影响。

（2）从麻醉医师方面来看　麻醉医师进行麻醉拔管花费时间长，主要受到两方面的影响：一方面，某些麻醉医师可能对麻醉用量的掌握不好，导致麻醉拔管时间长；另一方面，患者之间存在体质差异，一部分患者由于年龄大、体质差，因此麻醉恢复时间也较长。

（3）从工勤人员方面来看　存在培训力度不足、工人分工不规范、数量有限等现象。在实地调研过程中，频繁出现患者在手术间等待出室，但工勤人员迟迟未到的情况。主要原因在于工勤人员大部分年龄大、没有经过专业培训及人手不足，导致在手术结束高峰期，出现长时间等待工勤人员来转运患者的局面。

2. 环境方面

由于手术室现有的麻醉恢复室空间有限，床位不足，加之麻醉拔管设备缺乏，难以容纳并承担全部术后患者的麻醉拔管工作，只能依据麻醉医师对手术患者的科学判断，对符合条件的部分术后患者在麻醉恢复室进行拔管，大部分患者在手术间内拔管。依据研究者在手术室内的实地调研发现，内接人员迟迟未到手术间转运术后患者，是由于其在寻找空缺、可以使用的内接空床，反映出手术室内接数量不足的问题。

3. 管理方面

手术接台流程中，若有重大手术，麻醉医师习惯在手术结束后才开始收拾各种机器。大手术患者涉及护士与 ICU 交接工作，耗时较长。

调查手术患者的接台环节时间显示，等待接送时间、转运时间、手术室等待时间均主要集中在 0 ～ 5 min，手术准备时间主要集中在 6 ～ 10 min。虽然各环节接台时间不长，但接台总流程包含的环节较多，时间累计，使总流程时间较长。以上结果均提示，通过优化接台总流程，可带动各阶段流程、各级别手术间、各流程科室手术间接台时间的缩短，而总流程的优化又需通过小环节的改进来实现。

（六）对策拟定

1. 病房完善相关术前准备

病房护士确认手术标记、交接单、检查单等，提前做好术前准备，缩短接台手术工人在病房停留时长。

2. 手术室提前通知病房接患者

巡回护士与当台主刀医师确认手术结束时间，及时通知病房做好接患者准备。

3. 合理协调转运工人排班

错峰转运，解决 10：00—12：00 手术患者无工人转运情况（存在转运工人不足的问题）。

4. 标化拔管流程

手术结束前 30 min 通知麻醉医师和巡回护士。麻醉医师根据手术情况和结束时间调整麻醉药品剂量，控制麻醉时长，促进患者更快复苏拔管。

5. 建立对手术医师考核机制

严格执行医师准时到达制度。相关职能部门加强监管，从绩效方面对手术医师进行硬性管理，以减少不准时到达手术室的情况。

6. 其他

增加麻醉复苏室和预麻间。

（七）效果确认

在现有资源的条件下，通过品管圈小组的方式优化手术接台流程，为更多手术患者提供服务，满足了患者量增加的需求，取得了良好的社会效益和经济效益。

实施品管圈措施后，手术接台时间由改善前的（57.02 ± 28.5）min，缩减为（45.60 ± 18.24）min。同时，在上台手术室离开到下台进入手术室和下台入室到手术，手术接台时间分别从 33 min 缩短到 28 min、23 min 缩短到 19 min（表 13-15）。

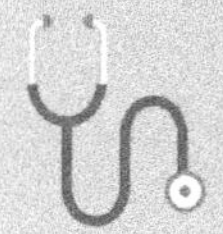

表 13-15　2023 年 3 月同一个手术间非本科室手术接台时间

分组	上台结束到下台入室 /min	下台入室到开始 /min	总流程 /min
改善前	33 ± 18	23.02 ± 9	57.02 ± 28.5
改善后	28.02 ± 13	19.34 ± 4	47.36 ± 17

三、品管圈在优化门诊服务流程中的应用

实操案例 83

信息化下的“自助开单”服务模式

门诊作为患者就诊的第一个环节，其服务质量的高低对提升患者满意度具有极为重要的影响，如何在充分利用信息技术的优势下，以患者为中心，方便患者就诊，减少不必要的排队环节，同时降低医院人力成本、管理成本，成为医院关注的问题。

对于患者而言，在传统门诊就诊过程中，几乎每个环节都需要患者排队等候，同时反馈给医院也是相当沉重的耗费。A 医院针对门诊存在的该项“痛点”，采用品管圈形式，成立品管圈活动小组，进一步改善门诊就诊流程。

（一）品管圈管理过程

1. 主题选定

品管圈小组成员采用头脑风暴方式进行选定，选出门诊就诊流程烦琐、患者满意度低、患者就诊等候时间长、患者门诊就诊效率低、门诊分诊工作效率低 5 个候选主题，经过投票后“门诊就诊流程烦琐、患者满意度低”投票最多，将其作为本次品管圈活动主题。

2. 现状把握

在进行门诊业务流程再造前，A 医院采用传统的就诊流程，患者到达医院后需要经过挂号、缴费、检查检验、取药及治疗等多个环节，流程如图 13-18 所示。

从该流程图中可以看出，每个门诊环节都要排队等候，任何环节不通畅必然会延长就诊总时长，从而增加患者就医时间成本。

门诊就诊效率很大程度上影响着患者就诊满意度，为了更好地了解门诊的薄弱环节，专科运营助理收集了挂号、候诊、排队缴费这三个环节的数据，并进行了分析。

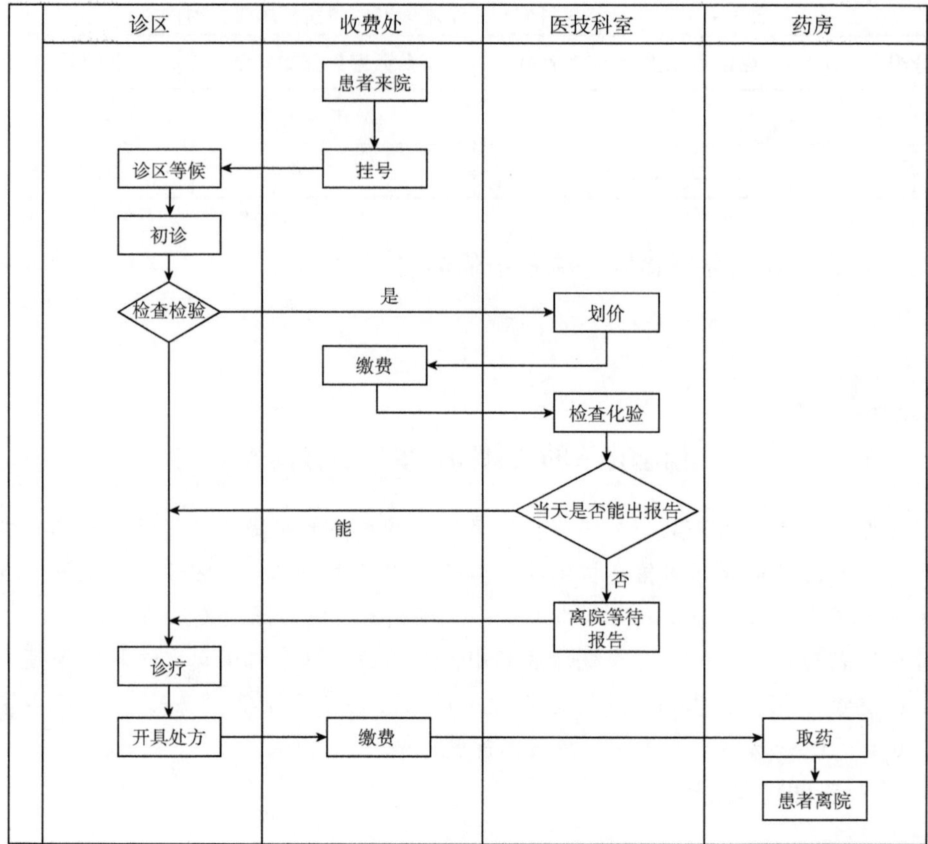

图 13-18　A 医院门诊流程

表 13-16 为 A 医院某日门诊患者挂号等候时长，由上表可以得出，有将近一半的患者挂号等候时长在 35 ～ 45 min，占总挂号人数的 46.16%。挂号等候时长超过 35 min 的人数占总人数的 67.08%。

表 13-16　患者挂号等候时长统计

时间 /min	人数	比例
0 ～ 15	428	8.3%
15 ～ 25	527	10.23%
25 ～ 35	740	14.37%
35 ～ 45	2378	46.16%
45 以上	1078	20.92%

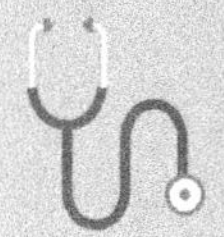

表 13-17 为 A 医院某临床科室患者候诊等候时长，由上表可以看出患者候诊等候时长在 40 ～ 60 min 的人数最多，占总候诊人数的 41.23%。候诊时间超过 60 min 的人数占总数的 14.08%。

表 13-17　患者候诊等待时长统计

时间 /min	人数	比例
0 ～ 20	314	18.66%
20 ～ 40	438	26.02%
40 ～ 60	694	41.23%
60 以上	237	14.08%

表 13-18 为 A 医院某日高峰期患者排队缴费时长统计，由上表可知，排队时长在 35 ～ 45 min 的人数最多，占总人数的 38.47%，其次是排队时长在 25 ～ 35 min 的人数，占总人数的 23.74%。

表 13-18　患者排队缴费时长统计

时间 /min	人数	比例
0 ～ 15	723	10.57%
15 ～ 25	1248	18.25%
25 ～ 35	1623	23.74%
35 ～ 45	2630	38.47%
45 以上	612	8.95%

（二）原因分析

为了更好地了解患者就诊烦琐、满意度低的原因，A 医院利用鱼骨图，将“人、法、环、机”等作为重点对门诊患者满意度低原因进行分析（图 13-19）。

根据专科运营助理的实地调研，发现在人员的配置上，门诊医师配置不够，导致患者滞留时间长；在环境方面，门诊区域空间较为拥挤，同时区域标识不明显；在方法方面，由于领取化验单时间较为集中，导致患者排队时间长；在设备机器方面，设备配置不完善，也会导致患者就医满意度下降。

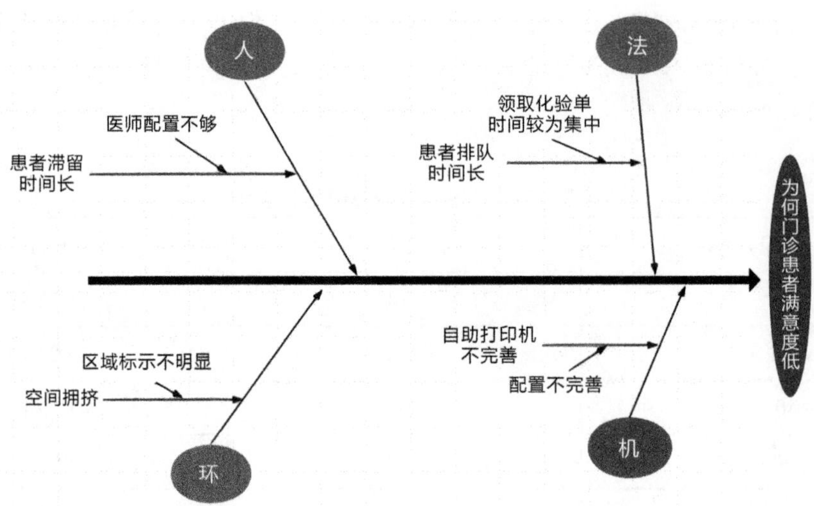

图 13-19　门诊患者满意度低的原因分析

（三）对策拟定

1. 线上开单

患者可以通过手机关注 A 医院的微信服务号，微信服务号与互联网医院为患者增设检查检验线上“自助开单”功能。

2. 选择开单项目及缴费

在“自助开单”功能模块下设置超声检查、化验检查、心电血压检查等二级功能模块；在二级功能模块下设置腹部彩超、颈动脉彩超、糖尿病血液检查、甲状腺血液检查、肿瘤标志物血液检查、心电图、24 h 动态心电及血压监测等检查检验项目（表 13-19）。

表 13-19　自助开单检查项目

部分检查检验项目
膀胱残余尿量测定
彩色多普勒超声常规检查（腹部 / 泌尿 / 妇科等）
甲状旁腺激素测定
粪便常规
常规心电图检查
动态心电图检查

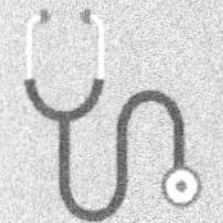

（1）遴选医师　为患者线上“自助开单”医师拟为便民门诊医师（可根据实际情况进行调整）。

（2）线下检查　患者凭借线上开具的检查单，通过自助机打印条码，再到科室进行相关检查。

（3）报告查询　患者可在微信服务号、互联网医院、自助打印报告机查询及打印报告结果。

（4）报告解读　患者若需要解读报告，可在线下线上挂号问诊。

（5）退费流程　A 医院在每个服务项目下都标明了线下的检测地点、时间等，同时也说明了支付方式，目前包括医保支付和自费两种方式。考虑到患者可能因为个人原因未能完成检查需退费的情况，A 医院支持在线办理自助退费。通过医保支付的患者则需要到“一站式”服务中心办理退费（图 13-20）。

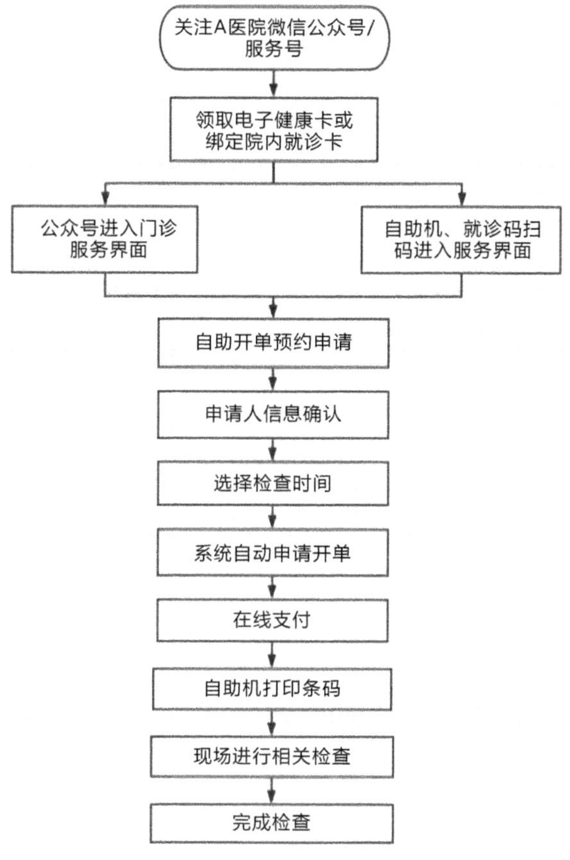

图 13-20　“自助开单”流程

（四）成效评估

"自助开单"节省患者时间成本。初诊患者来院就诊需要到收费窗口或者自助机办理电子就诊卡，患者可以通过手机、自助终端机对其进行充值，凭借电子就诊卡进行挂号、候诊。在医师开具了电子处方后，患者可以在诊间完成缴费，然后直接到药房取药。这种方法省去了许多排队环节，节省了患者的时间成本。

"自助开单"系统节省医院人力成本。"自助开单"系统，使用了先进的设备代替劳动力，自从有了"自助开单"系统，A医院门诊部收款人员工作量大大减少，人员数量也相应减少，人力成本也得到了很好控制。

四、品管圈在提升患者满意度中的应用

实操案例84

品管圈在缩短体检报告出具时间中的应用

（一）背景

随着时代的进步和生活方式的改变，人们越来越重视自身身体状况，进入医院进行体检的人数越来越多，这也对健康管理中心的服务素质提出了更高要求。若医院继续采取传统的体检管理方式已经不能符合目前人们对体检的要求。

传统的体检流程从体检者入院开始，经预约、检查、检验、领取体检报告等环节，完成整个体检离开医院的全过程，与门诊、住院相互独立。因此，体检者在体检过程中等待时间过长，多个环节反复排队增加了受检者体检的时间，为解决此"痛点"，缩短医院健康管理中心体检者体检时间，C医院成立品管圈活动小组。

（二）品管圈实施

1. 成立品管圈小组

由健康管理中心体检部护士组成品管圈小组。

2. 现状把握

C医院体检报告等候时间长达10～15个工作日，体检报告等候时间过长导致体检客户满意度较低、流失风险较大。在确保体检质量的同时，缩短报告等待时间是当前亟须解决的问题。C医院单位体检报告出具时间分布如表13-20所示。

表13-20　单位体检报告时间分布（以下时间为工作日）

组别	医技检查科室（检验、超声、病理、放射科）	录入	总检	打印	审核
时间	1～4日（常规无特殊检查）	1日	5日	1～2日	1～2日

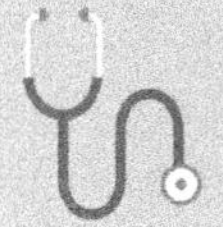

从以上看出，总检环节与医技科室出具报告环节时间较长。

（三）原因分析

在了解健康管理中心的工作流程后，品管圈小组成员运用鱼骨图的分析方式，从时间、服务、成本、质量、风险五个方面对体检管理流程进行分析，找出无效和非增值环节。

传统体检流程患者无效移动过多、各环节排队等候时间长、个别体检项目等待时间长、有效作业时间短。

上午为体检高峰期，大量患者和家属集中等候检查，环境嘈杂。

信息化水平不高，管理手段落后，服务效率低；同时检后随访与沟通不足，容易导致患者流失。

总检人员不足。总检组共有8名医师，外出学习5人、在岗3人。该组医师上午开展体检相关检查，工作日下午进行总检。目前工作日体检量每天600人，周末体检总量每天为600人，总检组工作量为每周3600份，每位医师每日总检工作量较大。

部分检验检查项目报告出具时间不明确。目前有部分项目未明确出报告时间，如食物不耐受等项目每周开展频次较少，增加了报告等待时间（图13-21）。

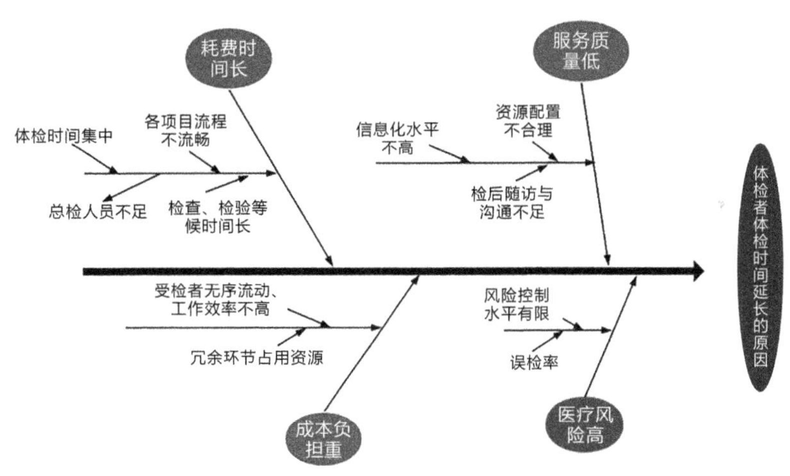

图13-21　体检患者体检时间长的原因分析

（四）对策拟定

结合C医院健康管理中心实际情况，拟定出以下对策加以实施，具体如下。

将报告等候时间控制在8个工作日内，医技检查科室在无特殊检查情况下，3个工作日内出具报告；总检人员配置达标后，1个工作日可完成总检（表13-21）。

表 13-21 对策拟定单位体检报告时间分布（以下时间为工作日）

组别	医技检查科室（检验、超声、病理、放射科）	录入	总检	打印	审核
时间	1～3日（常规无特殊检查）	1日	1日	1.5日	

1. 医技科室

（1）放射科3个工作日完成，差错报告2h完成修改。

（2）超声科1个工作日完成，差错报告2h完成修改。

（3）检验科常规项目1个工作日完成，特殊项目标本量（待讨论）达到要求后及时完成。

（4）完善信息化建设，与相应科室及信息部协商安装接口，科室自行打印检查报告，节约窗口提取报告时间。优化信息系统，保证检查结果接收顺畅。

2. 体检部

（1）完善信息系统 优化完善相关内容，尽快上线电子信息报告，省略打印、装订环节，缩短报告出具时间。

（2）合理安排人员 根据每周体检量测算，合理安排总检医师。

（五）成效评估

见表13-22。

表 13-22 改进后体检报告时间分布

分组	体检报告出具时间	体检满意度
活动前	10～15日	50%～70%
活动后	6～8日	80%～100%

自品管圈活动启动以来，制订了健康管理中心体检部环境管理细则、规范并细化了各指示标识、建立了体检者满意度调查制度等，体检者体检时间显著缩短，体检满意度得到明显提高。

品管圈活动小组优化了体检流程。完善检前、检中、检后的精细化管理，更好地完成了体检人员的目的。首先，对于常规报告的发放，都是在指定地点发放，但受检人员因为工作、居住地等影响，不能及时领取体检报告，体检部工作人员可以通过电话、短信等方式及时联系体检者，可到场领取体检报告，也可通过电子邮件、微信等方式送达，满足体检人员的要求。其次完善体检后咨询与诊疗服务，体检后负责诊疗体检的医师根据体检人员的体检结果、生活方式等进行有针对性的指导，并对体检阳性患者开展健康教育，鼓励其尽早接受治疗，将疾病造成的危害和经济损失降到最低，提高体检人员对体检的满意度。

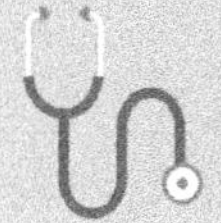

五、品管圈在流程再造中的应用

实操案例 85

品管圈对提高医联体基层医院患者转入率的应用

（一）背景

为深化医药卫生体制改革，落实分级诊疗工作，引导患者有序就医，医联体是畅通双向转诊，推进分级诊疗的现实路径。目前，在医联体实施过程中仍存在双向转诊制度运行不畅的问题，严重阻碍合理有序分级诊疗格局建设。S 医院为解决双向转诊（上转）绿色通道建设的难点、痛点、堵点问题，优化上转流程、提升患者满意度，成立品管圈活动小组。

（二）成立品管圈活动小组

由事业发展部牵头，联合医务、信息、科教、临床等多部门成立品管圈小组。

（三）现状把握

1. S 医院上转患者总体情况

2021 年预约转诊 4769 人次，实际转诊 2644 人次，转诊率 55.44%；2022 年预约转诊 5118 人次，实际转诊 2182 人次，转诊率 42.63%。近两年上转患者逐年增加，但转诊率下降。目前仍存在转诊患者无专人管理、急诊对接病情医师不固定、院内多环节（挂号、开具入院证明）排队、床位等待时间长等问题，导致转诊患者满意度较低。

2. 上转患者来源情况

2021—2022 年上转患者均来源于省内，大多数来源于本市内。从距离上看，20 km 以内转诊较多，占比超过 50%，100 km 以外的转诊极少；从上转医院性质来看，区县医院占比 41%，医联体医院占比 9%；从转诊人数来看，某集团中心医院为转诊人数最多的医院，转诊占比超过 40%。

因此，从当前的情况来看，S 医院双向转诊（上转）存在转诊率下降、转诊范围较小等问题。

（四）原因分析

品管圈小组成员通过对双向转诊人员、流程、信息化、满意度等方面进行分析，绘制出鱼骨图，导致双向转诊转入率低的具体原因有以下几点。

1. 无专人管理

当前 S 医院转诊患者收治有急诊、全科、临床科室等途径收治患者，尚未形成固定医师对接患者的模式，导致患者对接无专人管理。

2. 入院流程复杂

上转患者到医院后，需要门急诊挂号就诊，医师开具入院证后再到入院服务中心办理入院手续。若临床科室床位紧张，还需要等待床位，因此烦琐的转诊流程严重制约了医患转诊的积极性（图 13-22）。

3. 信息化程度低

医院和基层医疗机构有各自独立的信息系统，在转诊过程中存在信息壁垒导致机构间信息难以畅通和共享，上级医院与下级医院医师沟通交流少。

4. 患者满意度低

在转诊过程中，床位等待时间过长，转诊患者无法及时入院，甚至会出现和普通患者一样排队候床的现象。

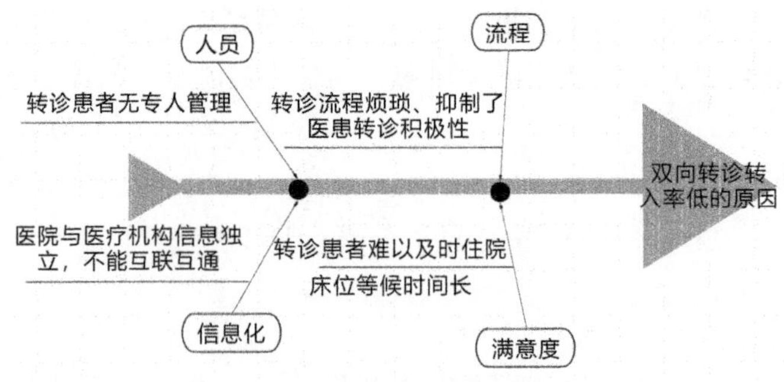

图 13-22　双向转诊转入率低的原因分析

（五）拟定对策

制订双向转诊统一制度及流程，建立医疗资源共享平台。目前各个地区医疗单位的转诊流程并不统一，为解决流程不畅的问题，S 医院与医联体之间加强了随车医师之间交接班制度的落实与监管。

推进医院共享信息平台，实现转诊的信息化、共享化、便捷化。减少患者重复检查，避免医疗资源浪费，实现医院信息公开。

优化双向转诊流程，开辟转诊绿色通道。为改善转诊患者挂号途径不明确的问题，对上转流程进行了优化（图 13-23）。

患者入院前由综合服务中心对接，入院后不需要挂号，由全科医学科指定医师对接病情，开具入院证，由入院服务中心工作人员领取入院证，及时安排床位，联系患者办理入院，患者入科接受治疗。转诊流程实现规范化、简洁化，缩短转诊等待时间。

加强宣传引导，推动双向转诊工作。通过医联体、科联体、专科联盟等方式加大宣传，切实推动双向转诊工作。

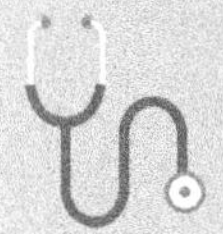

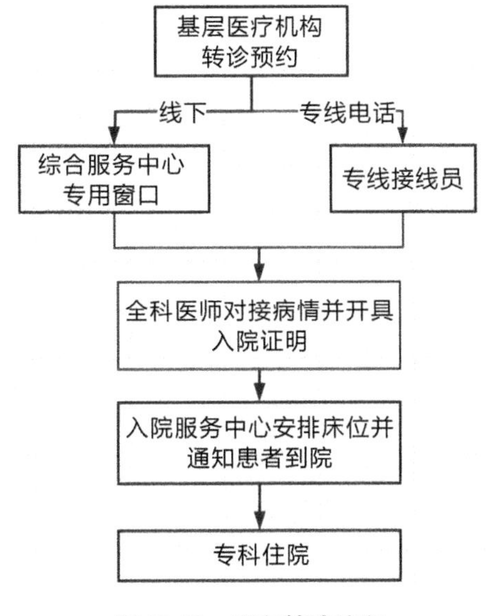

图 13-23　双向转诊流程

（六）效果确认

品管圈是一种自动自发、自下而上的品质管理工具，是持续改进质量和安全的重要手段，自 S 医院开展品管圈以来，医联体基层医院患者转入率有所提高，分级诊疗制度有所规范，同时也积极推进医联体建设工作，发挥上级医院的龙头作用，提高基层医院的服务能力水平；实现从顶层医疗机构到基层医疗机构的纵向覆盖，为患者提供均等享用优质医疗资源的机会。

六、品管圈在流程再造中的应用

实操案例 86

品管圈优化门诊无痛内镜预约流程的应用

辅助检查的效率与质量影响了医疗服务的质量，医疗设备、人力资源与临床辅助检查需求之间的供需矛盾导致临床辅助检查等待时间居高不下，直接影响了患者就医体验。随着 A 医院患者就诊人数的增多，接受辅助检查的患者数量也呈现出逐渐增加的趋势，存在着检查程序复杂、候诊空间有限、患者候检时间长的现象。为解决这一问题，A 医院通过成立品管圈活动小组的方式，对门诊无痛内镜预约流程进行优化。

（一）现状把握

目前，A 医院门诊患者预约无痛内镜人员动线复杂。门诊患者需到门诊四区挂号、就诊，再到3号楼2楼完成麻醉咨询、评估，再返回门诊三区完成内镜预约。在整个预约过程中存在“3个2次”：2次排队挂号、2次排队缴费、2次到麻醉评估室，门诊无痛内镜预约环节烦琐、动线长、折返次数多，导致患者就医感受差。

通过专科运营助理对门诊无痛内镜检查的流程体验、实地调研，并与医务人员、患者进行了沟通后，对门诊无痛内镜预约流程进行了梳理，现将门诊无痛内镜预约流程梳理如图13-24所示。

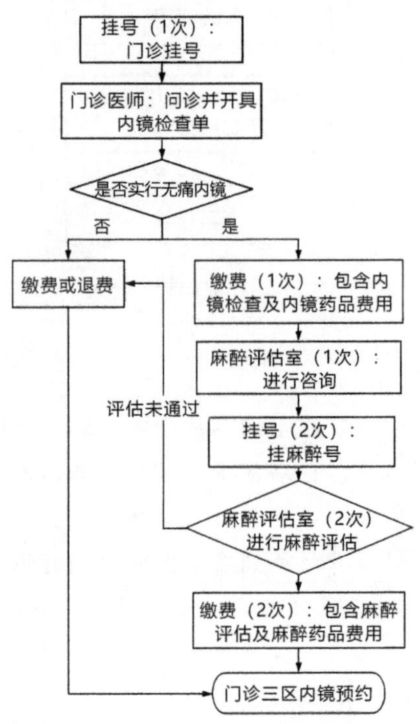

图13-24　消化内镜检查预约流程

（二）原因分析

在专科运营助理充分了解现状后，通过头脑风暴法，对重点改善环节进行了梳理分析，将影响因素根据“人、机、法、环”4个维度绘制鱼骨图，最终选出8个要因（信息化水平不高、检查前宣教不足、工作效率不高、设备故障率高、人工划价流程复杂、设备数量不足、预约制度不完善、无相关工作标准）（图13-25）。

（三）拟定对策

完善自动预约系统，在医师下医嘱、患者缴费后，自动预约检查。

通过流程模拟推演，并与相关科室充分沟通后，拟对现有流程进行优化如下：①消化内科门诊区域增设麻醉评估室，将住院患者与门诊患者麻醉评估分离。②门诊医师开

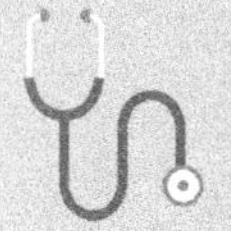

具无痛内镜检查后，系统自动生成麻醉评估号，无须再次挂号（麻醉评估号 3 天有效，超期现场重挂）。

流程优化后，将“3 个 2 次”优化为“3 个 1 次”：1 次排队挂号、1 次到麻醉评估室、1 次排队缴费，减少了门诊患者动线长度（图 13-26）。

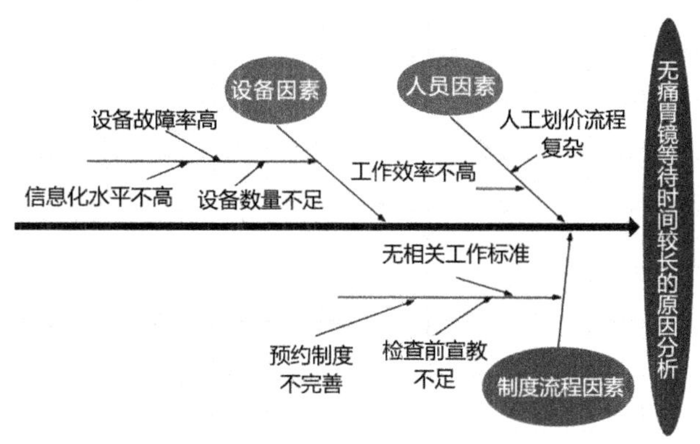

图 13-25　无痛胃镜等待时间较长的原因分析

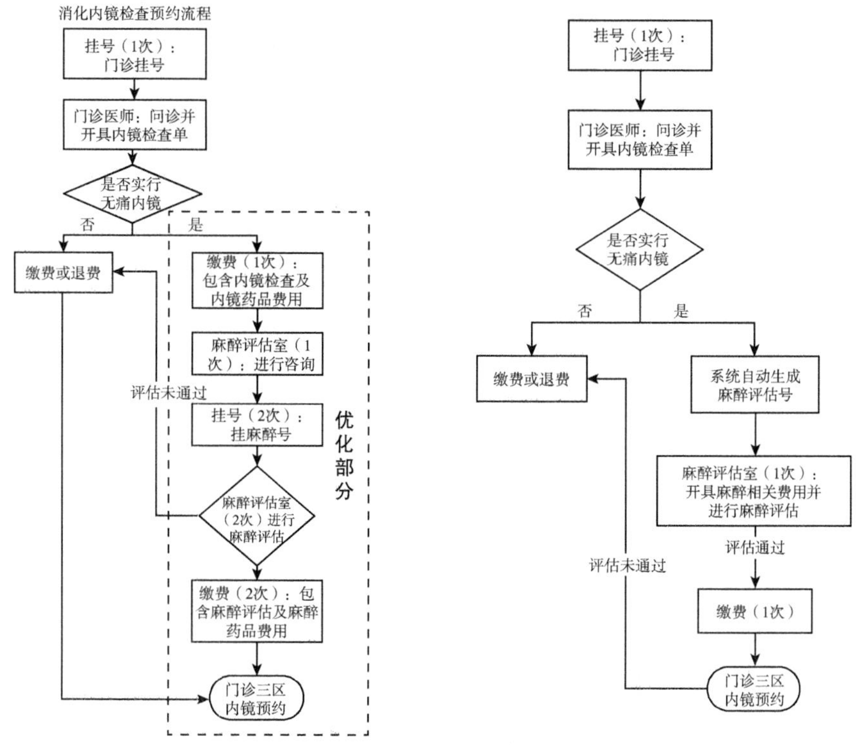

图 13-26　消化内镜检查优化前后流程

（四）效果评估

通过门诊无痛内镜预约流程优化，减少了门诊患者排队挂号、排队缴费、到麻醉评估室的次数，有效缩短了门诊患者院内动线长度，提高了医院运行效率，提升患者就医感受。

附

品管圈在住院患者医技检查预约执行率的应用效果案例

在临床上对一种疾病的诊断，除根据患者主诉、病史及体检作为诊断的重要依据之外，各项医技检查结果也是非常重要的诊断依据之一。由于多种因素影响，护理人员易在医技检查预约过程中存在执行不到位的现象，出现预约不及时、预约项目出错、重复预约等问题，导致患者住院时间延长、费用增加甚至产生医患矛盾。为更好地解决问题，提升患者满意度，S 医院采用品管圈的方式，提升医技检查预约执行率。

（一）成立品管圈小组

科室根据自主自愿的原则组建 QCC 品管小组，成员共 10 人，包括副主任护师、主管护师、护师及护士，活动主题为“提高住院患者医技检查预约的执行率”。按照 PDCA 循环的步骤，逐步推进品管圈进度。

（二）现状把握

经过专科运营助理的实地调研和数据统计，S 医院普外科共计 3000 例患者通过医技检查预约。其中，男性 1500 例、女性 1500 例；年龄在 10 ～ 63 岁，平均（36.50 ± 37.48）岁，住院时间 1 ～ 30 日，平均住院时间（15.50 ± 14.56）日；共 443 例预约执行不到位。

（三）原因分析

在进行了实地调查后，圈成员以圈会的形式，采用头脑风暴法，针对目前住院患者在预约医技检查中遇到的执行问题进行讨论，从护患人员因素、器物设备因素、制度流程因素、环境因素四个方面分析发生医技检查预约执行不到位的主要原因，并制成要因特性图（图 13-27）。

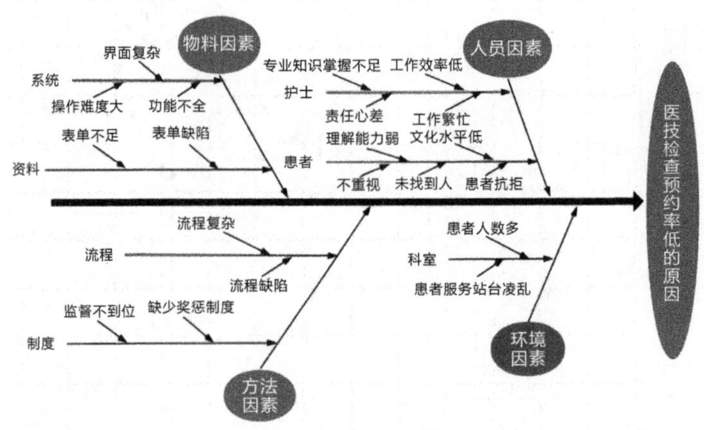

图 13-27　医技检查预约率低的原因分析

通过分析和验证得知，此次活动项目需要改善的原因是医技检查流程不到位、护士专业能力不足、患者

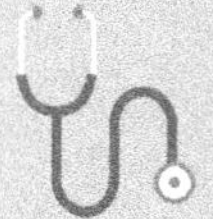

理解能力不强及预约系统操作难度大。

（四）拟定对策

1. 改进与完善医技检查流程

在接到医嘱之后，护士进行接收，对预约项目进行核对，将预约的项目转至核对卡中，同时主班护士将预约单与送检工友交接，送检工友将预约单送至医技科室确定预约时间；将信息反馈之后，反馈的信息通知患者的责任护士，责任护士将检查的时间、内容和注意事项告知患者及家属。在上述措施结束之后，护士需要将预约时间填写至核对卡中，而值班护士需按照预约时间的要求安排患者的检查工作，在检查结束之后将其送回病房，责任护士接待。

2. 开展多样化的宣教

品管圈小组成员与医技科室工作人员共同商讨项目的准备工作及注意事项。将患者在预约医技检查需要做哪些步骤，需要走哪些流程详细地汇总到健康教育手册中，发给患者供其参阅；同时也可采取对患者进行集体宣教和口头宣教，并在宣教单中标注注意事项等形式，在患者确认理解后结束宣教。同时，科室的公共电视也可用于滚动播放医技检查视频进行宣教。

3. 完善医技检查预约系统界面

由品管圈小组成员征集科室内护士操作医技检查预约系统的疑问，整合成一套意见方案交由信息科，形成一套用户反馈。将医技检查预约系统中一些缺漏权限进行完善，增加新的方便预约的功能，如能够查看和编辑患者预约历史记录、录入相关预约程序模板等。

（五）成效评估

分析 2020 年 4 月 1 日至 4 月 30 日品管圈改善后住院患者预约检查的执行率，对比 2019 年 9 月 1 日至 9 月 30 日品管圈改善前的执行率。执行率为单位时间住院患者预约检查完成例数 / 单位时间住院患者预约检查总例数。

分析 2020 年 4 月 1 日至 4 月 30 日品管圈改善后住院患者满意率，对比 2019 年 9 月 1 日至 9 月 30 日品管圈改善前的满意率，科室自行设计问卷调查量表，获取护理满意率数据（表 13-23、表 13-24）。

表 13-23　改善前后住院患者医技检查执行率比较

时间	总例数	执行例数	退费例数	执行率 /%
改善前	2465	2022	443	82
改善后	1987	1947	40	98

表 13-24　改善前后住院患者满意率比较

时间	总例数	执行例数	退费例数	执行率 /%
改善前	2544	2112	432	83.02
改善后	2065	2024	41	98

在实施品管圈活动后，S 医院医技检查执行率从 82% 提升到 98%，患者满意度从 83.02% 提升到 98%。

在本次品管圈活动中，圈成员利用科学的管理手法对科室内医技检查预约执行率低的原因进行全面的分析、探讨、总结。判断出引起患者医技检查预约执行率低的四个要因，并根据要因提出并实施了相关对策。

通过完善预约流程减少了护士的工作量，提高了工作效率；通过加强护士及送检工友技能培训，使护士全面掌握预约技能，减少了预约失误；通过、多样化宣教使患者了解了流程和注意事项，提高了医技检查的配合度；通过和完善预约系统等措施操作界面降低了软件操作难度，使护士更容易掌握预约操作。

七、品管圈提升患者满意度的应用

实操案例 87

品管圈在引进医疗、护理用品自助售货机中的应用

（一）背景

“便盆、尿壶、纱布、湿巾、一次性口罩……有的时候在医院看病就是要这些东西，但又不知道去哪儿买，愁死人了。‘医柜’便民自助服务站真的带给我们很多便利，让我们不用上上下下地四处跑就能买到自己要的，就是切实为我们患者着想。”

“夜里去医院看急诊，就想不用等待，第一时间就能买到急需用品。24 h 营业的‘医柜’医疗自助售货机，真的很方便。”

“自从我们医院里设置了‘医柜’便民自助服务站，患者们普遍的反应都比较好。”

面对迅速增长的诊疗需求，医院在做好院感管理的同时，也在积极为患者提供更便捷的就医服务。医院内的“医柜”医疗自动售货机凭借防止交叉感染、易于使用、24h服务不间断等的使用优势再次成为焦点。

每年冬天，都是流感的高发季节，面对来势汹汹的流感，A 医院一方面面对患者对医疗服务新需求的不断增长，另一方面是医院耗材占比等问题的亟待解决。如何平衡这两者之间的关系，优化医院营收结构，创建和谐的就医环境，成为 A 医院的重点和难点。

（二）成立品管圈

A 医院根据自主自愿的原则组建 QCC 品管小组，成员共 10 人，包括副主任护师、主管护师、护师及护士，活动主题为“提高患者满意度”。按照 PDCA 循环的步骤，逐步推进品管圈进度。

（三）现状把握

就现状而言，一是受流感的影响，在医院就医的过程中避免交叉感染是前提，因此住院患者及家属出入病区极为不便，无法正常前往院外购买相关的医疗、护理用品或因外出购买耗费大量的时间精力，同时也增加了医院管理难度。二是 2022 年 1—10 月全院不含药品的耗材占比高达 32.29%，耗占比居高不下，严重影响医院耗材成本。当前，如何整合资源提升患者就医体验，降低医院耗材占比是亟待解决的问题。

为了更好地掌握现有情况，品管圈成员通过查阅文献、实地调研等方法证实“自

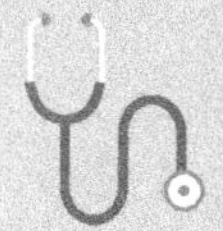

助售货机”的可行性。一是按照《公立医院高质量发展促进行动（2021—2025年）》（国卫医发〔2021〕27号）和《四川省推动公立医院高质量发展实施方案》（川办发〔2021〕71号）要求，医疗机构需持续巩固“进一步改善医疗服务行动计划”积极成果，持续提供安全可靠、费用合适、方便可及、优质高效的医疗卫生服务。二是经实地调研，华西医院、华西二院、华西四院、省妇保院、市一医院、市二医院、市妇儿医院等医院已成功引进医疗、护理用品自助售货机。三是为满足患者就医需求，医院临床科室曾多次建议医院引进医疗、护理用品自助售货机，拟将造口袋、疝气带、静脉曲张袜等医疗护理用品放入自助售货机销售。

（四）拟定对策

1. 梳理临床科室需求

专科运营助理收集各临床科室在自助售货机中售卖的医疗、护理用品需求，并梳理出《各临床科室医疗、护理用品需求表》（表13-25）。

表13-25　各临床科室医疗、护理用品需求表

科室	需要物品	科室	需要物品
普外科	口罩	儿科	配方奶
	疝气带		早产奶
	护理垫		雾化面罩
	静脉曲张袜		一次性奶瓶
	创可贴		避光眼罩
	腹带、造口腹带		避光尿不湿
	医用护理垫		复苏球囊
	一次性换药包		呼吸机管道
	无菌治疗巾	心内科	面罩
	棉签/无菌手套		宽咬布（弹）
	电解质饮料		记号杯（1000～2000 mL）
	医用黏合剂（高强度医用胶）		24h尿蛋白桶
	眼罩耳塞		电极片/抗过敏电极片
	1C敷料		棉签
	造口袋		弹力绷带
	薄膜手套		透明敷贴（15 cm×15 cm、10 cm×10 cm）
	翻身枕		水胶体敷料

续表

科室	需要物品	科室	需要物品
产科	分娩孕妇待产包	心内科	计量沙袋
	无菌新生儿护理包		桡动脉加压袋
	胎监带	消化内科	约束带
	护巢暖宫宝		体表导管固定装置
	雾化面罩		棉签、透明胶、绷带
	产后收腹带		沙袋
	翻身垫		桡动脉压迫器
	医用冰垫	乳腺甲状腺外科	弹力背心
	外科医用口罩	妇科	医用护理垫（60 cm × 45 cm）
	一次性婴儿奶瓶		外科医用口罩
	产前营养液（不同产程营养液）		医用冷敷贴
	母乳储存袋		计血量型卫生巾 / 妇科大棉签
	吸奶器		电解质饮料 / 刻度水杯（500 mL）
	计量型护理卫生巾		护巢暖宫宝
	出生医学证明套装	肛肠科	一次性马桶垫
	薄膜手套		一次性洞巾
	弹力袜		银离子敷料
	乳盾	神经内科	约束带
	一次性换药包		翻身垫
	橡胶手套 / 棉签		压疮敷料
普胸外科	水胶体		液体敷料
	一次性使用胸腔引流装置（三腔）	耳鼻咽喉头颈外科	翻身垫
	三角枕		液体敷料
	胸肋骨固定带		压疮敷料
康复科	翻身垫		一次性棉签
	梯形枕		眼罩耳塞
	U 形下肢抬高垫	内分泌科	约束带翻身垫
	有刻度的水杯		约束网球拍

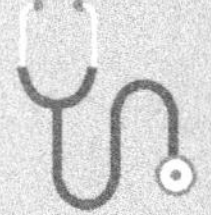

2. 自动售货机合作模式

由医院相关部门牵头引进医疗、护理用品自助售货机，指定经营场所，履行监督职责；医疗、护理用品自助售货机公司负责运营、维护，配合临床科室提供售卖需求物品，定人定点维护。

3. 明确经营场所

根据自助售货机放置位置要求，拟将自助售货机放置在每层楼电梯出口大厅中间靠边位置或电梯口左右两边闲置位置或病区内相对宽敞的位置。

4. 拟定前期试点科室

将医疗、护理用品需求量较大的科室作为试点科室，拟选择普外科、产科、儿科作为前期试点科室，后期再根据需求逐步推广到其他临床科室。

（五）成效评估

1. 无接触服务避免交叉感染

患者通过引进医疗、护理用品自助售货机可以无接触、自助购买急需用品，减少了交叉感染的概率。

2. 自助售货机的设立实现了让患者少跑腿的便捷服务

医院内设立自动售货机的另一大优势是它所处的位置——科室门口。无论是对于身体不适的患者，还是患者家属来说，不再需要来回奔波，就能购买到自己所需的医疗用品。

3. 提供 24 h 便利服务、提升医院服务质量

医院自助售货机可以 24 h 销售医疗器械、消毒杀菌类等常用医疗用品，满足患者需求，更好地方便民众。

4. 提供自费耗材售卖

医院及科室自费耗材放入自助售货机中，由患者自主购买，既不影响临床耗材使用，又不占用耗材占比指标。

实操案例 88

品管圈活动对降低平均住院日的应用

平均住院日是指一定时期内每一位出院患者平均住院时间的长短，是全面评价医院效率和效益、医疗质量和数量，以及技术水平等多方面状况的综合指标之一。它不仅反映医院的医疗、护理、医技力量，还能全面反映医院的经营管理水平。平均住院日的上升或下降都应引起医院管理者的足够重视。医院缩短平均住院日一方面可以提高床位使用率和床位周转次数，从而提高医院患者的收容量；另一方面可以减少患者住院费用，减轻患者看病负担。因此，如何缩短平均住院日，加快医院现有床位周转率，提高病床使用率是医院必须正视和解决的。

（一）背景

由于 A 医院建院较早，地处老城区，医院规模受限，面对人民群众越来越高的健康要求，现有床位已不能完全满足临床要求，住院病区加床现象普遍。为解决住院需求，如仅仅依赖于新增医院及医院床位则会造成较大的经济负担。因此，采取适当的措施，缩短平均住院日，势在必行。

（二）成立品管圈

在发现问题后，A 医院成立问题解决型品管圈，由 4 名主任医师、1 名主任护师、3 名副主任医师、1 名主治医师、1 名住院医师共 10 名圈员组成。每周召开 1 ～ 2 次品管圈会议，采用头脑风暴法，结合管理重点存在的问题，确定以“缩短患者平均住院日”为此次品管圈活动主题。

（三）现状分析

A 医院作为集医疗、科研、教学、预防、保健和康复为一体的国家三级甲等综合性医院，开放床位 2200 张，年诊疗约 154 万人次，出院 6.4 万余人次，住院手术 3.8 万余台次。医院设有 23 个手术科室、20 个非手术科室、8 个医技科室（表 13-26）。

表 13-26　A 医院 2021 年总体情况

年度	出院人次	出院者占用总床日数	平均住院天数	手术人次	病床使用率	病床周转次数
2021	85 627	739 616	8.64	24 064	113.1%	47.9

A 医院平均住院日分析：2021 年 A 医院 15 天内出院患者达到 64 195 人次，占总出院人数的 74.97%。16 ～ 30 天出院患者达到 15 306 人次，占总出院人数的 17.87%。30 天以上的出院患者达到 6126 人次，占总出院人数的 7.15%（图 13-28）。

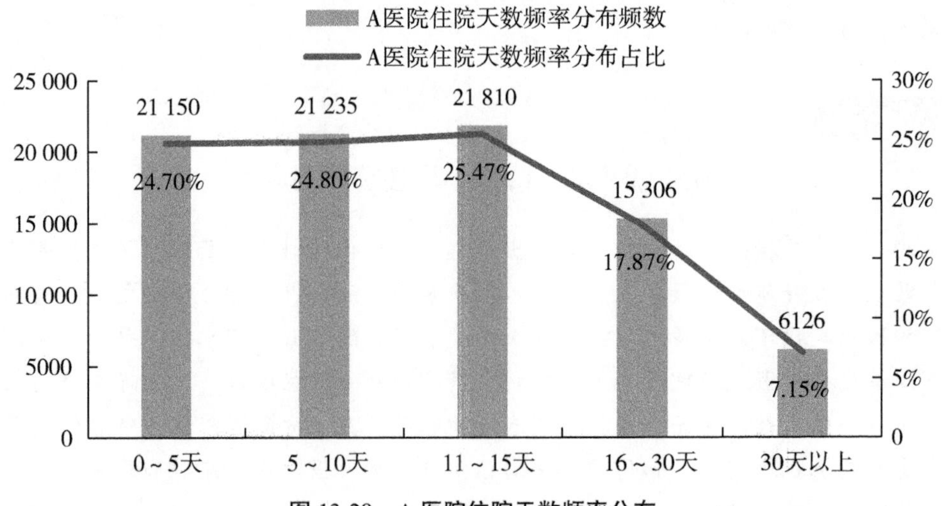

图 13-28　A 医院住院天数频率分布

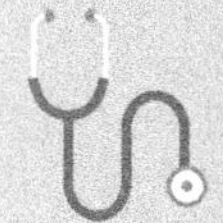

以A医院泌尿外科为例，经过统计分析，2021年该科室出院者占总床日数22 520天，平均出院天数8.37天，手术1386人次，病床使用率114.0%，病床周转次数50次（表13-27）。

表13-27　2021年泌尿外科住院基本数据

出院人数	实际开放床位数	实际占用总床位数	出院者占用总床日	平均住院日	病床使用率	病床周转次数
2689	19 625	22 378	22 520	8.37	114.0%	50.0

2021年泌尿外科出院2689人次，出院前三位病种为前列腺增生、肾输尿管结石伴有积水和感染、前列腺恶性肿瘤，分别出院313人次、139人次、109人次，前三位病种出院人次占出院患者的20.85%（表13-28）。

表13-28　2021年泌尿外科前三位病种情况

病种	出院人次	出院患者占比/%	例均费用/元	出院者平均住院日	每床日费用/元
总计	2689	100	12 690.05	8.37	1590.93
前列腺增生	313	11.64	16 393.26	14.72	1113.69
肾输尿管结石伴有积水和感染	139	5.16	23 845.92	9.61	2481.23
前列腺恶性肿瘤	109	4.05	18 571.40	12.58	1475.72

以前列腺增生手术为例，该病种出院者平均住院天数为15.72天，医疗费用产生集中在手术当天，术前和术后床日收入低于床日成本（除了入院后的第2天），且患者术前等待和术后康复时间较长，病床周转较慢（图13-29）。

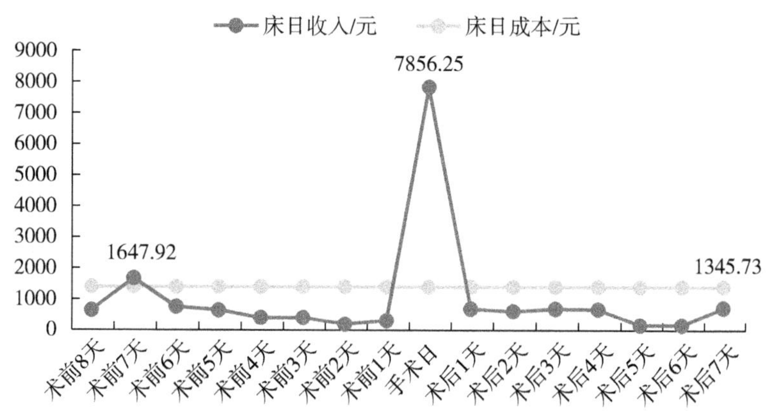

图13-29　前列腺增生手术床日收入、成本趋势

（四）原因分析

为了更好地了解影响平均住院天数长的因素，A 医院通过发放调查问卷的形式，对影响平均住院天数的因素进行了分析。此次调查共发放调查问卷 200 份，现场收回 178 份，经过数据核查和筛选，有效问卷共计 175 份，有效率为 98.3%。

从调查结果可以看出，影响前列腺增生手术的因素可分为患者病情危重、医技科室辅助检查候检时间过长、部分患者基础疾病较多，以及医技科室辅助检查的检查报告等待时间过长、会诊时间、转诊时间长等。

通过问卷调查总结了平均住院日长的影响因素，为进一步分析这些影响因素，采用鱼骨图表示，主要从人、设备、制度流程、环境四个方面对影响因素进行全面分析。在众多影响因素中，人员因素和制度流程因素较为集中。人员因素方面主要是人员紧缺、责任心不够、手术迟到、会诊不及时等，制度流程因素方面主要是入院流程较传统、手术室利用效率不高等。此外，设备和环境因素也在一定程度上制约着平均住院日管理（图 13-30）。

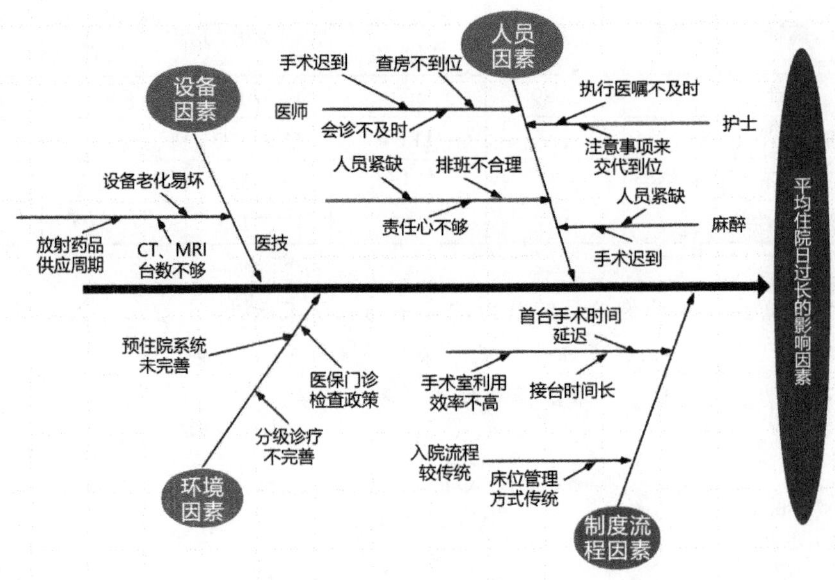

图 13-30　前列腺增生手术平均住院日过长的影响因素

（五）拟定对策

为了缩短平均住院天数，提高病床的使用率和周转率，A 医院泌尿外科在术前为患者提供预入院服务，术后提供周转服务。通过这种方式，大幅提升病床周转次数，使更多患者能够得到及时救治（图 13-31）。

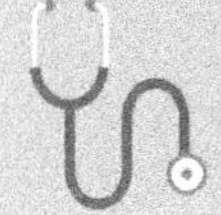

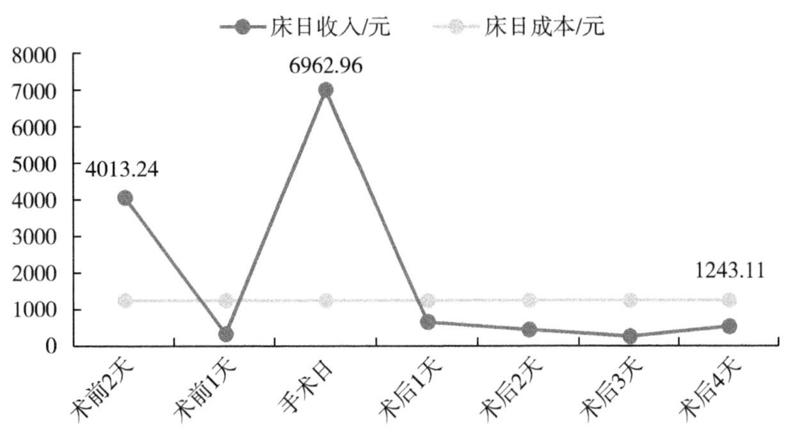

图 13-31　开设预入院后床日收入、成本趋势

在没有预入院和下转服务的时候，前列腺增生这项手术的平均住院天数为 15.72 天，例均费用为 1.58 万元，然而例均成本为 2.15 万元（例均床日成本为 0.13 万元），该病种出现亏损状态。在提供预入院和下转服务后，平均住院天数降低为 6.89 天，例均费用降低为 1.3 万元，例均成本降低为 0.87 万元（例均床日成本为 0.12 万元），结余了 0.43 万元，出现了盈利。通过纵向对比，前列腺手术的平均住院天数减少 8.83 天，例均床日成本减少 1.28 万元，使得该项手术的费用从亏损转为盈利。

为了更好地体现预入院与下转服务对成本控制、平均住院天数及床日成本的影响，A 医院抽取了 100 位患者进行了患者满意度调查。

A 医院将提供预入院和下转服务前后的患者满意度指标进行对比，直观地反映出设立预入院和下转服务对成本控制的优势。在调查问卷中总共包括 5 项指标，分别是就医流程、医疗技术水平、医疗费用、后勤保障、医患沟通，并对这些指标进行了均值分析，分析如图 13-32 所示。

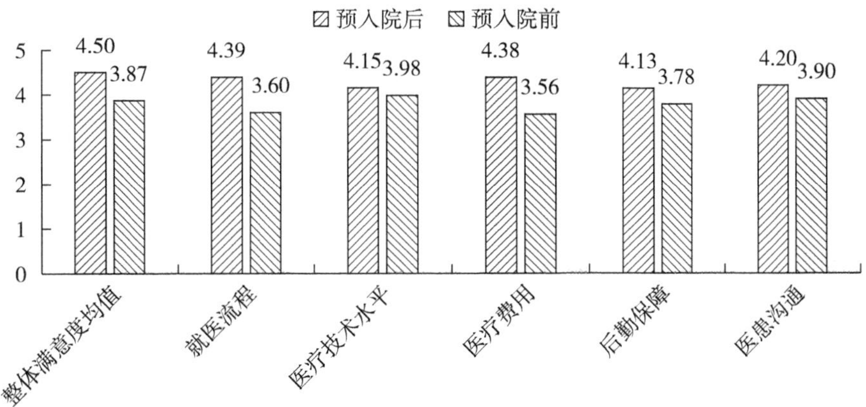

图 13-32　患者满意度调查

通过对比可知，各项指标满意度都有不同幅度的上升，患者整体满意度上升 0.63，其中医疗费用上升幅度最大，均值从 3.56 上升到 4.38，增长率为 23%；其次是就医流程，均值从 3.6 上升到 4.4，增长率为 22%。

（六）成效评估

A 医院为了缩短平均住院天数，在术前为患者提供预入院服务，术后为患者提供下转。

1. 术前

预入院将重新整合住院与门诊的入院服务流程，提高了诊疗的预见性，建立了良好的入院沟通渠道，使患者在有限的资源下得到最优的专科化服务。同时减少了患者住院等待时间，降低了患者就医负担，提升了患者就医体验和满意度，加快了医院病床周转，实现了床位资源经济效益最优化。

2. 术后

根据患者病情需要，病区主任认定需要下转的患者，并与下级医院做好联系，继续后期康复治疗。A 医院在下转患者的过程中也考虑到了患者对大型综合医院固有偏好。为此，医院在患者方面积极宣传下转的优势，在医师方面积极宣传国家政策导向，并给予下转激励支持。

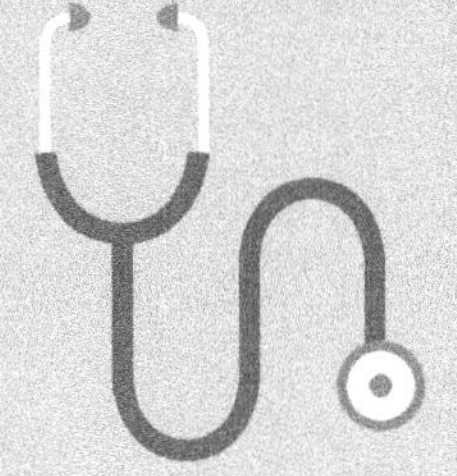

第十四章 运营风险防控实战

第一节 运营风险管理概念

一、运营风险管理起源

“风险”指的是“可能会给自身带来损失及其他伤害”。经济学研究中，风险通常被定义为未来事件发生的可能性及其影响的不确定性。“风险管理”最早是由美国宾夕法尼亚大学的所罗门·许布纳博士于 1930 年美国管理协会发起的一项保险问题会议上提出的，现代风险管理开始萌芽。随后美国企业对风险管理开始采用科学的方法，并逐步积累了丰富的经验。

早期的风险管理理论主要是资产收益理论和期权定价理论，最具代表性并比较成熟的理论体系是哈洛的 IPMn 方法。20 世纪 90 年代起，以风险价值（value at risk，VaR）损失为基础的风险管理方法被提出并逐步兴起。VaR 风险管理技术在风险定量计算上发挥着不可或缺的作用，但 VaR 仅仅依据金融资产的客观概率却没考虑其他因素。1995 年，澳新风险管理标准定义了风险管理的标准程序，即确认环境→定义风险→分析风险→评价风险→处理风险，并且系统地对每一步程序进行了详细的解释、举例，可以有效且系统地对医院的管理类风险进行评估与处理，是一部全世界公认的兼具较强实用性和参考性的风险管理标准方案。1998 年，全面风险管理理论应运而生，包括风险识别、评价、决策和检查过程。2004 年 10 月，COSO 委员会正式发布的《全面风险管理——整合框架》已受到国际企业界、金融界和政府监管部门等的广泛关注。运营风险作为企业发展所面临的重要问题，对企业的生存和发展具有重要意义，并分析了企业遇到的运营风险种类、原因及企业对策。

国内对于风险管理的研究开始于 20 世纪 80 年代。复旦大学公共卫生学院医院管理学教研室的应向华认为，医院风险的定义为“那些可能会给患者造成威胁的，或者可能给医院带来额外资源消耗的事件”。从 1993 年起，中国香港医院管理局所辖医院逐渐引入风险管理概念，将其纳入年度工作规划中，于 1997 年成立医疗风险专职委员会。内地学者对公立医院风险管理研究主要集中于财务风险、运营风险、投资风险、医疗风险等风险分析、风险识别、内部防控措施上。而实际医疗业务工作中，尚未建立独立风险管理机构或组织，大多由医院审计部门兼职风险防控，缺乏完善的风险防范制度，医疗机构风险管理工作主要是依靠自身探索，缺乏系统全面的风险管理机制。

二、医院运营风险管理概念

参考研究学者对风险管理定义：风险管理是指经营单位对组织运营中要面临的可能影响组织利益的不确定性，通过各种方法加以识别、评估、控制，并积极应对与处理风险所产生的后果，以最经济的成本达到组织总体发展目标，从而给组织创造最大的安全保护的过程。风险管理包括目标设定、风险识别、风险分析、风险评价和风险控制。在明确总体目标的基础上开展风险识别，进而利用风险分析方法获取风险程度，在风险分析得到结果后进行风险评价，最后给出决策进行风险防范。风险管理是有目的的管理活动，只有目标明确，才能起到有效的作用。

医院运营风险管理是指通过识别、评估、控制等一系列管理策略，消除或降低运营风险的影响，确保医院业务、服务和工作质量，维护医院和员工的发展利益，以最低成本实现最大安全保障的科学管理方法。一般公立医院的内部运营风险指领导风险、财务管理风险、项目决策风险、医院人力资源风险、医疗过程风险。随着医疗市场的变化和医院规模的不断扩大，公立医院面临着越来越多的运营风险。公立医院运营风险管理是当前医疗管理领域的重要议题，公立医院作为国家医疗卫生服务的重要提供者，其运营情况直接关系到人民群众的健康水平和社会的稳定发展，加强公立医院运营风险管理，对于提高医疗服务质量、保障患者安全、控制成本支出等方面具有重要意义。

三、医院运营管理风险特点

1. 风险多样性

医院运营管理面临多种类型的复杂风险，包括但不限于财务风险、医疗风险、人事风险、技术风险、环境风险、竞争风险、政策风险、法律风险等。风险的多样性和复杂性要求医院应建立完善的风险管理体系，通过识别、评估和控制风险，降低运营风险，确保医院的稳定发展。

2. 风险隐蔽性

医院运营风险具有隐蔽性，如风险因素的隐蔽性、业务流程的隐蔽性、信息系统的隐蔽性、风险后果的隐蔽性。这类风险可能在一段时间内没有明显表现，但一旦发生，可能会对医院造成巨大的损失。医院需要定期进行风险评估，及时发现和化解潜在的风险。

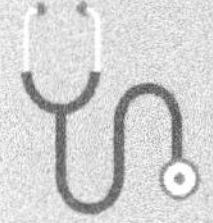

3. 风险突发性

突发性是医院运营管理风险显著的特点之一。例如，政策调整、市场竞争、突发事件、医疗纠纷、自然灾害等不可抗力事件。这些风险的发生往往是无法预测的，医院需要加强风险的监测和预警，做好应急预案，增强风险意识，以便在风险发生时能够迅速应对。

4. 风险后果严重性

风险后果严重性是指风险发生后可能导致的后果的程度。在风险管理中，评估风险发生后果的严重性是非常重要的。医院需要了解不同风险可能导致的后果，定期评估和更新风险的严重性，关注风险的变化，以便制订相应的应对措施。对于严重性高的风险，需要采取积极的措施来降低其发生概率和减轻其影响。对于严重性低的风险，可以采取一些简单的预防措施或保持警惕。

5. 风险可控制性

风险的可控性是体现医院风险管理能力水平高低的指标。虽然医院运营管理风险具有多样性和突发性等特点，但大多数风险可以通过有效的管理和控制措施来预防和化解，包括提高医疗技术和管理水平、建立完善的风险管理制度和安全文化、加强培训和教育及寻求外部支持和监管等，可以有效降低风险的发生率。

四、医院运营管理风险分类

医院的运营风险分为系统风险和非系统风险两大类。

1. 系统风险

系统风险是指由于宏观环境和政策的变化等外部因素对医院运营造成损失的可能性，也称为外部风险或不可控风险，如自然灾害、突发公共卫生事件、医药卫生体制改革政策变化及行业竞争环境等。这类风险医院只能采用一定的策略和方法加以应对，从而最大限度地降低其对医院可能造成的损失。常见的系统风险包括以下几类。

（1）政策法规风险　由于医疗行业的政策法规变化较快，医院面临政策变动风险、法规遵从风险、政府监管风险等。医院需要不断调整自身的运营策略以适应政策法规的变化，包括医疗管理、医保基金安全、医药服务价格、招标采购等方面政策。

（2）市场竞争风险　医疗健康行业的快速发展，不论是公立还是民营医疗机构数量不断增多，医疗市场外部竞争日益激烈，医院需要不断提高自身的竞争力，包括服务质量、技术水平、服务价格等方面。

（3）突发事件或自然灾害风险　突发公共事件（如新冠感染、群体性食物中毒等）、社会事件（如恐怖袭击事件等）、自然灾害（如地震、洪水、台风等）不可抗力因素可能对医院的运营产生重大影响。

2. 非系统风险

非系统风险是指由于医院制度设计、运行控制及监督考核等内部因素对医院运营造成损失的可能性，也称为内部风险或可控风险。这类风险医院通过加强内部经营管理是可以避免或者可以将其对医院造成的损失降到可接受的程度。常见非系统运营风险包括以下几类。

（1）医疗技术风险　是指在医疗行为过程中，可能会发生或承担的风险，主要包括医疗事故、医疗差错、医疗意外及医疗并发症（含疾病本身可能的并发症）等，贯穿于医疗活动的全过程，具有客观性、永恒性和危害性。

（2）患者安全风险　由于患者个体差异、医疗差错、感染、设备故障、医疗技术的选择和使用、医疗技术的更新换代等原因，可能导致患者安全受到威胁具有很大不确定性。

（3）医院管理决策风险　指医院在制订和实施管理决策时面临的不确定性和可能产生的负面影响，可能来自医院内部和外部的各种因素，包括战略决策、人力资源、财务管理、物资采购等方面决策、执行中发生风险。

（4）人力资源风险　指人力资源管理过程中可能发生风险问题，可能发生在招聘与录用、员工培训等环节。医院高质量发展离不开一支稳定、高素质、高水平的队伍，人才队伍的培养周期长，流动性大，给医院带来一定的人力资源风险。

（5）设备设施风险　指因提供医疗服务设备设施问题或操作造成的风险问题。医疗设备设施是医院提供医疗服务的基础，一旦设备设施出现故障可能影响医疗服务的质量和安全。一是要关注设备设施本身的质量问题，如设备设施的设计不合理、制造工艺不规范、材料不合格等。二是错误操作和维护也是设备设施风险的一个重要方面。三是环境因素（温度、湿度、电磁场等）都可能对设备设施的性能和安全性产生影响。

（6）网络安全风险　指在网络环境中可能对数据的完整性、保密性和可用性造成威胁的风险。通常涉及黑客攻击、恶意软件、身份盗用和数据泄露等方面，这些风险可能会对患者和医院造成严重的损失。

以上是对医院运营风险的简单分类，不同类型的医院面临的运营风险可能会有所不同。医院需要根据自身的实际情况，采取相应的措施来预防和控制运营风险。

五、医院运营风险管理重要性

风险管理作为医院内部控制建设的重要内容，是支撑医院战略管理、完善治理体系的重要手段。《关于加强公立医院运营管理的指导意见》（国卫财务发〔2020〕27 号）首次明确了要强化运营风险管理，完善内部稽核监管、风险管理和内部控制系统建设，建立健全风险研判、评估和防控制度。《公立医院内部控制管理办法》（国卫财务发〔2020〕31 号）提出，要进一步强化内部控制，有效防范风险，保证医院资金资产安

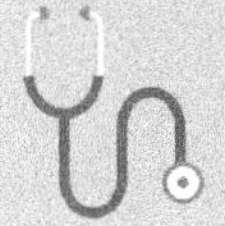

全，提高资源配置和使用效益。《国务院办公厅关于推动公立医院高质量发展的意见》（国办发〔2021〕18号）强调“完善内部控制制度。以业务管理和经济管理的重大风险、重大事件、重要流程为重点，开展风险评估和内部控制评价，强化内部授权审批控制、预算控制、资产控制、会计控制、政府采购控制、信息公开控制等，防范财务风险、业务风险、法律风险和廉政风险。”《关于进一步加强公立医院内部控制建设的指导意见》（财会〔2023〕31号）基本原则提出，“坚持问题导向。针对公立医院重点业务和问题频发的高风险领域，查找风险隐患，形成风险清单，强化责任落实，加强问题整改……建立长效机制，突出重点，讲求实效，切实提高内部控制工作的针对性和有效性。”大量研究和实践都证实加强内部控制是一种有效的风险管理策略，是管理运营风险最重要的工具。运营过程控制是对医疗服务相关各项核心资源进行计划、组织、协调和控制，实现人、财、物、技术等核心资源投入、产出过程效率、效益、效能的最优化。公立医院的运营风险管理是医院管理的重要组成部分，对于保障患者安全、提高医疗质量、降低运营成本、提升医院竞争力和满足法律法规要求等方面都具有重要意义。

（一）加强运营风险管理，有助于保障患者安全

医院风险管理的一个重要目标就是保障患者的安全。通过完善管理制度、改善业务流程等有效的风险管理，医院可以预防和减少医疗事故、感染风险等问题的发生，最大限度地保障患者的安全，维护患者的合法权益，增强患者对医院的信任度和满意度。

（二）加强运营风险管理，有助于提高医疗质量

提高医疗质量是保障患者安全的重要手段之一，同时也是医院竞争软实力的体现。加强医疗风险管理有助于医院发现并改进医疗业务流程中的问题，及时建立健全机制、优化流程、加强内部监督审核等，通过预防和解决风险，医院可以不断完善自身的医疗服务体系，提升医院医疗服务水平及能力。

（三）加强运营风险管理，有助于降低运行成本

医院的风险管理对降低运营成本至关重要。医院各业务部门需要识别和评估各种潜在的风险，如医疗纠纷赔付、医保基金使用、耗材采购成本、大型设备投资回报率等，分级分类制订防控措施，优化管理流程，加强监督审核，减少不必要的成本和损失，达到降本增效的目的。

（四）加强运营风险管理，有助于优化医疗资源分配

通过对医院人、财、物资等运营情况进行梳理分析，及时发现各个部门业务管理、人员、物资等配置存在问题，如专用固定资产使用率、床位资源调配、人员定编定岗、物资消耗等，可以帮助医院更好地分配医疗资源，确保资源得到合理利用，提高医院的

运营效率。

（五）加强运营风险管理，有助于提升医院形象和声誉

通过加强医院风险管理，及时发现和妥善处理医疗业务过程中发生或潜在的风险问题，可以有效减少医疗事故和纠纷等不良事件发生，提升医院形象和声誉。同时建立完善的风险管理机制，确保内控制度有序运行，提高医院抗风险能力，提升公立医院的综合竞争力。

（六）符合法律法规要求

随着医疗行业的法律法规不断完善，深化医药服务改革政策不断推陈出新，医院需要加强自身的政策风险管理，确保医疗业务活动符合法律法规的要求，避免因违反法律法规而被处罚，如欺诈骗保行为、超范围执业等。

六、风险识别方法

医院风险管理工作流程主要为风险评估、风险应对、风险监督与改进，而风险评估是风险管理基础，风险识别则是风险评估的第一步。正确有效识别医院风险点，对医院日常业务、重要项目活动、业务流程等进行梳理，排查出风险环节及风险事项，有利于精准防控风险事件发生及妥善处理。常见风险识别方法包括以下几种。

（一）风险问卷调查

通过设计风险问卷，向医院各部门和员工进行调查，收集风险信息和数据，了解医院运营中可能存在的风险点，对其进行评估和预防，并采取相应的措施进行改进和优化。可以增强员工的参与感和责任感，提高医院的整体凝聚力和竞争力，提高医院的管理水平和医疗服务质量。

问卷调查的形式多样，可以针对不同风险领域设计问卷，适用于各种规模和类型的风险评估，应用范围广、灵活性高，可以短时间进行大量人群调查，效率较高。但问卷调查存在一定不足，如真实性难以保证，无法充分反映被调查者的个性化需求和情况等，数据难以追溯其来源和真实性，需要投入大量的人力、物力和财力，成本较高等。

（二）流程图分析

通过对医院的各种业务流程进行详细的图示分析，找出可能存在的风险点和薄弱环节，评估风险的大小和影响程度。通过防控风险点和优化薄弱环节，降低医院运营风险，提高医疗质量和安全。

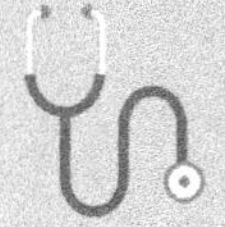

流程图分析法可以直观地展示各个业务活动的流程，将评价目标看作一个系统，对评价目标进行分解，将其分解为多个指标，有助于全面、系统地分析问题，有助于评估人员直接了解内部控制系统运行程序和状况。流程图是一种可视化的工具，可以将难以描述的复杂流程以图形化的方式呈现出来，流程图中的每一项任务或活动都有明确的责任主体和时序安排，整个流程清晰明了，便于沟通与交流。但绘制流程图需要一定的技术，对于复杂的业务而言，绘制难度更大，需要具备一定的专业知识、技术才能及投入大量时间和精力。在绘制和解读流程图时，可能会受到个人主观性的影响，导致分析结果存在偏差。

（三）数据分析

医院运营风险数据分析法是一种通过数据分析和挖掘来识别、评估和管理医院运营风险的方法。利用数据信息和统计分析技术，对医院的运营数据进行分析，以发现潜在的风险因素和趋势，并提供相应的解决方案。

数据分析法具有客观性，基于数据和事实进行评估和分析，避免了主观臆断和经验主义。可以处理大规模的数据集，涵盖多个维度和指标，从而提供全面的分析结果。采用数字和度量单位进行描述和分析，使得结果更加具体和可衡量，帮助医院发现潜在的问题和瓶颈，进而优化业务流程和管理，提高医院的运营效率和竞争力。然而，数据分析法也存在一些缺点：对人员技术要求高，需要具备一定专业知识及经验，具备较强的逻辑思维和分析能力。依赖于数据的质量和准确性，如果数据存在缺陷或偏差，分析结果也会受到影响。分析结果可能存在滞后性，数据分析通常是基于历史数据进行评估和分析，可能无法反映市场和业务的实时变化。

（四）风险内部审核

通过定期采取审计方法（如穿行测试、抽样调查、数据分析等）进行风险内部审核，检查医院内部管理和运营流程是否符合法规和标准，评估风险的大小和影响程度，及时发现和解决潜在的风险问题，提高医院运营效率和风险管理水平。

内部审计法的优点能够及时发现医院内部风险，有助于及时采取措施解决问题；且内部审计人员作为内部员工，医院发展与其自身利益密切相关，具有较高的忠诚度。但内部审计对专业素质及水平要求较高，由于内部审计主要关注医院内部的问题，可能会存在信息不对称的情况，导致审计结果受到限制。内部审计过程中，审计人员的判断和决策可能受到个人主观因素的影响，导致审计结果的不准确等。

（五）专家咨询

通过邀请行业专家或风险管理专业人员，对医院的运营风险进行评估和提供建议，帮助医院识别、评估和管理运营风险，提高风险管理的科学性和有效性。

专家咨询法的优点在于，咨询专家具有丰富的行业经验和专业知识，能够提供针对性强、切实可行的建议。同时，专家咨询还可以为医院提供外部的视角和观点，帮助医院发现潜在的风险和机会。然而，专家咨询法也存在一定的局限性，如咨询费用较高、选择合适的专家比较困难等。

医院在进行运营风险识别时，应该结合实际情况选择合适的方法，并综合考虑内外部环境、历史数据、管理流程等多个因素，进行全面、系统和客观的风险评估。同时，医院还需要建立完善的风险管理体系，包括风险管理计划、评估、控制和监控等环节，以提高风险管理的效果和医院的运营效率。

七、医院运营风险特点

（一）客观性

众所周知，财务风险是由于负债因素所形成的，一般发生于企业。事业单位有全额拨款与差额拨款区分，公立医院作为财政拨款性质的事业单位，一般都是差额拨款，这就意味着国家财政会通过预算给公立医院下拨一部分医院发展经费，另一部分经费需要公立医院通过其自身开展诊疗活动寻求解决。公立医院与企业一样，同样面对生存与发展重任。2009—2019 年，国家陆续出台了一系列医改举措，旨在解决社会公众“看病难、看病贵”等问题，而取消药品耗材加成、医保支付方式改革等政策变化势必会对公立医院经济运行造成重要影响。为了保持良性经济运行，作为差额拨款的公立医院必然会进行负债经营，一旦选择负债经营，必然会带来财务风险，这是客观存在的，不以人的意志为转移。

（二）全面性

公立医院的收支平衡不是静态的，而是动态的，也就是这种所谓的收支平衡不仅仅是为了将收入全部用于药品采购成本、耗材成本医疗设备折旧费及人员薪酬与福利等。在实际运行中，公立医院为了寻求发展，会不断加大对诊疗软硬件设备及设施的投资，加强优秀人才的引进，特别是公立医院必须承担社会责任，投资活动所引发的资金短缺，需要公立医院自身来解决，一方面需要保障公立医院日常运营，另一方面需要保证投资活动资金需要。因此，从动态视角来看，公立医院的风险存在投资活动、筹资活动及运营活动之中，具有全面性。

（三）不确定性

运营风险之所以会带来损失，其原因在于风险具有不确定性，这种不确定性包含发生的时间不确定性及带来损失的不确定性。公立医院运营风险不是单因素形成的结果，

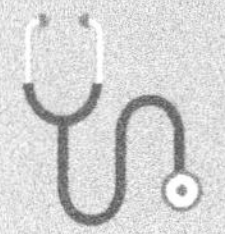

而是多因素共同影响的结果，不同因素的影响力并不相同，众多潜在的未知因素，很难判断风险发生的时间。如公立医院扩张带来了医院投资的增加，增加了公立医院的社会成本与经济成本，这种不具有补偿性的成本就是一种损失，投资活动未来收益的不确定性导致公立医院损失难以估计。

八、公立医院运营风险管理措施

风险既是客观存在的，同时也是不可避免的，但使用有效的风险管理方法可以将其控制在一个合理的水平，从而降低因风险所造成的损失。随着公立医院回归公益性的趋势越来越明显，公立医院必须要转变以往的思维意识和运营模式，采取科学有效的管理方法，有效降低医院面临各种风险带来的损失，确保医院可持续经济运行。当前医药卫生体制改革的不断推进，市场竞争环境的复杂多变，医院面临的内外部压力也越来越大，而大多医院存在风险意识缺乏、管理制度不健全、内部监管不到位等问题，如何在医院经营管理过程中有效防范、控制运营风险，提升医院运营水平成为新时期医院管理层亟须面对的难题。一些学者通过分析总结国外（如美国、澳大利亚、新西兰）风险管理优势，提出我国医院风险管理启示。一些学者则分析当前我国公立医院面临运营风险特征及成因，提出构建风险防控体系，完善风险预警防控措施，提升医院整体的运营效率的建议。公立医院的不同风险之间具有相关性、系统性，与全院业务活动如医疗服务、科教管理、后勤管理、患者管理、基础设施、人力资源管理、采购等相互联系、相互影响，一个环节出现风险问题，必然会引发医院整体的问题。因此，公立医院应充分认识到风险管理的必要性、重要性，树立风险管理整体意识，构建内部完善的风险防控体系，提升公立医院的内部控制水平，增强医院抗风险能力，促进医院实现健康、持续、高效、优质、长远稳定发展。

（一）构建运营风险防控体系，完善风险管理组织构架

不同级别、类型公立医院的业务范围、发展目标存在差异，抗风险能力也不同，在面临的外部竞争风险、政策变化风险体现出内部运营管理水平参差不齐。因此，医院风险管理需融入医院高质量发展战略，结合自身发展目标、长远期工作规划及外部市场政策的变化，建立完善的内部运营风险防控体系，做好风险管理目标，制订风险管理策略及解决方案。通过对风险识别、分析、评价及控制，并定期开展风险监督和改进，形成基于战略目标和问题导向的风险管理 PDCA 闭环。

建立医院内部风险管理委员会，负责医院层面风险管理的目标设定，以及相关工作的决策、统筹和协调；委员会下设风险管理工作组，由相关业务归口管理部门组成，负责组织开展风险目标的规划、分解、管控及日常协调管理；业务科室管理部门具体负责各类风险的日常管理工作，并针对风险管理目标实施风险应对措施。组建风险监督工作

小组（一般由医院内部审计、纪检部门牵头），定期进行医院风险评估及内控评价，发现并反馈风险管理问题。构建多层次医院风险管理组织架构，保障医院战略层面的风险管理目标能够科学、合理地分解落实到各个具体业务部门，并通过日常管控和定期风险评估，确保各项风险管理措施能够有效实施。

（二）完善运营风险评估工作机制，强化风险内部管理

风险评估主要包括风险识别、风险分析和风险评价三个步骤，是风险管理的重要环节。风险评估的目的是系统全面排查梳理医院当前工作存在风险点，评价面临的重大风险及风险管理重点。能否有效识别风险及评价风险影响不仅取决于风险评估人员对业务的熟悉程度，同时与风险评估技术方法、专业技术水平密切相关。因此，医院需要完善运营风险评估工作机制，深入分析、挖掘医院面临的各类运营风险点，梳理管理风险清单，设定风险管理目标，采取行之有效的措施，避免风险事件发生或降低风险影响。风险应对流程是风险管理工作流程的核心流程，各业务部门根据自身业务特点自评风险，对不同的风险内容、风险等级拟定对应的风险防控措施。定期组织风险评估，医院风险监督工作小组对业务部门风险自评情况进行监督审查，针对高风险事件充分与业务部门进行交流，积极落实防控措施，对于低风险点应及时予以关注，规范业务流程，避免风险发生，不断强化风险内部控制，将风险控制在可承受的范围内，为实现医院战略目标提供保障。

（三）建立医院运营风险监管体系，构建风险监管协同机制

医院在完善内控制度体系建设的基础上，应建立一套能够对日常运营风险进行识别、预警、应对的监管体系，定期对风险管理制度、组织实施情况进行自我评价与监督反馈，科学评价风险管理的有效性。根据各部门各业务的流程特点梳理重点风险点，通过多部门联合参与风险管理，发挥财务、信息、医务、医保、运管、资产、审计等职能部门在风险管理方面的专业能力，利用多部门协作的资源优势，形成监督合力，弥补知识技能短板。从多部门、全流程、全周期的视角进行风险识别和风险分析，针对发现的风险问题要强化整改，明确整改责任落实，及时制订整改措施，完善风险管理制度，实现风险管理工作闭环管理。将风险管理与内控评价、审计监督、纪检监督及归口管理部门日常监督管理工作相结合，提高日常风险监管的工作效率。

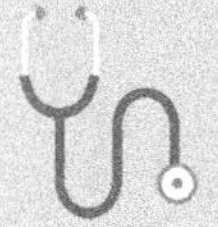

第二节 运营风险防控实操案例

实操案例 89

积极落实医院风险评估制度，确保医院经济良性运行

（一）背景介绍

长期以来，我国大部分公立医院负债经营，根据过去的国家卫生统计年鉴，从2005年开始，全国公立医院债务规模快速增加，到2014年资产负债率达到46%，年均债务复合增长率达到20.5%；而同期公立医院总收入的年均复合增长率仅为16%，收入增速赶不上债务成本攀升，债务负担逐年递增。随着取消药品耗材加成、医保支付方式改革、医保基金监管等政策执行，医院收支结构不断优化调整，同时也面临着可持续经济运行的挑战。医院经济运行情况不仅受外部环境变化影响，也与内部管理息息相关。

为防范医院经济风险，A医院成立医院风险评估小组、建立风险评估制度、制订风险评估方案、定期针对医院内部管理、业务流程、经济活动等进行风险评估，并根据评估结果指定对应的应急处理措施，有效防范风险发生。

（二）风险评估过程

1. 成立医院风险评估小组

由审计部门、财务部门、运营管理部门、医疗业务管理部门、人事部门、后勤部门、招标采购部门、信息部门、临床医技科室等组成评估小组，分管审计工作院领导任小组长，组员由各个职能部门、临床医技科室负责人担任，评估小组负责全院风险评估的具体工作。

2. 建立岗位风险评估机制

根据不同岗位工作性质及职责，建立岗位风险评估机制，梳理岗位涉及的风险表现形式、风险等级、风险防控措施、风险防控责任人等。风险评估小组年初制订风险评估工作计划及方案，明确年度风险评估对象、内容、风险评估方式、预期目标及措施等，评估对象及内容可涉及全院、具体科室、岗位或业务流程等。每年开展一次全院全面风险评估，定期开展专项风险评估，如采购、医保基金、价格管理、医疗业务流程等。

3. 经济风险评估计划的实施

首先由风险评估小组对经济风险评估具体实施方案进行细化，逐步分解风险对象、内容为最小单元，并根据风险性质属性、特点明确各自风险责任部门及责任人。根据风险评估对象及内容，收集相关信息（如财务信息、业务信息、市场信息等），采取适宜分析方法和措施，对医院的经济状况进行详细梳理、分析，全面掌握本院经济运行的情况，包括医院收支、应收款项、负债、工作量、人员薪酬、市场经济变化等。

4. 经济风险识别

评估小组运用风险识别方法，如数据分析法、流程图分析、德尔菲法等，采用定性和定量相结合的方法，对医院可能面临的经济风险进行识别，包括市场竞争加剧、外部政策调整、成本管控短板、应收账款回收困难等，并通过专家打分法对风险的影响程度和发生概率进行评分，根据评分结果计算风险值，确定风险等级。

5. 制订风险防控措施及监督评价

针对经济评估作出的风险状况分析，评估小组提出了相应的防范措施和建议，如加强市场竞争分析，优化业务结构；关注国家经济政策动态，及时调整经营策略；强化成本控制，提高资源利用效率；加强应收账款管理，降低坏账风险；完善经济管理的内控制度，实现财务收支流程规范化等。并根据风险防控的工作要求，将经济风险防控细化到具体责任部门落实，定期开展风险防控监督评价，及时发现风险管理存在的问题，进一步完善风险管理制度。

（三）评估结果运用

经过经济风险评估，全面了解医院经济运行存在的风险问题，对风险等级较高的要重点关注及做好应对措施，建立健全的风险管理制度，明确各部门职责，加强风险识别、评估、监控和应对工作，如规范医疗行为、加强内部监督检查、重视人才培养等。同时不能轻视风险等级低的，需要增强风险防范意识，不断优化业务流程及资源配置，及时发现和解决潜在风险，确保医院经济持续健康发展（图 14-1）。

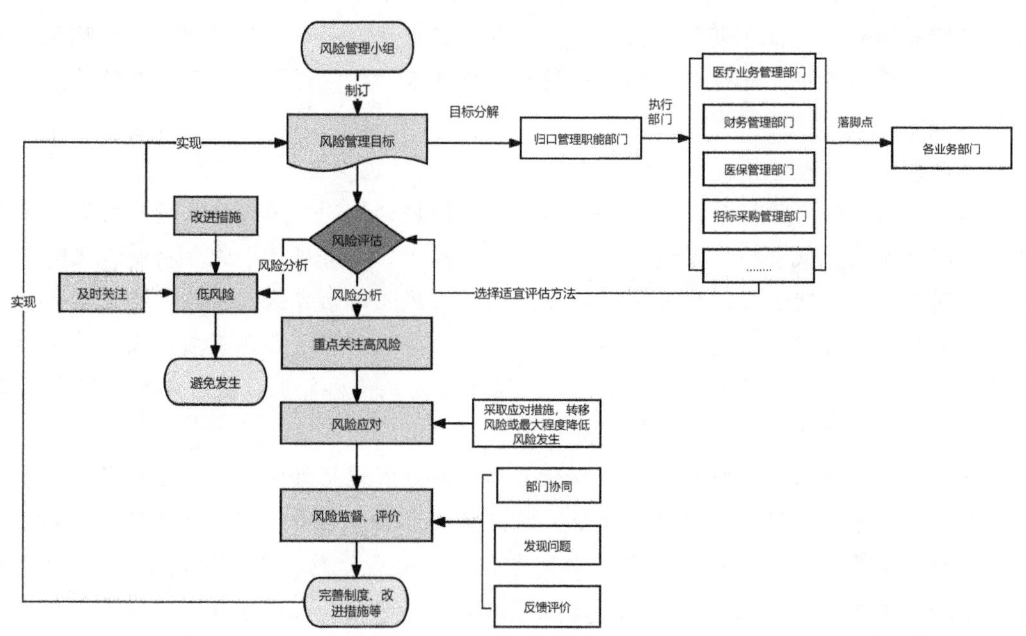

图 14-1　风险管理流程

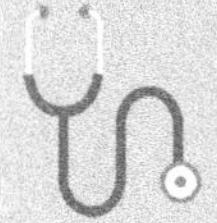

实操案例 90

健全医保基金使用内部管理制度，防范医保基金使用风险

（一）背景

最近，在国家医保局严厉打击定点医疗机构违规使用医保基金的高压态势下，医保飞行检查相关话题持续升温。国家医保局发布2022年度医保基金飞行检查情况公告显示，被抽查定点医疗机构均存在医保违规问题，“重复收费、超标准收费、分解项目收费”尤为突出，违规率高达100%。为进一步加强医保基金监管工作，切实完善飞行检查机制，优化飞行检查程序，规范飞行检查行为，为法治化、规范化、科学化开展飞行检查提供制度保障，持续严厉打击欺诈骗保行为，2023年5月，国务院办公厅印发了《关于加强医疗保障基金使用常态化监管的实施意见》，明确要推进飞行检查常态化、专项整治常态化、日常监管常态化、智能监控常态化、社会监督常态化。2023年9月，国家医保局发布《关于进一步深入推进医疗保障基金智能审核和监控工作的通知》提到，到2023年底前全部统筹地区上线智能监管子系统，智能审核和监控数据准确上传国家医保信息平台，全面开展经办智能审核。这一系列的举措明显看到，国家医保局高度重视医疗保障基金安全，在守好人民“看病钱”已经打出重拳组合。在智能监管方面着重发力，开展大数据监管试点，加快构建全方位、多层次、立体化的监管体系，推进医保基金监管能力提升。

（二）W医院做法

为持续完善医保基金监管内部治理，规范医疗行为及医疗收费，提升医疗保障基金监管效率，制订医院内部医保基金使用监督制度。具体做法如下。

1. 成立医保基金联合检查小组

由财务部门、价格管理部门、医疗业务管理部门、药品管理部、设备耗材管理部、信息部门、医保部门、临床科室等相关部门构成，分管医保工作的院领导担任小组长，各个职能部门、临床科室负责人为成员，负责全院医保基金使用的监督核查工作（图14-2）。

2. 确定检查主要内容

根据每年医保基金飞行检查重点工作安排及医保基金管理常见违规行为开展内部检查。

（1）是否存在虚构医疗服务、伪造医疗文书、串换目录等行为。

（2）是否按医疗服务项目名称、内涵、价格收取费用，是否存在分解项目收费、重复收费、串换项目收费、虚增项目收费、不合理收费等情况。

（3）是否存在过度检查、过度诊疗，检查和治疗等医疗行为不符合诊疗规范、疾病诊疗指南、病种治疗临床路径、抗菌药物临床应用指导原则及医保药品目录限制范围的要求，或无依据、理由和结果分析的检查治疗和用药。

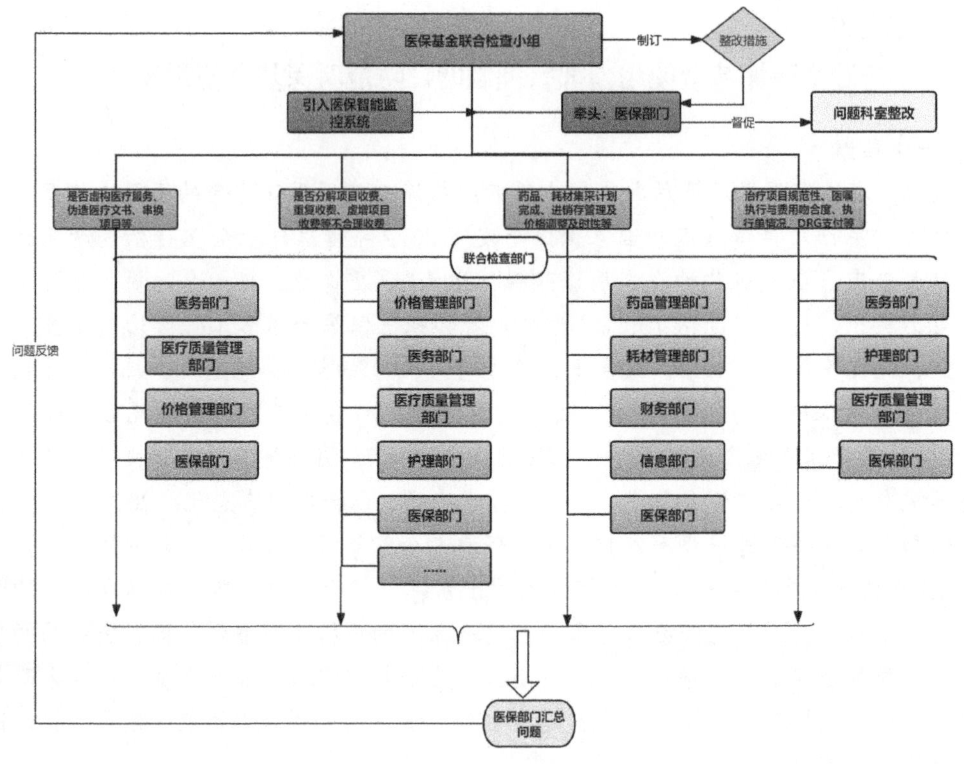

图 14-2　医保基金联合检查小组

（4）药品、耗材是否存在零售价高于招标采购价或挂网最高限价收费情况；价格变动是否及时准确地进行系统调整；是否建立相应进销存台账及进销存管理信息等。

（5）在提供诊疗项目服务时，医嘱及医嘱执行情况是否与费用清单相吻合。中医康复项目执行资质及治疗单是否完善（执行人员资质及签字、患者或家属签字等信息）等。

（6）是否存在 DRG 付费方式下高编入组、低编高套等。通过不按规范填报病案首页中的疾病诊断、手术操作编码使病例进入相对高权重组的行为，或将应入高权重组通过“高码低编”方式入低权重组，人为造成高倍率病历等行为。

3. 组织实施

每年根据医保局飞行检查工作安排，检查小组制订医院内部医保基金监督方案，明确检查内容、检查方式、责任部门、违规处罚机制等，由医保部门牵头，医疗业务部门、财务部门、药品耗材管理部门等积极协助，定期对不规范使用医保基金行为进行监督检查。

同时，为实时监控医保基金规范使用，提前进行风险预警，W 医院引入智能化医保监控系统，结合医保检查负面清单、当地医保物价政策及临床操作规范等相关要求，将

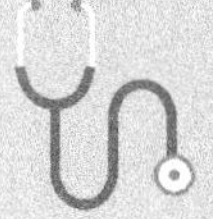

违规使用医保基金情况通过系统程序设置判断语句，医院的临床医技、医保基金管理部门科室对患者费用进行实时监控，及时纠正不规范使用医保基金行为。

4. 实施效果

制度建立后，医保基金联合检查小组定期对门诊住院医疗服务收费、医疗行为进行规范性检查，及时发现存在的不合理使用医保基金行为，并认真整改完善，合理合规使用医保基金，守护医保基金安全。这一举措不仅有利于规范诊疗行为，同时对潜在医保基金运行风险进行及时有效的控制、干预，有效降低了医院医保基金违规风险，不断提升医保管理水平。

实操案例 91

加强医疗收费内部管控，有效防控财务风险

（一）背景

医院医疗收费管理主要分为门诊和住院收费管理，不仅对医院财务管理有直接影响，更是对医院医疗服务的正常开展和可持续发展都有重要的影响，因此加强对医疗服务收费的内部管理，建立完善收费风险点管控的措施，不仅可以有效防控财务风险发生，同时有利于保障医院稳定的经济运行。

（二）B 医院具体做法

通过实地调查（收费室硬件设施、人员情况等）、数据分析（资金到账、对账情况等）、专人访谈等，对医院内部存在的收费风险问题进行深入剖析，并提出解决办法。B 医院医疗收费风险问题分析及处理措施如下。

问题 1：收费处办公硬件设施落后

B 医院收费处办公场所设置简陋，出入院中心收费并没有实行独立区域，与其余部门共同使用办公区域，存在无关人员随意进入收费处情况，很大程度上对收费管理造成了风险；其次收费处监控设备使用时间较长，设备老化，每当遇到核账需要核查监控情况，往往存在画面不够清晰、录像角度问题，无法真实还原当时现场状况，对收费管理造成较大影响。

处理措施 1：加强医院硬件设施建设

B 医院通过院内办公场所规划，将出入院中心作为独立隔离区域，曾共用办公区域的其他部门调配至其他办公区域，并且安装防盗安全门，淘汰老化设备，新增高清监控设备，全流程全方位覆盖，延长监控录像的储存时限及备份，确保监控设备能够真正发挥出重要作用。

问题 2：医院窗口收费工作人员经手大量现金

可能会出现挪用医疗款等现金风险。

处理措施 2：完善收费资金管理制度

B医院持续完善管理制度，加强收费人员财务规章制度培训，强化对收费人员的制度约束，牢固树立起收费人员的规则意识，提升收费人员的职业素养。对收取现金款项的缴交方式和时间等进行规定，及时将收取医疗费用缴交银行，做到日清月结，规范现金收取和缴交行为，对收费岗位实行定期轮换制，避免内部人员盗取现金。

问题3：资金延迟及对账问题

移动支付在为患者提供便捷的同时，给医院资金管理带来新挑战。一方面，医疗服务收费使用移动支付后，医院资金渠道的入账方式必将发生较大变化，多种资金渠道需要分别与第三方进行对账。大部分第三方支付平台款项到账具有滞后性，且第三方支付平台、银行系统及医院的收费系统之间存在路径不统一的问题，给财务实时对账工作带来较大困难。另一方面，移动支付平台对于大额资金的收付有严格的审批制度与规范化的流程，可能会出现大额退款不能及时到账的情况，影响患者在其他渠道的资金使用。

处理措施3：加强移动支付风险管控

B医院完善资金核查对账制度，收费岗位每一位收费人员需要做到日清月结，严格按照日报、周报、月报模式及时核对资金情况。一旦资金出现不一致，需要财务人员和信息技术人员及时跟进，查找原因，处理好每一笔问题账务，防止资金系统风险，同时引入信息系统进行智能对账及监控，及时发现未达款项或支付失败等情况，以便实时核对。

问题4：支付安全性的问题

移动支付模式的普及，在为医院和患者带来极大便利的同时，也存在着一定的支付风险。例如，移动终端接入医院平台，患者通过终端登录，其注册与登录的用户名、密码等信息是否受到保护；支付平台在传输、存储资金数据时，是否为医院的资金数据提供加密；每一笔资金划转是否可追溯、可监控等问题。此外，还存在黑客恶意入侵，导致患者信息或资金丢失，难以保证系统内信息及资金安全。

处理措施4：完善信息安全防控机制，升级防火墙系统

B医院信息部门非常重视信息安全，不仅建立完善成熟的信息安全防控机制（涉及资金信息交易的计算机实行局域网络管理，防止互联网病毒入侵，及时梳理排查潜在的隐患，制订对应的策略），同时引进防控技术更强、安全性更高的防火系统（随时进行信息安全风险监控，加强对医院移动支付风险的规避能力，保障医患双方信息的安全）。

问题5：单边账问题

一般收费都是用HIS系统，该系统的运行规模较大，偶尔会由于自身故障问题或网络问题造成数据延迟，出现因为网络的不稳定而产生的单边账（如患者已经支付成功，但在医院的收费系统中却查询不到该条记录，或系统已经退款，但患者未收到款项的情况），造成第三方支付平台的信息与收费系统中的信息不一致，往往会引起患者不满意或出现纠纷，影响医患双方利益。

处理措施5：加强账务核对，使用网络专线，确保资金准确性

B医院非常重视单边账问题，收费窗口设置专人核对账务，每天需要对出现刷卡失

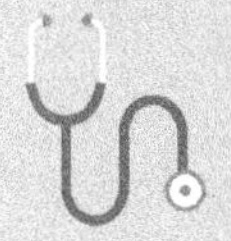

败的情况或重复刷卡信息进行登记、校对，避免款项收取出现漏收或者重收的问题。加强复核，组建以会计、出纳及稽核人员等联合复核小组，每日对账面及报表进行多方复核，确保各个款项的准确性和完整性。建立银行结算系统与医院收费系统对接，对POS系统进行升级，确保HIS系统与线下刷卡能够自动对接、互相制约。同时，及时更新升级支付系统，使用网络专线，优化支付网络环境，提高一次性支付的成功率。

实操案例 92

医保结算清单中ICD编码风险防控

随着医保支付方式改革不断深入，DRG支付方式已经逐渐成为医疗保险主要支付方式。医保结算清单是医疗机构与医保部门间的统一结算凭证，也是DRG付费的核心要素，因此医保结算清单填写是否规范、准确，会直接影响医院经济效益，同时也是医保部门进行监管的重要依据。《国家医疗保障局办公室关于印发医疗保障基金结算清单填写规范的通知》对医保结算清单填写要求进行了详细说明。目前医保结算清单数据来源于住院病案首页、医疗住院收费票据和其他结算凭证，主要通过“采集式”和“填报式”两种方式收集信息。“采集式”按照“只采不填”原则，从电子病历系统、HIS系统、财务系统等直接采集相关数据生成医保结算信息，由病案、医保部门核实后用于医保结算。“填报式”则以临床为主导，在遵循医保结算清单填报原则基础上，赋予医师信息填报修改权限，可以对医保结算清单相关信息进行据实修改。

C医院为确保医保结算清单数据质量，同时提高医保结算清单填报效率，采取两种方式结合的做法进行填报，并引入DRG管理系统提高医保结算清单填报质量。

1. 病案首页数据质量控制

对临床医师、病案编码人员进行了专业培训，提高编码知识和技能，并设置病案质量控制专员为业务科室提供编码指导及病案质控。建立了编码审核制度，印发业务科室常用诊断编码、手术操作编码指导手册，梳理出诊断、手术操作编码易错点及编码典型案例，确保编码的准确性和完整性。

2. 医保结算清单数据质量控制

医保结算清单采用“采集＋填报”方式，将医保结算清单与HIS系统中病案首页进行对应关系，把病案首页信息按照医保结算清单要求进行转换并采集相关信息。由临床医师、病案管理部门、医保部门分别进行闭环控制，临床医师在已经转换病案首页数据基础上，根据实际情况完善结算清单填报；病案管理部门审核医保结算清单疾病诊断、手术操作准确性；医保部门审核基本信息、费用情况等。审核过程中若发现影响医保结算清单上传或入组准确性的问题及时修改完善，由信息部门准确及时上传，形成结算清单闭环管理（表14-1）。

表 14-1 医保结算清单

病案号	姓名	性别	DRG 编码	疾病编码	审核错误明细
00033	贾 ××	女	IB31	S32.000x011	手术 1 麻醉医师或代码未填写，手术 2 麻醉医师或代码未填写，手术 3 麻醉医师或代码未填写，其他诊断 1，医保灰码；其他诊断 2 医保灰码
00036	毛 ××	女	FR13	R68.800x001	中医主症编码 A03.06.04.01 与名称不符，中医主症编码 A03.06.04.01 不在编码范围内
00039	大 ××	女	0000	S32.000	主要诊断医保灰码，中医主症编码 A03.06.01. 与名称不符，中医主症编码 A17.22 与名称不符，中医主症编码 A03.06.01. 不在编码范围内，中医主症编码 A17.22 不在编码范围内
00037	彭 ××	男	0000		主要诊断缺失，中医主病编码 A07.06. 与名称不符，主要诊断描述输入不能为空，请重新输入
00041	苏 ××	女	FR11	R57.200	其他诊断 10 编码重复，手术 1 编码为医保灰码，中医主症编码 A03.06.02. 与名称不符，中医主症编码 A03.06.02. 不在编码范围内
00043	孙 ××	女	ER31	J80.x01	再入院计划为“有”，目的未填写
00051	吕 ××	男	ES21	J18.903	中医主病编码 B09.03. 与名称不符，中医主症编码 B04.06.02.05.03.02 与名称不符，中医主病编码 B09.03. 不在编码范围内
00064	车 ××	女	ER31	J80.x00	其他诊断 1，医保灰码
00068	郭 ××	男	ER31	J80.x00	中医主病编码 B09.03. 与名称不符，中医主病编码 B09.03. 不在编码范围内
00049	尹 ××	女	XJ19	M24.803	中医主症编码 B03.01.02.02.01 与名称不符，中医主病编码 A03.06.01. 与名称不符
00050	周 ××	女	IC33	S82.100x085	中医主病编码 A03.06.04.01 与名称不符
00055	唐 ××	男	IC33	S83.500x032	中医主病编码 A03.06.04.01 与名称不符

3. 引入 DRG 信息化管理系统，提高入组准确性

为了确保填报疾病诊断和手术操作信息准确性，将医保结算清单审核进行前置，采取“实时数据监控”“预结算”智能管理模式，将医保结算清单与电子病历、收费清单进行关联，通过数据分析及逻辑判断，对病案首页填报质量进行质控，对诊断编码规则、合理性、完整性进行校验，并提示整改建议，避免高编或低编，并对患者发生总费用、费用类别进行实时监控，及时进行费用红线预警，保证结算清单填报能够真实反映

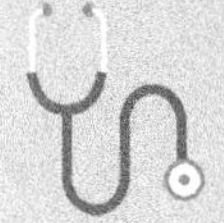

临床为患者提供的医疗服务过程和实际资源消耗，以提高医保基金使用效率。DRG 管理系统可通过设置模拟预结算模式，将病例预结算信息（入组情况、倍率情况、盈亏情况等）信息反馈临床、病案、医保等部门供管理参考（图 14-3、图 14-4）。

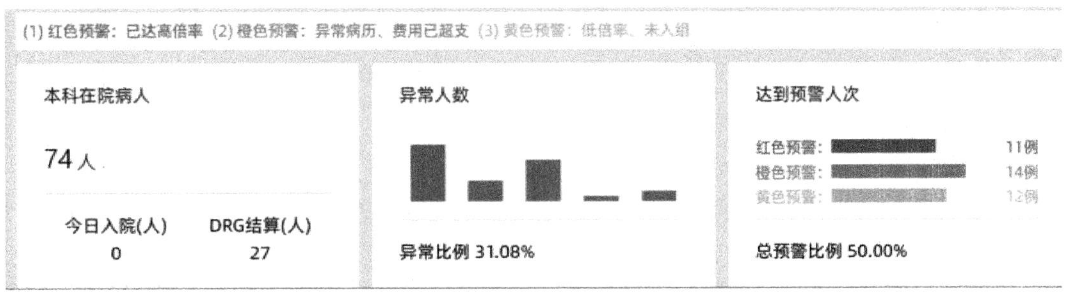

图 14-3　费用红线预警

首页审核错误人数	1436
分组异常病例数	3435
分组异常类型---4524	
四倍以上超高倍率	315
三倍-四倍超高倍率	279
高倍率	2355
低倍率	797
未入组	12
疑似手术编码缺失(手术费…	62
疑似手术顺序有误(手术或…	103
疑似外科病人入内科组	568
15天内重返	33
审核错误类型---1827	

首页审核错误人数	1436
分组异常病例数	3435
(提示)当医保类型为职工基…	1
(提示)当医保类型为职工基…	1
(提示)呼吸机使用时间和手…	2
(提示)门急诊断为灰码	152
(提示)门诊诊断不在编码范…	165
(提示)是否有31天内再住院…	1
(提示)手术及操作结束时间…	157
(提示)手术及操作开始时间…	96
(提示)手术开始时间不能大…	102
(提示)手术麻醉开始时间不…	432
(提示)手术日期不能大于出…	1

图 14-4　结算清单首页分组审核问题

4. 建立内部 DRG 绩效考核制度，强化医保基金使用规范性

DRG 支付方式改革与医院经济运行密切相关，为了防控医保结算清单风险，成立以医保部门、医疗管理部门、病案部门、绩效管理部门等组成的专项小组，制订 CMI、RW 及 DRG 费用考核机制，定期抽查纳入 DRG 支付的病历资料，按照清单填报要求、疾病治疗原则和临床路径管理要求，重点对高倍率、低倍率、特殊病例等进行病历分析，指导临床科室进行病历质控分析及医保结算清单填报，提高医保结算清单质量。对

发现的高靠诊断、虚假诊断，以及手术操作、高编码、无效编码等不规范使用医保基金的行为纳入科室考核，视情节严重情况与医师职称晋升挂钩。

通过采取有效措施确保DRG入组准确性，C医院纳入DRG支付病例入组率、准确性、医保兑付率有显著提高，医保结算清单填报质量逐步提高。同时，临床业务科室也深入理解DRG支付内涵，规范病案首页填报，出现编码高编或低套的情况明显改善，有效地强化了医保基金的规范使用。

实操案例93

医院医用设备设施风险管理案例

随着医疗技术的快速发展，医用设备设施在诊断、治疗和监测患者健康状况中发挥着越来越重要的作用。医用设备是医院资产，可以为医院带来经济效益。医用设备设施风险管理不仅关乎医院的运营效率，更直接影响到患者的治疗效果、医疗质量安全和医疗机构声誉和竞争力。如何有效防范医疗设备风险成为医院管理中的一项重要任务。

D大型医院面临着医疗设备种类繁多、更新换代快、使用复杂等问题。为了提高设备使用效率，有效防范风险发生，医院制订了包括需求论证、采购、验收、使用培训、维护巡查、报废等的全流程管理措施。具体如下。

1. 完善的设备管理组织及内部制度

成立医院的医疗设备管理委员会，分管院领导任主任，成员分别由医学装备部门、医疗业务管理部门、财务部门、审计部门、运营管理部门、临床使用部门等共同组成，负责全院医疗设备管理工作，并明确各部门管理职责。制订全流程的可操作、详细、清晰的医疗设备管理工作流程，明确各部门、各岗位、各环节在设备管理的权利和承担的责任，并定期不断优化和改进制度措施。同时加强制度宣传和培训工作，确保相关人员熟知并遵守相关规定。

2. 设备采购论证

根据《医疗器械临床使用管理条例》要求，组织实施医疗器械临床使用技术评估与论证。在设备采购前，需要从可行性、风险必要性、技术竞争性、投资效益等多方面进行评估论证。为了充分了解市场产品情况，明确医院购置需求，预算超过一定金额的需要进行产品市场调研，确定产品类型、参数、市场价格等，并根据了解信息进行成本效益分析，选择性价比较优的产品。

3. 采购环节

医用设备采购管理涉及对医疗设备的需求评估、预算编制、供应商选择、招标采购、合同签订、验收结算及后续的设备档案管理等多个环节。医院设备采购方式主要为院内招标和政府采购，为了进一步改善设备采购效果，从设备购置价格、安装、保养、维修、处置、应急响应、服务质量等进行综合比较。医用设备采购管理是一个复杂而关

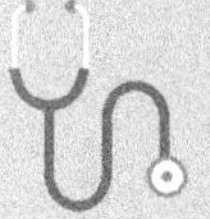

键的过程，需要多个部门和人员的协作，以及全面的规划和执行。

4. 验收流程

医用设备验收管理是确保医疗设备质量、性能和安全性的重要环节。一般包括商务验收（招标资料、供应商的资料验收、设备的资料验收）、技术验收（外包装验收、开机验收、计量验收等）。根据设备类型、规格和用途，制订相应的验收标准和流程，包括设备性能、安全性、可靠性、易用性等方面的要求。验收流程应包括设备到货后的初步检查、安装调试、性能测试、验收报告编制等环节，验收报告应由验收人员签字确认，并报送给相关部门和领导审批。

5. 员工培训

医用设备使用培训内容包括但不限于理论知识、使用规范操作、设备维护保养、常见简易故障处理、设备风险、实际操作演练等内容，对于不同类型的医疗设备，培训内容也会有所不同。例如，影像诊断设备的使用培训可能包括 X 线机、CT 机、MRI 和超声等设备的使用方法和注意事项；临床检验设备的使用培训可能包括生化分析仪、血细胞分析仪、尿液分析仪等设备的使用方法和操作流程。医院还建立了设备操作规范和流程，要求医护人员严格遵守相关规定，规避由于人员操作失误导致的风险。

6. 设备维护 / 巡查

医用设备维护是指对医疗设备进行定期的检查、保养、维修和管理，以确保设备的正常运行和使用效果，提高设备的使用寿命和安全性，包括设备的日常检查、保养、清洁和润滑等，以确保设备的性能和功能稳定。通过制订设备维护计划，按照计划进行设备的日常巡检、清洁和维护工作，预防设备故障和损坏。当设备出现故障时，需要及时进行故障排查和修复，确保设备的正常使用。

医用设备巡查内容通常包括设备外观检查、电气安全性检查、设备功能性检查等。对于特定的医疗设备（如 DR、CT、磁共振、彩超等）还需要进行特定的巡检内容。

7. 报废处理

医用设备报废管理是医院设备管理中不可或缺的一环，应遵循科学、合法、公正、公开的原则，保障医疗设备安全、有效的利用和处置。通过加强医用设备报废管理，可以优化资源配置，提高设备使用效率，降低医疗成本，为患者提供更好的医疗服务。医用设备报废处理涉及设备的鉴定、审批、处理及记录等环节。

8. 设备档案管理

医用设备档案管理是医院管理中的重要环节，有助于确保设备的正常运行和维护，提高设备的使用效率和安全性。其涉及设备的购置、验收、使用、维护和报废等全过程，包括设备的基本信息（如设备名称、型号、制造商、供应商）、购置日期、设备说明书、操作手册、线路图、合格证、设备的维护、保养和维修记录等。

设立专门的档案管理人员或部门，负责设备档案的收集、整理、保管和利用工作。按照规定的分类和编号方式进行管理，确保档案的有序性和易查性。定期对设备档案进行检查和整理，确保档案的完整性和准确性。对于涉及机密或隐私的设备档案，应采取相应的保密措施，确保档案的安全性和保密性。

9. 引入信息化管理系统

为了提高设备设施管理的效率，降低设备故障风险，医院引入了信息化管理系统。通过信息系统医院可以实时监控设备的运行状态，及时发现和处理设备故障。同时，依托系统提供相关数据，能帮助医院预测设备故障的趋势和风险，提前采取相应的措施。另外，通过信息化管理，可以分析设备利用率情况，优化资源配置。

10. 建立风险评估制度，预防不良事件发生

建立医用设备风险管理制度，对设备的采购、使用、维护等情况进行监督和评估，及时发现和纠正潜在的风险问题。同时，应建立设备故障应急预案。一旦设备出现故障，能够迅速启动应急预案，确保患者得到及时救治，并最大限度地减少对医疗服务的影响。应急预案包括备用设备的调用、维修人员的快速响应等方面。定期对医疗器械使用安全事件进行收集、分析、评价及控制。发生或发现医疗器械使用安全事件或者可疑医疗器械使用安全事件时，医疗机构及其医务人员应当立即采取有效措施，避免或减轻对患者身体健康的损害，有效防范医用设备风险影响（图 14-5）。

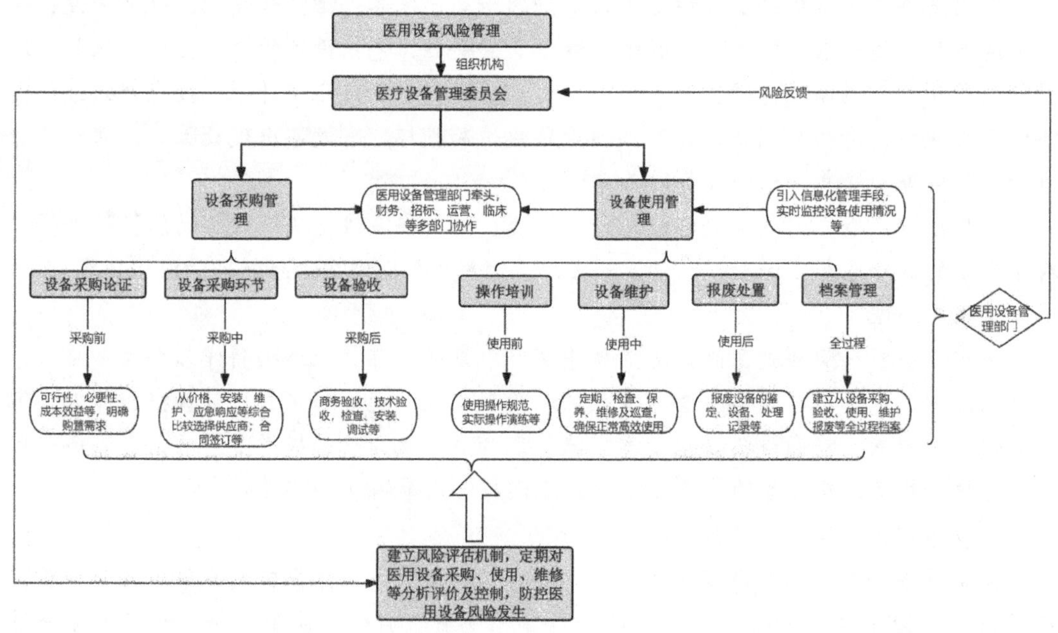

图 14-5　医用设备风险管理

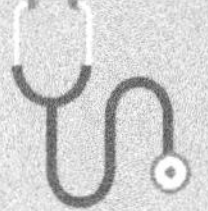

实操案例 94

医院管理决策风险管理案例

医院管理决策风险是一个复杂且多维度的议题，涉及医院方方面面，特别是重要事项的决策，一旦决策风险发生，对医院运行势必造成重大影响。

E 医院某地区一家综合性头部公立医院，为了进一步扩大规模，为更多患者提供优质医疗服务，经院领导层多次研讨并报告上级主管同意，计划新建一座医疗大楼。然而，在决策过程中，由于未能充分考虑修建新大楼面临的风险，导致了施工和投运过程中出现一系列的问题。

问题 1：新建大楼带来财务问题

虽然预计新大楼可以提高医院的收入，但由于建设成本高昂，财政补助资金相对较少，在新大楼正式投入使用之前，都需要靠医院现有资金去支持。由于在修建过程中发生修建成本增加、施工周期延长、设备设施未到位等，而且现有院区预计的收入增长也未能实现预期，导致医院陷入了严重的财务困境。

处理措施 1：重新评估财务状况

管理层与财务部门密切合作，重新评估项目的财务可行性，积极寻求外部融资或政府补助，及时补充修建资金，确保大楼顺利竣工。同时基建管理部门、招标采购部门等多方调研考察，寻找质优价廉的合作供应商，降低财务风险。

问题 2：新建医疗大楼社区环境问题

管理层在决策过程中未能充分考虑与当地社区的关系，新大楼的建设一定程度上引起了当地居民不满和同行的恶意竞争，导致了医院与社区的关系紧张，影响了医院的声誉。

处理措施 2：加强与社区、同行的沟通合作

管理层主动与当地街道社区代表进行沟通，听取他们的意见和建议，寻求共同解决方案，以缓解紧张关系。同时加强当地同行医院合作，如开展技术指导、学术交流、现场查房等，促进同行关系和谐融洽。

问题 3：就医流程设置问题

新大楼建成后，由于门诊部空间布局不合理，标识标牌不清晰，导致患者就医流程变得复杂，患者多跑路，增加了患者的等待时间和不满情绪。

处理措施 3：优化医疗设施布局

管理层组织专家团队对现有医疗设施、布局、流程等进行评估和优化，重新梳理标识标牌，增加就诊导医，将门诊签到区、候诊区、就诊区、检查区、治疗区等统一在一层楼，同时实现手机端医保支付，避免患者多次跑路。改善患者就医流程，减少等待时间。

问题 4：宣传不到位问题

虽然 E 医院已是知名医院，由于宣传不到位，当地居民对医院了解程度、接受度较

低。部分居民对医疗技术持怀疑态度等。

处理措施 4：加大新院区宣传力度，提高患者知晓率

针对宣传不足的问题，E 医院管理层增加宣传经费，鼓励各个临床科室积极向患者开展预防、康复、保健等科普讲座，不定期开展义诊活动，为当地居民解决健康问题。同时要求每位应诊医师及时更新个人简介，以方便患者挂号就诊。医院定期在官方网站、微信号、电视电台等媒体发布相关宣传信息，提高患者知晓率。

另外，E 医院引入专业风险管理团队，建立完善的风险管理制度和流程，以确保在未来的决策中能够充分考虑风险因素。通过采取上述风险措施，E 医院成功化解风险，新院区运行期间业务有序开展，服务人次逐渐上升，当地居民对医院认可度、满意度越来越高。

实操案例 95

医院内部价格行为管理风险防控

医疗机构诊疗活动中的价格包括医疗服务价格、药品价格、耗材价格，其中最为复杂的是医疗服务价格。为进一步规范医疗机构收费行为，压实医疗机构主体责任，2019 年国家卫生健康委、国家中医药管理局出台了《关于印发医疗机构内部价格行为管理规定的通知》（国卫财务发〔2019〕64 号），并要求各省卫生健康行政部门制订实施细则。大部分三级医疗机构完善了管理机构设置，加强了人员配置，但仍存在价格管理委员会履责不到位、自查自纠制度执行不严、兼职人员业务不熟悉等问题，违规收费风险普遍存在。

1. 医院医疗服务价格管理

涉及多个方面的风险评估，包括以下几点。

（1）政策风险　医疗服务价格管理需要遵守国家相关政策和法规，医院需要评估政策变化对医疗服务价格管理的影响。政策风险评估应该包括对政策的解读和分析，预测政策变化对医疗服务价格管理的可能影响，并及时向价格主管部门提出调整价格建议。

（2）市场风险　医院不同医疗服务的价格与市场需求和竞争状况密切相关。医院需要评估市场需求的变化和竞争对医疗服务价格管理的影响。市场风险的评估应包括对市场竞争和需求趋势的分析，预测市场变化对医疗服务价格管理的可能影响，并制订相应的应对策略。

（3）经济风险　医院作为经营实体，医疗服务价格管理应考虑经济风险。经济风险评估应包括对医院收入和成本的分析，预测经济环境变化对医疗服务价格管理的可能影响，并制订相应的经济应对策略。此外，还要评估医疗服务价格管理对医院财务稳定性的影响，如费用收入平衡、医院盈利能力等。

（4）法律风险　医院医疗服务价格管理也面临法律风险，需要评估医疗服务价格管

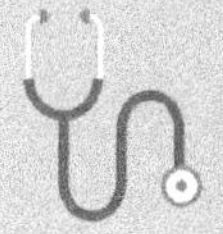

理是否符合相关法律法规的要求。法律风险评估应包括对相关法规的理解和分析，评估医疗服务价格管理是否合规，并及时调整价格策略以避免法律风险。

因此，对医院医疗服务价格管理进行风险评估是非常重要的，通过识别、评估和降低医疗服务价格管理面临的风险，促进医院价格管理水平提升。

2. 建立风险管理体系

F 医院应通过建立风险管理体系，加强价格政策分析、做好医疗服务价格调研、强化规范收费意识等措施来降低相关风险，确保医疗服务价格的合理性和适应性。

（1）建立价格风险管理体系　医院建立了完善的价格风险管理体系，成立价格管理委员会统筹管理价格行为，根据价格业务内容不同进行归口职能部门管理，明确各职能部门价格风险管理责任和流程，梳理价格管理风险点及风险防控措施，每年定期组织价格风险评估，并将价格风险评估发现的风险事件或潜在风险点提交价格管理委员会研究讨论，进一步完善医院风险管理体系，确保风险管理计划、评估、预防和风险应对的有效执行。

（2）做好医疗服务价格调研　价格管理部门定期向临床及患者开展医疗服务价格市场调研，了解医务人员、患者对当下医疗服务价格需求及建议。针对临床医技科室，价格管理部门梳理出科室一段时间内所有收费项目（药品、耗材、诊疗项目）、医保智能审核扣款等，深入科室了解主要治疗项目操作执行规范性及医保扣款主要原因，提供业务科室价格管理存在问题及解决建议。针对患者通过发放医疗服务价格问卷，实时走访医院门诊或住院患者对当前医疗服务价格水平建议及意见。

（3）加强价格政策分析能力　价格管理部门定期收集整理医疗服务价格政策文件，及时关注国家政策改革的变化趋势，同时对比分析国内其余地方价格项目情况，加强对价格政策的解读和分析，预测政策变化可能对医疗服务价格管理的影响，并根据医疗服务价格调研情况，结合价格主管部门价格管理要求，提出调整价格建议或新增修订医疗服务项目价格，降低价格管理面临的政策风险。

（4）建立健全收费行为日常监督机制　定期与不定期相结合开展监督检查，通过病历查询、疑点数据筛查、现场询问检查等方式开展，随机抽查在院、出院病历和费用清单，指导督促相关科室及时纠正不规范收费行为，并及时追踪整改情况，对于整改效果不佳、态度不积极、不重视的计入科室绩效考核，降低不规范收费面临的支出风险。

（5）强化规范收费意识　建立和健全法律法规遵从机制，确保医疗服务价格管理符合价格政策的要求，避免法律风险。F 医院加强临床、医技科室交流沟通，及时反馈科室价格管理存在的问题，深化临床对医疗服务价格政策理解，指导临床、医技科室正确执行价格政策，提高医疗服务收费规范性。对临床医师、记账人员进行医疗服务价格政策培训，深入临床一线，及时传达最新价格管理政策，帮助临床深入理解政策，强化规范收费意识，提升价格管理专业水平。

F 医院深入临床一线常态化地开展医疗服务收费政策宣讲培训，临床医护人员深刻理解把握医疗服务价格政策。定期开展医疗服务价格管理专项自查，提出全院或具体业务科室价格行为潜在风险，并将风险自查发现问题及时反馈业务科室沟通共商对策，确保正确执行价格政策，避免价格风险的发生。通过完善内部价格管理制度，多部门配合，高效落实，F 医院规范医疗服务收费意识加强，价格管理水平显著提升（图 14-6）。

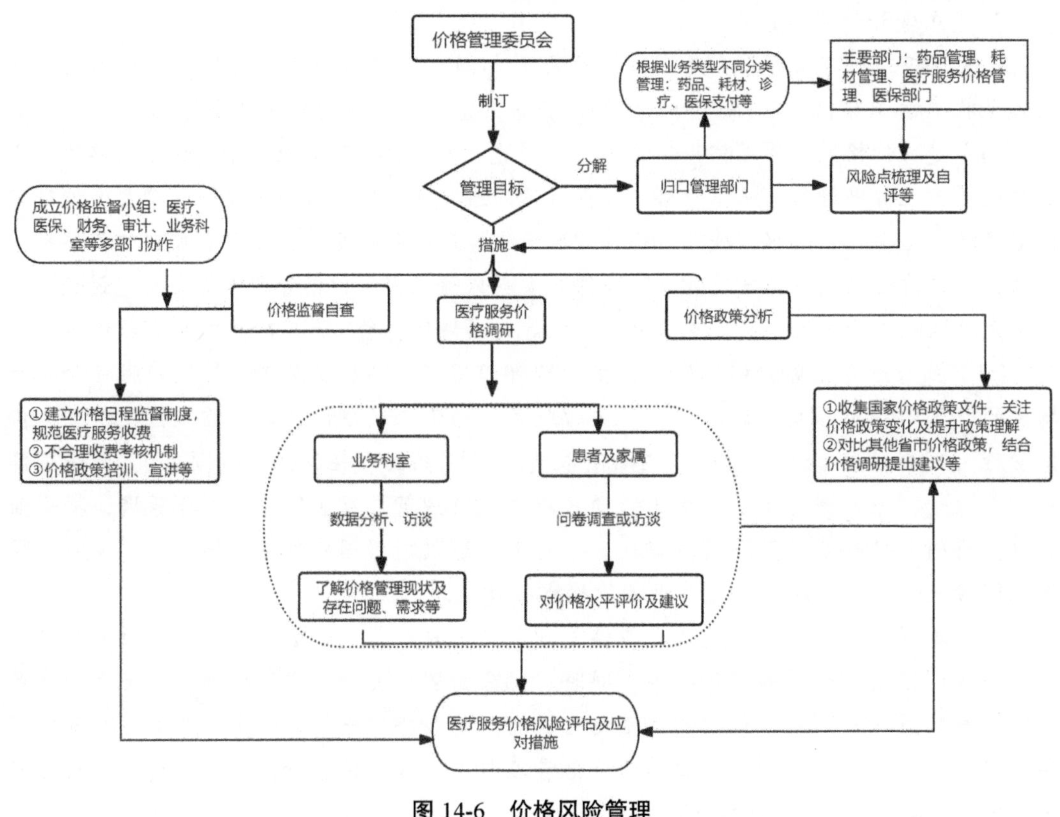

图 14-6 价格风险管理

实操案例 96

建立医疗投诉与纠纷管理制度，降低医疗赔偿风险

（一）背景

医疗卫生服务作为一种高知识密集、高难度、高技术的行业，以其难以规避的高风险性日益成为民生问题的焦点。同时医患矛盾的日益加剧，医疗机构投诉与纠纷逐年增长，也源于医疗风险的客观性、不可预测性、疾病本身的复杂性，以及新技术、新业务的不断推广。在医疗服务业务工作中，医疗投诉与医疗纠纷始终无法避免。根据 2022 年医法汇发布《2022 年全国医疗损害责任纠纷案件大数据报告》“二审判决中，医方败诉占比 79.11%，医方败诉原因 33.16% 为未尽注意义务。在所有法院判决赔偿的金额

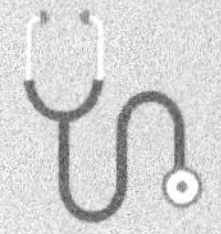

中，赔偿金额在30万元以下的案件比例为66.87%”。可以看到，医疗风险的发生不可避免会导致医院支付赔偿费用。

（二）G医院做法

为有效防范医疗风险发生，及时有效处理医疗纠纷，保护患者及医疗机构合法权益，维护医疗秩序，保障医疗安全，根据国家《医疗事故处理条例》《医疗纠纷预防和处理条例》，G医院不断完善医疗投诉与纠纷管理制度体系，先后制订《医疗事故预防方案》《医疗重大纠纷及突发事件应急处置预案》《医疗争议和医疗事故处理预备方案》《医疗质量安全事件报告制度》《医患沟通制度》《纠纷投诉管理制度》等多项制度、方案。同时，为了提高医疗纠纷管理效率，有效防控医疗损害发生，引入医疗风险案件管理信息系统，对拟发生或已发生的医疗风险事故进行全流程追踪管理，通过对风险案件梳理分析，有针对性地开展风险防范。

1. 具体措施

（1）成立医疗纠纷应急工作小组，由医疗质量管理部门、保卫部门、护理部门、医患沟通部门、业务科室等组成。工作小组下设置医疗纠纷临床组、调解组、安保组，根据各小组工作内容属性，细分各小组工作职责，分工协作。

（2）坚持不以医疗事故鉴定为前置的原则；坚持医患双方地位平等的原则；坚持过错责任原则。

（3）制订处理医疗投诉及纠纷的应急预案及程序。

2. 应急预案

（1）医疗投诉发生后，科室应立即向医疗业务管理部门报告，隐匿不报者将承担可能引起的一切后果。

（2）由医疗问题所致的纠纷，临床科室应先调查，迅速采取积极有效的处理措施，控制事态，争取科内解决，防止矛盾激化，并接待纠纷患者及家属，认真听取患者的意见，针对患者的意见解释有关问题，如果患者能够接受，投诉处理到此终止。

（3）若医疗纠纷初步处理未得到有效控制，并可能出现升级或非法行为的，启动医院应急预案。

工作小组各部门联动，调解组、安保组、相关科室人员全部进入谈判会场发挥各自职责，及时评估医疗纠纷风险，对纠纷医疗过程进行评估、分析，调查纠纷细节，提出处理建议；认真耐心回答患者家属疑问，做好解释工作，将不良影响降到最低。根据现场沟通情况必要时告知辖区卫健部门、维稳办、派出所等到现场进行协调。

（4）对医疗业务管理部门已接待，但仍无法解决的医疗纠纷，建议患者或家属按法定程序进行医疗鉴定。当事科室及时备齐所需病案摘要、原始病案、有关资料及科室意见。

（5）当事科室指定专人出席医疗事故鉴定会。

（6）患者及家属向法院起诉后，当事科室指定专人和律师代表医院出庭，必要时职能部门陪同。

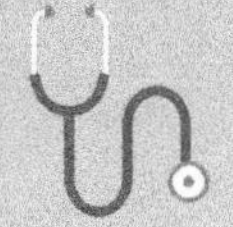

（7）医疗业务管理部门根据医疗纠纷的性质对科室和个人提出行政处理意见，并提请工作小组讨论决定。

3. 程序

向医院医疗业务管理部门报告→科室调查处理→医疗业务管理部门介入→当事科室了解情况→协商解决→患者不能接受→向分管院领导汇报→仍无法解决时→申请医疗鉴定→出席医疗事故鉴定会→医疗业务管理部门提出处理意见→院工作小组决定。

4. 引入医疗风险案件管理信息系统，对风险事件实时监控

为有效防控医疗风险发生，G 医院引入智能化的医疗风险事件预警系统，通过系统进行预测分析及预警，有效提高医院防控医疗风险效率。

（1）将医院的 HIS、LIS、电子病历、PACS 系统、病理、手麻、病案等系统中的业务数据转换形成以病历及各医疗动作发生时间为中心的临床病历索引数据仓，形成风险预警知识库。利用系统数据仓对数据进行处理、分析等，自动识别风险程度。高风险将成为医师和医院管理者重点关注的对象，便于及时采取诊疗措施，有效降低医疗风险。

（2）建立院、科两级风险预警系统，根据医疗风险的特征，建立院、科两级的医疗风险事件分析系统，根据医疗风险等级进行不同的管理和干预。

1）院级医疗风险预警系统　①定期搜集各种医疗风险预警信息，并及时在院内发布广泛汲取医学界发生不良事件的处理经验，减少这些不良事件在本院发生的概率。②完善院内的不良事件上报系统，通过不良事件管理发现医疗工作中的高危因素，并且定期发布预警防止不良事件发生。③相关部门对于已经发生的医疗投诉和医疗纠纷要妥善处理，同时整理投诉或者纠纷发生的问题，定期发布预警避免同类问题在本院反复发生。④如果出现恶性医疗纠纷隐患，医疗机构的管理部门、保卫部门要加强协作，防止恶性医疗损害事件发生（图 14-7、图 14-8）。

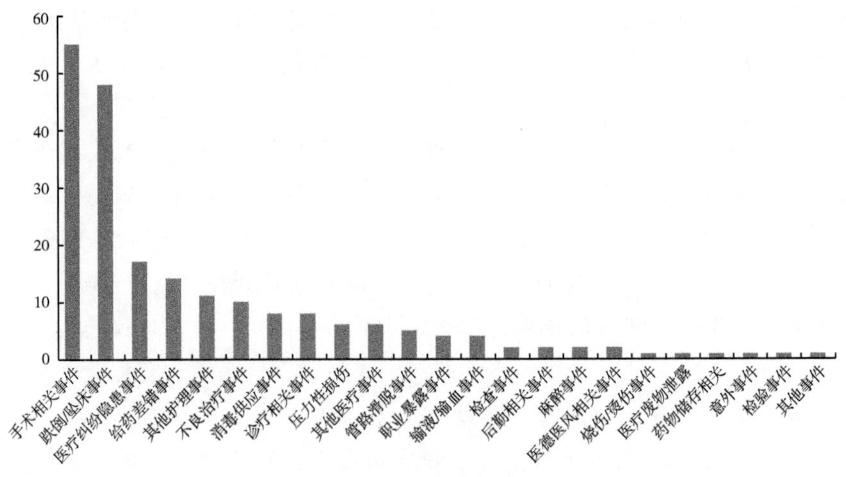

图 14-7　填报事件类型

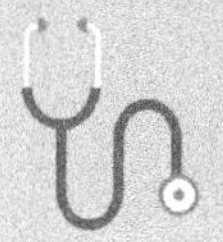

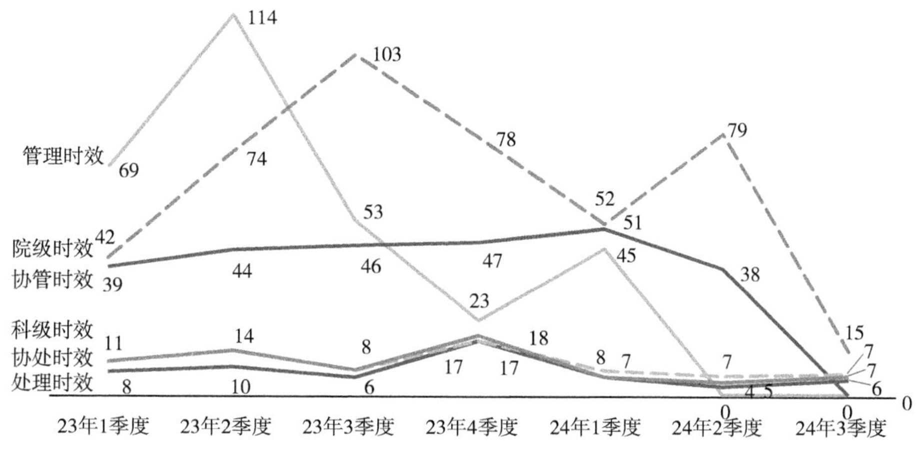

图 14-8　处理、管理时效分析

2）科级医疗风险预警体系　①应当注意搜集和本学科特点相关的临床医疗风险预警信息，并且及时告知科室人员。②定期发布本科的风险预警信息及风险事件发生原因，提醒大家增强风险意识。③医务人员应当增强医疗风险意识，在诊疗过程中如果发现患者具有容易引发医疗纠纷的风险隐患，应当立即在全科预警及时处理，避免矛盾激化（图 14-9）。

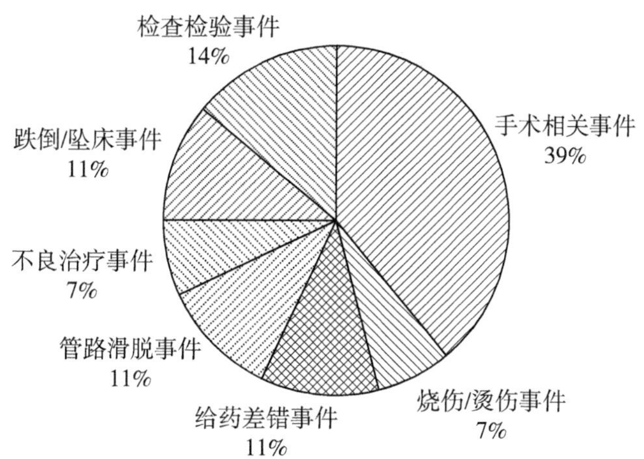

图 14-9　科室填报不良事件类型

（3）参考医疗事故分级标准，进行医疗风险分级管理，分类实施风险防控措施。根据医疗风险特征，进行四级分类（图14-10、图14-11）。

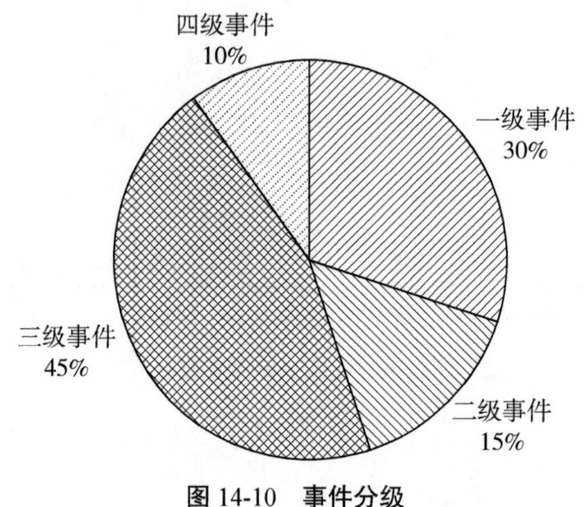

图14-10　事件分级

第一级是高度风险事件，指可能会造成患者死亡或者严重残废等后果，同时可能会影响正常的医疗秩序或者危及医务人员人身安全的情况。

第二级是中度风险事件，指可能造成患者中度残疾、器官组织损伤导致严重功能障碍的后果，管理部门需立即介入，采取措施防止损害扩大，持续监测避免重大医疗纠纷产生。

第三级是轻度风险事件，指可能造成患者轻度残疾、器官组织损伤导致一般功能障碍的，医务人员及相关管理部门应及时介入，采取相应措施防止损害扩大。

第四级是极低风险事件，根据风险因素判断可能会发生不良后果或者医疗纠纷的案例。医务人员应当增强责任意识和沟通意识，采用相应的措施降低或者避免风险的产生。

通过建立医疗纠纷及突发事件应急处置预案，G医院医疗纠纷事件处理效率明显提升，与患者及家属沟通更加畅通，医疗纠纷事件发生率及赔偿金额得到有效控制。

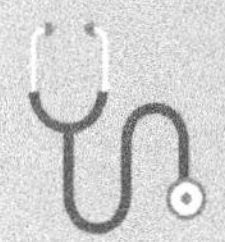

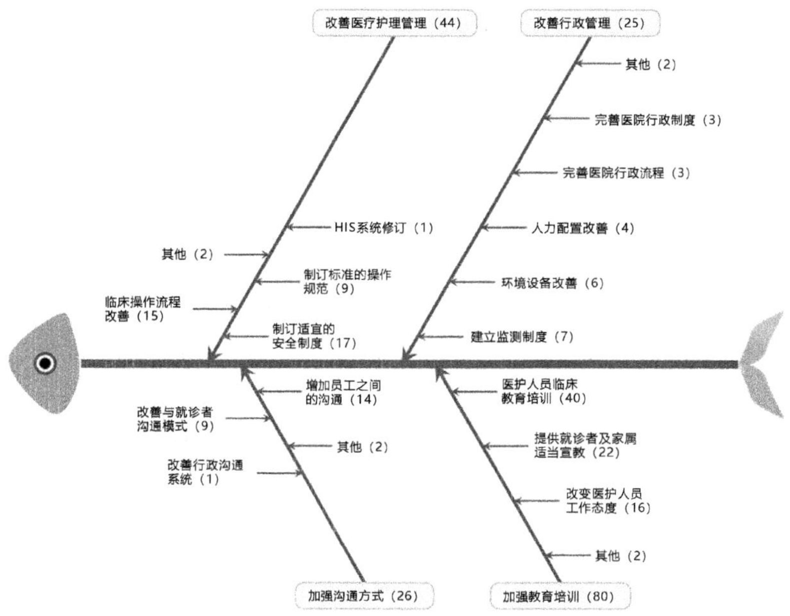

图 14-11　改进措施分析

（图中括号内的数字，表示在对一定时期内发生的不良事件进行鱼骨图分析后，需要采取相应改进措施的不良事件数量）

第十五章 运营信息化建设实战

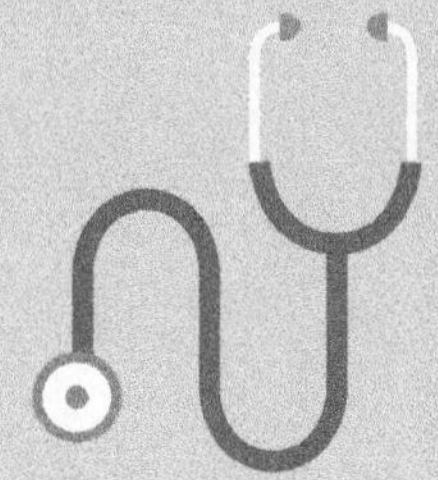

第一节 运营管理信息系统概述

一、运营管理信息系统建设的重要性

（一）政策指引

《国务院办公厅关于推动公立医院高质量发展的意见》（国办发〔2021〕18 号）要求，整合医疗、教学、科研等业务系统和“人、财、物”等资源系统，建立医院运营管理决策支持系统，推动医院运营管理的科学化、规范化、精细化。《关于加强公立医院运营管理的指导意见》（国卫财务发〔2020〕27 号）指出，加强医院内部运营管理信息系统建设，促进实物流、资金流、业务流、信息流四流合一；加强各个信息系统的有效对接，确保各类数据信息的规范性、完整性和有效性，支撑运营数据的统计、分析、评价、监控等利用。

（二）系统定位

医院运营管理是“医、教、研、防”等业务活动、预算资金资产成本管理等经济活动、“人、财、物、技”等资源配置活动的统一集合体。业务活动是经济活动的载体，经济活动服务业务活动。医院运营管理信息化则是实现业务管理、经济管理和资源配置管理科学化、规范化、精细化的基础支撑和重要保障。

（三）功能内涵

医院运营管理信息系统，需要按照统一的标准规范对医院各类数据进行整合和治理，提供运营业务分析和决策支持，通过提升医院运营管理的智慧化、精细化水平，来达到医院的投入产出效用最大化、资源配置最优化目标，从而帮助医院实现从粗放式的“一院一策”向精细化的“一科一策”“一组一策”转变，将管理重点由绩效结果评价向

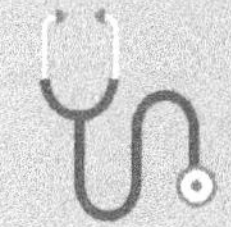

运营管理的资源投入、过程管控转变，从事件数量驱动的职能管理模式向效能目标驱动的科室运营模式转变。

二、运营管理信息系统建设的必要性

（一）积极应对医疗竞争挑战

从医院所面临的外部环境来看，当前与过去相比已经发生了重大变化。随着主管部门对公立医院绩效考核政策的推进，同类型医院发展路径快速趋同，同区域同质化竞争日趋严峻。

医院受到医保“超支分担、结余留用”支付政策的调整影响，原有的运营管理方式已经不能适应外部环境和政策的要求，亟须建立面向“国考”和DRG病组/DIP病种付费要求、以促进学科发展为目标、实行“高效开源、精准节流、持续发展”运营方针的医院新运营管理体系（图15-1）。

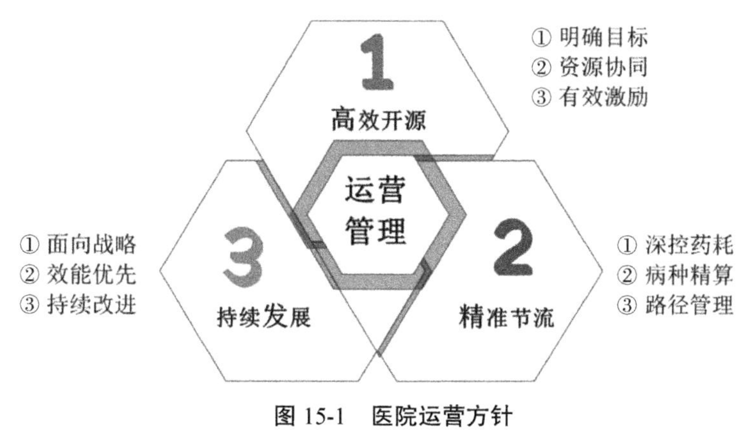

图15-1　医院运营方针

（二）有效解决医院发展痛点

从医院自身发展来看，公立医院需要在坚持公益性前提下，让患者满意、员工满意、医保满意，兼顾社会效益和经济效益的统一，取得较好的医院盈余，才能在日益激烈的外部竞争环境中，实现医院持续发展。医院在积极践行公立医院高质量发展要求的同时，面临着收支规模扩大，业务和经济活动、“人、财、物、技”等资源配置活动愈加复杂，医院盈余欠佳、经济运行压力逐渐加大等问题。以前重视不足的运营管理短板和弱项日益凸显并成为医院发展的重要制约因素，需要进行医院运营管理理念、方法、模式上的创新突破。

（三）深入执行精细化管理要点

医院必须向精细化管理要效益，加快实现管理模式和运行方式转变，提高医院运营管理科学化、规范化、精细化、信息化水平。

因而，医院亟须在现有信息化基础上，通过引进先进的精细化运营管理理念、方案和技术，构建起完善的医院运营管理体系及配套的信息支撑系统。采用医院运营管理"引擎"牵引，以绩效和成本为抓手，预算和质量控制，人力资源、财务及内控等多重保障一体化的集成模式，补充增强医院运营管理的杠杆支点力量，加速精细化管理实施进程，加快推动医院社会效益和服务效能最大化目标实现（图 15-2）。

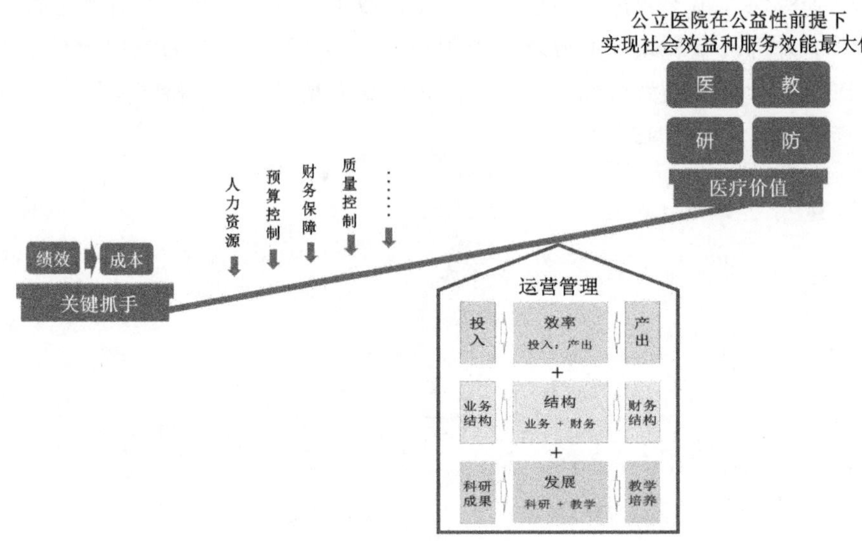

图 15-2 医院精细化管理价值杠杆

三、运营管理信息系统建设的基本原则

（一）政策导向原则

系统建设应主要依据《国务院办公厅关于推动公立医院高质量发展的意见》（国办发〔2021〕18 号）、《关于加强公立医院运营管理的指导意见》（国卫财务发〔2020〕27 号），参考《关于印发公立医院运营管理信息化功能指引的通知》（国卫办财务函〔2022〕126 号）及更多现代医院管理和信息化建设制度、规范和政策文件要求，建设目标符合国家政策导向，以公益性为前提，以满足人民群众健康需求为出发点和落脚点，实现社会效益和服务效能最大化目标。

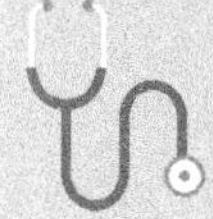

（二）融合集成原则

系统建设应匹配医院战略目标，统筹“医、教、研、防”等各类业务流程管理需求，融合集成绩效、成本、预算、人力资源、设备资源、财务、质控、内控等全场景管理要素，以产定投、以投促产，从“医、教、研、防”等产出维度合理评价“人、财、物、技”等资源投入的产出效益和效率，科学指导各类资源配置，实现投入产出配置的最优性价比目标。

（三）先进实用原则

系统建设应坚持先进性和实用性相统一的原则，顶层设计要结合功能实用和技术先进并兼顾今后发展，业务上要完全支撑“三位一体”智慧医院新范式，功能上要充分体现管理思维、业财融合和数据洞察，技术上要充分考虑应用云计算、大数据、分布式、移动化、物联网、人工智能与大模型等先进技术，数据上要实现院内外信息融合和深度治理，有效保障数据的完整、准确、及时和一致。

（四）开放扩展原则

系统设计需坚持开放性原则，要采用先进开放的网络体系设计结构，能够兼容不同的软件、硬件平台系统，充分利用现有的信息设备资源，保护投资。还需遵循扩展性原则，系统应按照统一的信息标准规范要求提供开放接口，能够与医院现有或将来扩展的业务系统进行集成，充分考虑系统设计的前瞻性，预留扩充接口，具备足够的系统扩展能力。

（五）安全可靠原则

系统设计要满足卫生行业信息系统相应等级保护要求，提供严密的身份验证、访问控制、数据加密、隐私保护等多层次安全措施，保证系统运行稳定、数据安全、访问及操作安全。同时要做好应急预案和日常演练，确保信息和系统在故障或灾难发生后能够迅速恢复，将事故影响降到最低。还要考虑可靠性要求，采用多种高可靠、高可用性技术保证系统的健壮性，尤其是保证关键业务的连续不间断运作和对非正常情况的可靠处理。

四、运营管理信息系统建设的内容与要求

（一）医院运营管理信息化建设“1+1+N”参考逻辑框架

主要参考《公立医院运营管理信息化功能指引》（2022 年版）、《全国医院信息化建设标准与规范（试行）》（2018 年版）、《医院信息化建设应用技术指引》（2017 年版）、

《医院信息平台应用功能指引》(2016 年版)、《医院智慧管理分级评估标准体系(试行)》等标准规范，同时结合大量的医院运营管理信息化项目建设经验，制订了医院运营管理信息化建设的“1+1+N”参考逻辑框架。

我们认为，医院实现高质量发展，在目标战略指引下，医院运行管理要形成对医院“医、教、研、防、管”等业务活动的有效支撑，逻辑上，运营管理信息化应分为三层建设，如图 15-3 所示。

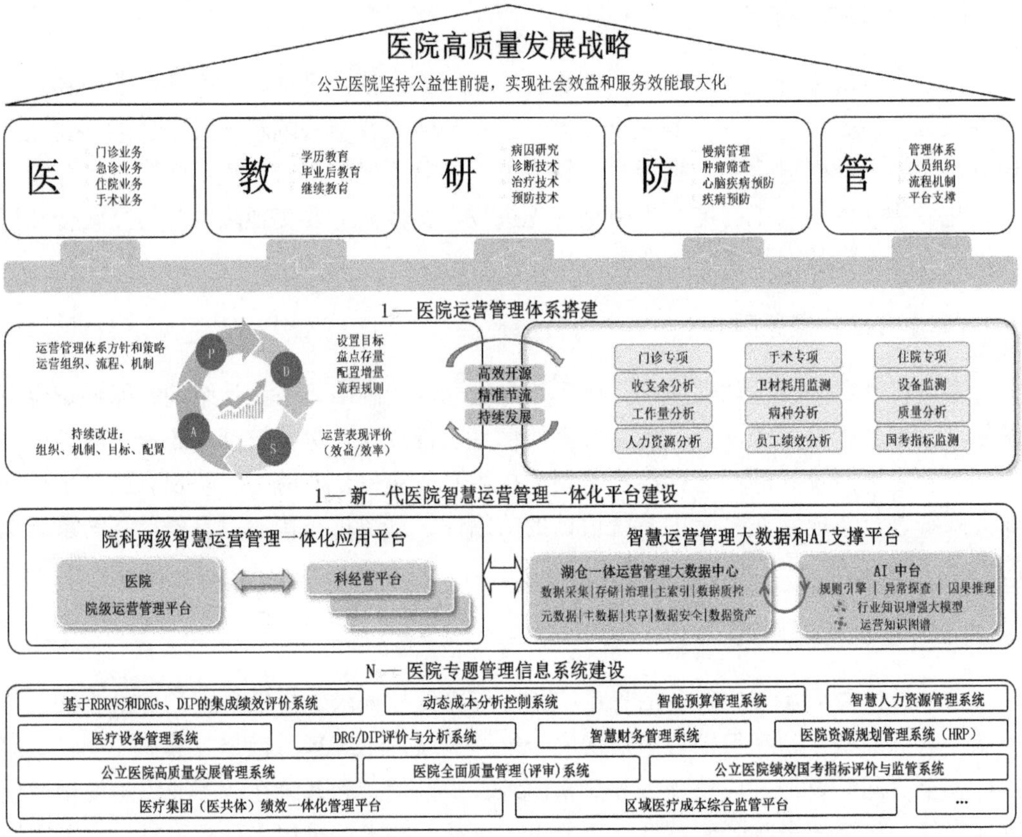

图 15-3　医院运营管理信息化建设“1+1+N”参考逻辑框架

1. 第一层　专题管理层（N 项）

本层是医院运行管理的地基层，指多个（N 项）医院专题管理信息系统的建设，每一个系统都是围绕医院运行管理的某一个主题展开。

2. 第二层　运营管理平台层（1 项）

本层进行 1 项即新一代医院智慧运营管理一体化平台建设。本层的定位旨在运营数据整合和智能化运营决策分析。由于第一层建设的专题管理系统具有本身不可避免的业

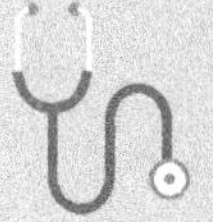

务局限性，当前处于 DRG/DIP 时代，在面对以病组 / 病种为核心的综合复杂运营分析需求场景时往往难以应对，所以医院仅有专题管理层的建设是不够的。需要突破运营管理旧惯式，汇总各类专题管理数据，融合集成“医、教、研、防”等业务系统的数据，按照医院运营高维视角对医院全场景、全要素数据盘点和整合，进行数据升维、信息降维，实现跨域、跨科、跨主题的医院综合运营分析，开创“数据驱动、AI 赋能、精益绩效为抓手”运营管理新范式。

3. 第三层　运营管理执行层（1 项）

本层进行 1 项即医院运营管理体系的配套搭建工作。前两层是运营信息平台建设，平台只是工具，利用并发挥好平台价值，还需要有健全的运营管理体系。配备运营管理团队，建立运营管理流程，制订运营管理机制。根据国家及各级卫生健康主管部门对医院运营管理工作的政策和规范要求，结合医院自身战略定位和专科发展规划目标要求，搭建符合本院特点和实际需求的医院运营管理体系。

运营管理信息化的三层建设，总结为夯地基、建平台、搭体系。夯实医院运行基础管理，建立医院智慧运营管理一体化平台，建立健全医院运营管理体系，切实将医院精细化运营管理工作落到实处、做到细处、行到稳处。

（二）医院专题管理信息系统建设

主要包括以下系统建设。

基于 RBRVS 和 DRGs、DIP 的集成绩效评价系统。

动态成本分析控制系统。

智能预算管理系统。

智慧人力资源管理系统。

医疗设备管理系统。

DRG/DIP 评价与分析系统。

智慧财务管理系统。

公立医院高质量发展管理系统。

医院全面质量管理（评审）系统。

公立医院绩效国考指标评价与监管系统。

此外，还可以包含面向医疗集团（医共体）的绩效一体化管理平台、面向区域的医疗成本综合监管平台等系统等。

（三）新一代医院智慧运营管理一体化平台建设

“数据驱动、AI 赋能、精益绩效为抓手”的新一代医院智慧运营管理一体化平台为医院运营管理工作的每个环节建立科学化、规范化流程，对医院各类分散的人、财、物、技术、绩效、成本、质量、工作量、产出、效率、病种、预算、财务等管理要素相

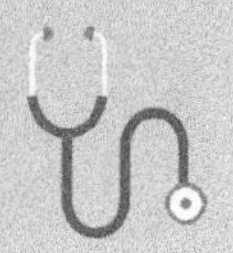

关数据进行整合和治理，实现数据的自动抓取、规范治理、智能分析，满足院科两级事前管理、事中控制、事后分析全链条运营管理需求，全面提升医院运营管理的智慧化、精细化水平。平台的应用架构如图 15-4 所示。

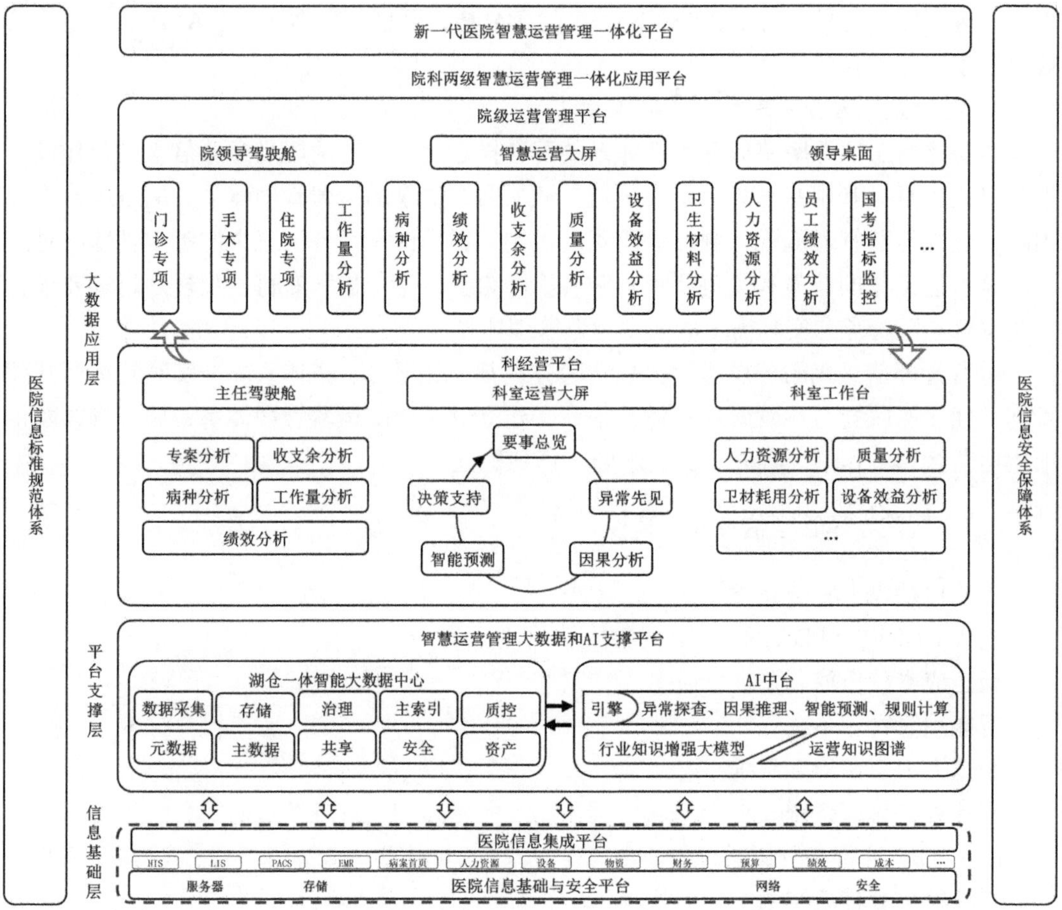

图 15-4　新一代医院智慧运营管理一体化平台应用架构

平台建设包括以下两部分。

1. 院科两级智慧运营管理一体化应用平台

院科两级智慧运营管理一体化应用平台包含医院院级运营管理平台（院端平台）和科经营平台（科室端平台）等两级平台。

由于医院运营管理的短板在于科室层的运营薄弱，所以需要在院级运营管理平台（院端平台）基础上，更进一步为科室层深度定制符合科室运营管理需求特点的科经营平台（科室端平台），为科室层提供独立的门户入口，让科室层主管直接融入应用、洞察数据，

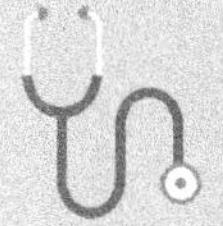

让医院运营管理的模型、算法和分析逻辑在科室层面平行展开，为科室层提供全景、全量、全维数据的运营决策分析支持，提高科室层的运营分析效率，提升科室层的专科经营管理水平，这是医院运营管理的发力点，也是一体化应用平台建设的聚焦点。

一体化应用平台在设计理念上，要突破传统分析报表的数据编织不密、综合分析呆滞、互动体验单一、需求响应不敏捷等不足，遵循“要事优先、异常先见、因果分析”管理思维，内置运营管理模型、算法、行业知识、标杆数据，丰富体现异常探查、原因分析、仿真预测、智能决策、PDSA 一体改进等闭环运营管理思想，旨在全面满足 DRG/DIP 支付时代下院级统筹、专科经营、上下联动、横向协同，绩效和数据双驱动的院科两级智慧运营管理新范式要求。

一体化应用平台在功能内涵上，关注的重点是医院全局资源投入与产出性价比是否最优，关注的核心是专科能力、质量水平、资源效率、产出效益是否提升，根本要义在于通过平台运行实现对医院整体运行状况的监测、分析、干预和控制。医院运营管理者及科室主管能够根据平台综合分析和决策支持信息，及时、准确、全面、连续地研判医院运营态势，并有效指导医院调整结构、配置资源、优化流程，实现降本控耗、提质增效、优化运营的目的。

2. 智慧运营管理大数据和 AI 支撑平台

该平台旨在构建形成医院运营管理大数据底座及 AI 中台。

建设医院湖仓一体运营管理大数据中心，对医院全景、全量、全维、全类型数据进行整合重构和全周期治理，成为全院统一的运营管理应用大数据底座，达到“一院一湖、一湖一数、一数一源、一源尽用”数据标准统一、一致共享的目的。

大数据底座数据来源于专题管理层系统数据，以及 HIS、LIS、PACS、EMR 等“医、教、研、防”业务系统数据，数据自动采集，汇聚到湖仓一体运营管理大数据中心，经过数据解析、清洗、校验、映射、转换、结构化、标准化、时序化、模型化、数据质控、隐私保护等全链条数据治理，形成对上层院科两级智慧运营管理一体化应用的准确可靠数据支撑。

AI 中台提供上层应用使用的 AI 引擎、模型和算法服务，包括规则引擎、异常探查引擎、因果推理引擎、行业知识增强大模型、运营知识图谱等内容。

（四）医院运营管理体系搭建

体系搭建包括运营管理体系的方针、策略的确定，运营管理团队组织的建设，运营管理流程和机制的设立。围绕门诊、手术、住院、收支余、工作量、卫生材料、设备、病种、质量、人力资源、绩效等核心要素，按照“高效开源、精准节流、持续发展”运营方针，来规划和设置医院和科室的发展目标，盘点存量、配置增量，形成运营效率和效用评价体系，建立起医院运营管理持续改进的动态机制。

第二节　常用信息系统的介绍

一、医院专题管理信息系统

（一）基于 RBRVS 和 DRGs、DIP 的集成绩效评价系统

1. 系统概述

基于 RBRVS 和 DRGs 的集成绩效评价系统，依据国家政策法规，以医院战略目标为导向，以工作量评价为基础，以 RBRVS、DRG、APG、CCHI 为工作量评价工具，以操作难度和风险指数（RVUI）、疾病复杂程度指数（PCCI）作为临床能力评价参考，统筹效率、病种结构、质量、成本、科研教学的绩效评价和分配体系，体现“多劳多得，优绩优酬”的原则（图 15-5）。

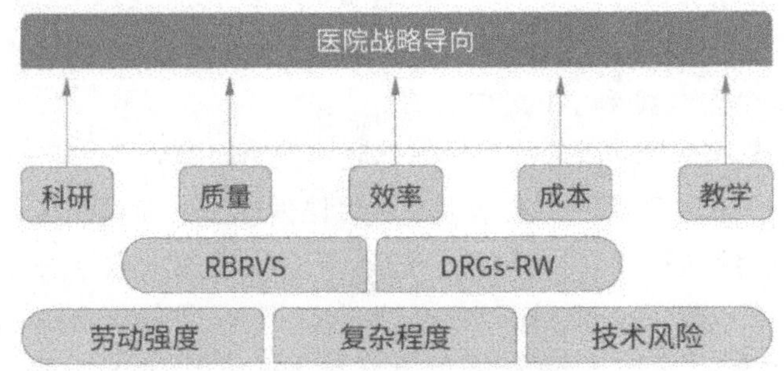

图 15-5　集成绩效评价原理

2. 建设目标和要求

（1）使用 RBRVS 与 DRG 评价医务人员劳动价值　引入相对价值系数（RBRVS）理念作为评价工具。RBRVS 是以资源消耗为基础，以医疗项目之间的相对价值为尺度的医师付费的支付工具。用 RBRVS 评价诊疗项目劳动强度、复杂程度、技术风险因素（出院人次用 DRG 权重）。

（2）精细化的成本管控　在成本管控方面，采用直接成本口径与绩效挂钩，包括房屋折旧、设备折旧、人力成本等直接固定成本，包括不计价材料、办公用品等直接变动成本。在 DRG 付费下，动态精算医疗项目成本，如每个在院患者实时的收费、成本和盈亏情况，每个病种的药品指数和材料指数，每个 DRG 成本和病种成本，让管理部门和临床科主任护士长实时地清晰掌握每个患者成本和科室各项成本情况。

（3）对照基线标杆数据　利用基线和标杆数据，在医院绩效评价时，不仅可与历史数据比较，还可与行业数据横向比较，让绩效管理更具有可操作性。例如，部分科室的

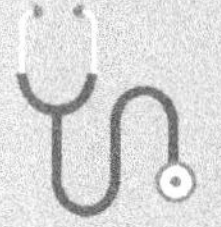

平均出科日、设备的产能与产率、坪效产出、基本病种覆盖率、基本技术覆盖率、关键病种覆盖率、关键技术覆盖率、PCCI 指数（疾病复杂程度分级）等。

（4）DRG 支付下的绩效评价　利用 DRG 测算结果结合 RBRVS 工作量进行绩效核算，利用时间和费用消耗指数、低风险组死亡率、总权重 RW、入组病例数、CMI 值等指标，对医疗服务效率、均衡发展、医疗服务能力和质量安全等方面评价并与考核挂钩。

（5）指导二次分配　对临床医师、护理团队、医技提供二次分配指导意见，完善院科两级分配机制。行管后勤按岗位职责考核关键业绩指标。

3. 功能模块

见图 15-6。

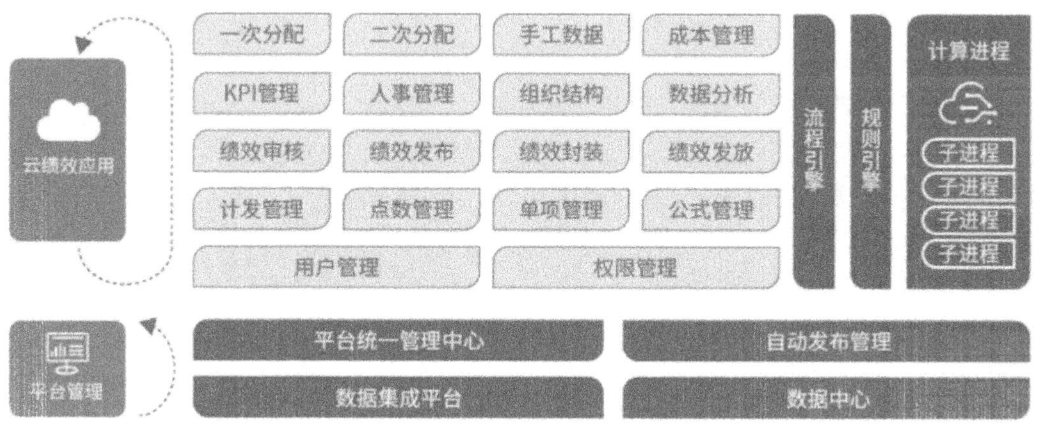

图 15-6　功能模块结构

（1）基础平台

①系统通知：其他用户或者系统发送消息给用户，用户可通过弹窗查看。

②流程引擎：流程控制，确保用户在绩效核算之前完成所有必要步骤。

③一次指引：图形方式指引用户完成绩效核算和操作。

（2）一次评价分配

①一次评价计算：按照点数、规则、公式计算一次分配。

② RVU 点数维护：维护 RBRVS 项目的基准点数和科室特殊点数。

③核算模型管理：设置每个核算单元的公式、规则。

④手工数据管理：绩效计算所需要的部分特殊数据，支持进行手工填写。

⑤手工数据审核：对录入的手工数据进行审核。

（3）二次评价分配

①科室分配项目：科室可自行设置绩效二次分配的名目。

②科室绩效分配：科室按照设置的二次分配项目自行发放绩效。
③科室分配审核：科主任对科室二次分配项目进行审核。
④医院分配项目：医院层面直接发放到个人的绩效项目可在此设置。
⑤医院计发分配：按照医院分配项目，由医院层面直接录入发放金额，并且计税。
⑥医院计发审核：对医院发放项目及金额进行审核。
（4）专项绩效评价
①专项绩效查询：查询各项专项绩效的结果，并进行归档。
②专项绩效管理：管理各项专项绩效，包括新增、数据配置。
③参数维护：维护核算专项绩效的各项参数。

（二）动态成本分析控制系统

1. 系统概述

为有效应对 DRG 付费、病种分值付费、床日付费，材料和药品零加成，以及医师多点执业等新医改政策的挑战，使用工业和服务管理领域的成本核算和控制理论、方法，并结合医院实际情况，以患者为中心进行成本核算与管理，动态实时地产出在院患者的成本（包括医疗项目成本、病种成本、DRG 病组成本、床日成本和流程成本）和盈亏数据，致力于提升医院成本控制水平与盈利能力，从业财融合的角度，全力帮助医院构筑持续竞争的优势（图 15-7）。

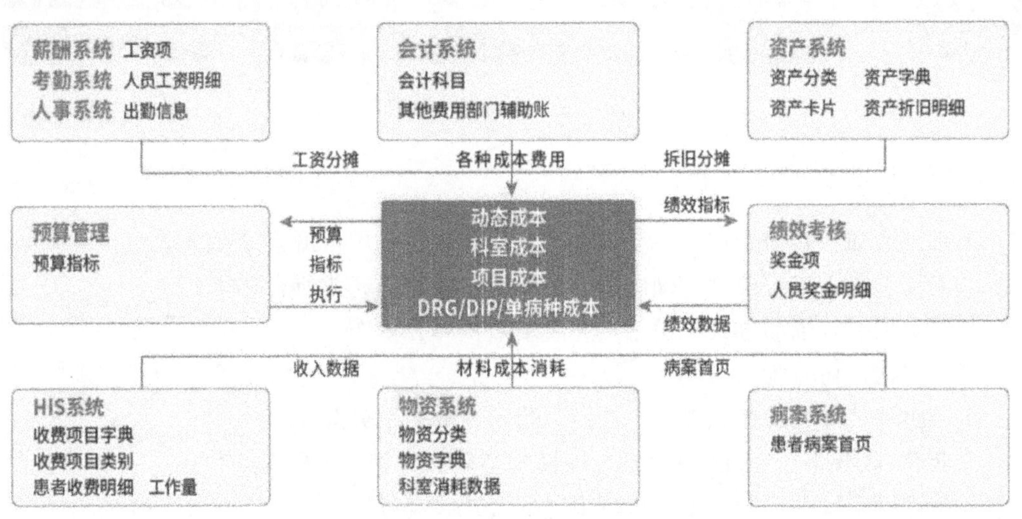

图 15-7 成本及相关系统关系

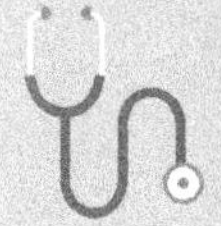

2. 建设目标和要求

（1）科室成本管控（全成本核算为基础）。

（2）项目成本管控，流程成本和项目成本控制为目标。

（3）病种、病组（DRG）成本管控，以最终服务的总成本优化为目标。

（4）流程成本管控，控制流程中的机会成本和沉没成本为手段。

（5）成本（决策分析）实时查询，为各级各类运营管理人员提供分析和控制依据。

3. 功能模块

（1）动态科室成本管控　将医院业务活动中所发生的各种耗费以科室为核算对象进行归集和分配，采用全成本核算方法，计算出科室成本并进行分析管控。

（2）动态项目成本管控　以医疗服务项目为核算对象，以归集费用与分配费用核算的方法，在科室成本核算的基础上，加上分摊的间接成本，在科室所提供的各项目间进行分配。

（3）动态病种成本管控　以病种（DRG、DIP）为核算对象，按照一定流程和方法归集相关费用，计算病种成本。

①系统应支持各类成本分析：科室成本分析、医院成本分析、成本对比分析、院级病种成本分析、病种效益分析、难度系数分析、手术结构分析、四象限分析、CMI 收益维度分析等。

②系统应支持各类实时查询：项目成本（一定时期内项目平均成本数据查询）、患者实时成本查询（提供查询在院患者的实时成本、药品和耗材占比、分析科室平均收益率）、出院患者成本查询（提供查询出院患者的成本和收益率、药品和耗材占比、分析科室平均收益率）。

（三）智慧人力资源管理系统

1. 系统概述

融合现代医院管理理念和流程，整合医院已有信息资源，帮助医院建立面向合理流程的“扁平化管理模式”，创建一套支持医院人力资源整体运行管理的统一高效、互联互通、信息共享的系统化医院人力资源管理平台，推动医院管理科学化、规范化、精细化、可视化和可持续发展（图 15-8）。

2. 建设目标和要求

系统建设应解决数据质量较差、标准型和规范性不足的问题。通过专业分析模型，深度挖掘数据，提高数据分析处理效率，支撑管理决策，充分体现人力资源工作的价值。

3. 功能模块

提供专业的人力资源分析模型，紧密结合组织业务和问题，深入探寻组织人力管理焦点，支持跨业务系统、跨数据库的数据整合，实现人力资源数据与业务数据之间的整合分析，支撑“选、用、育、留”人才管理机制。包括如下功能：组织结构管理、员工管理、薪资管理、合同管理、排班管理、考勤管理、招聘管理、培训管理、审批流程管理、人才管理、报表管理、绩效管理、权限管理、移动端支持等。

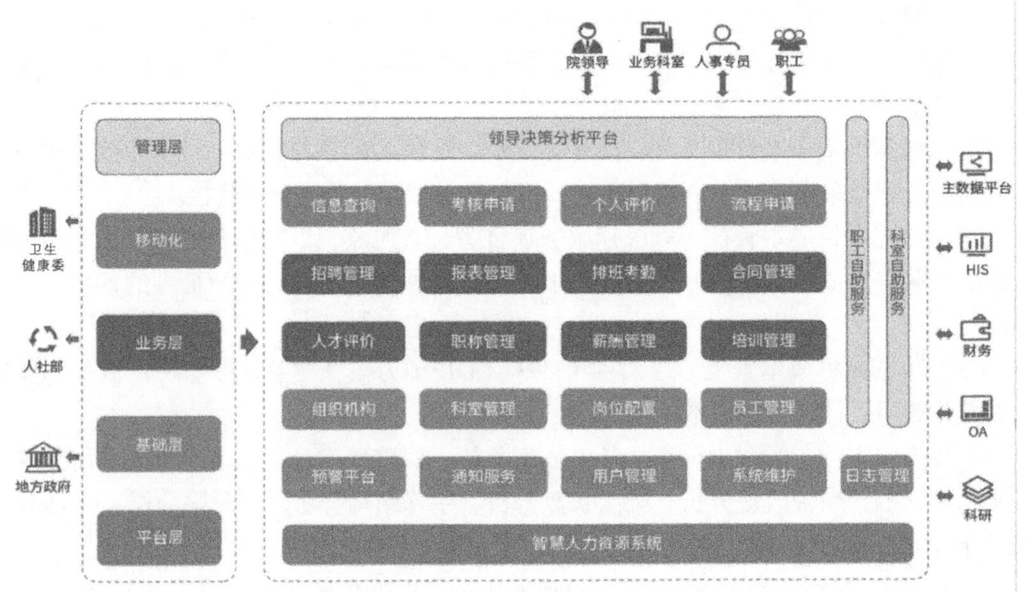

图 15-8　人力资源系统架构

（四）智能全面预算管理系统

1. 系统概述

依据全面预算管理要求，智能预算对医院所有经济活动全部纳入预算管理范围。通过围绕医院战略发展规划和年度计划目标，构建覆盖“人、财、物、技”全部资源的全面预算管理体系，推动深度业财融合，规范医院收支运行，强化预算约束，提高资金使用和资源利用效率，为达成预算编制的科学性、预算执行的准确性、预算绩效的全面性提供一体化的解决方案（图 15-9）。

2. 建设目标和要求

系统建设应解决如下问题：根据战略发展规划和年度目标任务，提高预算编制质量；根据行业数据和内外环境的分析模型，合理进行资源配置；提升预算执行数据的准确性、及时性；与财务系统协同，发挥预算分析、绩效考核的作用。

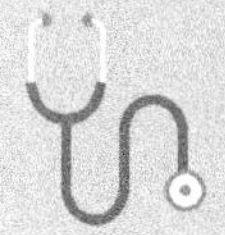

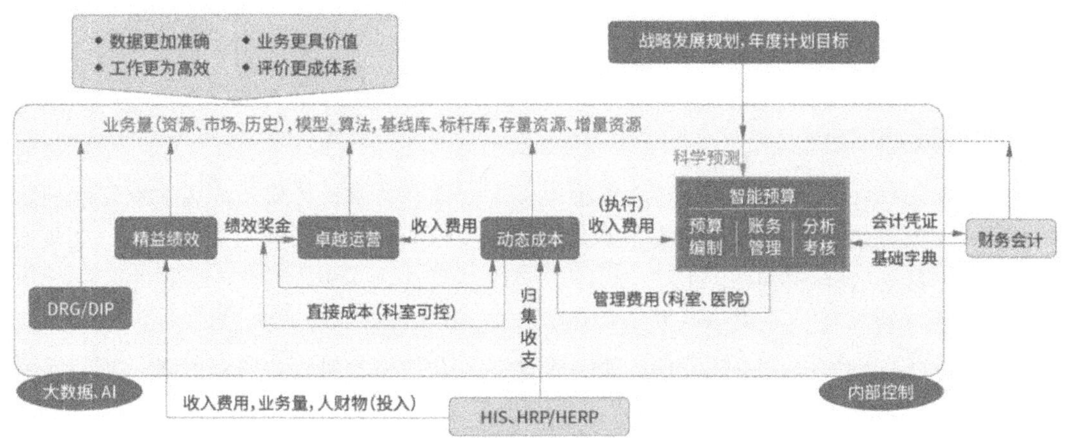

图 15-9 预算及相关系统关系

3. 功能模块

（1）预算编制管理 通过预算目标下达、归口管理部门任务分解和科室编制，灵活实现自上而下、自下而上编制模式，在流程上支持多上多下的全部流程的表单协同，支持零基预算、增量预算、固定预算、概率预算等编制方法，所有预算编制数据留痕、各编制节点预算数据留痕。通过多元、多维模型，实现医疗业务收入与支出的合理预测和全过程资源配置优化平衡。

支持与专科经营系统相集成。科室充分参与业务预算编制，结合年度目标计划、医院战略发展规划、政策规定、建议数据（标杆库、基线库），根据科室医疗资源、市场容量和历史数据等编制预算，并在日常专科经营过程中提供预算分析报表进行实时反馈情况，及时发现存在的问题，并与绩效管理实现数据共享利用。

（2）账务管理 根据预算，细化设立经费项目进行收支的管控，覆盖整个业务流程，对部门和科室开支金额进行实时把控。

（3）报销审批 根据医院现行财务报销制度规定，按照金额、部门、项目、岗位等多重规则创建审批流程。根据预算限额，填写报销填单，可实时查看该经费项目的基本信息、经费每一笔下达的流程进度（可编辑、可取消下达）、审批流信息，实时反映预算执行进度。通过科室审查、财务审核、领导审批、财务结算等流程进行报销。

（4）支持项目预算与医院其他的相关系统进行数据整合，实现预算联控功能 包括物资管理系统、资产管理系统、设备管理系统、药品管理系统、供应商协同系统、会计核算系统、报账管理系统、招标管理系统、合同管理系统等。

（5）预算分析与考核评价 定期组织对预算管理进行分类、分主题、分环节的深度分析；围绕预算管理的主要内容和环节，提供各环节预算绩效管理流程，制订预算绩效管理制度和实施细则，构建核心预算绩效指标体系，实现科学合理、细化量化、可比可测、动态调整、共建共享。

（五）智慧财务管理系统

1. 系统概述

医院信息公开化、透明化对财务系统提出了更高的要求。系统采用医院业财一体化管理模式，通过建立业务和会计核算单据级别的关联关系，打通业财数据壁垒，实现医院业务财务数据融合一体化。

2. 功能模块

（1）总账管理　提供凭证处理、账簿管理、个人往来款管理、部门管理、项目核算及平行记账等功能。

①包含凭证页面、凭证保存、凭证打印、凭证删除、凭证上张下张、出纳签字、凭证审核、冲销、查询、删除、作废、恢复、复制、输出、凭证草稿保存、生成常用凭证等。支持预算平行制单预警功能。包含凭证插入，凭证号顺延；凭证暂存；场景学习。支持凭证附件上传。支持导入出纳的数据。

②通过与外围系统进行设置完成自动生成凭证，包括 HIS 收费、药品等业务；物流管理、固定资产、智能报账、无形资产、科研基金、合同管理、工资转账等业务也可自动生成凭证。

③成本计算参数维护、成本拆分到指定科室。根据已经计算完成的数据进行自动生成凭证的维护。对于已生成的凭证可以开展增删改查等功能。对于已经拆分的成本进行多维度的查询。

④可实现现金流量凭证和报表查询、批量标注、批量取消、单条标注等。

⑤自动生成的凭证和实际情况如有出入，进行标记。内容有差异类、差异项及差异金额；可单独标记，也可批量标记；并对做过凭证是否做过差异进行记录，包括有未标记、手工标记、无须标记等。

（2）出纳管理　提供现金业务、银行业务、银企直联及票据管理。

（3）应收管理　以发票、其他应收单等原始单据为依据，记录销售业务及其他业务所形成的应收款项，处理应收款项的收回与坏账、转账等业务，同时提供票据处理功能，实现对承兑汇票的管理。

（4）应付管理　以发票、其他应付单等原始单据为依据，记录采购及其他业务所形成的往来款项，处理应付款项的支付、转账等业务，同时提供票据处理功能，实现对承兑汇票的管理。

（5）发票管理　提供多样化的发票采集方法，手工录入、扫码和外部系统导入，提供校验、防伪、查重功能。

（6）薪酬管理　薪酬发放基础设置，对账户信息、工资项设置、个人所得税设置、社保项设置、工资零头设置、公积金设置、薪酬关系设置、职工内部调动、薪酬方案权

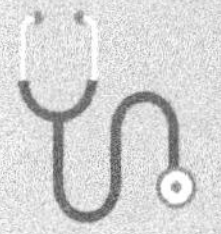

限、移动端薪酬查询设置。

工资数据包含工资数据录入、职工工资调整、职工工资计算、个人工资查询、工资综合查询、职工工资汇总表、发放变更查询、人力资源接口等功能。工资发放包含职工工资条、银行代发、工资发放表、工资配款表等功能。激励性绩效包含有激励性绩效管理、激励性绩效汇总、激励性绩效上报。工资报表包含工资汇总表、工资变更汇总表、工资汇总比较表、工资费用分配表、工资趋势分析、工资结构分析等功能。

（7）社保管理　包含个人社保查询、社保综合查询、社保缴费汇总表等功能。

（8）公积金管理　包含个人公积金查询、公积金综合查询、公积金缴费汇总表等功能。

（9）个税管理　包含个税查询、个税综合查询、纳税报告等功能。

（10）账表管理　常用财务报表，自定义管理报表。

对报表的基本情况进行设定：报表类型、数据汇总方式等（本年盈余与预算结余的差异情况说明）。通过系统内置的报表模板制作管理所需要的报表。按照报表模板，选择不同的账套进行数据汇总。报表查询按照月度、季度、半年度、年度，不同的纬度对适合的报表进行查询操作。对报表模板中的各单元格的公式进行定义、审核。对制作好的各种报表模板进行审核操作。基本数字数据包含基本指标及指标数字。自定义报表通过自定义函数的方式设置报表。报表合并提供合并方案设置及抵销设置，实现抵销数据的功能，完成报表合并工作。分析报告根据定义的模板和指标及指标计算公式，按期生成分析报告。

（11）基础信息管理　基础信息包含基础编码、科目关系设置。

①基础编码：会计科目、财务与预算科目对应、凭证类型、常用摘要、科目权限、自定义辅助核算、政府指令、现金流量定义、盈余与预算结余差异定义、特殊业务处理设置、资金来源、部门类别、部门编码、结算方式、币种、职工类别、职务编码、职工编码、项目信息、供应商类别、供应商编码、客户信息、收费信息、银行信息、财政补助内容、财政预算科目、物流虚仓、筹资单位、投资单位信息维护等功能。

②科目关系设置：类别科目设置、科目项目设置、收入设置、应收设置、收费支付方式设置、财政补助内容设置、待冲基金科目设置等功能。

（六）医疗设备管理系统

1. 系统概述

以医疗设备全生命周期管理为核心，实现医学设备购置管理、使用运维管理、质量管理、效益分析的全流程、多场景管理，能够充分体现计划与控制结合、供应与管理结合、消耗与效益结合，使医疗设备管理工作按计划、按步骤、按规律、按标准有条不紊地进行，便于更好地发挥管理职能，提高设备管理工作的效率和效果（图 15-10）。

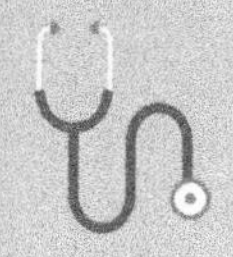

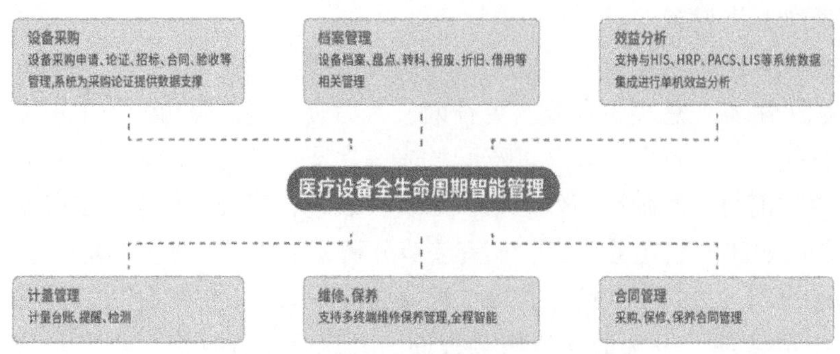

图 15-10　医疗设备系统组成结构

2. 建设目标和要求

让设备资产在线，与台账建立动态链接，跨部门、跨院区、跨机构多方协同，全程数据化，实现设备资产全生命周期数据化。

针对医疗设备的效益分析（成本分析、本量利分析、动态回收期分析、内含报酬率分析等）为医院进行采购论证、预算编制、绩效评价、运营管理提供有力的数据支撑，是医院评估资源效率、进一步优化资源配置的依据。

3. 功能模块

（1）采购管理　包含申购评价、采购预算编制、招标管理、合同管理、采购验收等。涉及设备论证、采购审核流程记录、谈判过程记录。

（2）资产管理　包含设备档案、折旧管理、资产盘点、供应商管理等。

（3）技术管理　包含维修、计量管理、预防性维护、质量控制管理、应急调配管理等。

实现设备全生命周期管理，包括设备位置、运行使用、维护巡检、故障维修、随机配件更换、数据备份与恢复等信息的管理，以及设备资质与证照管理、计量与检测管理、质控情况记录。

（4）效益分析　包含成本分析、单机效益分析、科室效益分析、设备使用效率分析等。

设备采购前的效益论证，设备运行过程中的各类精细效益、效率、成本的分析处理。

（5）报废管理　包含报废评估、处置等。

（七）DRG/DIP 评价与分析系统

1. 系统概述

以病案首页和电子病历为核心，支持国家 DRG/DIP 技术规范及其他分组规则公布的地方规范，应用于绩效评价、医疗质控、成本管控、运营分析等。随时监控病种和医

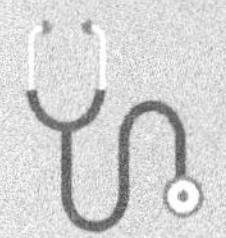

疗费用结构，为 DRG/DIP 病种预付制夯实基础。同时，使用 PDCA 循环管理方法，不断提高医院住院业务管理水平。

（1）DRG 版　支持 CHS-DRG 和 CN-DRG 分组规则，应用于医疗绩效评价、医疗质量和成本控制。在院内通过对服务广度、技术难度、工作效率、医疗质量、患者安全进行评价，使医院管理者随时监控服务病种结构和医疗费用结构，为 DRG 病种预付制夯实基础。架构如图 15-11 所示。

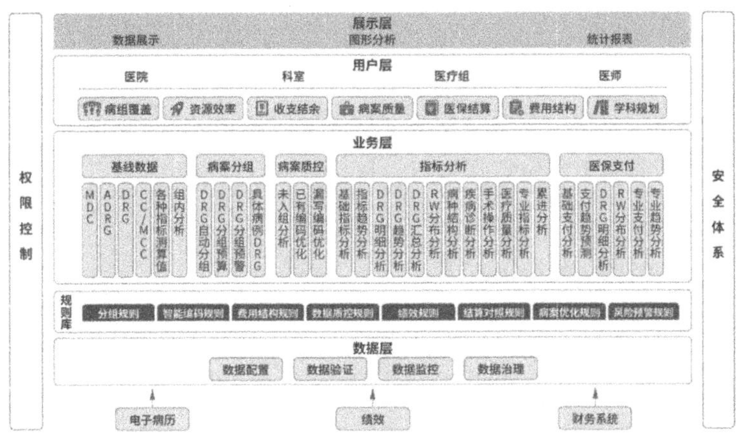

图 15-11　DRG 评价与分析系统架构

（2）DIP 版　支持国家医疗保障按病种分值付费（DIP）技术规范及其他分组规则公布的地方规范，可应用于绩效评价、医疗质控、成本管控、运营分析等。架构如图 15-12 所示。

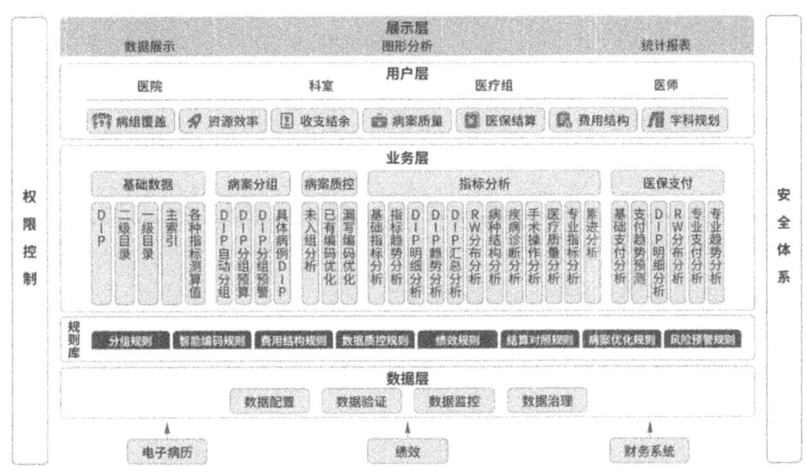

图 15-12　DIP 评价与分析系统架构

2. 建设目标和要求

（1）合理分组。

（2）病案质控。

（3）DRG/DIP 病种成本预警。

（4）分组结果产生的各项指标进一步利用。

3. 功能模块

（1）首页分析

①基础指标、手术指标、DRG/DIP 指标等指标的本期、同期、同比数据展示。

② DRG/DIP 趋势分析。

③支持多维度分析医院全部病例和医保病例 DRG/DIP 情况。

④支持选择单月或多个月份数据查看。

（2）汇总分析

①支持查看多个月份分析条件数据。

②支持查看全部患者。

③支持按照全院、科室、主诊医师分类查看。

④支持 DRG/DIP 指标、手术指标、基础指标查看。

⑤支持 DRG/DIP 分析报告导出。

⑥支持 DRG/DIP 明细分析数据、未入组记录、医师分析表及数据下钻。

⑦支持可视化展示 DRG/DIP 分析图、前 10 诊断、前 10 操作、前 10 DRG/DIP。

⑧支持可视化展示 RW 分布图。

⑨支持可视化展示医保支付趋势分析图。

（3）DRG/DIP 基线数据

① DRG/DIP 字典。

② DRG/DIP 二级目录。

③ DRG/DIP 一级目录。

④ DRG/DIP 主索引。

（4）病案分组与质控分类

① DRG/DIP 自助分组工具，对输入病例参数进行自助分组，得到对应的 DIP 分组情况、其他 DIP 相关优化分组的情况。

②病案分组，查看具体病例 DRG/DIP 信息。

③病案质控，未入组分析：对已有的病例分析未入组的原因。已有编码优化，得到 RW 更高的分组。漏写编码优化：通过读取费用明细找到漏写的操作编码达到更高 RW 的分组。

（5）院内分析　支持按照医院、科室、医师进行以下具体分析，得到对应的分析图

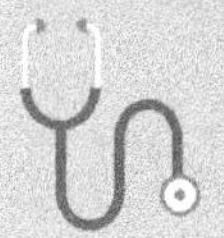

表，对比人次累进和产能累进，得到雷达对比图。

①基础数据指标分析。

②指标趋势分析。

③ DRG/DIP 明细分析。

④ DRG/DIP 趋势分析。

⑤ RW 分布分析。

⑥病种结构分析。

⑦疾病诊断分析。

⑧手术操作分析。

⑨医疗质量分析。

⑩专业指标分析。

⑪专业趋势分析。

（6）医保支付　按照全院、科室和主诊医师逐级细化，展示不同层级范围内医保人次的盈亏占比和人均盈余与盈亏数据分析，根据分析条件，展示对应的盈余、盈亏图，和雷达优化与对比图，趋势分析图与表。

①基础支付分析。

②支付趋势分析。

③ DRG/DIP 明细分析。

④ RW 分布分析。

⑤专业支付分析。

⑥专业趋势分析。

（八）医院全面质量（评审）管理系统

1. 系统概述

遵循《医疗质量管理办法》，执行三级医院评审标准、ISO9001 和国际医疗品质协会质量体系，以服务医院院科日常质控工作需要为目标，满足医院管理者对医疗质量的监测要求、政府卫生主管机构对医疗质量和患者安全的管理要求。

同时，为医院等级评审搭建一个智能的、便捷的管理平台，把人工评审工作变得自动化、流程化，使评审工作高效、有序、快速、规范化地开展。从医院评审标准、医院自评、评审任务分解、资料上报及审核、评审进度掌控、评审条款督导、主控及责任科室整改、整改措施反馈，模拟评审，多次自评。评审信息反馈等多个环节，针对评审每个环节遇到的问题进行量化分解，报表进行详细分析，更好地提升医院评审的管理，满足评审要求，促进医院全面高质量的持续改进发展。

系统包含医院等级评审（一、二、三）部分、国考指标管理、委员会管理、医务管理、护理管理、医院院感管理、药事管理、输血管理、医院管理、人事管理、临床科室管理、医技科室管理、科室QC小组、质控检查、持续改进管理、技术档案、不良事件、指标管理、系统管理等功能，为医院推行全面质量管理提供全方位信息化支撑（图15-13）。

前置要求
依法设置与执业·公益和行风·安全管理
服务能力与质量安全监测数据
资源配置·服务能力·专业·病种·重点技术
医疗机构现场检查
功能与服务·质量与安全·医院管理
国考管理
上报·跟踪·统计
委员会
组织·权责·会议
医务管理
准入·权限·配置·制度·培训·监测·改进
护理管理
人员·层级·监测
医院感染管理
监测·预警·上报
药事管理
药物·监测·上报
输血管理
计划·质评·监测
医院管理
设备·后勤·科研
人事管理
档案·人员·资质
临床科室管理
设置·人员·权限·培训·质控·改进
医技科室管理
设置·人员·权限·培训·质控·改进
科室QC小组
组织·检查·改进
质量检查
检查·督察·统计
持续改进
计划·实施·评价·处置·项目管理
技术档案
个人信息·专业资质·科研论文·进修学习
不良事件
事件清单·事件上报·跟踪处置·统计分析
指标管理
设计·修订·检查·监测·统计·分析
系统管理
组织·用户·角色·权限

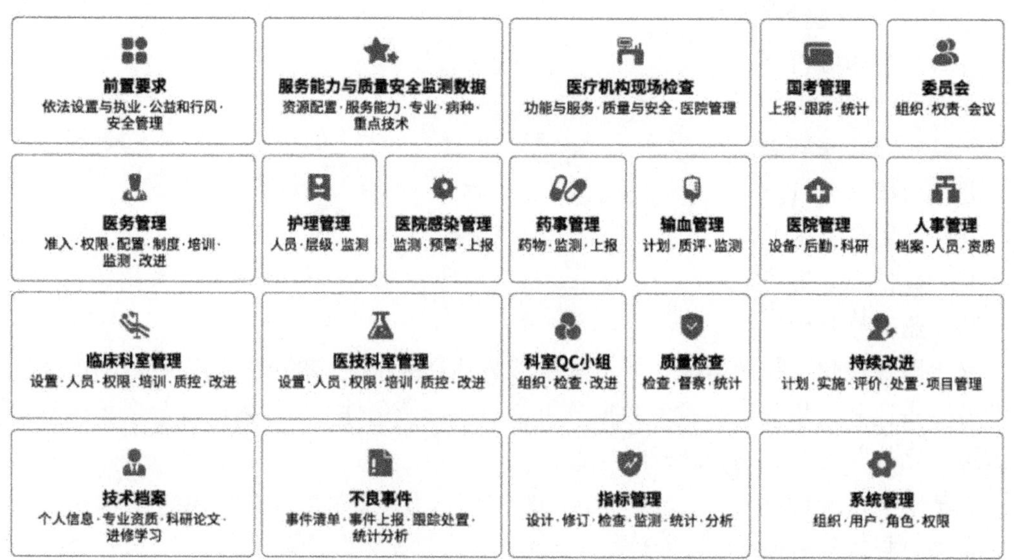

图15-13　医院全面质量评审系统组成结构

2. 功能模块

（1）指标管理　可查看不同类型指标的数据监测信息，如异常率、异常指标分布、异常指标清单、指标清单等；也可通过导航，快捷定位到目标页面中。

可查看所有指标的日常监测信息、异常告警信息、指标的报告。

可根据医院自身需求，个性化自主录入监测指标及指标值。

（2）不良事件管理　旨在构建一个全院统一的医疗不良事件上报管理平台，实现各种类型事件的上报流程化、规范化管理，经审核的事件可通过向上级管理平台直报，并为管理部门提供综合查询与多维度统计分析服务，提高医疗不良事件的管理效率、管理质量。

可对院内发生的不良事件按类别来进行录入。录入后由对应科室进行确认，并按事件等级进行审核并通知相应人员进行改善。

科室内可查看本科室发生的不良事件。

质控管理部门可查看全院发生的不良事件，并按事件类型、事发科室、事件等级等维度进行数据统计。

支持如下不良事件管理。

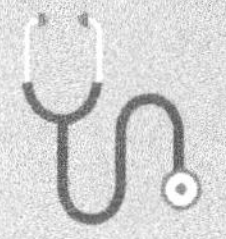

①护理类不良事件：具备护理类不良事件的填报、处理、查询统计功能，包括烧烫伤事件、管路事件、跌倒 / 坠床事件、患者约束事件、误吸 / 误咽事件、营养与饮食事件、医疗安全事件、导管事件、标本事件、患者行为、压疮事件、输液不良反应、给药阶段错误、用血错误、患者财产事件、针刺伤事件、药品丢失、药物外渗、失禁相关性皮炎。

具备对护理类不良事件表单模板进行调整的功能。具备匿名 / 非匿名上报及跨级别上报。具体对事件进行分发、审核、驳回、跟踪、归档、作废、转送操作。支持与临床护理信息系统对接，实现自动获取压疮评分。

②医疗类不良事件：具备医疗类不良事件的填报、处理、查询统计功能，包括患者辨识事件、检查事件、手术事件、麻醉事件、医疗处置事件、非预期事件、医疗沟通事件、术前术后诊断重大差异、信息传递错误事件、治疗错误事件、诊疗记录事件、方法 / 技术错误事件、手术相关并发症事件。

具备对医疗类不良事件表单模板进行调整的功能。具备匿名 / 非匿名上报及跨级别上报。具体对事件进行分发、审核、驳回、跟踪、归档、作废、转送操作。

③药品类不良事件：具备药品类不良事件的填报、处理、查询统计功能，包括药品不良反应、化妆品不良反应、药物医嘱开立错误、药物调剂错误、传送过程错误、信息流转错误、药品召回事件、贵重药品丢失及损毁事件、特殊药品事件。

具备对药品类不良事件表单模板进行调整的功能。具备匿名 / 非匿名上报及跨级别上报。具体对事件进行分发、审核、驳回、跟踪、归档、作废、转送操作。支持与医院管理信息系统对接，实现调阅用药信息功能。

④输血类不良事件：具备输血类不良事件的填报、处理、查询统计功能，包括输血不良反应、输血不良事件。

具备对输血类不良事件表单模板进行调整的功能。具备匿名 / 非匿名上报以及跨级别上报。具备对事件进行分发、审核、驳回、跟踪、归档、作废、转送操作。

⑤器械类不良事件：具备在不良事件管理工作台上，进行器械不良反应的填报、处理、查询统计功能。

具备对器械不良反应表单模板进行调整的功能。支持与物资管理系统对接，实现调阅医疗设备 / 医用耗材信息功能。

⑥院感类不良事件：具备院感类不良事件的填报、处理、查询统计功能，包括聚集性医院感染、特殊医院感染事件、医院感染防控隐患、多重耐药菌事件、医疗废物事件。

具备对院感类不良事件表单模板进行调整的功能。具备匿名 / 非匿名上报及跨级别上报。具体对事件进行分发、审核、驳回、跟踪、归档、作废、转送操作。具备同时对多个患者、多个职工的感染情况进行上报的功能。

（3）技术档案管理　个人主页展示用户的个人档案内容信息。同时用户也可对自己的基本信息、专业资质、科研 / 论文 / 专利、进修 / 培训、评优获奖、学术任职等档案信息进行编辑维护。

可查看个人的医德医风与年终总结。

当用户的专业为“医师”“药师”“护士”时，可通过技术档案模块中的“医师权限申请”“药师权限申请”“护士晋级申请”功能，对个人的权限与晋级等事项进行申请或查看。

可查看系统中推送的消息内容。

（4）临床科室管理　临床科室主页展示整个科室的基本信息，如科室内的人员结构、人员名单、职称级别、科 QC 小组会议记录、科不良时间上报情况、科持续改进项目数据、科质量监测指标，以及科培训记录等数据总览。

①可维护本科室的专业相关证照、技术应用目录；查看科室依法执业的人员信息；同时也可对科室的人员、组织架构、床位的数据等进行维护。

②可设置本科室的授权小组，针对本科室医师的医师权限进行查看与审批。

③可设置本科室的质控小组，针对本科室的质控活动上传或查看活动后的会议记录或计划与总结。

④可对科内的培训信息进行维护，便于查看每个培训主题及对应的培训考核的数据。

⑤可查看科室负责的指标信息，如异常指标告警、日常监测指标等，也可手工录入指标的数值。

⑥可查看与维护本院的法律法规政策、指南共识标准、本院制度规范，以及本科室常用的制度文件。

⑦可查看科室持续改进项目的概览信息，创建新的持续改进项目，查看科室持续改进项目进度，以及查看全院的持续改进项目案例。

⑧可查看科室质控检查管理的概览信息，查看质控检查的异常结果详情，各类质控检查的数据对比，以及每次质控检查的详细内容。

⑨不良事件清单中可查看所有与科室相关的不良事件信息与详情。

（5）医技科室管理　医技科室主页展示整个科室的基本信息，如科室内的人员结构、人员名单、职称级别、科 QC 小组会议记录、科不良时间上报情况、科持续改进项目数据、科质量监测指标，以及科培训记录等数据总览。

①可维护本科室的专业相关证照、技术应用目录；查看科室依法执业的人员信息；同时也可对科室的人员、组织架构、床位的数据等进行维护。

②可设置本科室的授权小组，针对本科室医师的医师权限进行查看与审批。

③可设置本科室的质控小组，针对本科室的质控活动上传或查看活动后的会议记录或计划与总结。

④可对科内的培训信息进行维护，便于查看每个培训主题及对应的培训考核的数据。

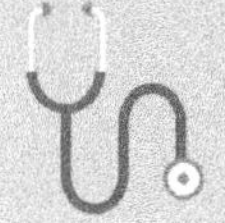

⑤可查看科室负责的指标信息，如异常指标告警、日常监测指标等，也可手工录入指标的数值。

⑥可查看与维护本院的法律法规政策、指南共识标准、本院制度规范，以及本科室常用的制度文件。

⑦可查看科室持续改进项目的概览信息，创建新的持续改进项目，查看科室持续改进项目进度，以及查看全院的持续改进项目案例。

⑧可查看科室质控检查管理的概览信息，查看质控检查的异常结果详情，各类质控检查的数据对比，以及每次质控检查的详细内容。

⑨不良事件清单中可查看所有与科室相关的不良事件信息与详情。

（6）科室 QC 小组　查看全院的质控检查数据统计与分析，如质控检查次数分布、数量达标分析、样本量分布、未如期开会的 QC 小组名称。

①可查看各质控小组的构成信息、计划与总结、会议记录信息。

②可查看所有没有如期开会的 QC 小组详情。

③可查看各科室的质控次数详情及科室质控的样本量数据详情。

（7）质控检查　可由科室进行质控自查并录入检查单，或由职能科室进行质控督察后录入检查单，对于督察不合格项，可由职能科室发送整改单要求对应临床科室进行整改。临床科室确认进行整改后，对整改单进行回复。

①临床科室内可对当前科室进行的质控自查，对职能科室进行的质控督察进行查看，并查看各类检查表现及异常项。在上级督察反馈中对收到的整改单进行查看并回复。

②职能科室内可对当前职能类型的质控活动按活动次数、样本量、查检表类型等维度进行统计，也可查看各类表现或各科表现及异常项。

③质控管理部门可对全院的样本量、合格率、质控活动等维度进行统计查看，也可查看各类表现或各科表现及异常项。可在质控办菜单内设置查检表告警值。

（8）持续改进管理　可查看全院的持续改进数据统计与分析，如持续改进项目数、改进方法应用比例、项目排行榜，以及持续改进项目清单等内容。

可新建或维护持续改进项目的详细信息；对全院的持续改进项目进行审核，以及查看全院已经结束的持续改进项目案例。

（9）医务质量管理　可对院内在职卫技人员、床位数等信息进行总览。可以临床、医技、科室等多维度查询人力配置情况。

①可以对医师、药师权限进行审批、调整及统计查看。

②对质控指标进行录入、统计、检测，以及对结果进行预警。

③对患者投诉单进行记录并跟进处理，对所有投诉单进行统计分析。

④对行业内法律法规、指南共识及本院内规范文件进行统一管理。

⑤对科室内质控小组构成信息、计划总结、会议记录信息提供展示、录入功能。

⑥提供持续改进创建入口，并展示当前科室主责持续改进项与院内持续改进优秀案例。

⑦提供不良事件审核功能，展示当前科室负责的不良事件列表。

⑧提供评审第一部分相关条例要求展示及院内当前表现对比，第二部分与第三部分条款自评相关功能。

（10）护理管理　可查看全院护理人员的数据统计与分析，如与护理相关的占比、护士的职称结构、学历结构、能级结构的数据分析、护士离职分析、护理相关的监测指标，以及QC小组会议记录。

①可维护本科室的专业相关证照，查看科室依法执业的人员信息。

②可查看全院的人力配置信息、各科的人力配置信息、护士的能级配置信息，以及护理人员的个人技术档案详情等。如职称分布、人员类别分布、学历分布、政治面貌统计、护理能级分布、护士离职统计、护理单元人员配置等信息。

③可对护士的能级晋升进行审批与查看，维护能级晋升的相关文件。

④可对护理的培训信息进行维护，便于查看每个培训主题及对应的培训考核的数据。

⑤可查看科室负责的指标信息，如异常指标告警、日常监测指标等，也可手工录入指标的数值。

⑥可查看与维护本院的法律法规政策、指南共识标准、本院制度规范。

⑦可查看护理质控检查管理的概览信息，质控活动数据统计与分析，查看质控检查的异常结果详情，各类、各科质控检查的数据表现，以及每次质控检查的详情内容。

⑧对科室内质控小组构成信息、计划总结、会议记录信息提供展示、录入功能。

⑨可查看科室持续改进项目的概览信息，创建新的持续改进项目，查看科室持续改进项目进度，以及查看全院的持续改进项目案例。

⑩不良事件清单中可查看所有与科室相关的不良事件信息与详情。

⑪提供评审第一部分相关条例要求展示及院内当前表现对比，第二部分与第三部分条款自评相关功能。

（11）医院感染管理　可查看感染科室的数据统计与分析，如人员配置信息、重点监测指标数据、不良事件统计、委员会会议记录，以及QC小组会议记录、培训记录、持续改进项目统计等。

①可维护本科室的专业相关证照，查看科室依法执业的人员信息，同时也可对科室的人员、组织架构的数据等进行维护。

②可对院感的培训信息进行维护，便于查看每个培训主题及对应的培训考核的数据。

③可查看科室负责的指标信息，如异常指标告警、日常监测指标等，也可手工录入指标的数值。

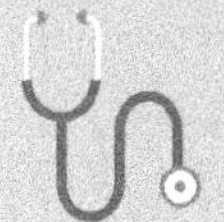

④可查看院感质控检查管理的概览信息、质控活动数据统计与分析；查看质控检查的异常结果详情，各类、各科质控检查的数据表现，以及每次质控检查的详情内容。

⑤可查看与维护本院的法律法规政策、指南共识标准、本院制度规范。

⑥对科室内质控小组构成信息、计划总结、会议记录信息提供展示、录入功能。

⑦可查看科室持续改进项目的概览信息，创建新的持续改进项目，查看科室持续改进项目进度，以及查看全院的持续改进项目案例。

⑧不良事件清单中可查看所有与科室相关的不良事件信息与详情。

⑨提供评审第一部分相关条例要求展示及院内当前表现对比，第二部分与第三部分条款自评相关功能。

（12）药事管理　可查看药事相关的重点监测指标、全院药事人员的数据统计与分析，如职称结构、学历结构的数据分析，以及 QC 小组会议记录、培训记录、持续改进项目等。

①可维护本科室的专业相关证照，查看科室依法执业的人员信息，同时也可对科室的人员、组织架构的数据等进行维护。

②可对药事的培训信息进行维护，便于查看每个培训主题及对应的培训考核的数据。

③可设置科室授权小组的人员，查看或维护医院的药物目录信息，能够查询医师可使用哪些药物信息、能够查询与审批药师可使用哪些药物信息等。

④可查看科室负责的指标信息，如异常指标告警、日常监测指标等，也可手工录入指标的数值。

⑤可查看与维护本院的法律法规政策、指南共识标准、本院制度规范。

⑥对科室内质控小组构成信息、计划总结、会议记录信息提供展示、录入功能。

⑦可查看科室持续改进项目的概览信息，创建新的持续改进项目，查看科室持续改进项目进度，以及查看全院的持续改进项目案例。

⑧可查看药事质控检查管理的概览信息、质控活动数据统计与分析；查看质控检查的异常结果详情，各类、各科质控检查的数据表现，以及每次质控检查的详情内容。

⑨不良事件清单中可查看所有与科室相关的不良事件信息与详情。

⑩提供评审第一部分相关条例要求展示及院内当前表现对比，第二部分与第三部分条款自评相关功能。

（13）输血管理　可查看输血相关的重点监测指标、全院药事人员的数据统计与分析，如职称结构、学历结构的数据分析，以及 QC 小组会议记录、培训记录、持续改进项目等。

①可维护本科室的专业相关证照；查看科室依法执业的人员信息；可对科室的人员、组织架构的数据等进行维护；同时也可以对有输血权限的药师进行查看或停权 / 复权等操作。

②可对输入的培训信息进行维护，便于查看每个培训主题及对应的培训考核的数据。

③可查看科室负责的指标信息，如异常指标告警、日常监测指标等，也可手工录入指标的数值。

④可查看与维护本院的法律法规政策、指南共识标准、本院制度规范。

⑤对科室内质控小组构成信息、计划总结、会议记录信息提供展示、录入功能。

⑥可查看科室持续改进项目的概览信息，创建新的持续改进项目，查看科室持续改进项目进度，以及查看全院的持续改进项目案例。

⑦可查看输血质控检查管理的概览信息、质控活动数据统计与分析；查看质控检查的异常结果详情，各类、各科质控检查的数据表现，以及每次质控检查的详情内容。

⑧不良事件清单中可查看所有与科室相关的不良事件信息与详情。

⑨提供评审第一部分相关条例要求展示及院内当前表现对比，第二部分与第三部分条款自评相关功能。

（14）医院透视管理　可下钻查看财务处、总务科、信息中心、科研处、党委纪委管理的信息内容，包括主页概览、科室基础管理、质控指标管理、制度文件汇编、质控小组构成、持续改进管理、不良事件清单、评审达标管理等功能。

（15）人事管理　可查看全院的人员信息统计与分析，如专业类型分布、职称分布、学历分布、教学职务、人员类别、政治面貌等信息；也可单独查看医疗人员、医技人员、护理人员、药师人员、行政人员、后勤人员的信息统计与数据分析。

①可新增员工，对员工进行入职审核；可对员工进行科室、职务、专业类型的调动办理，以及为员工办理离职手续。

②可对员工的薪酬福利管理、考勤管理、绩效管理、教育培训进行查看与维护。

③提供评审第一部分相关条例要求展示及院内当前表现对比，第二部分与第三部分条款自评相关功能。

（16）评审管理　可查看有关评审的所有信息详情，如备审进度、评审达标管理、国考指标管理、指控指标与报告等；也可查看整个系统中所涉及的各种信息详情，如不良事件管理、委员会管理、科室质控小组管理、质量检查管理、持续改进管理、制度文件汇编、专业技术档案、技术权限管理、床位配置管理、培训管理等内容。

（17）国考指标管理　国考指标看板、指标查看、评分规则管理、评分计算、统计报表等。

（18）委员会管理　可查看全院所有委员会的层级关系结构，以及每个委员会的详情，如基本信息、会议记录、制度文件等。

（19）系统管理　对院内所有科室、用户、评审标准、质控指标进行统一配置管理。

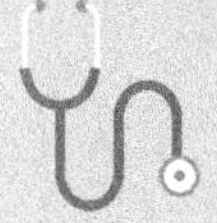

（九）公立医院高质量发展建设管理系统

1. 政策背景

近年来，随着我国医改的不断深入，公立医院发展模式也在不断进步，高质量发展已经逐渐成为公立医院的重要战略发展方向。《国务院办公厅关于推动公立医院高质量发展的意见》（国办发〔2021〕18号）中提到“力争通过5年努力，公立医院发展方式从规模扩张转向提质增效，运行模式从粗放管理转向精细化管理，资源配置从注重物质要素转向更加注重人才技术要素，为更好提供优质高效医疗卫生服务、防范化解重大疫情和突发公共卫生风险、建设健康中国提供有力支撑”。全国各地也对医院高质量发展提出相应要求，如上海市政府在《关于推进上海市公立医院高质量发展的实施方案》（沪府办发〔2021〕31号）文件中强调了“建设与城市功能定位相匹配的功能化、人性化、智慧化医疗服务体系，打造公立医院高质量发展的‘上海方案’”等。

公立医院是医疗卫生服务体系的主体，公立医院高质量发展已经成为卫生健康高质量发展的重要组成部分和关键一环。

2. 系统概述

系统利用工程思想筹划医院整体高质量发展建设，助力决策层即时了解核心环节，快速发现建设过程中的执行异常，以目标管理和差异管理作为两大抓手，按“要事优先，异常先见”，实现目标引领，动态纠偏，整合医院高质量发展指标数据，输出动态可视化数据看板，助力医院实时掌握高质量发展建设进程。

3. 建设目标和要求

（1）将政策需求转化为建设需求，为医院在学科建设、科研创新、人才培育等资源配置方面提供策略指引，助力医院提高核心竞争力，实现高质量发展。

（2）将政策要求转化为任务目标，帮助医院厘清政策下高质量发展主要任务，明确在医疗体系、产研学一体化发展、数智融合、医院文化发展等领域的主要目标。

（3）将发展规划转化为成果产出，根据战略规划机制的形成过程，协助医院实现管理闭环，以目标管理为导向，提高医院高质量发展成果产出效率。

4. 功能模块

（1）领导组织体系　管理医院决策小组到各项目领导小组的管理架构。

（2）高质发展框架　管理高质量发展项目间关系，项目分类管理，资源配置和发展难度整体把握。

（3）建设进度管理　管理和监测各高质量发展项目的进展情况，提升沟通效率。

（4）项目建设管理　满足项目组的自我管理和医院整体管理的需要，实现数据、资料的集成。

（5）发展指标管理　展现指标的完成度，佐证材料、循证数据的集合管理，提升信息运转效率。

（6）项目预算管理　简化预算管理界面，助力非财人员掌握资源需求和配置管理技能。

（十）手术专项绩效评价系统

1. 系统概述

手术室作为重要的平台科室，是医院重要的运转中枢，更是体现医院核心竞争力的技术平台，其工作质量、效率、效益及流程的优化对医院至关重要。系统是对医院绩效管理系统的专项升级，将数据融合分析，集成利用医院手术室日常管理及流程数据，对手术室流程、时间、效率、资源配比等数据深入分析，支持使用者及时发现问题、挖掘潜在增长点和优化资源配置。

2. 建设目标和要求

通过系统建设，提升医院手术室运行使用效率及日间手术台次数量和占比，优化流程，减少各环节无效等待时间，提升患者满意度，结合绩效评价工具，合理评估手术室人员工作量。

（1）深度结合手术室日常运行流程及场景，全维度分析医院各手术室使用率、台次、等级、首台开台时间等数据，智能探查手术室运行异常及效率短板，并提供决策依据及建议。

（2）依据利润贡献或费别结构的不同，统计分析各手术部、手术收入、开放天数、实际有效占用时间、类型、日均收入、有效占用每小时收入等数据，设计最优手术相关资源配置方式。

（3）分析期间各手术科室手术奖金的标准差、人均金额、人均手术量、分布、倍数等分配情况，反映手术科室的人力资源的分配结构和利用效率，为医院绩效分配提供有力依据。

3. 功能模块

（1）手术、新技术、门诊专项激励

①国考相关手术、介入项目绩效宜通过专项奖励进行强化。

②新技术，绩效需要进行运营分析，即先评价、后设计方案。

③放疗专项，评估医院现状，设计方案。

④手术专项奖励。

⑤手术相关岗位和项目奖励。

⑥超额奖励。

（2）手术室成本管控

①依据成本类别、管理难点，分别对手术室的各类成本设计控制办法，或者利用成本规则，提高手术室的利用效率。

②临床占用手术室成本。

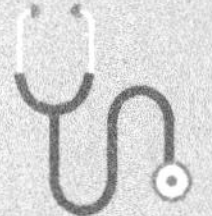

③专科设备成本。

④材料成本管控。

（3）关键指标绩效方案

①关联绩效与关键指标，驱动业务目标实现。

②外科手术率。

③其他手术相关科室手术率。

④四级 / 三级和日间手术率。

⑤微创手术率。

（十一）公立医院国考绩效指标评价与监管系统

1. 系统概述

系统实现上报数据的自动采集与上报，减少手工工作量；针对绩效考核的相关指标进行多维分析，借助数据分析辅助医院提高运营和质量管理能力。

三级公立医院绩效考核系统依据国务院办公厅颁发的《三级公立医院绩效考核指标》文件要求，统一对三级公立医院绩效进行考核，考核的指标体系包括医疗质量、运营效率、持续发展、满意度评价 4 个方面（图 15-14）。

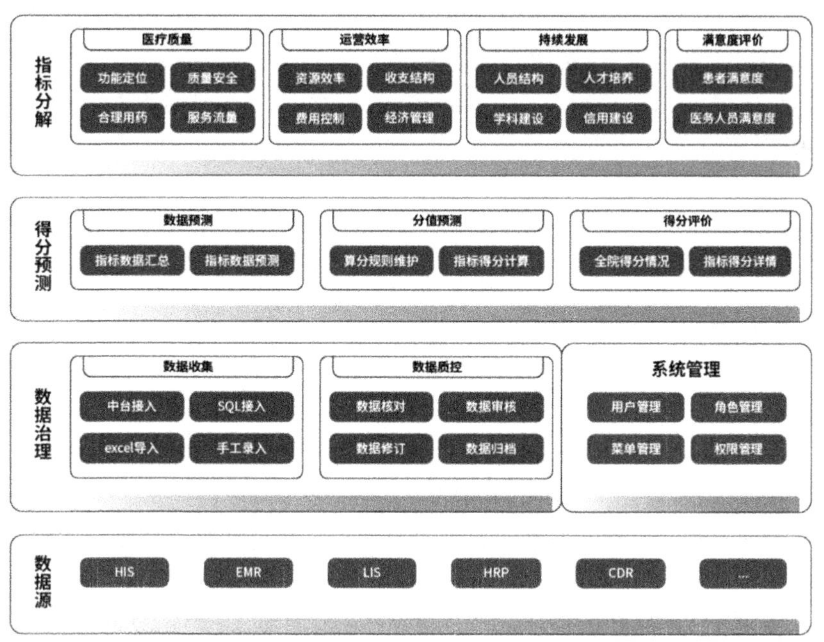

图 15-14　国考绩效指标评价与监管系统架构

2. 建设目标和要求

（1）绩效考核智能分析　形成历史和当前指标主题库，提升病案首页质控，加强用药管控监督，灵活设置指标权重，促进医院运营管理。

（2）科学有序推进绩效考核工作　从指标分类、项和源的数据多路径采集，到数据治理、建模、聚合分析、可视化和数据上报，促进医院考核流程建设，设计切实可行的落地方案，提升医院精细化管理。

（3）提升年度国考成绩　指标任务拆解、数据监测分析等服务体系支撑院内日常监测与自评工作；以数据为依托，结合持续改进措施，协助医院提升年度国考成绩。

（4）扩展自定义指标分析　支持自定义指标与国家绩效考核指标统一管理，相互融合促进，实现数据采集、数据质控、考核评价、决策支持、标准管理、资源管理的全流程应用。

（5）要求具备以下功能

①支持医疗质量、运营效率、持续发展、满意度评价 4 个方面 56 个指标统计上报。

②支持数据自动采集，直接从系统自动采集，进行逻辑口径转换后通过界面进行展示。

③支持指标的多级审核，数据填报流程逐层审批，系统严格控制统计权限、填报权限、审批权限，并能灵活分配权限。

④支持数据补录，无法从系统提取的数据，系统支持手工录入。支持生成最终可直接填报的表单。支持按照一级和二级指标分类对指标进行可视化图表展示。支持指标维度下钻，辅助医院分析。

⑤支持指标检索功能。

3. 功能模块

（1）考核指标库　收录三级公立医院考核中医疗质量、运营效率、持续发展、满意度评价 4 个方面共 56 个指标，并支持指标细化、医院自定义。

（2）考核方案　由库中指标数据组成，预设三级公立医院考核方案，可根据医院自身情况进行属地化考核方案拓展及评分权重设置。

（3）指标分解　辅助医院分解绩效目标值至各个科室、各个月份，根据历史数据自动算出目标分解值建议值，同时允许用户对目标值进行调整。

（4）考核过程管理　对考核过程进行监控及管理，可查看当前个人、科室、院级不同层级的考核状态与目标完成情况。

（5）考核结果　根据考核方案、目标及评分规则得出最终考核结果，用户可快速查看考核评分及提高项，追溯分析该指标完成情况。

（6）考核评价　平台根据下级考核结果建立考核评价至上级，上级填写考核反馈及改进措施反馈至下级，院内自查自评，促成良性循环管理。

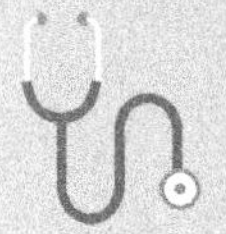

（7）多维分析　支持同比、环比、历史对比、明细钻取等多维度对绩效考核数据进行预览及分析，有针对性地提升医疗服务质量与水平。

（8）数据上报　数据自动采集，与国家级、省级绩效考核信息系统互联互通，一键式数据上报。

（十二）医疗集团（医共体）绩效一体化管理平台

1. 政策背景

2021 年，中央一号文件《中共中央 国务院关于全面推进乡村振兴加快农业农村现代化的意见》明确要求，“加强县域紧密型医共体建设，实行医保总额预算管理”。根据《关于印发紧密型县域医疗卫生共同体建设评判标准和监测指标体系（试行）的通知》（国卫办基层发〔2020〕12 号）和《关于加强基层医疗卫生机构绩效考核的指导意见（试行）》（国卫办基层发〔2020〕9 号），政府建立对医共体牵头医院、基层医疗卫生机构、专业公共卫生机构的监测评价和绩效考核体系，并将考核结果与绩效工资总量、公共卫生项目资金分配和评先评优挂钩。

在夯实区域医共体牵头单位的学科能力、提升医疗质量与安全的同时，用创新的管理体制与运行机制加强医共体下属卫生院能力建设，通过改革绩效体系，设计符合整体绩效目标与科室微观目标相协调的绩效激励点，充分调动各单位、各科室积极性，以进一步解放卫生院的生产力，切实实现让群众不得病、少生病、就近看病、看得好病的目标。

2. 系统概述

平台基于云计算和互联网，在云端搭建以医疗集团（医共体）总部医院为龙头，整合成员医院医疗卫生资源，实施集团化绩效管理的云平台。通过混合部署私有云和公有云，平台在保障各医疗机构数据安全性的基础上，提供更加灵活的个性化配置，以充分发挥政府在医疗集团（医共体）建设和发展中的引导作用。

平台全面支持基于 RBRVS 和 DRGs 的绩效评价、考核、分配的定制化方案。以绩效为抓手，充分激活“医共体”作用，促进医疗资源下沉、双向转诊、专科会诊、处方流转等功能落地，全面提升成员单位医疗卫生服务能力（图 15-15）。

3. 建设目标和要求

（1）实行医疗集团（医共体）各单位相对独立的院科两级核算　医疗集团（医共体）的奖励性绩效工资分配实行各成员医院相对独立的院科两级核算，并结合岗位价值、工作量、成本管控、关键业绩指标考核结果进行分配。对于医疗集团（医共体）内部流动执业的医务人员按照所在执业地点发生的工作量情况，灵活配置绩效奖励规则。

（2）实行岗位独立核算，医护分开核算　遵循政策要求按照岗位序列（医、护、技、药、管）进行绩效评价，制订相应的绩效分配办法。各医疗集团（医共体）成员单位主要以工作量、工作质量等为绩效评价的核心，按照岗位贡献、工作强度、工作质量等要素开展绩效评价。

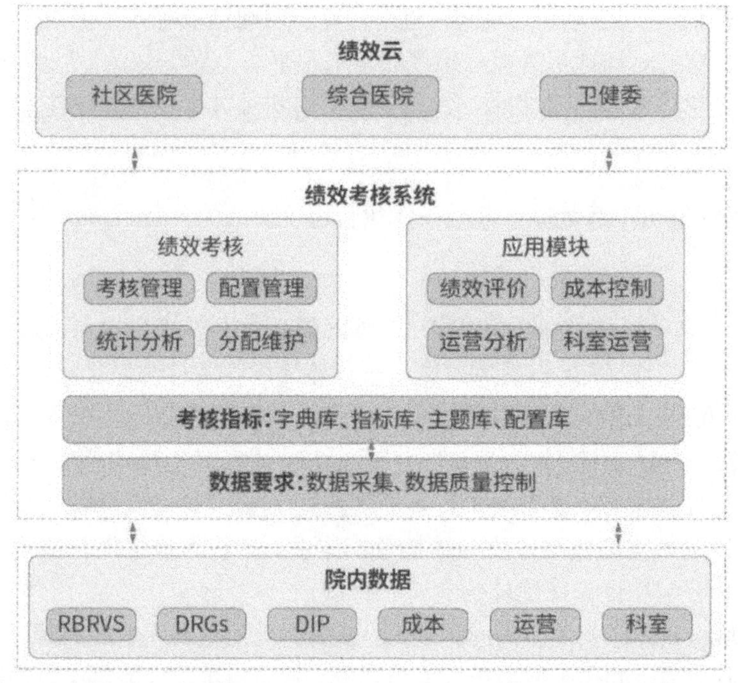

图 15-15　医疗集团（医共体）绩效一体化管理系统架构

（3）绩效方案设计要求

①岗位绩效：所处不同区域、不同服务人口、不同服务面积的基层医务人员给予不同的岗位绩效。确保基本面，基本收入。考虑地理、人口等因素的差异。重点关注相对公平和人员稳定。

②医疗服务绩效：对于开展基层医疗服务工作，根据其服务量与开展医疗项目情况给予工作量绩效评价。主要考虑医疗服务项目（药品、耗材除外）即有效收入。考虑急诊、出诊、出院人次的服务量。对开展在偏远地区的医疗服务进行倾斜。

③专项绩效奖励：根据县卫生健康委对于基层卫生服务工作的要求与导向，构建专项绩效激励体系，如制订适宜技术开展专项、医疗安全绩效专项、继续教育与外出进修专项等。

4. 功能模块

（1）多源头数据采集　连接医疗集团（医共体）成员医院 HIS、EMR、LIS、PACS、OA 等信息系统，按部门关系和业务分摊自动汇总。从单项考核、业务流程模块中采集。支持手动录入数据或建立明细台账。

（2）自动化溯源分析　实时对工作量指标和复合指标汇总，支持计算生成各类统计报表，包括月度考核、年度考核、专项考核数据、统计奖金核算结果及台账，分配动态排名。各类报表和数据可逆向查找，分析数据来源和计算过程的真实性，并分析考核和

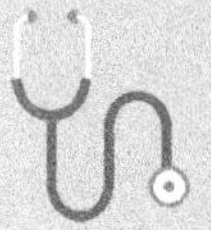

汇总方案合理性。

（3）模型可扩展　模块支持定性指标考核、固定目标考核、同类部门比较和去年平均值比较等多种计分方法。对本期实际值自动获取，并根据指标权重计算考核对象得分。

（4）多租多层管理

①成员单位管理：对成员医院进行管理，建立多租户账号体系。

②核算单元管理：核算单元的设置及其关联 HIS 科室的对应关系。

③发放单元管理：在核算单元上层设置发放单元，维护发放单元和核算单元的对应关系。

④科室管理：按照院内科室级别设置，创建科室字典，并且创建科室和核算单元的对应关系。

⑤医疗组管理：设置全部医疗组，并建立医疗组和科室、核算单元的对应关系。

（5）操作及管理方便快捷　支持基础数据自动核查，对各类指标进行同类、对比、结合分析，可反查并钻取历史统计报表和考核记录。

（十三）区域医疗成本综合监管平台

1. 系统概述

国家及地方各级卫生健康主管部门在制订政策和资源分配时，如果缺乏科学的数据支持和依据，会导致决策的盲动性。平台利用先进的大数据技术和人工智能算法，对区域内医疗机构运营过程中产生的经济及成本相关数据进行实时收集、整合、分析和可视化展示，发现不同医疗机构之间的成本差异和资源利用效率，为资源的优化配置提供科学依据，降低重复投入和资源浪费，提高医疗资源的配置效率，提高卫生健康主管部门的决策服务水平。

2. 建设目标和要求

实现区域内下级医疗机构科室成本、项目成本、病种成本、DRG 成本、PCCI 等医疗数据的全面采集和整合，实现对下级医疗机构科室、项目、病种、DRG 的集成和对比分析，为医疗资源的优化配置和患者的便捷就医提供支持，从而优化医疗资源配置和管理流程，提高决策的及时性和准确性。通过建立数据平台和分析体系，发现数据背后的规律和趋势，为决策提供科学依据，促进医疗机构之间的合作与交流，推动整个医疗行业的服务水平和竞争力提升。

3. 功能模块

（1）数据采集　区域所属医疗机构数据上报、采集、清洗、数据映射与转换、数据核查与校验、上报数据评价、任务管理与监控，重点包含收入数据和成本数据。

（2）关键指标监测　实现收入增长率、成本增长率、收支结余率、诊次费用、床日费用、门诊服务量、住院服务量、出院患者例均费用、成本结构分析、管理成本分析、人力成本分析、固定资产效率、门诊收支余分析、住院收支余分析、财政基本补助分析。

（3）区域科室成本分析　区域科室成本规范化报表、汇总分析、结余分析、构成分析、诊次分析、床日分析、趋势分析、量本利分析等。

（4）区域项目成本分析　区域项目成本规范化报表、汇总分析、构成分析、对比分析、费别比较分析、结余分析。

（5）区域病组 / 病种成本分析　区域病组 / 病种成本规范化报表、汇总分析、患者层面成本构成分析、病组 / 病种成本构成分析、对比分析、结余分析。

（6）区域 DRG/DIP 成本统计分析　区域 DRG/DIP 成本规范化报表、汇总分析、患者层面成本构成分析、DRG/DIP 成本构成分析、对比分析、结余分析。

（7）临床专科能力评价　从“病种”“患者”“关键技术”三维度，建立科学的数学分析模型，对区域医院科室的临床能力进行综合评价。

二、院级运营管理平台（院端平台）

（一）平台概述

院级运营管理平台提供面向全院的“医、教、研、防、管”产出，以及“人、财、物、技”和管理资源的投入分析；分析产出的绝对值、变化率及与预期目标对比，并可以结合投入对关键产出的效率进行分析，对产出结构进行分解和分析；可以按院、科、组、人的不同层级进行分析。

可以对重点平台科室（如手术室）、关键设备资源（如 MRI）、关键场景（如门、急诊人次、次均费、入院率）等进行专项分析。

主要使用对象是医院高层管理者、运营管理中心及医院职能部门的管理层。各职能部门在没有建立部门级系统以前，可以通过运营管理系统查询分析全院各管理条线的运营数据。

平台功能结构如图 15-16 所示。

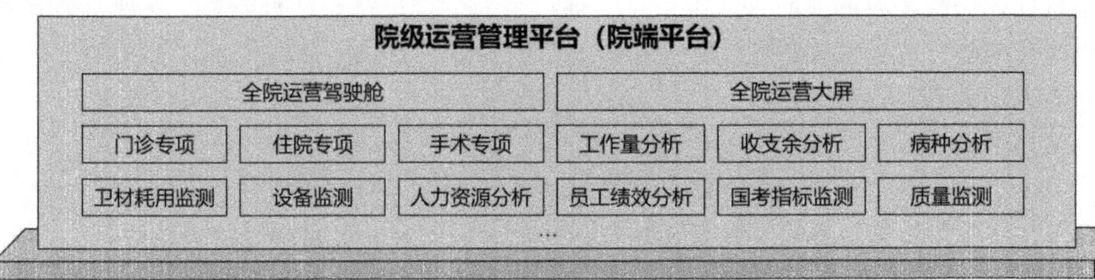

图 15-16　院级运营管理平台功能结构

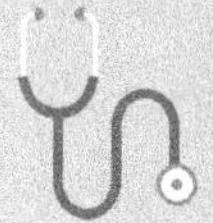

（二）设计理念

1. “要事优先”

“要事优先”是管理大师彼得·德鲁克的重要管理思想。所谓要事优先，就是把最重要的事放在最优先的位置进行处理，要时刻把重点放在第一位，确保最重要的事情最先做，以免被其他因素所干扰。即使有分散的工作，冲击要事的注意力，也应通过对比分析，从而确保下一步行动的有效性与正确性。院级运营管理平台，突出体现“要事优先”理念，能够结合场景迅速定位相关的关键要素和指标，关键指标优先分析（图 15-17）。

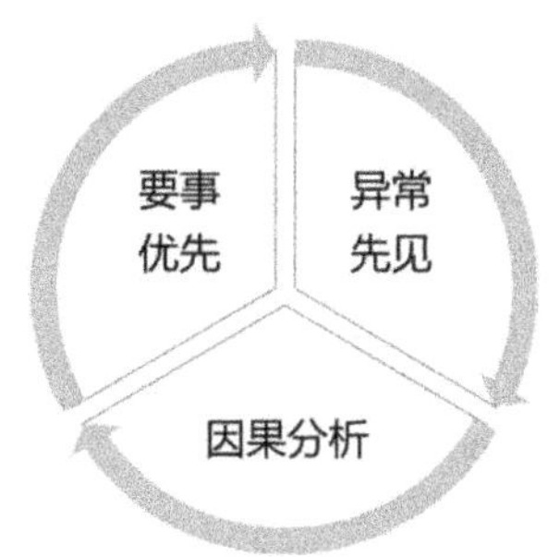

图 15-17　院级运营管理平台设计理念

2. “异常先见”

无论是源头数据、过程数据还是结果分析数据，数据呈现内容和形式越来越精细、越来越丰富，能够围绕所关注的主题数据轻松实现数据的上卷下钻，这为数据分析提供了极大便利，但也带来了新的困惑，容易让我们钻进信息过载迷局。我们可能更关心反映目标状态异常的数据，更关注业务是否处于合理运行区间，更希望首先观察到系统的异常状态数据而非正常数据。“异常先见”作为运营管理平台设计的重要理念，平台能够对医院运营状况进行异常探查，对异常情况即时告警，让运营管理人员迅速定位关键问题，追根溯源一探究竟。

3. “因果分析”

平台不仅“异常先见”，而且利用机器学习训练形成因果分析模型和算法，能够对异常问题进行多因素因果分析或关联分析，并自动形成分析报告，回答“为什么”问题，揭示所暴露异常的背后原因逻辑，提供运营管理高级决策支持。

（三）功能模块

1. 全院运营管理驾驶舱

从全院的收入、能力、资源效率、医疗质量、病种等维度，按照环比、同比及预算口径监测核心指标的运行情况。警示院级管理者关注变化明显的指标，并引导下钻到收支、效率、国考指标等不同主题的管理分析界面。时间维度可以选择年度、半年度、季度、月度、周度、日度，也可以选择时间区间（图 15-18）。

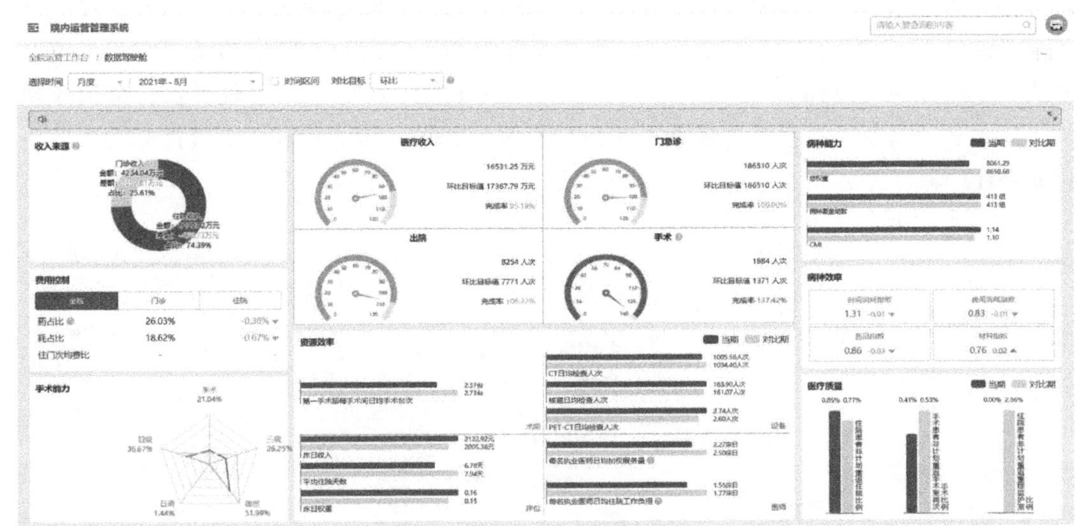

图 15-18　全院运营管理驾驶舱

2. 全院运营大屏

从高层管理者、运营管理科室、职能部门相关岗位的角度，对全院和分院区当前核心工作量指标（门急诊人次、住院人次）、物理资源利用指标（手术室运行效率、门诊诊间效率）、病种收治、重点设备运营效率等实时监测。以大屏实时滚动的形式，展示影响医院运营的关键高频指标数据及其变化。当出现异常时，提醒院级管理者关注并及时采取干预措施。

3. 工作量分析

从全院的门诊、急诊、住院、手术、介入、体检、血透、内镜、医技检查等各类岗位关键服务量产出，到各项评审或考核所需的特有工作量，如绩效国考的四级手术量、等级医院评审的单病种数量等考核要求，系统依赖底层大数据中心进行数据治理，获得各项工作量指标数据，并进行对比或趋势分析。

经营主管部门可依据具体工作的运行规律与变化情况，结合行业知识库提供的标准服务效率，进行资源结构的优化调整，以保证全院整体产能最大化或效率最大化。

4. 收支分析

收支分析是医疗服务产出维度的分析内容之一，也是医院最常见和常用的功能。收支分析时，支出按统一口径计算，可以是科室全成本、直接成本、变动成本或可控成

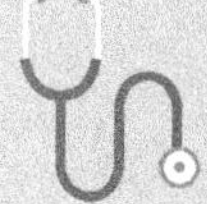

本，以本币单位为计量单位。

（1）分析总量和预算、同期、上期对比。

（2）按照“门、急、住、手”不同场景进行收入分析。

（3）按医疗、药品、材料、检查检验等不同项目类别进行收入分析。

（4）按产出的组织结构维度（院、科、组、人）进行分析。

（5）按业务流程和效率进行分析医疗服务产出，重点分析人效。

5. 病组（种）分析

以住院患者为分析对象，按出院患者为分类口径，是一种对产出的分析。

病组的医保效益分析，逻辑上是住院患者的收支分析的一种方式。将医保局实际或预期支付的费用作为收入，可以将该病组具体对应的患者的实际列入医保支付范围的全部项目叠加后的总费用作为成本，或者将上述项目叠加的实际成本作为成本，进行分析。发现哪些病组收支异常，即费用指数＞1 或实际成本超出预期的病组，找到病组的责任中心或科室，分析成本超支中主要超支的成本类型，是否为药品或材料。区分关键病种、经济病种，将病种（组）定义为病区责任单元的核心产出物，围绕病种（组）分析其投入产出、工作效率和学科发展等，为运营管理部门提供病种视角的运营分析信息。分别按病种经济角度、服务产出效率角度及学科发展角度分析。从不同 ADRG 类别（内科、非手术操作类、手术操作类）、不同的科系分析全院病种产能、病种收益等指标变化，探查异常病种变化，发现权重病种异动。

6. 门诊专项

以提高门诊诊间效率，自动探查门诊排班异常、入院率异常等为目标。

7. 急诊专项

以急诊分类信息、留观、会诊、入院、转诊等为分析目标，及时发现急诊的最优资源配置模式。

8. 手术室专项

以提高手术室的利用率为目标，为医院运营管理部门提供决策支持信息。提供手术开台时间、换台时间、麻醉准备等流程分析功能。

9. 国考指标监控

分析医院国考指标的数据源，按国考要求的数据统计口径，利用大数据中心集成的数据，适时动态地将各类指标进行收集和展示。实时动态监控全院国考数据，测算国考分值。预判国考绩效指标达成率，提供国考指标数据的下钻分析，帮助各职能部门分析问题的根本原因。

10. 质量分析

重点从运营管理角度关注结构质量和结果质量，尤其是影响医保支付的出院、手术、ICU 重返指标。实时呈现医疗质量管理的表现动态，达到院、科、组、人的多层次多维度管理，降低人工需求，提升工作效率。

11. 绩效分析

将绩效视为资源和制度投入，分析投入产出的结果是否达到预期。分析科室的绩效异动，为绩效管理部门提供决策支持。

12. 材料监测

确定卫生材料的类别，分类收入及归属科室和患者，有针对性地进行分析。涵盖高值、中值、低值耗材及试剂管理。从传统的“静态管理”转变为灵活、高效、实时的“动态管理”的精细化管控模式，实现零库存，打通供应链与临床业务壁垒，全程监控耗材领用与实际消耗，达到降本增效的目的。

13. 经营分析报告

按照多种时间维度、多个分析主题自动生成全院经营分析报告。系统生成的经营报告一方面能够满足医院经营管理分析需求，自动发现运行过程中出现的异常现象，并结合后台知识系统提供一定的解决策略；另一方面能够解放运营主管和经营助理的时间，将分析和制表工作自动化、智能化，有效提高运营管理效率。

14. 移动端支撑

提供院级用户在手机端监控全院运营相关的核心指标，当出现异常时予以警示，全院运营管理，体现全院收支、工作量、病种等核心运营指标的趋势分析。

三、科经营平台（科室端平台）

（一）平台概述

科经营平台对科室内部的运营管理要素“人、财、物、技、医、教、研、防、管”进行分析和展示。主要使用对象是科经营助理、科室内部的运营管理兼职人员和运营管理部门的管理者。科室专（兼）职经营助理、科主任能够使用管理工具获取各方面信息，完成日常所需的运营分析和管理工作，具体包括产出经营报告、资源与效率分析、异常探查、原因分析、制订改进措施、跟踪改进情况等。科经营平台提供的功能，可以将医院的目标和科室的目标有机结合在一起，通过作业模式和流程的调整，形成医院和部门联动效应，提高科室学科能力和经营水平，从而促进全院发展。

平台功能结构如图 15-19 所示。

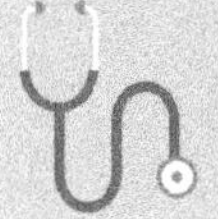

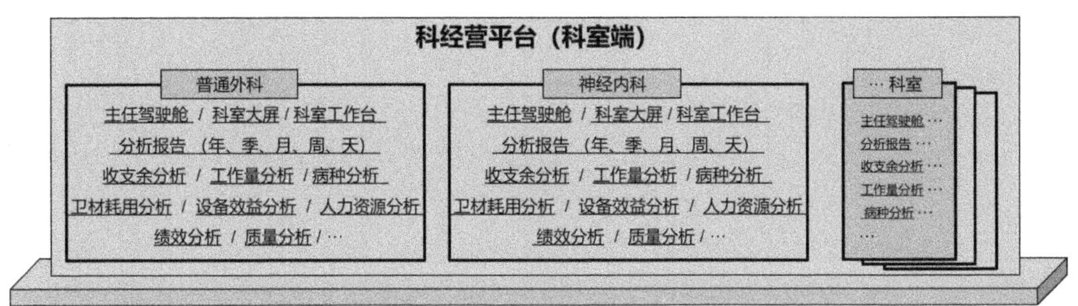

图 15-19　科经营平台功能结构

（二）功能模块

1. 科室工作台

科室工作台提供基于 PDSA 的计划制订、执行、检查、改进的目标管理功能。通过指标监控各科室的异常分析，由科室运营主任根据科室的异常情况建立对应的目标、计划，通过观察指标查看该项是否有所好转。

2. 工作量分析

目标是分析专科工作量的总量变化和影响产出的关键资源效率变化。

（1）以工作量作为产出的度量依据进行分析。临床科室按“门、急、出、手术（介入）、麻醉”人次，以及服务总床日数分析，医技科室按检查、检验人次分析，药学部按处方条数和服务人次分析。

（2）将专科收费项目转换为工作量，如胃镜检查人次、血透人次、放疗人次、PET-CT 检查人次等。

（3）每类科室需要给出关键的工作量指标，以及影响这个工作量产出的最关键的投入（“人、机、料、法、环”——专有人才、专有设备、服务空间、服务流程等），分析关键投入的效率。

3. 收支分析

目标是在医院层面收支分析的基础上，建立不同科室收支关注重点，作为日常管理的内容，包括收入总量、各类收入构成比、住院和门诊的收入比率、人均收入、床均收入等分析。关注重点与时间周期有关。

为科室负责人提供各种角度的经济指标，包括收入、支出和结余分析，并且依照科室的专科属性，快速定位其关键收入指标，如手术科室的关键收入指标是手术费、关键成本指标是材料费、麻醉科的关键收入指标是麻醉费。通过经济数据的时间趋势、对比分析、构成分析，帮助科室负责人快速了解科室的财务情况。更重要的是提示其经济收入的可能增长点，成本最佳控制方式。

在临床科室收入总量分析中，引导科主任关注构成比（“医、药、材、检”），其次关注细分的门诊、住院、手术等维度的经济指标；医技科室收入总量中，关注门诊、住院的构成比。

4. 病组（种）分析

目标是引导科主任和运营管理人员，要从病种作为产出关注科室运营，不仅从财务角度，还要从学科发展的效用角度去管理科室，学习基于数据和事实进行管理决策。

辅助各科负责人进行学科规划、优化科室资源结构、调整专科经营方向等。通过历史数据分析关键病种和优势病种构成比、成本率等，帮助科主任进行学科规划、优化科室资源结构、调整专科经营方向等。

5. 卫材管理专项

涵盖卫生材料从采购、入（出）库、领用到医嘱或收费申请单的整个过程，将卫生材料分别按收入属性、使用属性、收费场景等建立专项，从科室层面对卫生材料的合理使用进行管控。

卫生材料分成不收费材料、打包收费材料和收费材料。收费材料再分成高值、低值，人体植入、置入、医用工具等。对不同类别材料进行分析和分类管理。

按科室类别，对不同的科室给予重点管控的材料。例如，检验科、病理科、中心实验室重点管理试剂成本，手术科室和介入科重点管理植入和置入材料、止血纱、防粘连材料等管理。

6. 专科设备分析

提供专科专用设备的使用效率分析、分析产出瓶颈及相应改进措施。新增、新购的投资效益分析，辅助决策者是否增购的决策。

以科内专科设备的经济收益和使用效率为核心指标，按采购投入、运行消耗和产出总量、结构、效率指标进行综合评价。关注设备的检查、治疗项目对病种成本的影响。同时通过效益分析，让科室了解设备单位收益，促使科室提高设备使用率，避免设备闲置，保证院内设备健康流转，控制设备成本、挖掘设备价值。

7. 科室绩效分析

站在全科投入产出的角度，将绩效规则和奖金视为科室对组和人的投入，将绩效评价指标的结果作为产出，通过分析绩效奖金和绩效评价指标的变化情况和相关性，得出科室绩效评价和绩效发放是否具体有效性的判断。最终通过判断投入产出的关联关系，帮助科主任进行快速决策，决定是否需要调整绩效策略。

8. 科室人力资源分析

依据科室工作量、病种、手术等产出结果，分析科室人员构成、岗位胜任力是否匹配，提示科室管理者针对人力资源投入做进一步的优化和提升。

9. 科级质量监测

2016年颁布的《医疗质量管理办法》明确要求实行院科两级质量管理。帮助科室质量管理小组进行医疗数据规范化处理，实时呈现医疗质量管理的表现动态，达到院、

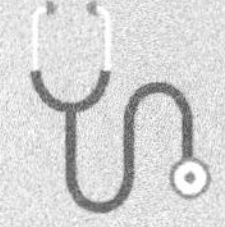

科、组、人的多层次多维度管理。实现从各级委员会到各个岗位的全覆盖，从人工手动作业跨越到自动化的系统运行，降低人工需求，提升工作效率。帮助科主任实时监测医疗质量情况，院科两级共同达成各类评审标准要求，持续提高患者满意度。

10. 落实国考指标

公立医院绩效国考指标大部分可分解到业务和管理部门，其中一部分可以量化且指标也是医院运营管理中“医、教、研、防”等维度的产出指标。

将国考指标有效地分解到科室，使科室的运营和绩效目标和医院的国考要求一致。通过为分解到不同专科的国考指标设置个性化的指标目标值或权重，以此真正做到自上而下的目标统一。例如，将国考指标中的四级手术率和手术率分解到手术科室，并以四级手术量、手术量的变化作为分析和探查的角度。

11. 科室运营报告模板

按照多种时间维度、多个分析主题自动生成科室运营分析报告。系统生成的运营报告一方面能够满足科室经营管理分析需求，自动发现运行过程中出现的异常现象，并结合后台知识系统提供一定的解决策略；另一方面能够解放科主任和经营助理时间，将分析和制表工作自动化、智能化，有效提高科室经营管理效率。

12. 移动端支持

为了方便医院运营管理者的移动决策，提供科室级用户在手机端监控科室 / 医疗组 / 医师个人运营相关的核心指标，当出现异常时予以警示。科室经营管理，体现科室绩效、专科目标管理、工作量等关键指标的实时监控。

四、医院智慧运营管理大数据中心

（一）概述

医院智慧运营管理大数据中心包括运营管理大数据中心和数据中台服务两部分内容。

运营管理大数据中心基于数据湖技术构建，利用分布式文件系统，对医院数据进行抽取和标化，利用强大的并行计算能力，对外提供快速响应的数据查询服务，将用户指定的业务系统间数据调用，改变为统一从大数据中心查询的方式，有效降低业务系统负担，提高数据访问速度。大数据中心在有效保证数据冗余备份的同时，提供灵活的磁盘和机器横向扩展能力。

数据中台服务包含数据集成、数据治理、数据规范化、元数据、主数据、数据资产管理、指标集管理、数据安全管理等数据服务，以及大数据中台服务。为实现大数据中心全链条、全生命周期数据管理提供技术支撑，同时为上层应用提供数据开放 API 调用服务，实现大数据资源层和大数据应用层之间数据隔离与逻辑解耦。

（二）系统设计

通过对业务系统原子级数据的深度标注，将业务系统的数据源汇聚到数据湖（DL）中，利用标注的信息，进一步整合到数据仓库（DW）层，为运营管理提供量化的数据支持。实现集成交互，构建互联互通交换平台（ESB）并形成集成标准和规范；强化数据质量，提升数据治理能力；支持数据应用，打造医院开放、便捷、安全的数据应用生态体系；政策敏捷响应，为医院评级评测提供支撑。通过大数据中心的建设实现稳定、性能高效、技术先进、开放、安全的服务连通平台，促进医院内外部系统间信息互联互通，提升集成效率和质量。

建立统一数据标准，内部实现医院不同业务系统与平台的有效集成与信息共享，外部支持集团医院、医联体、医共体等模式下跨机构之间的信息共享和业务协同。

形成“集成—治理—建模—服务”的数据闭环管理模式，为管理决策赋能，助力医院达成智慧决策。

参考设计要求如图 15-20 所示。

高可用架构设计，系统多活设计而非简单的集群部署，具有高稳定性、高可靠性
提供独立自主研发的企业级基础架构软件ESB服务总线，支持不同应用服务器之间协调运作，具有高扩展性和灵活性
基于云原生（微服务、容器化、K8s），提供开箱即用的技术组件和产品，全面提升IT对业务的匹配和支持能力
实现全方位运营数据互联互通和共享，强化数据协同，实现业务管理与运营管理的充分融合
数据应用满足信创要求，支持多种国产服务器、国产操作系统和国产数据库

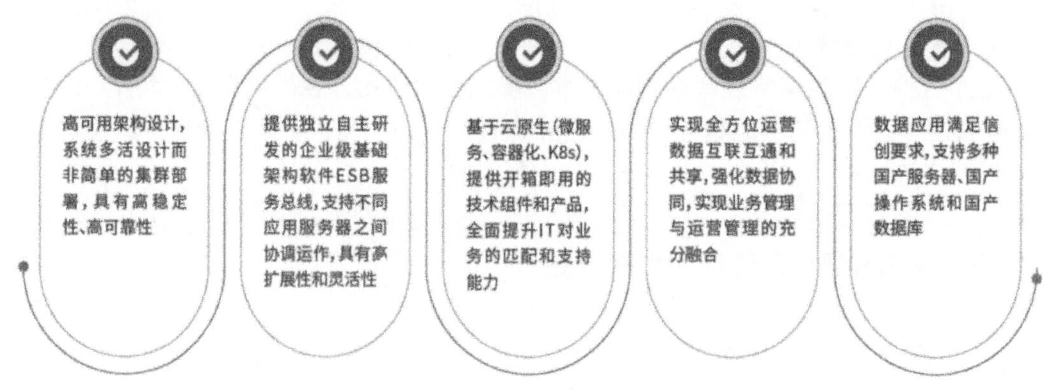

图 15-20　医院智慧运营管理大数据中心参考设计要求

（三）功能模块

1. 湖仓一体运营管理大数据中心

整合人、财、物、技术、绩效、成本、质量、工作量、产出、效率、病种、预算、财务等各类运营数据，通过 ETL 技术进行抽取、转换、清洗并转存到标准化的运营管理数据模型中，形成按领域组织的、方便利用的管理数据集。

（1）支持实时或近实时的数据存储方式。通过对医院数据仓库的数据抽取、清洗、转换处理后集中存储，所产生的数据支持灵活查询利用。

（2）支持根据医院业务管理域设计运营管理数据中心的存储结构模型。

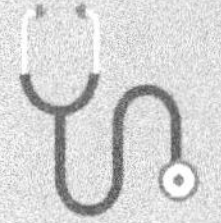

（3）支持医院运营管理和医疗质量管理 KPI 监管指标的内置，指标包含业务量、收入、成本、效率、病组（种）、卫生材料、重大设备、绩效等主题。

（4）支持包括院、科、组、岗（医师）、年、季、月、周、天、时段、标志、事实多维度模型。

（5）支持包括门诊业务、门诊费用、门诊效率、住院业务、住院收入、住院效率、住院医保事实表模型。

2. 数据集成

在医院现有信息系统之上，通过数据集成技术，包括通过视图、ETL/ELT、变化数据捕获（CDC）数据技术或通过现有集成平台、数据中心实现数据整合集成，将采集的数据汇聚到数据湖中。

3. 数据治理

对数据湖所有数据进行统一治理，根据不同模态的数据内容在数据抽取、数据清洗、数据规范化等环节匹配适合的技术手段，加工成可便捷使用的高质量数据资产，满足运营管理业务需求（图 15-21）。

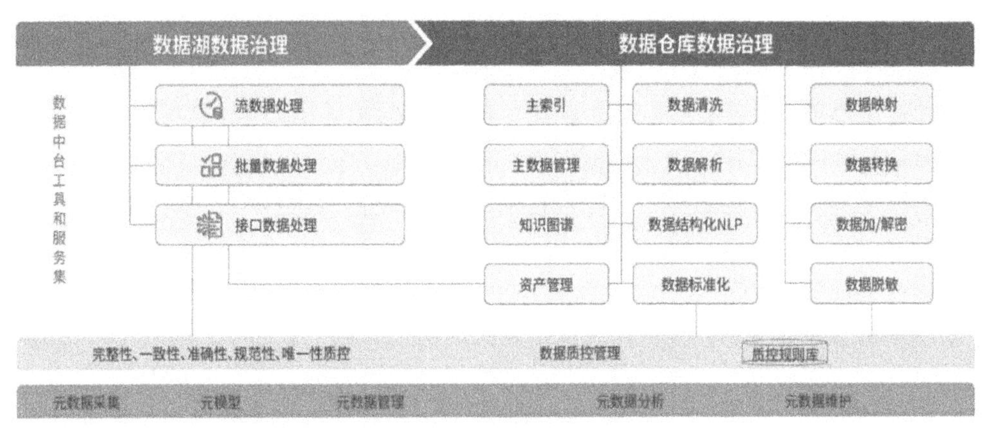

图 15-21　湖仓一体两级数据治理

4. 数据规范化

（1）数据结构化　利用自然语言处理 NLP 工具，从非结构化文本中提取特定事实信息。从医疗场景下患者的医疗记录中抽取出症状、诊断、检验结果、检查结果、处方等信息。从相关法规文件中提取关键信息，如等级医院评审、专科质量控制的准入要求，国家区域医学中心建设的投入产出要求，关键技术、关键病种的构成比要求等。被抽取出来的信息以结构化的形式描述，直接存入数据库中，供用户搜索、查询、统计分析及进一步分析利用。

（2）数据标准化　实现术语到标准术语的映射转换功能，包括标准化转换结果的评估与迭代改进功能，支持国际国内常用术语集，如国家电子病历标准术语集、临床版/医保版 ICD 编码、服务项目编码、CPT 编码等。

（3）结构化数据标注　从数据源或第三方平台取得的结构化数据，原用途相对单一。如 HIS 收费价表，原始数据仅提供编码（国标码和 HIS 码）、项目名称、单位、单价、生效日期、适用条件备注等列，在集成到大数据中心以后，对原有的信息导入后，除需要常规标注来源外，即来源医院、启用时间、来自哪个 HIS 版本，还需要在这个价表上面标注是否是专科项目，归属科室是仅能归属于一类专科还是归属于多个科室（如种植牙仅能归属于口腔科，气管切开则可能归属于胸外、神经外科等）；还需要标注是否为新技术、匹配的 RBRVS 点值，以及是否是三级医院关键技术等。标注以后，可以对不同项目在同一行业之间、同一家医院的不同科室之间进行横向对比。

5. 建立面向管理领域的元数据和主数据

建设投入主数据、产出主数据、流程主数据、组织结构主数据及患者主数据等。构建各主索引数据，使之能满足医院运营管理灵活多变的需求。通过定义不同维度的数据结构，系统能够自下而上自动汇集成指标层的各类指标数据。平台能够通过网络，自动同步第三方服务厂商的行业知识库，获取最新的院级、专科级的行业基线数据，为专科运营管理应用提供参考。

6. 数据资产管理

通过对运营数据进行持续和动态的全生命周期管理，完成数据资产化，助力医院全面掌握运营数据资产现状、优化数据使用、保障数据安全合规，为运营管理各种应用场景提供源源不断的数字化动力，包括数据资产编目管理、数据资产使用管理、数据资产共享管理等。

7. 指标集管理

在业务数据基础之上，构建面向运营管理所需的多维度管理指标数据集，管理指标数据集的口径支持自定义，能够满足医院在定义数据口径时的不确定性情况。在基础管理指标数据集之上，构建应用管理指标数据集，向上服务于平台的各种应用系统，向下集成基础管理指标数据集，并可对指标层进行解耦，提高管理指标数据集的可用性和适应性。

以数据中台为基础，以实际应用为导向，建立运营指标库和标注体系，支持运营管理人员定义院、科、组、岗（人）各级不同维度的指标，支持在业务数据上进行各种标签标注工作。

8. 数据安全管理

可根据业务需求，在大数据中心内建立互相独立的数据安全池及数据交互池存储各模态数据，保证不同领域不同安全等级数据的安全隔离并支持上层应用关联分析。建立医疗运营管理领域的敏感数据分类分级规范，通过脱敏等安全措施保障数据隐私不泄露。建立针对数据内容及基础资源的独立权限控制系统，可根据业务需要进行灵活配置

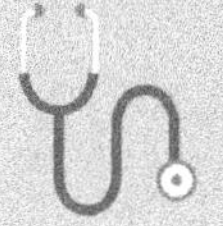

的细粒度授权管理，实现按需申请提供最小数据集。不提供底层明细数据的导出功能，通过不同的分析工具满足用户不同场景的数据分析功能，保证原始数据可用而不可见。支持对敏感数据做加密处理，如采用国密算法做对称加密或非对称加密、采用同态加密算法保障全流程隐私数据可用不可见。

9. 大数据中台管理

提供对大数据中台的管理、配置和维护功能，包括服务器集群的管理监控、数据采集核对、知识库维护等。为运维人员提供一个图形化的、易于操作的管理工具，方便前期的实施部署和后期的运维管理。

（1）平台监控管理。

（2）数据标准管理。

（3）数据采集管理。

（4）数据质量监控管理。

（5）用户与权限管理。

（6）节点管理。

（7）日志审计。

五、医院智慧运营管理 AI 中台

（一）概述

AI 中台为上层应用提供统一的 AI 引擎、模型和算法服务（图 15-22）。

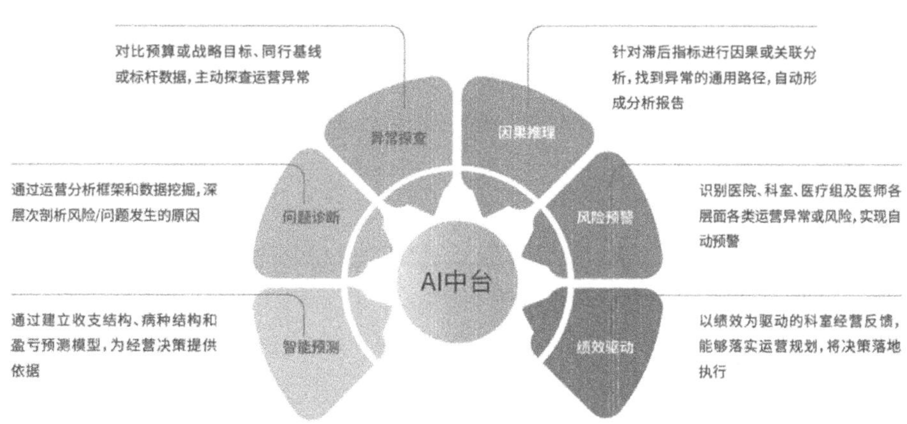

图 15-22　AI 中台

部署和配置各类 AI 功能引擎、运营知识图谱。将异常探查引擎与相关的指标和数据集进行关联，在对医院管理需求调研后，将因果推理引擎中的关键原因层次进行调整部署，并部署资源同步引擎、搜索引擎，将医院与运营相关内部制度结构化后导入规则引擎和流程引擎；知识管理服务、基线数据、参考数据等。探索大模型技术在运营管理上的创新应用。

（二）功能模块

1. 异常探查引擎

通过精准实时的指标数据采集，利用多维统计检验、偏差平滑因子、自编码器等异常监测及指标变量时序集成分析方法，融合管理经验与洞察，进行动态运营指标预测与监控，及时发现运营异常情况并进行预警，实现多场景下异常先见。

2. 逻辑规则引擎

医院运营管理数据分析、资源配置等涉及复杂的业务逻辑，通过逻辑规则引擎，实现将复杂的业务规则从固化的业务分析和业务流程中剥离出来，以更加灵活敏捷的方式应对运营异常分析和资源配置业务的变化，降低实现复杂业务逻辑的运营管理平台程序组件的复杂性，降低维护难度和可扩展性成本。

3. 因果推理引擎

结合业务场景、管理逻辑及数据洞察，针对医院整体战略目标和具体考核指标，支持多因素因果分析及最佳策略规划。以反事实推断算法为内核，构建贝叶斯指标分层网络，将专家经验（先验知识）与数据驱动（网络学习）有机融合，并通过贝叶斯增量学习不断迭代优化，在指标影响因素挖掘和量化策略制订的任务中，验证表现超越专家系统及传统统计模型。

4. 模型与算法库

提供基于因果分析、相关分析、异常分析等预置的各类运营问题的解析模型及算法，帮助科室管理者快速建立分析逻辑，提高管理效率，降低试错成本。

5. 运营管理知识图谱

运营知识图谱（知识库系统），支持对实体类型及层级结构、属性、关系进行定义及管理。通过标注的方式，构建各类运营相关实体（包括 ICD 编码、美国医学会 CPT 编码、RVU 字典值、医疗标准、疾病分析、临床能力、药品、材料、设备、成本）之间的关联关系，建立起多对多的实体映射结构，形成可视化的 AI 知识图谱，直观形象地展示医院运营管理全要素实体关系（图 15-23）。

提供医院、科室、医疗组等各类运营相关维度指标的行业标杆值、均值、中位数等参照数据，帮助医院、科室管理者制订运营目标。

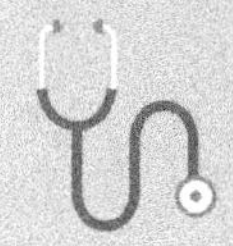

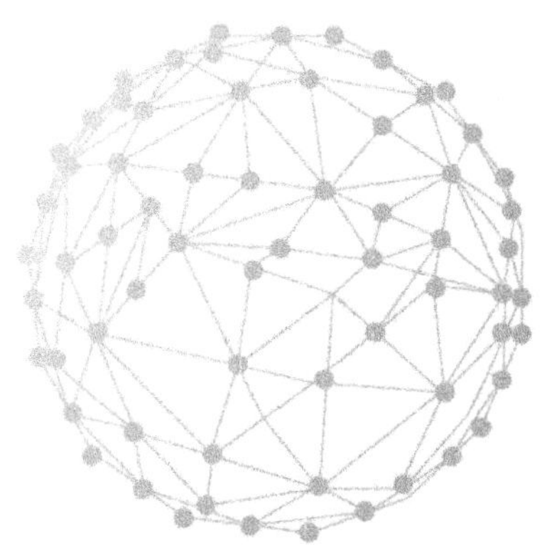

图 15-23　运营管理知识图谱

6. 行业知识增强大模型

大模型是指具有大规模参数和复杂计算结构的机器学习模型。相比小模型，大模型参数多、层数深、具有强大的表达能力和更高的准确度，具备强大的涌现能力。基于运营知识图谱、人工标注、海量历史数据，进行医疗行业知识增强大模型训练，一旦突破临界规模，模型将能够从原始训练数据中自动学习并发现新的、更高层次的特征和模式，展现出类似人类的思维和智能，具备能够综合分析和解决更深层次问题的复杂能力和特性。行业知识增强大模型应用于医院运营专家知识问答、全息态势感知、情景模拟推演、精准仿真预测等，极大提升下一代医院运营管理智慧化水平（图 15-24）。

行业基线标杆库中已管理百余类、百万条的行业标杆基线指标数据

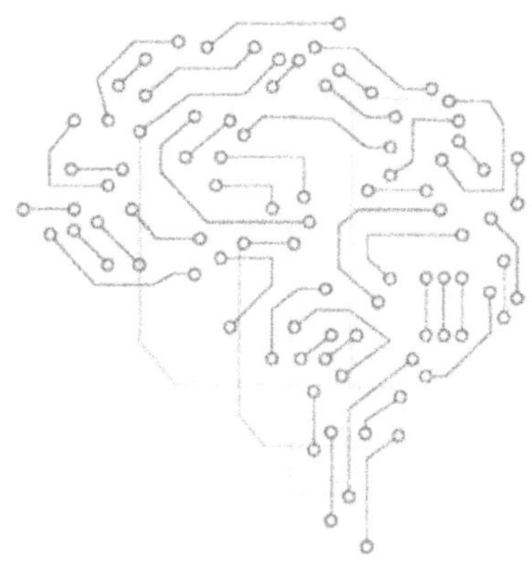

图 15-24　行业知识增强大模型

第三节 运营管理信息系统实战案例

实操案例 97

X 医院绩效升级、动态成本、运营管理一体化平台建设项目

(一)项目背景介绍

X 医院是某地卫生健康委直属的集医疗、教学、科研、预防、保健、康复、急救为一体的综合性三级甲等医院，开放床位 3600 张，医院综合专业设置齐全，学科建设和诊疗能力居区域内领先水平。在 DRG/DIP 支付政策推行下，所在区域外部竞争加剧，部分业务被同行赶超，成本支出居高不下，医疗收入盈余出现下滑，经济下行压力加大，医院绩效方案缺乏改进导致有效激励不足，员工积极性已不如前，医院科室层经营意识缺乏，运营管理部门刚刚起步，医院发展面临瓶颈。在国家医改政策不断深化的背景下，X 医院同时作为区域医疗中心的战略定位，深刻认识到自身发展已经进入战略机遇和风险挑战并存关键期，为适应 DRG 支付、国考和高质量发展等新形势发展要求，必须加快推动内部改革，将医院发展模式由原来的外延式发展转向内涵式发展，从注重收入增长的发展模式转向注重成本管理的发展模式，从粗放式管理模式转向精细化管理模式，从过去的“一院一策”向运营管理的“一科一策”转变，才是医院实现高质量发展的根本出路。

医院根据国家医改政策及本院发展战略，从提升医院精细化运营管理水平入手，提出“调结构、控成本、激活力、提效率、补短板”改革思路。确定将绩效和成本两手抓，左手抓绩效，通过绩效方案升级，提高员工积极性，提质增效；右手抓成本，建设动态成本分析系统，深控药耗成本，改善财务盈余。两手抓的同时，建设运营管理信息平台，提升医院综合运营管理能力，赋能科室层专科经营，补齐运营管理短板和弱项。并以运营管理信息平台建设为契机，建立健全医院运营管理体系，增强全员经营意识，重点夯实科室层经营，深入推进医院坚持公益性前提下，社会效益和服务效能最大化战略目标实现。

(二)项目建设目标

建立“战略目标导向，绩效和数据双驱”的运营管理体系，基本思路是突破原来的职能部门以部门职责为中心的管控模式，向以战略目标为管理导向、以全局资源配置最优、产出效用最大化为运营目标的模式转变，实现向医院和科室两级全面运营管控模式转变，实现由惯性运行的职能管理模式向目标驱动的科室经营模式转变，实现运营管理的“一科一策”。

1. 高效开源

以效用增长为首要目标，通过梳理医院战略目标体系，确定运营管理体系的导向，

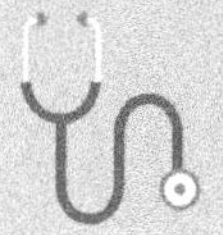

将医院的产出任务分解，进一步明确业务科室的产出目标，给出最优的产出路径（病种、项目及资源配置）。

2. 精准节流

DIP/DRG付费后，通过对医疗服务产出的出院患者，按DIP/DRG进行分组、分类，对不同病组从学科发展、经济效益、社会效益、人才培养等维度进行精算，对成本核算系统中发现的资源浪费问题，通过学科规划、运营指导、病种结构调整、绩效方案优化等策略，达成节流目标。

3. 持续发展

面向医院的战略定位、国考和高质量发展要求，向下分解医院战略目标到科室，实现院科两级管理，在组织维度上支持院、科、组、岗（人）四层运营支持体系，对运营管理体系的绩效定期评价和测量，建立运营管理体系的持续改进机制。

（三）项目方案设计

1. 强化运营数据规范治理，推动医院运营一体化展开

解决“数据不准、质量差，数据难找、难用”难题，依托智慧运营管理大数据中心的建设，建立运营管理相关的数据标准与规范，保障耗材、资产、设备等从业务到数据一体化管理，实现数据采集、数据清洗、数据治理的数据全周期管理，统一数据尺度、数据标准，将原始业务数据转化成可供运营分析便捷使用的准确可靠、高质量运营管理模型化数据。以数据驱动管理业务提升，基于绩效、成本管理的数据应用诉求，打通与财务、采购、HIS、资产等相关业务，实现数据的同源一致，从局部的数据共享、应用推动全面的运营管理一体化。

2. 整合RBRVS与DRGs精益绩效，激活医院新动力

对当前旧的绩效方案进行升级，形成新的DRG/DIP和RBRVS相结合的精益绩效评价体系，根据医保支付方式和医院发展导向确定工作量评价方式，强化成本意识和加强重点成本管控引导，将CMI、时间消耗指数、费用消耗指数和低风险死亡率纳入其中，对关键业绩指标严格选用和权重配比以反映疑难、成本、风险及科室运营的效率，指导二次分配等，激活员工动力，提高积极性，提升人效。

3. 精细化成本动态监控，赋能医院新活力

基于医院信息化现有基础，建立动态成本分析控制系统，从数据源头重新梳理，调整成本管理的数据来源和核算模式，提升成本管理的颗粒度和精准度，利用数据挖掘、多维分析与多尺度分析建立成本核算模型，由财务视角转向经营视野，强力支撑以精益绩效为核心的运营管理和资源配置。实现由组织成本向产品（病种）和流程（项目和作业时间）成本管理转变；由事后分析成本向诊疗过程中的成本控制转变；由静态的成本向动态的成本转变，为科室运营提供准确、及时、可追溯的成本数据依据，形成新发展活力。

4. 构建智慧运营管理决策体系，助力医院运营精准施策

建立医院智慧运营管理信息平台，通过平台推动临床业务和运营管理的深度融合，

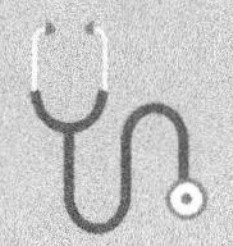

持续数据治理、汇集数据资产，逐步实现医院运营、科室运营的全景画像，从而构建医院运营管理智慧化决策体系，为医院资源配置和管理优化赋能，为科室经营管理形成数据抓手，通过异常探查、因果分析、智能预测、AI 模型等先进技术，科学精准地指导科室运营和专科发展，为资源配置、科室经营、领导决策提供有效支撑。

（四）项目建设内容

1. 基于 RBRVS 和 DRGs、DIP 的医院集成绩效评价咨询服务及系统

根据医院战略发展目标，搭建以医务人员的工作量、服务质量和医疗技术含量的价值为基础的绩效管理体系，充分调动员工的积极性、主动性和创造性，树立正确的医院激励导向和医务人员价值导向，促进医院健康良性发展。

通过医院绩效咨询服务，帮助医院构建以工作量评价为基础，以 RBRVS、DRG 为工作量评价工具，以医院战略目标（扩大服务量、提高效率、优化种结构和收入结构）为导向，统筹效率、质量、成本、科研教学的绩效评价和分配体系，兼顾关键业绩指标和直接成本管控体系，实现绩效分配的公平性，符合卫生健康委九项准则要求，体现多劳多得、优绩优酬，保证医院的公益性要求（图 15-25）。

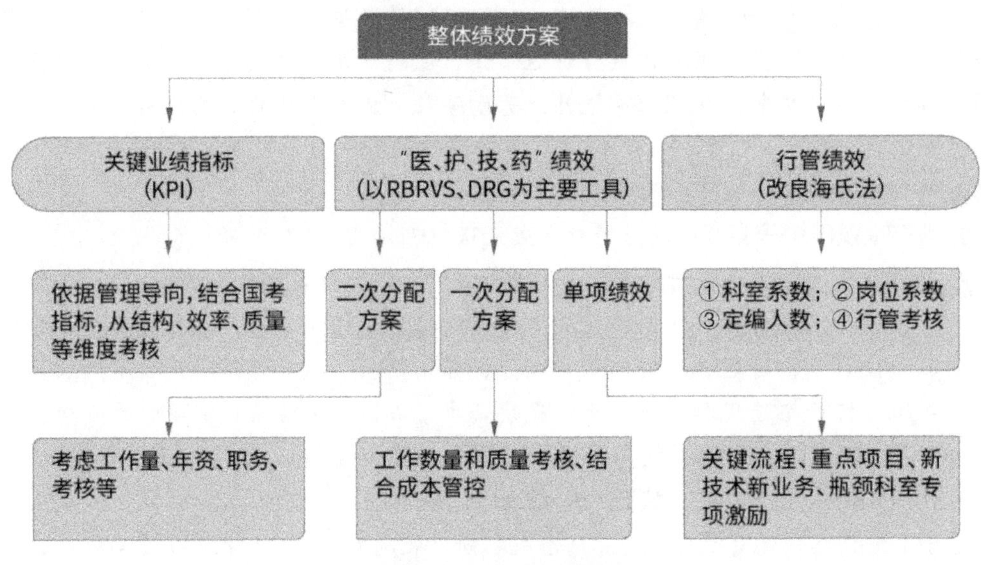

图 15-25　绩效评价模型

通过绩效管理系统建设，规范绩效方案制订、发放、监管的全业务流程；实现绩效管理核算工作系统自动提取和导入核算，并对绩效核算数据结果进行系统自动分析，同时通过系统进行绩效审计监管；实现绩效指标动态监测数据自动获取和分析，形成绩效考核指标运行分析报表，为科室绩效运营提供有力支持；形成按科室考核方案自动核算绩效薪酬模式，减少人为因素对绩效分配的干扰，提高绩效薪酬核算的公平性和准确

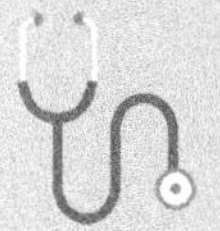

性；结合 DRG/DIP 付费，将考核指标体系融合到整体绩效管理体系，在绩效系统中完成考核指标核算，并与整体绩效体系核算数据形成整合；实现设定不同权限查阅绩效薪酬和绩效考核指标运行的计算结果，结合一次分配与二次分配设定管理和查阅权限，及时使临床科室和职能科室获取绩效考核及分配数据，保证数据的真实性和准确性。

2. 医院动态成本分析控制系统

以患者为中心进行成本核算与管理，动态、实时地核算在院患者的成本和盈亏数据，还包括医疗项目成本、病种成本、DRG 病组成本、床日成本和流程成本等。使用工业和服务管理领域的成本核算和控制理论、方法，结合医院的实际情况，利用“设备使用费”替代固定资产折旧，使用“当量法”分配人力成本，将“估时作业成本法”由医技延伸到手术室和病区，构建一个高度灵活、面向各级管理者和一线医务人员的成本控制系统。提升医院成本控制水平与盈利能力，从业财融合的角度全力帮助医院构筑持续竞争优势（图 15-26）。

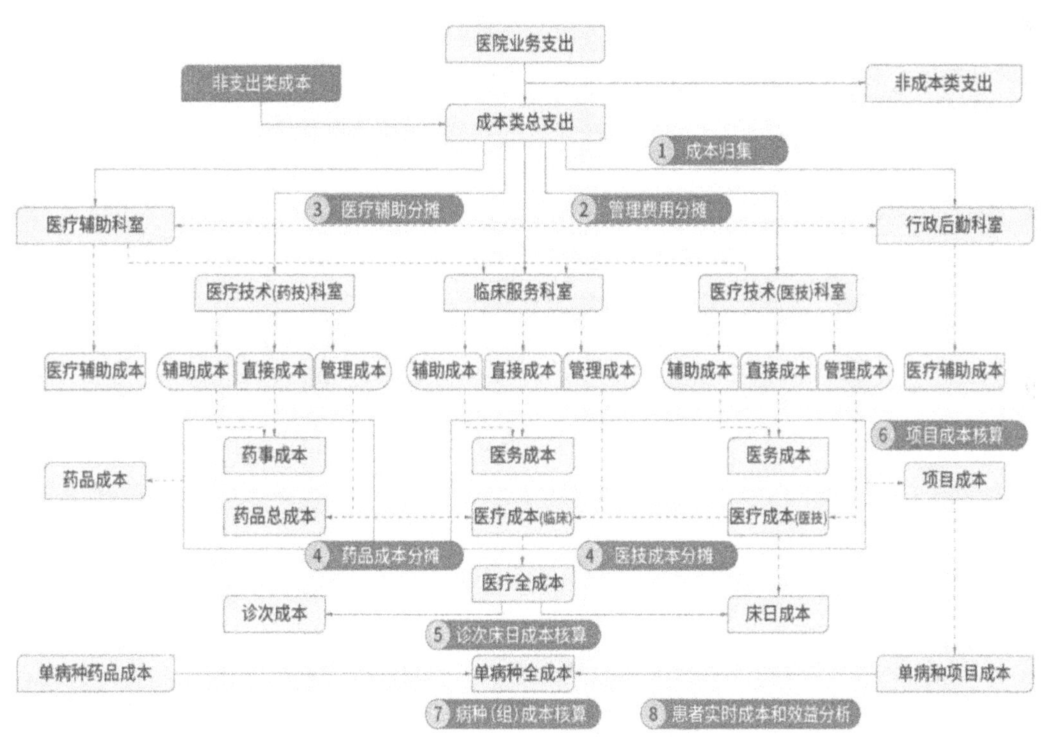

图 15-26　成本核算原理

核算对象由组织成本向产品成本转变。通过梳理诊疗流程和服务流程的资源投入要素，合理核算产品成本，精细应用于专科经营，有效协助管理部门控制医疗成本，为医院领导层优化资源配置提供决策依据。

控制目标由科室成本向病种成本转变。建立床日、手术室和大型设备成本核算体系，提升医疗服务项目机会成本和沉没成本管理能力，由科室维度精进到病种维度，通过绩效评价持续激励临床一线精准控制成本。

分析内容由结果向过程、结构转变。协助管理部门和临床医技部门对进行中的诊疗项目、病种和在院患者进行动态可视化分析，实现成本与资源消耗实时匹配，作出基于医疗质量和成本选择的最佳决策。

3. 医院运营管理体系及一体化平台

（1）医院运营管理体系搭建　目前医院的运营管理体系基础薄弱，单独设置的运营管理部刚刚筹建，人员配置和相关工作刚刚起步。需要基于国家、主管部门对公立医院运营管理工作的政策和规范要求，并按照医院高质量发展目标及医院自身战略定位和专科规划目标的要求，借助外部咨询，建立健全医院院科两级运营管理体系。这是运营管理信息平台运行发挥价值，医院各项运营管理工作顺利开展的基础和条件。院科两级运营管理体系模型如图 15-27 所示。

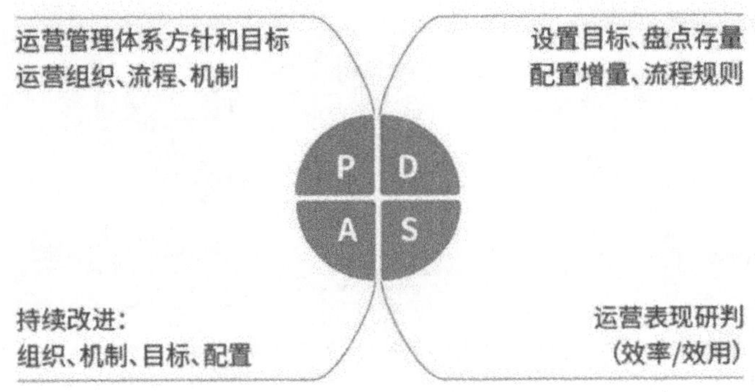

图 15-27　医院运营管理体系模型

体系搭建工作包括以下内容。

①建立健全院科两级运营管理目标度量体系。

②建立健全形成院科两级运营团队组织能力。

③建立健全院科两级资源配置规则和机制。

④建立健全院科两级运营分析流程和规则。

⑤建立健全院科两级业务改进流程和机制。

⑥建立健全院科两级运营体系的绩效评价及改进机制。

（2）医院智慧运营管理一体化平台建设　从满足医院“医、教、研、防”一体化发展需求出发，综合利用大数据及人工智能 AI 技术，建设医院湖仓一体运营管理智能大数据中心，成为全院统一的运营管理大数据应用数字底座，集成绩效、成本系统数据，

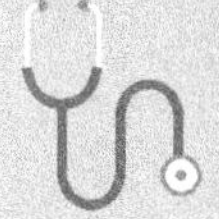

对医院全维度数据进行整合重构和综合治理，实现医院信息标准化、归一化，构建起“一院一湖、一湖一数、一数一源、一源多用”运营数据资产管理体系。部署智慧运营管理一体化大数据应用平台，运用现代医院先进管理理念和方法，为医院构建“数据为驱动、AI 赋能为基础、精益绩效为抓手”的新一代智慧运营管理信息体系，支持医院运营管理体系和服务体系重塑，满足医院院科领导综合数据分析和决策支持需要，实现大数据的深度价值挖掘，全面提升医院精细化运营管理水平。

通过平台的建设，促进临床业务与人、财、物管理等职能支撑业务之间协同互联与整合共享。基于平台强大的运营管理大数据和人工智能 AI 技术支撑，为医院建立起多层次、数字化、精细化、科学化的智慧运营辅助决策体系，使得医院以更加精细、动态的方式管理业务，达到“智慧运营”状态，全面提升医院管理决策水平和运营水平。

平台架构如图 15-28 所示。

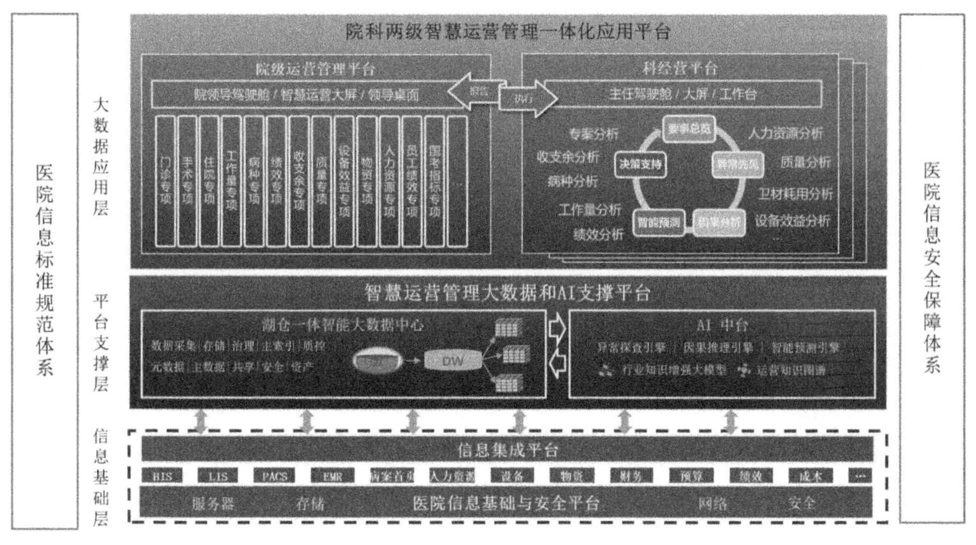

图 15-28 医院智慧运营管理一体化平台架构

1）三横

①信息基础层：本层是医院已有的基础设施。对接医院现有业务应用系统，抽取业务源头数据，实现数据汇聚。

②平台支撑层：建立医院智能大数据中心和 AI 中台，作为大数据上层应用的数据底座。医院大数据中心利用湖仓一体、流批一体的数据湖技术搭建，对数据进行分层分区管理。大数据中台实现数据全生命周期治理，并提供被内外部 / 上下层应用使用的数据利用工具和服务。AI 中台提供上层应用使用的 AI 模型和算法服务。

③大数据应用层：基于医院大数据和 AI 支撑平台，建设院科两级运营管理平台，

分别满足院级统筹、专科业务管理及运营决策支持需求。

2）两纵　医院信息标准规范与安全保障体系：确保平台建设符合信息规范化、标准化要求，并且满足全面的安全保障需要。

（五）项目建设成效

项目建成投入使用后，在全院上下共同努力下，医院建立起了相对完善的院科两级运营管理体系，促进了职能管理向科室经营转变，增强了科室层运营管理能力，提升了科经营水平，实现了由绩效的结果评价向运营管理的资源投入、过程管控的转变。

经过一段时期的运行，表现出了较好的应用效果，各种指标取得了向好发展，如药耗占比下降，平均住院日缩短，CMI指数上升，资产周转率、人均业务收入、病种收益率及人效等实现了大幅提高，医院运营效率和效益、医院财务结构和业务结构等得到显著改善。重点指标变化情况如图15-29～图15-34所示。

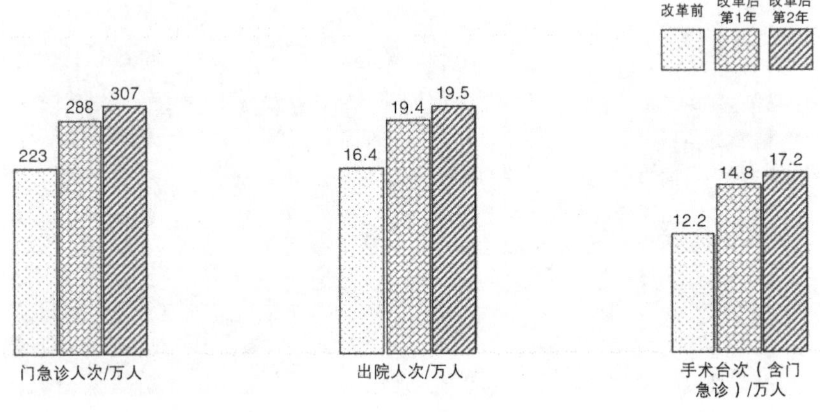

图15-29　门急诊人次、出院人次、手术台次变化柱状图

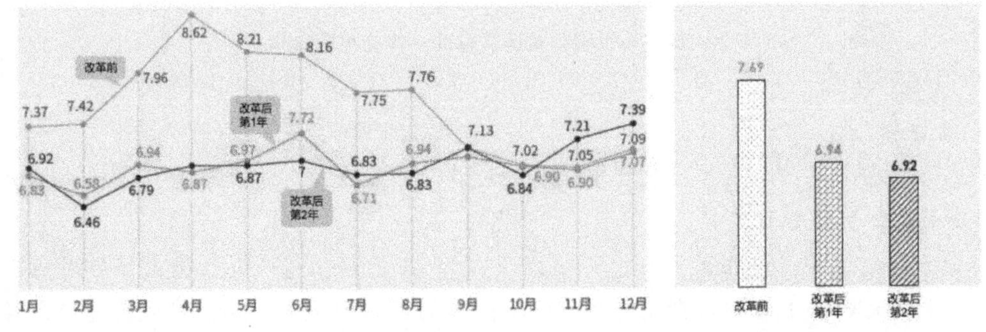

图15-30　平均住院日变化趋势

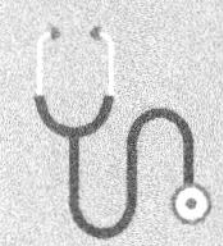

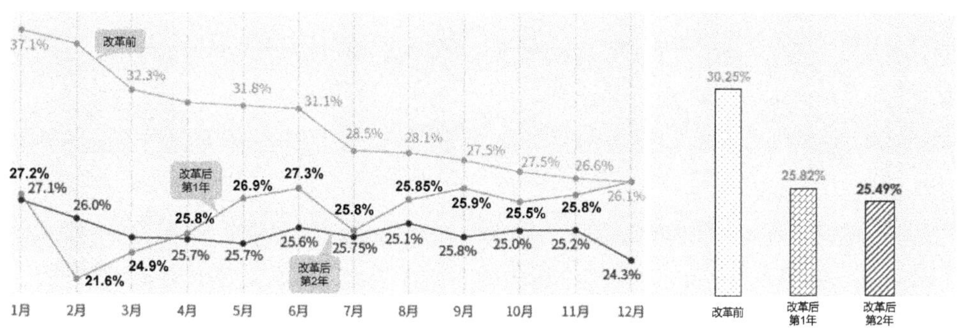

图 15- 31　药占比变化趋势

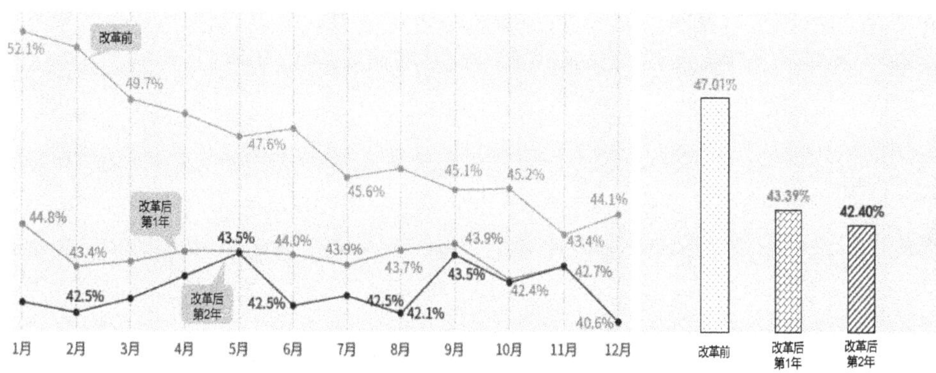

图 15-32　药品 + 耗材占比变化趋势

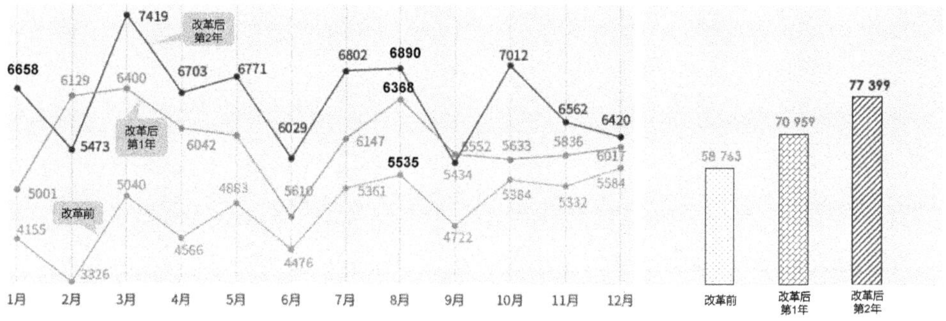

图 15-33　住院手术人次变化趋势

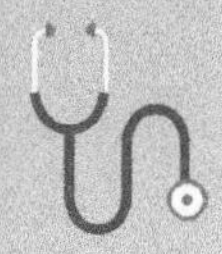

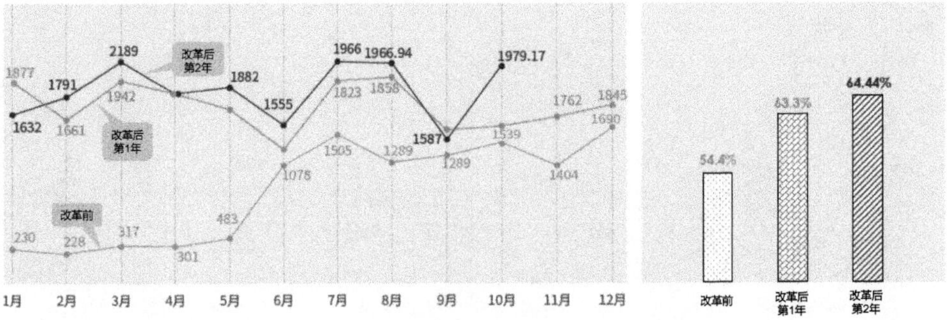

图 15-34　三级、四级手术台次变化趋势

同时医院狠抓学科建设，提高病种精细化运营能力，提升专科能力，国考成绩排名不断靠前，医院高质量发展踏步向前，未来发展将更加行稳致远！

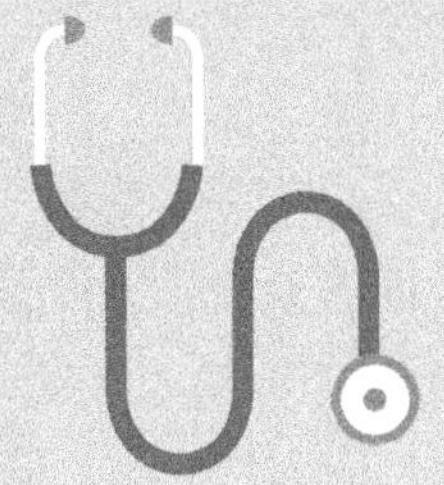

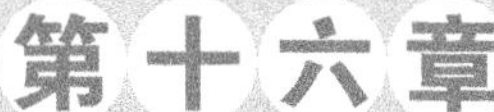

第十六章 医院运营管理创新发展实战

第一节　医联体运营管理实操

一、医联体的定义及意义

医联体全称是医疗联合体，包括城市医疗集团、县域医疗共同体（简称县域医共体）、专科联盟和远程医疗协作网等，是由三级公立医院或者代表辖区医疗水平的医院牵头，与多个医疗卫生机构（如医院、社区卫生服务中心 / 站、卫生室、诊所等）按照相应的规则、程序建立的合作关系。主要目的是引导优质医疗资源下沉，实现区域内资源共享，推进疾病预防、治疗、管理相结合，逐步实现医疗质量同质化管理，降低医联体成员单位的运行成本。

1. 医联体分工合作模式

建立医联体是落实分级诊疗制度的重要举措，是开展医疗卫生服务供给侧结构性改革的重要组成部分。2015 年 9 月，国务院办公厅发布《国务院办公厅关于推进分级诊疗制度建设的指导意见》（国办发〔2015〕70 号），提出“基层首诊、双向转诊、急慢分治、上下联动”的分级诊疗制度建设的十六字方针，明确各级各类医疗卫生机构诊疗服务功能定位、主要任务等，这也是医联体成员单位合作中最基本的分工协作模式。

（1）城市三级医院主要提供急危重症和疑难复杂疾病的诊疗服务。

（2）城市二级医院主要接收三级医院转诊的急性病恢复期患者、术后恢复期患者及危重症稳定期患者。

（3）县级医院主要提供县域内常见病、多发病诊疗，以及急危重症患者抢救和疑难复杂疾病向上转诊服务。

（4）基层医疗卫生机构和康复医院、护理院等为诊断明确、病情稳定的慢性病患者、康复期患者、老年病患者、晚期肿瘤患者等提供治疗、康复、护理服务。

2. 医联体的特点

医联体的建立有利于整合与共享资源、提高医疗质量与安全、促进医疗创新、提高应急响应能力等多个方面，实现医联体成员单位成为“利益共同体”，推动医联体成员单位的发展方式由以治病为中心向以健康为中心转变，积极探索人民群众就医多元化需求，保障患者就医的安全感、便捷感、舒适感和参与感。

（1）整合与共享资源　医联体可以将医联体成员单位的资源整合起来，包括医务人员、管理制度、医疗设备、药品耗材、卫生信息等，实现资源的整合与共享，提高资源的有效利用，降低医疗成本，减轻患者的就医负担。

（2）提高医疗质量与安全　医联体成员单位间可以相互协作、互相学习、相互促进，不断提升医疗质量同质化水平，共同提高医疗质量与安全，提升医疗服务能力，从而使患者受益。

（3）促进医疗创新　医联体成员单位间的合作可以促进医疗技术、疾病治疗模式、服务流程、管理制度的创新，推动医学科研和临床实践的进步。

（4）提高应急响应能力　在突发公共卫生事件或大规模灾害发生时，医联体成员单位间可以更好地协调资源、分担压力，提高应急响应的能力。

二、医联体运营管理的基本原则及具体做法

医联体运营管理是指对医联体内部各单位的运营环节进行规划、组织、实施、监控和评估的管理活动，旨在整合医联体内部各单位的医疗资源、优化医疗服务流程、提高医疗服务水平、控制医疗成本等，促进医联体单位之间的高效协作，提高整体运行效率，增强医联体内部各单位的竞争力，从而更好地满足患者就医需求。

（一）基本原则

医联体运营管理对医联体内部各单位的高效运行、高效协作至关重要。通过医联体运营管理，可以实现医联体内部各单位合作的目的与期许，创造价值的增值，为患者提供更全面、更高效、更优质的医疗服务。那么，如何才能做好医联体运营管理呢？医联体运营管理应该具备共同目标和愿景、资源共享、协作互补、区域差异化的基本原则，只有这样才能够维护医联体各单位之间的权利和义务，保障共同利益的实现。

1. 共同目标和愿景

医联体成员单位以坚持政府主导，坚持公益性，坚持以人民健康为中心，引导优质医疗资源下沉，坚持以便民、惠民为基本原则，共同规划、制订医联体成员单位的目标和愿景。医联体成员单位的目标与愿景一致，使人、财、物、技术、空间、信息等医疗核心资源能够形成合力，更容易达成医联体运营管理的目标与任务。

2. 资源共享

医联体成员单位间应分享和合理利用人、财、物、技术、空间、信息等医疗核心资源，共建共享，提高医院运行效率，降低运营成本，提高医疗服务质量，增强区域医疗竞争实力。

3. 协作互补

医联体成员单位中的各行政后勤部门、临床医技医辅科室在协同合作的基础上，相互补充、互相配合，以提高医联体成员单位整体的运行效率和运营效益。

4. 区域差异化

医联体成员单位根据区域内患者疾病谱、就医需求、医疗技术水平、医疗市场特点、人口构成、文化差异、法律法规要求等因素，采用差异化的运营管理策略，以满足人民群众就医需求，确保医联体成员单位能够实现高质量发展。

（二）具体做法

医联体运营管理主要通过同质化和差异化运营管理相结合的方式推动医联体内部各单位整体运行和高质量发展。

1. 同质化运营管理

强调标准化、规范化的管理方法，确保医联体内部各单位在服务质量、流程效率、成本控制等方面达到统一标准，有利于提高整体效率和协作。

2. 差异化运营管理

侧重于个性化、针对性地管理措施，根据医联体内部各单位的特点和需求制订相应策略，充分发挥各单位的优势，提高整体服务能力和水平（图 16-1）。

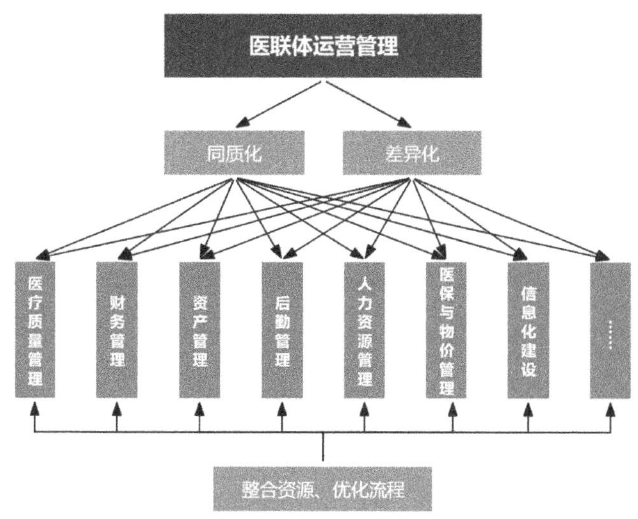

图 16-1　医联体运营管理具体做法

通过同质化和差异化运营管理的结合，医联体内部各单位之间可以更好地整合资源、优化流程，实现医联体内部各单位在医疗质量管理、财务管理、资产管理、后勤管理、人力资源管理、医保与物价管理、信息化建设等方面的规范化、精细化、多样化、体系化管理，进而推动医联体内部各单位的高质量发展，提升医联体内部各单位的社会效益和经济效益。这种综合运营管理模式能够促进医疗机构间的合作与竞争，推动医疗卫生服务体系的健康发展。

实操案例 98

医联体运营的管理

A 医院始建于 1941 年 7 月，并于 1993 年成为原国家卫生部首批认证的国家级三级甲等综合医院，是四川省首批现代医院管理制度试点单位，承担成都中心城区医疗保障的核心功能。2007 年，成为西南医科大学非直属教学医院。2009 年，成为重庆医科大学附属成都第二临床学院。2015 年，成为西南交通大学临床医学院和附属医院。

医院占地面积 138 亩，开放床位 1900 张；年总诊疗约 280 万人次，出院约 11.12 万人次，住院手术近 4 万人次；拥有职工 3500 余人，其中博士 190 人、硕士 737 人；拥有国家临床重点专科建设项目 2 个，省临床重点专科 5 个，省医学重点专科（学科）13 个，市高水平临床重点专科建设项目 3 个，市临床重点专科 1 个，市医学重点学科 31 个，市医疗质量控制中心 24 个（居市级医院之首），研究所 5 个；拥有国家级中心、分中心、基地 30 余个。

A 医院以建立规范的“基层首诊、双向转诊、急慢分治、上下联动”为医疗模式，以“政府主导、统筹规划，优势互补、双向选择，坚持公益、创新机制，便民惠民、群众受益”为基本原则，构建多种模式的医疗卫生服务联合体系——紧密型医联体、网格化城市医联体、分级诊疗合作单位、远程诊疗服务、专科联盟等。落实医疗卫生机构功能定位，促进优质医疗资源下沉，提升区域医疗服务能力，方便人民群众看病就医，减轻人民群众就医负担。

在多种模式的医疗卫生服务联合体系下，优化双向转诊服务流程，是医联体运营管理中流程优化的重要组成部分，是保障患者能够及时就医的生命通道。下面将列举两例关于 A 医院与医联体单位在建立“双向转诊”绿色通道方面的成功案例。

案例一：医联体“3+2”双向转诊服务模式的探索与实践

A 医院与医联体单位共同探索医联体之间的“双向转诊”绿色通道——“3+2”双向转诊服务模式，即医联体单位门诊、急诊、住院患者上转服务流程；A 医院门诊、住院患者下转服务流程。

1. 上转

医联体单位医师（包括 A 医院外派常驻和临时派驻的医师）根据门诊患者、急诊患者、住院患者的病情

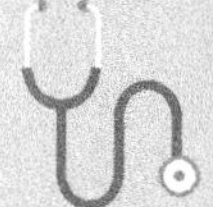

需要，申请将患者转入A医院继续治疗。经医联体单位医务部门同意后，开具A医院纸质入院证。同时，需要A医院派驻医联体单位的医师共同署名后，患者拿着该入院证，再到A医院入出院服务中心直接办理入院手续，无须再到门诊挂号、问诊、检验检查等。

2. 下转

A医院医师根据门诊患者、住院患者的病情需要，申请将患者转入医联体单位继续治疗。A医院医师可以直接开具A医院入院证，并备注收入医联体单位某科室。同时，与医联体单位做好对接工作。患者到医联体单位后，与医联体单位对接人完成入院证的更换，接下来就可以在入出院服务中心办理入院手续。

在该模式下，A医院与医联体单位的专科运营助理负责患者上转、下转的协调工作，并在A医院的医联体单位中得到了有效推广，简化了双向转诊的服务流程，节约了医疗资源，缩短了患者就诊时间，减轻了患者就医负担，提升了患者就医体验感和满意度。从实质上解决了长期存在的双向转诊中“上转容易、下转难”的问题。

以上案例主要针对A医院紧密型医联体合作模式下的双向转诊，各医联体单位均派驻有A医院的医师，派驻的医师同时承担A医院和医联体单位的门诊工作，才能够保障双向转诊的合理、合规，才能实现双向转诊的有序开展。

接下来主要介绍A医院紧密型医联体外、网格化城市医联体、分级诊疗合作单位、远程诊疗服务、专科联盟等具有合作关系的和未建立合作关系的医疗卫生机构“双向转诊（上转）”绿色通道建设的工作思路。

案例二：双向转诊（上转）绿色通道的建设

为深化医药卫生体制改革，落实分级诊疗工作，保障双向转诊顺利实施，为患者提供科学、适宜、连续性的诊疗服务。A医院双向转诊工作相关职能部门和临床科室进行现场调研，以解决双向转诊（上转）绿色通道建设中的难点、痛点、堵点问题，持续优化上转流程，提升患者满意度，满足人民群众多层次、多样化健康服务需求。

（一）背景

1. 顺应国家相关政策要求

国家出台了一系列的政策引导双向转诊，《国务院办公厅关于推进分级诊疗制度建设的指导意见》（国办发〔2015〕70号）、《国务院办公厅关于推进医疗联合体建设和发展的指导意见》（国办发〔2017〕32号）等政策要求，完善双向转诊程序，实现对转诊患者提供优先接诊、优先检查、优先住院等服务；2018年《关于印发医疗联合体综合绩效考核工作方案（试行）的通知》（国卫医发〔2018〕26号）将双向转诊作为医联体绩效考核的指标之一；2023年《关于进一步完善医疗卫生服务体系的意见》提出要完善连续通畅的双向转诊服务路径。因此，明确A医院双向转诊现状、理顺双向转诊服务路径，顺应国家政策要求，推动实现双向转诊“转”起来、患者看病“顺”起来的目标。

2. 顺应医院现实发展需要

双向转诊（上转）患者的病情难度有利于提升医院急危重症、疑难病例的诊治水准，提升医院CMI值、绩效考核排名。2021年开始，医院将双向转诊患者引流至急诊分诊入院。2022年，预约转诊4769人次，实际转诊2644人次，成功转诊率55.44%；2023年预约转诊5118人次，实际转诊2182人次，成功转诊率42.63%。近两年上转患者逐年增加，但成功转诊率下降，目前仍存在转诊患者无专人管理、急诊对接病情医师不固定、院内多环节（挂号、问诊、检查检验、开具入院证）排队、床位等待时间过长等问题，导致转诊患者满意度较低。

（二）医院现状

1. 医院上转患者总体情况

（1）上转患者总体分析　2022—2023 年住院患者逐年增加；2023 年较 2022 年增加 2.07 万人次，增幅达到 22.86%。然而，2023 年转诊患者人次数较 2022 年下降 462 人次，下降幅度达到 17.47%。同时，上转患者与非转诊入院患者差距巨大，转诊患者占全院住院患者人次数的比例极低且呈下降趋势，2022 年与 2023 年的转诊患者占比分别为 2.87%、1.98%，2023 年较 2022 年下降了 0.89 个百分点。

（2）上转患者来源分析　2022—2023 年上转患者均来源于本省，大多数来源于成都市内。从距离上分析，20km 以内转诊较多，占比超过 50%，100km 以外的转诊极少，说明距离是影响转诊的重要因素。从上转医院合作性质上分析，紧密型医联体单位转诊占 9%，其他医联体单位转诊占 61%，未建立合作关系的单位转诊占 30%，除紧密型医联体外的其他医联体单位和未建立合作关系的单位转诊患者人数较多。从转诊人数上分析，上转患者数量排名前 10 位的医疗卫生机构转诊占比超过 40%，其中，×× 中心医院为转诊人数最多的医院且非紧密型医联体单位。双向转诊工作不能受制于合作性质而对转诊单位区别对待，需进一步加强与医院覆盖范围内的所有医疗卫生机构建立紧密合作关系，扩大双向转诊范围，为患者提供更加便捷的转诊服务。

2. 医院上转患者住院分析

（1）科室分析　2022—2023 年共转入医院 4826 人次，转入科室较多的是眼科、普通外科、外科 ICU、肿瘤科、消化内科；转入较少的科室为儿科、心脏大血管外科、神经外科、普胸外科、康复医学科。

（2）疾病分析　2022—2023 年转入患者手术达 3860 人次，占比达到 79.98%，其中四级手术比例较低。在上转患者中，高难度手术患者相对较少。

（3）平均住院日分析　2022 年转入患者平均住院日为 8.41 天，2023 年转入患者平均住院日为 7.26 天，上转患者平均住院日逐步降低，效率得到大幅提升。

（4）医疗费用分析　2022 年与 2023 年转入患者例均费用均为 1.6 万元，患者医疗负担相对稳定。

3. 上转患者满意度分析

通过对部分转诊患者进行电话随访，总体满意率较低、手续办理烦琐、等待床位时间过长是影响满意度的重要因素。

（三）存在的问题

1. 无专人管理

当前存在由急诊科医师对接转诊患者病情、全科医学科医师对接转诊患者病情、其他临床科室医师对接转诊患者病情等途径，尚未形成固定的医师对接转诊患者，导致转诊流程各异，转诊患者疾病对接无专人管理，难以及时入院。

2. 入院流程复杂

烦琐的转诊流程严重制约了医患转诊的积极性，上转患者到医院后，需要门急诊挂号、问诊、检查检验、开具入院证，再到入出院服务中心办理入院手续，若临床科室床位紧张，还需要等待床位。

3. 转诊不畅影响患者及时诊治

由于转诊患者无专人管理、对接病情医师不固定、院内多环节（挂号、问诊、检查检验、开具入院证）排队、床位等待时间过长等问题，影响了转诊患者及时得到诊治的时间，导致转诊患者前往其他医院，但在一定程度上可能会导致患者病情延误。

4. 患者满意度较低

调查过程中发现转诊患者不满意，表示床位等待时间过长，尤其是医院的呼吸内科、消化内科、心内科等科室，床位紧张，转诊患者难以及时入院，甚至存在和普通患者一样排队等候的情况，尚未实现优先收治。

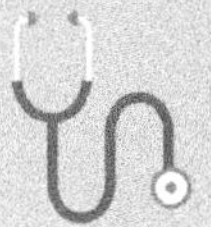

（四）目的

落实双向转诊工作，畅通双向转诊（上转）通道，通过实地调研、访谈等方式，全方位、多途径地了解医联体双向转诊相关工作的难点、痛点、堵点问题，坚持问题导向、目标导向、结果导向，全力推动转诊患者入院流程优化、转诊环节透明化、转诊信息准确化，改善双向转诊患者的就医体验。

（五）对策

1. 建立双向转诊中心，实现专人专管

在综合服务中心设双向转诊中心，实现双向转诊专属团队管理，专线电话收集基层上转患者信息、专门窗口接待基层上转患者、专人对接基层医疗患者病情，保证转诊患者顺利入院。对于急诊患者，依然到急诊科就诊。

（1）专线接听　综合服务中心热线增设双向转诊功能，增设双向转诊号别。在转诊患者来院之前，综合服务中心已帮助明确需要转诊的患者进行了挂号，同时通知全科医学科指定医师对接患者病情。

（2）对接病情　指定全科医学科住院总为转诊患者的病情对接人，并主动与下级医院医师对接转诊患者病情，根据病情为转诊患者直接开具相应临床专科的入院证。

（3）床位安排　入出院服务中心根据全科医学科医师为转诊患者开具的入院证安排床位，实行双向转诊（上转）患者优先安排床位，做好床位协调工作，并电话通知患者到院办理入院手续，确保患者及时入院。

2. 优化入院流程，提升患者满意度

双向转诊（上转）流程优化后，转诊患者入院前由综合服务中心对接基本信息，帮助挂号；由全科医学科住院总对接病情，并开具入院证；由入出院服务中心帮助领取入院证，及时安排床位，联系转诊患者办理入院。随后，转诊患者就顺利入科接受治疗。转诊流程实现规范化、简洁化，缩短转诊等待时间，有效提升转诊医疗卫生机构和转诊患者的医疗体验及满意度。

双向转诊（上转）流程：①转诊患者或转诊医疗机构拨打专线电话→②告知专线接听人员关于患者的基本信息→③ A 医院全科医学科住院总联系转诊患者或转诊医疗卫生机构了解转诊患者病情并开具入院证→④入出院服务中心领取入院证并通知患者入院→⑤转诊患者到院后直接前往入出院服务中心办理入院。线下转诊患者直接到门诊三区的双向转诊服务窗口对接入院。若全科医学科住院总确定需急诊入院，患者将按照急诊入院流程办理入院。

3. 加强宣传引导，推动双向转诊工作

加强院内宣传，通过医院企业微信发布《关于建立双向转诊（上转）绿色通道的公告》，专科运营助理深入临床科室宣传双向转诊（上转）流程；通过紧密型医联体、网格化城市医联体、分级诊疗合作单位、远程诊疗服务、专科联盟等医联体合作平台加大院外宣传，切实推进双向转诊工作；强化患者宣教，充分发挥医师健康教育的工作职能，向患者科普双向转诊的意义及流程，积极培养双向转诊意识。

（六）成效

通过双向转诊（上转）流程优化的方式，搭建了双向转诊（上转）绿色通道，取得了群众“看得见”“摸得着”“感受得到”的成效，为疑难重症患者上转提供“专线接听、专窗接待、专医对接”服务，缩短了上转患者入院等待时间，床位确定由优化前的 1 ～ 2 天缩短至优化后的 112min，入院时间由优化前的 2 ～ 3 天缩短至优化后的 5 ～ 6h，双向转诊（上转）入院成功率提升 96%，创历史新高。

该案例中的双向转诊（上转）绿色通道适用于所有的医疗卫生机构，转诊流程简单、便捷、高效，实现了双向转诊“一站式”服务，切实践行“全心全意为人民服务”的宗旨。

医联体运营管理将以患者为中心、以合作共赢为原则，建立长效、务实的运营管理机制，使医联体单位间的人、财、物、技术、空间、信息等核心资源进行科学配置、精细管理和有效使用，能够深度融合到“医、教、研、防”等核心业务中，使医联体运营管理转化为价值创造，有效提升医联体运营管理效益和投入产出效率，实现医联体单位间社会效益与经济效益的有机统一。

第二节　专科（专病）中心运营管理实操

一、专科（专病）中心运营管理的意义

专科（专病）中心是指设立在医疗卫生机构内部的，以某疾病为中心建立的突出专科（专病）服务能力和服务水平的临床科室，并组建多学科诊疗模式（MDT）的医疗服务团队，有利于优势学科的建设，并有效提高患者治疗效果，提升患者就医体验，优化医疗资源配置，让患者真正感受到“一站式”医疗服务。

以某疾病为中心建立的诊疗模式是欧美发达国家较为成熟的医院运营模式，近年国内很多医院也逐步开始探索、实践以疾病为中心的诊疗模式。那么，专科（专病）中心运营管理对推动医疗卫生机构高质量发展有哪些重要的意义呢？

1. 提升医疗服务能力和治疗效果

专科（专病）中心通过整合专业医疗资源和专业知识，可以提供更加精准、专业的医疗服务。患者可以获得针对某疾病的全面治疗方案，形成某疾病的全流程管理，有效提高患者的治疗效果和康复质量。

2. 促进协同合作和资源共享

专科（专病）中心的建设可以促进各学科之间的协同合作和资源共享，有效实现各学科的优势互补，充分利用各学科的专业知识和医疗资源，提高专科（专病）综合服务能力和医疗技术水平。

3. 提高运行效率和运营效益

专科（专病）中心的建设有助于提高医疗卫生机构的运行效率和运营效益。专科（专病）中心通过精细化管理和资源合理配置，可以提高医疗资源使用效率，缩短患者就医等待时间，降低患者就医负担，提高患者的就医体验和满意度。

4. 提高社会影响力和市场竞争力

专科（专病）中心的建设可以为患者提供高效、便捷、安全的医疗服务，提升患者就医感受，增加医疗卫生机构的知名度和竞争力。针对某疾病的专科（专病）中心可以吸引更多患者前来就诊，同时也能够提高医疗卫生机构在该专业领域的声誉。

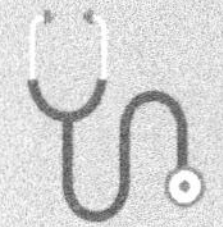

5. 推动医疗行业的发展和创新

专科（专病）中心的建设将推动医疗行业的发展和创新。通过专业化的疾病管理和治疗模式，可以积累丰富的临床经验和科研数据，为医疗研究和临床实践提供更多的参考和依据。同时，专科（专病）中心也可以培养和吸引更多的专业技术人才，推动医疗技术的创新和发展。

二、专科（专病）中心运营管理的经验做法

（一）以组织领导为关键，强化责任落实

医院领导班子应高度重视专科（专病）中心建设，成立领导小组，由书记、院长任组长，各分管院领导任副组长，成员为医务、质评、组织人事、财务、医装、运营、相关临床医技科室等主要负责人，形成“党委主导、部门主抓、科室主体、上下联动、全面动员”良好运营管理格局，高位推进专科（专病）中心持续发展。

（二）以团队建设为重点，加强人才引育

高层次人才是专科（专病）中心发展的第一资源，应多措并举、多管齐下启动“海内外英才招聘”“领军型人才培育”“青年骨干培养”等人才引进与培养项目，持续提升博士及博士后的人才引进人数和高级职称人才引进人数，持续培养各类学术技术带头人及后备人选等。

（三）以资源配置为抓手，夯实硬件保障

专科（专病）中心的场所、设备设施、手术室、实验室等规划布局，是专科（专病）中心发展的重要支撑。医院应统筹资源配置，加大资金投入，投入使用（如达芬奇机器人、PET-CT 及直线加速器等）国际国内先进设备，物联网设备、物资供应链管理等信息系统全面上线，全力支持专科（专病）中心建设发展。

（四）以质量安全为核心，完善制度建设

医疗质量安全是专科（专病）中心发展的永恒主题。医院应坚持问题导向，按照 18 项医疗核心制度与国家医疗质量安全改进目标任务要求，建立健全医院质量与安全管理相关工作制度，紧盯医疗质量指标，强化医疗质量监测分析，严格跟进问题整改落实，全面推进闭环管理，建立医疗质量安全长效管理工作机制。

（五）以绩效导向为引领，健全激励机制

绩效管理是专科（专病）中心发展的重要抓手。医院应积极探索绩效管理新模式，

以 CMI 值为评价核心，以工作量为评价基础，以“RBRVS + DRG + CMI”为评价工具，对技术难度高、劳动强度大、风险大的诊疗项目及复杂病种给予绩效倾斜，对四级手术、微创手术等给予专项激励，充分调动医务人员积极性。

三、专科（专病）中心运营管理中存在的问题

（一）统筹专科（专病）中心发展的机制不健全

专科（专病）中心建设的组织体系不健全，牵头抓总的职能有待完善。各医疗卫生机构专科（专病）中心建设发展不平衡、不充分，三级医院开展专科（专病）中心建设的较少，二级医院及基层医疗卫生机构未开展专科（专病）中心建设。

（二）专科（专病）中心发展经费投入不足

缺乏专科（专病）中心发展经费管理，无专科（专病）中心建设专项资金，各医疗卫生机构在专科（专病）中心发展中的资金投入很少或无。

（三）专科（专病）中心缺乏高层次人才队伍支撑

各医疗卫生机构建设发展普遍缺乏创新领军人才和顶尖技能型人才，成为制约专科（专病）中心建设的重大瓶颈。有的专科（专病）中心建设因学科带头人离职等情况，导致中心团队整体诊疗能力削弱、建设发展举步维艰。

（四）专科（专病）中心缺乏整体规划布局

各医疗卫生机构尚未制订专科（专病）中心建设整体规划，专科（专病）中心建设呈现“散、小、弱、差”，缺少高水平专科（专病）中心引领示范，影响力不足、竞争力不强，各级专科（专病）中心协同发展的生态尚未形成。

（五）专科（专病）中心缺乏相关配套政策支持

各医疗卫生机构专科（专病）中心尚未建立完善的管理体系，缺乏人才、科技、医保等相关配套政策和中心建设实施细则等相关管理办法，对标国内先进医院在“医、教、研、产”一体化发展方面，特别是科技创新成果转化方面差距较大。

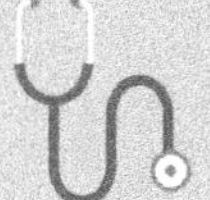

实操案例 99

专科（专病）中心运营的管理

A 医院于 10 多年前就开始探索专科（专病）中心的建设，于 2020 年加速推进，随后以 MDT 为抓手，制订了《专科（专病）诊疗中心管理办法》，建成肥胖与代谢性疾病中心、肺癌诊疗一体化中心等 15 个专科（专病）中心。医院坚持以疾病为牵引，通过整合细分，在单元结构上实现“四合”，即物理空间整合、人员团队混合、专业学科综合、日常管理融合；在诊疗服务上实现“四同”，即人员协同、技术协同、设备协同、学科协同，并与紧密型医联体、网格化城市医联体、分级诊疗合作单位、远程诊疗服务、专科联盟等合作，探索实施诊疗横向整合及学科纵向深入，着力打造专科（专病）中心 A 医院特色品牌，促进各专科（专病）精细化、精准化、规模化发展，不断提升临床诊疗能力，满足群众就医需求，助力医院高质量发展。

案例一：以肥胖专病打造特色专科——肥胖与代谢性疾病中心

A 医院普外科为国内较早一批开展肥胖症治疗的单位，并于 2011 年在四川省内率先开展减重手术治疗。经过十年的学科发展，2020 年成立肥胖与代谢性疾病中心，立足于肥胖及代谢性疾病治疗，打造专病特色治疗单元。2021 年减重手术量单中心首次突破 1000 例，位居国内前列。在学科规划中，大胆探索，勇于创新，布局差异化发展，推动学科高质量发展，实现专科（专病）中心提质增效。

（一）背景

肥胖症是一种由多种因素引起的慢性代谢性疾病，早在 1948 年世界卫生组织将其列入疾病分类名单。超重和肥胖症会引发一系列健康、社会和心理问题，成为危害公共卫生的重大疾病。2020 年 12 月 23 日，国务院新闻办召开新闻发布会，发布由国家卫生健康委组织中国疾病预防控制中心、国家癌症中心、国家心血管病中心等单位于 2015—2019 年开展的中国居民慢性病与营养监测所形成的《中国居民营养与慢性病状况报告（2020 年）》有关情况。报告结果显示，我国成年居民超重率和肥胖率分别为 34.3% 和 16.4%。因肥胖导致的糖尿病、高血压、非酒精性脂肪肝等代谢性疾病患病率显著增加，给居民健康及国民经济发展带来了前所未有的挑战。

（二）工作思路

A 医院依托普外科（成都市高水平临床重点专科）成立了肥胖与代谢性疾病中心，配套设置减重代谢外科病房、减重亚专科门诊、代谢检测室和肥胖与代谢医工结合实验室，率先在国内建立一支以减重外科医师为核心、个案管理护士为枢纽，以及医学营养、康复、内分泌代谢、呼吸和研究为抓手的紧密型多学科团队。开设减重手术专科门诊、综合减重门诊、肥胖型 2 型糖尿病门诊、脂肪肝门诊、肥胖合并多囊卵巢综合征门诊等多种亚专业门诊。基于整合医学模式常规开展营养膳食处方、运动处方、内科药物治疗、生活行为方式治疗、减重代谢手术和肥胖修正手术等综合医学减重治疗，治疗 2 型糖尿病、多囊卵巢综合征、代谢性高血压病、非酒精性脂肪性肝病、严重鼾症、超级肥胖患者等肥胖相关代谢疾病。建设医工结合肥胖与代谢性疾病研究平台，开展肥胖的免疫微环境与代谢交互机制、肠道微生态、先进生物材料和肥胖人群健康大数据研究，推动医疗、科研同步发展。

（三）主要做法

1. 以专病建立科室层面运营管理团队

学科打破传统以科主任和护士长为核心的管理架构，建立专门的肥胖专病管理运营管理团队，充分放权赋能。运营团队主要负责人来自临床一线，既具有专业医疗背景，又充分掌握学科运营的发展基本知识；既具备对科室全流程跟踪和分析的能力，又能满足临床需要可进行全面统筹安排，也可充分参与科室运营管理，能准确、客观地进行业务运行评价及建议。

2. 以健康科普为目标建立媒体矩阵

通过新媒体、科普读刊、实体门诊、互联网门诊、主诊医师＋医助模式、个案管理等线上线下多媒介同步应用和推广健康科普，建立起新兴媒体优先、传统媒体深入的媒体框架，实现媒体全覆盖。结合全方位运营管理，拓宽信息来源，打造健康传播媒体矩阵，提高群众关注度，提升关注人群健康意识，凝聚专科发展新能量，提升专科运营新效益。

3. 以患者满意为中心提升患者就医体验

改善病区环境，在院前、院后对肥胖代谢患者实行个案特色管理。建立多个随访微信群，创新“班主任”管理模式，专科医师任“班委代表”，对患者进行专业指导，做到有问必答。注重医师的服务态度，以患者为中心，注重大众口碑的建立，和谐良性发展。让学科内每位工作人员都树立充分的主人翁意识，把“等患者”变成主动为患者提供医疗卫生服务。

4. 以优化流程为路径推动专科提质增效

优化术前检查流程，做到必要检查定时完成；实施周末手术常态化，节假日无休。采用ERAS围手术期管理加快康复。把患者饮食生活指导、手术方案、术后康复指导提前到入院前沟通。优化患者就诊流程，增强患者就医获得感。基于此，科室运行成本得到合理控制，运行效率取得显著成效。

5. 以数据分析为工具强化专科运营管理

为推动学科高质量发展，医院为临床科室配备专科运营助理，以三级公立医院绩效考核为抓手，充分利用信息化手段开展医疗质量管理与控制，以专科财务数据为指导，调整收入结构、控制耗材使用，提高专科运营效果。定期开展科室运营监控、执行检查和分析评价，逐月跟踪分析，动态掌握和评价专科运营工作进展及成效。

6. 以绩效考核为抓手优化专科二次分配

科室从医疗、教学、科研及学科建设等方面全方位开展绩效评价工作，以大数据为基准从定性到定量评价，制订个性化二次分配方案，全面考核中心运营管理实施效果，将考核结果与改善内部管理有机结合，充分发挥绩效指挥棒作用，调动医务人员积极性。

7. 以学科建设为重点组建一流学科团队

扩大学科品牌及学科带头人的影响力，建设符合专科（专病）发展需求的学术梯队，拓展新手术方式，提高核心技术。成立肥胖与代谢疾病实验室，参与国内多中心临床试验，成为减重代谢手术数据库常任理事单位，筹建肥胖与代谢性疾病研究所，设计西部大型减重队列研究，建立院内减重MDT团队，涵盖中医、妇科、营养、健康管理等各专业领域。

（四）成效亮点

1. 以业财融合理念推动学科运维

A医院普外科肥胖与代谢性疾病中心充分与医院财务部门通力合作，在“专业财务、业务财务、运营财务”三位一体的财务职能结构下，业务财务成为以数据和价值为核心的业财桥梁。通过提供精准的业财数据分析，打造业财联动良性循环。结合院科两级运营意见，制订“专科（专病）运营管理办法”，实现横纵双向协作、院科两级协同发展的良性循环。

2. 以业财融合促医疗单元提质增效

从2020年起，A医院普外科肥胖与代谢性疾病中心充分采用业财融合的运营模式，在人力资源不变的情况下，2021年门诊量同比增长33.3%，出院人次同比增长30.2%，四级手术同比增长159.5%，四级手术占比从58.6%增长到86.0%，微创手术同比增长113.2%，平均住院日缩短25%，CMI值提升42.9%，手术准点

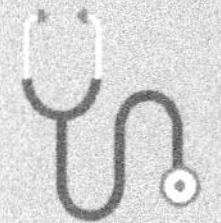

开台率从 6.59% 提升至 90%，成本收益率从 5% 以下提升到 21% 以上。

3. 以业财融合争学科技术能力高地

借运营东风抢抓短视频新媒体契机，肥胖与代谢性疾病中心创办医学减重专家抖音号，运营一年粉丝数达 43.5 万人，覆盖全国所有省（自治区、直辖市）发布科普短视频 296 个，单个视频最高播放量 5687.7 万次。

学科成立四川省减重门诊联盟，组织召开四川省医学会肥胖与代谢疾病学组成立大会，积极开展 5G 线上手术培训，先后接受交流参观单位 30 余家。近五年承担国家自然科学基金项目 2 项、省部级项目 4 项、市级研究课题 3 项，参与国际和国内多中心临床试验 2 项，发表学术论文 62 篇，其中 SCI 论文 29 篇，中科院分区 1 区和 2 区的文章创新高，参编专著 1 本，参与临床指南编写 2 项。

在肥胖与代谢性疾病中心建设的案例中，详细介绍了项目建设的背景、工作思路、主要做法及成效亮点，进一步证明专科（专病）中心建设有利于优势学科的建设，有利于医疗资源合理及高效地配置，有利于运行效率和运营效益的大幅提升，有利于患者治疗效果和就医体验的快速提高。

截至 2022 年，肥胖与代谢性疾病中心代谢减重手术量年均超过 1400 台次，位居全国第 1，其中外省患者占比 47.9%，非手术减重患者也超过 5000 人；患者平均住院日从 10 年前的 2 ～ 3 周缩短到 6 天，近 3 年发表 SCI 论文 41 篇，总影响因子达 223.7。

接下来主要介绍 A 医院在专科（专病）中心建设的另一成功案例。

案例二：肺癌一体化诊疗中心

A 医院依托呼吸内科（国家临床重点专科建设项目、省级重点学科、成都市高水平临床重点专科）、呼吸系统疾病国家临床医学研究分中心、国家老年医学临床研究分中心、国家疑难病症诊治能力提升工程呼吸系统远程医学联盟中心、成都市呼吸内科质控中心、成都市呼吸健康研究所和钟南山院士创新工作站，以胸外科为核心，充分整合肿瘤科、肿瘤放疗科、康复科、胸外科、神经心理科、体检中心、病理科和影像科等专科优势，打破学科壁垒，建立肺癌一体化诊疗中心，开展早期肺癌筛查、肺癌手术、靶向治疗、化疗、免疫治疗、放疗、射频消融、腔内灌注等全方位、多手段的联合治疗。每周三 16:00—18:00 固定为肺癌专病讨论时间，主要针对Ⅲ期肺癌、晚期肺癌、复杂性肺癌等，以循证医学为准绳，通过多学科讨论，根据不同病情及个体情况制订一套综合化个体化的治疗方案，获得诸多成功案例，成为具备科学的个体化综合治疗、患者良好声誉、有效区域辐射带动作用和科研创新与转化能力的先进诊疗中心。2022 年，肺癌一体化诊疗中心门诊服务量较 2019 年增长 4.96 倍、住院服务量增长 2.61 倍、手术台次增长 2.19 倍、四级手术台次增长 2.70 倍。

专科（专病）中心广泛涵盖了不同领域的医学专业，针对特定疾病或疾病类型提供专业化的医疗服务。专科（专病）中心运营管理涉及多方面，包括组织体系建设、人力 / 设备 / 物资 / 空间资源配置、财务管理、绩效管理、医疗质量管理等，均为专科（专病）中心高效运行必不可少的支撑。

➢ 在组织体系建设方面，需要建立清晰的管理架构和工作流程，明确各部门、各学科的职责和协作方式，配套与专科（专病）中心运营管理相匹配的管理制度。

➢ 在人力 / 设备 / 物资 / 空间资源配置方面，需要进行科学合理的资源规划和管理，确保资源的合理配置和充分利用。

➢ 在财务管理方面，医院的配套资金是确保专科（专病）中心可持续发展的重要部分，需要进行预算编制、成本控制和财务审核。

➢ 在绩效管理方面，需要建立多学科合作模式下的绩效考核和激励机制，以促进多学科医务人员更好地发挥个人专长，真正起到绩效激励作用。

➢ 在医疗质量管理方面，需要建立严格的医疗质量控制体系，持续改进医疗服务流程，确保医疗服务的质量和安全。

专科（专病）中心在医疗服务供给侧结构性改革中扮演着重要角色，可以推动医疗卫生机构在专业领域的深度发展，促进医疗资源的合理配置，重塑高效、便捷的就医流程，提高医疗服务的精细化、规范化、个性化水平，以满足人民群众对多样化、多层次的医疗需求。

第三节　互联网医院运营管理实操

一、互联网医院建设的意义

互联网医院是以实体医疗机构为依托，以互联网等信息技术为手段，将医疗资源与患者需求紧密结合起来，突破患者就医在空间和时间上的限制，构建覆盖诊前、诊中、诊后的线上线下一体化医疗服务模式，让更多的患者享受到优质的医疗服务。

互联网医院通过搭建在线医患沟通平台，实现患者与医师的远程医疗、健康咨询、健康管理和医学知识科普等医疗服务功能。通过互联网医院，患者可以将实时视频、语音、文字和图像及时传输给医师，使医师和患者无须面对面接诊，就可以随时随地享受远程医疗服务、健康咨询服务、健康管理服务等，节省了时间和成本，提高了医疗服务效率和降低了患者就医负担。同时，互联网医院还可以对患者的健康数据进行统计分析，提供个性化的健康管理和预防措施，促进疾病的早预防、早诊断、早治疗、早康复。

那么，作为医疗卫生机构的互联网医院，应该具备哪些主要功能才能够满足人民群众日益增长的医疗卫生健康需求呢?

1. 线上复诊

互联网医院将为门诊、住院患者提供线上复诊服务，复诊患者可根据自身病情变化进行描述，互联网医院的医师根据患者描述进行诊断，并开具相关的检查检验和电子处方，检查检验可在互联网医院智能预约或线上线下自行预约，药品（特殊药品除外）可

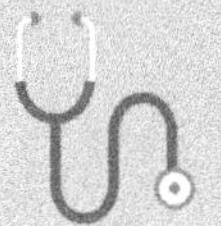

邮寄到家或到医院自取。

2. 健康咨询

互联网医院将为患者提供部分常见病的咨询服务，患者通过视频、语音、文字、图像等形式将病情信息上传至互联网医院平台，互联网医院的医师将给予患者有关病情的意见与建议，针对需进一步检查检验明确病情的患者将引流至线下就诊。

3. 健康随访

互联网医院将对接医疗卫生机构的门诊、住院系统，自动提取门诊患者、住院患者的医疗信息，建立不同病种的随访信息库，自动生成随访任务，定期对门诊患者、住院患者进行在线随访。

4. 便民服务

互联网医院提供预约挂号、充值缴费、智能导诊、病案邮寄、体检预约、检查检验报告查询、线上药品查询、院内导航、停车缴费、云探视、云影像、各类检查须知、健康科普等便民服务。

二、互联网医院运营管理模式

为落实《国务院办公厅关于促进“互联网＋医疗健康”发展的意见》，推动互联网医院持续健康发展，规范互联网医院管理，提高医疗服务效率，保证医疗质量和医疗安全，根据《执业医师法》《医疗机构管理条例》等法律法规，国家卫生健康委、国家中医药局联合印发《互联网医院管理办法（试行）》（以下简称《办法》）。根据《办法》要求，互联网医院的设立需要依托实体医疗机构。

1. 运营模式

（1）第 1 种互联网医院运营模式　作为实体医疗机构第二名称的互联网医院。在该种运营模式下，以合作方式的不同又分为两种情况：一是依托实体医疗机构信息化技术自行建立的互联网医院。实体医疗机构将独立申请互联网医院作为第二名称，命名应当包括“本机构名称＋互联网医院”。二是依托实体医疗机构与第三方机构合作建立的互联网医院。实体医疗机构与第三方机构合作申请互联网医院作为第二名称，命名应当包括“本机构名称＋合作方识别名称＋互联网医院”。

（2）第 2 种互联网医院运营模式　依托实体医疗机构资源独立设置的互联网医院。在该种运营模式下，主要以企业开办为主，必须依托实体医疗机构，以合作协议的方式获取医疗机构执业许可，以医师多点执业等方式提供互联网医院医疗服务。独立设置的互联网医院，命名应当包括“申请设置方识别名称＋互联网医院”。

2. 两种互联网医院运营模式最主要的区别

（1）举办主体不一样　第 1 种互联网医院运营模式举办的主体为医疗机构。第 2 种互联网医院运营模式举办的主体为企业。

（2）医务人员不一样　第 1 种互联网医院运营模式的医务人员主要为实体医疗机构的医务人员。第 2 种互联网医院运营模式的医务人员主要为多点执业的医务人员。

（3）物价标准不一样　第 1 种互联网医院运营模式的物价标准是根据医院的性质来确定，公立医院主要是政府定价，而民营医院主要是自主定价。第 2 种互联网医院运营模式的物价标准主要是自主定价或根据市场动态定价。

（4）盈利方式不一样　第 1 种互联网医院运营模式的盈利方式主要为线上诊疗、线上自助开单等，主要服务于实体医疗机构的随访患者，为其提供空间和时间上的便利。第 2 种互联网医院运营模式的盈利方式主要为药品销售、保健食品销售、健康管理等，主要服务于该互联网医院平台的患者，为其提供空间和时间上的便利。

三、互联网医院与实体医疗机构运营管理的区别与联系

互联网医院的运营管理与实体医疗机构的运营管理有相同之处，也有不同之处。主要的相同之处是利用医疗资源为患者提供安全、有效的医疗服务；主要的不同则是体现在就诊流程、资源配置和服务形式上。

1. 在就诊流程上

患者可以在互联网医院上进行预约挂号、线上问诊、药品配送到家、线上查询检查检验结果等，完全不必前往实体医疗机构；而在实体医疗机构中，患者及陪诊家属或朋友通常需要亲自前往医院、妇幼保健院等实体医疗机构进行挂号、等候问诊、排队取药、等候检查检验结果等。

2. 在资源配置上

互联网医院更注重互联网技术和信息化手段的应用，如远程影像诊断、智能医疗辅助等；而实体医疗机构更注重医疗设备、临床诊疗技术、科室设置、空间布局等方面的资源配置。

3. 在服务形式上

互联网医院主要通过互联网平台提供医疗服务，具有强大的线上医师团队和客服团队，为患者提供包括复诊、部分常见病咨询、随访、药品配送等医疗服务；而实体医疗机构主要依托医院、妇幼保健院等实体场所为患者提供面对面的诊疗服务，为患者提供包括门诊诊疗、住院治疗、手术操作等医疗服务。

四、如何做好互联网医院运营管理

互联网医院主要是为了给患者提供更便捷、更高效、更优质的医疗服务，是解决医疗资源分布不均，患者就医在空间、时间上不便的重要举措，是实体医疗机构医疗服务的补充和延伸，更是互联网时代发展的必然趋势。此时，互联网医院的运营管理就至关

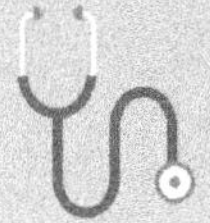

重要。那么，如何能够做好互联网医院的运营管理呢？

1. 战略规划

制订互联网医院短期、中期、长期的发展战略，明确的目标任务、功能定位和核心竞争力，以及制订实现这些目标的具体措施、责任部门及责任人、完成时限、预期效果等。

2. 平台建设

互联网医院需要建设一个完善的在线平台，包括患者应用端、医护应用端、平台运营应用端，提供互联网医院医疗服务的重点内容，涵盖互联网医院院前、院中、院后的全流程医疗服务功能。平台建设需要考虑用户使用的便捷性、系统稳定性、数据安全等因素。

3. 医护管理

互联网医院需要拥有一支优秀的医护团队（部分互联网医院提供护理线上咨询服务），包括线上、线下的医护人员，需要制订互联网医院医务人员管理办法、招募 / 培训 / 考核制度、绩效奖励制度等。

4. 患者管理

互联网医院需要建立起健全的患者管理系统，包括患者注册、患者信息管理、患者健康档案管理等方面。同时，要注重提供个性化的服务，如自助开单、健康科普、医疗咨询等。

5. 质量控制

互联网医院需要建立起一套完善的医疗质量控制机制，包括医疗质量评估、不良事件管理、处方管理、患者满意度调查等方面，确保互联网医院医疗质量与医疗安全。

6. 宣传推广

互联网医院需要进行有效的宣传推广，吸引更多的患者使用互联网医院平台服务。根据互联网医院的性质不同，宣传的方式和内容也有所不同，主要包括复诊患者宣教、健康科普宣传、官方网站宣传、广告投放引流、社交媒体宣传、合作推广等方式，提升互联网医院的知名度和用户量。

互联网医院的运营管理非常重要，需要清晰明确的互联网医院战略规划，搭建完善的信息化平台，加强医护、患者管理，保障医疗质量与医疗安全，策划优秀的营销推广方案，这些都是互联网医院运营管理必不可少的措施与方法。唯有如此，才能满足医疗资源配置饱和工作的患者流量，实现互联网医院收支平衡或略有结余，推动互联网医院的高效运行和可持续发展。

总之，互联网医院的运营管理具有极其重要的意义。首先，良好的运营管理可以提高互联网医院的效率和服务质量，使患者能够获得更好的医疗体验。其次，运营管理能够优化医院的资源配置，包括人力、物力、财务等资源的合理利用，从而降低成本，提高盈利能力。最后，运营管理还能够促进互联网医院的信息化建设，提高医疗服务的科学性和智能化水平，为医护人员提供更优质的工作环境。

实操案例 100

互联网医院运营的管理

2015 年，全国首家互联网医院诞生——乌镇互联网医院，正式开启了“互联网 + 医疗健康”新模式，实现在线复诊、电子病历共享、电子处方等新业态。前期，互联网医院以企业开办为主，到 2020 年新冠疫情暴发后，老百姓为配合疫情防控开始进行居家隔离，无法正常前往医院就诊。此时，为解决患者就医在空间和时间上的限制，全国的公立医疗机构开始积极筹建互联网医院，公立医疗机构正式进入互联网医院建设的热潮。

随后，互联网医院如雨后春笋般地出现，但互联网医院的管理也存在不同程度的差异，特别是互联网医院运营管理的能力和水平参差不齐。大多互联网医院的经营都处于入不敷出、持续亏损的状态。

接下来，将以某市级公立医疗机构积极探索“互联网 + 医疗健康”为例，阐述互联网医院运营管理的实操经验。

附

公立医疗机构互联网医院运营管理体系的建立

2018 年，国务院发布《国务院办公厅关于促进“互联网 + 医疗健康”发展的意见》（国办发〔2018〕26 号），允许依托医疗机构发展互联网医院，医疗机构可以使用互联网医院作为第二名称，在实体医院基础上，运用互联网技术提供安全适宜的医疗服务；允许在线开展部分常见病、慢性病复诊；鼓励医疗联合体内上级医疗机构借助人工智能等技术手段，面向基层提供远程会诊、远程心电诊断、远程影像诊断等服务。为响应国家政策，服务广大人民群众就医需求，某市级公立医院充分发挥实体医疗机构的优势，于 2020 年设立了互联网医院管理部，搭建了互联网医院平台，建立了互联网医院运营管理体系。

（一）以信息技术为基础，搭建互联网医院运营平台

医院利用信息化基础，将病案管理系统、电子病历系统、医院财务系统、影像系统、实验室信息系统、药事管理系统等进行有效整合，建立信息化数据中台，实现数据的互联互通。互联网医院连接了医院信息化数据中台，将预约挂号、线上缴费、线上复诊、自助开单、报告查询、排队叫号、病案邮寄、药品配送等医疗服务前置到互联网上，为患者提供线上、线下全方位的医疗服务，让患者的就医体验和满意度得到提升（图 16-2）。

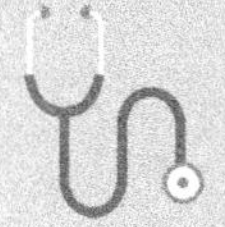

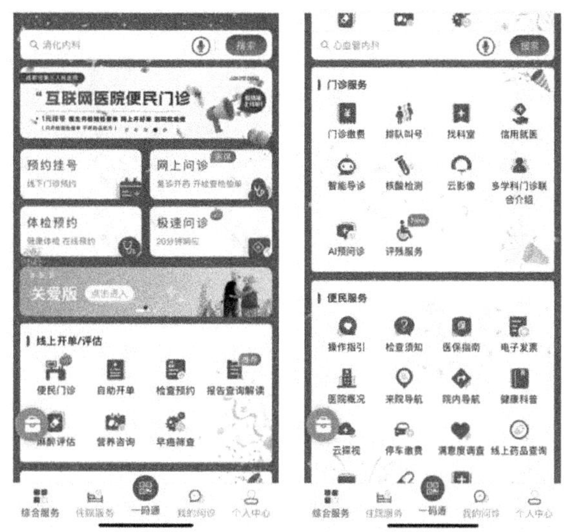

图 16-2　互联网医院信息化平台

（二）以高质量发展为目标，构建运营管理组织体系

为加快互联网医院建设，强化互联网医院管理，医院设立了互联网医院管理部，配置部长 1 名、副部长 1 名、干事 2 名。为推动互联网医院标准化、规范化发展，医院成立了以党委书记、院长为组长，分管副院长为常务副组长，专职党委副书记、其他副院长、纪委书记、总会计师为副组长，相关职能部门负责人为成员的互联网医院运营管理小组，全面领导互联网医院运营管理工作。同时，在互联网医院运营管理小组下设置办公室，并挂靠在互联网医院管理部，负责互联网医院日常管理工作。在互联网医院运营管理小组的领导下，制订了互联网医院管理办法、医疗质量控制与评价制度、医疗服务规范与制度等，为互联网医院高质量发展奠定了坚实的基础（图 16-3）。

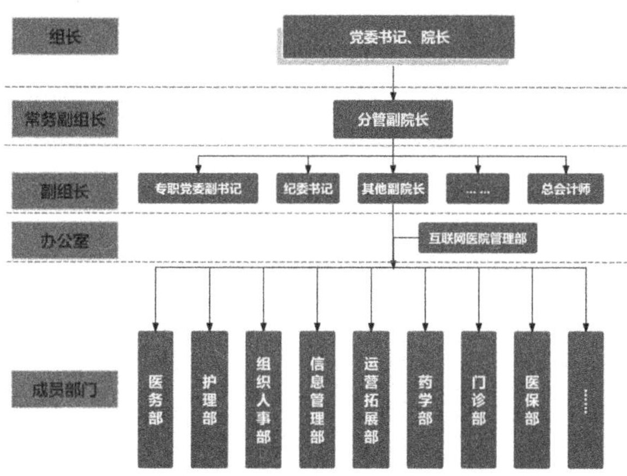

图 16-3　互联网医院运营管理小组组织架构

（三）以数据分析为手段，加强运营环节控制

建立互联网医院运营评价指标体系，及时对互联网医院运营情况进行分析、评价，找准运营管理过程中的薄弱环节，制订有效整改措施，并形成闭环管理，不断提升互联网医院运营能力。互联网医院运营指标主要由服务能力、服务效率、满意度三个维度构成。其中服务能力主要包括：互联网医疗质量、互联网医院门诊量（视频 / 图文接诊量）、处方量、报告解读量、患者来源构成、自助开单量、线下门诊预约量、药品配送量、病案邮寄量等；服务效率主要包括：各项医疗服务响应时间、线上候诊时间、患者操作系统时间等；满意度主要包括：线上、线下患者就医满意度调查数据。通过互联网医院各项数据的分析、评价，可以更加理性、客观地提供互联网医院发展方向、流程优化、医疗资源配置等方面的建议，并为领导决策提供数据支撑。

（四）以患者需求为导向，持续优化服务流程

为满足患者线上就医需求，互联网医院的操作界面需要简单、清晰、易懂、易操作，对各项医疗服务流程进行持续优化，实现各项医疗服务“一键式”操作。设立互联网医院咨询窗口，为患者提供免费咨询服务，指导线上注册、挂号、预约、缴费等操作，引导患者线上复诊，加强“互联网 + 医疗健康”宣传。收集患者在使用互联网医院平台过程中存在的难点、痛点、堵点问题，积极听取意见及建议，建立问题台账，及时落实整改。充分发挥医疗专家优势，定期组织开展互联网医院专科义诊活动，解决专家门诊线下“一号难求”的难题。

（五）取得的成效

在服务能力方面，2023 年互联网医院门诊量同比增长 78%。其中，线上义诊量同比增长 47%；处方量同比增长 69%，患者自助开单量同比增长 92%，病案邮寄量同比增长 40%，互联网医院直接、间接产生的医疗收入同比增长 62%。

在服务效率方面，互联网医院线上问诊响应时间从 2022 年的 95 min 缩短到 2023 年的 40 min，为患者线上就医节约了 55 min，服务效率大幅提升。

在患者满意度方面，从 2022 年的 91% 提升到 2023 年的 97%，线上患者就医体验也得到了大幅提升。

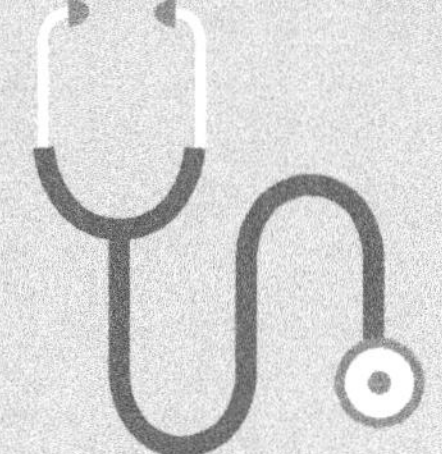

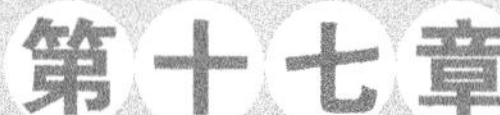

公立医院运营管理组织实施方案

一、总体要求

（一）以公益性为导向

医院运营管理需要以公益性为导向，实现经济效益与社会效益的有机统一。党的十八大以来，明确了把公益性贯穿医疗卫生事业全过程，把为人民群众提供高效、安全的公共卫生和基本医疗服务作为基本职责。现代医院管理制度要以人民群众的健康为中心，坚持公益性，把社会效益放在首位，将公平可及、群众受益作为出发点，全方位全周期保障人民健康，满足群众多样化的健康需求，增强群众获得感。

（二）以业财融合为重点

要求公立医院以业财融合为重点，推进运营精细化管理。公立医院的运营管理本质上是通过一系列的管理手段和方法，帮助医院实现“人、财、物、技”等核心资源的精细化管理。业财融合是精细化管理的重要一步，通过将业务管理和财务管理结合的形式，让财务人员对经济主体运行情况全面了解的同时，又从业务角度出发进行管理，从而保证经济主体资源的科学分配。

（三）以坚持高质量发展为方向

在医疗体系中，公立医院作为体系的主体，更是在处理日常诊疗服务、突发公共卫生事件上发挥着重要作用，需要以有限的医疗资源，为人民群众提供优质、高效的医疗服务。进一步提高卫生健康供给质量和服务水平，需要将公立医院高质量发展放在更加突出的位置。从规模扩张向提质增效转变，运营模式从粗放管理向精细化管理转变。

（四）强化内涵建设，以实现提质增效为抓手

医院的持续竞争力是医疗服务效率和效果达成的基础，确定资源技术的强度，平衡

作者注：第十七章作为全书知识的综合运用呈现，存在个别内容与前文重复的情况，旨在保证本章内容的相对独立和完整，特此说明。

好成本与效率之间的关系，增加运营管理人员和临床一线团队之间的沟通，营造协调的氛围和环境，推动运营管理发展核心，实现医院整体运营的提质增效。

二、基本原则

1. 公益性原则

以社会效益为目的，能够体现社会全体或大多数人的利益需求。公立医院在运营管理过程中要正确处理社会效益和经济效益，应该把社会效益放在首位，坚持为人民服务的宗旨。

2. 整体性原则

坚持医疗卫生服务体系建设和“人、财、物、技”等资源整体统筹规划。

3. 业财融合原则

将经济管理各项要求融入“医、教、研、防”等核心业务流程控制和质量控制中，从而促进业务管理与经济管理深度融合。

4. 成本效益原则

需要加强成本管理，注重自身软硬件的建设，强化成本控制意识，权衡运营成本与运营效率，争取以合理的成本费用获取适宜的运营效率。

5. 适应性原则

运营管理的模式、架构和机制要符合医院的战略规划、客观实际和自身特点。

6. 财务管理原则

能够准确掌握医院收支、现金流、经营成果等情况，对医院经营活动进行动态监控，从而实现医院财务的资源优化配置，将医院的社会效益与经济效益同时达到最大化。

三、构建公立医院内部运营组织管理体系

（一）组建运营管理组织机构

运营管理委员会应由院党委书记、院长担任主任，全面负责运营管理工作，总会计师和副院级领导担任副主任，小组成员由职能部门和临床科室负责人组成。运营管理委员会的日常工作机构设在运营管理办公室。设置专科运营管理团队开展具体运营分析、沟通、反馈工作。

（二）明确职责职权

1. 运营管理委员会主要工作职责

（1）熟悉现代化医院管理的政策要求，建立医院运营管理组织框架体系和各项规章

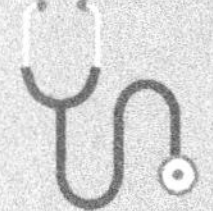

制度，为院领导提供政策依据，更好地制订符合医院自身发展的战略政策。

（2）审议医院运营管理分析评价报告。

（3）对医院运营管理工作提出意见和改进措施。

（4）制订医院运营管理年度工作目标和计划。

2. 运营管理办公室主要职责

（1）研究起草医院运营管理工作制度、年计划、分析评价报告等。

（2）收集整理医院经济运营信息，定期为医院各级领导提供医院运营、科室运营相关数据及分析报告。

（3）围绕医院重点工作及需要，为科室提供经济运营状况和发展趋势分析，提出优化资源配置、运营管理流程的建议。

（4）建立完善决策分析体系，组织开展运营效果分析评价，撰写运营效果分析报告。

3. 专科运营管理团队主要职责

分为行政后勤和临床医技两大部分，采用医管分工、协同治理的管理模式。主要职责是辅助科主任科学经营管理科室，提升医院及科室运营效率。通过纵向强化院领导与科主任之间的信息沟通，保证医院的各类指令要求传达到临床；横向打通临床科室与行政科室之间的沟通壁垒。同时临床医疗团队通过其丰富的经验和专业的知识为医疗决策提供专业意见，专科运营助理配合临床专科发展提供运营管理专业意见，对资源进行统筹优化，从而提高医院的运营效率（图 17-1）。

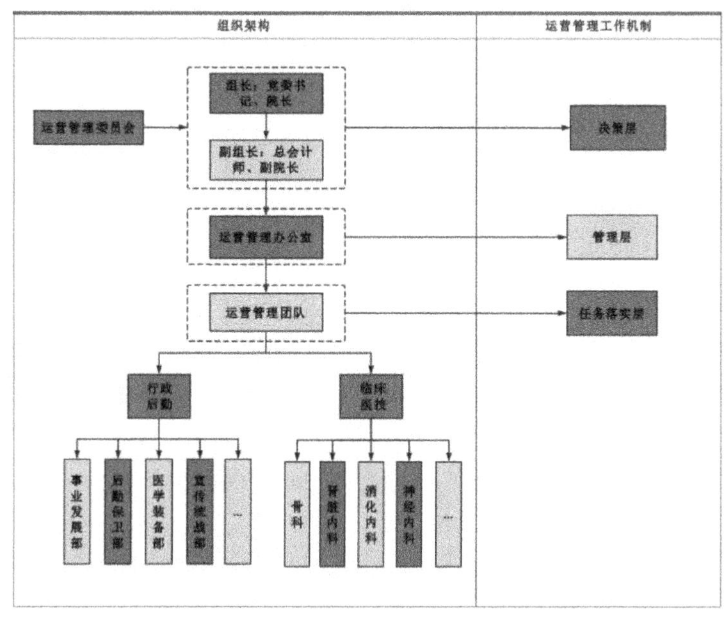

图 17-1　运营管理委员会组织管理体系

四、建立公立医院内部运营管理工作机制

（一）管理决策机制

公立医院的管理决策机制应实现决策质量、工作效率的提升，从而促进医院目标的实现。医院决策机制应按照党委领导下的院长负责制，建立规范、科学、高效的议事决策规定和流程，明确各级决策的权限和范围，明确相关方权责，包括职工代表大会、党委会议、院长办公会、专家委员会等决策机制。

（二）任务落实机制

为确保医院工作任务的高效完成，需建立任务落实机制，通过对目标任务进行细化分解，明确相关科室工作责任的方式，开展、落实相关工作。首先，需要加强领导，明确责任。其次，需要强化措施，贯彻落实机制。最后，要加强反馈，务求实效。坚持以问题为导向，梳理项目现有流程，制订方案，明确实行方案的措施，落实责任。对任务完成情况、任务实施过程中遇到的问题进行追踪，加强监管，根据实际情况调整方案，做好最终任务落实的工作。

（三）分工协同机制

分工、协作作为医院正常运转的重要基础，在分工的基础上协作，在协作的基础上分工，才能保证医院整体良性发展。医院采用医管分工、协同治理的管理模式。坚持管理专业化为导向，实行临床业务管理与医院运营管理分工协同治理，设立专科运营助理团队。运营助理团队应与科室密切合作，针对科室运营效率和效益、工作量、人力资源等进行分析，提供参考意见，实施精细化管理。专科运营管理团队围绕医院的整体发展目标，配合临床科室的发展，优化流程，提高医院整体运行效率。

（四）改革创新机制

医院的改革创新主要体现四个方面：①医院应提高专科服务能力，加强学科建设，提升医院竞争力和品牌效益。②加强医院信息化建设，优化工作流程，以医疗质量、资源消耗率和患者满意度作为流程设计的衡量标准，解决医院内部结构性问题，提高科学管理水平。③持续完善绩效激励制度，通过绩效改革和制度创新，不断提高医师的主动性和积极性。④加强医院运营流程再造和流程优化，把管理的内涵变为服务和流程优化的核心。流程改善有利于患者对医院满意度的提高，同时对于提升医院整体运营绩效具有重要意义。

（五）监督管理机制

医院应建立健全协同监督机制，协调整合内部监督力量，强化各职能部门的监督作

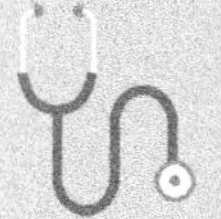

用。监管主要内容包含医疗服务质量安全监管、药品耗材医疗器械监管、经济活动的监管。医院应通过加强内部控制建设，加强监管，切实提高监督效率。

（六）绩效评价机制

绩效评价机制作为提高医院运营效率的“发动机”，强调公平、公正，重点体现多劳多得和优劳优得。将个人绩效考核结果与薪酬分配、评优评级、聘用晋升等紧密挂钩，同时重视市场变化，根据医院自身情况进行动态调整，充分调动职工工作积极性。

（七）反馈改进机制

医院应通过借助不同渠道，收集甄别各类信息，建立迅速通畅的信息反馈传递机制，一方面可以实现管理的针对性，另一方面能够实现医院各行政部门与临床科室之间信息的互通，提高医院整体运作效率（图 17-2）。

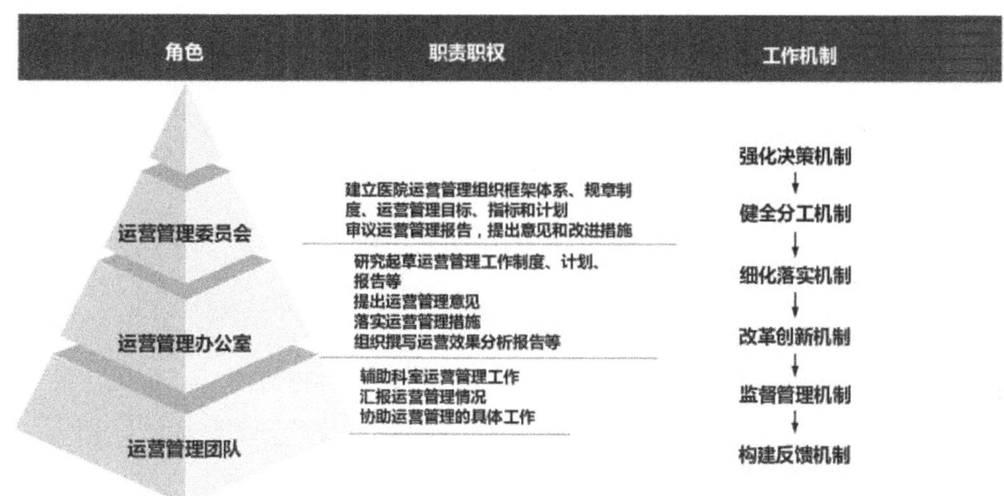

图 17-2　运营管理委员会工作机制及职责职权

五、医院运营管理主要工作模块实施方案

（一）医疗业务运营模块

1. 任务要求

医疗业务运营的工作任务主要是以保障医疗质量与安全为根本，结合业务服务量、医疗质量、财务、效率等关键指标制订医疗业务运营战略目标，并加强环节控制，加强监督管理，强化信息化运用，不断提升业务服务能力，最终实现医疗业务与财务的深度融合。

2. 工作原则

（1）以患者为中心原则　医疗业务运营活动的开展应以患者需求为导向，保障优质医疗服务，优化就诊流程，减轻患者就医负担，不断提升患者就医获得感和满意度。

（2）安全有效原则　以医疗质量与医疗安全为核心，以行之有效的诊疗方式为手段，不断解决患者因机体结构或功能上的障碍、缺陷等原因带来的痛苦。

（3）业财融合原则　医疗机构应将经济管理各项要求深度融入医疗业务的各环节，并由事后监督向医疗业务事前、事中、事后的全流程管控转变，保障医疗业务的可持续发展。

3. 实施路径

通过全面质量管理（TQC）、质量环（PDCA）、品管圈（QCC）、疾病诊断相关组（DRGs）绩效评价、单病种管理、临床路径管理等医疗质量管理工具，找准医疗业务运营中存在的薄弱环节、短板缺口，为医疗机构管理者提供决策依据，指导临床、医技、医辅等科室加强医疗业务运营管理（图 17-3）。

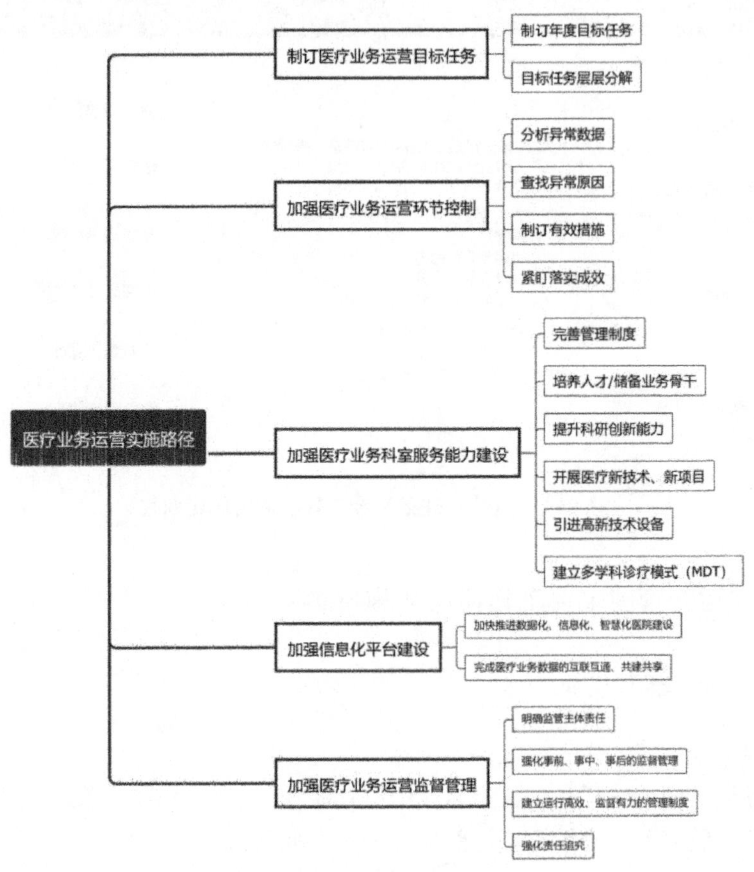

图 17-3　医疗业务运营实施工作任务

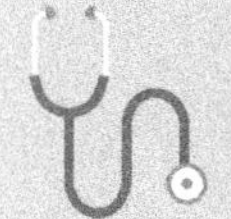

（1）制订医疗业务运营目标任务　以三级公立医院绩效考核为抓手，各项指标体系为依据，围绕业务服务量指标、手术类指标、合理用药指标及 CMI 值、诊断相关组数（DRG 组数）、低风险组病例死亡率、药 / 耗占比、门诊 / 住院次均费用增幅、门诊 / 住院次均药品费用增幅等医疗业务相关指标制订年度目标任务。将目标任务层层分解，压实责任，并纳入绩效考核，有效将医疗业务管理与财务管理、绩效管理进行深度融合。

（2）加强医疗业务运营环节控制　做好医疗业务运营的环节控制，实时掌握各项医疗业务相关的数据运行情况，对异常数据进行及时分析，查找异常原因，制订有效整改措施，紧盯落实成效。通过医疗业务运营数据指导医疗行为，优化医疗业务流程，调整收治病种难度，控制医疗费用不合理增长，减少医疗资源的消耗，控制医疗成本，确保 DRG/DIP 医保正向支付。

（3）加强医疗业务科室服务能力建设　完善各项管理制度，保障医疗质量与医疗安全，重点培养人才，储备业务骨干，提升科研创新能力，积极开展医疗新技术、新项目，引进高新技术设备，不断增强区域竞争力和影响力。同时，加强医医、医技、医护合作，建立以专科疾病为纽带的多学科诊疗模式（MDT），实现各医疗业务科室的资源共享、优势互补，促进医疗业务优质、高效发展。

（4）加强信息化平台建设　加快推进数据化、信息化、智慧化医院建设，强化医疗业务运营的数据支撑，完成医院运营管理决策系统、电子病历、质量控制、绩效管理、医院资源规划（HRP）等数据的互联互通、共建共享，提升医疗业务服务与管理效率，以满足医疗业务管理与经济管理相融合的数据需求，推动医院管理模式向现代化管理发展的进程。

（5）加强医疗业务运营监督管理　明确医疗业务运营监督管理的主体责任，加强医疗业务运营事前、事中、事后的监督管理，强化医疗业务管理与经济管理的深度融合，建立运行高效、监督有力的现代化医疗机构医疗业务运营管理制度，从严从实强化监督管理，强化责任追究，推动医疗业务运营管理向规范化、科学化、精细化发展。

（二）医院业务流程优化实施方案

1. 工作任务

业务流程优化是指围绕其公益性、经济性目标的需要，整合医疗服务资源，重新设计医疗业务流程，打破就诊过程中的“难、繁、慢、乱、差”等瓶颈问题，达到工作流程的最优和服务效率的最高，从根本上提高医院的社会效益和经济效益。

2. 工作原则

（1）以人为本原则　业务流程优化要“以患者为中心”，重建面向患者的流程，医院在确保医疗服务水平和质量的基础上，尽可能为患者提供更加全方位、便利的服务。

（2）信息化原则　医院业务流程优化要以信息系统为纽带，优化和整合医疗服务流程，将各孤立的组织连接起来，以提高利用程度，为各部门开展工作、提高效率、降低运行成本奠定基础。

（3）以需求为导向原则　业务流程优化前应识别需求，做好研究调查，分析业务流程中的瓶颈环节，建立一个“了解问题—研究问题—解决问题”的高效率机制，以适应患者需求和市场变化。

3. 实施路径

关键业务流程界定为门诊就诊流程、住院就诊流程、检验业务流程等。基于业务流程优化阶段——活动模型，结合医院的业务活动开展流程、特性等，将医院业务流程优化的过程分为六个阶段：构思设想、项目启动、诊断分析、流程设计、流程重建、监测评估（图 17-4）。

第一阶段：构思设想阶段。发现与挖掘医院业务流程优化机会，明确优化目标，争取得到医院领导层 / 管理层的支持与承诺；实施配套资源与潜力评估；确定业务优化流程方向。这一阶段所用到的主要技术和工具包括信息技术 / 流程分析、流程优先矩阵等。

第二阶段：项目启动阶段。该阶段主要落实业务流程优化前期准备工作，如成立工作小组；向患者和相关各方收集优化需求与拟达到的效果；制订详细计划（时间进度、预算安排）；制订绩效目标与考核方案。这一阶段所用到的主要技术和工具包括质量工具展开图、项目进度表等。

第三阶段：诊断分析阶段。主要分为界定和分析两步。界定现有流程，将医院现有业务流程按选定的标准逐层逐级进行定义，区分各项业务的边界与工作范畴；分析现有流程的痛点、堵点、难点，识别流程的瓶颈环节、冗余活动和低效率部分，挖掘问题的根本原因。所用到的主要技术和工具包括流程描述技术、鱼骨分析技术等。

第四阶段：流程设计阶段。为新流程的详细计划与设计阶段，主要包括根据问题根源分析的结果，制订有针对性的优化方案并考虑可行性和潜在风险；设计落实优化方案所需配套资源（主要落脚于组织架构、人力、医院信息系统、专业设备等）；设计新流程实施各环节、步骤、具体效果等。新的流程设计要统筹兼顾、整体最优，主要采用头脑风暴法、选题小组工作法、流程仿真模拟技术等。

第五阶段：流程重建阶段。主要工作内容包括按照设计方案调整医院组织架构；落实人员、医院信息系统、专业设备等配套资源到位；方案宣传与人员培训；新旧方案过渡与切换。

第六阶段：监测评估阶段。针对业务优化方案的实施进行事中、事后评估，并提出改进意见与措施，进入实施、评估、调整的循环阶段，优化的流程最终还要交给患者去判断、去认可。

（三）财务管理实施方案

1. 任务要求

通过扎实、科学、严谨的财务管理基础工作，以业财融合为主要途径，发挥财务管

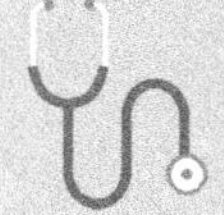

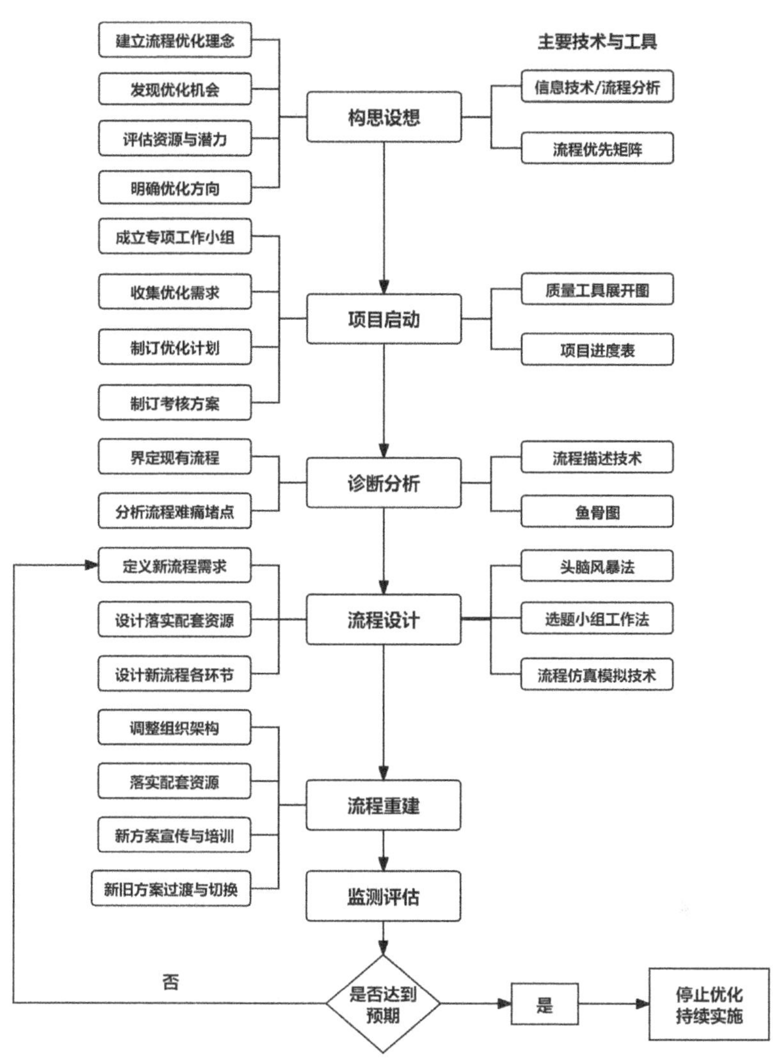

图 17-4　医疗业务流程优化工作流程

理服务、保障和管控作用，重点通过全面预算管理、全成本管理和绩效管理，建立精细化、智慧化的财务管理体系，实现财务信息的共享共用，提高医院经济运行效率效益。本部分主要介绍财务管理制度建设、资金管理、资产管理、收支业务管理、财务报告与分析等内容。

2. 工作原则

（1）决策相关性原则　运营管理下的财务管理应注重财务信息的分析应用，为医院管理层提供决策相关的信息支撑。

（2）合法合规性原则　医院应当严格按照会计法等法律法规及国家统一制订的财务、会计制度的规定，合法合规地进行会计核算。

（3）真实、及时性原则　财务信息必备特性真实可靠、及时准确。

（4）成本效益原则　在保证工作质量的前提下，合理消耗资源，提高工作效率，寻求成本、效益的动态平衡点。

3. 实施路径

见图 17-5。

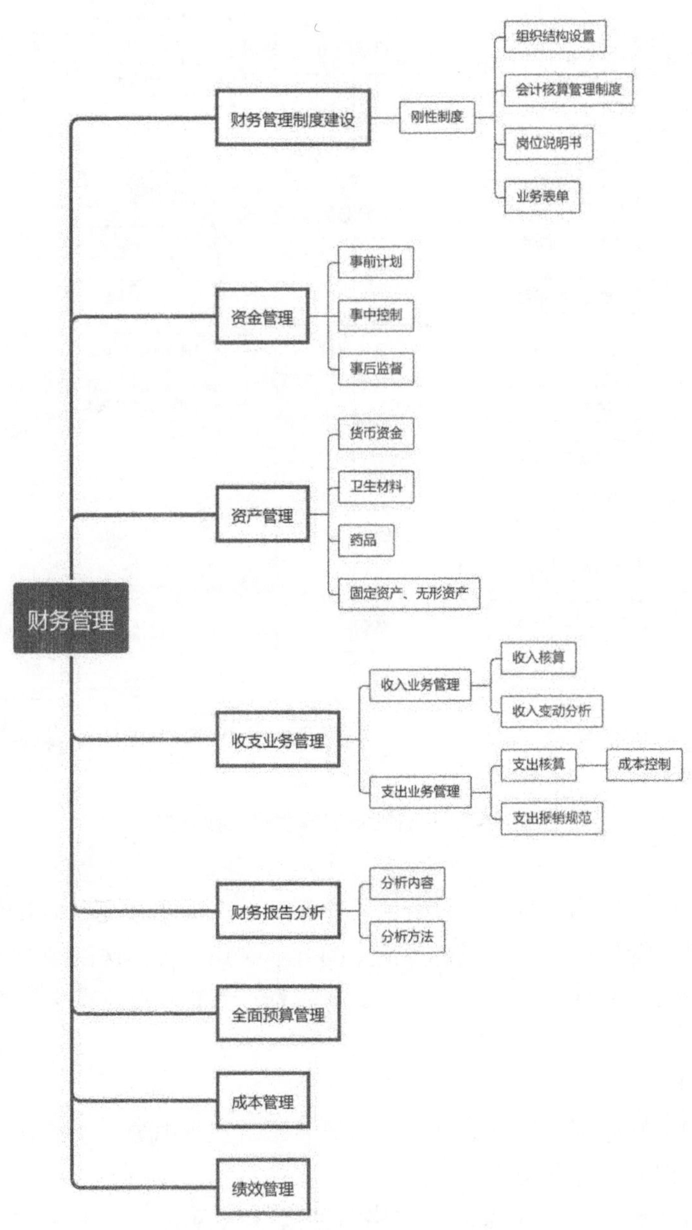

图 17-5　财务管理模块工作任务

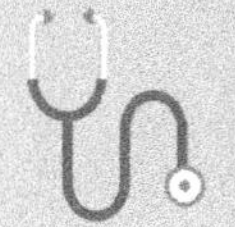

（1）财务管理制度建设　医院财务管理制度是医院内部控制建设的一部分，医院财务管理制度包括组织机构设置、具体业务的核算管理制度、岗位说明书、业务表单等内容。财务管理制度应定期修订，或根据情况变化不定时修订。

（2）资金管理　是医院对资金来源和资金使用进行计划、控制、监督等工作，主要内容包括建立资金使用和管理的责任制，检查和监督资金使用情况，考核资金的使用效果、投资决策与计划等；目的是组织资金的供给和使用，不断提高资金利用效益，提供合理的资金管理建议和措施，使有限的资金取得更好的社会效益和经济效益。

资金管理包括事前计划、事中控制、事后监督反馈三部分。建立健全资金管理制度、严格审批资金计划、全过程监控资金使用、及时反馈资金状况。对大额资金支付，应严格按照医院“三重一大”要求，实行集体决策或报主管部门审批。

（3）资产管理　医院的资产主要包括货币资产、卫生材料、药品、固定资产、无形资产等。

①货币资产的管理主要应注意保障货币资金的安全性，主要措施有定期盘点、定期完成银行对账、每月完成银行余额调节表，并对长期未达账进行清理管理。

②卫生材料的管理应做到精细化管理，通过健全卫生材料管理机制，加强从采购、入库、领用、出库、盘点等各个环节的制度建设和控制，保证卫生材料的及时供应和合理库存，规范卫生材料的使用，有效控制成本，实现医疗、科研、教学、预防等业务的高效运转。医院对卫生材料应实行分级管理，即设立一级库、二级库实行动态管理。在卫生材料的规范化管理的基础上，要实行分类管理。对不可计费材料、低值易耗品、通用耗材等应实行定额管理，严格与预算挂钩；可收费材料，尤其是高值耗材，应通过优化临床路径、规范医疗护理行为等方式来进行管理。

③药品管理包括采购预算、招标采购、验收入库、出库、盘点、结算付款等环节。医院药品管理实行分级管理，药事委员会是药品管理的最高决策和监督机构，药学部负责药品的实物管理，负责药品的采购、验收入库、药品的合理使用、日常管理等工作。财务部设药品会计专岗，负责监控药品采购预算执行情况，审核药品购入和发出凭证，参与验收、盘点，完成会计核算。药品应根据经济订货量进行订货管理，以合理控制成本。DDD 即抗菌药物使用强度，是医院药品管理的重要指标，也是三级公立医院绩效考核的重要指标，医院必须采取具体措施进行合理用药的管理。

④固定资产管理包括申购、采购、计量入库、科室领用、计提折旧、盘点清查、处置报废等环节。医院应建立固定资产全生命周期和全过程的跟踪管理，对固定资产实行精细化的核算，对大型设备应进行采购前的可行性论证、分析单机的成本效益和使用效率，保障资产安全，并实现固定资产的高效利用。固定资产的资源配置在后续模块单独阐述，无形资产的管理与固定资产类似。

（4）收支业务管理　收入管理的要遵循合规性、合理性、真实性、及时性和完整性，从制度流程的规范化、日常管理手段的精细化和符合医院自身管理的个性化三个层面入手。首先确保收入核算的准确、真实、及时和完整性，其次进行收入的分析，主要分析收入的增减变动和结构的变化，还要分析各科室预算收入执行情况，通过因素分析法等找到收入变化的原因。

医院支出管理应实行统一领导、集中管理，以真实、完成、合法为原则，核心是要加强成本支出的管理，把握支出业务中断各类风险，并加以预防和控制，业务环节包括预算、审核、支付、核算、分析和考核等。医院的支出管理主要包括以下两方面的工作：一是规范医院支出的核算和管理；二是支出报销的规范化，控制成本，提高财务管理能力。医院所有支出应严格执行国家财经法律法规，对一切支出应精打细算、合理安排，提高资金使用效益。

（5）财务报告及分析　财务分析是以医院的财务报表和其他材料为依据，采用专门的方法，对医院的财务状况、运营成果、财务风险、财务总体情况和发展趋势的分析和评价。将大量的报表数据转换成决策相关信息，将医院的经济状况与内外部条件相结合，进行综合分析，对医院财务状况进行科学、合理的分析评价，找到医院自身的优势和不足，为决策提供支撑。

通常财务分析的方法有比较分析法、趋势分析法、因素分析法、比率分析法等。与医院运营管理关系密切的医院财务分析主要内容包括盈余分析、成本管理能力分析、偿债能力分析、资产运营能力分析、发展能力分析、医疗费用控制分析、工作效率分析等。

（四）全面预算管理实施方案

1. 任务要求

全面预算管理是运营管理的双核心之一，也是运营管理的起点和终点。医院全面预算管理是指在医院内部建立全面预算管理制度，以医院战略发展规划和年度计划目标为依据，医院对所有经济活动实行全面管理，所有收支全部纳入预算管理范围，充分运用预算手段开展医院内部各类经济资源的分配、使用、控制和考核等各项管理活动。

2. 工作原则

（1）战略性原则　坚持以医院战略目标规划为导向，合理配置资源，实现医院的可持续发展。

（2）全面性原则　全面预算管理要实现全方位覆盖医院的各个层面和各项业务，做到全员、全过程参与，贯穿预算编制、审批、执行、监控、调整、决算、分析和考核等各个环节。

（3）约束性原则　强化预算约束作用，不得随意进行预算调整。

（4）绩效性原则　建立“预算编制有目标、预算执行有监控、预算完成有评价、评价结果有反馈、反馈结果有应用”的全过程预算绩效管理机制，推进预算效益效果提升。

（5）适应性原则　预算编制应根据医院实际，适应外部政策环境和医院的业务发

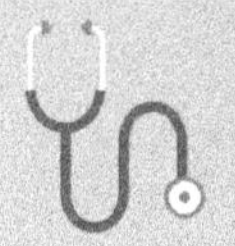

展，及时调整、完善、更新。

3. 实施路径

见图 17-6。

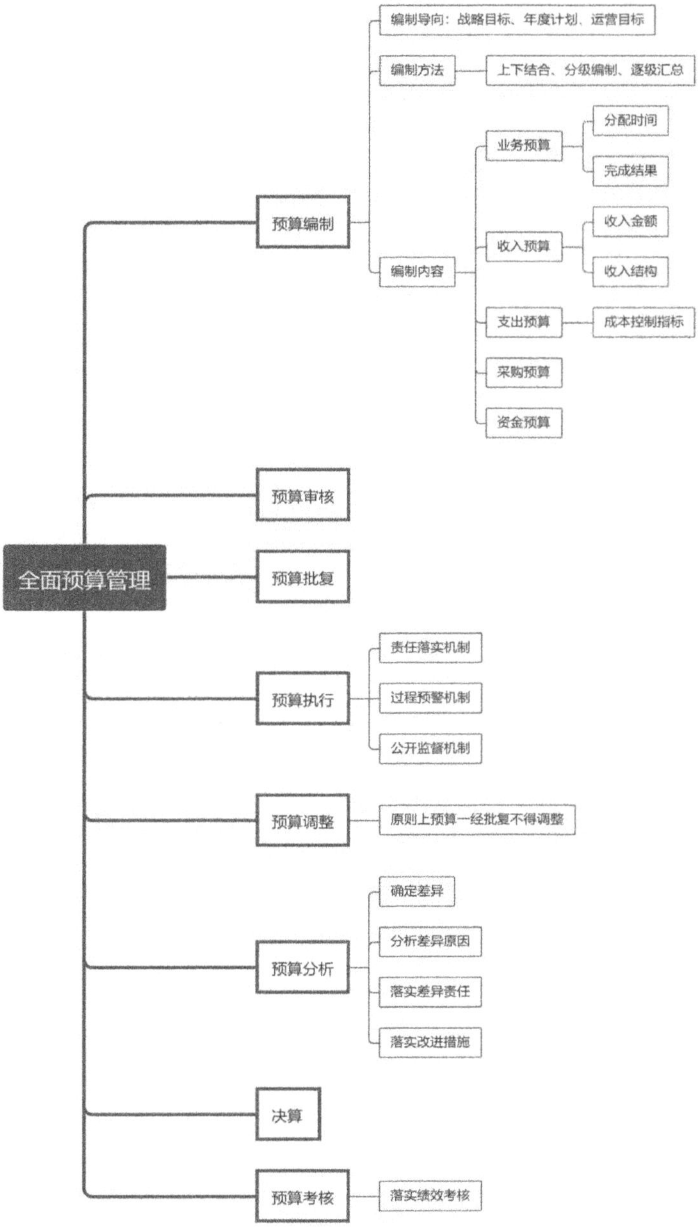

- 全面预算管理
  - 预算编制
    - 编制导向：战略目标、年度计划、运营目标
    - 编制方法
      - 上下结合、分级编制、逐级汇总
    - 编制内容
      - 业务预算
        - 分配时间
        - 完成结果
      - 收入预算
        - 收入金额
        - 收入结构
      - 支出预算
        - 成本控制指标
      - 采购预算
      - 资金预算
  - 预算审核
  - 预算批复
  - 预算执行
    - 责任落实机制
    - 过程预警机制
    - 公开监督机制
  - 预算调整
    - 原则上预算一经批复不得调整
  - 预算分析
    - 确定差异
    - 分析差异原因
    - 落实差异责任
    - 落实改进措施
  - 决算
  - 预算考核
    - 落实绩效考核

图 17-6　全面预算管理模块工作任务

（1）建立全面预算管理的组织机构与职责　建立由全面预算管理委员会、全面预算管理办公室、预算归口管理部门和预算科室组成的全面预算管理组织体系，确保医院所有部门、所有科室均纳入预算管理体系。

（2）预算管理的工作环节

环节一：预算编制。以战略发展规划为导向确定当年的预算目标，按照“上下结合、分级编制、逐级汇总”的方法，重点是业务预算和收入费用预算。

预算应分为医院层面和科室层面的预算，在分解预算时应先确定需要分解下达的预算指标，重要的指标包括工作量指标（门诊工作量、出院工作量、手术量）、收入结构类指标、成本控制指标、平均住院日指标等。在分解指标时，需要结合各科室历史数据和专科发展情况，以科学、合理的方式分解指标。在下达指标时，要签订预算目标责任书，做好与科室的沟通，使科室理解预算目标，并能积极主动为之努力。

业务预算主要反映医院开展日常运营活动的预算，最重要的是医疗业务工作量预算，是收入费用预算、筹资投资预算编制的主要基础和依据。业务预算应根据医院历史业务情况及下年资源、环境等因素制订。业务量的预算应分解下达到各临床、医技科室，有条件的医院应将指标下达到各医疗组甚至医师个人。

医院的收入预算应在业务量预算的基础上，根据“收入 = 单价 × 数量”的原则进行预测。例如，单价为门诊患者次均费用或出院患者例均费用，数量为相应的门急诊人次数、出院患者数，即可得到医院层面和科室层面的门诊预算收入和住院预算收入。同时，医疗收入预算应当同步下达次（例）均费用、药品收入占比、耗材收入占比、医事服务费收入占比等公益性和结构性指标。

医院的支出（成本、费用）预算应当基于各支出项目或各经济科目的预算数汇总得来。例如，编制人员经费预算时，首先应当考虑下一年的预计人员数量，结合下一年的工资及社保等调整计划和医院绩效分配方案等作出预测。需注意，医院不得编制赤字预算，需按照收支平衡的原则进行预算编制。

环节二：预算执行。建立预算执行的责任落实机制。明确预算执行的责任科室、监督科室和具体责任人，以定期或不定期检查的方式，掌握预算指标的完全情况，对发现的问题及时处理，并落实到绩效考核。对重大预算项目，要密切跟踪完成进度和情况。严格超预算、预算外支出的控制，在未履行预算调整程序前不得支出。

建立预算执行的过程预警机制。科学设定预算预警指标，合理确定预警范围，对预算执行不力的科室及时预警，当预算执行科室的实际情况与预算存在重大差异时，责任科室需作出解释并采取应对措施。

建立预算执行的公开监督机制。医院应实施全面规范、公开透明的预算制度，全面预算管理办公室定期发布预算执行情况，包括执行进度、执行差异解释、应对措施、考核奖惩情况等，强化内部监督，充分发挥预算的监督约束作用。

环节三：预算调整。预算调整要确保依据合理充分、程序合规、调整方案科学可

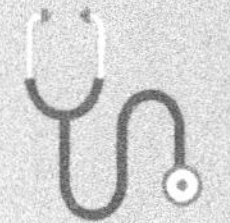

行。预算调整时，执行科室应书面报告预算执行的具体情况、客观原因对预算执行的影响、预算调整的具体方案。医院预算调整需要经预算管理办公室讨论，最终由医院预算管理委员会审批通过。

环节四：预算的分析和考核。预算分析与财务分析需紧密结合，内容上包括预算编制分析、执行分析和结果评价。预算的考核建立在全面预算绩效管理之上，确定预算差异、分析差异原因、落实差异责任，做到职责到位、责任到人，将预算绩效考核结果作为内部业务综合考核、资源配置、年度评比、绩效分配的重要依据。从运行成本、管理效率、履职效能、社会效应、可持续发展能力和服务对象满意度等方面，衡量医院整体及核心业务实施效果。

（3）加强预算管理信息化建设　建立预算编制、审核、执行、调整、决算、分析、考核的全过程，实现信息化管理，提高管理和运行效率。医院预算管理系统要与医院其他信息管理系统（HIS 系统等）有效对接，逐步与其他信息管理信息系统互联互通，实现预算联控功能。

（五）成本管理实施方案

1. 任务要求

成本管理是运营管理的重要工具之一。医院成本管理由成本核算、成本分析、成本应用（控制）等组成，要求全面、真实、准确地反映医院成本信息，强化成本意识，控制医疗成本，提高医院绩效，增强医院运营能力。成本核算是基础，成本分析是过程，成本控制是核心和目标。

2. 工作原则

（1）真实性原则　医院应当以实际业务进行成本核算，确保成本信息的真实可靠、准确完整。

（2）精细化原则　成本管理需要不断细化管理项目和维度，做到相应的成本核算和分析控制，实现精细化管理。

（3）重要性原则　医院进行成本核算和成本控制应区分重要程度，重要的核算对象和项目应力求核算精准、管理到位。成本信息精确，对于非重要的成本核算对象和成本项目可以适当简化核算。

（4）成本效益原则　成本管理要遵循成本效益原则，权衡管理成本和管理效益。

3. 实施路径

见图 17-7。

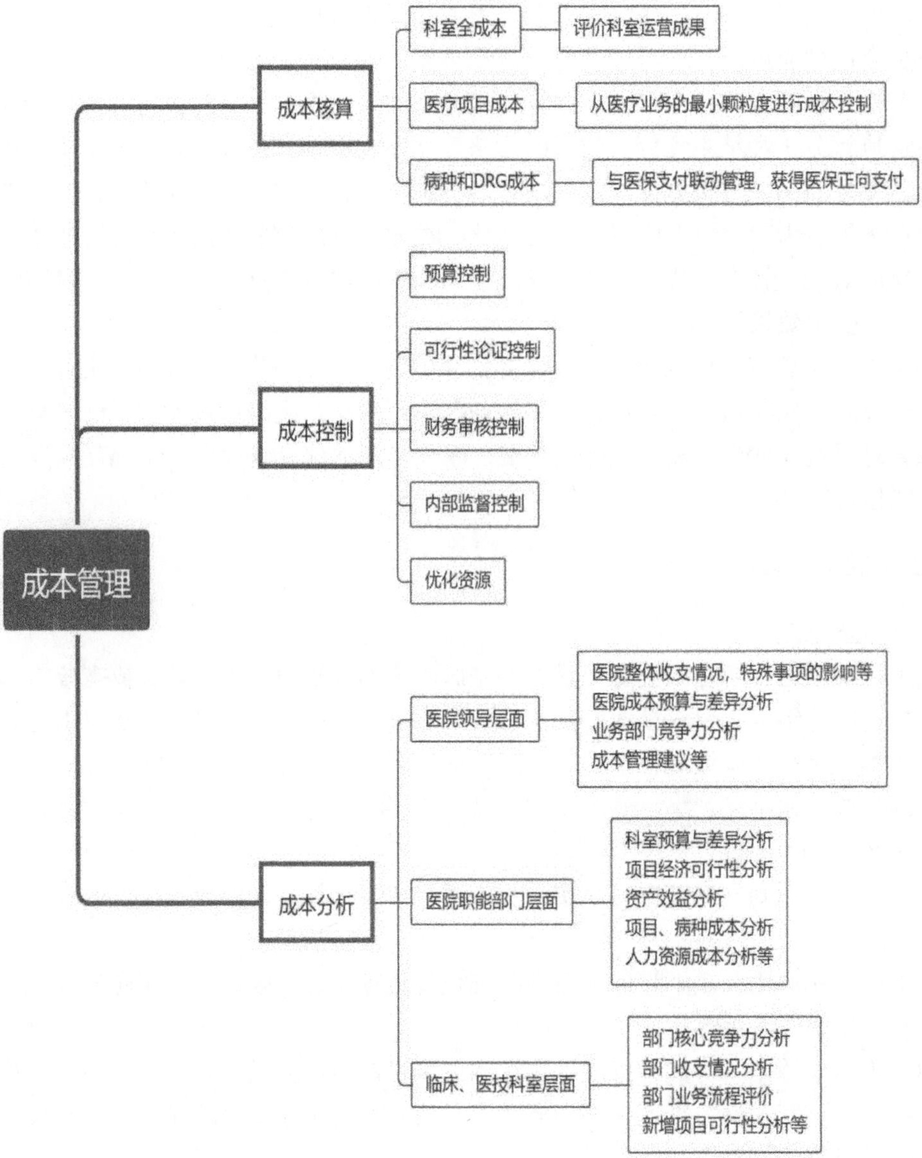

图 17-7　成本管理工作任务

（1）健全成本管理机构　成立成本核算工作领导小组，明确承担成本核算工作的职能部门及其工作职责，并根据规模和业务量大小设置成本核算岗位。

（2）完善成本核算的内容　按照成本核算的不同对象，可分为科室成本、诊次成本、床日成本、医疗服务项目成本、病种成本、按疾病诊断相关分组（diagnosis related

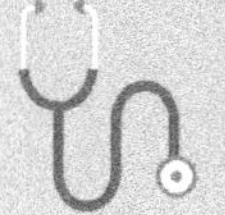

groups，DRG）成本。医院运营管理中需特别关注科室成本、医疗服务项目成本、病种成本、DRG 成本。

①科室成本：医院应对科室采取全成本核算，评价科室运营结果，引导科室提升服务能力、优化资源配置、控制成本、提高效率。

②医疗服务项目成本：通过对比医疗服务项目成本和医疗服务项目收费，引导医院从医疗服务的最小颗粒度出发来控制成本。

③病种成本和 DRG 成本：病种成本和 DRG 成本应与医保支付进行联动管理，通过对比医保按病种或 DRG 支付的金额，引导科室优化临床路径、控制成本、提高效率，实现医保正向支付。

（3）重点开展成本控制　成本控制是成本管理的核心，主要有下列措施。

①预算控制：医院在全面预算管理中通过设置成本控制的绝对值和相对值指标，将全部成本均纳入了预算，通过预算进行成本控制较为完整、全面。

②可行性论证控制：医院的重大经济事项决策需要集体决策审批。充分的可行性论证可有效地指导经济决策，从而控制成本。

③财务审核控制：财务审核费用支出时应严格依据医院相关支出的管理制度，通过严格内部审核，控制不合理的成本支出。

④内部监督控制：医院通过内部审计监督，可以定期或专项审计、检查等方式对成本支出进行控制和再监督。

⑤优化资源配置：医院应当开展专项的成本效益分析，提高设备、人员等利用效率，合理控制资源消耗，节约成本。

⑥提升技术和管理水平：医院的成本控制管理水平与医疗技术水平和医院管理水平息息相关，通过提升技术水平、优化流程等可有效降低运行成本。例如，医院通过制订规范的临床路径，明确药品、耗材的使用可有效控制费用。

（4）加强成本分析　加强成本数据和分析结果的应用，促进业务管理与经济管理相融合，提升运营管理水平，推进医院高质量发展。医院要结合经济运行等相关信息，开展成本核算结果分析，重点分析成本构成、成本变动的影响因素，制订成本控制措施，提出改进建议。

按照指标比较方法的不同，成本分析可分为比较分析法、结构分析法、趋势分析法、因素分析法等。本量利分析是成本分析中的重要方法，通过对保本点的研究分析，发现工作量与收入、成本间的关系，确定医疗服务正常开展所达到的保本点业务量和保本收入总额，以进一步确定所必需的目标业务量（表 17-1）。

表 17-1 公立医院成本分析报告框架

层级	使用者	周期	目的	主要内容
战略层	医院领导班子	定期（每季度）、需要时	为医院领导班子部署战略规划、经济决策等相关管理活动提供信息的综合报告	医院整体收支情况、特殊事项的影响等
				医院成本预算与差异分析
				业务部门竞争力分析
				成本管理建议等
经营层	职能部门	定期（每季度）、需要时	为职能部门开展管理活动提供相关信息的专项说明	科室预算与差异分析
				项目经济可行性分析
				资产效益分析
				项目、病种成本分析
				人力资源成本分析等
业务层	临床科室、医技科室等	定期（每月）、需要时	为业务部门开展日常活动提供信息，并帮助业务部门实现发展的专项报告	部门核心竞争力分析
				部门收支情况分析
				部门业务流程评价
				部门购置设备、招聘员工、新增床位、新增项目可行性分析等

（5）成本评价与考核　成本管理是一个 PDCA 的循环过程，从成本核算、成本分析、成本控制到最后的评价考核。医院通过强化成本控制结果的考核评价，建立成本控制评价考核制度，将成本控制结果纳入绩效考核评价体系，可有效促进落实成本控制责任，促进科室积极作为，有效控制成本。

（6）成本管理的信息化建设　成本核算的精细程度和准确性直接影响成本控制的效果。医院成本核算需要的数据来自 HIS 系统、病案系统、人事管理系统、物资系统、资产系统、药品管理系统、会计核算、报销管理、绩效管理等。医院要做好基础数据的管理，尽量提高数据互联互通程度，通过成本管理软件提高成本管理水平。

（六）业财融合实施方案

1. 任务要求

业财融合是运营管理的核心思想，“业”就是业务流程，“财”就是预算成本绩效等管理会计工具。业财融合要重点关注和理解各类业务活动的内涵经济行为，这是公立医院运营管理概念内涵的理论实践基础。

医院业财融合的重点任务是通过运用经济管理工具，将经济管理各项要求融入医院核心业务流程和质量控制各环节，促进业务与资源管理深度融合。

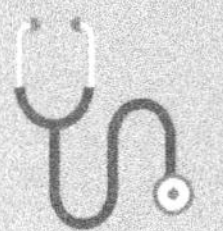

2. 工作原则

（1）整体性原则　开展业务活动时，从整体效益出发，充分考虑人、财、物和信息等要素在系统、要素、环境的有机联系和相互作用，从而获得整体全面的最佳效果。

（2）相关性原则　充分利用医疗业务等相关数据信息，同经济决策相关联，作出合理科学的经济决策。

（3）适用性原则　将经济运行相关指标与医院核心业务管理情况结合起来，有针对性地提出适宜的可完善管理的指导建议。

3. 实施路径

见图 17-8。

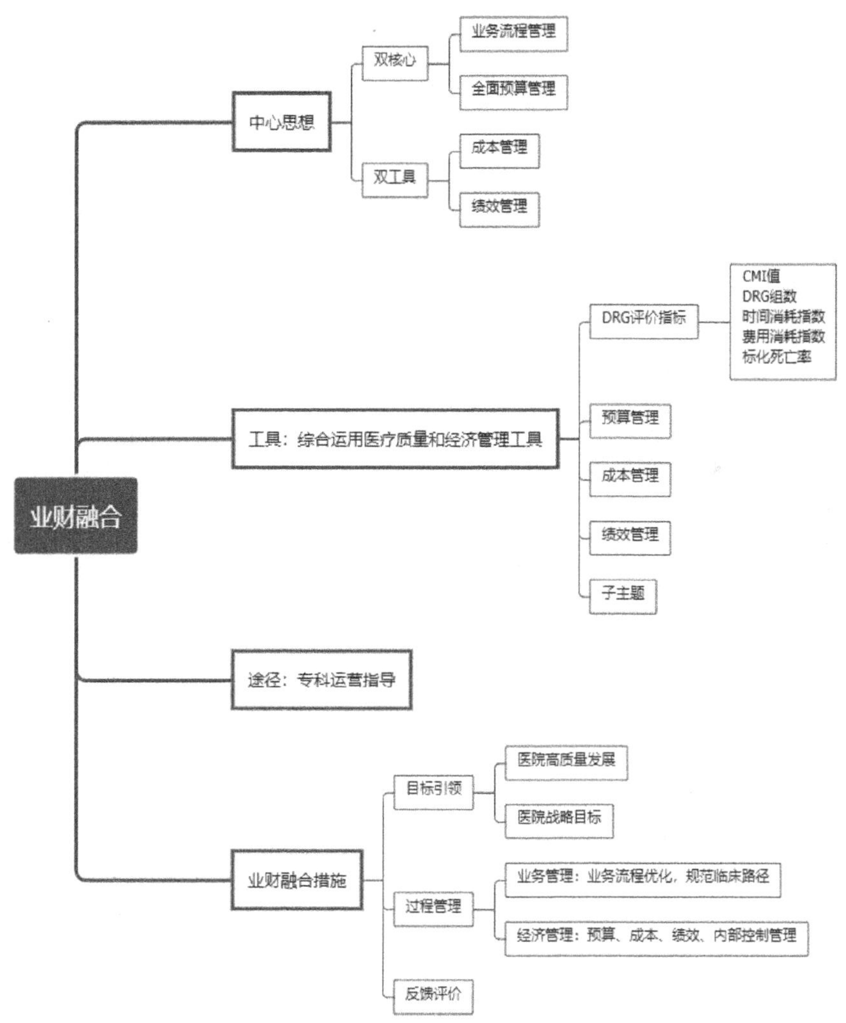

图 17-8　业财融合模块工作任务

（1）明确业财融合的途径　以医院战略目标为导向，坚持医院高质量发展，以业务流程管理、全面预算管理为核心，以成本管理、绩效管理为工具，建立医疗核心业务与财务的融合架构，明确业财融合的关键指标（图 17-9）。

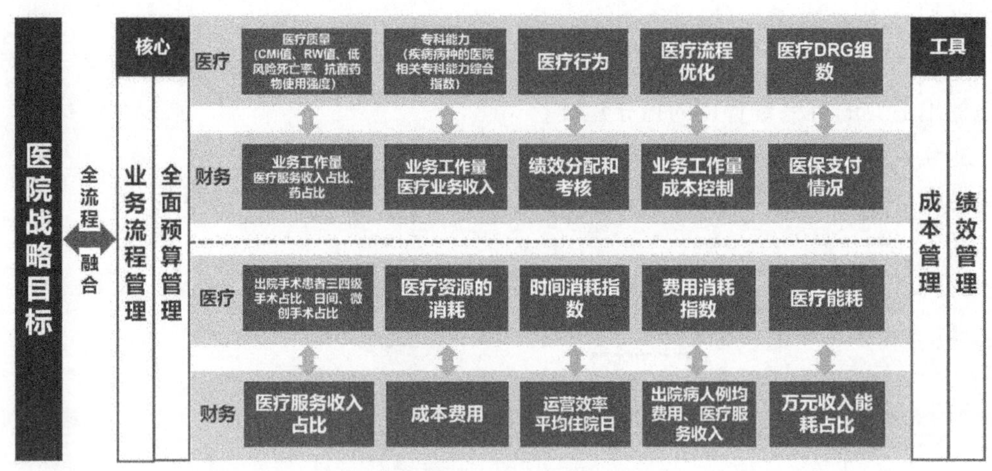

图 17-9　业财融合关键指标

（2）强化经济管理工作使用　紧抓运营管理的“双核心”和“双工具”，以预算、成本、绩效三驾马车驱动，重点关注和理解各类业务活动的内涵经济行为，变结果管理为过程管理，提升财务管理能力。

（3）深入专科开展运营指导　专科运营助理要将运营指标分解细化到科室、医疗组、个人，全面分析科室医疗业务质量、工作量、全成本核算结果等核心指标，定期为科室提供运营情况分析，以问题指标为导向，指导科室规范管理，推动专科发展。

建立运营、财务、质量评价、医保支付、科研教学、人才培养的 MDT 运营指导团队，综合运用运营管理核心指标，深入临床科室，为科室提供专科、专病、专项分析，强化“医、教、研、防”核心业务的运营管理指导，助力科室精益运营。

（4）业财融合的具体措施　业财融合具体举措就是通过实施目标引领、过程管理和反馈评价，促进人、财、物、技术等资源配置向医疗、教学、科研、预防等核心业务工作倾斜。目标引领要坚持医院战略目标和高质量发展，强化业务工作的预算、成本、绩效、内控管控目标，在开展业务管理工作的过程中，将经济管理和风险防控的各项要求，融入医院的核心业务流程和质量控制各个环节中去，以促进业务和资源管理的深度融合。过程管理时关注各类业务活动的经济内涵，探索完善临床路径标准化，规范临床术语，促进医疗行为与经济行为的衔接与管控。管理过程中做好上下沟通和反馈，及时调整运营策略，并强化绩效评价结果的运用。做到事前、事中、事后全过程管理，促进业务管理工作和经济管理工作双提质、双增效。

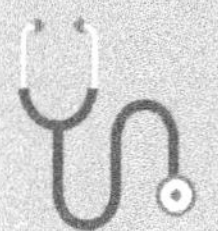

（七）资源配置实施方案

1. 任务要求

资源配置的主要任务包括人力、设备、床位、空间等资源，目的是使公立医院有限的资源，通过科学合理的配置，最大限度地提高运营效率，实现医院战略发展目标。

2. 工作原则

（1）科学性原则　公立医院资源配置要有一定的科学依据（测算模型、论证分析、市场调研、采购计划），不能盲目根据经验决策。

（2）成本效益原则　公立医院资源配置要关注各类资源的使用效率，进行分析评估，使有限的资源最大限度地发挥作用。

3. 实施路径

见图 17-10。

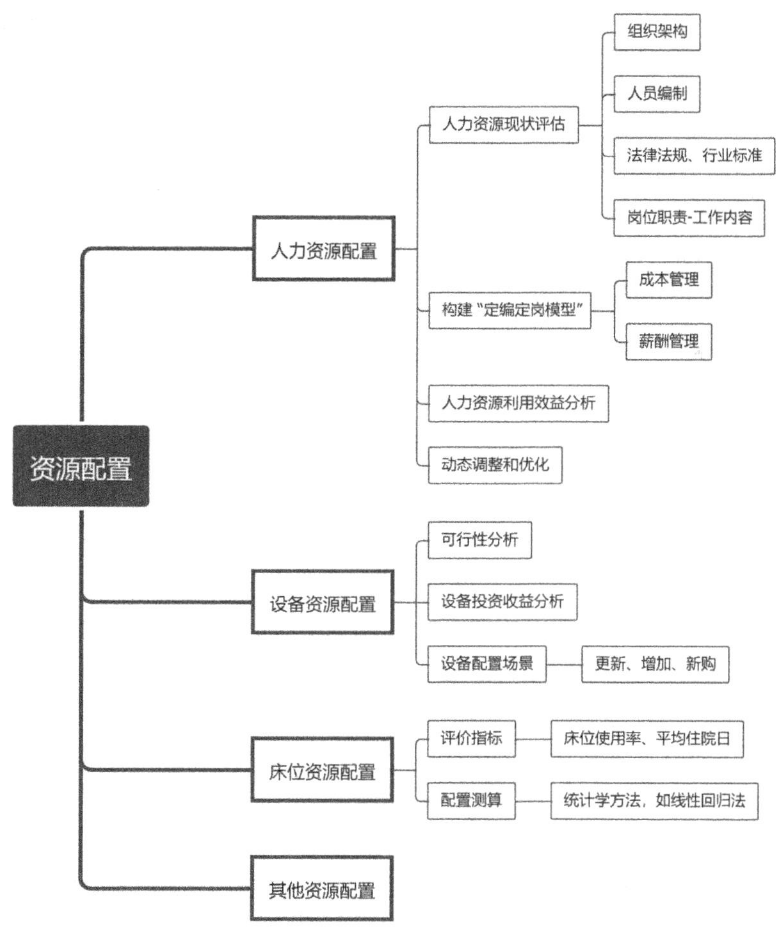

图 17-10　资源配置模块工作任务

（1）人力资源配置

1）任务要求　人力资源运营管理的目标是建立优质、高效、低耗的医院人力资源管理体系和高效、科学、动态的人力资源配置体系，以促进医院运营效率提高，并充分激发职工工作积极性，提高医院医疗服务质量和整体管理水平，实现医院战略发展目标。

医院岗位配置的范围主要包括临床科室医师人员配置、临床科室护理人员配置、医技科室医师人员配置，需要明确各类人员配置的人数和人员结构比例。

2）工作原则

①按需设岗：因事设岗，因岗定人。

②优化结构：客观上要求医院各部门科室间人员数量、职称、职级等结构比例合理，提高人员整体素质。

③竞争和流动：鼓励竞争，使能者上、庸者下，建立良好的人员晋升和流动机制。

④绩效激励：医院应建立科学合理的绩效考核评价制度，将组织目标与个人目标更紧密地结合起来，充分发挥绩效的激励作用。

3）具体工作内容

①人力配置现状评估：医院人力资源评估应以医院组织架构及人员编制为基础，符合相关法律法规，满足医疗行业的相关规范和特点，以实现组织战略目标。因此，在进行人力评估时，首先应对该岗位进行详细的分析，了解该部门（岗位）配置应遵守的法律法规和行业标准、现有的人力数量及结构、工作负荷情况（业务量及业务量波动变化）、单位工作量的标准工作时间、排班要求、人员休假及进修等情况。其次对该岗位的工作流程进行梳理，明确其工作职责及工作内容，评估该岗位设置的必要性和合理性，考虑该岗位是否需要调整和优化。再评估应采用科学的方法和程序，结合本医院的实际情况来参考国内外类似医院的配置或标准。

②构建“定岗定编模型”：根据科室类型的不同，可建立不同的岗位编制测算模型。临床科室建立“基于开放床位配置模型”“基于医护人员配比配置模型”，医技科室建立“基于工作量配置模型”，在行政职能部门建立“基于岗位职责和工作量的人员配置模型”。医院根据床位数来配置医护人员时，需要考虑专科特点、门诊住院工作量、病床数、平均住院日、病床周转率等因素。

③进行人力资源利用效益分析：人力资源利用效益分析可使用下列指标：每职工门急诊人次、每职工平均出院人数、每职工床位数、每职工人均业务收入等。在分析时需要结合科室整体的运营情况，目的在于指导医院和专科提高人力资源利用效益。

④动态调整和优化：医院应建立灵活、高效的人力资源动态调整机制。结合医院或专科的发展规划、业务变化情况等，通过既有的定岗定编模型来动态调整优化科室的人员配置。在实际情况发生较大变化时，也需要及时调整定岗定编模型。

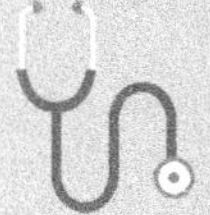

（2）设备资源配置

1）任务要求　公立医院的医疗设备在医院医疗、科研、教学过程中发挥着重要的作用，是提高医疗教研水平的重要条件。医疗设备科学运营的目的是提高设备使用效率、提升医疗质量、有效控制医疗成本。

2）工作原则

①合理购置原则：采用科学的方法对医疗设备开展事前效益评估、配置规划，认真做好购前论证分析、市场调研、采购计划等，在合适时间购买合适的设备达到理想的效益。

②成本效益原则：开展医疗设备运行绩效的评估和评价，重点关注资产质量管理及资产效益分析，资产采购前的效益论证，运行过程中的各类效益、效率、成本分析处理等，客观反映医疗设备的社会效益和经济效益。

3）具体工作内容　医疗设备运营管理的主要任务是合理购置医疗设备，跟踪开展医疗设备运行绩效的评估和评价，客观反映医疗设备的社会效益和经济效益。具体来说是采用科学的方法对医疗设备开展事前效益评估、配置规划和事后效率的跟踪分析。

①设备配置和运行价值评估：医院开展设备配置和运行价值评估的设备主要有两个方向。一是根据管理能力对大型医疗设备开展绩效评价，可先对甲类、乙类、价值较高的大型设备开展评价。二是对批量价值高、分布科室广的设备，如监护仪、呼吸机等开展专项评估，便于动态调整科室设备配置，实现设备共享共用。

医疗设备的配置分析和运行绩效评价主要有以下三个步骤。

第一，在进行具体评估前必须先对设备投资、使用、维修等情况进行充分的调研。

第二，按照财务管理中投资项目现金净流量投资决策方法进行评价，全面考虑医疗设备的投入和产出，考虑货币时间价值、增量现金流（机会成本、关联影响）、折旧非付现成本等概念，坚持产出大于投入，争取最大的社会效益和经济效益（表 17-2）。

表 17-2　设备投资效益分析

项目	说明
现金流量	考虑现金流量的相关性，只有增量现金流才是与项目相关的现金流量。增量现金流是指接收或放弃某个投资方案时，企业总的现金流变动数
收入	明确该设备所能开展的医疗项目的所有收费项目，计算出相关的收入 机会成本属于因放弃其他项目而失去的逾期收益，需要考虑对收入的影响，如为互斥项目，要考虑增加此设备后会造成其他项目收入减少的金额
付现成本	人员成本、药品费、材料费、维修费用、水电气费用、其他变动成本 由于折旧不会导致现金流出，因此折旧属于非付现成本
营业现金流	营业现金流 = 收入 − 付现成本

续表

项目	说明
投资金额	包括购买设备的价款、税费、运输安装费，场地的装修改造费用。沉没成本不属于采用本项目而带来的增量现金流，在投资决策中不需考虑
盈亏平衡点	保本量 = 固定成本 ÷（单位收入 – 单位变动成本） 保本收入 = 保本量 × 单价
成本回收期	成本回收期 = 投资期设备投资总现金流出 ÷ 营业期现金总流入的现值
内含报酬率法（IRR）	内含报酬率是指项目未来现金净流量现值恰好等于原始投资额现值时的折现率 项目的内含报酬率越高证明项目的收益情况越好，当项目的内含报酬率超过资本成本时，项目可接受，反之则不能接受

第三，建立包括设备技术指标、社会效益、经济效益等组成的评价指标体系，对各类指标设定参数，以综合评分的方式进行科学决策（表 17-3）。

表 17-3　设备评价指标参考

指标	说明
技术指标	病例数、单位工作时间、故障停机时间、故障频率、维修时间、维修频率、设备功能利用率、机时利用率
社会效益	有效病例数、科研成果、不良事件发生情况
经济效益	收费项目数量、收费单价、内含报酬率、项目回收期、投资报酬率、维保费占比、收入增长率

②不同场景下的设备管理

场景一：设备更新。指设备在使用时已经不能满足医疗需要，需要更换新设备的情况。此时应对该专科设备使用情况及新设备的预计使用效益进行评估。

具体应考虑下列因素：现有该类设备的数量和使用率；现有设备的服务情况，包括工作量和具体支撑的手术、检查、化验等；现有设备所支撑的手术、检查、化验等排程与等候情况；设备操作的医护人员配置和排班情况；现有设备的维修保养情况，是否存在过度使用、损毁、维修成本过高，以及能否正常提供服务等。

除上述因素外，在设备更新时还应从工作流程和人员配置上考虑：该设备作业流程是否有优化的空间、操作规范是否需要更新、操作人员是否需要培训、相关的绩效考核制度是否需要调整、旧设备的报废等。

场景二：设备增加。指在已有同类设备的基础上，新增加同类设备。在增加设备时，除考虑上述设备更新的条件外，还应重点考虑：科室发展是否需要增加同类型的设

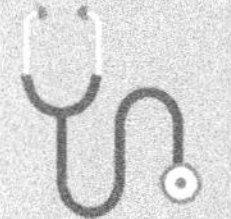

备；现有设备是否已经充分使用，作业流程是否还有优化空间，现有设备数量是否能满足患者需求；增加设备是否有足够的患者来源，带来的边际收益有多少；增加的设备是否有足够的空间放置，是否需新增场地改造等成本；是否需新增工作人员，增加多少成本等。

场景三：设备新购。指科室新购入医院未曾使用过的新设备。在新购设备时应重点考虑：新购设备的技术水平是否与专科发展情况相匹配，是否能提升专科发展；新设备在其他医院使用的情况；新设备能提供哪些新的医疗服务项目，新增项目的物价收费情况，是否有足够的潜在需求患者；新购设备时是否能带动其他医疗服务项目收入增加；新购设备是否需要新增场地和人员；新购设备是否需要配套的材料，成本是多少；新购设备是否带来了医疗服务流程的变化。

（3）床位资源配置

1）任务要求　床位是医院用以收治患者的基本资源，也是衡量医院规模大小的指标之一，更是医院确定人员、设备、物资配置的重要依据。床位的使用情况反映了医院的工作质量和管理水平。运营管理中需要客观分析床位的使用效率，及时发现床位使用中的问题，最大限度地发挥床位的利用率，获得持续、稳定的社会效益和经济效益。

2）工作原则　坚持科学合理的原则，床位数量与科室业务量、床位使用效率和专科发展趋势相匹配。主要通过测算和分析床位使用效率，合理配置、调整床位资源。评价床位使用效率的主要指标有床位使用率、床位周转率、平均住院日等。

床位使用率 = 期内实际占用总床日 ÷ 期内实际开放总床日数 × 100%

床位周转次数 = 期内出院人数 ÷ 期内平均开放床位数

出院者平均住院日 = 期内出院患者占用总床日数 ÷ 期内出院人数

3）具体工作内容

①要确定床位由医院统一管理，逐步形成科室间床位动态调整的模式。探索动态病房、科间嵌合病房的管理方式，有助于提高医院整体的床位使用率。医院统一管理床位资源，解决了患者住院困难的问题，提高了医疗服务质量。

②在床位数量的具体分配上则可以根据统计学的各种方法来进行测算，从而科学、合理、动态地分配床位资源。

（八）后勤运营实施方案

1. 任务要求

后勤运营管理的目的在于提高后勤服务的保障效率和质量，在既有的资源规模下，提高资源的使用效率，节约成本，提升服务对象满意度，高质高效地为临床一线提供物资和服务保障。

2. 工作原则

（1）安全性原则　后勤必须将安全放在首位，坚持预防为主，重要事项重点管理，异常事项突出管理。

（2）及时性原则　及时有效解决临床提出的问题，对临床一线的需求及时响应是后勤管理的最高原则。

（3）专业性原则　专业的操作要求及规范、标准的资源消耗和服务质量，实现管理质量显著提升。

（4）成本效益性原则　成本节约是后勤运营管理的重要原则，节约时间、空间、人力成本，实现资源效益最大化。

3. 实施路径

见图 17-11。

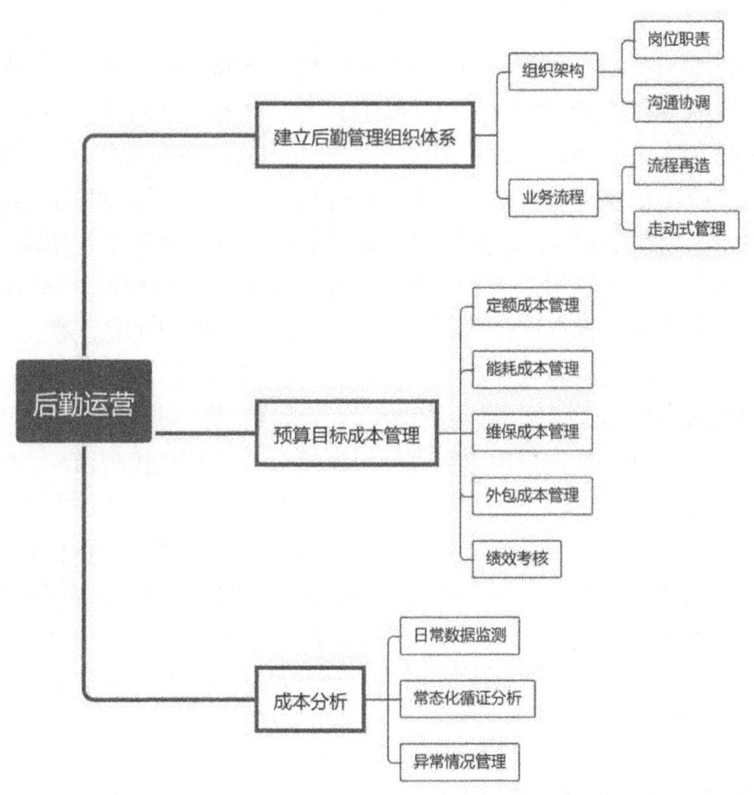

图 17-11　后勤管理模块工作任务

（1）建立后勤管理组织体系　建立科学的组织管理体系，形成明确的组织分工，根据事项性质建立工作班组，建立协调沟通机制。运用流程再造和走动式管理手段建立畅通的业务流程和即时信息反馈。

（2）预算目标成本管理　以全面预算管理和全成本核算为手段，通过目标责任书下

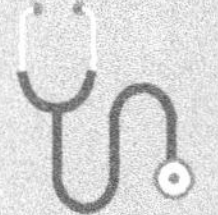

达成本控制目标，将成本管理纳入科室绩效考核范畴。

1）定额成本管理　建立能源耗用、办公物资耗用与办公室面积、人数等影响因素驱动关系，根据历史经验和社会平均耗用标准确定单位定额，严格执行。对超额耗用，分析原因，及时予以整改纠正并形成长效机制。

2）能耗成本管理　树立节能观念，强化基础管理，重视能源耗用基础数据监测，通过优化管理实现节能目标。引进先进的节能技术（如余热利用），加配智能节能控制设施，提高能源利用效率。引进专业第三方节能公司，对医院节能潜力进行评估，合理选择合同能源管理类型，全面推动医院节能减排工作。

3）维保成本管理　签订设备设施采购和安装合同时，充分利用质保期和维修保障期条款，减少后期故障概率和维修成本。重视巡视维修，建立维修数据库，综合重点设备单项维护保养，及时维修维护，减少大修的概率和维修金额，将维保成本控制在合理范围内。对金额重大的设备设施建立全生命周期管理数据库，通过完备的使用数据及维修维保记录，制订专门的维保计划。

4）外包成本管理　建立严格的外包服务评估体系和外包流程，筛选综合实力强劲、从业经验丰富的外包服务商。外包合同中设置成本控制目标绩效条款，落实其管理责任，强化成本控制动力。由专人负责外包服务的管理，定期对外包服务商的工作量、完成率、满意度、时效性等指标进行评价，制订配套的绩效奖惩制度。

5）绩效考核　建立基于平衡计分卡的KPI绩效考核指标体系，如万元能耗收入支出、成本节约率等，赋予科室相应的权重，定期组织后勤管理绩效考核。注重绩效考核结果的运用，配套相应的激励、惩罚机制，变被动管理为主动管理，促使管理制度的落地和执行，持续改善后期服务的质量和效率。

（3）加强成本分析，突出异常管理　加强数据采集及分析，通过日常运行数据监测，深化成本支出分析，特别是成本支出与成本动因之间的配比情况，重点分析成本构成、成本变动的影响因素，形成常态化循证分析，发现异常情况及时排查，制订成本控制措施。

（九）供应链运营实施方案

1. 任务要求

供应链管理目的在于科学合理地实现整个供应链资源的高效整合和利用，经济高效地为医院医疗服务活动提供物资，一是要及时高效地提供符合临床使用要求的物资；二是节约成本，采购价格、管理成本等综合成本最小化。

2. 工作原则

（1）服从医院战略原则　以医院战略为导向，人力配置、组织结构、信息系统、绩效考核等方面紧密围绕医院的总体发展思路和统筹规划。

（2）经济性原则　供应链管理应以节约成本为出发点，在保障供应链高效运行的前提下，降低医院采购成本和管理成本。

（3）安全性原则　医院物资与患者和医护人员安全息息相关，需要形成全过程闭环管理，严格监控，保证稳定持续的供应，杜绝医疗事故。

3. 实施路径

见图17-12。

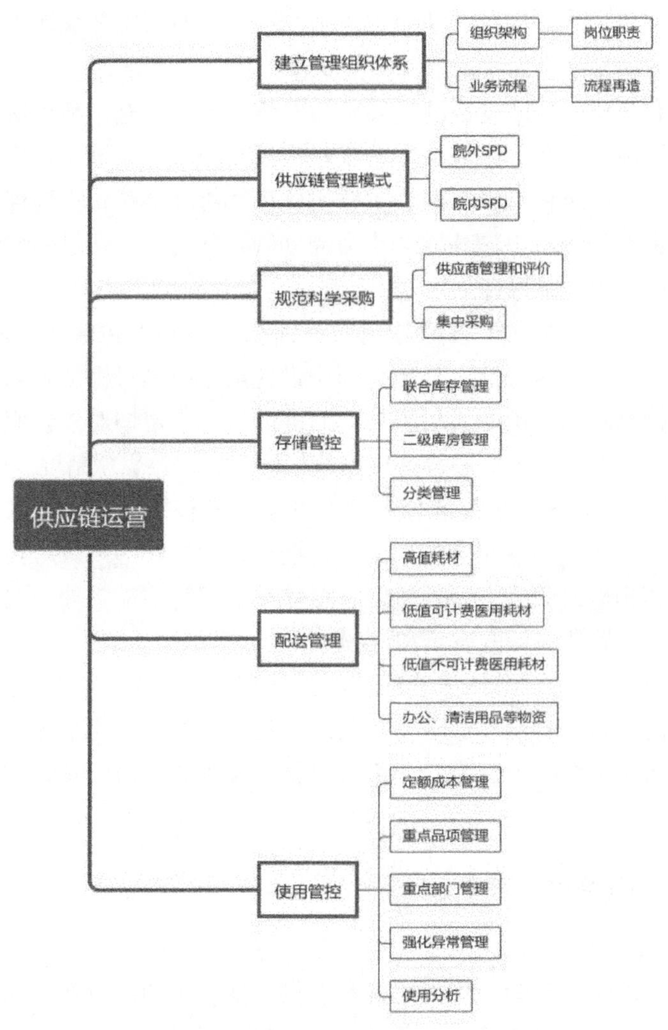

图17-12　供应链管理模块工作任务

（1）建立组织体系　建立供应链管理组织体系，制订医院物资管理的发展规划和配置标准，对重大事宜进行决策。精简机构，将所有耗材采购、存储、供应业务进行整合，实现采购、存储、配送多环节一体化，全面贯彻落实医院物资管理（图17-13）。

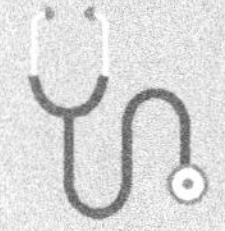

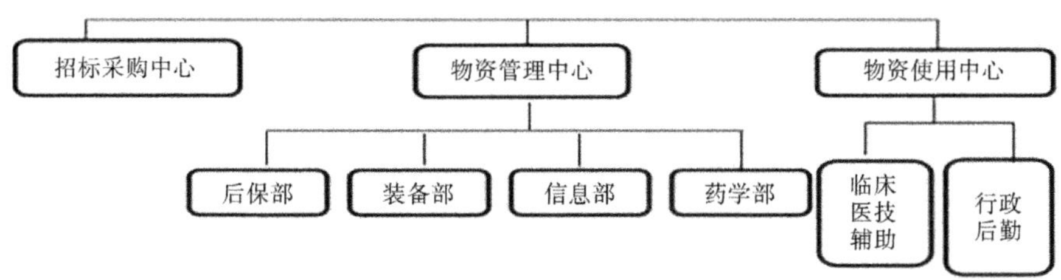

图 17-13　供应链管理组织体系

（2）供应链管理　以节约投资成本、提高管理效率为目标，根据信息化建设进度、采购规模等因素选择合适的采购模式。院外 SPD 即传统采购模式，医院负责订货采购、库存管理及配送管理，供应商仅根据医院订单及时送货，缺货风险和存储管理成本由医院承担；院内 SPD 由供应商在医院内设立仓库，统一管理包括采购、仓储管理及物流配送，库存物资归供应商所有，医院仅根据实际耗用量与各供应商进行结算。

（3）规范科学采购，降低采购成本

1）供应商管理和评价　建立供应商准入机制，从主体资格、代理资质、服务质量三个维度建立供应商筛选标准，对初次进入医院的供应商进行严格判断，建立合格供应商库（表 17-4）。

表 17-4　供应商筛选标准体系

指标维度	指标内容
主体资格	独立法人资格、资产负债率、违法违规记录
代理资质	医疗器械生产许可 / 经营许可、与产品有关的授权、委托文件、产品合格证明、检验报告等质检文件
服务质量	质量保证期限、售后服务响应时间、同类项目经验

定期对合作供应商进行严格的周期性考评，包括服务质量、服务效率、维保时间等，建立奖惩机制，约束供应商行为。

2）降低采购成本　科学设立质量、临床应用、经济性及供应能力四个维度的物资准入指标，严格筛选、采购物资，保证物资的质量、适用性和性价比。

①集中采购，降低成本：获取物资性能、产品价格等信息，筛选优质的产品，获得价格优势；对同一需求物资仅选定一个规格，采用“单一品牌集中采购”形式，优化物资结构，降低因存储条件、规格、型号等不同带来的存储和配送管理难度，降低管理成本；逐步减少供应商，实现集中、批量及规模采购，获取规模优势，节约采购成本。

②订货量管理：运用最佳订货量模型确定各类物资的每次最佳订货量和年订货次数，

综合协调各物资采购周期，使医院总的采购成本、仓储成本、缺货成本之和最小化。

（4）存储管控，降低库存成本　库存管理的重点是合理库存，减少物资积压及不合理损耗。条码化物资管理是物资收发存管理的有效手段。

①联合库存管理：在医院建立物流中心库房，采用联合库存管理模式，由供应商和医院共同管理，方便医院合理控制库存。

②二级库房管理：在临床医技科室设立标准的二级库房，最大限度消除空间距离的限制，保证物资供应的及时性。统一医院物资存放标准，派专人管理，直接服务到科室医疗活动，直接监控物资的使用消耗量，为配送和采购提供数据。严格登记物资使用情况，并按照实际用量出入库、结算。

③分类管理：对医院物资按照其使用特点、存储条件、安全性要求等对物质进行分类，采用ABC分类管理法进行管理。按照二八原则，将重点放在高值耗材和普通医疗耗材上，提高供应链的管理效率，同时降低运营管理成本。

（5）流程优化，降低配送成本　根据医院物资使用范围、频率，以及配送地点、存放位置采用多种分类配送管理相结合的方式，合理安排物流人力，规划配送路线，实施分时段配送，减少配送和管理成本。高值耗材二级库房，实时补充配送；低值可计费医用耗材设定基本库存清单，根据科室实际使用情况动态调整；低值不可计费医用耗材配送采用总库管理配送模式，每日派专人循环配送；办公、清洁用品等物资采用月使用计划配送。

（6）使用管控，降低消耗成本

1）定额成本管理　制订物资消耗定额管理标准，医用耗材与科室工作量挂钩，使用全院平均住院日作为标准系数1；日常消耗品等与科室人员数量及办公室面积等挂钩，以全院平均耗用作为标准系数1。对高于或低于标准参考值的予以系数调整，超出则下调系数、节约则上调系数，科室支出原则上不大于部门定额和病房配额之和。

2) 重点品项管理　对耗用资金占比高、单价高的品项实行重点管理，详细分析使用科室、病种情况及单次使用量等指标信息。向科室常态化收集品项质量要求，寻找是否有效用更好、价格更优惠的替代产品，形成长效管理机制。

3）重点部门管理　对科室耗材使用情况进行分析，对耗材使用量大、价格高的科室进行重点关注，如手术室、重症监护室等重点科室，分析使用有效性、非正常损耗率等，强化物资领用与工作量驱动关系，严格领用，减少非正常损耗。

4）使用分析　加强物资使用的分析，对医用耗材按照种类及使用条件与科室工作量、病种例数等挂钩，结合病种临床路径分析使用数量的合理性。结合病种医保支付数据、医疗收入数据等，分析耗材成本回收率、使用耗材价格的适当性，定位耗材成本控制重点品项。

5）强化异常管理　对实际耗用量与工作量、人员数量明显不匹配等异常耗用情况及时查找原因，对非正常原因导致的用量异常品项严格控制供应，杜绝浪费、挪用和非正常损耗。

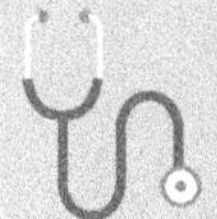

（十）医保及物价运营实施方案

1. 任务要求

通过科学严谨的管理方法，规范医疗行为，控制医疗费用，合理合法地获取医院收入，获取 DIP/DRG 医保正向支付，保障参保患者享受公平医疗价格和医保服务的权益，提升医院经济效益和患者满意度。

2. 工作原则

1）全面性原则　涵盖所有收入，覆盖每一个参保人、医疗项目和参保方式，贯穿医疗服务的全过程。

2）全员参与原则　上至管理者、下至每一个医务工作人员共同参与和管理。

3）规范性原则　遵循政府指导，规范收费、医保报销行为。

4）及时性原则　保障参保人看病及时，享受医保报销的权益。

5）应变性原则　随医保支付方式作出有效的应对调整。

3. 实施路径

见图 17-14。

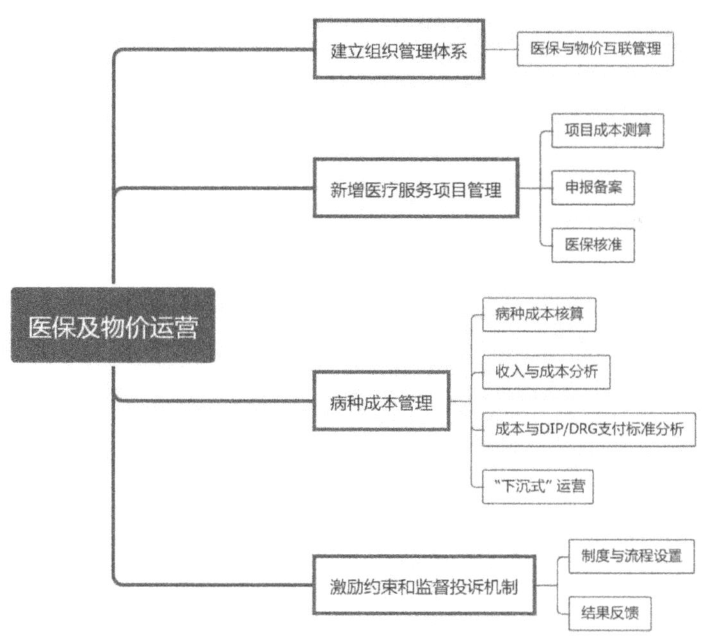

图 17-14　医保及物价运用模块工作任务

（1）建立全面物价收费和医疗保险管理体系　实现收费与医保互联管理，合理、规范收费提升医保基金使用效率，严格的医保报销反向进一步促进收费规范、合理。

（2）严格新增医疗服务项目管理　新增医疗服务项目首先应测算项目成本，可选择成本因素法、服务当量法和作业成本法进行核算。其次按照相关规定填写申报表，报送项目成本等资料，审批通过并申报备案后方可收费。新增医疗项目收费前及时与医保目录进行核对，确定医保标准。

（3）加强病种成本管理　基于医保支付方式改革，在 DRG/DIP 支付方式下，深化医院病种成本核算，强化医院病种成本管理。对标 DRG 病种支付标准，加强医保扣费、DRG 分值付费标准、DRG 成本核算及病种收费联动分析，实现医保正向支付和医保结算收益。

（4）建立合理的激励约束和监督投诉机制　对于对分解项目重复收费、擅自提高收费标准和超范围收费等情形，过度医疗、重复开具检查、超量开具药品等行为予以严密监督，一旦发现予以严处。

（十一）科研及教学运营实施方案

1. 任务要求

利用现有资源，提升科研教学能力，打造医院核心竞争力，促进“医、教、研”全面发展，增强综合实力，实现高质量发展。

2. 工作原则

1）超前管理原则　提前预测未来研究方向和技术变革并做好前期准备，持续关注技术前沿动态，常态化科研、教学项目申报。

2）务实原则　坚持从临床实践出发，内容要具有实用性、突破性、创新性，实现理论与实践、科研与医疗并重。

3）经济效益原则　将资金用在实处，提高资金使用效率，强化投入产出效应，将科研 / 教学成果转化为生产力，在实现社会效益的基础上产生经济效益。

4）客观公正原则　坚持公正客观，严厉抵制抄袭舞弊行为，提升科教质量。

3. 实施路径

见图 17-15。

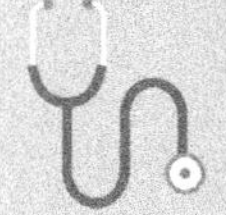

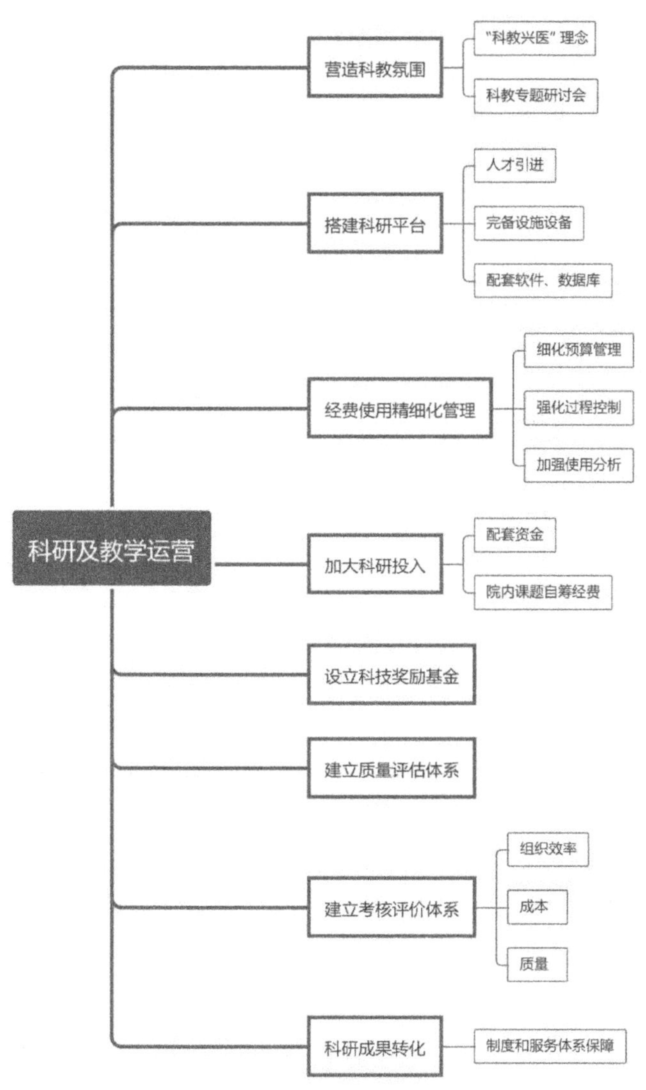

图 17-15　科研及教学运营模块工作任务

（1）从医院层面　重视科研、教学，组织院级科教专题研讨会，树立“科教兴医”的理念，形成良好科教氛围。

（2）搭建科研平台　建设医院中心实验室、教学基地，完备科教软硬件设施设备。引进行业先锋人才，搭建多形式科教平台，丰富科研教学机会。

（3）经费使用精细化管理　①细化预算编制，明确预算编制的依据、用途及测算理由；②强调过程管理，科研经费执行实行事前申请、事中监督和事后报销，实现经费使用的刚性、实时控制；③科研经费管理人员及时分析经费使用情况，对不符合预算的支出不予报销，已报销的由课题组自行承担，并将已报销经费退回医院。

（4）加大科研投入　编制科研专项资金预算，加大中标课题配套资金投入，组织院内课题申报并给予经费支持。

（5）设立科技奖励基金　对优秀、拥有突出成就的科研教学人员进行奖励，加大有潜力的一线科研教学的资源支持。

（6）严把质量关　建立严格的质量评估体系，严把质量关，杜绝舞弊行为。

（7）建立完善的考核评价体系　对科教组织效率、成本、质量进行考评，对科教投入产出进行综合评价，纳入绩效考核。

（8）促进科研成果转化　完善涵盖管理、激励、服务、保障相关制度，引进系统专业的成果转化服务体系，推动科研成果转化成生产力，以特色专科优势作为医院新的业务增长点，继而打造医院核心竞争力。

（十二）专科运营团队管理实施方案

1. 任务要求

在保证公立医院公益性的前提下，进行资源配置评估，流程优化，改革创新，精益管理，实时跟踪、分析临床专科经营管理问题及后效评价，搭建临床专科与职能部门的沟通桥梁，保证医院整体战略目标顺利实现。

2. 工作原则

（1）专业性原则　通过专业化、精细化、规范化的管理方法及管理实践能力对专科运营情况及资源配置进行科学的分析和客观评估。

（2）整体协作原则　担当职能部门与临床专科的沟通桥梁，实现医院运营管理工作中各部门、各科室的协同，统筹推进各项运营工作，提高医院运营管理效率。

（3）改革创新原则　通过项目管理的方式，以创新的思维进行流程再造和资源整合，确保医院高效运行。

3. 实施路径

（1）完善组织架构　医院成立运营管理委员会，完善管理组织框架体系，拟定运营目标。“运营助理团队”采取专兼职结合、管理与临床结合的方式，全力帮助临床科室解决发展中遇到的瓶颈问题，助力科室高质量发展。

（2）明确岗位职责　见图 17-16。

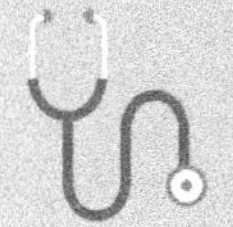

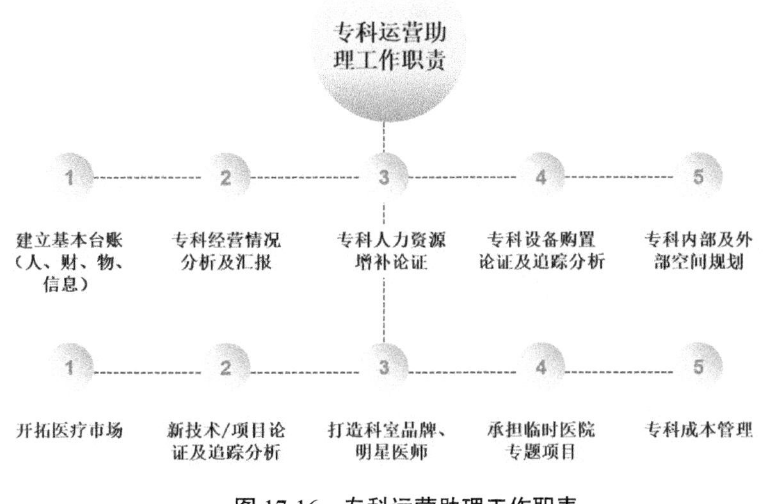

图 17-16　专科运营助理工作职责

1）助力医院提质增效　组织多部门协助，以“项目”形式改革创新，优化业务流程。遵循医院人力资源配置原则，结合岗位工作特性，进行人力资源评估及配置建议。通过床位的使用效率高低来评估及动态调整床位分布，确保患者的及时收治和床位的高效利用。协助医院、科室在仪器设备购置前充分评估其效益、规划配置，使用后实时追踪使用效率，并根据实际情况进行统一调配。协助科室管理者对即将开展的新技术、新项目的先进性、安全性、有效性、可推广性开展分析评价。开拓医疗市场，拓展基层社区让医院、医师以义诊、讲座等形式走进媒体频道，走进各医疗大健康领域。

2）深度服务临床专科　建立科室人员、设备、资材、工作量、成本、收入等专科数据库，协助科主任管理科室运营，实时监控工作进展，分析评价实施效果。“MDT 专科运营团队”定期组织相关职能部门，参与临床专科运营例会深入临床，定期开展例会，建立院科两级沟通与反馈机制。将医院运营管理年度工作量指标分解到各临床科室，使“明确目标、合理量化、准确量度、比较分析、目标修订”等一系列循环改善措施，在促进医院整体目标实现的同时不断得以提升和改进。利用互联网打造科室品牌，网上义诊、讲座等形式提升专科医师品牌形象。临床专科的成本管理，建立健全成本管理体系与制度，有效利用现有资源实现医院科室双赢。

（十三）品牌及核心竞争力运营实施方案

1. 任务要求

打造符合实际、特色鲜明的文化品牌，并持续不断地创新、发展，使其融入医院运营的各个环节，提升医院核心竞争力，使医院文化品牌实现“效应最大化”。

2. 工作原则

（1）影响力原则　核心技术和医疗质量是医院品牌影响力的重要来源，是医院的核心竞争力。

（2）差异性原则　与竞争对手形成差异，拥有特色产品、独特创意、优势产业，不断升级，不易被模仿，具有可识别性。

（3）服务性原则　围绕“以患者为中心”的思想开展工作，始终树立“患者的满意度”才是医院开展形象策划活动的核心。

3. 实施路径

见图17-17。

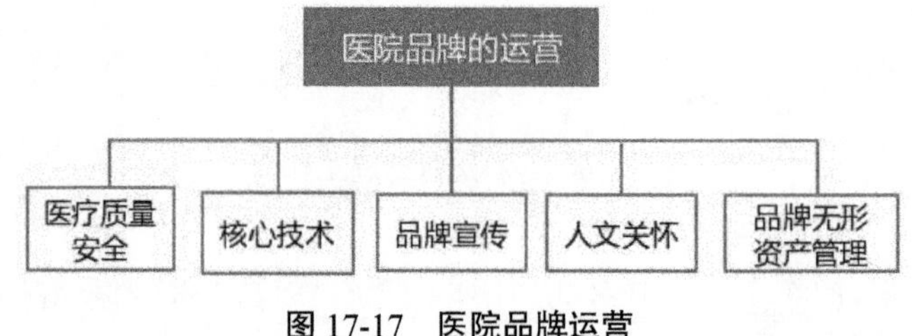

图17-17　医院品牌运营

（1）医疗质量安全是医院的立足之本　坚持提供优质的医疗服务和为患者解决实际问题是医院的立院之本。医院需通过制度完善、机制改进、员工培训、监督检查、整改跟进等方面不断持续提升医疗服务能力和服务质量。

（2）核心技术是医院的发展关键　吸收新技术、引进人才、投入科研才能发展创新技术，而技术才是医院发展的核心竞争力。因此，提高基层员工的能力，用一流的人才作为支撑，以员工的高素质作为基础，力求将人才开发与技术创新做到与时俱进。

（3）医疗品牌宣传是经营突破口　适当的宣传能将医院优势学科和优质医疗技术迅速、完整、准确地展现在患者面前。医院宣传的内容包括核心能力、创新技术、优质服务、特色产品、优势产业等。

（4）人文关怀是医院形象品牌　营造温馨、便捷的就医环境，让患者产生信任和安全感。让人文服务的理念深入全院职工，规范执业行为，打造良好的医院形象品牌。

（5）品牌无形资产管理　医院的品牌是医院重要的无形资产，建立健全品牌无形资产的管理制度，制订切实可行的管理措施，做到无形资产的开发和管理与医院整体经营发展相协调。

（十四）运营项目实施方案

1. 任务要求

运营项目管理在于梳理和解决运营工作中出现的难点、痛点、堵点问题，打破原有

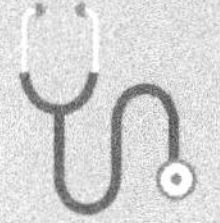

的职能化思维壁垒，整合人、财、物等资源，创新管理模式，优化组织结构，提高医疗服务水平和能力，实现医院高质量发展。

2. 工作原则

（1）目标管理原则　医院运营项目围绕某一目标开展，在运营项目管理中要建立切实可行的目标，并确保整体项目成果与预期目标相符合，避免运营项目陷入“活动陷阱”中。

（2）分工协作原则　运营项目管理中进行分工以提高专业化和工作效率，分工后职责更加明确，管理更加有条不紊。分工的前提下又必须相互协作，以提高工作效率，体现整体效能，最终达成项目目标。

（3）有效沟通原则　项目运行中确保沟通渠道顺畅是项目成功的基础，有效实时沟通能获取足够的信息，发现潜在的问题，更好地控制项目进展。

（4）自上而下和自下而上相结合原则　项目选择中应尽量坚持科室自下而上自愿申请，再由项目管理办公室自上而下审核的原则，充分发挥科室的积极性和主动创造性。

3. 实施路径

医院运营项目包括两个前提和五大过程，包括成立品管圈小组、确定改善主题、活动计划拟定等十个步骤。结合品管圈管理方式来说明项目的活动步骤（图 17-18）。

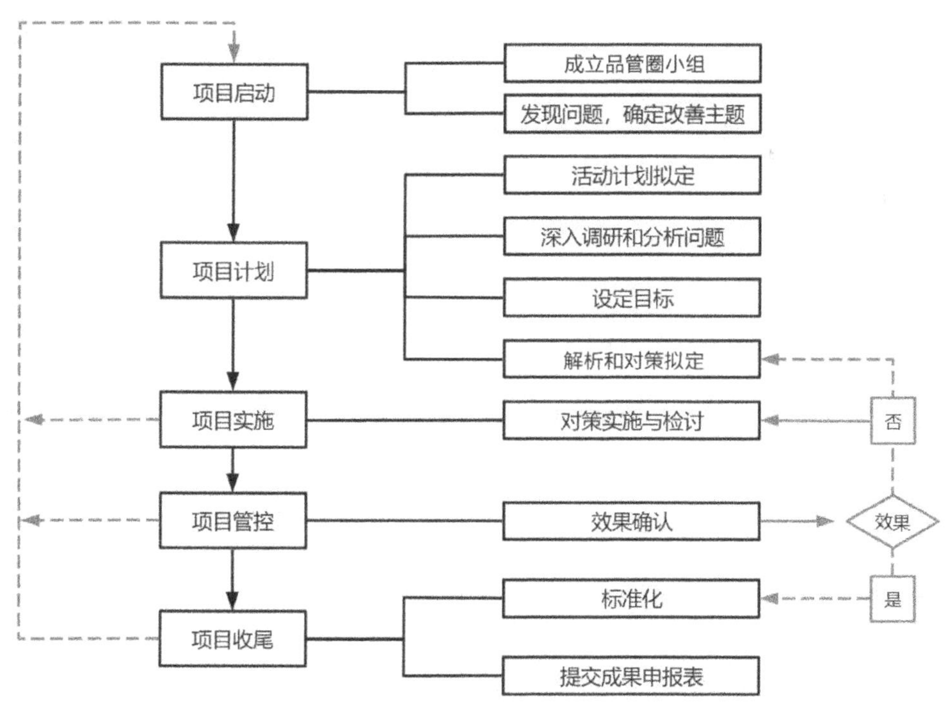

图 17-18　运营项目管理模块工作流程

（1）运营项目管理两大实施前提

1）组建运营项目管理组织架构　见图 17-19。运营部下设项目管理办公室，作为管理机构，协助项目立项、变更、进展、结题等工作。项目负责人带领团队成员，包括临床医师、职能部门和运营助理开展项目管理工作。

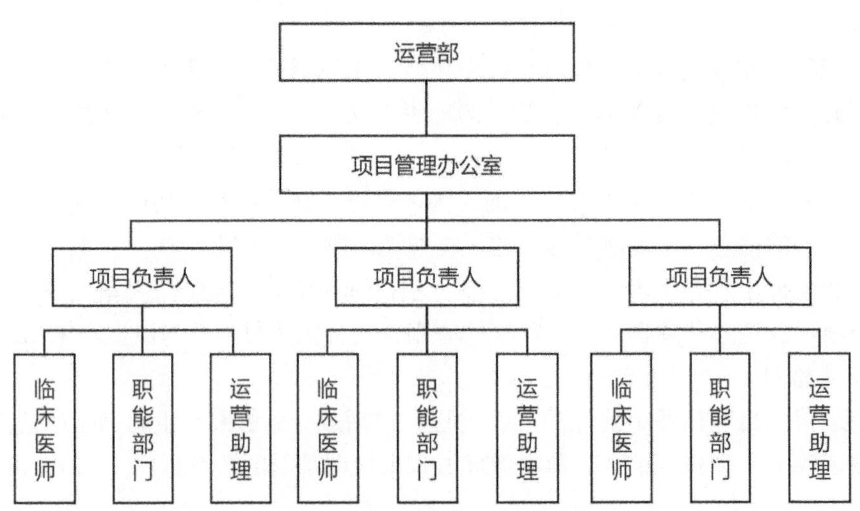

图 17-19　运营项目管理组织架构

2）创建管理工具模板　管理方法和工具包括鱼骨图、柏拉图分析法、甘特图等。医院要基于其组织架构和不同人员角度选取符合医院项目特点和目的的管理工具，设计覆盖运营项目管理全过程、适合医院使用的管理工具模板，并在使用中不断完善该模板。

（2）医院项目管理五大实施过程

1）运营项目启动　①成立品管圈小组，由一群工作性质相近的人通过自荐或者推荐的方式组建成人数适当的品管圈团队，由圈员和圈长分工合作、各司其职、共同参与。②发现问题，确定改善主题，依据医院目标管理方向，结合医院实际情况等选定主题，主题选定方法包括数据分析法、投票法、文献查证法、主题评价法等。

2）运营项目计划　运营项目计划阶段重点工作如下：①活动计划拟定，预计完成活动及各步骤所需时间，评估项目活动成本，决定活动日程和项目工作分配，拟定项目活动计划书并取得上级批准，编制项目进度计划以进行活动进度控制。②深入调研和分析问题，品管圈小组采用观察法、问卷调查法、文献法等方式深入收集和整理相关数据信息，采用头脑风暴法、鱼骨图、柏拉图分析法等探讨问题产生的原因。③设定目标，依据现况数据调查和能力计算并设定目标值。④解析和对策拟定，通过头脑风暴法寻找全部原因，采用鱼骨图进行展示，圈员通过投票等方式在原因中确定要因，然后进行真

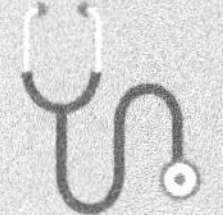

因验证，最后通过系统图方法、80/20 原则及头脑风暴法针对主要要因拟定对策。

3）运营项目实施　是完成项目管理计划中确定的工作以实现项目目标的过程，具体工作为实施对策与检讨。将上一步骤制订的改善方案依据 PDCA 循环和进度计划表彻底实施，以在规定时间内协作完成既定项目目标。圈长及时了解工作推进情况和推进中遇到的问题及困难，及时协调人、财、物等资源，保障项目的计划完成率。

4）运营项目管控　管控阶段与实施阶段同时进行，对应到品管圈中具体工作为效果确认。圈长定期监控项目实施效果并与改善目标加以比较，若发现项目执行过程中出现偏差，需及时发现原因，研究对策，实施纠偏措施，或修改活动计划书。

5）运营项目收尾　是指验收项目成果并结束项目，主要表现两点：①标准化，制订规范化流程，实施标准化管理，并纳入日常管理体系进行管理。②提交成果申报表，活动结束后，圈员进行总结和检讨，撰写活动报告书呈报上级部门，定期核查是否维持预期效果。

4. 运营项目管理在医院中的应用

门急诊部和住院部是医院对外服务的窗口，与患者接触密切且数据量大，是患者评价医疗服务质量的重要指标。应用项目管理理念和品管圈方法来解决门急诊和住院工作中的难点、痛点、堵点问题。从运营项目实施过程入手，即项目启动、计划、实施、管控和收尾，结合品管圈管理方法，以门急诊部 / 住院部与医院其他部门间沟通协作、定期例会为依托，有效解决在门急诊和住院服务中存在的问题，完成各项改善政策，以顺利实现预期目标。项目管理思路运用于门急诊和住院服务的实践主要在于优化和规范服务流程，降低医院管理成本，提升工作效率，最终达到提升医患满意度，助力医院高质量发展这一目标。在门急诊中的具体应用包括运用项目管理方法提升门急诊收费窗口满意度、运用项目管理方法改善门诊导诊服务等；在住院服务的应用包括运用项目管理法实施床旁结算优化出院流程、围手术期患者安全管理项目等。

（十五）患者管理实施方案

医院患者进入主动管理时代，医院应该更主动地去关心患者，患者的管理可以分为三个板块，包括患者来源分析管理、患者运营管理和提升患者满意度。

1. 患者来源分析管理

医疗机构之间的竞争愈加激烈，如何在激烈的竞争环境中突出重围是值得思考的问题。医院的发展壮大离不开患者，患者地域来源和病种结构能体现医院服务辐射范围和该医院流行病学动态，是进行外部患者管理的重要途径。

（1）任务要求　了解医院患者来源情况、医疗服务辐射范围、医院定位及影响力，为调整病种收治结构、提升医院市场占有率和明确医院未来发展方向提供参考。

（2）工作原则

1）信息化原则　患者来源分析离不开信息系统的支撑，需要借助病案管理信息系统、门诊信息系统等调取信息，医院未来应将信息化建设作为重点任务。

2）可及性原则　患者来源分析要重视数据信息的可及性和技术的可及性。医院的信息平台不足以支撑患者来源分析的，可以通过问卷调查等其他方式获取数据信息，以保证数据的可获得性。同时，患者来源分析要借助编程软件，要保证人员技术的可及性。

（3）实施路径　主要包括患者地域来源分析、患者疾病构成分析和患者来源结构变动分析（图 17-20）。

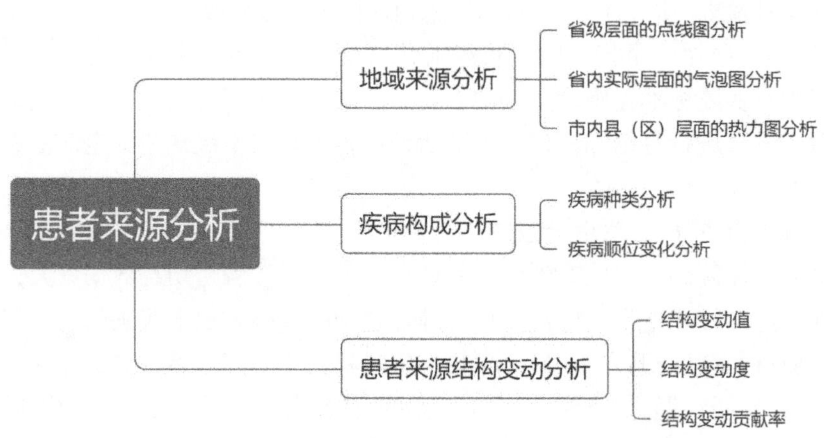

图 17-20　患者来源分析实施路径

1）患者地域来源分析　在医院信息系统调取住址信息时建议选择现住址，采用 ArcMap、Python 等软件制作电子数据地图，从省级、省内市级、市内县（区）三个层面进行可视化展示。省级层面采用点线图表达患者来源的地域特点；省内市级层面采用气泡图以更加清晰地表达患者在省市间的空间分布特点；市内县（区）层面，热力图能特异性地表达患者在市区内的来源特点。

2）门诊和（或）住院患者疾病构成分析　门诊和（或）住院患者疾病构成分析是按照疾病分类规则，对患者所患疾病进行分类计数的方法，以了解该地区、医院或科室疾病流行病学动态、社会医疗需求和医疗工作重点，明确该医院下一步的发展方向。描述性统计分析是获得医院门诊和（或）住院患者疾病种类构成的常用方法，用以统计不同年度排名前 10 位疾病的构成比和顺位变化情况。

3）门诊和（或）住院患者来源结构变动分析　“结构变动度理论分析”可以综合反映医院各地区门诊和（或）住院患者构成比的动态变化情况，包括以下三个指标：结构变动值、结构变动幅度和结构变动贡献率，具体如下。

①结构变动值 = $Q_{ij} - Q_{i0}$，表示各地区患者构成比在该时期的变化情况，评价标准是结构变动值＜ 0 为负向变动，说明期末构成比较期初减少；反之则增加。

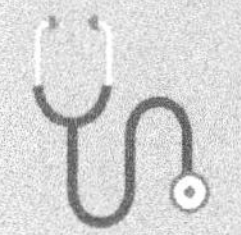

②结构变动度是指各组成部分构成比的期末值与期初值差值的绝对值总和，表示整体变化情况。

③结构变动贡献率 = | 结构变动值 | / 结构变动度 ×100%，表示某地区患者构成百分比的变化对整体患者结构变化影响的大小。

2. 患者运营管理

（1）任务要求　通过医院良好的服务流程和服务质量，维护患者关系，提升患者满意度，增加患者就医黏性。

（2）工作原则

1）服务质量当先原则　以精简顺畅的流程，从患者获得、诊疗到愈后、患者维持等环节优化服务流程、提高服务质量。

2）主动关怀原则　以患者需求为出发点，提供便利、周到的服务，优化患者就医体验。

（3）实施路径　见图 17-21。

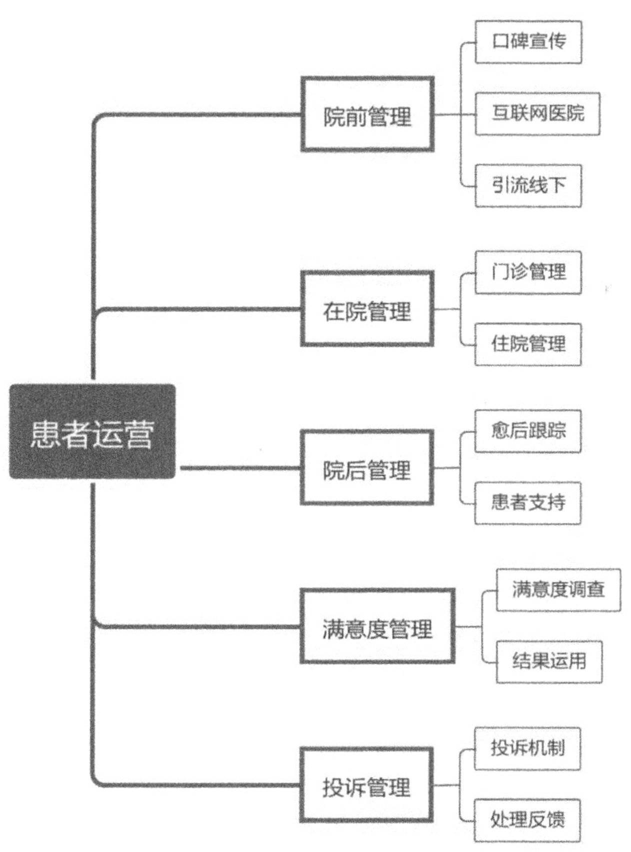

图 17-21　患者运营实施路径

1）院前管理　利用口碑宣传，鼓励医师主动提供沟通交流方式。利用互联网医院，开通问诊查看、留言功能区，免费向患者提供咨询服务；建立激励机制，调动医师线上问诊积极性；从线上引流到线下，增加医院诊疗工作量。

2）在院管理

①优化门诊患者管理，建立预检分诊机制，减少患者盲目就医，提高专家资源利用效率；开通自助开单服务，移动线上支付、扫码支付等多种支付渠道，减少患者等待时间，提升患者就医体验。

②强化住院患者管理，开通预住院管理，实现院前检查，减少患者床日费用及手术等待时间；建立出院患者复诊预约机制，患者离院时即为其预约复诊时间及医师，便于主治医师及时跟踪患者康复情况。

③利用RFID技术、物联网技术实现患者信息管理、安全管理和诊疗管理，便于医护人员及时掌握患者信息。同时给予患者政策查询和诊疗信息查询便利，加强患者对病情及费用的了解。

3）患者院后管理

①建立患者个人档案，尤其是慢性病患者，进行愈后跟踪，包括对患者康复情况等进行回访、医疗质量追踪、专业知识指导。建立长期沟通机制，增加患者对医院的信任，从而增加患者黏性，不断扩展患者库。

②建立患者支持（患者帮助）路径，如患者群或患者互动平台，组织线下患者沟通会，由专家现场答疑、病理讲解，实现患者支持互动模式。

4）患者满意度管理　以“顾客”为中心，通过患者满意度测评及时了解“顾客”患者潜在的需求和意见，强化患者满意度结果运用，及时有效改善医院管理，持续提高服务质量。

5）患者投诉管理　开通投诉电话，做好投诉接待、记录及处理工作。召开多部门联席会议，针对患者投诉作出相应的处理，由相关归口管理科室落实，定期汇报落实情况。

3. 提升患者满意度

（1）任务要求　患者满意度为衡量医疗服务的一项重要标准。将提升患者满意度作为第一要务，倒逼医疗机构不断改善医疗服务、加强医疗质量与安全管理、优化服务流程、提高运营效率，最终实现为人民群众提供高质量的医疗服务。

（2）工作原则

1）以患者为中心原则　患者在就诊过程中，医疗机构及其医务人员应一切以患者生理、心理舒适度和安全感为核心，保护患者隐私，维护患者尊严，做好病情沟通，提供优质医疗服务和舒适就医环境，主动邀请患者及家属参与医疗决策，有效构建医患和谐关系。

2）服务至上原则　医疗机构在为患者提供医疗服务时，应“急患者之所急，忧患者之所忧，想患者之所想”，把患者满意度作为衡量服务工作的金标准，全心全意为人

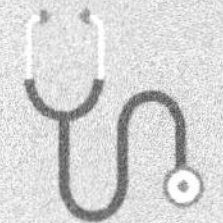

民群众服务，在患者就诊的各环节上提供用心、用情的医疗服务和便民服务，将“服务至上”贯穿于诊疗全过程。

3）全院全员参与原则　提升患者满意度，不仅是医师、护士的事情，应是全院所有员工共同的工作，包括行政后勤人员、临床医技医辅人员、规培进修实习人员、三方服务公司人员等均需参与到提升患者满意度的服务工作中来，不断增强全院全员主动服务意识，增强主动服务理念。

（3）实施路径　提升患者满意度的核心是提升医疗服务，满足患者对医疗服务的期望。在就诊过程中，医疗机构工作人员应努力提升医疗业务服务能力，保持积极的工作状态，热情接待患者，积极为患者解决困难、解答疑惑（图 17-22）。

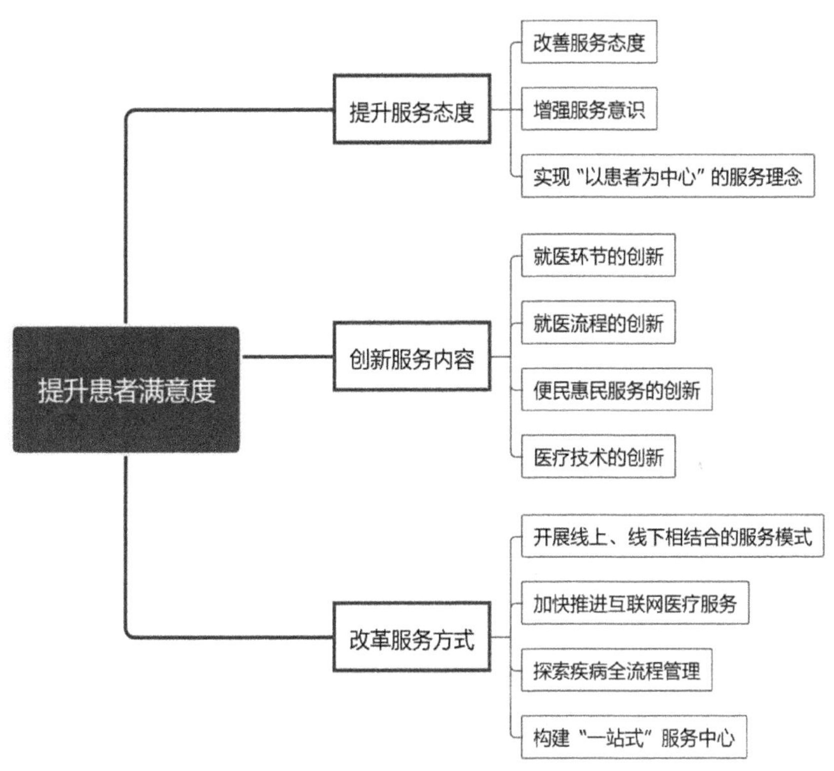

图 17-22　提升患者满意度实施路径

1）提升服务态度　树立始终为患者服务的宗旨，全院全员参与，改善服务态度，增强服务意识，重点关注医院服务接触点，保证医疗机构工作人员与患者接触时拥有积极向上、阳光开朗、空杯谦逊、换位思考、真心助人的心态，实现“以患者为中心”的服务理念，让患者及家属感受到有温度的医者、有温度的医院。

2）创新服务内容　坚持以患者需求为起点，以满意为结果的导向，针对患者就医过程中的挂号收费、咨询问诊、检查预约、检验检查、入出院办理、医疗证明盖章等环节，不断创新服务。积极开展便民、惠民服务，持续改善就医环境，优化服务流程，增添医疗服务新技术、新项目，提升医疗技术水平，保障医疗质量与安全，切实有效解决患者病痛，缓解患者就医焦虑感。

3）改革服务方式　由传统的医疗服务模式逐步向现代医院管理的服务模式转变，多渠道、多形式、全方位地布局患者服务方式，积极开展线上、线下相结合的服务模式，加快推进互联网医疗服务，探索疾病全流程管理，构建“一站式”服务中心，为不同年龄、不同工作性质、不同民族文化背景的患者提供优质、高效、便捷的医疗服务。

（十六）加强内部绩效考核管理实施方案

1. 任务要求

加强公立医院内部绩效考核管理是推进公立医院高质量发展的重要保障。公立医院的内部绩效考核管理要以医院的总体运营目标为导向，基于医院运营目标的绩效考核也是对医院运营效益和效率的总体评价和分析。完善的内部绩效考核管理制度应建立专门的内部绩效考核管理架构、完善的绩效考核指标体系，以及进一步优化的绩效分配制度。

2. 工作原则

（1）公益性原则　遵循深化医药卫生体制改革指导思想提出的坚持公立医院的公益性，坚持把社会效益放在首位的原则，符合政策性导向要求。

（2）定量指标和定性指标相结合原则　保证考核体系中设定的大部分指标为定量指标，可以按照既定原则和目标进行公平的评价与考核。对于难以直接通过准确量化进行评价的内容，则需要设置定性指标。定量指标和定性指标在整个绩效评价体系中所占的比例需要科学合理规划。

（3）指标设定可达性原则　定量指标目标值的设定要在科室现有规模和工作量的基础上根据医院下一年的目标进行一定比例的增长，增长的幅度要符合科室的发展态势，让科室能够在经过努力后实现。

（4）时限性原则　考核细则一经确定，在一定期间内不得随意变更；每月要进行绩效考核，考核结果与医务工作者每月的薪酬收入相挂钩，绩效考核办公室要将结果反馈给各科室，让各科室充分了解考核情况。

3. 实施路径

见图 17-23。

加强内部绩效考核管理
专门的内部绩效考核管理架构
绩效管理领导小组
绩效管理领导小组办公室
运营管理部门
完善的绩效考核指标体系
工作原则
坚持公益性
定量指标和定性指标相结合
指标设定可达性
时限性
工作内容
制订绩效考核方案
构建指标体系
医疗质量
运营效率
持续发展
满意度评价
具体指标的选取和设计
优化的绩效分配制度
DRG与RBRVS相结合的绩效分配管理模式

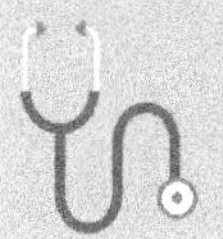

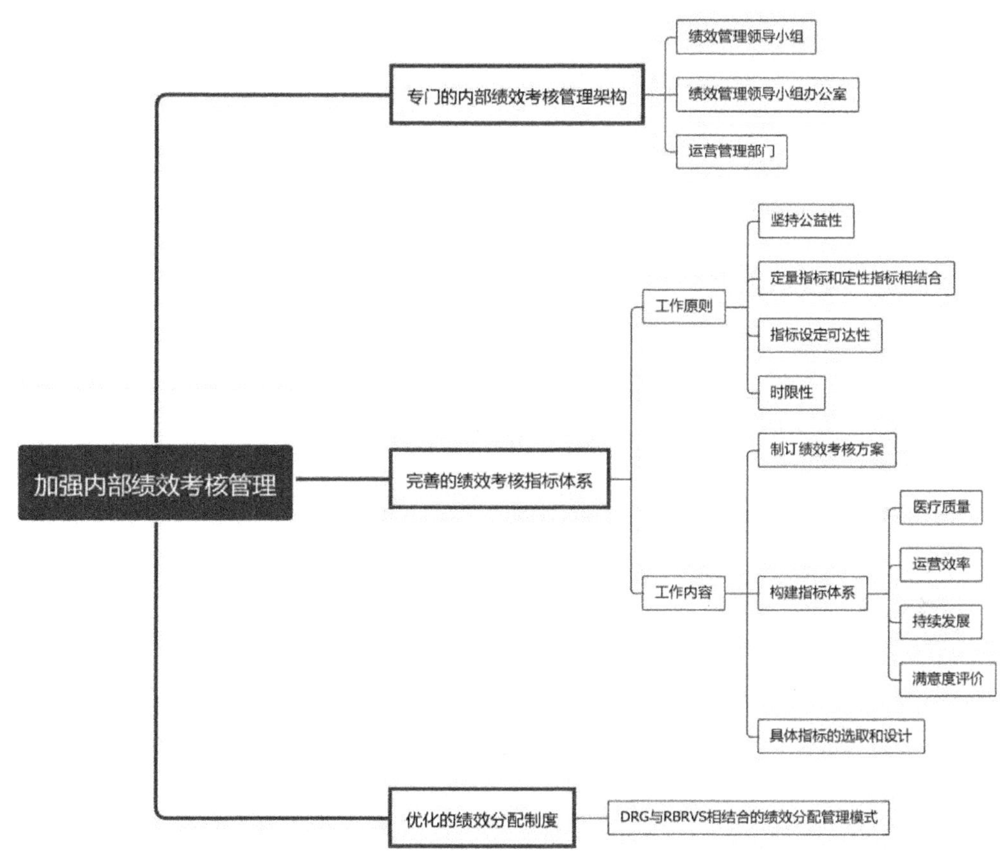

图 17-23　加强内部绩效考核管理实施路径

（1）专门的内部绩效考核管理架构　在深入推进公立医院改革及 DRG 大环境的挑战下，医院应建立专门的内部绩效管理架构来应对。一方面设立绩效管理领导小组，由书记和院长牵头，下设绩效管理领导小组办公室；另一方面绩效管理与运营管理密不可分，要建立专门的运营管理部门，由专业的运营管理团队对医院的运营情况进行分析。

（2）优化的绩效分配制度　在建立起符合医院战略目标和发展规划的绩效管理考核体系之后，要进一步提高绩效考核结果的运用，进一步深入优化绩效的分配制度。完善的绩效分配激励制度，可将医务人员的绩效收入与业务能力、岗位职责、质量控制情况和医风医德等紧密联系起来，激励医务人员提升主观能动性，加强业务能力，为学科及医院整体的高质量、可持续发展打下基础。如 DRG 与 RBRVS 相结合的绩效分配管理模式（图 17-24）。

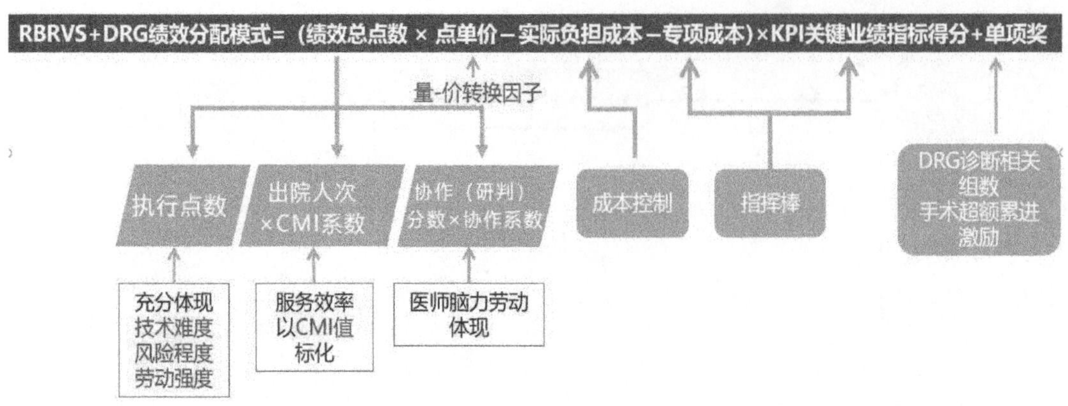

图 17-24　DRG 与 RBRVS 相结合的绩效分配管理模式

注重的是对医师、护士、医技团队实际工作量、工作技术难度、劳动强度和风险程度的评价，注重高质量发展，提倡优劳优得、多劳多得，向一线工作人员倾斜，目的是引导医务人员回归医疗本质、合理医疗行为及促进优化收入结构，增强成本意识，实现公立医院公益性与经济性的平衡。

（3）完善的绩效考核指标体系　根据政府为深入推进公立医院改革提出的各项要求，以及发挥国考“指挥棒”的作用，在制订医院内部绩效考核管理体系的内容时，要注意以下几个要点。

1）制订绩效考核方案　医院内部绩效评价方案的制订是整个内部绩效考核工作的纲领。方案的制订要系统、全面、科学、合理、可行。因公立医院的规模、管理架构、部门设置等各不相同，要以各家医院的基本情况作为主要依据。方案要以习近平新时代中国特色社会主义思想、新医改背景下公立医院内部绩效管理要求为指导，坚持公益性，发挥绩效考核目标导向作用，引导医院落实功能定位，提高医疗服务质量和效率，为患者提供高质量的医疗服务。方案制订要尽量对医院运营管理进行全面评价，综合反映医院医疗业务、经济、社会效益、成长发展等情况，绩效考核结果要与医务工作者的薪酬收入相挂钩。

2）构建指标体系　是公立医院开展内部绩效考核工作的核心。体系的构建要避免只偏重某一个方面（如只重视医院运营质量和业务指标），轻视经济效益、效率运行和运营管理指标，又或是过度重视经济指标，与公立医院的公益性发展特征相违背。要构建科学合理的绩效考核指标体系，并落实《关于加强三级公立医院绩效考核工作的意见》相关要求。本研究中的绩效考核体系设计融入了三级公立医院绩效考核指标体系的四个维度。

①医疗质量：提供高质量的医疗服务是三级公立医院的核心任务。通过医疗质量制度执行、质量安全、合理用药、创新业务四个方面的二级指标，考核医院医疗质量和医

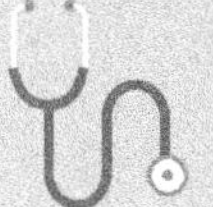

疗安全。

②运营效率：体现医院的精细化管理水平，是实现医院科学管理的关键。通过手术量、预算工作量考核医疗资源利用效率。通过内部管理指标考核医院经济运行管理情况。通过考核收支结构指标间接反映医院医疗收入结构合理性，推动实现收支平衡、略有结余，有效体现医务人员技术劳务价值的目标。

③持续发展：规培教学、执业教育体现了医院员工队伍发展能力，是反映三级公立医院创新发展和持续健康运行的重要指标。

④满意度评价：满意度是医院提供高质量医疗服务的重要保障。医院满意度由优质服务和投诉处理两部分组成。优质服务包括门诊和住院患者满意度，是三级公立医院社会效益的重要体现；投诉处理指标加强了员工的职业道德建设，进一步提升医院服务水平。

3）具体指标的选取和设计　绩效考核办公室设在财务部经济管理科，但整个内部绩效考核过程要由医院的多部门共同参与，并由医院监察部门每月对考核各环节、结果及考核部门的效能进行监管，有效控制考核过程中可能出现的风险（表 17-5）。

表 17-5　医院内部绩效考核指标体系

一级指标	二级指标	三级指标	考核部门
医疗质量	制度执行	医疗十八项核心制度	医务部
		医疗质量安全十大改进目标	医务部
		医疗三监管处罚	质控部
	质量安全	非计划再次手术	医务部
		临床用血安全	医务部
		CMI & DRGs	质控部
		病案首页质量	质控部
		病历书写及管理	质控部
		临床路径及单病种管理	质控部
		医院感染管理规范性	院感部
		传染病管理规范性	院感部
		护理质控	护理部
		医保及价格管理	医保办

续表

一级指标	二级指标	三级指标	考核部门
医疗质量	合理用药	住院抗菌药物使用强度及门诊抗菌药物使用率	药学部
		国家组织药品集中采购中标药品任务完成量	药学部
		门急诊中成药使用率	药学部
		住院退药率	药学部
	创新业务	互联网医院综合建设	互联网医院管理部
		基层上转患者信息填报＋下转至基层患者信息填报	事业发展部
运营效率	手术量	日间手术量	医务部
		四级手术量	医务部
		微创手术量	医务部
		外科手术患者占比	医务部
	资源效率	诊室使用率及周末门诊率	门诊办公室
		门诊出诊管理	门诊办公室
		门诊预算工作量	运营部
		出院预算工作量	运营部
		平均住院日	医务部
		周末入出院率	运营部
	收支结构	耗占比	装备部
		收支结余率	财务部
	费用控制	门诊次均费用	财务部
		住院例均费用	财务部
		每床日不可收费卫生材料消耗	财务部
	内部管理	设备综合管理考核	装备部
		节能管理	后保部
		消防治安管理	后保部
		考勤指标	人事部

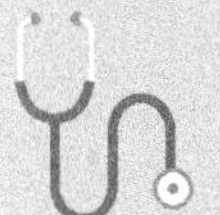

续表

一级指标	二级指标	三级指标	考核部门
持续发展	规培教学	教学绩效	科教部
	执业教育	三基三严参培率	医务部
满意度评价	优质服务	门诊患者满意度及投诉	门诊办公室
		住院患者满意度	护理部
	投诉处理	医疗纠纷与投诉	医务部
		投诉考核	院办

（十七）运营风险防控实施方案

1. 任务要求

公立医院运营风险防控核心任务以风险评估、风险控制和内部评价监督为三大抓手，根据医院风险防控目标，加强业务活动中标准化、规范化、高效化的风险管理，以实现对各类业务活动内涵经济行为的全过程管控。

2. 工作原则

（1）全面性原则　公立医院运营风险防控应当贯穿决策、执行和监督的全过程，覆盖各种业务和事项，实现对经济活动的全面控制。

（2）重要性原则　公立医院运营风险防控应当在全面控制的基础上，关注重要运营业务活动的经济行为内涵。

（3）制衡性原则　公立医院运营风险防控应当在医院运营业务机构设置、职责分工、业务流程等方面形成相互制约和相互监督的机制，同时兼顾运营效率。

（4）适应性原则　公立医院运营风险防控应随着外部环境的变化、运营经济活动的调整和管理要求的提高不断修订和完善。

3. 实施路径

公立医院运营风险防控的实施路径主要包括运营风险评估、运营风险控制、风险防控评价和内部监督（图 17-25）。

（1）运营风险评估　是公立医院全面、系统客观地分析各业务流程和关键点，及时、准确识别与实现医院控制目标有关的运营风险，从而确定相应的风险承受度和风险应对策略。根据《公立医院内部控制管理办法》相关要求，医院应每年至少进行一次风险评估工作。当外部环境、业务活动、经济活动或管理要求等发生重大变化时，还应当及时进行重新评估。

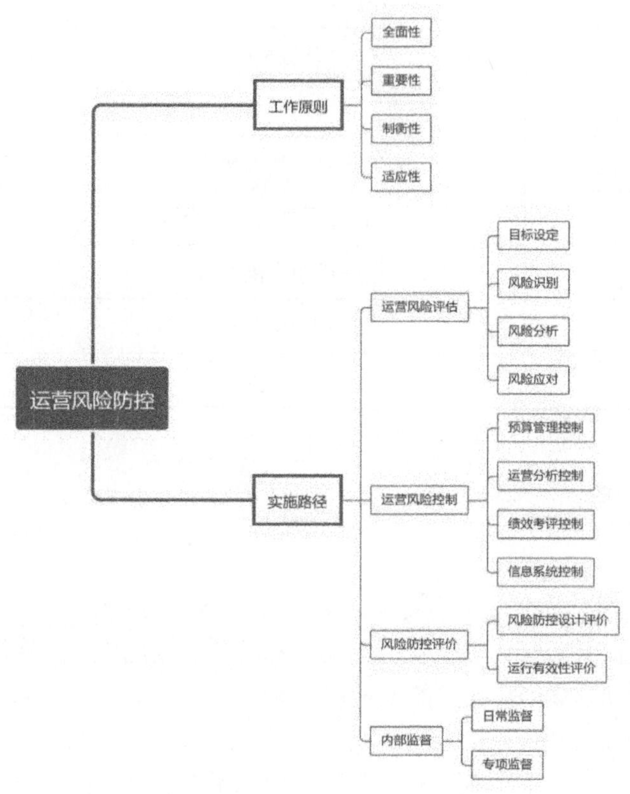

图 17-25 运营风险防控工作原则与实施路径

运营风险评估主要分为目标设定、风险识别、风险分析和风险应对四个环节。目标设定主要是确定评估对象和运营风险容忍度；风险识别是指在收集信息的基础上，深入了解运营管理的中间流程，甄别运营风险的类别和形成原因；风险分析主要是指在风险识别的基础上，合理运用风险分析工具，确定运营风险发生的可能性和对医院的影响程度，常见的分析方法主要有风险矩阵分析、VAR 分析、损失分布分析、事后检验分析、敏感分析、情景分析、压力测试分析和标杆法分析等；风险应对主要指在风险分析的基础上，根据运营风险发生的可能性和影响程度选择相应的应对策略，主要的应对策略包括风险承受、风险规避、风险分担和风险降低四个方面。

（2）运营风险控制　是指根据风险应对策略，针对运营管理中的各个环节和关键点制订具体的控制措施和控制程序。基本的风险控制方法主要有不相容岗位分离控制、内部授权审批控制、归口管理控制、财务管理控制、资产保护控制等，而运营风险控制的方法主要有预算管理控制、运营分析控制、绩效考评控制和信息系统控制等。

1）预算管理控制　是指在公立医院对所有经济活动实行全面预算管理的基础上，通过预算编制和预算执行监督，强化对经济活动的预算约束，发挥了事前计划、事中控

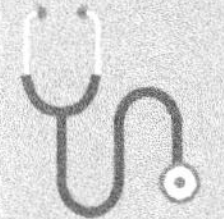

制、事后反馈的预算控制作用，以规范和约束公立医院的经济行为。

2）运营分析控制　是指公立医院综合运用医疗质量、运行效率、财务收支、病历信息等方面的数据，通过运用因素分析、对比分析、趋势分析等分析方法，定期开展院级和科级层面的运营情况分析，从而挖掘运营管理中存在的问题，及时查明原因并持续改进优化，从而不断提升医院运营的效率和效果。

3）绩效考评控制　是指参考公立医院绩效考核“国考”内容，根据医院自身的战略发展和目标定位确定考核目标和考核指标，通过定期的绩效考核和评价分析，不断支持管理层进行有效决策，不断引导和规范职工行为，从而进行战略目标和运营质量的控制。

4）信息系统控制　是指公立医院根据业务活动的特点，将其关键点或关键环节镶嵌在信息系统之中，对业务过程进行实时指标检测、风险预警和控制，可以及时发现风险隐患，从而提升职工、部门和医院的风险防控能力。

（3）风险防控评价　公立医院运营评价与监督是由内部审计部门或确定的牵头部门开展，针对运营风险防控设计和运行有效性进行评价。运营风险的自我评价，主要评估控制活动的全面性、重要性、制衡性、适应性和有效性。

（4）内部监督　运营风险内部监督可以分为日常监督和专项监督两种形式。主要检查控制实施过程中存在的突出问题、管理漏洞和薄弱环节。风险评价和监督活动有助于进一步改进和完善风险控制活动，是整个运营风险防控的重要环节。

（十八）运营信息化建设实施方案

1. 任务要求

运营信息化建设是指按照系统互联、数据共享、业务协同的任务目标，通过梳理整合医院运营业务活动和信息化系统，完善或构建运营管理系统和信息数据中心，实现数据资源的全流程管理，为运营数据分析和运营决策提供支撑和依据。

2. 工作原则

（1）稳定性原则　公立医院运营管理信息数据应保持稳定统一的统计口径，信息系统运营需稳定，保障数据的及时准确。

（2）安全性原则　注意系统安全运行和数据保密。

（3）全面性原则　健全公立医院运营管理体系，实现医院运营管理信息化的全面覆盖，实现运行数据集中化、信息化管理，提高运营管理科学化、规范化、精细化、信息化水平。

3. 实施路径

见图 17-26。

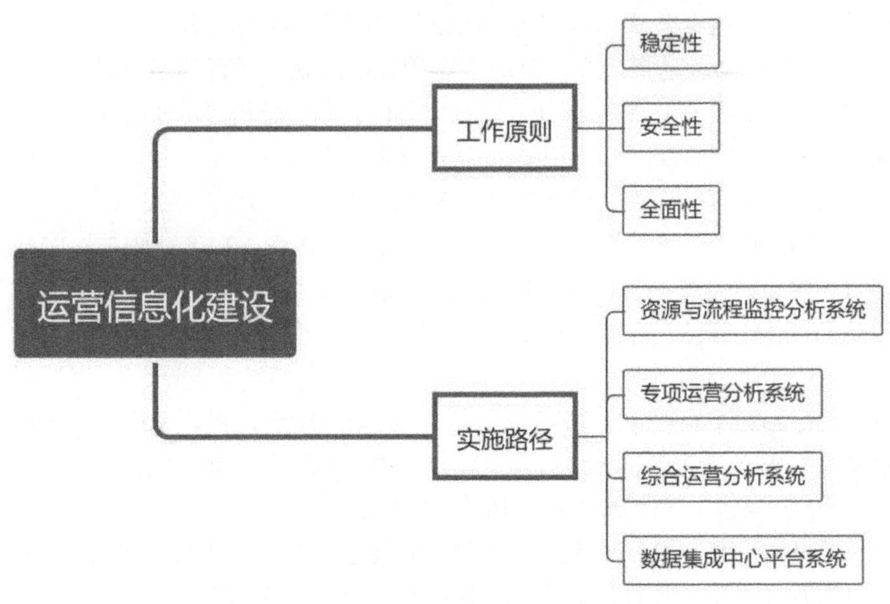

图 17-26　运营信息化建设工作原则与实施路径

（1）建立资源与流程监控分析系统　资源要素监控分析系统的主要功能是监控医院人员、材料、药品、设备、土地、房屋、资金、技术等要素的运营情况，提供图表化和数据化的分析支持；流程监控分析系统的主要功能是支持对医疗服务业务、医疗管理业务、科研业务、教学业务、疾病预防业务等进行流程化的监控与分析，提供流程作业节点化的数据监控。此系统的建立健全有助于推动资源配置优化、管理流程优化的运营管理工作，能有效促进业务活动、资源配置管理活动、经济活动的深度融合。

（2）建立专项运营分析系统　专项运营分析系统的主要功能是针对在综合管理、财务、资产、人力、事项等方面所涉及的业务，通过分析主题的方式，利用统计学的分析方法，按照管理者视角对各项运营业务进行专项运营分析，有助于医院针对某一特定领域进行深入的运营分析和管理，强化强项、弥补弱项，从而提升整体的运营管理质量。

（3）建立综合运营分析系统　综合运营决策分析系统主要用于满足医院管理者对医院整体运营宏观决策需要，其提供相关的数据支撑及决策依据，充分利用经济学分析方法、统计学分析方法、系统论分析方法等，再利用信息化管理手段实现对公立医院整体运营情况的监控与分析。此系统功能的设计应以医院发展战略为总体导向，以医院细化目标为设计调整，形成符合医院自身特点的综合运营分析系统，从而提升医院整体精细化运营管理决策水平。

（4）建立数据集成中心平台系统　数据集成中心平台的建设应当集成医院各个领域的信息数据，涵盖“医、教、研、防”业务活动及综合管理、财务、资产、人力、事项、运营管理决策、数据基础、基础管理等业务领域，打通各系统板块之间的壁垒，对

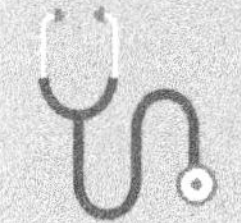

信息数据进行充分的归集、提取、整合，实现医院内部系统互联互通，促进业务活动、资源配置管理活动、经济活动融合。此外，还可以利用人工智能、大数据及物联网等新技术，将外部数据进行统一的集成整合，为大数据背景下的运营管理活动提供支持。

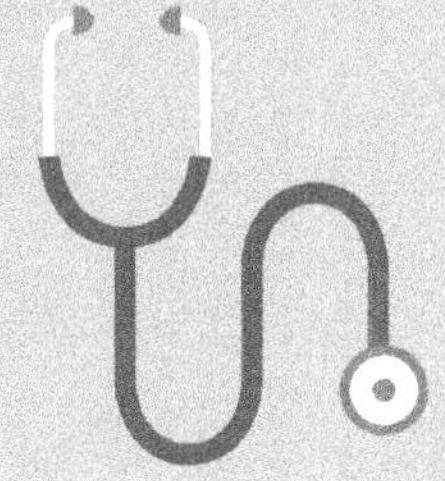

结　语

公立医院运营管理充分体现了公立医院“维护公益性、调动积极性、保障可持续”的运行新机制。公立医院在开展运营管理的过程中要根据医院的战略规划制订阶段性的运营目标，合理制订运营管理策略。运营管理要始终聚焦支持和服务于医疗、教学、科研、预防等业务工作，完善运营管理组织架构、明确工作职责、健全工作机制、理顺工作流程，综合运用多种经济管理工具，实现业财融合，以经济管理人才队伍、信息化为两个重要基础，整体形成“医、教、研、防”业务工作服务的运营管理框架，充分调动、配置、合理使用各类资源，提高医院运营管理精细化水平，促进医疗服务等业务工作的高效运行。

公立医院运营管理是业务活动和经济活动的集合体、统一体和共同体，新时期的公立医院运营管理必须向精细化管理要效益，将运营管理转化为价值创造，促进医院的高质量发展！

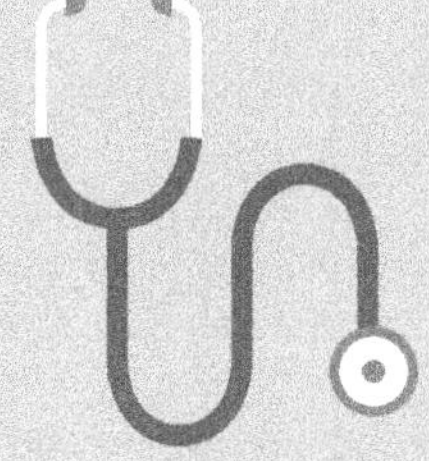

参考文献

[1] 郑胜寒, 陈新平. 公立医院运营管理模式研究 [J]. 卫生经济研究, 2023, 40(4): 77-79, 83.

[2] 高颖新. 阿米巴经营模式下预算编制与执行过程的优化策略研究 [J]. 中国总会计师, 2023(10): 58-60.

[3] 王志成, 周筱琪, 孙鹏南. 基于协同理论的公立医院运营管理组织体系构建 [J]. 中国医院管理, 2021, 41(12): 57-59, 63.

[4] 穆子涵, 吴建, 郑丽, 等. 现代医院运营管理模式国际比较及国内典型案例分析 [J] 中国医院管理, 2024, 44(3): 1-4.

[5] 栗晓坤, 冯富强, 向军霞, 等. 公立医院运营管理模式的研究进展 [J]. 全科护理, 2023, 21(36): 5114-5117.

[6] 温素彬, 徐莉君. 边际分析: 解读与应用案例 [J]. 会计之友, 2020(16): 150-154.

[7] 刘广伟, 郭慧玲, 刘洋, 等. 鱼骨图分析法在缩短门诊患者等候时间中的应用 [J]. 中国医疗管理科学, 2019, 9(1): 45-49.

[8] 王冬, 黄德海. 非营利性医院的企业式经营: 向长庚医院学管理 [M]. 北京: 化学工业出版社, 2016.

[9] 桂克全. 解密华西 [M]. 北京: 光明日报出版社, 2014.

[10] 史金秀, 周常蓉, 戴小喆, 等. 医院运营管理的政策梳理、主要模式与实践探索 [J]. 中国卫生经济, 2021, 40(8): 74-77.

[11] 刘雅娟, 黄玲萍. XH 医院“组团式”临床专科运营助理改革实践探索 [J]. 中国医院, 2021, 25(7): 65-67.

[12] 倪君文, 王贤吉, 杨中浩, 等. 基于业财融合的公立医院运营管理体系研究 [J]. 卫生经济研究, 2021, 6(38): 66-68.

[13] 贺婷, 洪伊敏, 全文烯, 等. 以专科经营助理制度助力医院运营管理 [J]. 中国医院院长, 2021(10): 72-74.

[14] 张瑞典, 徐雪慧, 陈利娜, 等. 新医改背景下公立医院专科经营助理运营管理探索 [J]. 现代医院, 2021, 21(2): 165-168.

[15] 张胜, 于广军. 公立医院成本管理目标确立与适宜路线探讨 [J]. 中国医院, 2021, 5: 68-70.

[16] 姚孟君 . 医院管理中对病床工作效率的评 [J]. 中国医院统计 , 2004, 1: 34-35.

[17] 王怀玉 , 谢驾龙 . 某大型被托管医院住院患者地域来源分析 [J]. 医学信息 , 2020, 33(11): 126-128.

[18] 覃倩 . 基于管理会计理念的公立医院运营管理架构探析 [J]. 财务与会计 , 2021, 22: 66-67.

[19] 陈旭 , 赵昕昱 , 姚盛楠 , 等 . 基于业财融合的公立医院运营管理体系研究 [J]. 卫生经济研究 , 2021, 38(6): 66-68.

[20] 徐铃茜 . 基于业财融合的公立医院全面预算管理模式改进策略 [J]. 中国卫生经济 , 2019, 38(2): 84-87.

[21] 洪巍 , 邓荣华 , 马蓓蓓 , 等 . 基于全面预算管理的业财融合探究与思考 [J]. 现代医院管理 , 2023, 21(6): 84-86.

[22] 赵正城 , 胡亚娣 , 蔡战英 . 业财融合下公立医院全面预算管理实践探索——以温州医科大学附属第二医院为例 [J]. 会计之友 , 2022, 10: 119-126.

[23] 夏修伟 , 王靖旭 , 仇惠 . 基于业财融合的公立医院精细化成本管理研究 [J]. 当代会计 , 2021, 22: 103-105.

[24] 闫彦彦 , 王海涛 , 段绪坤 . 基于业财融合视角的公立中医院成本管理研究——以 Z 医院为例 [J]. 会计师 , 2022, 12: 135-137.

[25] 王秋虹 . 业财融合背景下医院成本管理创新研究 [J]. 市场周刊 , 2024, 37(5): 144-147.

[26] 刘建文 , 张彩花 . 医院“感动式服务”品牌体系构建的实践与探索 [J]. 中国卫生产业 , 2018, 15(13): 195-196.

[27] 倪才 . 大连 HS 眼科医院市场营销策略研究 [D]. 大连 : 大连理工大学 , 2020.

[28] GELB B, JOHNSON M. Word-of-Mouth, Communication: Causes and Consequences [J]. Journal of Health Care Marketing, 1995, 15(3): 54-58.

[29] 朱小莉 . 微博线上口碑特征与消费者品牌态度关系研究 [D]. 广州 : 广东工业大学 , 2014.

[30] 沈大燕 , 方孝梅 , 吴蔚 , 等 . 某院病人来源结构变动分析 [J]. 中国病案 , 2012, 13(4): 66-68.

[31] 代勤素 . 影响住院患者满意度原因分析与应对策略 [J]. 现代医药卫生 , 2013, 29 (17) : 2672-2674.